公衆衛生看護学

Public Health Nursing

第4版

和泉京子 ｜ 上野昌江 　編集
Kyoko Izumi　Masae Ueno

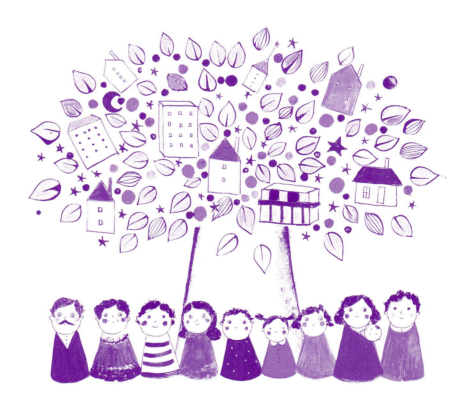

中央法規

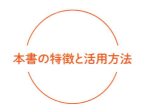
本書の特徴と活用方法

「地域・在宅看護論」と「公衆衛生看護学」を一冊で学ぶ

本書の趣旨とテーマ

　本書『公衆衛生看護学　第4版』は、地域で生活する人びとの多様性、複雑性に対応した看護を創造する能力の育成を目指して、2020（令和2）年に改正された保健師助産師看護師学校養成所指定規則に基づく教育内容を学ぶテキストとして編集した『公衆衛生看護学　第3版』の法制度やデータを更新し時代に即した内容にしたものです。2020年に改正された指定規則では、看護師教育の内容として、療養者を含めた地域で暮らす人びとを対象ととらえ、地域における多様な場で多職種と連携し地域包括ケアシステムを担う人材として「地域・在宅看護論」が位置づけられました。本書では、すべての看護職に必要な「地域・在宅看護論」と、保健師教育に対応できる「公衆衛生看護学」を融合した内容を目指しています。

　本書のテーマは『第3版』と同様に、公衆衛生看護学の基盤となる考え方である「人びとの健康と暮らし（生活）を護る活動、地域と医療をつなぐ」とし、本書で構成した内容を網羅した図版を作成しています（次ページをご確認ください）。

　基本理念は、人間の一生においてどのような健康状態にあるときも支援する、つまり、健康なときも医療機関に入院したときも、疾病になり地域で病を抱えて生活するときも、看護のさまざまな方法を用いて、さまざまなライフステージやあらゆる健康状態に焦点を当て支援を行っていく活動を表すこととしています。個別の人の健康と生活の質の向上への支援からスタートし、そのような個々への支援を積み重ねながら健康で安全・安心して生活できる地域社会の構築を目指す地域看護学（在宅看護も含みますので、本書では地域・在宅看護論を地域看護学としているところもあります）と地域の行政、産業、学校の場における健康増進、さまざまなケアシステムの構築に必要な知識、技術、態度としての実践能力を身につける公衆衛生看護学の両方を含めています。つまり、すべての看護職に必要な地域・在宅看護論を理解し、そのうえで公衆衛生看護学を理解するという内容となります。

　本書の内容は、「第1部　公衆衛生看護学概論」「第2部　公衆衛生看護における支援方法」「第3部　対象別公衆衛生看護活動の展開と支援」「第4部　公衆衛生看護管理」「第5部　公衆衛生看護研究」としました。

本書の特徴

　本書の特徴は『第3版』に引き続き、「第1部　公衆衛生看護学概論」において、地域看護学の内容を基盤に公衆衛生看護学への理解を深められるように工夫したことです。公衆衛生看護の定義、活動の対象、展開方法、活動を展開する場の概略を示し、第2部の支援方法、

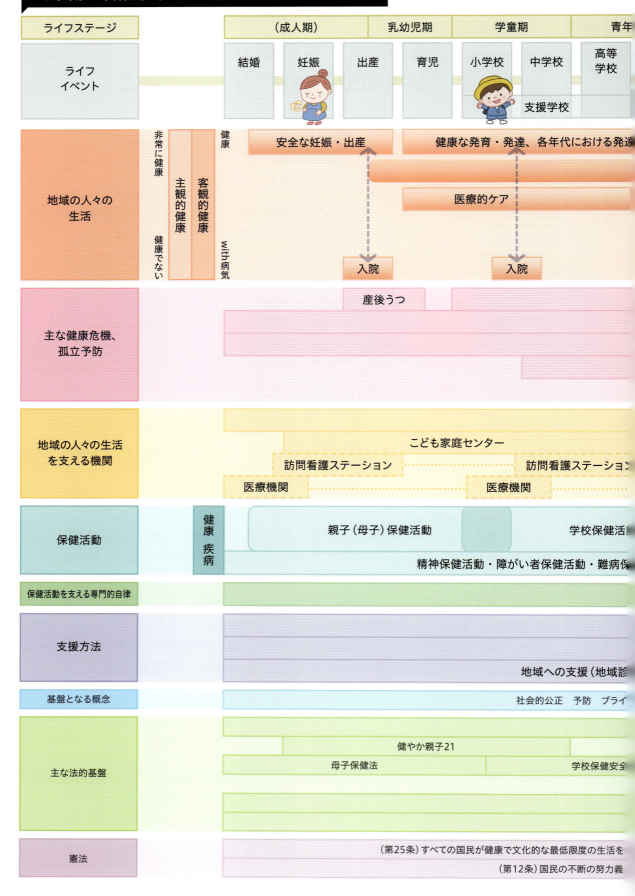

本書において公衆衛生看護学は看護職に共通する基盤としてとらえ、多様な場（地域、産業、学校、在宅等）で生活するさまざまな健康レベルにある人々を対象にする。保健師・看護師は地域看護のさまざまな領域と連携しながら活動する。

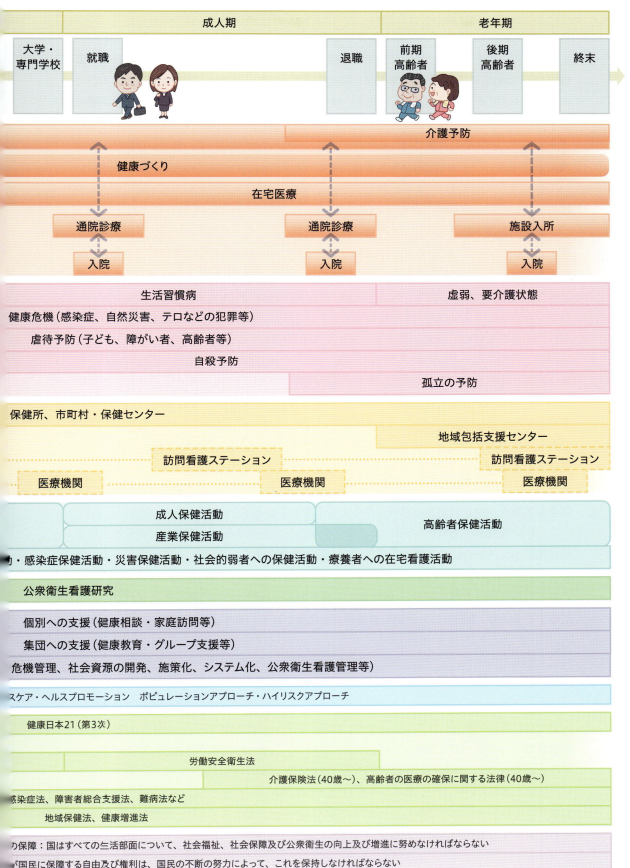

第3部の対象別公衆衛生看護活動の展開と支援につながる構成としています。基本理念に示した人間の一生を支えるための公衆衛生看護の機能として予防的機能をもつこと、移行（医療機関から地域へ、地域から医療機関・福祉機関等）に伴う継続性を支援すること、人びとの暮らしを支える地域づくりを行うこと、連携を主軸に活動することをあげています。機能を具体的に示すことで看護師教育において公衆衛生看護の特徴が理解しやすいようにしています。また、公衆衛生看護における健康と対象とする人びとについて、健康を身体的、精神的側面だけなく、社会的側面からも積極的にとらえること、その具体的内容、健康格差について示しました。さらに、看護活動をより創造的・発展的にしていくために、看護職として理解しておくことが必要な健康の社会的決定要因についても解説しています。

公衆衛生看護学の展開方法としては、個人・家族（個別）から集団、地域へ拡がる活動であり、それらが連動していること、個別の支援に終わらず、個別的な問題を集団の課題、地域の課題へと発展させて、地域システム構築に至ることをわかりやすく説明しています。地域・在宅看護論において個別、個人・家族への支援を深め、それを発展させることができるという考え方につながることを期待しています。さらに、実践した看護活動の評価を行いながら次の支援を考えるPDCAの必要性についても説明しています。

「第2部　公衆衛生看護における支援方法」では、それぞれの活動を定義・理念、目的、対象、特徴、展開方法・プロセスに整理して説明するように統一し、それぞれの活動には目的があり、それをもとに方法につながることを学べるようにしています。また、「第3部　対象別公衆衛生看護活動の展開と支援」において、「第1章　ライフステージに焦点を当てた活動」では各活動の目的と理念、各時期の発達課題と危機、健康指標、活動の歴史的変遷、基盤となる法律・国の施策、活動の実際に整理し記述しています。「第2章　健康状態に焦点を当てた活動」においても同様に、目的・理念、動向、基盤となる法律と施策、活動の実際として展開がわかりやすく理解できるよう工夫しています。

さらに、保健師の実践能力の1つである「地域の健康水準を高める事業化・施策化・社会資源開発・システム化する能力」に必要な内容は独立させて、第4部として公衆衛生看護管理について説明しました。さらに、保健活動を支えるため、看護師の実践能力の「専門職者として研鑽し続ける基本能力」、保健師の実践能力の「専門的自律と継続的な質の向上」に対応できるよう、第5部に公衆衛生看護研究を位置づけています。

活用にあたって

本書は一冊で、看護師教育の「地域・在宅看護論」と保健師教育の「公衆衛生看護学」の両方を含む内容にチャレンジしています。活用にあたっては、前ページの図版をもとに公衆衛生看護学（地域・在宅看護論）の全体像を理解し、各章での具体的な学びにつなげていただければ幸いです。各章の冒頭に、どの部分を学んでいるのかを示しているので参考にしていただくとともに、チェックポイントもお役立てください。本書での学びにより、看護師を目指す学生に公衆衛生を基盤にした地域看護学の学びが深まるとともに、保健師を目指す学生の公衆衛生看護学の基礎が理解できることを願っています。

FOREWORD　はじめに

　2022（令和4）年、「すべてのこどもが健やかに育つ社会」の実現を目指し、子ども・子育てに関する課題に対応するため、こども基本法が成立し、「こどもまんなか社会」を後押しする司令塔としてこども家庭庁が創設されました。

　また、「団塊の世代」が75歳以上となり、国民の5人に1人が後期高齢者となる2025年を目前とするなか、2023（令和5）年には、「認知症の人を含めた国民一人一人がその個性と能力を十分に発揮し、相互に人格と個性を尊重しつつ支え合いながら共生する活力ある社会（＝共生社会）の実現を推進すること」を目的とした、共生社会の実現を推進するための認知症基本法が成立しました。

　さらに、2024（令和6）年度からは、「すべての国民が健やかで心豊かに生活できる持続可能な社会の実現」をビジョンとし、そのために「誰一人取り残さない健康づくりの展開（Inclusion）」を行う、健康日本21（第三次）がスタートしています。

　このように、子どもから高齢者までの健康づくりの法制度は、社会背景に応じて整えられています。本書『公衆衛生看護学　第4版』は『第3版』で掲げた、看護師教育の「地域・在宅看護論」と保健師教育の「公衆衛生看護学」を1冊で学ぶことができるというコンセプトをベースに、法制度やデータを更新し時代に即した最新のテキストとすることを意図しました。冒頭にあげた法制度を俯瞰してみると、すべての国民を包摂し、取り残さず、共生する、という理念が浮かんできます。これは、すべての人々の生命、生活を衛る公衆衛生を担う看護職の基盤となるものであり、物価上昇に賃金上昇が追いつかず、また、格差が広がるわが国の経済背景を受け、とりわけ重要となると考えます。

　今回の『第4版』においても引き続き、社会経済状況の違いによる集団間の健康状態の差である健康格差や活動の規範である社会的公正について盛り込み、また、社会的弱者に焦点を当てた活動について項目を立てています。変わりゆく健康課題、積み上がっていく健康課題があるなか、地域に出向き、社会的弱者を含めたすべての国民の健康づくりを支援する公衆衛生看護における支援方法、活動の展開を学ぶことができる1冊になっています。

　本書は、1998（平成10）年に『地域看護学』の書名で、故・津村智惠子先生の地域看護への思いのこもった編集により、看護師教育、保健師教育に対応するテキストとして発行されました。その後、看護師・保健師教育課程の改正にあわせて改訂し、2012（平成24）年から書名を『公衆衛生看護学』としました。2021（令和3）年には、2020（令和2）年のカリキュラム改正を踏まえ、上記に示したコンセプトをもった『第3版』を発行しました。

　また本書は、保健師・看護師を目指して学ぶ学生のテキストとしてだけでなく、多様化している活動の場で働く看護職が地域の施策・活動を理解するためにも活用できると考え、各

項をそれぞれ専門に詳しい執筆者が担当しています。初学者のみならず、公衆衛生看護を学び、保健師として一歩を踏み出した新任期の方々などにも手に取っていただき、日々の実践に活用していただけると幸いです。

2024年12月

和泉京子・上野昌江

Contents

本書の特徴と活用方法
はじめに i

第1部　公衆衛生看護学概論

第1章　公衆衛生看護学の概念

1. 公衆衛生看護の定義 002
2. 公衆衛生看護活動の対象、場、活動方法 003
    1. 公衆衛生看護の基本概念 003
    2. 公衆衛生看護における人間、環境、健康 003
    3. 公衆衛生看護活動における看護 005
3. 公衆衛生看護活動と法制度 005
    1. 公衆衛生看護活動に関連する法規 005
    2. 公衆衛生看護に携わる職種の法的権利と義務 005
    3. 公衆衛生看護活動における守秘義務 007
4. 公衆衛生看護活動が目指すもの 009
    1. コミュニティ・アズ・パートナーモデル 009
    2. 公衆衛生看護活動の進め方 010
5. 公衆衛生看護と地域看護 010
    1. 公衆衛生看護および地域看護の定義 010
    2. 公衆衛生看護学および地域看護学の違い 010
6. 公衆衛生看護の機能 011
    1. 予防的機能 011
    2. 移行に伴う継続性の担保 014
    3. 人びとの暮らしを支える地域づくり 016
    4. 関係機関連携―連携を主軸にする 028

第2章　公衆衛生看護の歴史

1. 公衆衛生看護活動の芽生え 040
    1. 海外の活動 040
    2. 日本の活動 041
2. さまざまな地域看護婦の誕生と活躍 041
    1. 済生会巡回看護事業（1923（大正12）年） 041
    2. 大阪乳幼児保護協会（1927（昭和2）年） 041

- **3** 聖路加国際病院訪問看護部（1927（昭和2）年） ················ 042
- **4** 朝日新聞社会事業団公衆衛生訪問婦協会（1930（昭和5）年） ············ 042
- **5** 東北更新会の活動（1935（昭和10）年） ················ 042
- **6** 学校看護婦（1904（明治37）年） ················ 043
- **7** 工場看護婦（1916（大正5）年） ················ 044
- **8** 保健婦教育の開始（1922（大正11）年） ················ 044

3 保健婦規則制定から昭和の時代までの保健婦活動 ················ 044
- **1** 保健婦規則制定前後と戦時下の保健婦活動 ················ 044
- **2** 戦後のGHQの指導と地域看護政策 ················ 045

4 歴史からみる健康課題別の活動 ················ 048
- **1** 結核 ················ 048
- **2** 母子保健 ················ 048
- **3** 成人保健 ················ 049
- **4** 高齢者保健 ················ 051
- **5** 精神保健 ················ 051

5 歴史を踏まえたこれからの公衆衛生看護活動
　―健康格差の縮小に向けて ················ 053
- **1** 公衆衛生看護活動における健康格差とは ················ 053
- **2** 社会的決定要因を理解する ················ 053
- **3** 社会的決定要因に働きかける ················ 054

6 公衆衛生看護学教育と制度の変遷と展望 ················ 056

第3章　公衆衛生看護の基盤と対象

1 公衆衛生看護の基盤となる考え方 ················ 061
- **1** 公衆衛生看護の法的基盤 ················ 061
- **2** 社会的公正の担保 ················ 062
- **3** プライマリヘルスケアとヘルスプロモーション ················ 067
- **4** ポピュレーションアプローチとハイリスクアプローチ ················ 076

2 公衆衛生看護における対象のとらえ方 ················ 080
- **1** 健康の定義 ················ 080
- **2** 公衆衛生看護における健康レベル（あらゆる健康状態）と対象とする人々 ················ 088

第4章　公衆衛生看護の展開方法

1 個人・家族から集団、地域へ ················ 103
- **1** 個人・家族から集団、地域への支援とは ················ 103
- **2** 鳥の目と虫の目―地域を見る2つの目 ················ 104

- **2** 活動方法 106
    - **1** 個人・家族への支援 106
    - **2** 集団への支援 109
    - **3** 地域への支援 109
- **3** 看護活動の評価 111
    - **1** 評価の必要性 111
    - **2** 評価方法について 112
    - **3** PDCAサイクルを踏まえた事業評価の体系 115
    - **4** 保健事業（活動）評価の実践例 117
    - **5** 保健事業における経済的効果評価の重要性と意義 ... 121

第5章 公衆衛生看護活動を展開する場

- **1** 保健医療福祉行政 123
    - **1** 保健医療福祉行政の仕組み 123
    - **2** 保健医療福祉行政の場：保健所、市町村保健部門・市町村保健センター 123
    - **3** 保健医療福祉行政の場で活動する保健師数と活動内容 ... 127
- **2** 産業保健 131
    - **1** 産業保健とは 131
    - **2** 産業保健の場で活動する看護職の推移 134
    - **3** 産業保健の場で活動する看護職の活動内容 134
- **3** 学校保健 136
    - **1** 学校保健の場とは 136
    - **2** 学校保健の場で活動する養護教諭の推移 137
    - **3** 学校保健の場における養護教諭、看護師の活動内容 ... 138

第2部 公衆衛生看護における支援方法

第1章 保健指導

- **1** 保健指導の定義 144
- **2** 保健指導の対象 144
    - **1** 個別指導の特性 146
    - **2** 集団指導の特性 146
- **3** 保健指導の目的 146
- **4** 保健指導に必要な技術 147
    - **1** 保健指導を行うための姿勢 147
    - **2** 場面に応じた具体的な支援技術 148

- **5** 保健指導の展開 ………………………………………………………………………… 150

第2章 家庭訪問

- **1** 家庭訪問の定義・理念 …………………………………………………………………… 156
- **2** 家庭訪問の目的 …………………………………………………………………………… 156
- **3** 家庭訪問の対象 …………………………………………………………………………… 157
- **4** 家庭訪問の特徴 …………………………………………………………………………… 160
  - **1** 健康課題を切り口にする ………………………………………………………………… 160
  - **2** 家族を単位とした支援を行う …………………………………………………………… 160
  - **3** 対象者の生活の場で行う ………………………………………………………………… 160
  - **4** アウトリーチ活動である ………………………………………………………………… 161
- **5** 家庭訪問の展開 …………………………………………………………………………… 161
  - **1** 対象の選定 ………………………………………………………………………………… 161
  - **2** 情報収集とアセスメント―家庭訪問時の情報収集内容 ……………………………… 161
  - **3** 支援計画の立案 …………………………………………………………………………… 162
  - **4** 訪問準備 …………………………………………………………………………………… 162
  - **5** 訪問の実施 ………………………………………………………………………………… 163
  - **6** 今後の支援計画 …………………………………………………………………………… 166
  - **7** 記録と報告 ………………………………………………………………………………… 166
  - **8** 評価 ………………………………………………………………………………………… 166
- **6** 家庭訪問指導の展開例 …………………………………………………………………… 167
- **7** 地区活動への反映、事業化、施策化 …………………………………………………… 168
  - **1** 家庭訪問と他の事業との連動 …………………………………………………………… 168
  - **2** 家庭訪問と地域診断の連動 ……………………………………………………………… 168
  - **3** 個別から集団、地域への支援に ………………………………………………………… 168

第3章 健康相談

- **1** 健康相談の定義・理念 …………………………………………………………………… 170
- **2** 健康相談の目的 …………………………………………………………………………… 170
- **3** 健康相談の対象 …………………………………………………………………………… 170
- **4** 健康相談の特徴 …………………………………………………………………………… 171
  - **1** 契機 ………………………………………………………………………………………… 171
  - **2** 方法 ………………………………………………………………………………………… 171
- **5** 健康相談のプロセス ……………………………………………………………………… 172
  - **1** 相談に適した環境づくり ………………………………………………………………… 172
  - **2** 相談者との関係づくり …………………………………………………………………… 172

- 3 情報の収集と問題の明確化 ……………………………………………… 172
- 4 アセスメントと支援 ……………………………………………………… 173
- 5 評価 ……………………………………………………………………… 173
- 6 健康相談から始まる地区活動への展開 …………………………………… 174

第4章 健康診査

- 1 健康診査の定義・理念 ………………………………………………………… 175
- 2 健康診査の目的 ……………………………………………………………… 175
- 3 健康診査の対象 ……………………………………………………………… 175
- 4 健康診査の特徴 ……………………………………………………………… 176
    - 1 スクリーニング ……………………………………………………………… 176
    - 2 結果のフィードバック・活用 ……………………………………………… 177
- 5 健康診査のプロセス ………………………………………………………… 177
    - 1 対象の把握 ………………………………………………………………… 177
    - 2 目的の明確化 ……………………………………………………………… 178
    - 3 実施場所・日時・時間帯 …………………………………………………… 178
    - 4 広報方法 …………………………………………………………………… 178
    - 5 運営スタッフ ………………………………………………………………… 178
    - 6 会場設営 …………………………………………………………………… 178
    - 7 評価と精度管理 …………………………………………………………… 179
    - 8 未受診者への対応 ………………………………………………………… 180
- 6 健康診査の展開例 …………………………………………………………… 180
    - 1 乳幼児健康診査 …………………………………………………………… 180
    - 2 特定健康診査 ……………………………………………………………… 180
- 7 健康診査から始まる地区活動への展開 …………………………………… 184

第5章 健康教育

- 1 健康教育の定義・理念 ……………………………………………………… 186
- 2 健康教育の目的 ……………………………………………………………… 186
- 3 健康教育の対象 ……………………………………………………………… 186
- 4 健康教育の特徴
    ─保健行動に関する理論、モデル ……………………………………………… 187
    - 1 場の理論 …………………………………………………………………… 187
    - 2 動機づけ …………………………………………………………………… 187
    - 3 KAPモデル ………………………………………………………………… 188
    - 4 ヘルスビリーフモデル／健康信念モデル ………………………………… 188

vii

- **5** 合理的行動理論、計画的行動理論、統合的行動モデル ……… 189
- **6** トランスセオリティカルモデル ……… 191
- **7** 社会的認知理論 ……… 192
- **8** 自己効力感 ……… 192
- **9** ヘルスリテラシー ……… 192

5 健康教育の進め方 ……… 194
- **1** 保健師が行う健康教育 ……… 194
- **2** 健康教育計画立案のポイント ……… 194
- **3** 健康教育計画の立案 ……… 195

6 健康教育から始まる地区活動の展開 ……… 202

第6章 グループ支援

1 グループ支援の定義・理念 ……… 203
2 グループ支援の対象 ……… 204
- **1** コミュニティグループ ……… 204
- **2** サポートグループ ……… 204
- **3** 課題グループ ……… 204
- **4** セルフヘルプグループ（自助グループ） ……… 204

3 グループ支援の特徴 ……… 204
- **1** 集団の構造を理解する ……… 205
- **2** グループダイナミクスを活用する ……… 207

4 グループ支援の進め方 ……… 208
- **1** グループワーク ……… 208
- **2** 援助媒体としてのグループ ……… 209
- **3** グループの発達 ……… 209

5 社会変容的機能 ……… 212
6 グループ支援から始まる地区活動の特徴 ……… 213

第7章 地域組織活動

1 地域組織活動の定義・理念 ……… 214
2 地域組織活動の目的 ……… 214
3 地域組織活動の特徴
　―組織化の参考となる理論、概念 ……… 215
- **1** 3段階の組織の変革プロセス ……… 215
- **2** エンパワメント ……… 215

4 地域組織活動の展開 ……… 215

- **1** 事例 ... 215
- **2** 地域への発展を目指した支援を行う ... 216

第8章 地域における活動と地域診断

- **1** 地域における活動 ... 220
  - **1** 地域をどうとらえるか ... 220
  - **2** 地域を知ることの意義 ... 220
  - **3** 保健師が行う地区活動 ... 221
- **2** 地域診断 ... 222
  - **1** 地域診断の定義・理念 ... 222
  - **2** 地域診断の目的 ... 222
  - **3** 地域診断に活用できるモデル ... 223
  - **4** 地域診断の展開 ... 225

第9章 社会資源の開発（事業化・施策化）

- **1** 社会資源の開発の定義・理念 ... 239
- **2** 社会資源の開発の目的 ... 239
- **3** 社会資源の開発の特徴 ... 240
  - **1** 保健師の支援と社会資源の活用 ... 240
  - **2** 保健師が行う事業化・施策化 ... 240
- **4** 社会資源の開発（事業化・施策化）の進め方 ... 241
  - **1** 事業化・施策化のプロセス ... 241
  - **2** 「おしゃべりママの会」の誕生まで ... 242
- **5** 社会資源の開発から始まる地区活動の展開 ... 244
  - **1** ケアシステムの構築の必要性 ... 244
  - **2** 保健師が行うケアシステムの構築（地域づくり） ... 244

第3部 対象別公衆衛生看護活動の展開と支援

第1章 ライフステージに焦点を当てた活動

A 母子保健活動

- **1** 母子保健活動の目的と理念 ... 248
- **2** 乳幼児期の発達課題と健康危機 ... 248
  - **1** 発達課題 ... 248

- ② 健康危機 ... 249
- ③ 母子保健活動を行ううえで重要となる健康指標 ... 249
  - ① 出生 ... 249
  - ② 妊産婦死亡、周産期死亡、乳児死亡、幼児期以降の死亡 ... 249
  - ③ 死産 ... 255
  - ④ 出産年齢にある女性に関する指標 ... 257
- ④ 母子保健活動の歴史的変遷 ... 258
  - ① 栄養・感染症の時代 ... 258
  - ② 先天異常・慢性疾患の時代 ... 261
  - ③ 心理・社会的問題の時代 ... 261
  - ④ 次世代育成の時代 ... 262
- ⑤ 母子保健活動の基盤となる法律 ... 264
  - ① 児童福祉法 ... 264
  - ② 母子保健法 ... 265
  - ③ 成育基本法 ... 265
  - ④ こども基本法 ... 266
- ⑥ 母子保健活動の基盤となる国の施策 ... 267
  - ① 母子保健施策の概要 ... 267
  - ② 地域における母子保健活動―妊娠期からつながる支援 ... 269
- ⑦ 子ども虐待の予防および被虐待児と家族への支援 ... 275
  - ① 児童虐待防止法制定までの沿革 ... 275
  - ② 子ども虐待の定義 ... 276
  - ③ 子ども虐待の現状 ... 276
  - ④ 子ども虐待防止等に関する対策 ... 276

B 成人保健活動

- ① 成人保健活動の目的と理念 ... 281
- ② 成人期の発達課題と健康危機 ... 283
  - ① 発達課題 ... 283
  - ② 健康危機 ... 283
- ③ 成人保健活動を行ううえで重要となる健康指標 ... 283
  - ① 死亡に関する指標 ... 284
  - ② 健康状態と受療状況に関する指標 ... 285
  - ③ 国民医療費 ... 286
  - ④ 健康日本21における指標 ... 288
- ④ 成人保健活動の歴史的変遷 ... 289
  - ① 感染症対策から成人病対策へ ... 291
  - ② 老人保健法の施行に伴う市町村での成人病対策の開始 ... 291
  - ③ 成人病から生活習慣病へ ... 291
  - ④ 健康日本21の実施から健康増進法制定へ ... 292

- 5 老人保健法から高齢者の医療の確保に関する法律への移行 ……… 292
- 5 成人保健活動の基盤となる法律 ……… 292
  - 1 高齢者の医療の確保に関する法律（高齢者医療確保法） ……… 292
  - 2 健康増進法 ……… 293
  - 3 食育基本法 ……… 294
  - 4 がん対策基本法 ……… 294
  - 5 肝炎対策基本法 ……… 294
  - 6 労働安全衛生法 ……… 295
- 6 成人保健活動の基盤となる国の施策 ……… 295
  - 1 国民の健康づくり対策（健康日本21） ……… 295
  - 2 データヘルス計画 ……… 296
  - 3 高齢者医療確保法に基づく特定健康診査・特定保健指導 ……… 296
  - 4 健康増進法に基づく健康増進事業 ……… 299
  - 5 生活習慣病の重症化予防 ……… 299
  - 6 がん対策 ……… 303
  - 7 取り組みの優先順位と保健計画 ……… 304
- 7 成人保健活動の実際 ……… 306
  - 1 住民全体を対象とした取り組み（1次予防：ポピュレーションアプローチ） ……… 306
  - 2 疾病の早期発見と治療・重症化予防についての取り組み（2次予防） ……… 311
  - 3 データヘルス計画—データを活用した生活習慣病対策の実際 ……… 316
  - 4 データを活用した生活習慣病対策の具体的な実践例 ……… 316
- 8 生活習慣病予防・重症化予防のための保健指導 ……… 320
  - 1 主体的な行動変容へと導く保健指導の理論 ……… 321
  - 2 生活習慣病のリスクを高める要因への対策と保健指導 ……… 324
- 9 家族とのかかわり ……… 328
  - 1 個人の健康を支える家族とのかかわり ……… 328
  - 2 成人期における家族の課題 ……… 329
  - 3 家族がもつソーシャルキャピタルの活用 ……… 329

C 高齢者保健活動

- 1 高齢者保健活動の目的と理念 ……… 331
- 2 高齢期の発達課題と健康危機 ……… 331
- 3 高齢者保健活動を行ううえで重要となる健康指標 ……… 331
  - 1 総人口と高齢化率 ……… 331
  - 2 平均寿命と健康寿命 ……… 333
  - 3 高齢者の世帯 ……… 333
  - 4 死因別死亡率 ……… 335
  - 5 認知症高齢者数と有病率の将来推計 ……… 335
  - 6 高齢者の介護と家族介護者 ……… 337
  - 7 高齢者の健康に関する指標 ……… 338

- **4** 高齢者保健活動の歴史的変遷 ... 341
  - **1** 老人保健法成立まで ... 341
  - **2** 介護保険法成立まで ... 342
  - **3** 2005（平成17）年の介護保険法の改正から現在まで ... 343
  - **4** 認知症施策の変遷 ... 344
- **5** 高齢者保健活動の基盤となる法律と国の施策 ... 346
  - **1** 介護保険法 ... 346
  - **2** 高齢者の医療の確保に関する法律（高齢者医療確保法） ... 350
  - **3** 共生社会の実現を推進するための認知症基本法
（認知症基本法） ... 350
  - **4** 高齢者虐待の防止、高齢者の養護者に対する支援等に関する法律
（高齢者虐待防止法） ... 351
- **6** 高齢者保健活動の実際 ... 351
  - **1** 生活習慣病と保健活動 ... 351
  - **2** フレイルと保健活動 ... 352
  - **3** 認知症と保健活動 ... 354
  - **4** 高齢者虐待と保健活動 ... 355

D 学校保健活動

- **1** 学校保健・学校保健活動の定義・目的 ... 359
  - **1** 学校保健の定義 ... 359
  - **2** 学校保健の目的 ... 359
  - **3** 学校保健の対象 ... 359
- **2** 学校保健の歴史的変遷 ... 360
- **3** 学校保健の行政組織 ... 360
  - **1** 中央における行政組織 ... 360
  - **2** 地方における行政組織 ... 362
  - **3** 学校保健と地域保健 ... 363
- **4** 発達段階別にみる対象の特徴と支援 ... 363
  - **1** 幼児期 ... 363
  - **2** 学童期 ... 363
  - **3** 青年期 ... 363
- **5** 児童・生徒の主な健康課題への対策と支援 ... 364
  - **1** 学校保健統計の動向 ... 364
  - **2** 現代的な健康課題 ... 365
- **6** 特別な支援を必要とする子どもへの対策と支援 ... 369
  - **1** 障がいのある子どもの現状 ... 370
  - **2** 特別支援教育の場 ... 370
  - **3** 発達障がいのある子どもの支援 ... 371
  - **4** 支援が必要な子どもの相談・支援のための体制づくり ... 372

7 学校保健活動の展開と養護教諭の活動 ……… 374
- **1** 保健教育 ……… 376
- **2** 保健管理 ……… 377
- **3** 組織活動 ……… 381
- **4** 学校保健安全に関する法律 ……… 383
- **5** 学校保健における養護教諭の職務・役割 ……… 383

E 産業保健活動

1 産業保健活動の定義、目的 ……… 385
- **1** 産業保健活動の定義 ……… 385
- **2** 産業保健・産業保健活動の目的 ……… 385
- **3** 産業保健の対象 ……… 386
- **4** 安全配慮義務と自己保健義務 ……… 386
- **5** 産業保健・産業看護の歴史的変遷 ……… 387
- **6** 産業保健の行政組織 ……… 390
- **7** 産業保健に関連する社会資源 ……… 390
- **8** 労働衛生の基本 ……… 391

2 産業保健活動の基盤となる法律 ……… 392
- **1** 労働安全衛生法 ……… 392
- **2** 労働基準法 ……… 401
- **3** 労働者災害補償保険法 ……… 403
- **4** 労働契約法 ……… 403
- **5** 労働者派遣法 ……… 404
- **6** 育児休業、介護休業等育児又は家族介護を行う労働者の福祉に関する法律（育児・介護休業法） ……… 404

3 産業保健活動の実際 ……… 405
- **1** 就業労働者の変化 ……… 405
- **2** 産業保健の現状 ……… 408
- **3** 産業保健における主な健康課題と対策 ……… 412
- **4** さまざまな労働者への対策 ……… 417
- **5** 産業保健における産業看護職の職務 ……… 420
- **6** これからの産業保健・看護の課題 ……… 424

第2章 健康状態に焦点を当てた活動

A 感染症保健活動

- **1** 感染症の定義および感染症対策の目的と理念 ……… 428
- **2** 感染症の動向とその対策 ……… 428
- **3** 感染症法における主な対応 ……… 430

- **4** 感染症保健活動の基盤となる法律 ... 434
- **5** 感染症保健活動の実際 ... 435
  - **1** 平常時の保健活動 ... 435
  - **2** 発生時の保健活動 ... 438
- **6** 主な感染症と保健活動 ... 439
  - **1** 結核 ... 439
  - **2** 新型コロナウイルス感染症（COVID-19） ... 450
  - **3** HIV／エイズ ... 454
  - **4** その他の感染症 ... 456

B 精神保健活動

- **1** 地域精神保健活動の目的と理念 ... 459
- **2** 精神保健福祉に関する指標 ... 459
- **3** 精神保健活動の基盤となる法律 ... 461
  - **1** 精神保健及び精神障害者福祉に関する法律 ... 461
  - **2** 障害者の日常生活及び社会生活を総合的に支援するための法律 ... 461
  - **3** 精神障がい者が利用するサービスとサービス利用の流れ ... 465
- **4** 精神障がいを予防するために──基盤となる国の施策等 ... 465
  - **1** 精神障がいの1次予防：精神障がいの発生予防 ... 465
  - **2** 精神障がいの2次予防：早期発見、早期治療 ... 467
  - **3** 精神障がいの3次予防：精神障がいの再発防止としての地域精神保健活動 ... 468
- **5** 地域精神保健福祉活動の今日的課題 ... 471
  - **1** 依存症（アディクション） ... 471
  - **2** ひきこもり ... 472
  - **3** 自殺対策 ... 473
- **6** 事例から見た地域精神保健福祉活動の実際 ... 475

C 障がい者保健活動

- **1** 障がい者保健活動の目的と理念 ... 479
- **2** 障がい者に関する指標 ... 479
- **3** 障がい者保健活動の歴史的変遷 ... 481
  - **1** 障がいの概念の変化──国際障害分類から国際生活機能分類へ ... 481
  - **2** 障がい者保健活動の基盤となる概念 ... 481
- **4** 障がい者保健活動の基盤となる法律 ... 483
  - **1** 障がい者施策の変遷 ... 483
  - **2** 障害者基本法 ... 485
  - **3** 発達障害者支援法 ... 485
  - **4** 障害者の日常生活及び社会生活を総合的に支援するための法律 ... 486
  - **5** 障害者虐待の防止、障害者の養護者に対する支援等に関する法律 ... 488
  - **6** 障害を理由とする差別の解消の推進に関する法律 ... 488

5 障がい者保健活動の基盤となる施策 489
- 1 市町村：障害者計画の策定 489
- 2 指定特定相談支援事業所、指定障害児相談支援事業所 489
- 3 指定一般相談支援事業所 489
- 4 障害児通所支援事業所 489

6 障がい者保健活動の特徴 490
- 1 障害福祉計画・障害児福祉計画への関与 490
- 2 早期発見・早期治療のかかわり 490
- 3 ICFを用いた障がい者のアセスメント 490
- 4 障害福祉サービス利用に関する支援 490
- 5 グループ支援 491
- 6 権利擁護 491

7 障がい者保健活動の実際 492
- 1 1歳6か月児健診で要経過観察となった幼児の支援
  ——早期発見・早期治療のかかわり 492
- 2 障がい者虐待事例への対応 494

D 難病保健活動

1 難病保健活動の目的と理念 496
2 難病保健活動の歴史的変遷 496
- 1 難病対策事業の成り立ち 496
- 2 地域保健における難病対策の位置づけ 496
- 3 難病対策の見直し 497

3 難病の実態 498
4 難病保健活動の基盤となる国の施策 498
- 1 障害者の日常生活及び社会生活を総合的に支援するための法律 498
- 2 難病の患者に対する医療等に関する法律（難病法） 499

5 難病保健活動の進め方 501
- 1 医療費申請窓口での面接 501
- 2 家庭訪問 501
- 3 患者会支援 504
- 4 地域ケアシステムの構築 504
- 5 市町村との連携 505
- 6 難病患者支援の具体例 505

第3章 危機（管理）に焦点を当てた活動

A 災害保健活動

1 災害保健活動の目的と理念 508

- **2** 災害の分類と特徴 508
  - **1** 自然災害 508
  - **2** 人為災害 509
  - **3** 特殊災害 509
- **3** 災害保健活動の基本 509
- **4** 災害支援の法・制度とシステム 513
  - **1** 災害救援の基盤となる法律 513
  - **2** 生活再建を支援するための法・制度 513
  - **3** 相談窓口 515
- **5** 災害時のフェーズに応じた保健活動の実際 515
  - **1** 災害発生前からのマニュアルづくりとその周知 515
  - **2** フェーズとそこでの保健活動 515
  - **3** 各フェーズにおける保健医療活動の概要(地震編) 517
- **6** 被災地での他機関・他職種チームとの連携時の留意点 520

B 社会的弱者に焦点を当てた活動

- **1** 社会的弱者とは 522
- **2** 社会的弱者の健康および受診状況の実態 522
- **3** 社会的弱者への支援における基盤となる法律と施策 525
  - **1** 低所得者層の者への支援における基盤となる法律:生活保護法 525
  - **2** 低所得者層の者への支援における基盤となる制度:生活困窮者自立支援制度 525
- **4** 社会的弱者への保健活動の実際 529
  - **1** 社会的弱者を見出す活動 530
  - **2** 社会的弱者への支援 531

第 4 章 療養生活に焦点を当てた活動

A 在宅看護活動

- **1** 在宅看護の定義と看護活動の特徴 537
  - **1** 在宅看護の定義 537
  - **2** 在宅看護活動の特徴 537
- **2** 在宅看護の歴史 538
  - **1** 在宅看護推進の背景 538
  - **2** 在宅看護の変遷 538
- **3** 在宅看護の対象 540
  - **1** 在宅療養者の状態像 540
  - **2** 在宅看護の対象となる家族の特徴 541
- **4** 主な在宅看護の実践機関 542

- **1** 行政 ... 542
- **2** 地域包括支援センター ... 542
- **3** 訪問看護ステーション ... 543
- **4** 医療機関からの訪問看護 ... 544
- **5** 医療機関における入退院支援 ... 544
- **6** 居宅介護支援事業所 ... 545

5 訪問看護活動の基盤となる法律 ... 546
- **1** 医療法 ... 546
- **2** 介護保険法 ... 548
- **3** 医療保険各法 ... 549
- **4** 高齢者の医療の確保に関する法律（高齢者医療確保法） ... 549
- **5** 障害者の日常生活及び社会生活を総合的に支援するための法律 ... 549
- **6** 難病の患者に対する医療等に関する法律（難病法） ... 549
- **7** 公費負担医療制度 ... 549
- **8** その他の給付制度 ... 549
- **9** 自己負担の軽減 ... 550

6 在宅看護活動の実際 ... 550
- **1** ケアマネジメント ... 550
- **2** 在宅看護過程の特徴 ... 554
- **3** 在宅看護過程の展開 ... 555

7 在宅看護の今後の方向性 ... 557

第5章 グローバルな視野での活動

A ダイバーシティに基づく保健活動

1 公衆衛生看護における国際保健活動 ... 559
2 国際的な保健活動を行うための基礎知識 ... 559
- **1** ミレニアム開発目標（MDGs） ... 559
- **2** 持続可能な開発目標（SDGs） ... 560
- **3** ユニバーサル・ヘルス・カバレッジ（UHC） ... 560
- **4** 国際協力機関と開発援助 ... 560

3 国際社会における社会的健康格差 ... 561
4 日本における外国人に対する保健活動 ... 562
- **1** 近年の外国人登録者数と在留資格の動向 ... 562
- **2** 在日外国人の健康課題 ... 564
- **3** 在日外国人との接し方 ... 566

5 渡航における感染対策と健康支援の実際 ... 567
- **1** 国境を越える感染症とそのリスク ... 567
- **2** 渡航における健康支援 ... 567

B 諸外国の保健活動

- **1** アメリカ合衆国 571
  - **1** アメリカの概要 571
  - **2** アメリカの医療保険制度 571
  - **3** アメリカの保健活動 572
  - **4** 特徴的な健康課題 574
- **2** イギリス 575
  - **1** イギリスの概要 575
  - **2** イギリスの医療保険制度 575
  - **3** イギリスの保健活動 575
  - **4** 特徴的な健康課題 577

第4部　公衆衛生看護管理

第1章　公衆衛生看護管理

- **1** 公衆衛生看護管理の目的と特徴 582
  - **1** 社会の変化と管理 582
  - **2** 公衆衛生看護管理の目的 582
  - **3** 管理についての基礎的理解 583
  - **4** 公衆衛生看護管理の場による目的と機能 584
- **2** 公衆衛生看護管理の構造と機能 586
  - **1** 組織管理 586
  - **2** 情報管理 588
  - **3** 財務、予算管理 592
  - **4** 人事・労務管理 593
  - **5** 業務管理 595
  - **6** 政策と地域のケアの質の管理 595
  - **7** リスク管理 596
- **3** 専門的自律と人材育成 597
  - **1** プロフェッショナリズム 597
  - **2** キャリア開発 598
  - **3** 基礎教育 598
  - **4** 継続教育の方法 600

第5部　公衆衛生看護研究

第1章　公衆衛生看護研究

- **1** 公衆衛生看護研究とは ... 606
    - **1** 公衆衛生看護研究の定義と必要性 ... 606
    - **2** 実践家に求められる研究能力 ... 606
    - **3** 公衆衛生看護研究の範囲 ... 607
    - **4** 地域看護研究 ... 607
- **2** 公衆衛生看護研究の方法 ... 607
    - **1** 学術研究の進め方 ... 608
    - **2** アクションリサーチの進め方 ... 611
- **3** 公衆衛生看護の特徴を反映した研究デザインや手法 ... 614
    - **1** CBPR ... 614
    - **2** エスノグラフィ ... 615
    - **3** クラスター無作為化比較試験 ... 616
    - **4** グループ研究 ... 617
    - **5** D&I研究 ... 617
    - **6** ビッグデータ解析 ... 619
    - **7** 地理空間分析 ... 619
    - **8** シミュレーション教育研究 ... 620
- **4** 公衆衛生看護研究の発展に向けて ... 621

索引 ... 623
編者紹介・執筆者一覧

第1部

公衆衛生看護学概論

第1部 公衆衛生看護学概論

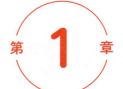

第1章 公衆衛生看護学の概念

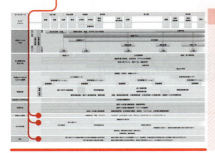

チェックポイント
- ☑ 公衆衛生看護、地域看護のそれぞれの定義と特徴を学ぶ。
- ☑ 公衆衛生看護活動の対象、場、活動方法、法制度などを学ぶ。
- ☑ 公衆衛生看護の機能を理解する。

1 公衆衛生看護の定義

公衆衛生の目的は、地域で生活する人々の健康生活に影響を及ぼす諸要因を探求し、人々が疾病を予防し健康生活を維持・増進でき、より健康な社会をつくり出すことである。**ウィンスロー**（Winslow, C.E.A.）は、公衆衛生について「地域社会の組織的努力によって、疾病を予防し、寿命を延長し、身体的ならびに精神的健康と有能性を高めるための科学であり、技術である」（1920年）と述べている。つまり、公衆衛生活動とは、地域社会に住むすべての人々の健康レベルの向上を目指し、組織化された共同体の努力によって、環境衛生の改善、個人衛生、医療サービスの組織化、生活を支える社会サービスの開発を行っていくことである。わが国において公衆衛生活動は、明治時代以降、その時代、時代の社会的要請のなかで推し進められ、進展してきた。そして現在の公衆衛生活動は、**日本国憲法第25条**「すべて国民は、健康で文化的な最低限度の生活を営む権利を有する」（第1項）、「国は、すべての生活部面について、社会福祉、社会保障及び公衆衛生の向上及び増進に努めなければならない」（第2項）に基づいて実施される活動である。

公衆衛生看護は、公衆衛生の目的を達成するために看護の知識・技術を活用して行う活動であり、次の活動があげられている。

- ・個人、家族を対象として、健康上の諸問題を把握し、対象との相互作用をとおして、その対象が自立できるように生命と生活を見守り支援していく。
- ・個人、家族の健康問題の支援をとおして、地域の保健医療活動の進展を図る。
- ・対象に浸透し、対象の問題を公衆衛生活動に反映させ、これらにより個人・家族の健康状態をよりよい状態にし、ひいては地域全体の健康状態をよりよいものにする。
- ・地域に基盤を置き活動を展開していく。

公衆衛生看護の定義として津村は「地域で生活しているあらゆる発達段階、あらゆる健康レベルの人々が主体的に健康を守り、QOLの向上を目指すように寄与することである。そのために看護職はチームの一員として、個人・家族、近隣・グループ、コミュニティと関わり組織的な健康活動と必要な環境調整を行うこと」と述べている[1]。また、アメリカ公衆衛生協会公衆衛生看護部会は「公衆衛生看護とは、看護学、社会学、公衆衛生学によ

る知識を用いて、集団の健康の増進と保護を図る活動のことである」と定義し、公衆衛生看護活動を実践する保健師は、「疫学的データと、人々が日常的に経験しているような健康や疾病の臨床的理解との間を結びつけ、意味づけていく」と述べている[2]。また日本公衆衛生看護学会は「社会的公正を活動の規範におき、系統的な情報収集と分析により明確化若しくは予測した個人や家族の健康課題とコミュニティの健康課題を連動させながら、対象の生活に視点をおいた支援を行う。さらに、対象とするコミュニティや関係機関と協働し、社会資源の創造と組織化を行うことにより対象の健康を支えるシステムを創生する」としている[3]。

2 公衆衛生看護活動の対象、場、活動方法

1 公衆衛生看護の基本概念

科学の発達には、個々の科学がかかわっている現象と事象の公式化が求められ、看護においてもそれが重要とされ、看護における事象の記述や説明、予測、統御のために、看護の基本概念として人間、環境、健康、看護が位置づけられコンセンサスが得られるようになってきた[4]。この主要概念を踏まえて、ニューマン（Neuman, B.）が全人的アプローチを示したモデルを基盤に、アンダーソン（Anderson, E.）らは人間、環境、健康、看護について表1のように示している[5)、6)]。

表1 看護の基本概念

人間 (PERSON)	コミュニティ（地理的に一定地域）に居住するまたは共通の特性をもつコミュニティにいるすべての人々
環境 (ENVIRO-NMENT)	コミュニティを取り巻く、またはコミュニティの発達に影響を及ぼすすべての状態
健康 (HEALTH)	可能性を最大限発揮できる均衡のとれた状態
看護 (NURSING)	地域における看護過程の展開（コミュニティアセスメント、健康課題の見極め、計画、他機関との協働による看護実践、評価）

Anderson E, Mcfarlane J, Helton A : Community-as-client : A model for practice, Nursing outlook, 34(S), 220-224, 1986.

2 公衆衛生看護における人間、環境、健康

公衆衛生看護活動の対象である人間とは、地域で生活する個人・家族、集団、そして地域である。地域には、保健医療福祉サービスが充実した地域もあれば、適切なサービスを得ることが難しい地域もある。また個人や家族には、自ら積極的にサービスを利用する人もいれば、サービスが整備されていても、それらを自ら利用しないあるいは利用できない人々も多くいる。公衆衛生看護が対象とするのは、顕在化した健康問題をもつ人だけでなく、このような潜在的な健康問題をもつ人を主な対象とすることが特徴である。

環境とは、地域を取り巻く、または地域で生活する人々の健康問題に影響を及ぼすすべての状態が含まれる。上下水道などの環境衛生、食品衛生、大気、有害物質や人々を取り巻くソーシャルサポートなども公衆衛生看護活動を展開する場における環境となる。環境は、地域で生活する個人・家族、集団、地域の人々の健康と強い関連をもつ。

公衆衛生看護活動における健康とは、世界保健機関（WHO）で"Health is a state of complete physical, mental and social well-being and not merely the absence of disease or infirmity"と定義され、身体的、

精神的、社会的とさらにスピリチュアルを加えた健康状態でとらえる。特に、公衆衛生看護においては、社会的、スピリチュアルに良好な状態が重要である。社会的に良好な状態とは、「まわりの人々や社会との関係において孤立や過度の矛盾や対立がなく、居場所とサポートが得られ、しかもその役割を満足に果たせている状態」、スピリチュアルに良好な状態とは、「生きがいを感じて、意欲的、前向きに生きている状態」[7]とされている。これらはQOLにつながり、オタワ宣言（1986年）におけるヘルスプロモーションの概念の「健康が生活の資源」という考え方へ、そして国際生活機能分類（International Classification of Functioning, Disability and Health：ICF；人の健康に関する状況を表すための標準的な概念的、言語的枠組みとして開発されたWHOの国際分類（2001年））へと発展していく。ICFにおいては、健康を心身機能、活動、参加を統合した状態としてとらえる。公衆衛生看護活動は、人々の生活と密接に関連があり、心身機能の障害があっても、人々が

図1　健康の概念の変遷

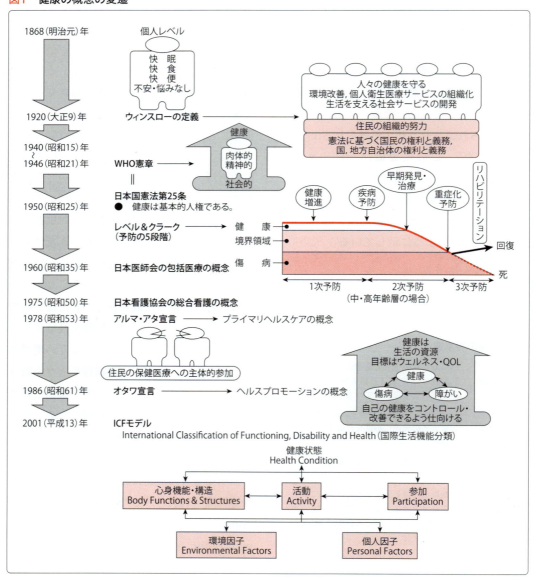

生活機能を最大限に発揮できる状態を目指すことである（図1）。

3 公衆衛生看護活動における看護

公衆衛生における看護活動は、他の領域の看護活動と同様に**看護過程**（コミュニティアセスメント、健康課題の見極め、計画、他機関との協働による看護実践、評価）に基づいて展開される。

公衆衛生看護活動を進めていくにあたって重要なことは、公衆衛生看護活動を展開する場にいる人々（地域で生活するすべての人々）の主体性である。すべての人々は、自らの、また地域の健康問題を解決していくための潜在能力を有し、公衆衛生看護を行う専門職の役割は、彼らの主体性をいかに引き出すかということであり、住民との**パートナーシップ**が最も重要である。それは、看護の基本である「**相手の生活を変える指導ではなく、相手の生活を受容し、そのニーズを理解し、生活を支える**」という支援方法にほかならない。その考え方は、表2に示したアメリカ公衆衛生看護団体協議会の公衆衛生看護の原則（1997年）にも示されている。

表2　公衆衛生看護の原則

1	集団に基盤をおいたアセスメント、政策立案、保証のそれぞれの過程が、系統的かつ総合的になされる。
2	すべての過程には、人々の代表者とのパートナーシップが含まれる。
3	一次予防が優先される。
4	実施戦略は、人々が反映できるような環境的・社会的・経済的状態を創造する目的で採用される。
5	公衆衛生看護活動では、実施計画やサービスによって恩恵を受ける可能性のあるすべての人々に積極的に手をさしのべる義務がある。
6	関心や義務の主な対象は、すべての人々、もしくは集団全体のより大きな利益である。
7	利用可能な資源の管理と配置によって、集団が健康上の利益を最大限に得ることを支援する。
8	人々の健康は、他の専門領域や組織の構成員との協力を通じて、最も効果的に増進され、保護される。

アメリカ公衆衛生看護団体協議会, 1997.

3 公衆衛生看護活動と法制度

1 公衆衛生看護活動に関連する法規

日本国憲法第25条（国の社会保障的義務）に示されている「公衆衛生の向上及び増進」を達成するために行う公衆衛生看護活動は、国、地方公共団体（都道府県、市区町村）によって行われる公の活動である。それは、法律、政令、省令、通知、条例、規則等で具体化され実施される。公衆衛生看護活動に関連する主要法規を表3に示す。

2 公衆衛生看護に携わる職種の法的権利と義務

保健婦という名称が初めて公的に使われたのは1934（昭和12）年の旧・保健所法であるが、1941（平成16）年の**保健婦規則**で初めて業務内容が定められた。1947（昭和22）年、保健婦助産婦看護婦令で保健婦の定義が「保健婦とは、保健婦の名称を用いて、保健指導に従事することを業とする女子をいう」（第2条。現行の保健師助産師看護師法第2条に該当）とされ、1948（昭和23）年、保健婦助産婦看護婦法が制定された。1993（平成5）年の一部改正で保健士（男性）が創設された。また、2001（平成13）年の一部改正では、性別により異なる資格の名称を統一し、**保健師助産師看護師法**となった。2006（平成18）年には、良質な医療を提供する体制の確立を図るための医療法等の一部を改正する法律により、保健師だけでなく助産師、看護師および

表3　公衆衛生看護に関連する主要な法律

分野		主要な法律
地域保健	地域保健の基本	地域保健法（旧・保健所法）、保健師助産師看護師法
	母子保健	成育過程にある者及びその保護者並びに妊産婦に対し必要な成育医療等を切れ目なく提供するための施策の総合的な推進に関する法律（成育基本法）、母子保健法、母体保護法、児童虐待の防止に関する法律（児童虐待防止法）、少子化社会対策基本法、次世代育成支援対策推進法、配偶者からの暴力の防止及び被害者の保護等に関する法律（DV防止法）、子ども・子育て支援法、児童福祉法、こども基本法
	成人保健	健康増進法、自殺対策基本法、がん対策基本法、食育基本法
	高齢者保健・介護保険	高齢者の医療の確保に関する法律（高齢者医療確保法）（旧・老人保健法）、介護保険法、高齢者虐待の防止、高齢者の養護者に対する支援等に関する法律（高齢者虐待防止法）
	精神保健	精神保健及び精神障害者福祉に関する法律（精神保健福祉法）、心神喪失等の状態で重大な他害行為を行った者の医療及び観察等に関する法律（医療観察法）
	感染症対策	感染症の予防及び感染症の患者に対する医療に関する法律（感染症法）、予防接種法
	障害保健・福祉	障害者基本法、障害者の日常生活及び社会生活を総合的に支援するための法律（障害者総合支援法）、発達障害者支援法、障害者虐待の防止、障害者の養護者に対する支援等に関する法律（障害者虐待防止法）、障害者の雇用の促進等に関する法律（障害者雇用促進法）、身体障害者福祉法、知的障害者福祉法
学校保健		学校教育法、学校保健安全法（旧・学校保健法）
産業保健		労働基準法、労働安全衛生法、育児休業、介護休業等育児又は家族介護を行う労働者の福祉に関する法律（育児・介護休業法）、雇用の分野における男女の均等な機会及び待遇の確保等に関する法律（男女雇用機会均等法）
医療分野		医療法、地域における医療及び介護の総合的な確保の促進に関する法律（医療介護総合確保法）

准看護師の**名称独占**が規定されるとともに、保健師、助産師の免許登録要件に看護師国家試験合格が追加された。名称独占（名称の使用制限）は、資格をもっている人のアイデンティティと、国民がその名称を信頼して業務を委ねるという点から決められている[8]。また、2009（平成21）年の一部改正では、保健師の教育期間が1年以上となった。保健師助産師看護師法の改正の経緯については表4に、保健師助産師看護師法の業務関係条項については表5に示した。

Column

法律・法令などの種類

- 法律：国会の議決で制定
- 政令：内閣が制定
- 省令：各大臣が制定
- 通知：国の機関が地方自治体に発出する技術的な助言・勧告、処理基準など
- 条例：地方自治体の議会で制定
- 規則：地方自治体の各部局の長が制定

表4　保健師助産師看護師法の主要な改正の経緯

日　付	法律名	主要な改正点
1948(昭和23)年7月	保健婦助産婦看護婦法	
1951(昭和26)年4月	保健婦助産婦看護婦法の一部を改正する法律	保健婦・助産婦の教育期間を1年から6か月に短縮、甲種・乙種看護婦の廃止、准看護婦の創設
1952(昭和27)年12月	保健婦助産婦看護婦法の一部を改正する法律	旧制度の看護婦の一部に保健婦・助産婦国家試験受験資格を拡大
1968(昭和43)年6月	保健婦助産婦看護婦法の一部を改正する法律	男性の看護人を看護士・准看護士とする
1993(平成5)年11月	保健婦助産婦看護婦法の一部を改正する法律	男性の保健士の創設
2001(平成13)年12月	保健婦助産婦看護婦法の一部を改正する法律	性別による異なる資格の名称を統一、保健師助産師看護師法とする
2006(平成18)年6月	良質な医療を提供する体制の確立を図るための医療法等の一部を改正する法律	保健師、助産師、看護師および准看護師の名称独占を規定、保健師・助産師の免許登録要件に看護師国家試験合格を追加
2009(平成21)年7月	保健師助産師看護師法及び看護師等の人材確保の促進に関する法律の一部を改正する法律	保健師、助産師の教育期間を1年以上に延長、看護師国家試験受験資格に大学を明記、卒業後の臨床研修等を新設
2014(平成26)年6月	地域の自主性及び自立性を高めるための改革の推進を図るための関係法律の整備に関する法律	保健師・助産師・看護師養成所の指定監督権限を厚生労働大臣から都道府県知事に変更
2014(平成26)年6月	地域における医療及び介護の総合的な確保を推進するための関係法律の整備等に関する法律	特定行為、特定行為研修を行う者の指定、特定研修機関の立入検査等に関する規程の新設

田村やよい：私たちの拠りどころ 保健師助産師看護師法，第2版．日本看護協会出版会，2015.

3 公衆衛生看護活動における守秘義務

公衆衛生看護活動における守秘義務は、保健師助産師看護師法第42条の2において「正当な理由がなく、その業務上知り得た人の秘密を漏らしてはならない」と規定されている。また、地方公共団体で働く保健師には、地方公務員法第34条第1項で「職務上知り得た秘密を漏らしてはならない。その職を退いた後も、また同様とする」という条文がある。看護職の守秘義務は、行政機関などあらゆる場で実践を行う看護者を対象とした行動指針である看護職の倫理綱領（日本看護協会、2021年）においても「看護職は、対象となる人々の秘密を保持し、取得した個人情報は適正に取り扱う」ことを明記している（第1部第3章、表2（p.65）参照）。

裁判等でも、医師や看護職は業務上知り得た患者の秘密は、証言を拒否できるとされている（刑事訴訟法第149条、民事訴訟法第197条）。

ケア対象者のプライバシーを守る環境づくりとして、対象者の個人記録、保健所等での

Column

名称独占

保健師業務（保健指導等）の遂行可能な免許・資格をもつ保健師を指す。資格者に対する国民の信頼を保証すると同時に、資格者は職務の責任と義務を負うことを意味する。

表5 保健師助産師看護師法（昭和23年法律第203号）の業務関係条項（平成30年法律第66号改正現在）

該当条項	業務内容	備考
第2条	〔定義〕 　この法律において「保健師」とは、厚生労働大臣の免許を受けて、保健師の名称を用いて、保健指導に従事することを業とする者をいう。 ★保健婦規則（昭和20年厚生省令第21号全部改正）第14条 　保健婦ノ業務下ノ如シ 　一　衛生思想涵養ノ指導 　二　疾病豫防ノ指導 　三　母性又ハ乳幼兒ノ保健衛生指導 　四　榮養ノ指導 　五　傷病者ノ療養補導 　六　其ノ他ノ保健衛生指導	第5条　この法律において「看護師」とは、厚生労働大臣の免許を受けて、傷病者若しくはじょく婦に対する療養上の世話又は診療の補助を行うことを業とする者をいう。 保健師助産師看護師法施行令（免許の申請） 第1条の3　保健師免許、助産師免許又は看護師免許を受けようとする者は、申請書に厚生労働省令で定める書類を添え、住所地の都道府県知事を経由して、これを厚生労働大臣に提出しなければならない。 第2項　略
第29条	〔保健業務の制限〕 　保健師でない者は、保健師又はこれに類似する名称を用いて、第2条に規定する業をしてはならない。	
第31条 　第1項 　第2項	〔非看護師の業務禁止〕 　看護師でない者は、第5条に規定する業をしてはならない。〔以下略〕 　保健師及び助産師は、前項の規定にかかわらず、第5条に規定する業を行うことができる。	
第33条	〔業務従事者の届出〕 　業務に従事する保健師、助産師、看護師又は准看護師は、厚生労働省令で定める2年ごとの年の12月31日現在における氏名、住所その他厚生労働省令で定める事項を、当該年の翌年1月15日までに、その就業地の都道府県知事に届け出なければならない。	保健師助産師看護師法施行規則（届出） 第33条　法第33条の厚生労働省令で定める2年ごとの年は、昭和57年を初年とする同年以後の2年ごとの各年とする。 第2・3項　略
第35条	〔保健師に対する主治医の指示〕 　保健師は、傷病者の療養上の指導を行うに当たって主治の医師又は歯科医師があるときは、その指示を受けなければならない。	
第36条	〔保健師に対する保健所長の指示〕 　保健師は、その業務に関して就業地を管轄する保健所の長の指示を受けたときは、これに従わなければならない。ただし、前条の規定の適用を妨げない。	
第37条	〔特定行為の制限〕 　保健師、助産師、看護師又は准看護師は、主治の医師又は歯科医師の指示があった場合を除くほか、診療機械を使用し、医薬品を授与し、医薬品について指示をしその他医師又は歯科医師が行うのでなければ衛生上危害を生ずるおそれのある行為をしてはならない。ただし、臨時応急の手当をし、又は助産師がへその緒を切り、浣腸を施しその他助産師の業務に当然に付随する行為をする場合は、この限りでない。	
第42条の2	〔秘密を守る義務〕 　保健師、看護師又は准看護師は、正当な理由がなく、その業務上知り得た人の秘密を漏らしてはならない。保健師、看護師又は准看護師でなくなった後においても、同様とする。	
第42条の3	〔名称の使用制限〕 　保健師でない者は、保健師又はこれに紛らわしい名称を使用してはならない。 第2～4項　略	

　各種届出書類は鍵のかかる書庫に保管し、机上に放置されることのないように日ごろから注意する。また、保健師等の訪問が近隣に知られることが対象者にとって不利益になる事例では、制服の着用を避けたり公的機関の自転車・車などを離れた場所に停めるなどの配慮を行う。常に対象者の同意なしに情報を漏らさないための慎重な構えや専門職としての自覚をもつことが欠かせない。

4 公衆衛生看護活動が目指すもの

1 コミュニティ・アズ・パートナーモデル

公衆衛生看護活動について端的に示しているのが**コミュニティ・アズ・パートナーモデル**である。このモデルは、2つの中心的な要素を含んでいて、1つは中心に地域の人びとを示した車輪のような地域の図であり、もう1つは、アセスメント、分析、地域看護診断、計画、評価という地域における看護過程のプロセスである。ここでは、公衆衛生看護活動が目指すものを考えていくために前者について解説する（図2）。

図2の円の中心には、地域を構成している人々が置かれている。この地域を取り囲んでいる実線は通常の防御ラインであり、地域がこれまでに達成してきた健康レベルを示すとされていて、それは、乳児死亡率の低さ、乳幼児健診率の高さなどである。通常の防御ラインには、地域による問題解決に対処していくことができる能力（住民組織基盤の強さ、行政と住民の信頼関係の強さなど）であるコーピングパターンも含まれるとされ、これは地域の健康を示すとされている。柔軟な防御ラインは、その外側の点線であり、感染症や災害等の地域へのストレッサーへの一時的な反応に起因する健康の流動的なレベルを占めるバッファーゾーン（緩衝地帯）と呼ばれている。

地域で暮らす人びとには抵抗ラインがあり、これは、ストレッサーを防御する内部機構であり、地域を危険から守るための規制や地域独自のプログラムをつくるなどの地域の強さを示す。

公衆衛生看護活動をこのモデルで考えると、地域の健康状態の向上に向けては、柔軟な防御ラインが広がっていくような働きかけが必

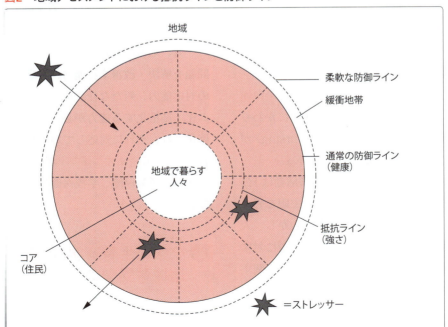

図2　地域アセスメントにおける抵抗ラインと防御ライン

エリザベス・T. アンダーソン, ジュディス・マクファーレイン編, 金川克子, 早川和生監訳：コミュニティアズパートナー（第2版）, 141, 医学書院, 2007. を一部改変

要である。それは、ひいては、地域の内側にある抵抗ラインを強め、地域の強さにつながっていく。たとえば、母子保健活動において、わが国の乳児死亡率は世界的にも高水準であり、通常の防御ラインはある程度確保されている。しかし、通常の防御ラインでは予防できない育児不安や虐待の増加が社会問題となっている。その解決に向けて地域での子育て支援施策を充実することは、柔軟な防御ラインを拡げることにつながり、地域の内側にある住民の子育て意識や支援体制の強化につながる。それは抵抗ラインの強化すなわち地域の強さとなる。

2 公衆衛生看護活動の進め方

公衆衛生看護において、柔軟な防御ラインを拡げていくための公衆衛生の視点とは、個人・家族から集団、地域へと支援を発展させていくことである。村山らがあげている公衆衛生（行政）的視点のなかで、特に以下のものが、個別支援を集団、地域へ広げていくための基盤となる[9]。

① 個別の援助で終わらないで、個から集団、集団から地域へとつなぐ視点
② 個別援助で行う問題解決のプロセスを保健師だけでとどめないで、複数の専門職と連携し、所属する職場組織として解決していく視点
③ 保健・医療・福祉の総合的サービスを提供したり、対象者の近隣や地域社会のなかで社会資源をうまく活用できるように働きかけていく視点
④ 個別への援助を通して、地域全体の健康レベルを少しでも高めていこうとする視点

5 公衆衛生看護と地域看護

1 公衆衛生看護および地域看護の定義

公衆衛生看護および地域看護の変遷における用語について表6に示した。

1960-70年代、アメリカを中心に、**公衆衛生看護**（Public Health Nursing）にかわり**地域看護**（Community Health Nursing）が使われるようになってきた。

わが国においては、地域での看護活動は「公衆衛生看護活動」とされ、予防に主眼を置き保健師が主に活動を行ってきた。しかし、人口構成や疾病行動の変化、人々の健康に対する考え方の多様化のなかで地域の健康に関するニーズに変化がみられ、予防だけでなく在宅ケアの必要性が高まってきた。そのため、地域においても予防から在宅ケアまで、幅広い看護活動が求められるようになり、「**地域看護学**」という用語が使われるようになってきた。地域看護活動には看護職（看護師・保健師・助産師）による幅広い看護活動が含まれる。

一方、地域の複雑化・多様化している健康問題を解決・改善する能力、健康危機管理への対応能力、新たな社会資源の開発・システム化・施策化する能力が必要であることが明確化され、それに対応していくための教育内容として「**公衆衛生看護学**」が必要とされ、行政保健、産業保健、学校保健の領域が含まれている。

2 公衆衛生看護学および地域看護学の違い

公衆衛生看護学とは、個人・家族に対する支援から入り、目指すところは社会資源の創造と組織化を行い、対象の健康を支えるシス

表6 公衆衛生看護および地域看護に関する用語の変遷

用語	定義
日本看護協会保健師職能部会における保健婦業務（1955）	公衆衛生看護事業とは、資格を有する保健婦によって行われるところの、個人、家族または社会集団に対する保健指導の組織的な社会活動である。
Community Health Nursing フリーマン（1970）	地域看護は、健康を保持しにくい個人やコミュニティの諸条件を分析し、それを改善するために、特定の看護や医療の技術、さらに教育や社会活動の技術を系統的に適用することを特徴とした専門的看護と公衆衛生活動の一領域である[10]。
WHO Community Health Nursing 専門委員会報告（1974）	地域看護は地域のヘルスニーズを確認し、選択した対象すなわち個人を含む家族を1つの単位とした家族保健指導であり、地域保健・医療チームの成立にかかわり、そのなかのメンバーの一員として役割を果たすことである。
Public Health Nursing 松野かおる（1986）	公衆衛生看護は地域看護に包含された一領域であり、公衆衛生看護学に基づく特殊な実践領域である。公衆衛生看護は、個人・家族に対する働きに加えて、地域全住民の健康を擁護し、健康を保持・増進する責任を有する公的なヘルスプログラムのなかで機能する。公衆衛生看護活動の多くの部分は法的な裏づけをもち、あるいは行政的な保健対策と深く関わった看護の領域である[11]。
Public Health Nursing アメリカ公衆衛生協会公衆衛生看護部会（1996）	公衆衛生看護とは、看護学、社会学、公衆衛生学による知識を用いて、集団の健康の増進と保護を図る活動のことである。
日本公衆衛生看護学会（2014）	社会的公正を活動の規範に置き、系統的な情報収集と分析により明確化もしくは予測した個人や家族の健康課題とコミュニティの健康課題を連動させながら、対象の生活に視点を置いた支援を行う。さらに、対象とするコミュニティや関係機関と協働し、社会資源の創造と組織化を行うことにより対象の健康を支えるシステムを創生する。
日本地域看護学会の再定義（2019）	地域看護は、人々の健康と安全を支援することによって、人々の生活の質の向上に寄与することを目的とする。地域看護学は、多様な場で生活する、多様な健康レベルにある人々を対象とし、その生活を継続的・包括的にとらえ、人々やコミュニティと協働しながら効果的な看護を探求する実践科学である。

テムを創生することである（日本公衆衛生看護学会）。つまり、看護学、社会学、公衆衛生学により知識を用いて、集団の健康増進と保護を図ることであり、主な焦点は、集団、地域となる[12]。

一方、地域看護学は、表6の日本地域看護学会の再定義に「多様な場で生活する、多様な健康レベルにある人々を対象とし（略）」と示されているように、主な焦点は、個人・家族となり、人々の生活の質の向上を目指し、安心、安全に生活できる地域社会の構築を目指す。どちらも個別、集団、地域に支援を継続していくことは共通しているが、特に焦点をあてるのが、公衆衛生看護では地域、地域看護では個別・集団となっていて、それぞれの焦点にあわせ支援が展開される。

6 公衆衛生看護の機能

公衆衛生看護の機能として、①予防的機能、②移行に伴う継続性の担保、③人びとの暮らしを支える地域づくり、④関係機関連携がある。

1 予防的機能

1 予防とは

予防（prevention）とは、『広辞苑』では「悪い事態が起こらないように前もってそれを防ぐこと」とされている。予防と同様の用語として、環境倫理や環境政策などで用いられる予防的方策（precaution）という用語もあ

る。公衆衛生看護では、疾病予防、感染予防、事故予防などは、悪い事態を未然に防ぐことを目的とする予防（prevention）を用いる。

2 公衆衛生看護学における予防の考え方

公衆衛生看護学における予防としては、疾病予防、感染予防、がんや糖尿病、循環器疾患等の生活習慣病予防、事故・自殺予防などがある。予防は疾病の自然史と関連づけたLeavellとClarkの予防レベルで考える（図3）。

疾病の自然史とは、疾病に何ら医学的処置を加えない状態で推移する疾病の自然なプロセスであり、これに疾病予防を関連させ、一次予防、二次予防、三次予防の3つに分かれる。

一次予防とは、疾病の発生を未然に防ぐことであり、栄養、運動、休養など健康に関連する生活習慣に配慮する健康増進と、特異的一次予防がある。特異的一次予防とは予防接種、事業場等での作業環境改善や作業方法改善により事故や職業病を予防することである。

二次予防とは、疾病の早期発見であり、疾病の自覚症状が出る前に健康診査などで疾病を発見し、早期に治療に結びつけることである。

三次予防とは、医療における診断や治療により、疾病の進展を防いだり、合併症の発生を防ぐことであり、リハビリテーションなどにより機能障害の発生を防ぐことである。

公衆衛生看護の活動分野における一次、二次、三次予防の活動の例を表7に示す。

3 予防の実践

公衆衛生看護活動は、一次、二次、三次予防を中心に進める。個別・家族、集団、地域の活動においても、疾病や感染、事故を未然に防ぐことを意識して活動に取り組む。予防活動の例として、生活習慣病予防と母子保健活動における予防を示す。

❶ 生活習慣病における予防

生活習慣病の多くは不健康な生活習慣の積み重ねから内臓脂肪型肥満が生じ、それが原因となり、脂質異常症、糖尿病などさまざまな疾患が引き起こされる。それは、健康寿命にも影響を与えるとともに、国民医療費の増大につながっている。生活習慣病は、日常生

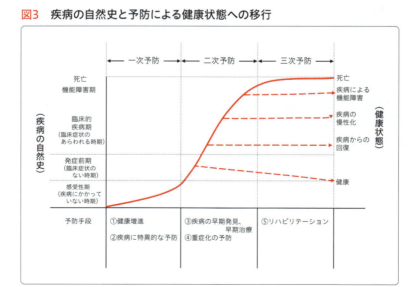

図3　疾病の自然史と予防による健康状態への移行

Leavell, H. R. & Clark, E. G. の5段階より作成

表7 ライフステージにおける一次・二次・三次予防に関する活動の例

	一次予防	二次予防	三次予防
母子保健活動	妊娠届出面接 妊婦健診 両親学級 新生児訪問指導 乳幼児健康診査（子育て支援）	特定妊婦 未熟児訪問指導 乳幼児健康診査（疾病・障がいの早期発見） 経過観察健診 親子教室	専門医療機関受診 専門療育施設への通園・入所
成人保健活動	健康づくり事業 正しい知識の普及・啓発 健康教育・健康教室	特定健診・特定保健指導 各種がん検診 精密検診	地域リハビリテーション活動支援事業
高齢者保健活動 介護予防活動	介護予防教室	生活機能評価 後期高齢者健診	

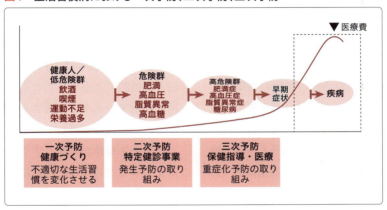

図4 生活習慣病における一次予防、二次予防、三次予防

活のなかで、適度な運動、バランスのとれた食生活、禁煙を実施することによって予防することができる。

地域における生活習慣病予防の方法として**健康日本21（第三次）**[13]では、「個人の行動と健康状態の改善」のなかで①生活習慣の改善として**栄養**・食生活、身体活動・運動、休養・睡眠、飲酒、喫煙および歯・口腔の健康についての目標が設定されている。また、②生活習慣病（NCDs）の発症予防・重症化予防が示されている。生活習慣病における一次予防、二次予防、三次予防について図4に示した。一次予防として健康づくりや不適切な生活習慣の改善があり、二次予防として特定健診や発生予防の取り組み、三次予防として保健指導・医療、重症化予防の取り組みがある。

❷ 母子保健活動における予防

母子保健活動の乳幼児健診は、母子保健法に基づいて市町村で実施されている。乳幼児健診の意義は、市町村で出生したすべての乳幼児を対象とし、ポピュレーションアプローチとして取り組まれていることである。一次

図5 乳幼児健診の主要課題の重層化

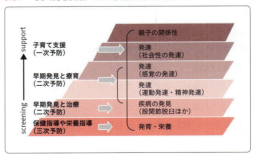

小枝達也, 山崎嘉久, 田中恭子：乳幼児健康診査事業実践ガイド, 平成29年度子ども・子育て調査研究推進事業報告書, 97, 2018.

予防の子育て支援から二次予防の疾病・障がいの早期発見、必要な医療・療育につながり、三次予防において疾病・障がいをもつ子どもと家族への個別的な支援がある。小枝らは一次予防、二次予防、三次予防における健康課題は、時代とともに大きく変遷し、重層化しているため、単なるスクリーニングの視点だけでなく、支援（サポート）の視点が必要としている（図5）[14]。

4 予防活動の評価

　予防という活動は見えにくく、どの活動が疾病や障がいを予防できたのか、死亡に至ることを予防できたのかを見極めることが困難である。そのため、予防活動においては、常に評価を行っていくことが必要である。横山は表8のように、保健活動の評価の対象として、個人がどう変化したか（リスク要因の変化、行動変容ステージ・生活習慣の改善等）、集団でどう変化したか（健診結果・生活習慣等の集団としての評価）、事業の効果はあったのか（対象者の満足度、プログラムの内容、費用対効果など）、全体計画は最終目標に近づいたのか（死亡率、要介護率、有病率等の改善度）などをあげている[15]。

表8　保健活動の評価

①評価の対象	
個人	個人レベルでどう改善したか
集団	集団レベルでどう改善したか
個別事業	事業の効果はあったのか
全体計画	最終目標に近づいたのか
②評価の観点	
ストラクチャー（構造）	誰が、どういう体制で
プロセス（過程）	どのように
アウトプット（事業実施量）	どれだけやって
アウトカム（結果）	その結果どうなったか

横山徹爾, 藤井仁：特定健診・特定保健指導の評価とPDCAの基本的な考え方, 保健医療科学, 63(5), 432-437, 2014. より作成

2 移行に伴う継続性の担保

1 移行に伴う継続性を担保するとは

　公衆衛生看護は、出生から死に至るまで人びとに継続的にかかわるため、移行に伴う継続性に着目し支援を行っていくことが必要である。移行とは、人びとが生まれてから死亡に至るまでの個人的、家族的、環境的に生じるさまざまな変化である。公衆衛生看護が対象とする人々は一空間、一時点で存在しているわけではなく、ライフヒストリーや周囲との相互作用のなかで生きている。

　日本地域看護学会の地域看護の再定義において、「地域看護は人々の健康と安全を支援することによって、人々の生活の継続性を保障し…」「地域看護学は（中略）その生活を継続的・包括的にとらえ…」と示されている。地域で生活する人々を支援する際には、人生や生活の継続性を意識して活動していく。

　公衆衛生看護が対象とする人びとを継続的に支援するためには、人生におけるさまざまな移行、①居住地への転出入、②健康／疾病の移行：地域から医療機関、社会福祉施設等への入院・入所、退院・退所、③状況的移行：ライフステージにおける妊娠・出産・育児、結婚、離婚、就職、退職、配偶者との離別などを意識する必要がある。また、これらの移行は単独で起こるだけでなく、重なり合って生じる場合もあることに注意する。たとえば、ライフステージにおける結婚、離婚など（状況的移行）があり、転出入という移行が生じたり、退職等（状況的移行）により身体的不調が起こり入院（健康／疾病の移行）になったりするのである。

2 人々の生活における移行場面

1 転出入に伴う移行

　わが国では、市町村において住民登録することによって、居住関係に基づき、地域の行

政サービスが利用でき、日常生活の利便性を図ることができるようになっている（住民基本台帳法）。

転出入に伴う移動においては、移動先の居住地のサービスを適切に受けることができるように、住民登録および、前居住地から現居住地へサービスが継続できるようにすることが必要である。DVや虐待などで居住地を明らかにすることができない場合は、必要な行政サービスを継続的に受けることができるような配慮が行われている。また入国・在留外国人の増加に伴い、市区町村による外国人住民に対する基本的行政サービスを受けることができるような制度もある。

全国の地方自治体で実施している行政サービスの多くは全国で共通しているが、サービス内容やサービスのアクセス方法、サービス提供機関などは自治体により異なる。そのため、転出入者やサービスを自ら求めにくい人が地域のサービスを理解でき活用に至るための細やかな支援が求められる。

❷ 健康／疾病の移行

健康状態から疾病をもつ状態への変化には、事故や急性期疾患のように急激なものから、生活習慣病の悪化のように徐々に進行するものまでさまざまな段階があるが、いずれにしても、この健康／疾病の変化のなかでケアを継続していくことが求められている（図6）。医療機関からの入退院支援は「入院中の人が異なるケア環境に円滑に移行するのを助けるための一連のプロセス」とされているが、退院後の予期しない再入院の予防や、ADLや認知機能・精神状態の悪化を予防するための支援が求められている。家族や地域のなかで移行による影響を最小限にしていくためには、移行に伴う支援の継続性を考えておくことが必要である。

❸ 状況的移行

人々を支援していく過程において、状況的移行は常に考えておくことが必要である。人間は一人で生活しているのではなく、相互に役割をもちながら、また状況により新たな役割を付与されながら生活している。子どもの出産により家族内での母親役割、父親役割が、拡大家族のなかでは祖父母役割などが新たに加わる。また、仕事を辞めたり家族の死亡による役割の喪失という状況が発生することもある（図7）。さまざまな状況にあわせて個人・

図6　健康／疾病への移行の例

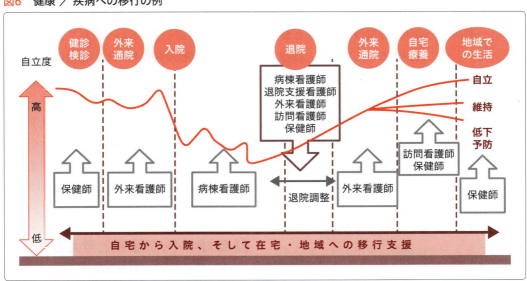

図7　母子保健における状況的移行の例

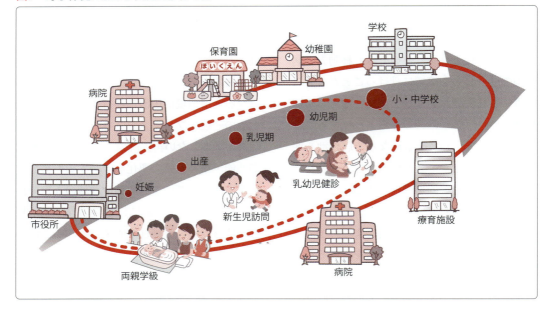

家族が新たな役割獲得または役割喪失に直面していることを理解していくことから、移行への支援がはじまる。

3 移行に伴う継続性に必要なこと

地域におけるさまざまな移行における継続性の支援を行っていくためには、移行の特徴を理解することが必要である。メレイス（Meleis, A.I.）は移行の特徴として、「人間の安心感に依存するつながりが崩壊することに伴う接続が断たれた状態」になると述べている[16]。公衆衛生看護活動の焦点は、人びとが孤立しないように支援することであり、移行はその孤立が起こりやすい危機的状況である。新しい役割の獲得や喪失のプロセスにおいては、今までのつながりから次のつながりにうまく適応したり、役割を獲得できるかが重要になる。

公衆衛生看護においては、個人・家族への支援を継続的に行っている。その際には、人びとのさまざまな移行の状態を意識的に把握し、そのときどきに必要な支援を行っていくことが求められる。

3 人びとの暮らしを支える地域づくり

1 地域づくりの定義と目的

公衆衛生看護の機能の1つに地域づくりがあげられる。地域づくりとは、『看護学大辞典』によると「地域で暮らしている住民や地域にかかわっている様々な組織が、互いに協力し合いながら社会形成に主体的に参画し、地域の課題を解決する活動である。地域の課題に関する情報を共有するところから始まり、計画立案、実施、評価という一連の過程及びその成果である」[17]と述べられており、まさに、地域住民や関係機関との協働により地域の健康課題を見出し解決するといったPDCAサイクルを回す保健活動である。

地域づくりの目的は、すべての地域住民が身体的・心理的・社会的に健康な生活を送ることができる、地域住民のつながりや支えあいのある豊かな関係性が築ける地域をつくることである。

2 地域づくりの根拠と考え方

2012（平成24）年の「地域保健法に基づ

く地域保健対策の推進に関する基本的な指針」[18]では、地域保健対策の推進の基本的な方向性として、「地域の特性をいかした保健と福祉の健康なまちづくり」があげられ、2013（平成25）年の「地域における保健師の保健活動に関する指針」[19]では、保健師の保健活動の基本的な方向性として、「地域特性に応じた健康なまちづくり」の推進を行うこととしている。このように、健康の視点からの地域づくりについては保健師の担う役割として期待されている。

厚生労働省の保健医療福祉政策では、2015（平成27）年の「保健医療2035提言書」[20]のなかで、「健康なコミュニティづくり」を行い、人々が健康になれる社会環境をつくり、健康なライフスタイルを支えると提言しているほか、内閣府は経済財政政策の一環として、「地域づくり・まちづくり」に強化策として取り組んでおり、地域の活性化や地域再生、商店街のまちづくりなどを推進している[21]。

このように、地域づくりは健康の視点のみならず、経済の視点からも推進されている重要な活動である。

3 地域づくりの必要性を理解するための知識

地域づくりを考えるにあたっては、地域で生活する人々やその暮らしを理解することが不可欠である。ここでは、地域で生活する人々やその暮らしについて述べる。

❶ 地域で生活する人々
● 人口の推移

わが国の総人口は、2008（平成20）年をピークに減少に転じており、年齢3区分別にみると、年少人口（0～14歳）および生産年齢人口（15～64歳）の割合は減少する一方、老年人口（65歳以上）の割合は増加が見込まれている（図8）[22]。

● 世帯構成

世帯構成は、年少人口の減少と相まって、夫婦と未婚の子のみの世帯、三世代世帯が減少する一方、単独世帯や夫婦のみの世帯が増加している。また、ひとり親と未婚の子のみの世帯も増加している（図9）[23]。

「人口推移」と「世帯構成」からは、高齢者や単独世帯、ひとり親世帯といった、生活するうえで何らかの身近な支援者が必要な世帯が増加していることがうかがえ、支えあいのある地域づくりの必要性がますます重要になると推測される。

● ライフステージ別の人々の状況
合計特殊出生率

合計特殊出生率は減少傾向にあり、2005（平成17）年には過去最低の1.26となった。その後は緩やかな増加傾向となっていたが、ここ数年では再び微減傾向にあり、2023（令和5）年には1.20となり、出生数は72万7277人と過去最少となった（第3部第1章A、図1（p.250）参照）[24]。

特定健診受診率

40～74歳を対象に保険者が実施する特定健康診査の2022（令和4）年度の実施率は、保険者の種類別にみると健康保険組合や共済組合で高く、市町村国保や国保組合、全国健康保険協会、船員保険で低いという二極構造となっている（表9）[25]。また、性・年齢階級別にみると、女性の実施率が男性より低く、被保険者・被扶養者別にみると、被扶養者が低くなっている（表10）[25]。

有病率

生活習慣病の代表的な疾患の1つである糖尿病は、重症化すると網膜症・腎症・神経障害などの重篤な合併症を引き起こし、また、脳卒中や心筋梗塞などのリスクを増大させる。糖尿病については、「糖尿病が強く疑われる人」は増加の一途をたどっており、青年期より加齢とともに上昇している（図10）[26]。

図8 総人口と人口構造の推移

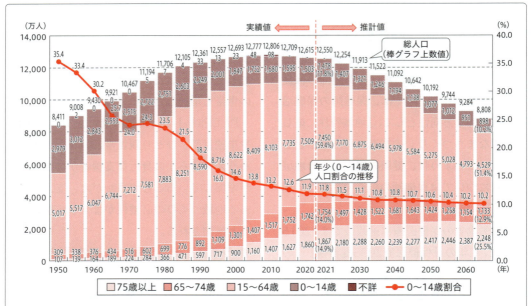

内閣府：令和4年版少子化社会対策白書, 2022.

図9 世帯構造別にみた世帯数の構成割合の年次推移

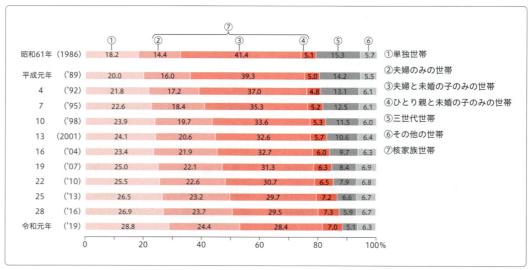

厚生労働省：令和3年国民生活基礎調査（令和元年）の結果からグラフでみる世帯の状況, 6, 2021.

表9　特定健康診査の実施率（保険者の種類別・性・年齢階級別）

保険者の種類	全体	性別	40〜74歳	40〜44歳	45〜49歳	50〜54歳	55〜59歳	60〜64歳	65〜69歳	70〜74歳
市町村国保（全体）	37.5%	男性	34.2%	18.5%	19.7%	21.4%	24.5%	31.3%	40.6%	43.2%
		女性	40.5%	24.0%	24.7%	27.1%	31.5%	39.2%	45.4%	46.6%
市町村国保（大）	29.5%	男性	26.7%	14.1%	14.8%	16.1%	18.9%	24.8%	33.4%	35.5%
		女性	31.9%	19.4%	19.1%	21.1%	25.0%	31.3%	36.7%	37.3%
市町村国保（中）	38.6%	男性	34.9%	18.7%	20.1%	21.9%	25.1%	31.9%	41.3%	44.2%
		女性	41.8%	24.5%	25.6%	28.1%	32.6%	40.3%	46.6%	48.2%
市町村国保（小）	43.6%	男性	40.5%	26.1%	27.3%	28.2%	31.2%	37.2%	45.4%	47.3%
		女性	46.6%	30.2%	31.2%	33.3%	37.6%	45.0%	50.9%	51.1%
国保組合	51.0%	男性	55.6%	53.9%	55.9%	58.6%	58.6%	57.0%	53.8%	49.2%
		女性	44.9%	43.8%	45.7%	47.0%	47.1%	45.9%	43.1%	38.9%
全国健康保険協会	57.1%	男性	63.1%	65.7%	66.5%	65.6%	64.5%	63.0%	56.7%	45.4%
		女性	50.8%	52.1%	53.8%	53.9%	53.4%	50.7%	43.6%	34.4%
船員保険	52.2%	男性	64.3%	70.4%	69.5%	68.2%	66.8%	64.5%	53.7%	47.2%
		女性	29.1%	32.7%	30.7%	29.4%	29.3%	29.3%	27.8%	21.6%
健康保険組合（全体）	82.0%	男性	91.8%	93.5%	93.9%	94.0%	93.5%	90.8%	79.3%	64.6%
		女性	70.9%	71.7%	73.0%	72.8%	72.4%	69.5%	59.4%	46.9%
健保組合（総合）	78.6%	男性	88.4%	90.1%	90.4%	90.0%	89.1%	87.1%	79.4%	66.8%
		女性	67.3%	69.2%	70.5%	69.6%	68.3%	64.5%	54.9%	41.3%
健保組合（単一）	83.9%	男性	93.8%	95.7%	96.3%	96.2%	95.7%	92.8%	79.2%	63.3%
		女性	72.9%	73.4%	74.6%	74.5%	74.5%	72.3%	62.3%	50.6%
共済組合	81.4%	男性	91.1%	92.1%	93.5%	92.9%	92.7%	86.8%	72.7%	56.9%
		女性	71.8%	70.9%	73.0%	74.0%	74.4%	69.9%	56.8%	44.2%

厚生労働省：2022年度特定健康診査・特定保健指導の実施状況について

表10　特定健康診査の実施率（被保険者・被扶養者別）

	被用者保険全体			全国健康保険協会			健康保険組合			共済組合		
		被保険者	被扶養者		被保険者	被扶養者		被保険者	被扶養者		被保険者	被扶養者
2022年度	68.7%	77.5%	38.2%	57.1%	64.6%	26.9%	82.0%	93.4%	49.5%	81.4%	92.5%	43.9%

厚生労働省：2022年度特定健康診査・特定保健指導の実施状況について

表11　第1号被保険者（65歳以上）の要介護等認定の状況

単位：千人、（ ）内は%

65〜74歳		75〜84歳		85歳以上	
要支援	要介護	要支援	要介護	要支援	要介護
237 (1.4)	516 (3.0)	767 (6.2)	1,488 (12.1)	891 (13.9)	2,867 (44.9)

資料：厚生労働省「介護保険事業状況報告（年報）」（令和3年度）より算出
(注)　（）内は、各年齢層の被保険者に占める割合

内閣府：令和6年版高齢社会白書, 32, 2024.

心の病気についても、統合失調症は概ね横ばいであるが、うつ病や躁うつ病（双極症）などの気分障害は大幅に増加している（第1部第3章、図16（p.90）参照）[26]。

要介護認定率・要介護の原因

前期高齢者では、要支援認定率は1.4%、要介護認定率は3.0%である一方、後期高齢者のうち75〜84歳の者では、要支援認定率は6.2%、要介護認定率は12.1%、85歳以上の者では、要支援認定率は13.9%、要介護認定

図10 糖尿病患者数の状況

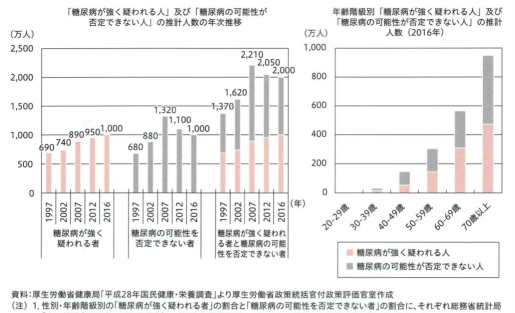

厚生労働省：平成30年版厚生労働白書，79，2018．

率は44.9％であった（表11)[27]。

また、要介護者の要介護の主な原因は、「認知症」が23.6％と最も多く、次いで、「脳血管疾患（脳卒中）」19.0％、「骨折・転倒」13.0％となっている[28]（第3部第1章C、表1（p.338）参照）。

看取りの場所

看取りの場所は、病院・診療所が最も多いものの減少傾向にあり、減少していた自宅が横ばいから増加傾向で推移し、介護施設等が増加傾向にある（図11)[29]。

最期を迎えたい場所については、自宅が最も多く半数を超えている（図12)[30]。

婚姻率・50歳時の未婚割合

婚姻数は、増減を繰り返しながら2010（平成22）年までは年間70万組台で推移してきたが、2011（平成23）年以降、年間60万組台で推移し、2020（令和2）年は約52万5000組と、婚姻率（人口千人当たりの婚姻件数）の4.3とともに過去最低となった（図13)[22]。

50歳時の未婚割合も上昇が続いており、2020（令和2）年は男性28.3％、女性17.8％となっている（図14)[22]。

地域での付き合いの程度

望ましい地域での付き合いの程度は、年代が低くなるにつれて、「地域の行事等に参加したり困ったときに助け合う」の割合は減少す

図11 死亡場所の推移

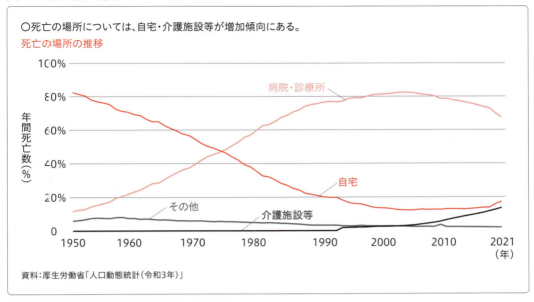

資料：厚生労働省「人口動態統計（令和3年）」

厚生労働省：人生の最終段階における医療・介護　参考資料

図12 最期を迎えたい場所

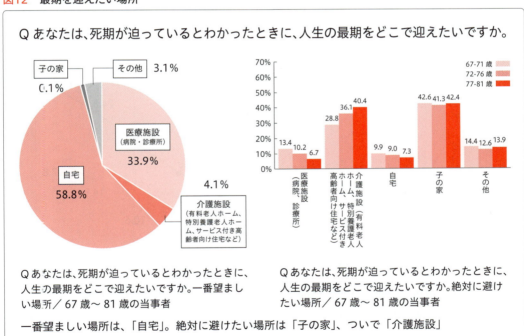

Q あなたは、死期が迫っているとわかったときに、人生の最期をどこで迎えたいですか。一番望ましい場所／67歳〜81歳の当事者

Q あなたは、死期が迫っているとわかったときに、人生の最期をどこで迎えたいですか。絶対に避けたい場所／67歳〜81歳の当事者

一番望ましい場所は、「自宅」。絶対に避けたい場所は「子の家」、ついで「介護施設」

日本財団：人生の最期の迎え方に関する全国調査報告書，2021.

る一方、「挨拶をする程度の付き合い」の割合は増加している（図15）[31]。

「ライフステージ別の人々の状況」からは、次のような地域づくりが必要であることが読みとれる。①少子化が進むなか、地域で孤立することなく子育てができる地域づくり、②地域での生活者には、特定健診未受診等で気づかないうちに生活習慣病等が進行する人、

図13 婚姻件数および婚姻率の年次推移

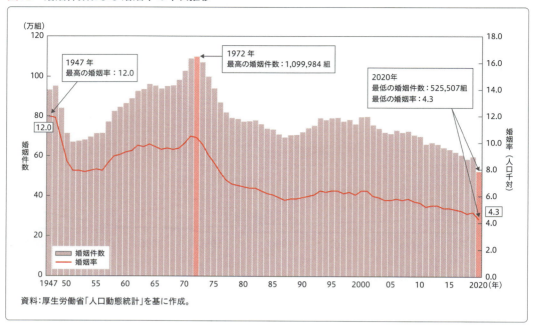

資料：厚生労働省「人口動態統計」を基に作成。

内閣府：令和4年版　少子化社会対策白書

図14 50歳時の未婚割合の推移

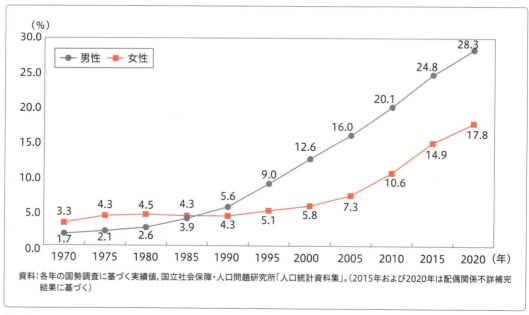

資料：各年の国勢調査に基づく実績値, 国立社会保障・人口問題研究所「人口統計資料集」。(2015年および2020年は配偶関係不詳補完結果に基づく)

内閣府：令和4年版　少子化社会対策白書

生活習慣病や心の病気を有しながら生活する人、要支援や要介護認定者が少なからずいることにより、一次予防から三次予防までの健康づくりを誰もが意識できるような健康な地域づくり、③疾病や障害を有しても地域で安心して生活できる地域づくり、④住み慣れた地域で最期を迎えることができる地域づくり、である。

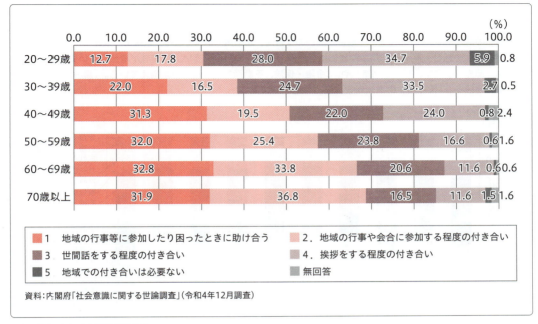

図15　望ましい地域での付き合いの程度

資料：内閣府「社会意識に関する世論調査」（令和4年12月調査）

厚生労働省：令和5年版厚生労働白書

　単独世帯、未婚割合が増加するなか、家族等の支え合いは現実的ではなくなることが想定され、地域での支え合いは重要となってくるが、隣近所での支え合いの意識は希薄化している。このような背景を受け、支え合いのできる地域づくりをいかに行うかの糸口を保健活動のなかで見出す必要がある。

❷ 地域で生活する人々の暮らし
● 産業構造
　わが国の産業構造では、農林漁業等の第1次産業や鉱業、建設業、製造業等の第2次産業が減少し、運輸業、情報通信業、卸売・小売業、サービス業等の第3次産業が増加している（第3部第1章E、図10（p.405）参照）。全国を地域別にみると、産業構造に違いがあることがわかる（図16）[32]。
　雇用形態では、正規雇用労働者比率が減少する一方、非正規雇用労働者比率が増加し、4割近くを占めている。また、新型コロナウイルス感染症の影響で非正規労働者比率および失業率の増加が見込まれている（図17）[33]。

● 経済状況と生活意識
　経済状況では、経済成長率に値するGDP（国内総生産：gross domestic product）は増減を繰り返しながら緩やかに減少していたが、新型コロナウイルス感染症の影響により2020（令和2）年には大幅に減少し、その後、回復傾向にある（図18）[34]。
　生活意識では、苦しいとした世帯の割合が約半数となっており（図19）[35]、また世帯別にみると、母子世帯、児童のいる世帯で、全世帯より苦しいとした世帯の割合が高くなっている（図20）[23]。

● 社会保障
　わが国では、保健・医療、社会福祉、所得保証、雇用といった社会保障制度が整っており、生活が支えられている（図21）[33]。医療制度においても、国民皆保険としてすべての国民が医療保険に加入しており（生活保護世帯を除く）、一定の割合の負担で医療が受けられる仕組みになっている（図22）[33]。しかしながら、少子高齢化が進展するなか、社会保

023

図16 地域別就業者の産業別構成比

○ 南関東では「製造業」の割合が北海道に次いで低く、「情報通信業」「学術研究，専門・技術サービス業」の割合が高い。「製造業」の割合が高いのは東海、北関東・甲信、北陸、近畿で、近畿では「卸売業，小売業」の割合も高い。九州・沖縄では「医療，福祉」の割合が高い。就業者が増加している南関東では「卸売・小売業、サービス業」や、「金融・保険，不動産業」の就業者が増えている。「農林漁業」「鉱業、建設業」「製造業」の就業者数は全ての地域で減少した。

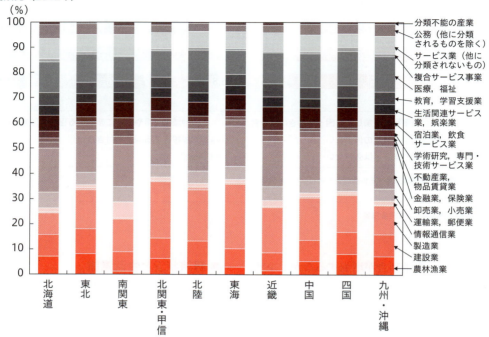

資料出所　総務省統計局「労働力調査」をもとに厚生労働省労働政策担当参事官室にて作成

（注）1) 2002年の「卸売・小売、サービス業」は「運輸・通信業」＋「卸売・小売業，飲食店」＋「サービス業」、「その他の産業」は「電気・ガス・熱供給・水道業」＋「公務（他に分類されないもの）」＋「分類不能の産業」とし、また、2012年の「鉱業、建設業」は「鉱業，採石業，砂利採取業」＋「建設業」、「卸売・小売業、サービス業」は「情報通信業」＋「運輸業，郵便業」＋「卸売業，小売業」＋「学術研究，専門・技術サービス業」＋「宿泊業，飲食サービス業」＋「生活関連サービス業，娯楽業」＋「教育，学習支援業」＋「医療，福祉」＋「複合サービス事業」＋「サービス業（他に分類されないもの）」、「金融・保険，不動産業」は「金融業，保険業」＋「不動産業，物品賃貸業」、「その他の産業」は「電気・ガス・熱供給・水道業」＋「公務（他に分類されるものを除く）」＋「分類不能の産業」として差を求めた。

2) 東北：青森、岩手、宮城、秋田、山形、福島　　南関東：埼玉、千葉、東京、神奈川
　北関東・甲信：茨城、栃木、群馬、山梨、長野　　北陸：新潟、富山、石川、福井
　東海：岐阜、静岡、愛知、三重　　　　　　　　近畿：滋賀、京都、大阪、兵庫、奈良、和歌山
　中国：鳥取、島根、岡山、広島、山口　　　　　四国：徳島、香川、愛媛、高知
　九州・沖縄：福岡、佐賀、長崎、熊本、大分、宮崎、鹿児島、沖縄

厚生労働省：平成25年版労働経済の分析－構造変化の中での雇用・人材と働き方，96，2013.

図17　雇用形態の推移

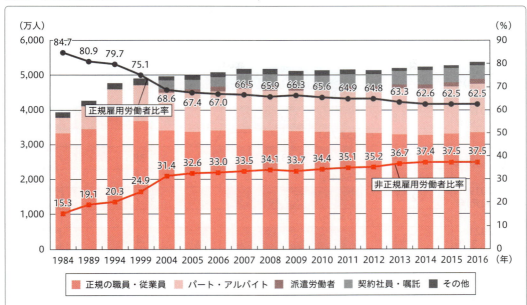

資料：1999年までは総務省統計局「労働力調査（特別調査）」（2月調査）長期時系列表9、2004年以降は総務省統計局「労働力調査（詳細集計）」（年平均）長期時系列表10
(注) 1. 2005年から2009年までの数値は、2010年国勢調査の確定人口に基づく推計人口の切替による遡及集計した数値（割合は除く）。
2. 2010年から2016年までの数値は、2015年国勢調査の確定人口に基づく推計人口（新基準）の切替による遡及集計した数値（割合は除く）。
3. 2011年の数値、割合は、被災3県の補完推計値を用いて計算した値（2015年国勢調査基準）。
4. 雇用掲載の区分は、勤め先での「呼称」によるもの。
5. 正規雇用労働者：勤め先での呼称が「正規の職員・従業員」である者。
6. 非正規雇用労働者：勤め先での呼称が「パート」「アルバイト」「労働者派遣事業所の派遣社員」「契約社員」「嘱託」「その他」である者。
7. 割合は、正規雇用労働者と非正規雇用労働者の合計に占める割合。
8. 1999年以前は「嘱託・その他」で集計した数値のため、「嘱託」を「その他」に含めている。

厚生労働省：平成29年版厚生労働白書, 22, 2017.

図18　名目・実質GDPの推移

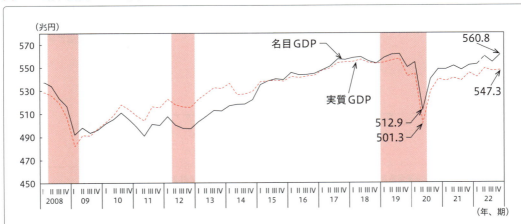

資料出所　内閣府「国民経済計算」（2023年第I四半期（1-3月期）2次速報）をもとに厚生労働省政策統括官付政策統括室にて作成
(注) 1) 名目GDP、実質GDPはともに季節調整値。
2) グラフのオレンジ色の部分は景気後退期を表す。

厚生労働省：令和5年版労働経済の分析—持続的な賃上げに向けて—

図19 世帯の生活意識の年次推移

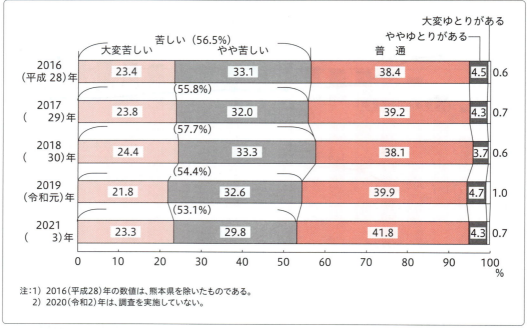

注：1) 2016（平成28）年の数値は、熊本県を除いたものである。
　　2) 2020（令和2）年は、調査を実施していない。

厚生労働省：2021（令和3）年国民生活基礎調査の概況

図20 各種世帯別にみた生活意識が「苦しい」とした世帯の割合の年次推移

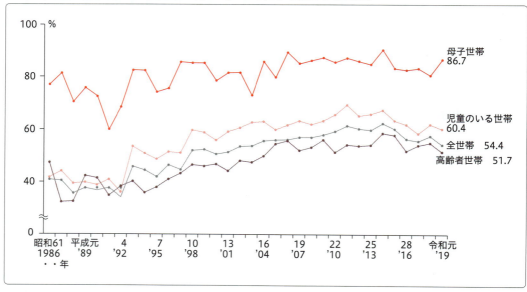

厚生労働省：令和3年国民生活基礎調査（令和元年）の結果からグラフでみる世帯の状況, 20, 2021.

図21　国民生活を生涯にわたって支える社会保障制度

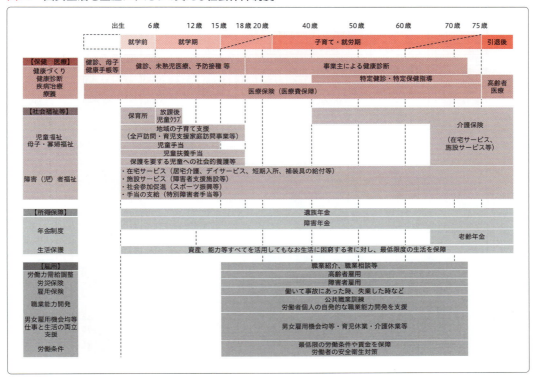

厚生労働省：平成29年版厚生労働白書, 8, 2017.

図22　医療制度の概要

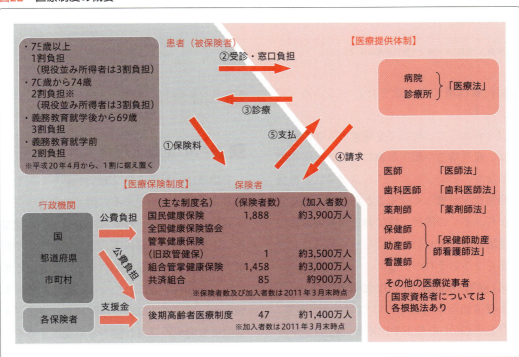

厚生労働省：平成29年版厚生労働白書, 2017.

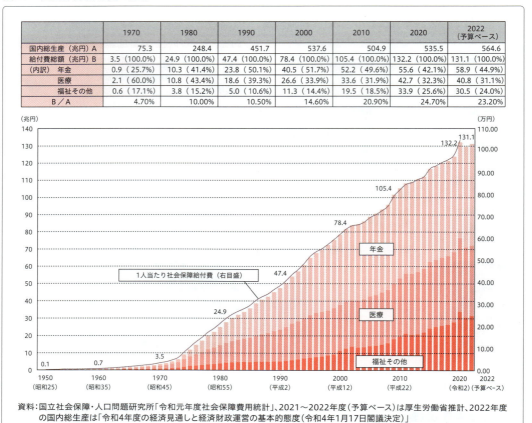

図23 社会保障給付費の推移

厚生労働省：令和5年版厚生労働白書資料編, 20, 2023.

障給付費は増加の一途をたどっている（図23）[31]。

　以上のように、地域で生活する人々の暮らしは、産業構造や雇用形態においても多様であるなか、**新型コロナウイルス感染症**の影響で経済状況が厳しくなることが予測されることから、多くの国民、特に非正規雇用労働者や生活意識の苦しい世帯にとって暮らし向きが悪くなるおそれがある。

　第1部第3章 **2** （p.80）で述べるように、社会経済格差は**健康格差**につながっており、人びとのQOLの低下や医療等の社会保障給付費の増大に影響する。健康な地域づくりを行うにあたっては、地域で生活する人々の暮らしを理解することが不可欠となる。

4 関係機関連携
――連携を主軸にする

1 連携の定義・理念

　看護職は、対象者の「家での暮らし」を支えるキーパーソンである。個々の健康・生活課題は多様である。対象者の健康・生活状態やニーズ、本人や家族等のもっている力や資源等を考慮し、不足しているところを補う形でケアを提供することになる。このため、看護職のみで支援することは難しく、さまざまな関係機関や担当者と協力して支援することになる。このように、各関係機関等の担当者は、「対象者にとって必要なケアの提供」という目的を達成するために、情報のやりとりや

相談等の一連の活動を行う。この活動のことを「連携」と呼ぶ。

関係機関と連携する際のポイントは、以下の3つである。

❶ 対象者のニーズや希望は何か

対象者のニーズや希望を確認することは、連携を行う際の原点となる。彼らの健康状態や生活状況は日々変化し、それとともに対象者のニーズや希望も変わっていく。関係機関は連携によって、臨機応変に状況に合わせたケアを提供することが鍵になる。たとえば、対象者は「馴染みの美容院に行きたい」「スーパーに買い物に行きたい」といったニーズや、「旅行に行きたい」「孫の結婚披露宴に参加したい」等の希望をもっている。こうしたニーズや希望が「目標」になって、治療やリハビリテーションに前向きに取り組むパワーにつながるケースがある。このため、看護職は、日頃の支援や会話を通して対象者のニーズや希望を把握し、関係者と共有しておく必要がある。事例1参照のこと。

一方、看護職は、平時だけでなく健康危機発生時にもケアを提供しなければならない。看護を展開していく際には、対象者の健康・生活を維持・向上する、あるいはその生命や安全を守るという視点が欠かせない。これらのバランスや優先順位は、状況によって変わることがあり、そのつど検討が必要になる。

❷ 対象者が住み慣れた地域で暮らし続けるためには、どのような支援が必要か

病院や施設と異なり、地域では看護職等の担当者が対象者の家を巡回しながらケアを提供している。関係機関と連携することで、24時間体制のケアを提供するための仕組みづくりができる。特に在宅療養を続けている対象者にとって、急激な病状悪化による救急搬送や緊急入院を予防し、安定した状態で生活を続けることが大切になる。そのために各関係機関がアイデアを共有し、より良いケアやサービス提供に努めることがポイントになる。

❸ 対象者のニーズや希望を満たしつつ、住み慣れた地域での暮らしを実現していくために、関係者はどのような機能・役割を発揮すればよいか

対象者の「家での暮らし」を支えるためには、各関係機関のもつ機能や役割を十分に発揮し合えるように力を合わせる必要がある。各関係機関のスタッフは、互いの組織の機能や得手不得手を十分に把握したうえで仕事をすることが鍵となる。また、担当者同士が顔見知りのほうが、何かと相談や依頼をしやすい。このため、人事異動等で担当者が変更になった場合には、引き継ぎやあいさつ回りにこちらから出向く、当事者にとって馴染みのある担当者と同行訪問をさせてもらう、会議で対象者の支援方針を検討するといった日頃の地道な活動を通して、関係機関の特長や担当者の人となりを知ったうえで、互いに信頼関係を構築しておくことが大切である。

❹ 事例1：対象者のニーズや希望に応える

> **事例**
>
> ● **事例の概要**
> ・対象者：0歳の女児
> ・出生後にダウン症と心室中隔欠損症と診断
> ・現在は医療機関に入院中だが、間もなく両親と小学1年生の兄の待つ自宅へ退院予定
> ・両親の実家はいずれも九州地方で、近所に育児を助けてくれる親族はいない
>
> ● **対象者のニーズや希望**
> 小児慢性特定疾病医療費助成制度の申請のため、父親が保健センターに来訪した。父親は地区担当保健師に「障がいのある子どもを育てることに不安がある。医師から

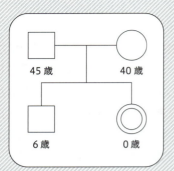

心臓も悪いと聞いているが、自宅で娘の病状が急変したらどう対応したらいいのか。近くに親族もいないのでとても不安だ」と訴えた。

父親との面接の後、保健師は母親のニーズを把握するために家庭訪問を行うことにした。母親は「子どもの障がいについてはある程度受け入れているが、医師からの説明で心臓が悪いと聞いて、突然具合が悪くなったらどうしたらいいのか、不安でいっぱい。今は育児休暇中だから大丈夫だけど、今後仕事に復帰できるかどうかも心配。同じダウン症のお子さんを育児中の方とつながって、先輩ママからのお話を聞きたい」と訴えた。

● 対象者とその家族に必要な支援

保健師は、この家族にとって当面必要な支援として、表12にあげた4点を考えた。

表12 当面必要な支援

① 両親が不安視している女児の心臓疾患について、日常的に女児の健康状態をモニタリングするための支援として、訪問看護の導入に向けて調整する。
② 家族が女児の病状の変化をいち早く発見できるようにするために、パルスオキシメーターを自宅で利用できるように給付申請を行う。
③ 母親に仕事復帰に向けての見通しをもってもらえるように、日中の女児の保育の確保について保育課等の関係機関に相談し、情報収集する。
④ 地域にダウン症の親子の会があるため、母親と女児が参加して先輩ママから体験談を聞けるように橋渡しをする必要がある。

● 女児と家族に必要な支援を提供するために必要な連携

①日常的に女児の健康状態をモニタリングするための支援

保健師は父親の許可を得て女児の主治医に状況を確認した。そして、病状のモニタリングのために、訪問看護を週1回入れるための調整を行うことにした。地域では小児の受け入れが可能な訪問看護ステーションは1か所しかない。当該ステーションに電話をかけ、受け入れ可能かをたずねた。ちょうど担当しているケースが落ち着いている時期で、訪問看護ステーションの所長からも「新規患者の受け入れができる」との回答を得た。在宅で女児の病状を定期的にモニタリングできる見通しがついたため、女児は無事に自宅退院できることになった。

保健師は、家族の生活状況や保護者の具体的な困り事を把握するため、訪問看護師が女児の自宅に初めて訪問する日に同行訪問することにした。訪問当日は、母親が1人で対応してくれた。第2子のため、育児の手技に関する困り事はないものの、母親は病状の急変についてしきりに不安を訴えていた。訪問看護師は母親に対して、チアノーゼのように一見して病状悪化がわかる状態の見分け方を説明し、「心配なときはいつでも訪問看護ステーションに電話してきてください。夜間でも休日でも大丈夫です」と伝えた。母親は専門家の方に毎週来ていただけるし、いつでも相談できることがわかって安心ですね」と話し、何かあったときに看護職に病状や対応についてすぐに相談できることを心強いと感じた様子であった（図24）。

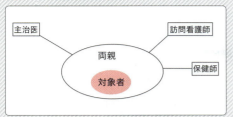

図24　退院直後の支援

②パルスオキシメーターの給付申請

保健師は、保護者が女児のために自宅でパルスオキシメーターを使えるようにすべく、福祉事務所の担当ケースワーカーに連絡をした。担当者の協力を得て、パルスオキシメーターの給付申請を行った。また、親子が自宅での生活に慣れてきた頃に、女児の療育手帳の申請について情報提供することと、母親の仕事復帰の時期が決まった段階で日中の保育サービスの確保をどうするか保育課も相談にのっていくという支援の方向性について、ケースワーカーと共有した。

③女児の保育の確保に向けた支援

保健師が保育課にこの女児について電話で相談したところ、「療育手帳を取得している児だけが、保育サービスを利用申請できる制度になっている。今年度から市内の療育センターで日中の保育サービスを開始していて、女児の自宅から近いので通園しやすいと思う。療育センターには看護師が常駐しており、一般の保育園を利用するよりも両親にとって安心だと思う」という助言を受けた。

そこで保健師は、療育センターの相談係の担当者に電話をかけ、相談することにした。担当者からは、「現在は空きがないので次年度以降の募集の際に申し込みが必要。預かり時間中に療育プログラムの提供も行っている。現在、ダウン症のお子さんも複数人通園中」との情報を入手した。

保健師は2回目の家庭訪問の際に、母親に仕事復帰の時期について質問してみた。母親は、「来年4月に仕事に復帰したい」と希望していた。そこで保育課や療育センターから得た情報を母親に提供し、今後の申請手続きの進め方について、父親とよく相談してもらうことにした。

④地域のダウン症の親子の会への橋渡し

保健師は母親に地域のダウン症の親子の会を紹介し、「もしよかったら、今度ダウン症の親子の会に参加してみませんか？　先輩ママとお知り合いになる絶好のチャンスですし、直接質問したり、育児の工夫についてお話を聞けますよ」と提案した。母親は非常に喜び、2週間後に開催される会に保健師とともに参加することになった。

ダウン症の親子の会は、2か月に1回市民センターで開催され、育児に関する情報交換や自主勉強会を行っている。初めて母親がダウン症の親子の会に参加するときは、地区担当保健師がつなぎ役として必ず同行し、母親がスムーズに会に入れるように工夫していた。

当日、母親と会場に行くと、参加メンバーのなかに長男と同じサッカー教室に通っている顔見知りのママがいて、「ご出産おめでとう。大変だったと思うけど、赤ちゃんの頃はかわいいから、ぜひ写真を撮ってあげてね」と声をかけてくれた。実は彼女の次男もダウン症で、もうすぐ3歳になるが、「当時はショックが大きくて写真を撮る気になれず、上の子のアルバムと比べると、次男の赤ちゃんの頃の写真が全くないんです。そのことに気づいて、実はとても後悔しているんです」と打ち明けてくれた。顔見知りのママが偶然参加していたことから、母親は保育や病状のこと、将来の不安など、さまざまなことを先輩ママたちに相談できた。帰り際、母親は「一人で来るのは勇気が要ったので、ありがたかったです。先輩ママの話を聞いて、この子を育てていけそうです」と笑顔で話してくれた。

この事例のように、保健師が対象者の希望やニーズを把握したうえで、その時その時に重要な役割を果たしている関係機関と連携し、

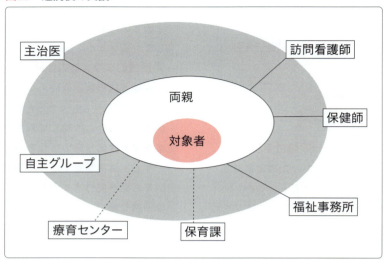
図25　退院後の支援

情報収集・提供をしたり、サービスや住民組織につなぐことにより、個別性の高いケアを提供することができる（図25）。

2 連携に必要な知識

地域で働く看護職が、関係機関と連携する際に押さえておきたい考え方が3つある。1つめは「自助、互助、共助、公助」という支援に対する基本的概念である[35]。対象者や住民のもつ力を活かしつつ、生活をするうえで支障を来しているところをサポートするには、各自の能力やキャパシティ等をアセスメントする必要がある。2つめは、実際に活用可能な地域内の社会資源や関係機関の種類の把握である。同じ訪問看護ステーションでも、小児を得意とするところもあれば、循環器疾患や精神疾患のように特定の疾患に焦点を当てて専門的支援を行っているところもあり、多様である。3つめは、関係機関との連携を効果的に機能させるための調整（コーディネーション）である。

❶ 支援に対する基本的概念「自助、互助、共助、公助」

地域で生活している対象者や住民に対して支援を検討する際に、最も基本となる考え方が「自助」である。「自助」とは、住民自身が自分のことは自分でして、健康を守るための努力を自身で行うことである[36]。よく「自助努力」といわれるが、いわゆるセルフケアやスポーツジムに通うといった自主的なサービスの購入、家族によるサポート等が含まれている。

「互助」は、住民同士が互いに支え合う活動のうち、費用負担の制度をともなわないものを指す[36]。前述した事例1では、地域のダウン症の親子の会がこれに相当する。「共助」は「互助」と非常に近い考え方だが、介護保険のように費用負担制度が構築されているものを指す[36]。

「公助」は、自助や共助だけでは対応しきれないところを公的機関等が支援し、課題解決を図ることである[36]。公助は、自助・互助・共助を補う支援のため、「公平性」「平等性」を考慮して行われる。前述の事例1では、パルスオキシメーターの給付申請がこれに当たる。

このように、自助や互助で対応できない健康課題の場合に、共助や公助の活用を検討することになる（表13）。

表13　自助・互助・共助・公助の特徴

類型	特徴
自助	自分のことを自力でする。
互助	住民同士が相互に支えあう。費用負担の制度的裏づけはない。
共助	住民同士が相互に支えあうが、制度上で費用負担について明示されている。
公助	税を基盤として公的に課題を解決する。

厚生労働省：「自助・互助・共助・公助」からみたケアシステム．をもとに作成

表14　社会資源の種類

	フォーマルな社会資源、関係機関	インフォーマルな社会資源、地域組織
特徴	・公的な支援である。 ・専門職により提供されることが多い。 ・法律等の枠組みに基づく。 ・臨機応変かつ柔軟な支援が難しい場合がある。	・地域のさまざまな立場の住民を中心に提供される。 ・柔軟な支援が提供できる。 ・専門性に欠ける場合がある。 ・提供される支援の質の担保、後継者の確保、活動の停滞等が課題となる場合がある。
具体例	行政機関（保健所、保健センター、福祉事務所、療育施設等）、医療機関、訪問看護事業所、介護保険事業所、地域包括支援センター等	家族、近隣住民、友人、民生委員、ボランティア等

❷ 活用できる社会資源や関係機関の種類

● フォーマルな社会資源・関係機関

対象者が住み慣れた地域で暮らすためには、それを支える看護職が地域のフォーマルな社会資源や関係機関を把握し、日頃から信頼関係を構築するように心がける必要がある。

フォーマルな社会資源や関係機関では、主に専門職が法律や制度の枠組みの範囲内で定められたサービス提供を行う。このため一定水準を保ち、公平にサービスを利用できるという良さがある。一方、法律や制度の枠組みが想定している範囲を超えるような事例や状況が生じると、臨機応変な対応がしづらい。具体例として、行政機関（保健所、保健センター、福祉事務所、保育園、療育施設等）、医療機関（病院、診療所、訪問看護事業所）、地域包括支援センター等がある。

● インフォーマルな社会資源・地域組織

地域には、近隣住民やボランティア等といった人々の協力によって提供される有形・無形のさまざまな支援がある。地域住民同士の「つながり」（いわゆる「ソーシャルキャピタル」ともいう）が、健康的で暮らしやすいまちづくりや健康課題の解決に役立っている。住民同士で柔軟な支援の提供が可能というメリットがある一方、専門性に欠ける場合や、質の担保、後継者の確保、活動の停滞や高齢化等によって継続できなくなる場合がある（表14）。

● 地域組織の種類

地域組織は、大きく5つに分けられる（表15）[37]。1つめは、「民生委員」「健康づくり推進員」等に代表される「委員型」[37]である。メ

表15　住民組織の種類

公助寄り　←―――――――――→　自助・互助

類型	委員型	地縁型	ライフステージ型	教室OB会	自助グループ
具体例	民生委員、健康づくり推進員等	自治会等	育児中の保護者や高齢者等が集う会	糖尿病予防教室等のOB会	当事者やその家族の集い
参加形態	行政から委嘱を受け業務にあたる	原則として当該コミュニティに属している全員が参加	任意参加 参加するメンバーのもつ力等によって、グループが発展・衰退することがある		

平成26年度厚生労働科学研究費補助金健康安全・危機管理対策総合研究事業，地域保健対策におけるソーシャル・キャピタルの活用のあり方に関する研究班：住民組織活動を通じたソーシャル・キャピタル醸成・活用にかかる手引き，より引用・一部改変して作成

ンバーは行政から委嘱を受ける形で業務に当たる（表16）。

2つめは「地縁型」[37]である。自治会や町内会といった当該コミュニティに属する全員の参加を原則とする組織である。近年、地縁の希薄化や価値観の多様化にともない、こうした組織に「参加（加入）しない」という選択をする住民も一定程度存在する。平時にはあまり問題にならないが、地縁型の地域組織の衰退は、特に地域が健康危機に直面した際に、助け合いがうまく機能しない恐れがあることを暗に意味する。実際、自然災害等が発生した場合には、地縁型の住民組織の活躍による助け合いによって、被害を最小限に食い止めたり、復興を進めていくことになる。

3つめの「ライフステージ型」[37]の具体例として、育児中の保護者や高齢者等が集う会が挙げられる。メンバーの参加は任意であり、同じライフステージにいる参加者が自主的に交流し、さまざまな情報交換や学び合いが行われる。

4つめの「教室OB会」[37]は、行政等が開催した健康教育事業等の参加者（任意）が、事業が終わった後も自発的に集まり続け、自主グループ化したものである。任意の参加で互いに学習し合うスタイルは、「ライフステージ型」[37]と同じである。参加者は、主に事業が実施された場所の近隣住民が多いため、教室が開催されていないエリアの者は参加しづらいという課題がある。

5つめの「自助グループ」[37]は、当事者・家族会とも呼ばれる。同じ健康課題を有する当事者や家族が任意で集まり、相互学習を行う。また「まちの保健室」といった地域の住民が集いやすい居場所に集まって日常的に交流を重ねることにより、自然発生的にグループ化していくことがある。

❸ 関係機関との連携を効果的に機能させるための調整（コーディネーション）

コーディネーションとは、日本語の「調整」に相当する。対象者の状況やニーズは常に変化するため、よりよい支援を提供するには、各関係機関がその機能・役割を十分に果たせるように意見を交わしたり、役割分担をすることが必要である。

看護職が関係機関のコーディネーションを進める際のポイントは2つある。1つめは、対

表16　民生委員、児童委員、主任児童委員について

	民生委員	児童委員	主任児童委員
根拠法	民生委員法第14条	児童福祉法第17条	
把握する情報	住民の生活状態	児童・妊産婦の生活および取り巻く環境の状況	
対象者への支援	・生活に関する相談、助言、その他の援助 ・福祉サービスの利用に関する情報提供 ・住民の福祉の増進を図るための活動	・児童・妊産婦の保護、保健その他福祉に関し、サービス利用に必要な情報提供、援助、指導 ・児童・妊産婦の福祉の増進を図るため活動	
関係機関との連携	・社会福祉事業者との連携・支援 ・福祉事務所等の関係機関への協力	・児童・妊産婦に関する社会福祉事業の経営者、児童の健やかな育成に関する活動を行う者との連携・支援 ・児童福祉司または福祉事務所の社会福祉主事の職務への協力 ・児童の健やかな育成に関する気運の醸成	・児童福祉に関する支援機関との連絡調整 ・児童委員との連絡調整、活動への援助・協力

厚生労働省：民生委員・児童委員に関するQ&A 民生委員・児童委員はどのような活動をしているのですか？．より引用して作成

象者への支援を提供するために、今後連携を強化したほうがよい機関や機能を特定し、それらを強化するように努める。各関係機関の「得意なこと」「苦手なこと」を明確化する。そのうえで、関係機関のどの部分を強化すると、対象者によりよいケアを提供できるようになるのかを検討するとよい。また、各関係機関が果たすべき役割についてもあわせて検討する。地域内によりよいサービス提供を行っている関係機関があれば、新たに連携の輪に参加してもらえないかと協力を打診してみる。

2つめは、対象者の経済的負担が過重になりすぎないように心を配ることである。たとえば、訪問看護サービスや介護保険の居宅サービスは、時間当たりの費用が決まっている。税制で減免対象となる者以外は、利用料を支払わなければならない。必要な支援をすべて公的支援で賄おうとすると、自己負担が多くなりすぎて負担になることがある。対象者との関係性ができてから経済状況を確認しようと思っていても、逆に聞きづらくなる場合がある。このため看護職は、支援の初期段階や担当が代わったとき等に対象者の基本情報の聞き取りの一環として、経済状況を確認しておくとよい。また、インフォーマルな社会資源や地域組織も活用できるとよい。

3 連携の進め方

❶ 連携方法

関係機関と情報共有や支援方針の検討を円滑に進めるための連携方法は、3つある（表17）。

最も手軽な手段として、電話・メール、LogoChatや電子カルテ等などのWebシステムの活用があげられる。専門機関は地域の内外に点在しているため、電話・メール、Webシステムは担当者が移動せずに情報共有できるというメリットがある。しかし、電話やメール等では互いの意図や細かい点が伝わりにくいことがある。便利な一方、電話やメールだけだと、かえって誤解が生じたり、対象者の支援が円滑に進められなくなる場合がある。これらのツールは便利だが、万能ではないことに留意する必要がある。

2つめの連携方法は、個別訪問である。担当者が相手先まで直接足を運び、互いに会って話したほうが、短時間で情報共有や相互理解が進み、信頼関係を構築しやすい。また、年度初めに担当者が代わった際に、引き継ぎや顔合わせのために、前任者と新たな担当者が一緒に関係機関へ個別訪問することもある。デメリットとして、移動時間や感染症の罹患リスクがあげられる。

3つめの連携方法は、関係者会議である。関係機関の担当者が集まるとコミュニケーショ

表17　連携方法について

方　法	電話・メール	個別訪問	関係者会議の開催
目　的	情報共有・連絡	情報共有 信頼関係構築	情報共有 役割分担 支援目標・方針の検討
メリット	担当者が移動せずに情報共有できる。	会って話したほうが、短時間で情報共有や相互理解が進み、信頼関係を構築しやすい。	関係機関の担当者が集まることで、対象者に関する情報共有や支援方針の検討を効果的に行える。
デメリット	互いの意図や細かい点が伝わりにくいため、誤解が生じる場合がある。	移動に時間を要する。 感染症流行時には、罹患リスクもある。	日程調整や議題のすり合わせといった事前準備や当日の移動時間が必要。

ンが円滑になり、情報共有や支援方針の検討が進みやすい。一方、会議の開催には、日程調整や議題のすり合わせといった事前準備、当日の移動時間がかかる。このため、関係者全員を招集する会議の開催は、ここぞというときに限られることを知っておくとよい。Web会議システム等の活用により、関係者会議を開催する方法も時間の節約になる。

❷関係者会議の開催目的

関係者会議は、現場でたびたび開催されており、臨地実習の場面で見学・同席する機会に恵まれることがある。その主な開催目的は、以下の5つである。

1つめは、関係機関のもつ「情報の共有」である。頻回に対象者に接する関係機関は多くの情報をもっているが、そうでない機関は知らないままかかわることになってしまう。つまり、関係機関がもつ対象者に関する情報量は、一様ではない。関係者全員が対象者の現状について同じレベルで情報を共有しておくことで、対象者にとって必要なケアを提供しやすくなる。

2つめは、「対象者のアセスメントのすり合わせ」を行うためである。各関係機関で働く担当者の教育背景は、保健、福祉、教育などさまざまで、対象者の同じ状況をみてもそのアセスメントは異なる。アセスメントのすり合わせによって、対象者のニーズや価値観等を理解しやすくなり、特性に合わせた支援方法を考えやすくなる。

3つめは、「支援方針・目標の設定と修正」である。対象者の生活状況やニーズは日々変わるので、当初立てた支援方針や目標をタイムリーに軌道修正することが鍵となる。たとえば、精神障がい者の40代の息子と同居していた70代の母親ががんで入院した事例について考えてみよう。関係機関は突然一人暮らしをすることになった息子の支援策を検討することになる。当面の目標は、「当事者の病状悪化や緊急入院の予防」である。早速、家事や服薬管理サービスの導入について検討することにした。本人の同意を得て、週2回のホームヘルプ制度の活用と、訪問看護師による服薬や病状確認のためのモニタリングを毎週行う計画を立てた。このように対象者の状況やニーズに合わせた支援の検討が必要になったときに、関係者会議が開催される。

4つめは、「役割分担」である。設定した支援方針・目標の達成に向けて、各関係機関が円滑に動けるようにするために取るべき役割を事前に決めておく。とりわけ虐待などの個別支援では、各関係機関が誰にどのようにかかわるのかを前もって調整しておく必要がある。たとえば、関係機関Aは「これまでよりも厳しい態度で父親に対応する」、関係機関Bは「母親が気軽に相談できるように温かい態度で接する」といった細かい役割を決めておく。

5つめは、危機管理への備えである。地震や大雨・台風等の風水害を含む自然災害発生時の関係機関の役割について、平時に検討しておく必要がある。たとえば、気管切開後に人工呼吸器を装着した対象者の場合、停電時の安否確認や医療機関への移送方法、酸素ボンベや予備バッテリーが不足したときの確保の方法等を、平時に決めて備えをしておく。また、難病のように病状が急変して救急搬送されたときに、延命措置をするかどうかや支援方針について、本人や家族、関係機関とあらかじめ決めておくことがある。ほかにも、子ども虐待や高齢者虐待の事例では、対象者の安全を重視して保護するタイミングや手順を事前に検討する場合がある。

❸関係機関同士の連携の発展

関係機関同士の連携の発展過程は、3ステップである[38]。初期では、関係機関は連携しておらず、担当者レベルのつながりもない。このため、互いの支援内容は不明であり、各々

が個別に支援をしている。結果的に、対象者に別々の関係機関から類似サービスが重複したり、逆に支援が不足して対象者が困るという問題が生じやすい。

中期は、関係機関同士の連携が始まった段階である[38]。すなわち、担当者同士の顔がわかり、支援内容について徐々に理解し合うようになる。また、対象者にとって必要かつ望ましいケアを提供するための模索が始まる。初期と比べると連携は円滑になっているが、各々のケアの調和は十分ではない。このため、図26では連携の状態を点線で示している。

後期に、関係機関同士の連携が強固になり、円滑なケア提供が可能になる。新たな関係機関も連携の輪に加わり、対象者の生活状況やニーズに応じた効果的なケア提供を行えるように、活発に調整が進められる。また、対象者や各関係機関の事情なども含め、情報交換も密に行われる。その結果、全体として調和のとれた支援が提供できるようになる。中期と比べて関係機関同士の連携が深まっているため、関係機関同士を実線で結んでいる。

関係機関同士の連携は、チームワークが重視される野球にたとえるとわかりやすい。初期は、一人ひとりのメンバーが個別に練習しており、調和はとれていない段階である。中期は、本番に向けて少人数で練習を行い、試行錯誤を繰り返す段階である。後期には一致団結して互いの欠点をカバーしながら、能力を発揮し、成果を出せるようになる（図26）。看護職は、自分の担当している事例において、関係機関同士の連携がどのステップに相当するかを見極め、その連携を深めるような働きかけが必要である。

図26　関係機関同士の連携の発展

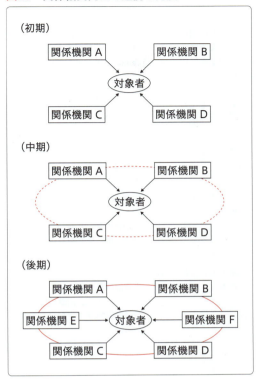

4 連携の実際（複雑多重な健康課題を抱える対象者への連携）

現場では、事例1で示したような解決すべき健康課題が1種類という対象者は稀である。むしろ対象者は糖尿病、高血圧、脳卒中といった複数の健康課題を有しており、各々が複雑に絡み合っている[39]。また生活上の課題としてセルフケア能力が低下し、看護職から見ると清潔とは言いがたい環境で暮らしている者や家計が苦しい者[39]もいる。健康・生活課題が複雑な者に対する支援は、一部署あるいは看護職だけでは担えないため、関係機関との連携が必須である。

次ページの表18の例を参考にされたい。

表18　連携の実際（複雑多重な健康課題を抱える対象者への連携）について

	特徴	課題	関係機関との連携の例
① 複数の健康課題を抱え複数の医療機関を受診中の事例	・主治医が複数人いることにより、処方薬が重複することがある（多重投薬：ポリファーマシー）。	・処方された治療薬をすべて内服することで、対象者が副作用に悩まされる。 ・薬の飲み忘れや病状悪化を来すことがある。	・主治医同士の間をとりもって情報共有を図る。 ・薬剤師の協力を得て1回分ごとに処方薬を一包化する。 ・訪問看護師によるモニタリングを開始し、内服薬の飲み忘れを予防する。
② 不衛生な生活環境で暮らす事例	・自宅の衛生状態の保持は、対象者に任されており、看護職から見ると不衛生な生活環境で暮らしていることがある。	・近隣住民から害虫の発生や悪臭を理由に、行政にごみの撤去や対象者の転居を求める苦情に発展する場合がある。	・環境衛生部門の担当者等の協力を得て、苦情を寄せた住民にさまざまな切り口から説明し、理解・協力を求める。
③ 経済問題のある事例	・対象者の経済問題は、医療機関への受診や治療を続けられるかどうか、日常生活等のあらゆる面に影響を及ぼす。	・対象者が生命の危機に直面することがある。	・生活に困窮する等、経済問題が深刻であれば、福祉事務所と連携し、生活保護制度の利用を検討する。
④ 同居家族に健康・生活課題がある事例	・家族も何らかの健康や生活上の課題を抱えていたり、長年の家族関係の悪化や家族機能の低下により、家族の力だけでは問題解決できないことがある。	・疾病や障害ごとに担当する部署が支援を提供してきたが、1つの部署が縦割りで支援を提供しても、課題解決にならない場合がある。 ・支援が長期間にわたると、担当者が代わる場合もある。	・各部署に横串を刺す形の「組織横断的な連携」が必要である。 ・世帯全体の課題解決を目指したケアを提供する。 ・担当者の変更等により、支援が途切れることのないように、必要に応じて関係者会議の開催等の工夫が必要である。

引用文献

1）津村智恵子編著：地域看護学，中央法規出版，1998.
2）アメリカ公衆衛生協会公衆衛生看護部会，アメリカ公衆衛生看護団体協議会，C. M. ホワイト編，村嶋幸代，川越博美訳：いま改めて公衆衛生看護とは―定義・役割と範囲・規範，日本看護協会出版会，2003.
3）日本公衆衛生看護学会学術実践開発委員会：日本公衆衛生看護学会による公衆衛生看護関連の用語の定義について，日本公衆衛生看護学会誌，3(1)，49-55，2014.
4）Fawcett J：The metaparadigm of nursing：present status and future refinements, Image：*The journal of nursing scholarship*, 16(3), 84-87, 1984.
5）Anderson E, Mcfarlane J, Helton A：Community-as-client：A model for practice, Nursing outlook, 34(5), 220-224, 1986.

6）エリザベス・T. アンダーソン，ジュディス・マクファーレイン編，金川克子，早川和生監訳：コミュニティアズパートナー——地域看護学の理論と実際（第2版），医学書院，2007．

7）山崎喜比古，朝倉隆司編著：生き方としての健康科学（第4版），4，有信堂高文社，2007．

8）田村やよひ：私たちの拠りどころ 保健師助産師看護師法（第2版），日本看護協会出版会，2015．

9）村山正子，鳥海房枝，安住矩子ほか：生活障害をもつ人への援助——保健婦の個別援助の事例検討，医学書院，1995．

10）R. フリーマン，橋本正巳監訳：地域保健と看護活動，29，医学書院，1984．

11）松野かおる：地域における看護活動の展望．日本看護科学学会誌，6(1)，3，1986．

12）日本公衆衛生看護学会ホームページ．https://japhn.jp/wp/wp-content/uploads/2017/04/def_phn_ja_en.pdf

13）厚生労働省：国民の健康の増進の総合的な推進を図るための基本的な方針，2023．

14）小枝達也，山県嘉久，田中恭子：乳幼児健康診査事業実践ガイド．平成29年度子ども・子育て調査研究推進事業報告書，2018．https://www.mhlw.go.jp/content/11900000/000520614.pdf

15）横山徹爾，藤井仁：特定健診・特定保健指導の評価とPDCAの基本的な考え方．保健医療科学，63(5)，432-437，2014．

16）アファフ・イブラヒム・メレイス監，片田範子監訳：移行理論と看護——実践，研究，教育——，学研メディカル秀潤社，2019．

17）永井良三，田村やよひ監修：看護学大辞典第6版，メヂカルフレンド社，1442，2013．

18）厚生労働省：地域保健法第4条第1項の規定に基づく地域保健対策の推進に関する基本的な指針，2004．https://www.mhlw.go.jp/file/06-Seisakujouhou-10900000-Kenkoukyoku/0000079549.pdf

19）厚生労働省：地域における保健師の保健活動について，2013．https://www.mhlw.go.jp/web/t_doc?dataId=00tb9310&dataType=1&pageNo=1

20）厚生労働省：保健医療2035提言書，2015．https://www.mhlw.go.jp/file/05-Shingikai-12601000-Seisakutoukatsukan-Sanjikanshitsu_Shakaihoshoutantou/0000088654.pdf

21）内閣府：地域づくり・まちづくり．https://www5.cao.go.jp/keizai1/keizaitaisaku/followup/followup02/koumoku_1_4_1.html

22）内閣府：令和4年版　少子化社会対策白書，2022．https://warp.da.ndl.go.jp/info:ndljp/pid/12772297/www8.cao.go.jp/shoushi/shoushika/whitepaper/measures/w-2022/r04webhonpen/index.html

23）厚生労働省：令和3年国民生活基礎調査（令和元年）の結果からグラフでみる世帯の状況．https://www.mhlw.go.jp/toukei/list/dl/20-21-h29.pdf

24）こども家庭庁：令和6年版こども白書，2024．https://www.cfa.go.jp/resources/white-paper

25）厚生労働省：2022年度特定健康診査・特定保健指導の実施状況について．https://www.mhlw.go.jp/content/12400000/001251421.pdf

26）厚生労働省：平成30年版　厚生労働白書．https://www.mhlw.go.jp/wp/hakusyo/kousei/18/dl/all.pdf

27）内閣府：令和6年版高齢社会白書（全体版）（PDF版）．https://www8.cao.go.jp/kourei/whitepaper/w-2024/zenbun/06pdf_index.html

28）厚生労働省：2022（令和4）年　国民生活基礎調査の概況．https://www.mhlw.go.jp/toukei/saikin/hw/k-tyosa/k-tyosa22/index.html

29）厚生労働省：人生の最終段階における医療・介護 参考資料．https://www.mhlw.go.jp/content/12404000/001104699.pdf

30）日本財団：人生の最期の迎え方に関する全国調査結果 2021/3/29．https://www.nippon-foundation.or.jp/who/news/pr/2021/20210329-55543.html

31）厚生労働省：令和5年版厚生労働白書資料編．https://www.mhlw.go.jp/wp/hakusyo/kousei/22-2/dl/01.pdf

32）厚生労働省：平成25年版労働経済の分析——構造変化の中での雇用・人材と働き方——，2013．https://www.mhlw.go.jp/wp/hakusyo/roudou/13/dl/13-1-4_02.pdf

33）厚生労働省：平成29年度厚生労働白書，2017．https://www.mhlw.go.jp/wp/hakusyo/kousei/17/dl/1-01.pdf

34）厚生労働省：令和5年版労働経済の分析——持続的な賃上げに向けて——，令和5年9月．https://www.mhlw.go.jp/wp/hakusyo/roudou/23/dl/23-1-1-1.pdf

35）厚生労働省：2021（令和3）年 国民生活基礎調査の概況．https://www.mhlw.go.jp/toukei/saikin/hw/k-tyosa/k-tyosa21/dl/12.pdf

36）厚生労働省：地域包括ケアシステムの5つの構成要素と「自助・互助・共助・公助」．https://www.mhlw.go.jp/seisakunitsuite/bunya/hukushi_kaigo/kaigo_koureisha/chiiki-houkatsu/dl/link1-3.pdf

37）平成26年度厚生労働科学研究費補助金健康安全・危機管理対策総合研究事業，地域保健対策におけるソーシャル・キャピタルの活用のあり方に関する研究班：住民組織活動を通じたソーシャル・キャピタル醸成・活用にかかる手引き，22．https://www.mhlw.go.jp/file/05-Shingikai-10601000-Daijinkanboukouseikagakuka-Kouseikagakuka/0000108067.pdf

38）成木弘子：地域包括ケアシステムの構築における連携の課題と統合促進の方法．保健医療科学，65(1): 47-55，2016．

39）吉岡京子編著：スーパーバイズでお悩み解決！　地域における支援困難事例15，医学書院，2016．

第1部　公衆衛生看護学概論

第2章 公衆衛生看護の歴史

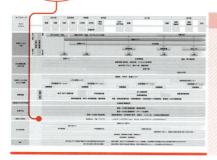

チェックポイント
- ☑ 公衆衛生看護のこれまでの歴史を学ぶ。
- ☑ 現代まで続く保健師活動の流れを理解する。
- ☑ 健康の社会的要因を理解する。

　公衆衛生看護の発展過程とその特質を過去の歴史分析を通して学ぶことは、今後の公衆衛生看護職のあり方を考えていくうえで重要である。偏りのない分析には、①各時代背景となる社会の動き、②各時代の疾病構造等（出生、死亡の状況の統計の変遷）、③住民の健康を守るために制定された法律等を、あわせてみる必要がある。

　保健師の歩みを振り返ることにより、歴史という事実のなかで、保健師がどのように位置づけられ、どのように活動してきたかを理解することが、これからの活動を創造的に行っていくための基盤となる。

　ここでは一部、保健師、看護師を保健婦、看護婦と表記する。

1　公衆衛生看護活動の芽生え

1　海外の活動

　海外における訪問看護活動の始まりは、1859年イギリスのラスボーン（Rathbone, W.）が、亡妻の看護をした看護婦ロビンソン（Robinson, M.）を雇い、リバプールの貧民街で病人の看護や指導にあたらせ、効果を上げたことがきっかけである。ナイチンゲールの協力により、その後、**地区看護婦**（district nurse）の養成が始まり、イギリス各地区で地域看護婦の活動が広まっていった。

　この活動はアメリカにも広がり、1886年のフィラデルフィア、ボストンなどにおける訪問看護婦協会の誕生につながる。また、1893年には、リリアン・ウォルド（Wald, D. L.）により**ヘンリー・ストリート・セツルメント**が創設された。ウォルドは「密集した、ネズミに寄生された住居に住んでいる貧困の人々のニーズに応える」ために訪問看護をはじめ

写真1　道なき道を行く訪問看護婦

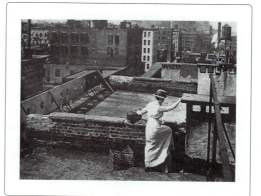

た。ヘンリー・ストリート・セツルメントは、近代的な公衆衛生看護の概念が導入され、アメリカ最初の公衆衛生看護の機関とされている。

ヘンリー・ストリート・セツルメントとわが国の保健婦との関連として、大阪朝日新聞社会事業団公衆衛生訪問婦協会を設立した**保良せき**が、ヘンリー・ストリート・セツルメントで訪問看護婦の実地訓練を受けていたことがあげられる。保良は公衆衛生訪問婦協会の活動（内容や形式、ユニフォーム）をヘンリー・ストリート・セツルメントと同じものにしていた[1]、[2]。

2 日本の活動

わが国の訪問看護は、1886（明治19）年に新島襄がアメリカの宣教師ベリー（Berry, J. C.）の協力を得て、「貧しい病人への家庭訪問をして看病を行う巡回看護婦を養成することは家庭に希望と慰めと快活を与える事業である」という考えのもとに京都看病婦学校が開設され、リチャーズ（Richards, R.）らによる**訪問看護婦**の養成が始まる。リチャーズは養成中の生徒とともに指導者として家庭訪問を行い、生徒にスーパーバイズを与えていた。1892（明治25）年には京都同志社病院がキリスト教精神に基づいて病人への**巡回看護**を開始した[3]、[4]。

2 さまざまな地域看護婦の誕生と活躍

1904（明治37）年の日露戦争、1914（大正3）年の第一次世界大戦後の不況は、都市・農村の別なく、わが国を疲弊させた。『女工哀史』（劣悪な労働環境で働いていた紡績工場の女子労働者における結核の蔓延と、彼女らの帰郷に伴う結核未汚染の農村地帯への恐るべき速さでの結核拡大）にみる結核の問題、繰り返される労働争議と失業による都市スラムの形成、飢饉による農村の婦女子の売買など貧困層を急増させた。そのようななか1916（大正5）年、内務省に**保健衛生調査会**が設置され、結核、乳幼児、梅毒、ハンセン病、精神病などの対策が練られた。1916（大正5）年における工場法の公布、1919（大正8）年の結核予防法の制定とあわせ、**健康相談事業**や**訪問看護事業**が行われている。この当時の代表的な活動を次に示す。

1 済生会巡回看護事業（1923（大正12）年）

1923（大正12）年の関東大震災を契機に、巡回看護班が編成され、被災者の救護や感染予防が行われた。産婆、看護婦による受け持ち地区を決めての日夜の巡回活動の内容は、①病人への家庭訪問、②伝染病患者の発見、③衛生知識の普及、④患者の看護、⑤受療紹介、⑥妊産婦の産前・産後指導、⑦助産・授乳指導、⑧衣食への注意、⑨乳幼児・学童の一般衛生、⑩児童の遊びに関する注意、⑪身の上相談、⑫職業紹介などであった。

2 大阪乳幼児保護協会（1927（昭和2）年）

大阪市の乳幼児死亡は全国に比べ高率であった。乳児の死亡を減らすには、家庭に乳幼児の栄養法に関する知識を普及すること、子どもの保護にとって母親の教育が重要と考

え、大阪府、大阪市、方面委員、社会事業団体、医療機関と連絡調整する組織として1927（昭和2）年に大阪乳幼児保護協会が設立された。このなかで官民が一緒になり、乳児死亡率が高い地域に小児保健所設置計画が立てられ、1928（昭和3）年、わが国最初の大賀小児保健所が開所した。小児保健所の主な業務は乳児健診と育児相談であり、嘱託医、保健婦による活動が行われた[5]。

3 聖路加国際病院訪問看護部（1927（昭和2）年）

聖路加国際病院の創立者トイスラーが看護師のヌノ（Nuno, C. M.）をアメリカから招聘し、アメリカで公衆衛生看護学を学んだ平野みどりを迎えて1927（昭和2）年に**聖路加国際病院訪問看護部**が発足した。乳幼児の健康相談・健康教育を中心に学童や結核へと、対象、保健指導の領域ともに活動は拡大、発展し、その後の保健婦事業のモデルとされている。

4 朝日新聞社会事業団公衆衛生訪問婦協会（1930（昭和5）年）

アメリカで公衆衛生看護を学び、ヘンリー・ストリート・セツルメントで訪問看護婦の実地経験を積んで帰国した**保良せき**は、1930（昭和5）年、**公衆衛生訪問婦協会**を設立し、看護を中心に生活全般に及ぶ広範な活動を行った。訪問婦たちはそれぞれの受け持ち区域を定め、保良の指導のもとで住民に深く浸透する活動を展開し、事業の効果を上げていった。

公衆衛生訪問婦協会の事業内容および実績は**表1**と**表2**のようになっていた。

5 東北更新会の活動（1935（昭和10）年）

昭和初期の東北地方は冷害による経済的疲弊、1933（昭和8）年の三陸大震災などによる農漁民の貧困、生活困窮などのため、健康、栄養状態は非常に厳しかった。東北地方のこのような特殊事態に対応する生活更新によって農漁民の健康を守ろうと東北各県一丸と

表1　公衆衛生訪問婦協会の事業内容

1	訪問婦による家庭訪問
	・分娩介助、産褥看護、病人の看護及び療養指導、育児指導
2	併設の保育所における保育児の健康点検
3	各種健康相談
	・妊産婦健康相談：週1回定期的に産婦人科医に訪問婦2名が補助し、採血、診療、血圧測定、検尿を行い、診療後指導する。
	・社会健康相談：週1回夜間に行う。専門医に訪問婦2名がつき、駆梅治療などをする。
	・成人健康相談：月1回夜間。内科医による診察と健康指導をする。
	・乳幼児健康相談：週1回、小児科医1名、訪問婦7、8名があたる。育児法、調乳指導、環境衛生、情緒指導などあらゆる部門にわたり説明指導する。
4	栄養指導
	・虚弱児対象の保健と栄養向上のためのグループ指導で、月1回。夏には2週間リフレッシュエアキャンプを行う。
5	子供クラブの指導
	・学童対象。健康と全人教育を眼目としたグループ指導をする。
6	母親父親教室
7	栄養・料理講習会
8	講演会、各種講習会
9	牛乳の無料配給あっせん
10	家族計画

表2 朝日公衆衛生訪問婦協会が初期5年間（昭和5〜10年）において取り扱った種類、人員

	実人員	%		実人員	%
訪問指導	2,768	10.78	父の会	90	0.35
看護	3,541	13.77	母の会	422	1.64
妊産婦初生児	1,861	7.23	料理講習	2,474	0.96
一般	1,680	6.54	生花の組	33	0.12
不在	2,998	11.68	栄養の組	214	0.83
健康相談	7,372	28.70	子どもクラブ	116	0.45
妊産婦	634	2.47	学習の組	77	0.30
乳幼児	2,864	11.14	キャンプ	289	1.12
児童	3,137	12.22	栄養展および母親学校	3,816	14.87
成人（夜間）	737	2.87			
駆微注射	458	1.78	本部累計	23,329	
社会奉仕	1,009	3.93	出張所計	2,247	8.75
保育部	216	0.83	総計	25,666	99.96

朝日公衆衛生訪問婦協会：第5周年事業報告, 24, 1934−1935.

写真2　保良せき

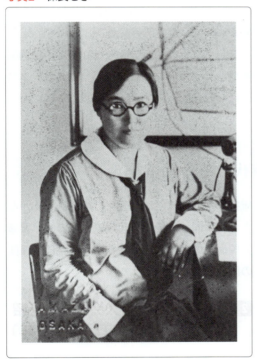

写真3　公衆衛生訪問婦協会

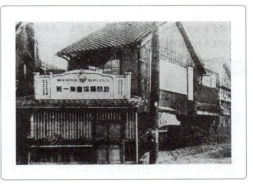

産婦・乳幼児保護、②栄養改善、③住宅改善、④学校衛生・トラコーマ撲滅、⑤整理整頓の勧奨、⑥産業の開発などであった[6]。

6 学校看護婦（1904（明治37）年）

　学校保健婦は、福岡女子師範学校に配置され、徐々にその数が増えていった。1922（大正11）年には日本赤十字社の協力による**学校看護婦**の派遣が開始された。1929（昭和4）年には第1回全国学校看護婦大会の開催、学校看護婦講習会の実施、学校看護婦執務指針

なって1935（昭和10）年に東北更新会が結成された。県から派遣された保健婦と分会村で設置した保健婦が家庭訪問による育児や栄養改善の指導、病人の看護方法の指導、疾病予防などを行っていた。主たる活動は、①妊

が出されるなど活動は定着してきていた。1941（昭和16）年、国民学校令により養護訓導として身分制度が確立された。

7 工場看護婦（1916（大正5）年）

1900（明治33）年の「職工事情」、1913（大正2）年の「女工と結核」にみられる劣悪な工場労働者の生活・労働環境改善のため、1916（大正5）年に工場法が施行された。その後、従業員と家族に対する看護・療養指導、保健衛生指導を行う**工場看護婦**が、工場や併設の工員寮、会社、鉱山などの医務室や健康保険組合に雇われ、活動するようになった。

8 保健婦教育の開始（1922（大正11）年）

1 日本赤十字社

日本赤十字社は看護教育に社会看護事業を加えた教育を1922（大正11）年に始めている。1928（昭和3）年、イギリスをはじめ、各国を訪れた経験から田淵まさ代が中心となり、3か年の看護教育修了者を対象にした1か年の社会看護婦教育養成課程を日本赤十字社に設け、**社会看護婦**を育成した。

2 聖路加国際病院

聖路加国際病院は、1927（昭和2）年の公衆衛生看護部の事業開始にあわせ、聖路加女子専門学校において文部省認可のレベルの高い専門職業としての看護教育を行っていた。1930（昭和5）年、1か年の公衆衛生看護科を設け、**公衆衛生看護婦**を育成した。

3 大阪府立社会衛生院

大阪府内の乳幼児死亡が異常に多いことから、これの改善のため大阪乳幼児保護協会にかかわっていた長部英三が1937（昭和12）年に発足させたのが、公立では初めての保健婦養成所「大阪府立社会衛生院」である。本科2年、夜間専攻科6か月であった。

3 保健婦規則制定から昭和の時代までの保健婦活動

1 保健婦規則制定前後と戦時下の保健婦活動

1 健民健兵政策における保健婦の必要性

健民健兵政策（人口を増やし、健康な国民や兵隊を育成するといった戦争のための重要な国策）のもと、1937（昭和12）年に**保健所法**が制定された。保健所は管轄区域内の住民の健康相談事業を中心に保健衛生指導の第一線機関として設置され、行政官庁ではなく、健康相談、栄養相談を行う機関であり、**保健婦**という名称も法律に明記された。1938（昭和13）年、厚生省が創設され、国民の健康を維持・増進するために国家で組織的対応がなされた。同年、健民健兵政策からの強い要請で国民健康保険法が制定され、国民健康保険の**国保保健婦**が誕生した。

2 全国社会保健婦大会（1940（昭和15）年、1941（昭和16）年）

全国的な規模での国民保健運動の推進とこれに携わる保健婦の資質向上、連携・組織化を目的として、1940（昭和15）年に第1回全国社会保健婦大会が開催され、全国から620名の出席者があった。協議の中心は保健婦の身分の確立や、新しい保健婦の教育水準、制度ができたときの既得権や再教育などについ

てであり、活発に議論が行われた。翌年（1941（昭和16）年）に第2回が開催され、保健婦資格に関する問題、日本保健婦協会設立問題などが討議された。このときの出席者の職名は、保健婦、社会保健婦、訪問婦など46種に及んでいた。

3 保健婦規則の制定（1941（昭和16）年）

保健婦の資格を一定にし、的確な指導を行うために保健婦規則が制定された。同規則では保健婦は「保健婦の名称を使用して疾病予防の指導、母性又は乳幼児の保健衛生指導、傷病者の療養補導その他日常生活上必要なる保健衛生指導の業務を為す者（以下保健婦と称す）は年齢18年以上の女子にして（中略）地方長官の免許を受けたる者に限る」とされ、保健婦の位置づけが明確になった[7]。

また、1942（昭和17）年には国民医療法が制定され、保健婦は医療関係者として法的に規定されることになった。

2 戦後のGHQの指導と地域看護政策

第二次世界大戦後の食料難と栄養失調、インフレーションの進行、復員傷病兵や海外引き揚げ者の増加は発疹チフス、痘瘡、コレラなどの大流行を引き起こし、健康状態、社会情勢とも非常に厳しい状況であった。

1 保健所法の改正（1947（昭和22）年）

1946（昭和21）年、GHQは国民の疾病罹患と伝染病対策状況の把握、保健衛生行政機構の改革、保健所機構の拡充強化など日本の公衆衛生を強力に指導し、1947（昭和22）年、保健所法は全面的に改正された。新しい保健所法では、健康相談や保健指導のほか、医事、薬事、食品衛生、環境衛生など多岐にわたる行政機能をもち、地域における公衆衛生の向上および増進を図る第一線機関とされた。保健所法には「保健婦に関する事項」として保健婦の事業が明記された。保健所は憲法第25条の公衆衛生の向上および増進を図るための公衆衛生専門技術機関としての活動を新たに始めた。

2 保健婦助産婦看護婦法の制定（1948（昭和23）年）

1948（昭和23）年に保健婦助産婦看護婦法が制定され、保健婦は、「厚生大臣の免許を受けて、保健婦の名称を用いて、保健指導に従事することを業とする女子をいう」と定義された。保健婦の位置づけが明確になり、公衆衛生の向上のための中心的役割を果たす職種となった。同時期、厚生省に看護課の設置、都道府県に看護課または係を設置することが指示され、地方自治体のなかで看護に関する事務の所轄が明らかになった。

GHQのオルト（Alt, G.E.）看護課長は保健婦の業務調査などの結果「べからず事項」を示し、保健婦が本来の公衆衛生看護活動に専念するよう手だてがなされた（表3）。

表3　べからず事項

ひとつ	保健婦は、お茶くみをするベカラズ
ひとつ	保健婦は、掃除をするベカラズ
ひとつ	保健婦は、レントゲンを扱うベカラズ

名原壽子：保健師60年のあゆみ．保助看法の変遷と看護行政のトピックス

3 開拓保健婦（1947（昭和22）年～1969（昭和44）年）

戦後の重要な課題である食料難、戦地からの引き揚げ者、戦災者等の失業対策として、緊急開拓事業が国策として実施され、開拓入植者の生活環境、保健衛生の担い手として、1947（昭和22）年、農林省の管轄で開拓保

健婦制度が誕生した。開拓保健婦の活動は、未開の原野という厳しい環境のなかでの農具や開拓仕事による手足の負傷等の応急手当、栄養補給が難しいなかでの食生活改善活動、過労による疾病防止など多岐にわたっていた。足で歩き住民のところに出向くという保健婦の原点の活動であり、保健師の歴史において重要な活動と位置づけられている。開拓保健婦は1969（昭和44）年、保健所保健婦に移管された。

4 駐在保健婦（1948（昭和23）年～1997（平成9）年）

駐在保健婦制度は戦前から実施されていた。しかし、戦後の駐在制度にはGHQの衛生看護担当者として派遣されていたJ．ワーターワースの指導があった。駐在制度の理念は「保健所は管内住民に対し、平等に保健サービスを提供すべきであり、保健所への距離により保健サービスに格差があってはならない」ということであり、保健所保健婦を管内市町村に駐在させるという駐在保健婦制度が開始された。戦前から駐在制度を行っていた高知県の上村聖恵は「保健婦は、保健所にとどまって住民を待つべきではない。保健婦自身が住民のなかに入っていくべきであり、僻地に重点をおいて派遣していく方針をとるべき」とし、高知県においても1948（昭和23）年から全県市町村地区駐在制の実施にあわせ、全市町村に駐在保健婦を配置した。駐在所では保健所保健婦が市町村保健婦とともに担当地区内の健康問題に統合的に対応し、保健婦が地域住民のなかに浸透していく活動となった[8)、9)]。

1997（平成9）年、高知県と沖縄県で50年近く継続されてきた駐在保健婦制度は廃止された。

5 国保保健婦（1938（昭和13）年～1978（昭和53）年）

国民の体位の向上を目指す国策の要請により1938（昭和13）年に公布された国民健康保険法により、国保保健婦が誕生した。1958（昭和33）年、国民健康保険法が改正され、市町村の義務として国民健康保険事業が位置づけられ、同時に市町村合併が進み、市町村保健婦の活動が活発になってきた。国保保健婦による被保険者への健康維持・増進活動が積極的に行われた。1978（昭和53）年、「市町村における健康づくり実施体制の整備について」という通知が出され、このなかで市町村は、「住民に対する保健指導をするための保健婦を配置すること」「従来の国保保健婦は市町村保健婦として配置すること」が明記され、国保保健婦は市町村保健婦に一元化された。

6 保健所保健婦と国保保健婦、市町村保健婦の活動体制

保健所は公衆衛生行政を担い、市町村は市町村の衛生行政と国保の保健施設活動を行うという、それぞれ異なった目的をもつが、住民の健康を守るという点では共通していることから、保健所と市町村が共同して地域の問題解決に当たることが必要である。1960（昭和35）年、保険局長、公衆衛生局長2局長による「国民健康保険の保健施設と公衆衛生行政との関係について」と、保険局国民健康保険課長、医療課長、公衆衛生局保健所課長、医務局医事課長4課長による「国民健康保険の保健施設について」という2局長通知と4課長通知が出された。これらの通知の概要は、①市町村自治の尊重と自主性の尊重、②保健婦の担当人口を3500人とした、③保健活動の優先順位を示した、④都道府県担当課（国保）に指導保健婦の配置、⑤市町村における予防接種等公衆衛生事務と国保保健施設との関係

を明らかにした、⑥国保保健施設と保健所との協力と共同保健計画の策定、⑦国保保健婦の質の向上となっている。この通知について名原は「市町村独自のそれぞれの状況にあった問題把握という視点がはっきり出され、国保の診療報酬明細書による医療統計を活動の基礎資料にして地域のニーズにマッチした活動が進められるようになった。2局長4課長通知により『地域のニーズ』『地区診断』という概念が研修会を通じて普及していった」と評価している[9]。

その後、1978（昭和53）年の「市町村における保健婦活動について」という公衆衛生局保健課長通知が出され2局長4課長通知は廃止となるが、この通知では保健婦の指導体制は衛生部門で1本化され、さらに市町村に対して保健婦活動の充実強化のために具体的に配慮すべき事項などを義務づけ、市町村保健婦の活動が拡大した（表4、図1）。

以上、昭和の時代までの保健婦活動について概観した。平成から現在までの保健師たちの活躍については、各章に委ねる。

表4 「市町村における保健婦活動について」（昭和53年衛発第382号公衆衛生局地域保健課長通知）における市町村における保健婦活動

1	保健婦活動の計画作成及び活動の評価を行う
2	衛生教育、家庭訪問、健康相談等に重点をおく
3	市町村保健センター等を活用し、地域活動に重点をおく
4	保健婦活動の計画作成及び実施には保健所長の技術的指導を受けて行う
5	保健所の医師、保健婦、栄養士等との連携を図る
6	福祉事務所、病院、診療所、学校、事業所等との連携を図る
7	諸種の団体、地区組織の協力を得る

図1 就業場所別保健婦数と制度

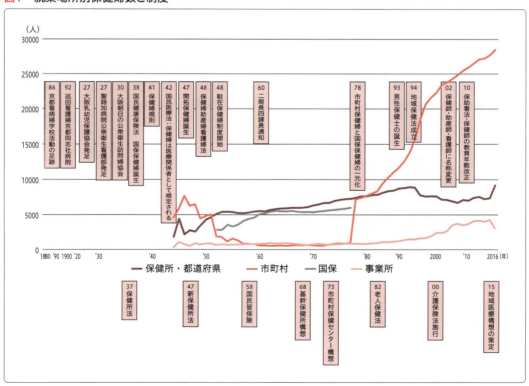

4 歴史からみる健康課題別の活動

　1948（昭和23）年の乳児死亡率は61.7（出生千対）、結核の死亡率は179.9（人口十万対）と、国民の健康状態は極度に低下していた。当時の保健所のモデルとされていた東京都中央保健所の保健婦の訪問種別では図2のように結核、母子が主な活動の対象となっていた[10]。ここでは主に戦後から昭和時代までの結核、母子保健、成人保健、老人保健、精神保健における保健婦の活動を概観する。平成から現在までは各章に委ねる。

1 結核

　戦前から保健婦活動の重点は結核予防であった。大気、安静、栄養の3原則以外に何ら新しい治療がなかった時代の結核予防活動は、①健診の実施、②衛生教育、③家庭訪問活動、④地域の組織づくりであった。家庭訪問では療養施設に入所できない在宅の人々に対し、①喀痰の始末、②窓開け、③家族の感染防止、④栄養指導などが実施されていた。

　戦後、化学療法が発見され、治癒への希望の光を目指しながら、在宅療養者への家庭訪問による不安定な生活を調整しながら看護技術を駆使した活動を行っていた。保健所では担当地区内の結核患者の登録整理、療養者への訪問前後の医師連絡やその他からの情報把握、台帳管理などが行われていた。そのなかで保健師は訪問記録の検討、訪問内容の質的分析、市町村保健婦との連携などを行いながら、結果対策への専門性を高めていた。たとえば下記の座談会の発言のように結核自宅療養者との関係づくりでは保健婦の看護技術を用いることが大事であることが示されている。

> ○保健師の指導をどう受け取るか
> …保健婦が看護技術を用いるととても喜ばれるのです。例えば寝たきりの患者に全身清拭をしてあげるとか、何年も寝たままで頭も洗えない患者に洗ってあげる、それを家族の人にも教えながらしてあげます。そういうふうに患者さんに快感を与える看護は非常に歓迎されます。しかし手洗いや食器の消毒、エプロンをして欲しいなどの指導はよろこばれない…
>
> 阿部政子他：（座談会）在宅結核患者と保健婦．保健婦雑誌，10（4），16-34，1955．

2 母子保健

　母子に関する行政施策は、1916（大正5）年に設置された保健衛生調査会が、1918（大正7）年に当時高率であった乳児死亡（出生千対188.6）の実態調査を行った頃から始まる。実態調査を通して、乳児死亡率を高めるのはその地域や家庭環境の悪さにあることも明らかにされ、昭和初期から高率な乳児死亡を減らす活動が大阪乳幼児保護協会、聖路加国際病院訪問看護部、朝日公衆衛生訪問婦協

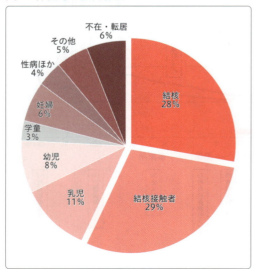

図2　保健婦の訪問種別

会などで行われていた。

　戦後も高率な乳児死亡、妊産婦死亡を減少させることが、わが国の重要な課題であった。1946（昭和21）年以降の空前の**ベビーブーム**（1947（昭和22）年の出生率は34.2）のなかで、多子、貧困、苛酷労働、栄養不足、劣悪な育児環境の悪循環による肺炎、下痢等の感染症による乳児死亡を減少させるために母子保健に力を入れた活動が行われた（1947（昭和22）年の乳児死亡率は76.7）。活動を行っていくにあたって、乳児や妊婦の住所等の把握も十分できていなかったため、保健師は地域ごとの出生名簿の作成からはじめたことが記されている。栄養不足や感染症予防の育児指導のためには必要な知識を伝えることが大事であり、育児衛生、育児知識の普及を目的として1949（昭和24）年から「赤ちゃんコンクール」（1歳児のうち都道府県・保健所ごとの健診・審査で男女各1名を選び、全国一、都道府県一を表彰する）が全国衛生行政組織により実施された。

　1950年代から60年代にかけて森永ヒ素ミルク事件の発生、1961（昭和36）年のポリオ流行、サリドマイド事件（サリドマイドという鎮痛・催眠剤を妊娠初期に服用することにより胎児の手/足/耳/内臓などに奇形が生じた）、公害による子どもの健康障害などが生じていた。これらに対しても早期発見と予防において保健師は親とともに行動し、乳児死亡減少とともに新たな母子の保健の健康課題に対応した。このような精力的な活動により乳児死亡率は徐々に低下したが、妊産婦死亡率はまだ高率であり、子どもと母性の健康を守ることを理念とした母子保健法が1965（昭和40）年に成立した。

　さらに心身障がい児や先天異常児の早期発見、早期治療、早期療育を進めていくための健康診査、保健指導に力を注ぎ、母子保健管理システムや乳幼児の健診システム構築の取り組みなどが各地で行われ、保健師はその推進役を担っていた。乳幼児健診の発達のスクリーニング項目の検討、未熟児や心身障がい児への対応、健診未受診児の実態調査、その後のフォローなどと活発に活動した。障がい児については地域で親の会の育成や、障がいをもつ子どもたちの療育施設の立ち上げ、保健、福祉、教育機関などと連携を行った。母子保健活動は、ライフステージの最初の段階であり、次のライフステージの健康につなぐ根幹となる活動であった（図3）。

3 成人保健

　戦前から死因の第1位だった結核が1950年代から脳血管疾患に、1980（昭和55）年には悪性新生物になり、疾病構造が大きく変化した。現在のわが国の重要課題である**生活習慣病**が成人病と呼ばれていた時代から保健婦は在宅で脳血管疾患等により長期臥床を余儀なくされている住民への看護や、それを予防するための健康相談、健康教育などの成人病対策を行っていた（図4）。

　保健師の成人病対策としては、実態把握、意識啓発、家庭訪問指導・機能訓練事業、健康診査などがあげられる。成人病予防の健診は、1950年代に血圧測定、検尿などから始まり、60年代に胃がん検診、子宮がん検診などに拡がり、保健師は健康診査の必要性・重要性などを健康教育などで伝え、受診率アップに取り組んでいる。久常は、保健婦にとっての健診業務の結果の伝え方について「（住民が）自分の身体の状態がみえてくるような、つまり今の身体の状態をつかむことができ、今後の身体の変化を予測することができるような学習過程をもつ伝え方が是非とも必要である」と述べ[11]、笠置は、健診結果が住民のものとなるような具体的な結果説明会を示している（表5）。

図3 母子保健指標の推移と制度

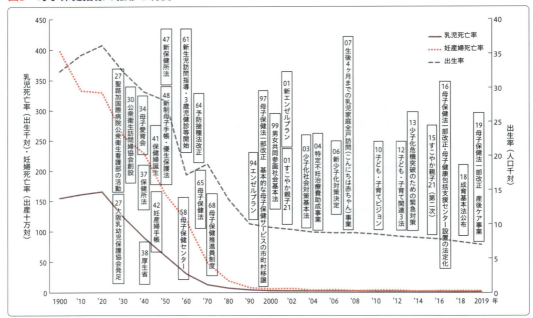

図4 成人保健指標(死亡率)の推移と制度

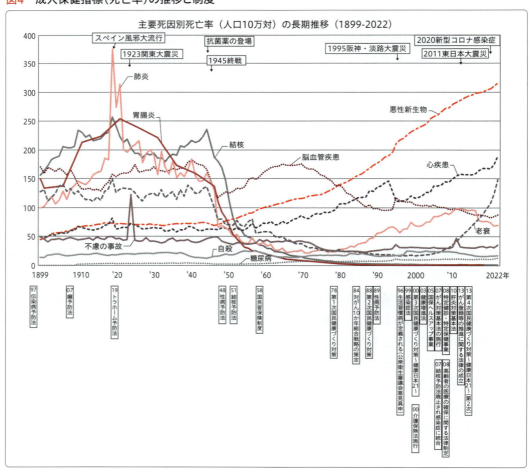

表5　住民への健診結果の伝え方例

テーマ『検査結果がわかる』
内容
① 日程説明
② 検査項目の説明
③ ケース紹介、改善例や悪化例を経年的に追ってみました
④ 精密検査の推移表に異常値を示したものに赤鉛筆で○や△をつけていきます
⑤ 総合判定のまとめ説明
⑥ グループワーク「つけてみてどうだったか」「なぜこうなったか」
⑦ 全体会：グループワークごとに出された意見の疑問点の発表を行い、保健師が整理して板書。保健婦長が問題点、疑問点に答えたり、参加者との意見の交流
⑧ 個別指導、必要な人及び希望者に個人指導を行う

笠置英子：健診結果からの取り組み．ふみしめて五十年，132，1993．

　また、伊藤は高血圧者の生活様式、食生活等の実態を把握し、夜間の巡回指導や家庭訪問などで減塩指導を行ったり、保健協力員や食生活改善員の協力を得て、「減塩」の知識と行動が住民に浸透する活動を行っていた[12]。

4 高齢者保健

　1958（昭和33）年の国民健康保険法の制度のもとで国保保健婦が活発に活動していくなかで、寝たきり高齢者への対応が進められてきた。この以前から在宅寝たきり高齢者の問題は長期臥床の事例としてあげられていた[13]。

事例

脳卒中後遺症の76歳、男性
　夫婦共稼ぎの孫に看護されている。そのため男性は昼間は自宅にひとりで残され、握り飯のみを食べている。部屋には便器が4～5個散在し、男性はやっと這いながら用便をする。掃除・入浴は数年間行われていない状況で、洗面も1か月1回ぐらいである。しかし、患者は入院したくない、死ぬときは自分の家で死にたいといっている[13]。

　この当時の寝たきり高齢者の実態として、「カビの生えた布団やゴザに糞尿にまみれながら身を小さくして寝付いている高齢者」「おらいつ死ぬんだべかと手を合わせる孤独な高齢者の姿」などが記されている。山地は国保保健婦として「寝込んでいる人の調べ」という調査票から寝たきりの人の実態を把握し、医療機関の協力を得て半身麻痺から起きて歩ける、寝たきりのリウマチ患者が歩けたなどの活動を展開している。1963（昭和38）年に老人福祉法として老人健康診査の開始、1965（昭和40）年には在宅寝たきり老人に対する健康診査の制度がスタート、1973（昭和48）年は70歳以上の老人医療費支給制度などが実施された。1982（昭和57）年に老人保健法が成立した。内容は、①健康手帳の交付、②健康教育、③健康相談、④健康診断、⑤機能訓練、⑥訪問指導、⑦医療、となり、①～⑥の保健事業は、40歳以上を対象に市町村において実施された。その後、老人訪問看護制度が成立し、訪問看護ステーションが登場してきた（図5）。

5 精神保健

　1950（昭和25）年の精神衛生法制定により精神衛生が公衆衛生行政のなかに組み込まれ、保健所を中心とした精神衛生活動が始まる。その後、ライシャワー事件（米国駐日大使ライシャワーが、19歳の精神科治療歴のある日本人青年に右大腿部を刺され重傷を負った）がきっかけとなり1965（昭和40）年精神衛生法が改正され、在宅精神障がい者の訪問指導・相談事業の実施、精神衛生センターの設置、通院医療費公費負担制度、職親制度などが盛り込まれた。

　保健師の活動において、精神疾患は結核と同様に偏見と差別の問題をもっている。向精神薬が一般的に使用されていなかった時代に

図5 高齢者保健指標の推移と制度

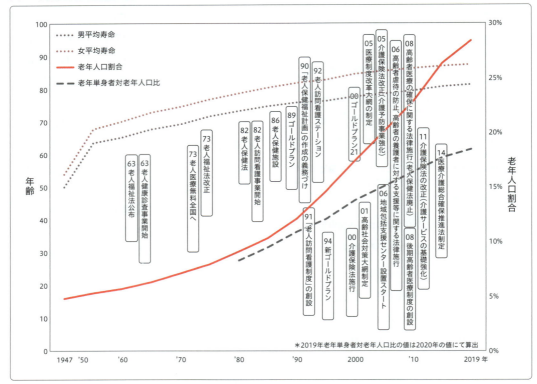

おいて、精神疾患による妄想や幻聴による行動を「危険な人」という見方があった。精神疾患をもつ人への理解を深める事例として、上村は以下を示している[13]。

> **事例**
>
> 保健婦が精神病院の臨床実習をした。
> 1日目、80歳の患者に食事を与えた。患者は表情一つ変えないで口を開けるだけである。保健婦は、生きたしかばねのような患者に、せめてもの心遣いとして、今度はご飯ですよ、今度はおかずですよ、お魚がはいっていますよ、次はお茶ですよとことばを添えて食事をすすめた。患者は自分の意思を表さず機械的に口を開けるのみであった。
> 2日目もそのケースに「おばあさんは若いときは美人だったでしょうね。今もきれいですもの」と話しかけながら食事を与えていた。そこへ病室の受け持ち看護師がきて「Hさんその患者さんはおじいさんですよ」と言われ驚き、思わず「あら、おじいさんでしたの、ごめんなさい」と言いながら思わず大きな声で笑った。そのとき無表情であったそのケースも一緒になって笑い、食事に対し、次は何を、次は何をと患者の方から要求するようになった[13]。

精神保健活動は個別の訪問だけでは完結できない。地域における家族会、仕事に行くための職親制度などに取り組み、作業所や共同住居づくりなどが行われ、地域で精神障がいをもつ人々とともに生きる社会をつくる活動に発展してきている。

5 歴史を踏まえたこれからの公衆衛生看護活動
―健康格差の縮小に向けて

1 公衆衛生看護活動における健康格差とは

　国民の健康の増進の総合的な推進を図るための「21世紀における第二次国民健康づくり運動（健康日本21（第二次））」に続く健康日本21（第三次）においても、基本的な方向として**健康寿命**の延伸と**健康格差**の縮小が示されている。健康格差の縮小の背景には、高齢者社会の進展、生活習慣病の拡大などにより地域や社会経済状況の違いによる集団間の健康状態の差である健康格差が生じている状況がある。

　日本学術会議の報告書[14]において、わが国の健康の社会的格差について3つの点から懸念を示している（図6）。

① 低所得者層において健康問題が集積するとともに、最低限の保健医療福祉サービスが受けられなくなってくる。

② 社会階層全体を通して階層による健康問題の格差が生じており、その格差が拡大している。

③ 社会的に不利な立場にある人々（失業者、ホームレス、外国人労働者など）において健康問題が集積するとともに、こうした層に保健医療福祉サービスを十分に提供できていない。

2 社会的決定要因を理解する

　保健師の歴史のなかで結核、母子、成人、老人、精神等の活動を振り返ると、保健師は常に、貧困、職業、学歴などによる社会的経済的要因と関連する疾病と健康状態の悪化予防に対応してきた。つまり、地域の人々の健康状態と社会的格差が密に関連していることに気づき活動していた。

　社会的にさまざまな困難を抱えた人々は、社会との接点が少なくなり、そのために生じる健康状態の悪化、社会からの孤立を予防することが必要である。保健師は社会格差、健康格差に直面しながら活動を展開できる職種であり、それを実践している。憲法第25条に基づき公衆衛生を基盤として展開する地域看

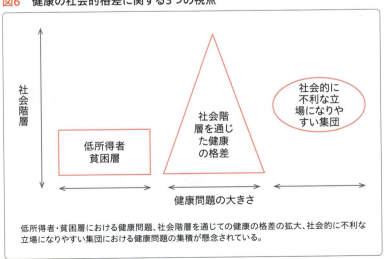

図6　健康の社会的格差に関する3つの視点

低所得者・貧困層における健康問題、社会階層を通じての健康の格差の拡大、社会的に不利な立場になりやすい集団における健康問題の集積が懸念されている。

日本学術会議：わが国の健康の社会的格差の現状理解とその改善に向けて，2011．

護活動において、この社会的格差という課題と向き合うことは必須である。人々が孤立せず、地域で安心して生活できる地域づくりが重要である。

> …健康が心がけ次第で得られるというのは間違い。栄養学を知っていればよい栄養がとれるかといえば、人々は誰も栄養学を検討して食べるのではなく、財布の中身を相談して決める。上等な食事は重い財布によってしか得られない[15]。

そのような活動の基盤となるのはWHOが示している「健康格差」を生じる原因、健康を左右する社会的な決定要因である**健康の社会的決定要因（Social Determinants of Health：SDH）**の理解である（表6、図7）。

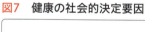 社会的決定要因に働きかける

公衆衛生を基盤にした地域看護活動は、これまでも健康の社会的決定要因に着目した活動を展開してきた。歴史を振り返り、今後も

表6　健康の社会的決定要因

1. 社会格差：社会階層のどこに属するかで平均余命や病気のかかりやすさが変わってくる。
2. ストレス：長期的ストレスは、心血管系や免疫機構に影響して身体的健康に影響する。
3. 幼少期：母体にストレスのある胎児環境から乳幼児期の発育不良・愛情不足は生涯影響する。
4. 社会的排除：貧困による物質的欠乏があり差別されて社会的に排除されると命を縮める。
5. 労働：仕事上の裁量の自由と決定権、努力に見合う報酬の有無は健康状態を左右する。
6. 失業：失業者とその家族は、心理的影響と経済的問題から病気になりやすい。
7. 社会的支援：「社会的つながり」や良好な人間関係を欠く孤立は健康状態を悪化させる。
8. 薬物依存：アルコール・薬物・たばこなどの依存は社会的喪失と関連があり対策が必要である。
9. 食品：社会的経済状況が食事の質を左右し、肥満や糖尿病・心血管疾患は貧困層に多い。
10. 交通：徒歩や自転車の利用、公共交通機関の拡張は交通事故や大気汚染の減少につながる。

それは重要な内容であり、これを継続していくことが求められている。久常は保健婦の歴史の活動から公衆衛生看護活動の特徴として以下のことを指摘している[16]。

> （保健婦は）健康障害、あるいは健康障害を抱えた人を対象とするだけでなく、健

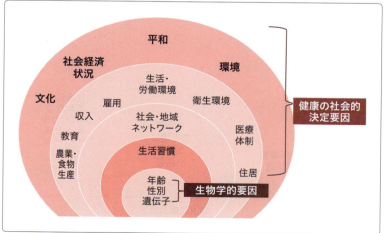

図7　健康の社会的決定要因

武田裕子編：格差時代の医療と社会的処方，日本看護協会出版会，12，2021．（Dahlgren, G. and Whitehead, M.:Policies and strategies to promote social equity in health. Background document to WHO- Strategy paper for Europe, 11, September 1991.より一部改変：健康に影響する社会構造に「平和」を追加）

> 康障害を生み抱いている条件、それを乗り越え、解決していこうとするときに障害となる条件、例えば地域の人や行政のなかにある偏見など、そして個別的に解決するだけでなく、行政として取り組むような働きかけを意識的に行っている。乳児の健康問題の取り組みにしても、栄養指導だけでなく、山羊を飼ったり、ニワトリを飼ったりすることをすすめている。子どもの事故が農繁期に多いと、季節保育所などを農繁期につくることを進めている。生活基盤を強化していく発想を持ちながら、健康問題に取り組んでいる[16]。

これはまさに健康の社会的決定要因に着目した活動であり、さらにその社会的決定要因にも働きかけようとする取り組みである。地域看護活動は、社会的決定要因を理解するだけでなく、それに働きかけることができるさまざまな技術や方略をもっている。

社会疫学の考え方として、カワチは「病気になった人を治療する医師の様子を川の「下流」にたとえ、病気の根本的な原因として「上流」で何が起こっているのか探り、上流での活動でみんなが健康でいられる社会をつくること」と述べている[17]。保健師による地域看護活動では、下流でさまざまな問題へ対応すると同時に、健康な社会をめざす地域づくりの活動を行っている。まさに社会的決定要因に働きかける活動そのものである（図8）。

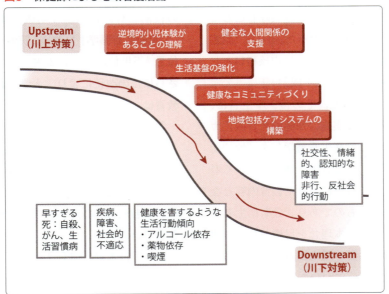

図8　保健師による地域看護活動

6　公衆衛生看護学教育と制度の変遷と展望

　1941（昭和16）年に**保健婦規則**が制定され、「私立保健婦学校保健婦講習所指定規則」もあわせて公布された。これにより初めて保健師の養成規則が統一され、カリキュラムが定められた（図9）。

　　第1種：高等女学校卒、またこれと同等以上の学力を有する者。修業年限2年以上。
　　第2種：看護婦の資格を有する者。修業年限6か月以上。
　　第3種：産婆の資格を有する者。修業年限1年以上。

　1941（昭和16）年当初のカリキュラムは公衆衛生学系の急性・慢性伝染病、寄生虫病予防や基礎医学が中心であり、1944（昭和19）年頃より保健婦業務、保健指導が取り上げられるようになり、これが1951（昭和26）年「公衆衛生看護の原理および実際」として保健婦固有の授業科目となった。1971（昭和46）年に「公衆衛生看護論」は中核科目として位置づけられ、1990（平成2）年に「公衆衛生看護学」となった。その後、厚生省は、1997（平成9）年に実施の保健婦教育改正カリキュラムで「公衆衛生看護学」を「地域看護学」と変更した。これは、地域における看護活動全体を広く視野に入れた教育内容となることを意図したものであり、公衆衛生看護および地域看護の基本理念を目標として、地域における看護活動の基本知識、技術、および予防と行政的対応について学ぶべき内容が示された。さらに2003（平成15）年から医療制度改革の一環として厚生労働省より「医療提供体制の改革ビジョン」が出され、医療人材の確保と資質の向上を目指して看護教育カリキュラムの内容の充実等に向けた議論が進められた。これを踏まえ、2008（平成20）年に保健師助産師看護師学校養成所指定規則が改正され、地域看護学実習の充実が図られた。

　一方で、地域の健康問題の複雑化・多様化、災害や新興感染症などの健康危機管理の強化の必要性が高まるなかで、保健師の養成の多くが大学教育に移行し、地域看護の実践現場と教育内容の乖離が問題となり、その改善が必要となってきた。そのため、2010（平成22）年から施行された保健師助産師看護師法において、保健師の基礎教育における修業年限が「6か月以上」から「1年以上」に延長された。これを受けて、保健師の学校または養成所における学生または生徒の実践能力の強化に向けての教育内容の充実を図るため、2011（平成23）年に再び保健師助産師看護師学校養成所指定規則が改正された。この改正では、「地域看護学」という名称を、保健師の役割と専門性をより明確化する観点から「公衆衛生看護学」に改め、実習を含めた総単位数も5単位増加し、28単位以上とされた。さらにこの改正により、大学における保健師教育は、

・看護師と保健師両方の教育
・希望者のみの保健師教育
・大学院での高度な保健師教育

が実施されるようになった。2023（令和5）年5月現在、22の大学院で保健師教育が実施されている。

　また、日本看護協会は高度化・専門分化が進む医療現場における看護ケアの広がりと看護の質の向上を目的に専門看護師、認定看護師、認定看護管理者の資格認定制度を発足させ、1996（平成8）年にわが国初の専門看護師6人が誕生した。地域看護では2023（令和5）年12月現在32人の専門看護師が登録され、全国で活躍している。

　また2020（令和2）年10月「保健師助産師

看護師学校養成所指定規則の一部を改正する省令の公布について」が発出された。このなかでは看護師課程における「在宅看護論」が「地域・在宅看護論」に改正され、専門分野の基礎看護学の次に位置づけられた。さらに保健師課程では「公衆衛生看護学」が16単位から18単位に、「保健医療福祉行政論」が3単位から4単位に増え、総単位数は現行の28単位から31単位以上となり、「看護師等養成所の運営に関する指導ガイドライン」の「保健師に求められる実践能力と卒業時の到達目標と到達度」（別表11）のレベルが引きあげられた。

公衆衛生看護活動は1997（平成9）年からの地域保健法一部改正の全面施行によって保健所および市町村保健師の活動内容は大きく変わってきており、母子保健、老人保健、精神保健、感染症、がん対策、難病対策、生活習慣病対策などに関するさまざまな法律が制定され、行政、産業、学校で働く保健師の活動に大きく影響を及ぼしている。保健師活動はそれぞれの時代背景のなかで法的根拠のもとで推進されていくが、常に地域で生活する人々の目線に立ち、潜在的な健康問題の解決・改善に向けた活動が展開できるよう資質の向上、研鑽が大切である。

図9 保健師教育課程の授業科目から見たカリキュラムの変遷

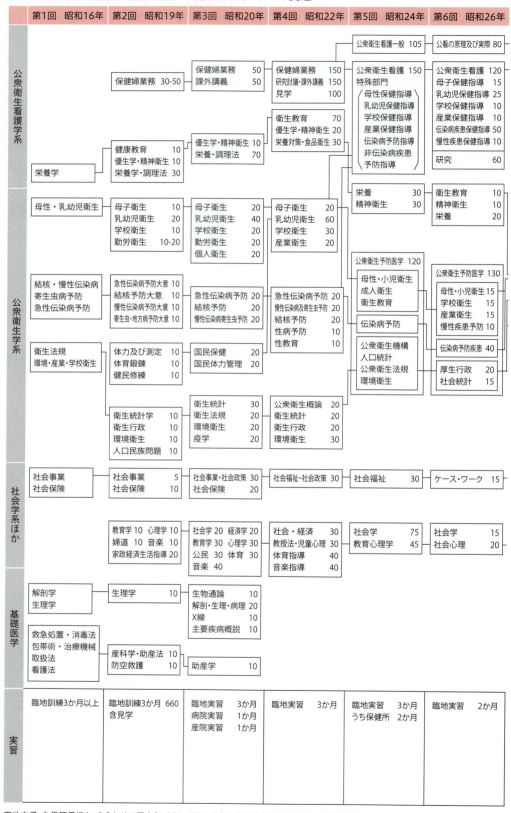

宮地文子,久常節子ほか:ふみしめて五十年,374—375,日本公衆衛生協会,1993.に一部修正追加

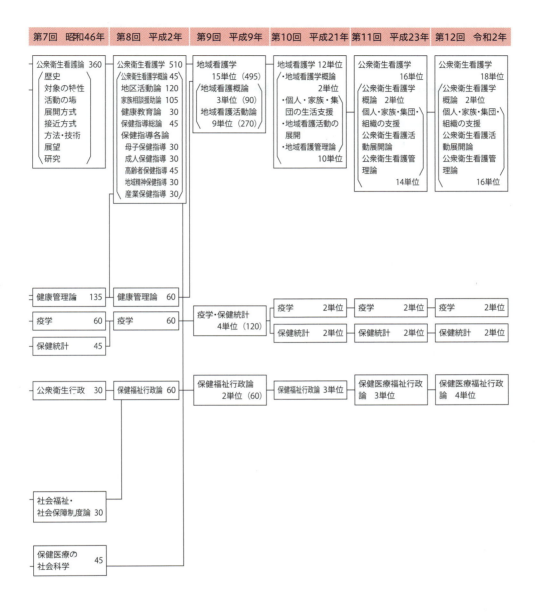

引用文献

1) 中村美鈴・江川幸二監訳:高度実践看護統合的アプローチ,2015.
2) べっしょちえこ:生れしながらの わが国保健事業の母 保良せき伝,日本看護協会出版会,1980.
3) 徳川早知子:京都看病婦学校における訪問看護活動.Human Welfare, 7(1), 71-83, 2015.
4) 岡山寧子:同志社大学・京都看病婦学校ではじめられた看護教育.京都府立医大誌, 119(2), 89-98, 2010.
5) 樋上惠美子:近代大阪の乳児死亡と社会事業,大阪大学出版会, 178-183, 2016.
6) 今野勝子:東北更新会の活動から始まる.保健婦雑誌, 30(7), 1-6, 1974.
7) 湯沢布矢子:保健婦活動の課題.Bull. Inst. Public Health, 43(2), 141-146, 1994.
8) 木村哲也:駐在保健師の時代,医学書院,2012.
9) 名原壽子:駐在制の今昔.厚生省健康政策局計画課監修:ふみしめて五十年, 302-305, 1993.
10) 小栗史朗・木下安子・内堀千代子:保健婦の歩みと公衆衛生の歴史,医学書院, 112, 1984.
11) 久常節子:健診結果からの出発,勁草書房,1988.
12) 伊藤キエ子:健診と減塩.厚生省健康政策局計画課監修:ふみしめて五十年, 124-125, 1993.
13) 上村聖恵:公衆衛生看護の原理と実際,珠真書房, 241, 1979.
14) 日本学術会議:わが国の健康の社会的格差の現状理解とその改善に向けて,2011.
15) 西本多美江:ほんとに保健婦,日本看護協会出版会, 13-14, 1983.
16) 厚生省健康政策局計画課監修:ふみしめて五十年, 447, 1993.
17) イチロー・カワチ:命の格差は止められるか,小学館新書, 21, 2018.

第1部　公衆衛生看護学概論

第3章 公衆衛生看護の基盤と対象

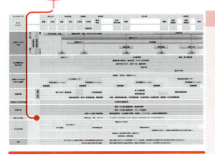

チェックポイント
- 公衆衛生看護に関連する法律を理解する。
- プライマリヘルスケアなど、公衆衛生看護の基盤となる考え方を学ぶ。
- 公衆衛生看護における対象について学ぶ。

1 公衆衛生看護の基盤となる考え方

1 公衆衛生看護の法的基盤

　公衆衛生看護活動の法的な基盤は、**日本国憲法**にある（p.5参照）。国や地方公共団体（都道府県、市区町村）による公の活動は、すべて日本国憲法に基づき実施されている。ここでは、日本国憲法以外の公衆衛生看護の法的基盤となる主要な法律について、その概要を述べる。

　公衆衛生看護活動にかかわる主要な法律として、まず、地域保健の基本法となる**地域保健法**があげられる。近年みられる少子高齢化や疾病構造の変化、住民ニーズの多様化といった社会背景をふまえ、地域保健対策の総合的な推進の確保と地域住民の健康の保持増進を目的として、1992（平成6）年に、それまでの保健所法が改正され、地域保健法となった。これに基づき策定された**「地域保健対策の推進に関する基本的な指針」**では、自助および共助の支援の推進や住民の多様なニーズに対応したきめ細やかなサービスの提供、地域の特性をいかした保健と福祉の健康なまちづくりといった、地域保健対策の推進に関する基本的な方向性等が示されている。

　これに加え、地域保健対策を推進する法律として、健康日本21の法的基盤であり、健康づくりや疾病予防に関する施策を展開するため、**健康増進法**が制定されている。

　また、健康課題別には、感染症の発生予防とまん延防止を目的とした感染症の予防及び感染症の患者に対する医療に関する法律（**感染症法**）、難病患者の医療等について定めた難病の患者に対する医療等に関する法律（**難病法**）、障害福祉サービス等を規定する障害者の日常生活及び社会生活を総合的に支援するための法律（**障害者総合支援法**）等の法律が整備されている。

　さらに、ライフステージ別に見ると、妊産婦や乳幼児の健康の保持増進を目的とした**母子保健法**、児童の健全育成と生活保障を目的とした**児童福祉法**、児童虐待の予防と早期発見を目的とした児童虐待の防止等に関する法律（**児童虐待防止法**）、学校における児童生徒および職員の健康の保持増進を図るための**学校保健安全法**、産業分野における労働者の安全と健康の確保を目的とした**労働安全衛生法**、40歳以上の者の医療・介護制度の基盤となっている高齢者の医療の確保に関する法律（**高**

061

齢者医療確保法）、介護保険法等が制定されている。加えて、2023（令和5）年には、こども施策を総合的に推進することを目的とした、こども基本法が施行されている。

これらが総合的に推進され、関係機関および関係職種の連携により、地域における住民の健康の保持増進に寄与できるよう、地域の特性に合わせた取り組みが行われる。

公衆衛生看護活動に関連する主要法規を図1に、その主な規定内容を表1に示す。

2 社会的公正の担保

1 社会的公正の定義と公衆衛生看護での位置づけ

❶ 社会的公正の定義

社会的公正（social justice）は、社会的正義とも呼ばれる。社会公正、社会正義といわれることもある。国外で主に発展し輸入された概念であることや、専門領域によってさまざまに定義されてきたことから、コンセンサスの得られた定義を示すことが難しい。ここでは、辞書での定義に加え、看護領域における定義を紹介する。

まず、辞書（『大辞林』電子版）によると、「正義」とは、正しい同義、人が従うべき正しい道理。他者や人々の権利を尊重することで、各人に権利義務・報奨・制裁などを正当に割り当てることとある。また「公正」は偏りなく平等であること、公平で正しいことを指す。これらのことから、社会的公正とは、社会における正しい道理であること、公平であることを意味するといえる。

看護では、「社会の利益と責務の公正な分配」を意味することが多い[1,2]。健康やwell-beingに影響を及ぼす個人所得や学歴等を、健康の社会的決定要因（Social Determinants of Health：SDH）というが、

図1　公衆衛生看護の法的基盤

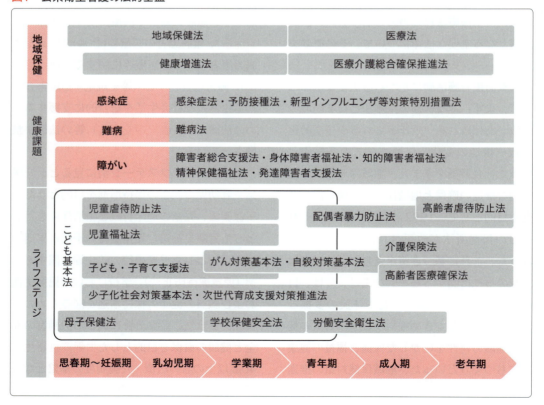

表1 公衆衛生看護に関連する法律と主な規定内容

分野	法律	主な規定内容
地域保健	地域保健法	**地域保健対策の推進に関する基本方針**の策定（第4条）、**保健所の設置**（第5条）、保健所の業務（第6～8条）、**市町村保健センター**（第18条）
	健康増進法	基本方針の策定（**健康日本21**）（第7条）、都道府県・市町村健康増進計画（第8条）、健康診査等指針の策定（第9条）、**国民健康・栄養調査の実施**（第10条）、**生活習慣病の発生状況の把握**（第16条）、食事摂取基準（第16条の2）、市町村・都道府県による**健康増進事業の実施**（第17～19条の4）、**受動喫煙の防止**（第25～42条）
医療分野	医療法	医療安全支援センター（第6条の13）、病院・診療所・助産所の開設（第7～8条）、**医療監視**（第25条）、医療提供体制の確保を図るための基本方針の策定（第30条の3）、**医療計画**（第30条の4～12）
	医療介護総合確保推進法	地域における効率的かつ質の高い**医療提供体制**と**地域包括ケアシステム**の構築を通じた総合確保方針（地域における医療及び介護を総合的に確保するための基本的な方針）の策定（第3条）、都道府県計画（第4条）、市町村計画（第5条）
健康課題別		
感染症保健	感染症法	医師の感染症発生**届出義務**（第12条）、感染症発生状況・動向の把握（第14条）、**感染症発生状況・動向・原因の調査**（第15条）、健康診断の受診勧告（第17条）、就業制限（第18条）、入院勧告（第19～20条）、感染症の診査に関する協議会（第24条）、**医療費の公費負担**（第37条）
	予防接種法	予防接種を行う疾病（第2条）、市町村長が行う**予防接種**（第5条）、臨時予防接種（第6条）、**予防接種による健康被害の救済措置**（第15～22条）
	新型インフルエンザ等対策特別措置法	新型インフルエンザ等の**発生報告**（第14条）、**緊急事態宣言**（第32条）、医療提供体制の確保（第47～49条）
難病保健	難病法	**特定医療費**（第5～13条）、療養生活環境整備事業（第28条）、**難病相談支援センター**（第29条）、難病対策地域協議会（第32・33条）
障がい保健	障害者総合支援法	**自立支援給付（介護給付・訓練等給付・自立支援医療）**（第6～76条の3）、**地域生活支援事業**（第77～78条）、**障害福祉計画**（第88～89条の2の2）、（自立支援）協議会（第89条の3）
	身体障害者福祉法	市町村福祉事務所の業務（第9条の2）、身体障害者更生相談所（第11条）、**身体障害者手帳**（第15条）、身体障害者福祉センター（第31条）
	知的障害者福祉法	市町村福祉事務所の業務（第10条）、知的障害者更生相談所（第12条）
	精神保健福祉法	**精神保健福祉センター**（第6条）、精神保健指定医（第18条）、**入院形態・通報及び診察**（第20～34条）、**精神障害者保健福祉手帳**（第45条）、精神保健福祉相談員等による相談指導等（第47条）
	発達障害者支援法	児童の発達障害の早期発見・早期発達支援（第5・6条）、**発達障害者支援センター**（第14条）、**発達障害者支援地域協議会**（第19条の2）
ライフステージ別		
母子保健	母子保健法	**新生児の訪問指導**（第11条）、**幼児の健康診査**（第12条）、**妊産婦および乳幼児の健康診査**（第13条）、妊娠の届出（第15条）、母子健康手帳の交付（第16条）、妊産婦の訪問指導（第17条）、低体重児の届出（第18条）、未熟児の訪問指導（第20条）、**養育医療**（第20条）
	児童福祉法	児童福祉施設（第7条）、**児童相談所**（第12条）、児童委員（第16～18条の3）、**小児慢性特定疾病医療費**の支給（第19条の2～8）、結核児童療養給付（第20条）、障害児通所給付費等の支給（**児童発達支援・放課後等デイサービス**等）（第21条の5の2）、子育て支援事業（**乳児家庭全戸訪問事業・養育支援訪問事業・地域子育て支援拠点事業・一時預かり事業・病児保育事業**等）（第21条の8～18）、要保護児童の保護措置（**通告・要保護児童地域対策協議会**等）（第25条）、児童の一時保護（第33～33条の3）
	児童虐待防止法	**児童虐待の定義**（第2条）、児童虐待の早期発見・防止（第5条）、児童虐待に係る**通告**（第6条）、立入調査（第9条）、警察署長に対する援助要請（第10条）、保護者の面会等の制限（第12条）

第3章 公衆衛生看護の基盤と対象

063

分野	法律	主な規定内容
	こども基本法	こども施策に関する大綱（第9条）、**都道府県こども計画・市町村こども計画**（第10条）、こども施策に対するこども等の意見の反映（第11条）
	少子化社会対策基本法	雇用環境の整備（第10条）、保育サービス等の充実（第11条）、地域社会における**子育て支援体制の整備**（第12条）、**母子保健医療体制の充実**（第13条）、経済的負担の軽減（児童手当等）（第16条）
	次世代育成支援対策推進法	**市町村・都道府県行動計画**（第8・9条）、一般事業主行動計画（第12〜18条）、特定事業主行動計画（第19条）、**次世代育成支援対策推進センター**（第20条）、**次世代育成支援対策地域協議会**（第21条）
	子ども・子育て支援法	教育・保育給付認定（第19〜24条）、**地域子ども・子育て支援事業**（第59条）、仕事・子育て両立支援事業（第59条の2）、**子ども・子育て支援事業計画**（第60〜62条）
	配偶者暴力防止法	都道府県・市町村基本計画（第2条の3）、**配偶者暴力相談支援センター**（第3条）、女性自立支援施設における**保護**（第5条）、配偶者からの暴力の発見者による**通報**（第6条）
学校保健	学校保健安全法	**学校保健計画**の策定（第5条）、**就学時の健康診断**（第11・12条）、**定期健康診断**（第13・14条）、職員の健康診断（第15・16条）、**出席停止**（第19条）、臨時休業（第20条）
産業保健	労働安全衛生法	労働災害防止計画の策定（第6条）、**衛生管理者**（第12条）、**産業医**（第13条）、**作業環境管理・作業管理**（第65条）、**健康管理（特殊健康診断・ストレスチェック含む）**（第66条）
成人・高齢者保健	がん対策基本法	**がん対策推進基本計画**（第10〜12条）、**がんの予防・早期発見の推進**（第13・14条）、がん医療の均てん化の促進（第15〜18条）、がん患者の就労（第20条）、**がん対策推進協議会**（第24・25条）
	自殺対策基本法	自殺予防週間・自殺対策強化月間（第7条）、**自殺対策大綱**の策定（第12条）、都道府県・市町村自殺対策計画（第13条）、心の健康の保持に係る体制の整備（第17条）、医療提供体制の整備（第18条）、自殺発生回避のための体制の整備（第19条）、**自殺総合対策会議**（第23〜24条）
	高齢者医療確保法	医療費適正化計画の策定（第8・9条）、特定健康診査等実施計画（第19条）、**特定健康診査**（第20条）、**特定保健指導**（第24条）、後期高齢者医療制度（第47〜138条）
	介護保険法	**要介護認定**（第19・27〜36条）、**介護給付**（第40〜51条）、**予防給付**（第52〜61条）、介護支援専門員（第69条の2〜39）、**地域支援事業**（第115条の45）、**地域包括支援センター**（第115条の46）、**介護保険事業計画**（第116〜118条の2）、保険料（第129〜146条）
	高齢者虐待防止法	**高齢者虐待**の定義（第2条）、高齢者虐待の早期発見（第5条）、高齢者虐待に係る**通報**（第7・21条）、立入調査（第11条）、警察署長に対する援助要請（第12条）、面会制限（第13条）

先進国ではこの社会的決定要因が、人々の健康やwell-beingに影響を及ぼすことが問題視されたことを背景に、社会的公正の重要性が強調されるようになった。

❷ 社会的公正は公衆衛生看護活動の規範

公衆衛生看護学会が定めた定義に、「公衆衛生看護の活動目的を達成するために、社会的公正（social justice）を活動の規範におき、系統的な情報収集と分析により明確化若しくは予測した、個人や家族の健康課題とコミュニティの健康課題を連動させながら、対象の生活に視点をおいた支援を行う」[3]とある。社会的公正は、公衆衛生看護活動の規範とされているが、看護職の規範でもある。このことは倫理綱領で示されている。倫理綱領は、看護職がどのような義務をもち、どのような価値を重視しているかを示すものである。国際看護師協会[4]の倫理綱領では、「看護職は、資源配分および保健医療、社会的・経済的サービスへのアクセスにおいて、公平性と社会正義を擁護する」と述べられている。また、日

表2　看護職の倫理綱領

1	看護職は、人間の生命、人間としての尊厳及び権利を尊重する。
2	看護職は、対象となる人々に平等に看護を提供する。
3	看護職は、対象となる人々との間に信頼関係を築き、その信頼関係に基づいて看護を提供する。
4	看護職は、人々の権利を尊重し、人々が自らの意向や価値観にそった選択ができるよう支援する。
5	看護職は、対象となる人々の秘密を保持し、取得した個人情報は適正に取り扱う。
6	看護職は、対象となる人々に不利益や危害が生じているときは、人々を保護し安全を確保する。
7	看護職は、自己の責任と能力を的確に把握し、実施した看護について個人としての責任をもつ。
8	看護職は、常に、個人の責任として継続学習による能力の開発・維持・向上に努める。
9	看護職は、多職種で協働し、よりよい保健・医療・福祉を実現する。
10	看護職は、より質の高い看護を行うために、自らの職務に関する行動基準を設定し、それに基づき行動する。
11	看護職は、研究や実践を通して、専門的知識・技術の創造と開発に努め、看護学の発展に寄与する。
12	看護職は、より質の高い看護を行うため、看護職自身のウェルビーイングの向上に努める。
13	看護職は、常に品位を保持し、看護職に対する社会の人々の信頼を高めるよう努める。
14	看護職は、人々の生命と健康をまもるため、さまざまな問題について、社会正義の考え方をもって社会と責任を共有する。
15	看護職は、専門職組織に所属し、看護の質を高めるための活動に参画し、よりよい社会づくりに貢献する。
16	災害支援の担い手と協働し、災害によって影響を受けたすべての人々の生命、健康、生活をまもることに最善を尽くす。

公益社団法人日本看護協会：看護職の倫理綱領, 2021．

本看護協会[5]では、「看護職は、人々の生命と健康をまもるため、さまざまな問題について、社会正義の考え方をもって社会と責任を共有する」との内容がある（**表2**）。アメリカ看護協会[6]やカナダ看護協会[1]でも同様に、倫理綱領に看護職の規範として社会的公正が示されている。

2 社会的公正への理解を深めることの意味

❶ 社会的公正を実践する難しさ

社会的公正では、「社会の利益と責務の公正な分配」といった抽象度の高い定義を理解することはできても、看護職が患者や住民を目の前にした際に、公正と思えることを行動していくことは容易ではない。

その理由として、公衆衛生看護では個人に限らず社会や集団を対象としていることがあげられる。マンパワーや費用といった資源は限られている。そのため、公衆衛生上の課題のうち、何かを優先させれば、他の何かは対応しないまたは後回しになるという特徴をもつ。その優先順位を、誰もが納得できる科学的なエビデンスに基づいて決定できればよいが、エビデンスがあるとは限らない。これらのことからジレンマに陥ることが多い。たとえば、新型コロナウイルス感染症（COVID-19）の感染拡大では、保健所や保健センターの保健師は、限られたマンパワーで、何を優先させるか決断を迫られる局面が多くあった。感染した人の命を守ること、感染した人からそれ以上に拡大させないこと、また、他の疾患をもつ住民の命を守ることなど、あらゆることが天秤にかけられたのである。

❷ 社会的公正への理解を深める方法

このようなジレンマに陥った場合、私たちは専門職として、自分の頭で考え、社会にとって最善をとる解にたどり着く必要がある。そのため、重要なのは、実習や実践でジレンマを感じる場面に遭遇した際に、あらゆる選択肢を想定し、「この場面での公正」を深く考えることを積み重ねることである。

また、そこで助けとなるのが、哲学的なフレームワークである。何が社会にとって「公正」なのか「正義」なのかは、「正しい社会のあり方」を追求する哲学者によって古代ソクラテスの時代から議論されてきた[7]。その先人たちの築いた哲学的考え方が、ジレンマに陥った際のフレームワークになり得るため、いくつかの哲学的なフレームワークを知っておくとよい。次に、その1つであるロールズの格差原理[7), 8)]を基に、公衆衛生看護活動の具体例をとりあげて考えてみたい。

3 公衆衛生看護活動と社会的公正

❶ 公衆衛生看護活動のスローガン

社会経済的格差が人々の健康に悪い影響を及ぼすことは明らかになっている（第1部第3章2）。日本でもその格差は拡大していることから、健康格差が広がる可能性は高い。今後、貧困世帯や単身高齢者世帯、メンタルヘルスの不調者、多問題世帯等の社会的弱者の増加が予測される。

これらの社会背景も踏まえ、公衆衛生看護のグランドデザイン[9)]では、スローガンを「全ての人が健康に暮らせる社会を目指して〜100%予防へ〜」と定め、4つの目標を掲げた（表3）。すべての人が健康に暮らせるために、住民の自律した健康づくりを促進することを目指す一方で、健康に恵まれない人へのアプローチとして、目標2の「社会的孤立者をゼロにする」を活動目標にあげている。達成するための公衆衛生看護の役割として、「健康課題をいち早くキャッチし、かつセーフティネットを機能させ社会的弱者の最後の砦になること」を示している。

❷ 平等（equality）と公正（equity）

スローガンにあるように、すべての人が健康に暮らせる社会をつくるためには、たとえば、より社会的弱者に家庭訪問の回数が多い等、手厚くかかわる場面が生じるだろう。しかし、人によっては、なぜ、社会的弱者が手厚くケアされるのか、不公平に感じるかもしれない。あなたはどのように説明するだろうか。

そこで理解しておきたいこととして、平等と公正の違いがある。日本語だとあまり違いを感じずに用いることも多いが、平等（equality）というのは、横並びに同じことであり、どんな人にも同じ資源を分配すべきという考え方である。公正（equity）とは、不遇な人に多くの資源を分配し、結果として達成する水準が同じになるということである。

図2に示すように、リンゴをとりたい人たちが3人いるとする。身長差が格差を表している。リンゴをとるのに、3人に同じ踏み台を与えるのは平等（equality）、3人が公平にリンゴをとれるように踏み台を渡すのが公正（equity）である。ロールズの格差原理では、公正であれば資源の分配の不平等は認められるといっている。

先ほどの社会的弱者への家庭訪問回数の話に戻ると、社会的弱者に手厚くケアを提供することは一見不公平に見えたとしても、「健康に暮らせる」点においては、公正（equity）なのである。

以上、本項では社会的公正の定義を知り、具体的な場面で考えることの必要性について学んだ。社会的公正について理解を深めることは、看護職としての義務や価値をもつこと

表3　将来の保健医療福祉に寄与する公衆衛生看護の目標と役割

スローガン：全ての人が健康に暮らせる社会を目指して〜100％予防へ〜	
目標1	所属するコミュニティで生涯を通じて1人ひとりが健康づくりに貢献できるようにする
目標2	社会的孤立者をゼロにする
目標3	地域の保健医療福祉を発展させる
目標4	世界の公衆衛生看護に寄与する

日本公衆衛生看護学会：公衆衛生看護のグランドデザイン〜2035年に向けて〜, 2016.

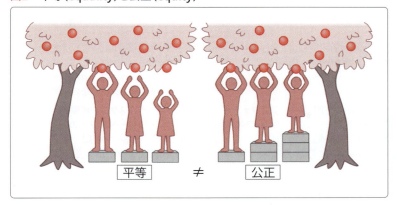

図2　平等(equality)と公正(equity)

を理解するだけでなく、ジレンマに陥った際の分析能力を高めることにもつながるため重要である。そのプロセスでは、育ってきた環境や経験に影響を受けて判断しがちであることを知ることにもなるだろう。

3 プライマリヘルスケアとヘルスプロモーション

1 プライマリヘルスケアの定義

世界保健機関（World Health Organization: WHO）は、「全ての人びとが可能な最高の健康水準に到達すること」を目的として1948年に設立された、国際連合（Union Nations：UN）の専門機関であり、世界の人びとの健康課題を解決するために活動している[10]。2023年現在、194か国が加盟しており、日本は1951年に加盟した[11]。

このWHOと国際連合児童基金（United Nations Children's Fund：UNICEF）の共催で、1978年にアルマ・アタ（現カザフスタン、旧ソビエト連邦）で、プライマリヘルスケアに関する国際会議が開催され、アルマ・アタ宣言が採択された（表4）。この国際会議で、「2000年までに全ての人びとに健康を」という目標を達成するための理念の1つとしてプライマリヘルスケアが示された。

アルマ・アタ宣言では、「プライマリヘルスケアは、実践的で、科学的に有効で、社会的に受け入れ可能な方法と技術に基づく必要不可欠なヘルスケアである。それは、自立と自己決定の精神に従い、コミュニティや国家がその発展の段階に応じて負担できる費用の範囲で、コミュニティの個人や家族が一人残らず利用できるように、全ての人びとの参加を通して実施されるものである」[11]と定義されている。アルマ・アタ宣言の第1条には、「健康とは身体的・精神的・社会的に完全に良好な状態であり、単に疾病のない状態や病弱でないことではない。健康は基本的人権の一つ」[11]であることが明記された。この宣言は、すべての人びとにとって健康を基本的人権として位置づけ、人びとの主体的参加と自己決定を尊重する理念として示されている。

この理念が示された社会的な背景として、1970年代は、先進国では高度な先進医療が開発され人びとに提供されつつあったが、開発途上国では高い乳児死亡率や感染症対策が主要な健康課題であり、国家間の格差が顕在化したことがある。また、開発途上国の人びとにとって、健康は基本的な権利であるという考え方が広まり、予防的なサービスを含むヘルスケアのニーズが高まっていた状況もあった。

さらに、先進国でもプライマリヘルスケアの理念の重要性が受け入れられ、ヨーロッパ

表4 プライマリヘルスケアとヘルスプロモーションに関する世界保健機関の会議など

開催年	会議名	開催場所（国名）	主な内容	成果
2021年	第10回ヘルスプロモーション国際会議	ジュネーブ（スイス）	ジュネーブ・ウェルビーイング憲章 プラネタリー・ヘルス ユニバーサル・ヘルス・カバレッジの実現 デジタル変革の対処と恩恵の強化	憲章
2018年	プライマリヘルスケアに関する国際会議 WHO、UNICEF共催	アスタナ（カザフスタン）	プライマリヘルスケアの再確認 ユニバーサル・ヘルス・カバレッジ（Universal Health Coverage：UHC）	宣言
2016年	第9回ヘルスプロモーション国際会議	上海（中国）	健康都市とヘルスリテラシー	宣言
2013年	第8回ヘルスプロモーション国際会議	ヘルシンキ（フィンランド）	全ての政策で健康を考慮すること	宣言
2009年	第7回ヘルスプロモーション国際会議	ナイロビ（ケニア）	実践の格差を減らすためのヘルスプロモーションと開発	行動要請
2005年	第6回ヘルスプロモーション国際会議	バンコク（タイ）	バンコク憲章の採択 　健康の社会的決定要因への取り組み	憲章
2000年	第5回ヘルスプロモーション国際会議	メキシコシティ（メキシコ）	格差の架け橋となるヘルスプロモーション	声明
1997年	第4回ヘルスプロモーション国際会議	ジャカルタ（インドネシア）	21世紀に向けたヘルスプロモーション 　健康の社会的決定要因の重要性	宣言
1991年	第3回ヘルスプロモーション国際会議	スンツヴァル（スウェーデン）	健康のための支援的な環境づくり	声明
1988年	第2回ヘルスプロモーション国際会議	アデレード（オーストラリア）	健康的な公共政策づくり 　政策に健康の視点を取り入れること	勧告
1986年	第1回ヘルスプロモーション国際会議	オタワ（カナダ）	オタワ憲章の採択 ヘルスプロモーション （前提条件、方法、活動領域）	憲章
1978年	プライマリヘルスケアに関する国際会議 WHO、UNICEF共催	アルマ・アタ（旧ソビエト連邦、現カザフスタン）	アルマ・アタ宣言の採択 目標：2000年までに全ての人びとに健康を 方法：プライマリヘルスケア	宣言
1977年	第30回世界保健総会	ジュネーブ（スイス）	「全ての人びとに健康を（Health for All：HFA）」決議の採択	
1948年	世界保健機構設立	ジュネーブ（スイス）	本部設置	
1946年	世界保健会議	ニューヨーク（米国）	世界保健機関憲章の採択 健康の定義	憲章

参考：憲章（Charter）は取り決め、声明（Statement）は意見発表、宣言（Declaration）は呼びかけ、勧告（Recommendations）は勧めることとして、読み取ることができる。

先進諸国でのプライマリヘルスケアの実施のための5つの原則[12)-14)]として、①地域住民のニーズに基づいていること、②ケアの全てのプロセスに地域住民が主体的に参加すること、③地域の資源を有効に活用すること、④他分野と協働し、統合した活動を展開すること、⑤適正な技術を使用することが提案されている（表5）。

また、アルマ・アタ宣言の第7条2には、8つの活動項目が示されている。それらは、①懸念が広がる健康課題の予防と管理の方法に関する教育（健康教育）、②食糧供給と適切な栄養摂取の促進、③安全な飲料水の適正な供給と基本的な環境衛生の整備（上下水道など）、④家族計画を含む母子保健、⑤主要な感染症に対する予防接種、⑥地域の風土病の予

表5　プライマリヘルスケアの実施上の5原則と8つの具体的な活動項目

原則	① 住民のニーズに基づく方策 ② 住民参加 ③ 地域資源の有効活用 ④ 他のセクター（農業、教育、通信、建設、水など）との協働、統合 ⑤ 適正技術の使用（「地域資源の有効活用」に含めて4原則とすることもある）
活動項目	① 健康課題などに関する教育（健康教育） ② 食糧供給と適切な栄養 ③ 安全な水と基本的な衛生管理 ④ 家族計画を含む母子保健 ⑤ 主要感染症の予防接種 ⑥ 風土病の予防と管理 ⑦ 日常的な疾病と外傷の適切な治療 ⑧ 必須医薬品の供給

防と管理、⑦日常的な病気やけがの適切な治療と管理、⑧必須の医薬品の供給であり、これらはプライマリヘルスケアによる目標到達のための必須項目とされている（表5）。

アルマ・アタ宣言から40年後の2018年には、アスタナ（カザフスタン）でWHOとUNICEFが共催したプライマリヘルスケアに関する国際会議が開催された。この会議は、アルマ・アタ宣言の40周年を記念して開催され、プライマリヘルスケアの理念を再確認したアスタナ宣言が採択された[15)、16)]。アスタナ宣言では、アルマ・アタ宣言での「2000年までに全ての人びとに健康を」という目標が達成できずに健康格差が拡大している現状をふまえ、ユニバーサル・ヘルス・カバレッジ（Universal Health Coverage：UHC）と持続可能な開発目標（Sustainable Development Goals：SDGs）の考え方にプライマリヘルスケアを組み込んでいる。UHCとは、「全ての人びとが負担可能な費用で必要な保健サービス・ケアを受けられる状態」[17)]を目指すことであり、国連総会では2012年に国際社会の共通目標として採択され、2019年にはUHC政治宣言が採択されている。アスタナ宣言では、UHCとSDGsの目標を達成するために、プライマリヘルスケアは重要な基盤であることが示されている。

2 プライマリヘルスケアの具体例：市町村保健師による母子保健の取り組み

プライマリヘルスケアについて、市町村保健師による母子保健の取り組み事例に沿って述べる。

❶ 保健師の取り組み

B市は人口46万人、出生数は4500人（人口千対出生率9.8）である。月平均出生数は約380人であるが、市全体の出生数は減少傾向にある。地域の特徴として、都市部のベッドタウンであり、最近、農地が宅地化されて高層マンションなどが多く建設されたため、転入してきたサラリーマンの核家族が多い。地区によっては兼業農家の住民が居住している。社会資源としては公立保育所21か所、私立保育所20か所、児童館が3か所整備されている。保健センターは市内4か所である。市内には大規模な大学病院がある。

他市で出生し、最近転入してきたCちゃん（4か月）は、マンションで両親との3人暮らし。母親は24歳で専業主婦、父親は36歳の会社員である。保健師の家庭訪問時に母親は疲れた様子で、「最近ほとんど外に出ていない。買い物も宅配で済ませている。引越し前からほかの子どもより発達が遅れている気がしている。あまりかわいいと思えない」と話していた。保健師は、受け持ち地区で2か月前に出産した別の母親が、育児のことを話せる友だちがいないと言っていたことや、高層マンションの増加により、転入してきた乳児期の子どもをもつ親の子育てが孤立しがちであることが地域住民の共通のニーズであると考えた。そこで保健師は、まず、Cちゃんの母親からの個別の相談に対応し、自信をもって育児ができるように働きかけていった。そして、次の段階として、マンションの集会室で開催

されている育児グループに参加できる機会をつくったらよいのではないかと考えた。

B市の保健師は、母子保健法に基づく新生児等の家庭訪問として、これまでも訪問が必要と考えられる対象者や希望者に家庭訪問を実施している。また、4か月児健康診査時には個別相談を実施しており、未受診者には電話や家庭訪問などで対応し把握してきた。しかし、マンションなどの集合住宅はオートロック式の玄関が多く、拒否の場合には自宅の玄関まで入ることができず、子どもや母親など保護者の顔を見ることができず、近所の人に確認することも難しかった。そこで、訪問対象者に事前に電話で訪問の約束や在宅の確認をしながら、質の高い訪問サービスを提供できるよう、他の専門職や健康推進員と相談して訪問の手順なども作成した。さらに、転入者が多いため妊娠・出産時からの情報の継続した把握が十分にできないこともあり、未熟児訪問指導を実施している県の保健所保健師と連携して、リスクの高い母子の早期把握と適切な対応ができるように進めたいと考えている。

保健師は、マンションなどの集合住宅では、集会室などを利用して、子育て中の母親同士が交流できる場があれば、よりよい育児環境につながりやすいのではないかと考えた。そこで、市の育児教室に参加している母親に話を聞いてニーズを把握し、健康推進員の協力を得て、マンションの集会室で月に1回の自主的な育児グループを開催することとなった。さらに、健康推進員と地域の子育てについて話し合い、地域の子育てに関するニーズを確認し、「地域住民で子育てを見守る地域」という目標を共有して、子育てを地域で支えるしくみづくりを住民とともに検討した。

具体的には、受け持ち地区の健康推進員と、子育てにかかわるさまざまな課題について定期的な会で話し合う機会を設けた。その話し合いでは、自治会の行事などで子どもをもつ家族へ積極的に声をかけることや、子育てに関する行政サービスに関するPRなど、一人の住民としてできることから取り組んでみようという意見があり、住民参加の方針が共有できた。また、地域に気になる子どもやその保護者がいた場合は、保健師にも連絡してほしいことを伝えた。地域のリーダーとなる人びとが、地区の子育てについての情報を交換したり、子育ての課題を共有したりする場を設定することを検討した。

市全体の子育て支援については、市保健師、保健所保健師、助産師、看護師、保育士、児童相談所職員、地域の健康推進員、児童相談員など、地域のさまざまな人的な資源のネットワークづくりが非常に重要である。そのネットワークのなかで、利用できる施設の活用方法を検討し、多職種が参加する会議で個別事例の課題について共有化を図ることも必要である。

❷ プライマリヘルスケアの視点

乳幼児健康診査、家庭訪問、育児教室など、地域のすべての子どもとその保護者に接する身近なサービスを提供する保健師は、地域の人びとと地域で子育てを支えるしくみの「根っこ」をつくっており、それはプライマリヘルスケアシステムの1つとしても考えることができる。保健師は多職種と協働して、地域に暮らす人びととともに、子どもと保護者のニーズに応じて一次予防、二次予防、三次予防に基づく支援を提供している。

B市の母子保健の取り組みイメージを図3に示す。地域住民のニーズに基づき地域住民自身が主体的に参加していることや、地域の資源を有効に活用しさまざまな分野と協働していることが、プライマリヘルスケアの実施の原則として重要である。

図3 プライマリヘルスケアの事例のイメージ

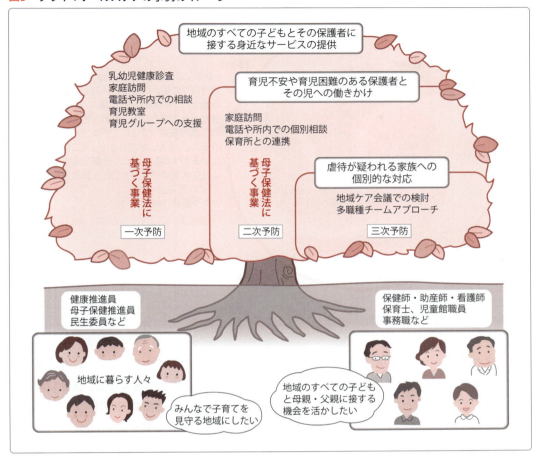

3 ヘルスプロモーションの定義

ヘルスプロモーションの定義は、WHOが1986年に開催した第1回ヘルスプロモーション国際会議で採択された健康づくりのための**オタワ憲章**のなかに明記された。この国際会議では、2000年までに「全ての人びとに健康を（Health for All）」という目標を達成するために、国際的な組織やさまざまな国々と地域がともに活動に着手することとその方法が検討された。オタワ憲章のなかで、ヘルスプロモーションは、「人びとが自らの健康をコントロールし、改善できるようにするプロセスである」[18)-20)]と定義された。オタワ憲章では、「健康は毎日の生活のための資源であり、生きることそのものの目的ではない」と示されている。また、健康のための8つの前提条件、3つのプロセス、5つの活動方法が示された。8つの前提条件は、①平和、②住まい、③教育、④食料、⑤収入、⑥安定した生態系、⑦持続可能な資源、⑧社会的正義と公平性であり、これらはその後、健康の社会的決定要因として整理された。健康づくりにはこれらの基本的な条件や資源を整えることが必要であることが示されている[18)]。人びとの健康が向上するためには、個人への働きかけだけでなく、物理的、社会的、経済的な環境への働きかけが重要であることが強調されている。また、3つのプロセスは、①唱道（advocate）、②能力の付与（enable）、③調停（mediate）であり、5つの活動方法は、①健康的な公共政策づくり、②健康を支援する環境を整える

図4　オタワ憲章でのヘルスプロモーション活動領域(WHO, 1986)

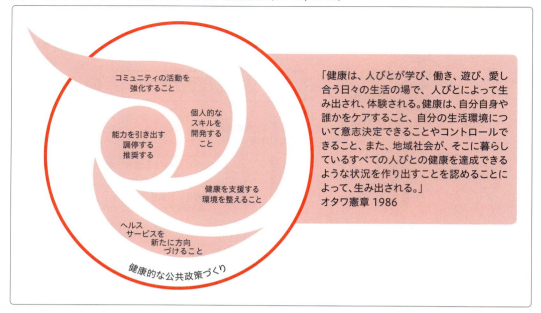

上海宣言の報告書(2018)をもとに筆者訳

こと、③コミュニティの活動を強化すること、④個人的なスキルを開発すること、⑤ヘルスサービスを新たに方向づけることと示されている[21)-25)](図4、表6)。

また、前述した「憲章」とは、「重要なおきて、原則的なおきて」と定義されており[26)]、WHOの憲章は世界共通の原則的な取り決めとして理解することができる。オタワ憲章が採択された1986年の国際会議から19年後の2005年の第6回ヘルスプロモーション国際会議では、バンコク憲章が採択された。バンコク憲章のなかで、「ヘルスプロモーションとは、人びとが自らの健康とその決定要因をコントロールし、改善することができるようにするプロセスである」[27)、28)]と再定義された。

WHOのヘルスプロモーション国際会議は、これまで10回開催されている（表4）。毎回、開催都市名を付けた宣言や声明、憲章を採択し、公表しており、公表されたメッセージは、ヘルスプロモーションに関する世界標準（global standard）として、各国で周知・活用されることが多い。

オタワ憲章とバンコク憲章で、ヘルスプロモーションの概念や基本理念、活動領域を規定し、世界の先進国や開発途上国を含んだ、より広範囲での展開を位置づけた。その後、健康的な公共政策の重要性や支援的な環境づくり、健康格差の存在や健康決定要因、実践の格差を埋めるための方策や健康の社会決定要因について議論を深めている。2016年の上海宣言では、2015年の国連サミットで採択された「持続可能な開発のための2030アジェンダ」に明記された17の持続可能な開発目標（SDGs）を達成するための活動と、ヘルスプロモーションを関連づけることが有用であることが示されている[27)、28)]（図5）。上海宣言では、健康都市（Healthy Cities）とヘルスリテラシーは、健康の社会的決定要因に対して取り組む道筋を示すことが述べられている。さらに、ヘルスプロモーションホスピタル（健康増進活動拠点病院）やヘルスプロモーティング・スクール（健康的な学校づくり）など、病院や学校を中心として、地域や家庭での健康づくりを展開する活動も活発になってきて

表6　ヘルスプロモーションの戦略（行動計画）と活動方法

オタワ憲章（1986年）

プロセス	① 唱道（Advocate） 　健康に価値があることを人びとが自分自身で伝えていくこと、また、伝えられない人のために代弁すること。 ② 能力の付与（Enable） 　自ら健康を獲得する能力をもつことが重要であることから、健康教育と学習の方法を活用して人びとに伝えていくこと。 ③ 調停（Mediate） 　健康課題は保健医療専門職や関係者だけでは解決できないため、社会的・経済的な部門、行政機関とそれ以外の組織、ボランティア組織、産業、メディアなど多様な分野の人びとと協力していくこと。
活動方法	① 健康的な公共政策づくり ② 健康を支援する環境づくり ③ 地域活動の強化 ④ 個人技術の開発 ⑤ ヘルスサービスの方向転換

バンコク憲章（2005年）

プロセス	① 唱道（Adovocate）（オタワ憲章の「唱道」からの発展） 　人びとと組織の連帯意識に基づき、健康の価値を伝えること、または代わりに伝えること。 ② 投資（Invest）（オタワ憲章から新規に追加） 　持続可能な環境づくりのための予算を確保し、将来に向けた人材を育成すること。 ③ 能力形成（Build capacity）（オタワ憲章の「能力の付与」からの発展） 　活動にかかわる人びとが知識と技術を高め、リーダーシップを発揮して、人びとのヘルスリテラシーを高めるために支援すること。 ④ 法的規制と法制定（Regulate and legislate）（オタワ憲章から新規に追加） 　全ての人びとの健康とwell-being（幸福、安寧）のために、平等な機会を保障し、有害なものから保護するための規制と法律を定めること。 ⑤ パートナーと同盟（Partner and build alliance）（オタワ憲章の「調停」からの発展） 　持続的な活動のために、組織内での横のつながりの強化や、行政機関と民間組織、NGO（非政府組織）やNPO（民間非営利組織）、ボランティア組織などの多様な組織と連携すること。
活動方法	① 人権と連帯責任に基づいた健康の推奨 ② 健康の決定要因を管理するための持続可能な政策、活動、社会基盤への投資 ③ 政策展開、統率力の発揮、健康づくりの導入、知識の伝達、研究、ヘルスリテラシーのための生産能力の拡張 ④ 全ての人びとにとっての、安全確保のための規制と、健康と住み良い暮らしの公平な機会を得るための法律の制定 ⑤ 持続的活動のための公的私的非政府国際組織と市民団体の協働と提携

いる。さらに、2021年のジュネーブ・ウェルビーイング憲章では、個人や社会の良好な状態（ウェルビーイング）を持続させるために、地球の健康（プラネタリー・ヘルス）とデジタル変革への取り組みなどが提起された。

日本でも、ヘルスプロモーションの理念はさまざまな場面で活用されている。島内ら[22)-25)]が作成したヘルスプロモーションの概念図を図6に示す。一人の人が「健康」という球を押しながら坂道を登っている。この人が坂道を登るためには、個人として球を押して坂道を登る能力が必要であるが、その能力にも個人差があり、能力を身につける環境もさまざまである。そこで、坂道を登りやすくするために、坂道の傾斜を緩やかにすることも必要となる。坂道の傾斜を緩やかにすることは、健康増進のための環境づくりに該当する。個人の健康づくりと健康増進のための環境づくりを統合することがヘルスプロモーションの活動である。さらに、この概念図の特徴は、坂道を登った先にある目的が「真の自由と幸福」とされている点である。生活の質（quality of life：QOL）と表記された概念図も多いが、人びとが個人の力を発揮して健康を維持しつつ、幸せな生活をおくることができる公正な社会を目指すことをヘルスプ

図5 持続可能な開発目標（SDGs）

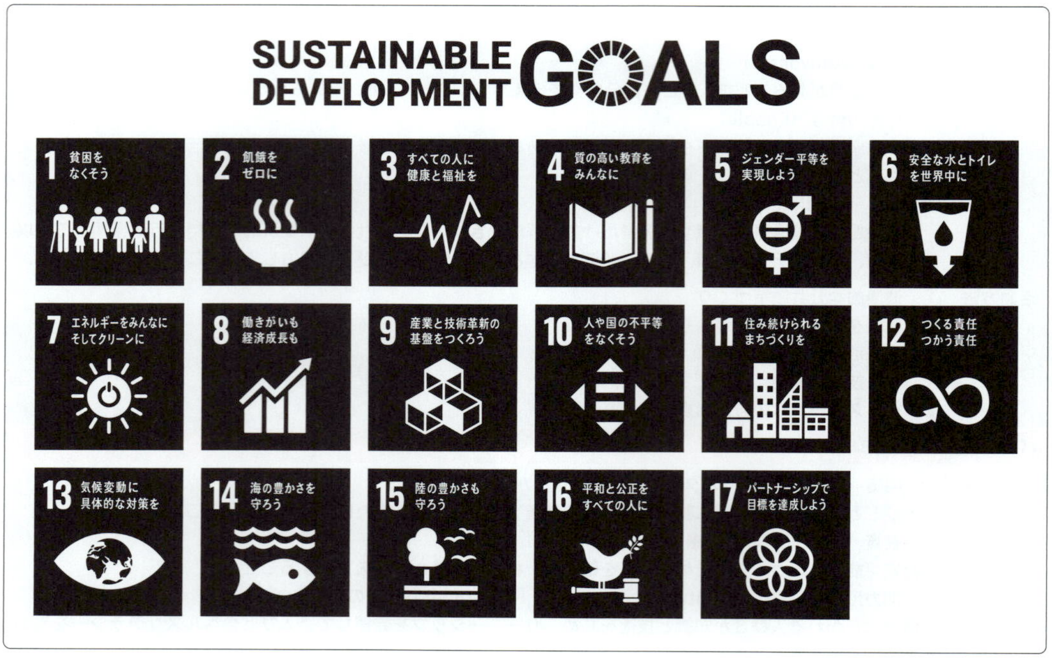

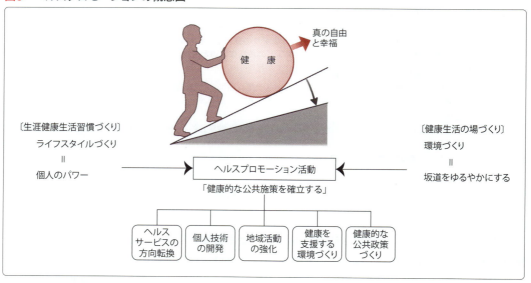

図6 ヘルスプロモーションの概念図

島内憲夫, 1987., 島内憲夫, 鈴木美奈子, 2011. を一部改変

ロモーションの最終的な目的として位置づけている[23-25]。

4 ヘルスプロモーションの具体例：市町村保健師による介護予防の取り組み

ヘルスプロモーションについて、市町村保健師による介護予防の取り組み事例に沿って述べる。

❶ 保健師の取り組み

A市は人口22万人、高齢者人口5万人（高齢化率23％）である。昨年度末の第1号被保険者の要支援認定者数は2500人、要介護認定者数は6600人であり、認定者数は毎年増加

傾向にある。地域の特徴として、B地区は再開発で新しいマンションなどが多く建設されたため、転入してきた子育て世代の核家族が多く、C地区は小規模の商店や家内工業などの自営業が多く、高齢者の住民が多い。小規模の一戸建てが多く、子どもが家を離れて、高齢の夫と妻の二人暮らしや一人暮らしが多くなっている。そこで、市の保健師は、多職種、他機関と連携して、独自の介護予防事業として体操プログラムを開発し、普及に努めた。

体操プログラムの事業を展開する際には、地元の大学と連携し、保健師自身も高齢者の健康づくりのための体操プログラムの内容や転倒予防などの意義について専門家に助言を求め、知識を身につけた。そして保健師は、転倒予防や健康づくりなどの必要性について根拠に基づいて説明する機会として市民向けの健康づくりのイベントを利用し、体操会場での説明と周知、公的施設のポスター、市のホームページなどでも幅広く周知した。また、参加者の希望や意見を聞き、活動的な高齢者に会場設営などのボランティアを依頼した。このような取り組みを継続することで、市民から市民へと口コミで参加者が増え、運営についての市民の協力も得られるようになった。会場の確保については、市役所の他部署や市役所外の機関とも、既存のさまざまな事業との利害関係を調整しながら協力を依頼した。市民からの情報や働きかけから、公的施設だけでなく民間施設も含めて新たに開拓することができ、環境整備が推進していった。さらに、市民とともに体操の普及や会場運営のためのボランティア育成のしくみをつくり、地域のリーダーとなる市民が主体的に体操プログラムを会場で運営できるようになっていった。

❷ヘルスプロモーションの視点

次に、A市の事例から、ヘルスプロモーションの3つのプロセスである唱道、能力の付与、調停について説明する。

唱道のプロセスとしては、社会的に信頼されている保健師から市民に向けて、体操プログラムが介護予防に有用であり、健康づくりに役立つことを伝え、その内容が市民から市民に伝わっていったことである。健康の価値を伝えることや、まだ伝えられない人の代わりに伝えること（代弁）が唱道のプロセスである。能力を引き出すプロセスとしては、保健師自身も専門家からの助言を受けながら知識や技術を身につけ、さらに、市民とともにボランティア育成のしくみをつくり、地域のリーダーとなる市民が主体的に体操プログラムを会場で運営できるようになったことである。健康に関する知識や技術を自身も身につけ、それらを人びとに伝えることで、自身も含めて人びとの能力を引き出すプロセスである。調停のプロセスとしては、会場確保として、多職種、他機関との利害関係を調整しながら連携して環境整備を進めたことである。活動を推進する場合は、さまざまな社会資源（人、物、金、時間、ネットワークなど）の確保のために利害関係を調整しながら進めていくことが求められる。

また、ヘルスプロモーションでは、個人への働きかけだけでなく、環境整備のための多様な働きかけも重要とされているが、この事例でもボランティア育成や多様な会場の確保など、物理的、人的資源をつなげた環境づくりに取り組んでいる。さまざまな状況や健康状態の高齢者が住み慣れた地域での生活を継続するための環境づくりとして、高齢者自身も含めて地域に暮らす人びとがともに支え合っているヘルスプロモーションの事例のイメージを図7に示す。健康の価値を人びとと共有しお互いに伝えあい（唱道）、健康教育と学習の場を設定して、さらに多くの人びとに伝えていくこと（能力の付与）や、多様な専門職や住民組織と協力（調停）して、地域の

図7 ヘルスプロモーションの事例のイメージ

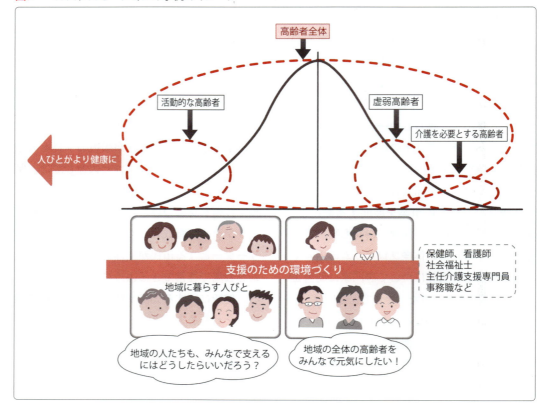

環境づくりとともに、人びとが主体的に自らの健康づくりに取り組み、それが地域全体の健康の向上につながっていくことが重要である。

4 ポピュレーションアプローチとハイリスクアプローチ

1 ポピュレーションアプローチとは

ポピュレーションアプローチ（population approach）とは、多くの人びとが少しずつリスクを軽減することで、集団全体としては多大な恩恵をもたらすことに注目し、集団全体をよい方向にシフトさせることである（図8）。これは、特定の疾病の予防を想定していない概念であるが、結果的にリスク要因をもつ人の数を減らすことができるという点で、疾病予防につながる。

図8 ハイリスクアプローチとポピュレーションアプローチの関係

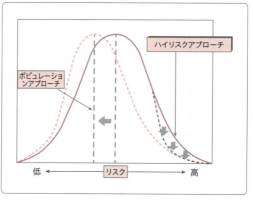

ポピュレーションアプローチは、集団を対象とした健康教育のみに限定されるものではなく、健康増進に対する地域の基盤づくりから始まり、集団指導へ至る広いものと解釈できる。ポピュレーションアプローチの対象は、環境や集団全体の行動、社会（倫理規範や階層社会、政治等）、多くは生活様式や環境への

アプローチであり、その土台として地域の組織化やシステム化等が含まれる。

2 ハイリスクアプローチとは

ハイリスクアプローチ（high risk approach）とは、疾病のリスク要因をもつ人を重症化させない、可能なものはリスク要因を除去あるいは程度を軽減できるようにするアプローチのことである（図8）。また、疾病にならないことを目的とした疾病予防モデルに基づくアプローチ方法である。

3 ポピュレーションアプローチとハイリスクアプローチの実際

ハイリスクアプローチは、リスク要因を有する人びとを集団全体から選別することができる場合に有効である。しかし、リスクが集団全体に広く分布する場合はその限りではない。たとえば、A地区の住民の平均塩分摂取量が多く、そうでないB地区の住民に比べて脳卒中の発症率が高くなると予想される場合は、A地区の住民のなかから1日に塩分を10g以上摂取している人のみを選別して保健指導をするよりも、住民全体に啓発を行い、平均塩分摂取量を下げるほうが効果的である。

このように、生活習慣病対策では、リスクの度合いを集団全体として下げるアプローチが有効な場合が多く、リスク要因の有無により対応を分けず、集団全体にアプローチする、ポピュレーションアプローチの考え方が重要である。

ポピュレーションアプローチとハイリスクアプローチの具体例としては、図9を参照してほしい。対象とする疾病を、生活習慣病の

図9　リスク要因に着目したアプローチ

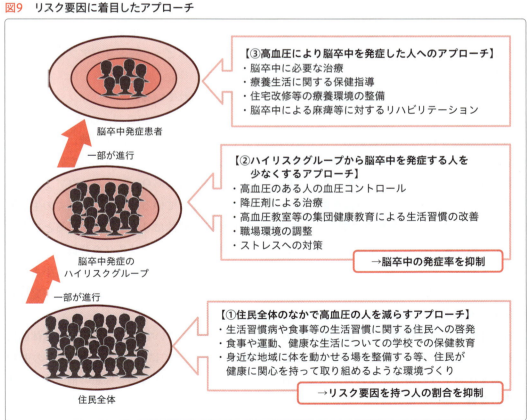

福永一郎：ハイリスクアプローチとポピュレーションアプローチに関する論攷，下田智久：平成19年度地域保健総合推進事業ポピュレーションアプローチ推進・評価事業報告書，7-17，日本公衆衛生協会，2008．を参考に作成

077

1つである脳卒中と考えた場合、リスク要因に着目したアプローチとして高血圧対策が考えられる。この高血圧対策は、①住民全体のなかで高血圧の人を減らすアプローチ、②ハイリスクグループから脳卒中を発症する人を少なくするアプローチ、③高血圧により脳卒中を発症した人へのアプローチ、の3つの対象集団別アプローチに分類される。このうち、①がポピュレーションアプローチ、②がハイリスクアプローチに該当する。

健康対策の対象として、個人へのアプローチ、集団へのアプローチ、基盤・環境へのアプローチの3要素があげられる。個人へのアプローチには個人や家族へのアプローチがあり、健康教育や保健指導、治療、リハビリテーション等が含まれる。集団へのアプローチには人びとの集団、組織へのアプローチがあり、健康教育やリーフレット等による啓発、地域組織の育成等が含まれる。基盤・環境へのアプローチには個人や集団の健康になりたいと思う気持ちや行動を助けるために、行動しやすい環境づくりが含まれる。

これを踏まえると、「①住民全体のなかで高血圧の人を減らすアプローチ」で行われる具体的な高血圧対策は、生活習慣病や食事等の生活習慣に関する住民全体への啓発、食事や運動、健康な生活についての学校における保健教育、住民の身近な地域に身体を動かせる場を整備する等、住民が健康に関心をもち、積極的に取り組めるような環境づくり等がある。

また、「②ハイリスクグループから脳卒中を発症する人を少なくするアプローチ」で行われる具体的な高血圧対策としては、高血圧のある人の血圧コントロール、降圧剤による治療、高血圧教室等の集団健康教育による生活習慣の改善、職場環境の調整、ストレス対策等がある。

「③高血圧により脳卒中を発症した人へのアプローチ」では、脳卒中に必要な治療や療養生活に関する保健指導、住宅改修等の療養環境の整備、そして脳卒中による麻痺等に対するリハビリテーション等が行われる。これらにより、社会生活のなかでできるかぎり高いQOLと生活満足感、健康感が得られるようにする。

4 健康戦略としての働きかけ

2000（平成12）年度から開始された健康日本21の総論では、第3章「基本戦略」第2節「対象集団への働きかけ」において、1次・2次予防施策との整合性とともに、「高リスクアプローチ（high risk approach）と集団アプローチ（population approach）」について述べられている[29)]。ここでは、健康障害を起こすリスク要因をもつ集団のうち、より高い危険度を有する者に対して、その危険を削除することによって疾病を予防する方法がハイリスクアプローチ、集団全体で危険因子を下げる方法がポピュレーションアプローチと定義されている。

現在行われているメタボリックシンドローム対策（特定健康診査および特定保健指導）は、内臓肥満に高血圧、高血糖、脂質代謝異常をリスク要因としてとらえる疾病予防モデルによる対策であり、ハイリスクアプローチが中心となっている。しかし、多くの生活習慣病は、一時的にリスク要因があると選別された人びと（大きなリスクを背負った少数の集団）よりも、そうでない人びと（小さなリスクを背負った多数の集団）のほうが発症する数は多い。

このことについて、図10を用いて具体的に説明する。図10において、右上がりの曲線（相対リスク曲線）はある疾患の罹患率を示す。ハイリスクでは10人中4人の罹患があり、正常高値では、10人中2人の罹患があるとすると、ハイリスクでは正常高値に比べて罹患の

図10 予防医学のパラドックス：罹患数のシミュレーション

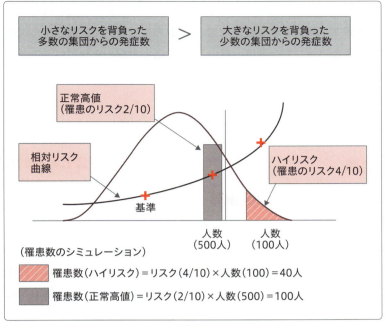

水嶋春朔：地域診断のすすめ方：根拠に基づく生活習慣病対策と評価, 第2版, 医学書院, 78, 2006. を一部改変

リスクが2倍となっている。一方で、山型の曲線で示される分布曲線の高さは人数を示しており、ハイリスクには100人、正常高値には500人が含まれていることから、罹患数をシミュレーションすると、ハイリスクでは40人、正常高値では100人となり、罹患数はハイリスクよりも正常高値のほうが多い。

たとえば、高血圧の場合、高血圧がある人びとを見つけ出し、強力な治療、たとえば降圧剤で血圧を下げることによって、その集団における合併症の頻度は低下させることができる。しかし、将来、脳卒中等の合併症に罹る実際の人数は、現在高血圧域であるハイリスクの人より、境界域である正常高値の人のほうが圧倒的に多い。したがって、集団全体を対象として、血圧を下げるためのアプローチを行うことにより、合併症予防の効果は大きくなる。

このことをローズ（Rose, G. A.）は「予防医学のパラドックス」と呼び、ハイリスク者への働きかけのみならず、そのほかの人も含む集団全体への働きかけとしてポピュレーションアプローチを行うことにより、集団全体のリスクを軽減させることの重要性について述べている[30]。

ハイリスクアプローチは、2次予防である健診等の機会を利用するという点で、方法論が明確で対象も把握しやすいが、集団全体における発症者数や死亡者数の減少等の影響は限られている。このため、集団全体の予防効果からすれば、ポピュレーションアプローチが必要である。しかし、一般にポピュレーションアプローチは1次予防として健康増進や環境整備等による社会全体への働きかけを必要とし、効果を定量化しにくいことが多い。これらのことから、健康日本21ではハイリスクアプローチとポピュレーションアプローチを適切に組み合わせて、生活習慣病予防対策を進めていく必要があることが明記されている。

2013（平成25）年度からの健康日本21（第二次）を経て、2024（令和6）年度からは健康日本21（第三次）の取り組みが開始されている。このなかでは、生活習慣の改善や生活

習慣病の発症・重症化予防といった個人の行動と健康状態の改善と、自然に健康になれる環境づくりや誰もがアクセスできる健康増進のための基盤の整備といった社会環境の質の向上が基本的な方向として示されている。ハイリスクアプローチとポピュレーションアプローチの名称は明記されていないものの、これらを効果的に連動させた対策を推進していくことが求められていることがわかる。

2 公衆衛生看護における対象のとらえ方

1 健康の定義

1 身体的、精神的、社会的健康の意味と具体的内容

世界保健機関（World Health Organization：WHO）は1946年、「健康とは、病気でないとか、弱っていないということではなく、肉体的にも、精神的にもそして社会的にも、すべてが満たされた状態にあること」と定義づけている（表7）。同時に最高水準の健康に恵まれることは、経済的・社会的条件によって差別されず、あらゆる人々にとっての基本的人権の1つであるとし、健康はすべての人にとって平等にもたらされるべきことを明示している[31]。この定義が提唱された当時から現代まで、疾病構造の変化によって、人々の健康課題は感染症から生活習慣病へと大きく変遷してきた。初めてヘルスプロモーションの理念が謳われた1986年のオタワ憲章では、健康は目的でなく、その先にある豊かな人生のための手段であることが示され、QOL（quality of life）を含んだ包括的概念ととらえられ、経済や社会の情勢の変化とともに、健康の概念やそのとらえ方も変化していくことがわかる。

表7　世界保健機関憲章前文（日本WHO協会仮訳）

健康とは、病気でないとか、弱っていないということではなく、肉体的にも、精神的にも、そして社会的にも、すべてが満たされた状態にあることをいう。
Health is a state of complete physical, mental and social well-being and not merely the absence of disease or infirmity.（WHO　原文）

● 主観的な健康と客観的な健康

WHOの定義からも、健康とは心身の病気がまったくないという単純なものではなく、健康と疾病は相反する概念でありながら、両者の境は明確に区別できない連続的な状態といえる。また、個人レベルで健康をとらえるとき、主観的な健康と客観的な健康では、乖離が生じる場合がある[32]。2019（令和元）年に実施された国民健康・栄養調査[33]の結果から、「糖尿病が強く疑われる者」（ヘモグロビンA1cの測定値があり、身体状況調査の糖尿病診断の有無に回答した者のうち、ヘモグロビンA1c（NGSP）値が6.5％以上、または、身体状況調査の現在、糖尿病治療の有無に「有」と回答した者）における治療の有無をみると（図11）、60〜69歳を除くすべての年代の平均で、約20％以上の人が治療を受けていないことがわかる。糖尿病の初期には自覚症状がなく、個人的には健康であるととらえ、治療を受けていない可能性が含まれていると考えられる。主観的には健康だと感じているが、客観的には病気が進行している場合、そこに大きな乖離が生じていることになる。

厚生労働省が2014（平成26）年に実施した「健康意識に関する調査[34]」（図12）によると、約7割以上の人は自分が健康であると回答し、その理由として最も多いのは、「病気がないこと」、次いで「美味しく飲食できること」「身体が丈夫なこと」をあげている。一方で、健康に何らかの不安があるかとの問いに、約6割の人が不安だと答えており、その理由

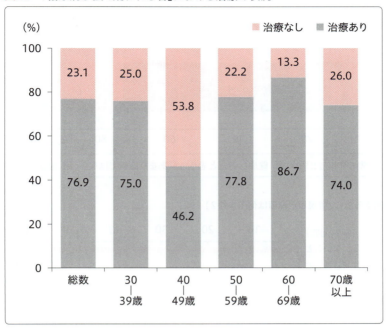

図11 「糖尿病が強く疑われる者」における治療の状況

厚生労働省：令和元年度 国民健康・栄養調査

としてすべての年代で最も多かったのが、「体力が衰えてきた」ことであった。「持病がある」ことを理由にあげた人は、年代が高くなるほど多くなり、65歳以上では5割以上であった。このように、主観的な健康とは、年代や個人の価値観などさまざまな要因から影響を受け、必ずしも客観的な健康と一致しないことがわかる。保健師として活動を行うとき、その対象となる個人、集団、地域の健康感がどのように位置づけられているのかを十分アセスメントすることは、その後の支援の方向性を定めるために有用である。

❷ 健康状態の新たなとらえ方

WHOでは2001年、それまで用いていた疾病の帰結（結果）による国際障害分類：ICIDHを、健康状態の新たなとらえ方として **ICF：国際生活機能分類（International Classification of Functioning, Disability and Health）** へと変更した[35)、36)]。ICFは「健康に関連する構成要素に関する分類」であり、すべての人において、あらゆる健康状態に関連した情報を記述できるモデルとしている（図13）。

このモデルは、保健医療従事者だけでなく、政策立案者や一般市民など、さまざまな人々が、健康状況やその決定因子を理解するための共通言語として利用できるツールとなっており、生活機能の3つのレベルを偏ることなく全体としてとらえ、「健康状態」と3つの「生活機能」、また、「環境因子」「個人因子」がそれぞれ相互に影響し合うことを示している。たとえば、心身機能の低下によって障害された健康は、医療によってその機能を回復するだけではもとどおりとはいえず、その人が家庭や地域、職場などでその人らしい生活を送れるようになって初めて、健康を取り戻したといえる。生活機能モデルの構成要素は、個人の健康と健康関連領域にかかわる要因を整理し、健康増進や機能回復のゴールを検討するためのツールの1つとしても利用できるだろう。

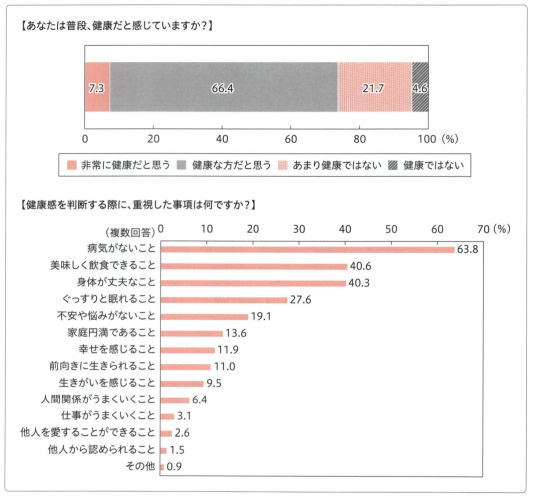

図12 「健康意識に関する調査」

厚生労働省：健康意識に関する調査, 2014.

2 健康の社会的決定要因
——経済格差が健康格差・命の格差につながる

　オタワ憲章では、ヘルスプロモーションを推進するための健康の8つの前提条件として、平和、住居、教育、食物、収入、安定した生態系、持続可能な生存のための資源、社会的正義と公平性があげられていた。2005年のバンコク憲章では、ヘルスプロモーションを「人々が自らの健康とその決定要因をコントロールし、改善することができるようにする過程」と再定義し、健康には決定要因があり、健康が個人の責任ではないことを強調している。

　WHOでは、あらゆる国で貧困や失業、社会的排除などによって起こる社会階層が健康と疾病に関与していることから、2003年に健康の社会的決定要因（Social Determinants of Health：SDH）（第2版）[37]を発表し、そこで10の要因について提言した（図14）。社会格差をすべてなくすことはできないが、そこで生じる社会的決定要因は人間が変え得るものであり、それぞれの国の政治や健康政策において解決すべき問題であることを強く訴えている。どのような環境に生まれても、その社会的決定要因によって人間の寿命が変わることはあってはならないし、健康上の公平

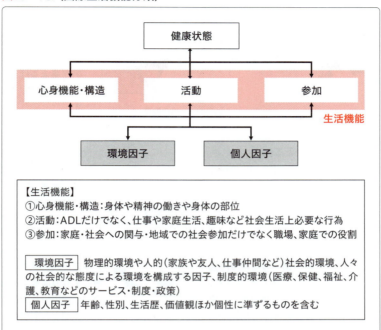

図13　ICF（国際生活機能分類）

【生活機能】
①心身機能・構造：身体や精神の働きや身体の部位
②活動：ADLだけでなく、仕事や家庭生活、趣味など社会生活上必要な行為
③参加：家庭・社会への関与・地域での社会参加だけでなく職場、家庭での役割

環境因子　物理的環境や人的（家族や友人、仕事仲間など）社会的環境、人々の社会的な態度による環境を構成する因子、制度的環境（医療、保健、福祉、介護、教育などのサービス・制度・政策）

個人因子　年齢、性別、生活歴、価値観ほか個性に準ずるものを含む

性の達成は保健師にとっても大きな課題である。

❶ わが国における健康格差

WHOは、2008年に「一世代のうちに格差をなくそう：健康の社会的決定要因に対する取り組みを通じた健康の公平性[38]」を公表している。わが国では、2007（平成19）年に社会経済的な因子による健康の不平等あるいは健康格差を明らかにするために、高齢者を対象とした大規模な調査が報告されている[39]。そのなかで、生活習慣・転倒歴・歯・口腔・栄養状態、不眠、ストレス対処能力、趣味活動、閉じこもり、虐待、家族生活、地域組織への参加、社会的サポート、就業状態・経済的不安、ソーシャルキャピタルが、社会経済的地位と関連があることが示された。

また、生活習慣のみならず、脳卒中やがんなどの疾病においても健康格差があり、社会経済的地位の低い人ほど、がんや脳卒中に罹患しやすく、がんや脳卒中による死亡も多いこと、がんの種類にかかわらず、がん診断後の生存率は社会経済的地位の高い人ほど高く、死亡率は社会経済的地位の低い人ほど高いこと、がん診断時の進行度では、社会経済的地位の低い人ほど進行がんで診断される確率が高く、早期がんで診断される確率が低いことが報告されている[40]。その要因として、低収入者は日々の生活に追われているため、がんの予防の優先順位が低いこと、予防や検診についての正しい知識が得られにくいこと、検診を勧めてくれるかかりつけ医をもたないこと、地域的条件として検診機関へのアクセスが悪いことが理由にあげられている[41]。

2011（平成23）年に日本学術会議は「わが国の健康の社会的格差の現状理解とその改善に向けて」の提言を公表し、3つの懸念を示している。第1は「貧困層や生活保護世帯が増加している現状を背景として、低所得者層において健康問題が集積するとともに、こうした層が最低限の保健医療福祉サービスを受けられなくなっているのではとの懸念」、第2は「社会階層全体を通して階層による健康

図14 健康の社会的決定要因の10項目

①社会的格差：どんな社会でも最下部層ほど平均寿命が短く疾病率が高い。

⑥失業：雇用の安定は、健康、福祉、仕事の満足度を高め、失業率が高まるほど病気にかかりやすくなり、早死をもたらす。

②ストレス：長期にわたる心配、不安定、自信喪失、社会からの孤立等は健康に強く影響を及ぼす。

⑦ソーシャルサポート：良好な人間関係、確立された社会とのネットワークのつながりは、家庭、職場、地域、社会における健康が推進される。

③幼少期：成人期の健康の基礎は胎児期と乳幼児期に形成され、幼少期の発達や教育に健康が及ぼす影響は、生涯続く。

⑧薬物依存：アルコール、薬物、タバコを習慣とするのは個人要因であるものの、常用や乱用は、社会的挫折の結果として現れ、健康面での不平等を一層顕著にする。

④社会的排除：貧困や社会からの排除は困窮、憤りなどを引き起こし命を縮める。

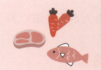
⑨食品：良質で十分な食糧の供給は、健康と良好な生活をおくるために重要である。

⑤労働：職場でのストレスは健康状態を大きく左右し、疾病リスクを高める。

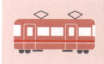
⑩交通：自動車の利用を減らし、公共交通機関の利用や徒歩、自転車の活用は運動量の増加、死亡事故の減少をもたらす。

問題の格差が生じており、またその格差が拡大しているのではとの懸念」、第3は「学歴や所得などの社会経済状態以外でも、社会的に不利な立場にある者（失業者、ホームレス、外国人労働者）において健康問題が集積するとともに、こうした層に保健医療福祉サービスが十分に提供できていないことへの懸念」である[41]。

厚生労働省は、「令和4年国民健康・栄養調査[42]」において、世帯所得を200万円未満、200万円以上400万円未満、400万円以上600万円未満、600万円以上の4区分に分け、世帯所得が600万円以上の世帯員を基準として、他の3群の世帯員との生活習慣等の状態を比較している(表8)。肥満者の割合は、600万円以上の世帯員と比較し、女性では3群すべての世帯員で有意に高かった。また、現在習慣的に喫煙している者の割合は、600万円以上の世帯員と比較して、男性では200万円未満および200万円以上400万円未満の世帯

表8 世帯の等価所得と生活習慣等に関する状況（20歳以上、男女別）

			①200万円未満 人数	①200万円未満 割合又は平均値	②200万円以上400万円未満 人数	②200万円以上400万円未満 割合又は平均値	③400万円以上600万円未満 人数	③400万円以上600万円未満 割合又は平均値	④600万円以上 人数	④600万円以上 割合又は平均値	① vs ④	② vs ④	③ vs ④
食生活	食塩摂取量の平均値	男性	414	10.7g	772	10.6g	311	10.5g	254	10.4g			
		女性	605	9.0g	842	8.8g	318	8.9g	242	8.8g			
	野菜摂取量の平均値	男性	414	251.3g	772	276.3g	311	277.0g	254	286.3g	＊		
		女性	605	241.2g	842	259.6g	318	253.4g	242	268.7g	＊		
運動	運動習慣のない者の割合※1	男性	260	67.5%	417	63.9%	164	67.8%	117	62.0%			
		女性	382	69.1%	479	70.0%	176	68.7%	129	58.7%			
	歩数の平均値	男性	366	6,191	725	6,875	304	6,652	243	6,733			
		女性	539	5,705	789	5,955	306	6,050	236	6,555	＊	＊	
喫煙	現在習慣的に喫煙している者の割合※2	男性	505	30.3%	926	27.6%	370	18.5%	293	18.6%	＊	＊	
		女性	751	9.9%	1,004	4.9%	379	4.1%	275	3.3%	＊		
飲酒	生活習慣病のリスクを高める量を飲酒している者の割合※3	男性	505	11.6%	928	13.7%	369	13.6%	294	16.4%			
		女性	752	8.0%	1,002	8.8%	378	7.0%	274	12.6%			＊
睡眠	睡眠時間が6時間未満の者の割合※4	男性	505	38.4%	928	38.4%	370	33.9%	293	29.2%	＊	＊	
		女性	753	40.4%	1,003	41.2%	378	38.7%	275	35.8%		＊	
	睡眠で休養が十分とれていない者の割合※5	男性	505	19.2%	928	21.3%	370	16.6%	293	15.7%		＊	
		女性	753	20.6%	1,003	22.9%	378	21.2%	275	21.2%			
体型	肥満者の割合※6	男性	391	34.7%	691	31.1%	266	35.5%	213	34.0%			
		女性	545	25.9%	751	19.7%	272	23.3%	199	13.4%	＊	＊	＊
	やせの者の割合※7	男性	391	5.1%	691	4.1%	266	1.7%	213	2.2%			
		女性	545	11.7%	751	12.0%	272	8.7%	199	8.3%			

注1）世帯主又は世帯の代表者が回答した世帯員数と世帯年収を世帯員全員に当てはめた。
注2）等価所得は、その世帯が当てはまる収入区分の下限と上限の中央値を世帯員数の平方根で除して算出した。
注3）推定値は、年齢階級（20-39歳、40-59歳、60-69歳、70歳以上の4区分）の調整値。割合に関する項目は直接法、平均値に関する項目は共分散分析を用いて算出。
注4）等価所得について、多変量解析（割合に関する項目はロジスティック回帰分析、平均値に関する項目は共分散分析）を用いて、600万円以上を基準とした他の3群との群間比較を実施。
注5）＊は600万円以上の世帯員と比較した場合、群間の有意差のあった項目。

※1 「運動習慣のない者」とは、「運動習慣のある者（1回30分以上の運動を週2回以上実施し、1年以上継続している者）」に該当しない者。
※2 「現在習慣的に喫煙している者」とは、喫煙の状況が「毎日吸っている」又は「時々吸う日がある」と回答した者。
※3 「生活習慣病のリスクを高める量を飲酒している者」とは、1日当たりの純アルコール摂取量が男性40g以上、女性20g以上の者とし、以下の方法で算出した。
　①男性：「毎日×2合以上」＋「週5〜6日×2合以上」＋「週3〜4日×3合以上」＋「週1〜2日×5合以上」＋「月1〜3日×5合以上」
　②女性：「毎日×1合以上」＋「週5〜6日×1合以上」＋「週3〜4日×1合以上」＋「週1〜2日×3合以上」＋「月1〜3日×5合以上」
※4 「睡眠時間が6時間未満の者」とは、1日の平均睡眠時間が「5時間以上6時間未満」又は「5時間未満」と回答した者。
※5 「睡眠で休養が十分にとれていない者」とは、睡眠で休養が「あまりとれていない」又は「まったくとれていない」と回答した者。
※6 「肥満者」とは、BMI 25.0以上の者。
※7 「やせの者」とは、BMI 18.5未満の者。

厚生労働省：令和4年国民健康・栄養調査結果の概要より

員で有意に高く、女性では200万円未満の世帯員で有意に高かった。さらに歩数の平均値は、600万円以上の世帯員と比較して、女性では200万円未満および200万円以上400万円未満の世帯員で有意に少なかった。世帯所得が少ないほど、多くの項目で生活習慣の差がみられ、2018（平成30）年の調査と比較しても格差が解消されていないことがうかがえる。

厚生労働省は、2024（令和6）年度から始まった健康日本21（第三次）で、「全ての国民が健やかで心豊かに生活できる持続可能な社会の実現」をビジョンとし、①誰一人取り残さない健康づくりの展開と、②より実効性をもつ取り組みの推進を行うとしている。その実現に向けては、①健康寿命の延伸・健康格差の縮小、②個人の行動と健康状態の改善、③社会環境の質の向上、④ライフコースアプ

図15 健康日本21（第三次）概念図

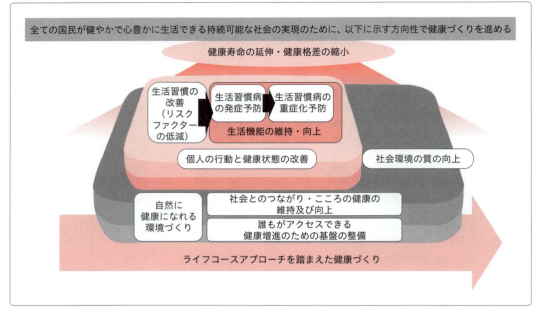

厚生労働省健康・生活衛生局健康課：健康日本21（第三次），概要，7，2023．

ローチを踏まえた健康づくりの4つを基本的方向とした[43]。特に健康日本21（第三次）では、青壮年期、高齢期などのライフステージや性差に応じた健康づくり、産業保健など他の施策や計画との連携を含む取り組み、ICTのさらなる活用等、環境の整備によって幅広い対象者の健康づくりを目指している（図15）。このような取り組みを通して「健康寿命の延伸・健康格差の縮小」の実現を最終目標とすることは、健康日本21（第二次）から継続して掲げている国民の健康づくりの要となっている。

❷ 格差と健康に関する具体例

特定健康診査・特定保健指導をはじめ、従来の健康づくりは、住民全体に等しく周知するなどして展開されてきたが、社会経済的に不利な層、地理的に保健医療サービスへのアクセスが悪い層、健康に無関心な層などに保健医療福祉サービスが行き届いているとはいいにくく、それらの層へいかに支援を届けるかが重要となる。健康格差として、社会経済等の条件が不利な集団に健康問題が多く、また、社会経済等の状況に格差が大きい地域に住む人に、健康問題が多いことも報告されていることから、これらの状況をとらえたうえで保健活動を展開する必要がある。例として、特定健康診査・特定保健指導の実施率の向上に向けては、未受診者への受診勧奨にあたり、未受診者におしなべて同様のアプローチをするのではなく、データ分析により対象者の層を見極め、受診の機会や治療の機会が公平に確保できるような取り組みが望まれる。

健康格差は成人期・高齢期のみならず、どの発達段階においても影響する。子ども虐待に関しては、子ども虐待による死亡事例等の検証結果をみると、家族の経済状況としては、心中以外の虐待死事例では、経済状況について「不明」である事例が多いものの、判明している事例では「生活保護世帯」と「市区町村民税非課税世帯を合わせると5割を超えており（表9）、子ども虐待の死亡事例等においても、経済的な影響は看過できない状況であり、社会経済的な背景を踏まえた母子の支援が求められる。

表9　子ども虐待による死亡事例等の家庭の経済状況

区　分	心中以外の虐待死			心中による虐待死（未遂を含む）		
	人　数	構成割合	有効割合	人　数	構成割合	有効割合
生活保護世帯	7 (4)	14.0%	24.1%	0 (0)	0.0%	0.0%
市区町村民税非課税世帯（所得割、均等割ともに非課税）	9 (1)	18.0%	31.0%	1 (0)	4.2%	6.7%
市区町村民税課税世帯（所得割のみ非課税）	0 (0)	0.0%	0.0%	0 (0)	0.0%	0.0%
市区町村民税課税世帯（年収500万円未満）	5 (1)	10.0%	17.2%	6 (0)	25.0%	40.0%
年収500万円以上	8 (7)	16.0%	27.6%	8 (0)	33.3%	53.3%
小　計	29 (13)	58.0%	100.0%	15 (0)	62.5%	100.0%
不　明	21 (8)	42.0%		9 (0)	37.5%	
計	50 (21)	100.0%	―	24 (0)	100.0%	―

厚生労働省：子ども虐待による死亡事例等の検証結果等について（第19次報告），2023．

❸ 健康格差の縮小を踏まえた保健活動

　2035年を見据えた保健医療政策のビジョンとその道筋を示すために、国民の健康増進、保健医療システムの持続可能性の確保、保健医療分野における国際的な貢献、地域づくりなどの分野における戦略的な取り組みに関する検討を行うことを目的として開催された「『保健医療2035』策定懇談会」による「保健医療2035提言書」[44]の基本理念においても、「保健システムが国民から信頼され、納得されるものであるためには、何より公平・公正な仕組みであることがもとめられる」とされ、公平・公正な仕組みの1つに「職業、年齢階層、所得階層、家族の有無等によって、健康水準に差を生じさせない」があげられている。そのために保健活動は何をなすべきかを考え展開する必要がある。

　日本学術会議は提言[41]において、「保健医療福祉政策において健康の社会格差を考慮すること」をあげ、「国が、わが国の保健医療福祉活動の推進において、健康の社会格差の視点とこれへの対応を明確化することを提言する。厚生労働省が進めるわが国の健康づくり戦略および労働安全衛生行政の方針に健康の社会格差の視点とこれへの対応を明記し、これにより自治体の地域保健計画、事業場の労働安全衛生活動の健康の社会格差の対応が組み込まれ、実行されることを推進するべきである」としている。

　保健師は、移り変わる社会経済情勢を常に把握し、健康格差の実態について研究や報告等から情報を得て、日々の保健活動のなかで何ができるのかを考え、とりこぼしてはならない視点の1つに格差を含め保健活動の基盤におくことが必要である。地域診断に健康格差の視点を踏まえること、また、保健活動の展開においても、母子保健におけるひとり親世帯や子どもの貧困、成人保健においても特定健康診査未受診などの生活習慣病のハイリスク、高齢者保健における要介護・死亡のハイリスクといった健康格差を縦割りでみるのではなく、家族・集団・地域としてとらえ、必要な支援を展開することが健康格差の縮小につながる。

> **Column**
>
> ## ヘルスリテラシーとは[45)、46)]
>
> 　WHOのヘルスプロモーション用語集で、ヘルスリテラシーとは「より良い健康状態を促進し、維持する方法に関しての情報にアクセスし、理解し、利用するための個人の意欲や能力を決定する認知的社会的スキルである」と定義されている。この定義ではヘルスリテラシーの3つの領域として、①機能的ヘルスリテラシー、②相互作用的ヘルスリテラシー、③批判的ヘルスリテラシーに分類している。
>
> 　アメリカのヘルシーピープル2010で取り上げられるなど、プロモーションのアウトカムや要素の1つとしても多くの国で扱われ、社会的決定要因にもかかわりがあるとされている。ヘルスリテラシーの定義は複数あり、その評価方法を含め多くの尺度が開発されているが、いまだ統一はされていない。しかし、ヘルスリテラシーを高めることは、ヘルスプロモーションの成果の1つであり、それを支援していくのが健康教育であることは確かである。
>
> ① 機能的ヘルスリテラシー：日常の読み書きの基礎的なスキル
> ② 相互作用的ヘルスリテラシー：①より高度なスキル
> ③ 批判的ヘルスリテラシー：②より更に高度な認知的スキル、状況をよりコントロールするための情報活用ができる

2 公衆衛生看護における健康レベル（あらゆる健康状態）と対象とする人々

　公衆衛生看護の対象者は、あらゆる健康レベル（あらゆる健康状態）のすべての人々である。医療機関で出会う人々は、医療機関において治療がすぐに必要な疾病を有する状態である場合が多いが、地域には医療機関での治療が必ずしも必要ではないものの、健康を害している状態で生活している人々が多くいる。また、治療が必要であるが、医療機関につながらない人々も少なくない。そのような状況のなか、地域ではすべての人々に、健康の保持増進や疾病の予防、重症化予防の保健活動を行う。

　ここでは、人生においていつの時期にも生じる健康状態、健康危機である感染症、メンタルヘルス、難病、災害や人々のライフステージ別（母子、成人、高齢者）に生じうる健康状態、健康危機について述べる。公衆衛生看護においては、これらの健康状態、健康危機にすべての人々への保健活動を行う。各保健活動の実際等については、本書第3部を確認してほしい。

1 人生の一時期だけでなく、一生のなかでいつの時期にも生じる健康状態、健康危機
——感染症、メンタルヘルス、難病、災害

❶ 感染症

　わが国での感染症での死亡順位は下がってきているものの、感染症の脅威はいまだ深刻な状況である。結核やマラリアなど古くからある感染症のなかには、近い将来克服されると考えられていたものが再び流行しはじめており（再興感染症）、2014（平成26）年のデング熱や、2016（平成28）年のジカウイルス感染症（ジカ熱）などがあげられる。

　結核は、患者数は減少傾向にあるが、2022

（令和4）年に新たに結核患者として登録された人数は、1万235人で、死亡者1664人にのぼる[47]。わが国の2022（令和4）年の人口10万人当たりの結核罹患率は、8.2である。2020（令和2）年までは結核中まん延国であったが、2021（令和3）年に、低まん延国の水準である10以下に達し、継続している。しかし、欧米などの先進国の基準に近づいてきているが、結核罹患率はまだ高いことから、結核はわが国の主要な感染症である（第3部第2章A、図7、図8（p.441）参照）。

また、新しく認知された感染症（**新興感染症**）は、世界各地で起こりうるようになっている。

1976（昭和51）年には**エボラ出血熱**、1981（昭和56）年に**エイズ（AIDS、後天性免疫不全症候群）**が出現し、エボラ出血熱は、数年ごとに流行を繰り返している。2002（平成14）年の**重症急性呼吸器症候群（SARS）**や2012（平成24）年の**中東呼吸器症候群（MERS）**などが出現した。

2019（令和元）年12月に中国で最初の患者が発生し、感染した人の移動によって、世界中へ拡大して問題となった**新型コロナウイルス感染症（COVID-19）**も新興感染症としてあげられる。

そのほか、乳幼児期に罹りやすい感染症やノロウイルスに代表される感染性胃腸炎等の食中毒なども含め、感染症対策は生涯にわたり重要となる。

❷ メンタルヘルス

こころの病気の患者数は一貫して増加し、気分障害などは1999（平成11）年は44.1万人であったが、2020（令和2）年には172.1万人と大幅に増加している。また、疾病別・年齢別の患者割合では、40代・50代が約4割を占めている（図16）。

職場生活において強い不安やストレスを感じる労働者が5割を超え、さらに、業務による心理的負荷を原因として精神障害を発症し、あるいは自殺に至る事案は多くなっている（図17、図18、図19）。

成人期のみならず、小児期よりさまざまな**メンタルヘルス**の不調はあり、生涯にわたりこころの健康への支援は重要となる。

❸ 難病

難病は、①発病の機構が明らかでなく、②治療方法が確立していない希少疾病で、③長期の療養を必要とするものと**難病の患者に対する医療等に関する法律（難病法）**で定められている。**指定難病**は、それに加えて④患者数が人口の0.1％程度以下で、⑤客観的な診断基準があるものとして厚生労働大臣が指定する疾病で、医療費助成の対象となっている。

指定難病は、2017（平成29）年4月に306疾病から330疾病に、2018（平成30）年4月に331疾病に、2021（令和3）年11月には338疾病に、さらに2024（令和6）年4月には341疾病に拡充された。

2022（令和4）年度末時点の指定難病（338疾病）の受給者証所持者数は約104.9万人であり、年齢階層別では75歳以上が26.9％と最も多く、60代が17.5％、50代が16.5％、40代が12.8％と続いている。20代から50代までの合計では約44.3万人と全体の42.7％を占めており、高齢世代以外にも指定難病受給者証所持者が多く分布している（図20）。

また、18歳未満の小児では、**小児慢性特定疾患治療研究事業**として、医療費の一部が公費負担されていたが、児童福祉法の改正により、2015（平成27）年1月より小児慢性特定疾病医療費助成制度に移行した。対象疾患は、2015（平成27）年の514疾患から2021（令和3）年11月までには788疾病に拡充された。2022（令和4）年度末時点の小児慢性特定疾患の受給者証所持者数は、約11.5万人であり、16歳が7929人と最も多く、次いで18歳で7908人となっている（図21）。

第3章 公衆衛生看護の基盤と対象

089

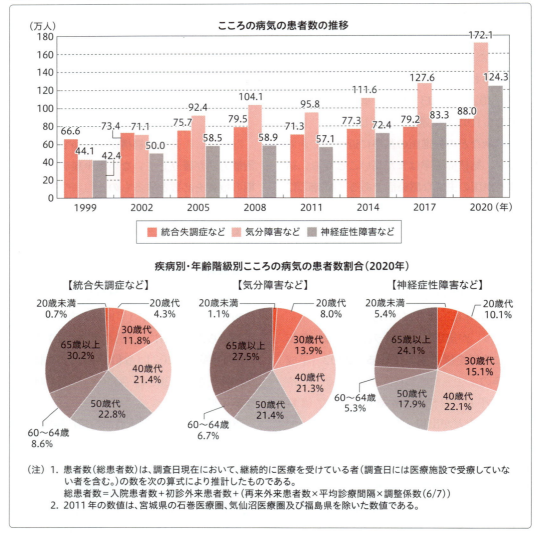

図16 こころの病気の患者数の状況

厚生労働省：患者調査を基に作成

このように、生涯にわたり難病に罹患する場合があり、その支援のために難病保健活動が必要となる。

❹ 災害

わが国は、その位置、地形、地質、気象などの自然的条件から、台風、豪雨、豪雪、洪水、土砂災害、地震、津波、火山噴火などによる災害が発生しやすい国土となっている[48]。過去には1995（平成7）年に阪神・淡路大震災、2011（平成23）年に東日本大震災が発生し、多くの死者・行方不明者や避難所での生活を送る人びとが出た（図22）。今後発生することが予測されている首都直下型地震や南海トラフ巨大地震などがあり、災害リスクが懸念される。

また、毎年6月下旬から7月中旬にかけての梅雨前線や台風の影響により各地で豪雨が発生しており、風水害のリスクも高まっている（図23）。

災害により、死亡に至らないまでも直接的な健康被害を受けたり、災害による避難の経過のなかで、通常の健康行動をとることが難しかったりすることにより健康の保持増進が難しい状況に陥るおそれがあり、災害の発生

図17 職業生活での強いストレス等の状況

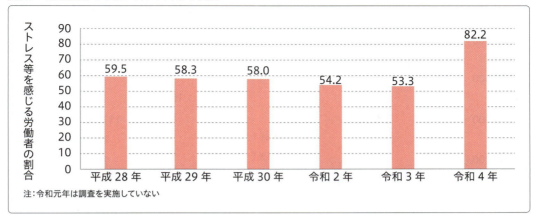

注：令和元年は調査を実施していない

厚生労働省：平成28年〜令和4年労働者安全衛生調査（実態調査）を基に作成

図18 職業生活における強いストレス等の原因

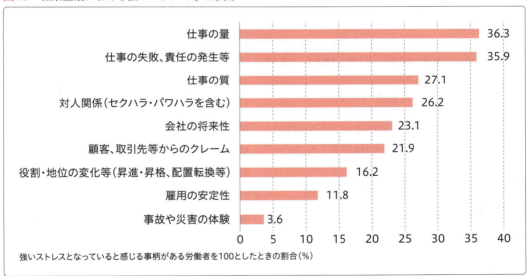

厚生労働省：2022（令和4）年度労働者安全衛生調査（実態調査）結果の概要

図19 精神障害等による労災認定件数

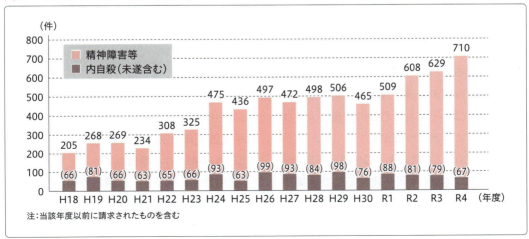

注：当該年度以前に請求されたものを含む

厚生労働省：2022（令和4）年度過労死等の労災補償状況

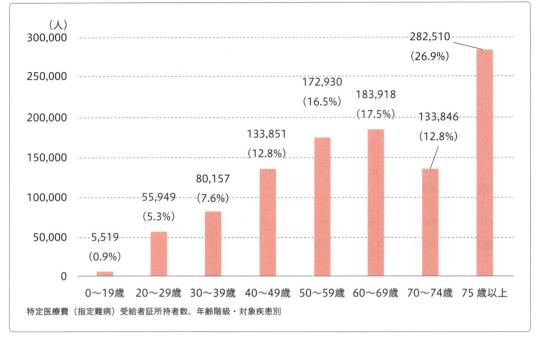

図20 年齢層別にみた指定難病受給者証所持者数（2022（令和4）年度末時点）

特定医療費（指定難病）受給者証所持者数、年齢階級・対象疾患別

厚生労働省：2022（令和4）年度衛生行政報告例より作成

時期のみならず、復興にいたるまで長期にわたる地域全体をみた保健活動が必要となる。

2 ライフステージ別の健康状態、健康危機

❶ 産後うつ

産後うつ病の罹患率は約10％であり、気分の落ち込みや楽しみの喪失、自責感や自己評価の低下などを訴え、産後3か月以内に発症することが多い。発症の背景要因として、うつ病の既往のほか、パートナーからのサポート不足など育児環境要因による影響も大きいとされている[49]。この時期のうつ病の結果として生じる母親の家事や育児の負担の増大と養育の困難は、子どもの心身の成長に大きな影響を及ぼすことにつながる[50]。

また、2005（平成17）～2014（平成26）年の10年間に東京23区で発生した妊産婦異常死の調査で、妊娠中23例、産褥1年未満40例の合計63例の自殺が確認されており、自殺した妊婦では約4割がうつ病または統合失調症であり、褥婦では5割が産後うつ病などの精神疾患で占められている（図24）。

❷ 育児の孤立化

子育てをして負担に思うこととして、「子育てに出費がかさむ」が55.6％と最も多く、次いで「自分の自由な時間をもてない」が46.0％、「子育てによる精神的疲れが大きい」43.1％、「子育てによる身体の疲れが大きい」42.6％の順に多くなっている。2015年調査と比較して、「子育てによる精神的疲れが大きい」が28.5％より14.6ポイント、「子育てによる身体の疲れが大きい」が30.8％より11.8ポイント増加している（図25）。また、子育て中の親で、社会から隔絶され、自分が孤立しているように感じている人の割合は、2010（平成22）年は33.8％であるが、2019（令和元）年は40.7％と増加している（図26）。

核家族化、少子化、近隣との関係の希薄化の進展等により生じる育児の孤立化は、母親をはじめとする保護者や子どもの心身の健康に影響を及ぼす。

図21　年齢別小児慢性特定疾病医療受給者証所持者数

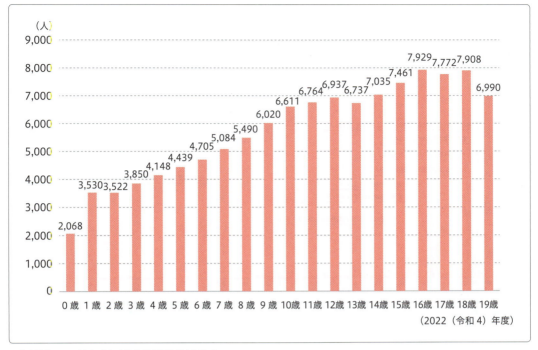

厚生労働省：2022（令和4）年度衛生行政報告例より作成

❸ 子ども虐待

全国の児童相談所における子ども虐待に関する相談対応件数は、一貫して増加し、2021（令和3）年度には20万7660件となっている。また、主たる虐待者は、実母が47.5%と最も高く、次いで実父が41.5%を占める（図27）。

子ども虐待の種類は、心理的虐待、身体的虐待、保護の怠慢・拒否（ネグレクト）、性的虐待があり、心理的虐待が60.1%と最も高い割合を占め、次いで身体的虐待が23.7%を占める（第3部第1章A、図25（p.277）参照）。

❹ 生活習慣病

わが国の主要な死因は、がん、心臓病、脳血管疾患をあわせた生活習慣病が約5割を占めている[51]。年齢階級別にみると、30歳代から年齢が高くなるにつれて、悪性新生物（がん）、心疾患、脳血管疾患の占める割合が高い（第3部第1章B、図2（p.285）参照）。

心臓病や脳血管疾患などの危険因子である糖尿病は、2019（令和元）年の国民健康・栄養調査では、糖尿病が強く疑われる者の割合は30代より増加し、男女ともに50代以降で大きく増加している（図28）。

2020（令和2）年の患者調査によると、医療機関を受診している総患者数は、高血圧性疾患1511万人、糖尿病579万人となっている[52]。2022（令和4）年の国民生活基礎調査報告によると、通院者率は男女ともに高血圧症が最も多い（図29）。

関連した日本透析医学会の調査によると、2022（令和4）年に新規に透析導入された患者数は3万7039人であり、透析導入の原因疾患として、糖尿病性腎症が第1位の38.7%である（図30）。

❺ フレイル

後期高齢者は、複数の慢性疾患の罹患に加え、要介護状態に至る前段階であっても身体的な脆弱性のみならず、精神・心理的な脆弱性や社会的な脆弱性といった多様な課題と不安を抱えやすく、いわゆるフレイル状態にな

図22　自然災害における死者・行方不明者数

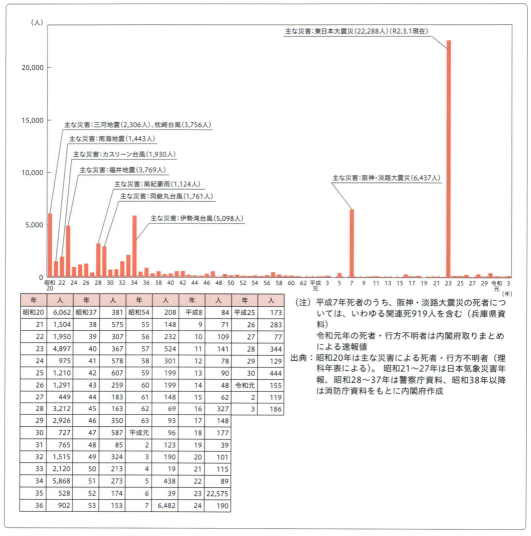

内閣府：令和4（2022）年度版防災白書, 2022.

図23　風水害による過去10年間の被害状況の推移

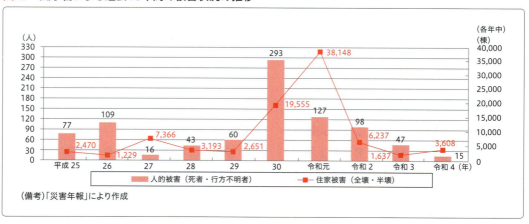

総務省消防庁：令和5年版消防白書. https://www.fdma.go.jp/publication/hakusho/r5/items/part1_section5.pdf

図24 妊産婦の自殺と精神疾患

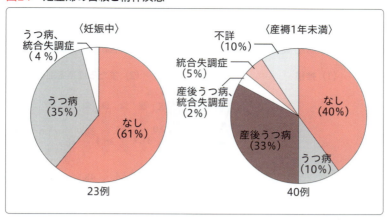

竹田省:【なぜ今メンタルヘルスケアが必要なのか?】妊産婦の自殺予防. 周産期医学, 47(5), 623-627, 2017.

図25 子育てをして負担に思うこと

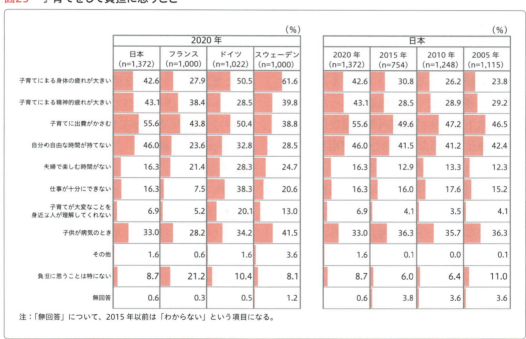

注:「無回答」について、2015年以前は「わからない」という項目になる。

内閣府:2020(令和2)年度少子化社会に関する国際意識調査報告書

図26 社会から隔絶され、自分が孤立しているように感じる人の割合

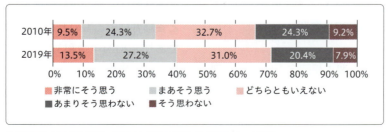

公益財団法人児童育成協会:子育て中の親の外出に関するアンケート調査

図27　児童相談所における児童虐待に関する相談対応件数

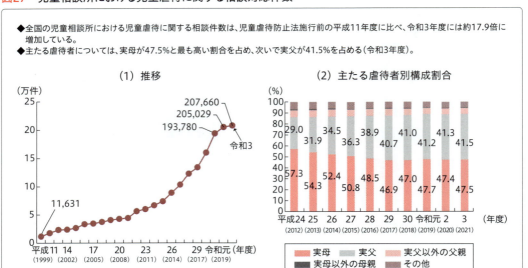

（出典）厚生労働省「福祉行政報告例」

内閣府：令和3年版子供・若者白書, 2021. を一部改変

りやすい傾向にある。このフレイルという状態像は、運動機能や口腔機能といった心身の機能の低下と、生活習慣病等の重症化や健康状態の悪化（負傷などを含む。）が相互に強く影響し合っている状態である[53)]。

2022（令和4）年国民生活基礎調査によると、要支援または要介護と認定された人の「介護が必要になった主な原因」のうち、要支援者の原因の第2位が「高齢による衰弱」となっている（17.4%）（第3部第1章C、表1（p.338）参照）。

❻ 認知症

65歳以上の認知症高齢者数と有病率の将来推計について、一貫して増加し、2030（令和12）年には65歳以上の高齢者の約6人に1人が認知症になると推計されている（第3部第1章C、図8（p.337）参照）。

❼ 要介護状態

前期高齢者では、要支援認定率は1.4%、要介護認定率は3.0%である一方、後期高齢者では、要支援認定率は8.9%、要介護認定率は23.4%であった（表10）。

また、要介護の主な原因は、「認知症」が23.6%と最も多く、次いで、「脳血管疾患（脳卒中）」19.0%となっている（第3部第1章C、表1（p.338）参照）。

❽ 孤立

近所の人とのつきあいの程度は、高齢者のみの世帯のうち、特に男性の一人暮らし世帯で、「つきあいはほとんどない」の割合が13.7%と高い（図31）。

また、孤立死を身近な問題だと感じている人の割合は、60歳以上の者全体では34.1%だが、一人暮らし世帯では、50.8%と5割を占めている（図32）。

❾ 高齢者虐待

2022（令和4）年度の高齢者虐待の相談・通報件数は、養介護施設従事者等によるものと養護者によるものとを合わせて4万1086件であり、2021（令和3）年度の3万8768件と比べると増加している（表11）。

虐待の内容種別では、身体的虐待が57.6%と最も高い割合を占め、次いで心理的虐待が33.0%を占めている（図33）。被虐待高齢者

図28 糖尿病が強く疑われる者の割合（20歳以上、性・年齢階級別）

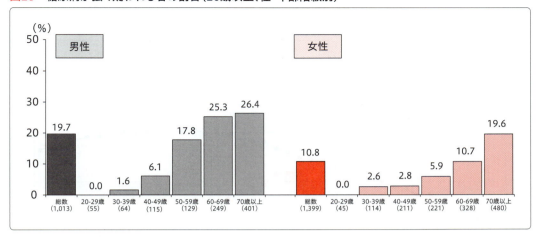

厚生労働省：令和元(2019)年国民健康・栄養調査

図29 性別にみた通院患者率の上位5傷病（複数回答）

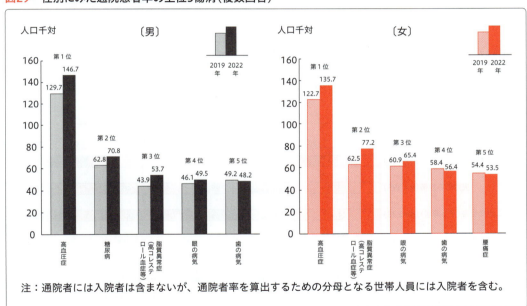

注：通院者には入院者は含まないが、通院者率を算出するための分母となる世帯人員には入院者を含む。

厚生労働省：2022(令和4)年国民生活基礎調査

のうち76.5％が要介護3以上（表12）、80.4％が日常生活に支障をきたすような認知症の症状を有している、57.6％が寝たきり状態である。

表10 要介護等認定の状況

単位：千人、（ ）内は％

65～74歳		75歳以上	
要支援	要介護	要支援	要介護
241 (1.4)	517 (3.0)	1,638 (8.9)	4,293 (23.4)

資料：厚生労働省「介護保険事業状況報告（年報）」（令和2年度）より算出
(注1) 経過的要介護の者を除く。
(注2) （ ）内は、65～74歳、75歳以上それぞれの被保険者に占める割合
内閣府：令和5年版高齢社会白書, 2023.

図30　透析導入患者の原疾患割合の推移

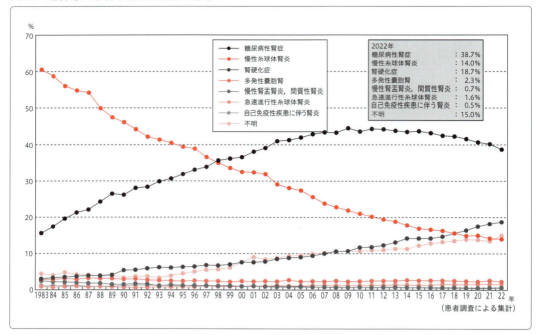

一般社団法人日本透析医学会「わが国の慢性透析療法の現況（2022年12月31日現在）」
https://docs.jsdt.or.jp/overview/file/2022/pdf/03.pdf

図31　近所の人とのつきあいの程度

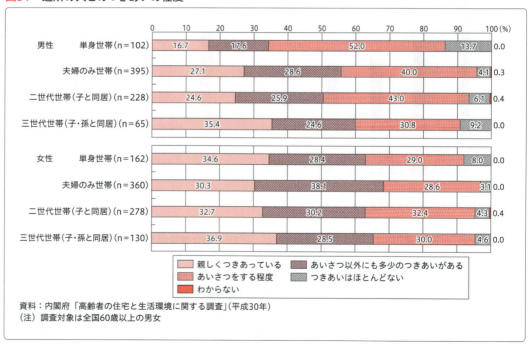

資料：内閣府「高齢者の住宅と生活環境に関する調査」（平成30年）
（注）調査対象は全国60歳以上の男女

内閣府：令和3年版高齢社会白書, 2021.

図32 孤立死を身近な問題と感じるものの割合

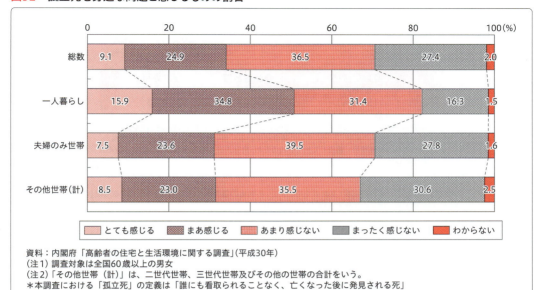

資料：内閣府「高齢者の住宅と生活環境に関する調査」(平成30年)
(注1) 調査対象は全国60歳以上の男女
(注2)「その他世帯（計）」は、二世代世帯、三世代世帯及びその他の世帯の合計をいう。
＊本調査における「孤立死」の定義は「誰にも看取られることなく、亡くなった後に発見される死」

内閣府：令和3年版高齢社会白書, 2021.

表11 高齢者虐待の虐待判断件数、相談・通報件数

	養介護施設従事者等（※1）によるもの		養護者（※2）によるもの	
	虐待判断件数（※3）	相談・通報件数（※4）	虐待判断件数（※3）	相談・通報件数（※4）
令和4年度	856件	2,795件	16,669件	38,291件
令和3年度	739件	2,390件	16,426件	36,378件
増減（増減率）	117件(15.8%)	405件(16.9%)	243件(1.5%)	1,913件(5.3%)

※1 介護老人福祉施設など養介護施設又は居宅サービス事業など養介護事業の業務に従事する者
※2 高齢者の世話をしている家族、親族、同居人等
※3 調査対象年度（令和4年4月1日から令和5年3月31日）に市町村等が虐待と判断した件数（施設従事者等による虐待においては、都道府県と市町村が共同で調査・判断した事例及び都道府県が直接受理し判断した事例を含む）
※4 調査対象年度(同上)に市町村が相談・通報を受理した件数

厚生労働省：2023（令和4）年度「高齢者虐待の防止、高齢者の養護者に対する支援等に関する法律」に基づく対応状況等に関する調査結果より作成

図33　高齢者虐待の内容種別

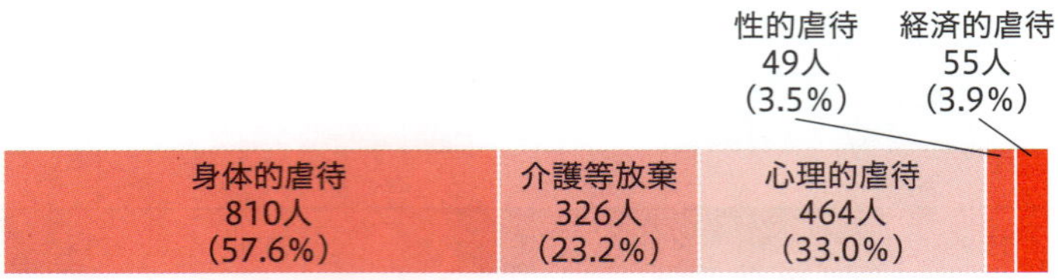

種別	人数	割合
身体的虐待	810人	57.6%
介護等放棄	326人	23.2%
心理的虐待	464人	33.0%
性的虐待	49人	3.5%
経済的虐待	55人	3.9%

（注）割合は、被虐待高齢者が特定できなかった35件を除く609件における被虐待者の総数1,060人に対する集計。ただし、1人の被虐待高齢者に対し複数の虐待の種別がある場合、それぞれの該当項目に重複して計上されるため、合計人数は被虐待高齢者の総数1,060人と一致しない。

厚生労働省：2022（令和4）年度「高齢者虐待の防止、高齢者の養護者に対する支援等に関する法律」に基づく対応状況等に関する調査結果（添付資料）より作成

表12　被虐待高齢者の要介護状態区分

要介護度	人数	割合（％）
自立	7	0.5
要支援1	5	0.4
〃 2	6	0.4
要介護1	118	8.4
〃 2	114	8.1
〃 3	347	24.7
〃 4	466	33.1
〃 5	262	18.6
不明	81	5.8
合計	1,406	100.0
（再掲）要介護3以上	(1,075)	(76.5)

2022（厚生労働省：令和4）年度「高齢者虐待の防止、高齢者の養護者に対する支援等に関する法律」に基づく対応状況等に関する調査結果（添付資料）

引用文献

1）Canadian Nurses Association〔CNA〕: Code of ethics for registered nurses，2009.
2）Matwick, A., Woodgate R.: Social Justice: A Concept Analysis. Public Health Nursing，34(2), 176-184, 2017.
3）日本公衆衛生看護学会：日本公衆衛生看護学会による公衆衛生看護関連の用語の定義，日本公衆衛生看護学会，2014．https://japhn.jp/wp/wp-content/uploads/2017/04/def_phn_Ja_en.pdf
4）International Council of Nurses: The ICN code of Ethics for nurses, 2012.https://www.icn.ch/sites/default/files/inline-files/2012_ICN_Codeofethicsfornurses_%20eng.pdf
5）日本看護協会：看護職の倫理綱領，公益社団法人日本看護協会，2021．https://www.nurse.or.jp/nursing/practice/rinri/pdf/code_of_ethics.pdf
6）American Nurses Association〔ANA〕：Code of ethics for nurses，2017.
7）神島裕子：正義とはなにか，中央公論新社，2018．
8）ジョン・ロールズ，川本隆史，福間聡，神島裕子訳：正義論，改訂版．紀伊国屋書店，2010．
9）日本公衆衛生看護学会：公衆衛生看護のグランドデザイン〜2035年に向けて〜，2016．https://japhn.jp/wp/wp-content/uploads/2017/04/grand_design_2016.pdf
10）厚生労働省：日本とWHO．https://www.mhlw.go.jp/stf/seisakunitsuite/bunya/hokabunya/kokusai/who/index.html
11）World Health Organization：Declaration of Alma-Ata. https://www.who.int/publications/almaata_declaration_en.pdf
12）Kaprio, L. A.：Primary Health Care in Europe, EURO Report and Studies 14, 1979.
13）Kaprio, L. A., 丸地信弘，青木玲：ヨーロッパにおけるプライマリーヘルスケア(1)．保健婦雑誌，36(1), 44-51, 1980．
14）Kaprio, L. A., 丸地信弘，青木玲：ヨーロッパにおけるプライマリーヘルスケア(3)．保健婦雑誌，36(3), 219-226, 1980．
15）World Health Organization：Declaration of Astana, 2018. https://apps.who.int/iris/bitstream/handle/10665/328123/WHO-HIS-SDS-2018.61-eng.pdf?sequence=1&isAllowed=y
16）国立研究開発法人国立国際医療研究センター国際医療協力局：プライマリ・ヘルス・ケアに関する世界会議―アスタナ宣言(仮訳)，2018．http://kyokuhp.ncgm.go.jp/library/other_doc/2018/Astana_sengen_181130.pdf
17）国際連合広報センター：ユニバーサル・ヘルス・カバレッジ（UHC），2013．https://www.unic.or.jp/activities/economic_social_development/social_development/universal_health_coverage/
18）World Health Organization：The Ottawa Charter for Health Promotion，1986．http://158.232.12.119/healthpromotion/conferences/previous/ottawa/en/
19）島内憲夫，鈴木美奈子：ヘルスプロモーション―WHO：オタワ憲章，＜21世紀の健康戦略シリーズ＞，79-84，垣内出版，2012．
20）厚生省保健医療局：地域における健康日本21実践の手引き．1-91．3．地方計画策定の前に，21，2000．http://www.kenkounippon21.gr.jp/kenkounippon21/jissen/index.html
21）World Health Organization：The Bangkok Charter for Health Promotion in a Globalized World，2005．http://158.232.12.119/healthpromotion/conferences/6gchp/hpr_050829_%20BCHP.pdf
22）島内憲夫，鈴木美奈子：ヘルスプロモーション―WHO：バンコク憲章，＜21世紀の健康戦略シリーズ＞，34-35，垣内出版，2012．

23) 島内憲夫：ヘルスプロモーションの近未来─健康創造の鍵は？─．日本健康教育学会誌，23(4)，307-317，2015．
24) 日本ヘルスプロモーション学会：ヘルスプロモーションとは．http://plaza.umin.ac.jp/~jshp-gakkai/intro.html
25) 鈴木美奈子：IVヘルスプロモーションの概念と戦略．市村久美子，島内憲夫編：新体系看護学全書別巻ヘルスプロモーション，26-28，メヂカルフレンド社，2018．
26) 広辞苑第6版，岩波書店，2008．
27) World Health Organization：Shanghai Declaration on promoting health in the 2030 Agenda for Sustainable Development．2016．http://158.232.12.119/healthpromotion/conferences/9gchp/shanghai-declaration.pdf
28) World Health Organization：Promoting health in the SDGs: Report on the 9th Global Conference for Health Promotion：All for Health, Health for All, 21-24 November 2016．https://apps.who.int/iris/bitstream/handle/10665/259183/WHO-NMH-PND-17.5-eng.pdf;jsessionid=4238000EF75E1D069D28F0E6DF06AD27?sequence=1
29) 厚生労働省：第3章基本戦略，第2節対象集団への働きかけ，健康日本21総論．https://www.mhlw.go.jp/www1/topics/kenko21_11/s0f.html
30) Rose, G.A. 著，曽田研二，田中平三監訳，水嶋春朔，中山健夫，土田賢一，伊藤和江訳：予防医学のストラテジー─生活習慣病対策と健康増進，13-15，医学書院，1998．
31) 公益社団法人日本WHO協会．https://japan-who.or.jp/about/who-what/identification-health/
32) 後閑容子・蝦名美智子・大西和子：健康科学概論，第3版，ヌーヴェルヒロカワ，4-5，2003．
33) 令和元年度国民健康・栄養調査．https://www.mhlw.go.jp/stf/newpage_14156.html
34) 平成26年度版厚生労働白書，2014．https://www.mhlw.go.jp/wp/hakusyo/kousei/14/dl/1-02-1.pdf
35) WHO：国際生活機能分類．https://apps.who.int/iris/bitstream/handle/10665/42407/9241545429-jpn.pdf?sequence=313&isAllowed=y
36) ICF（国際生活機能分類）─「生きることの全体像」についての「共通言語」─．https://www.mhlw.go.jp/stf/shingi/2r9852000002ksqi-att/2r9852000002kswh.pdf
37) 健康の社会的決定要因─確かな事実の探求，第2版，WHO健康都市健康協力センター．http://www.tmd.ac.jp/med/hlth/whocc/pdf/solidfacts2nd.pdf
38) WHO，日本福祉大学訳：一世代のうちに格差をなくそう：健康の社会的決定要因に対する取り組みを通じた健康の公平性，2013．
39) 近藤克則編：検証「健康格差社会」，医学書院，2011．
40) 近藤克則編著：健康の社会決定要因，日本公衆衛生協会，2013．
41) 日本学術会議，基礎医学委員会・健康・生活科学委員会合同パブリックヘルス化学分科会：わが国の健康の社会格差の現状理解とその改善に向けて，2011．
42) 厚生労働省：令和4年国民健康・栄養調査報告書，2024．
43) 厚生労働省：国民の健康の増進の総合的な推進を図るための基本的な方針の全部改正について．https://www.mhlw.go.jp/content/001102728.pdf
44) 「保健医療2035」策定懇談会：保健医療2035提言書，2015．
45) ドン・ナットビーム，島内憲夫監訳：ヘルスリテラシーとは何か？，垣内出版，2017．
46) 江口泰正：健康教育の新しいキーワードとしてのヘルスリテラシー．日本栄養士会雑誌，61(10)，31-39，2018．
47) 厚生労働省：2022年結核登録者情報調査年報集計結果について．https://www.mhlw.go.jp/stf/seisakunitsuite/bunya/0000175095_00010.html
48) 国土交通省：国土が抱える災害リスク．https://www.mlit.go.jp/river/bousai/library/pdf/kokudo.pdf
49) 公益財団法人日本産婦人科医会：妊産婦メンタルヘルスケアマニュアル～産後ケアへの切れ目のない支援に向けて～，2017．http://www.jaog.or.jp/wp/wp-content/uploads/2017/11/jaogmental_L.pdf
50) 鈴宮寛子他：事例とミニレクチャーで学ぶ産後の母親のメンタルヘルス支援活動，母子保健事業団，2008．
51) 厚生労働省：2022（令和4）年人口動態統計月報年計（確定数）の概況．https://www.mhlw.go.jp/toukei/saikin/hw/jinkou/kakutei22/dl/15_all.pdf
52) 厚生労働省：令和2(2020)年患者調査．https://www.mhlw.go.jp/toukei/saikin/hw/kanja/20/index.html
53) 厚生労働省：高齢者の保健事業と介護予防の一体的な実施に関する有識者会議報告書．https://www.mhlw.go.jp/content/12401000/000495224.pdf

参考文献

・星旦二，麻原きよみ編：これからの保健医療福祉行政論─地域づくりを推進する保健師活動，日本看護協会出版会，2008．
・厚生労働統計協会編：国民衛生の動向，2020／2021，2020．
・野﨑和義監修：社会福祉六法，ミネルヴァ書房，2020．
・田村やよひ：私たちの拠りどころ─保健師助産師看護師法第2版，日本看護協会出版会，22，2015．

第4章 公衆衛生看護の展開方法

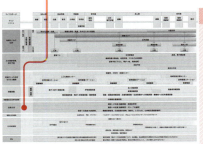

チェックポイント
- ☑ 個人・家族への支援、集団への支援、地域への支援の違いを学ぶ。
- ☑ ジェノグラム、エコマップの書き方を理解する。
- ☑ 看護活動の評価方法を学ぶ。

1 個人・家族から集団、地域へ

1 個人・家族から集団、地域への支援とは

　公衆衛生看護活動は地域に暮らす（属する）すべての人を対象とする。すべての人へ働きかけるために、個人・家族への支援（＝個別への支援）、集団への支援、地域への支援の3つの支援を用いる。3つの支援は関連し合っているので、連動させることですべての人へ効果的な支援ができる（図1）。

　具体的には、個別への支援、集団への支援、地域への支援の3つの支援を行いながら、個別への支援で見出された課題を集団の課題へ、集団への支援で見出された課題を地域の課題へと発展させて活動を展開する。家庭訪問、健康相談、健康診査・検診などの個別支援の方法（技術）を用いて個人・家族の課題解決のための支援を行いながら、共通する課題や背景はないかを考える。共通する課題をもつ個人が複数いれば、当事者が協働で解決を図れるようにグループ化するなどの集団への支援方法を用いる。さらに、個別への支援、集団への支援から地域の課題をとらえ、解決に向けて新しい保健事業をつくったり、既存の

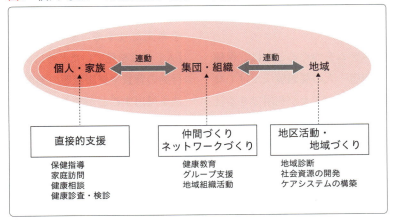

図1　個人・家族への支援、集団・組織への支援、地域への支援を連動させる

103

保健事業を見直したり、新たな社会資源を開発したりシステム化を図ったりするなど、地域のニーズに合った保健・医療・福祉サービスを提供する<u>ケアシステムを構築</u>する。

たとえば、新生児訪問で把握した障がい児をもつ親たちの孤立した状況を解決するために、親たちの交流の場を設けて情報交換や仲間づくりができるように支援する。そして、メンバーが主体的に自由度をもって活動することができるように自主グループ化を支援する。さらには障がいのある子どもと家族が暮らしやすい地域づくりのためにグループの組織化を支援することで地域の課題解決を図る。あるいは、健康相談や健診は個人の健康課題を解決するための支援方法であるが、健診結果のデータをまとめて分析し集団や地域の課題抽出の資料としたり、問診で把握した対象者の思いや生活実態を地域の他のデータと統合して分析したりして、集団や地域の課題として問題解決を図るなどである。健康教育においても、参加者一人ひとりの健康課題の解決を図るための支援をすると同時に、参加者とのかかわりから地域の課題を見出したり、健康教育をきっかけにして自主グループの育成を支援したり、地域の健康活動のリーダーとして育てることで地域全体の課題解決を図るなどである。そしてこれらを住民とともに行うこと、住民同士をつなぎながら行うことによって地域の人々が主体となった問題解決となり、その活動を地域に根づかせていくことにつながる。

地域のケアシステムをつくることは、保健師が出会った対象者一人の課題解決だけでなく、同じ健康課題をもつ人々が利用できる社会資源となる。地域の健康課題を解決するということは、個人・家族が健康に暮らしやすい地域をつくることでもあり、健康課題の発生を予防する地域づくりでもある。このように、個人・家族への支援、集団への支援、地域への支援を連動させることで、すべての人への支援を効果的に行うことができる。

2 鳥の目と虫の目
—地域を見る2つの目

保健師は、担当地域を2つの視点から見ている。1つは、地域の全体像を俯瞰（ふかん）的、大局的に見る視点であり、もう1つは、地域で暮らす一人ひとりを詳細に見る視点である。これらは、<u>鳥の目</u>と<u>虫の目</u>、あるいは<u>マクロの視点</u>と<u>ミクロの視点</u>と呼ばれている。保健師は個人・家族、集団、そして地域を対象とした支援を行っているので、両方の視点から地域を見ることができる。地域という大きなものを集合体としてデータなどでとらえつつ、その地域のなかで営まれている生活の様子や人々の思いをとらえ、両者を統合してアセスメントし、支援を行う<u>（図2）</u>。

個人・家族を対象とした支援においても、その人が住む地域にも目を向けて、健康課題の要因や解決方法を探っていく。ふだんの生活から切り離され特別な環境で「治療」を受ける人への施設看護と異なり、公衆衛生看護が対象とする人々は、その人が暮らす地域と密接に関連しさまざまな影響を受けながら「生活している人」である。個人・家族を詳細に把握することはもちろん、その人が所属する集団や環境、地域全体を見ることでわかる情報を活用して改めて個人を見たり、支援方法を考えたりする。そのことによって、その「人」だけを見ていたときにはわからなかった行動の背景や健康課題の要因、有効な支援方法を見出すことができる。よって個人への支援の際にも、対象となる個人・家族の健康、生活、考え方に影響を与える「背景」としてその人・家族の所属する集団・組織や地域を見ている。その集団あるいは地域がどのような物理的・地理的な環境にあるか、どのような

図2　地域を見る2つの目

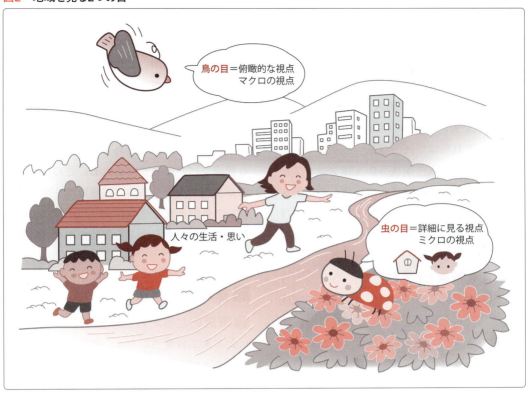

生活習慣や価値観、文化をもっているかを情報収集してアセスメントしているし、支援のツールとなる社会資源としてどのようなものがあるか、地域の強みは何かを見て活用しているのである。

一方で、個人・家族への支援を行いながら、支援の「対象」として地域を見ている。個人・家族への支援過程で得られた生活・考え方に関する具体的な情報を、地域の健康課題の要因を理解し、解決方法を見出すために、「地域への支援」の視点で収集・アセスメントしている。このように、公衆衛生看護活動における地域は、対象としての地域であり、背景としての地域でもある（図3）。

図3　背景としての地域、対象としての地域

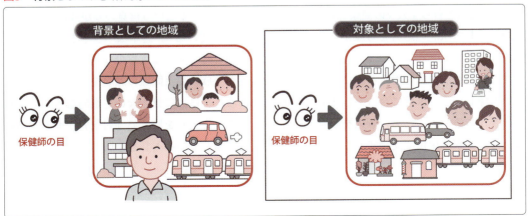

2 活動方法

1 個人・家族への支援

1 個人への支援が原点

　公衆衛生看護活動は個人・家族への支援、集団への支援、地域への支援の3つの支援を行うが、それらは**個人・家族への支援**から始まっている。個人・家族への支援プロセスから必要性や方向性を見出して地域への支援を行っているという点で、個人・家族への支援は公衆衛生看護活動の原点ともいえる重要な活動方法である。

❶ 個人を家族とともにとらえる

　公衆衛生看護活動においては、個人を家族とともにとらえ、家族単位で支援を行う。地域に暮らすすべての人を対象とするため、支援のきっかけは個人であっても、家族全員が対象者である。家族は、家事や育児、介護、教育、経済等、さまざまな面で支え合い、役割分担しながら生活を共有しており、精神的にも支え合い影響し合っている。支援を開始した時点で家族とともに生活していない場合も、人はそれぞれの家族のなかで成長し、家族と何らかのかかわりをもちながら社会生活を営んでいる。長い年月の間に培われた家族関係や役割、食事や生活リズムなどの生活習慣、価値観など多くの点において家族員から影響を受け、また他の家族員に影響を与えている。よって、地域で暮らす人々の健康課題には、発生要因として家族の影響を考慮する必要がある。

　さらに、解決方法を考える際にも家族の状況を考慮し、その家族に合った方法で支援する必要がある。そのため、個人を家族とともにとらえて家族単位で支援することが重要となる。

❷ 対象

　公衆衛生看護活動の対象は、地域に住むすべての人である。すべての人とは、胎児から乳幼児期、学童期、思春期、青年期、成人期、老年期まで、すべての年代の人で、年齢・ライフサイクルに応じた発達課題と、生じやすい健康課題がある。また、健康状態が良好な人から疾病・障がいのある人まで、さまざまな健康レベルの人が含まれる。さらに、対象者が治療や支援を求めて医療機関を受診する施設の看護と異なり、自ら支援を求めない、求めることができない人も含めたすべての人を対象とする。

2 家族への支援

❶ 家族のとらえ方と家族機能

　公衆衛生看護活動では、家族単位で支援を行うことが基本だが、どのような基準で誰を家族とするかは簡単ではない。婚姻・血縁といった法学・生物学的な基準、同居や家計を一にするという社会学的な基準もあるが、情緒的なつながりといった心理的な要素もある。そして時代とともに変化している。看護学における家族の定義として、鈴木はフリードマンの「絆を共有し、情緒的な親密さによって互いに結びついた、しかも、家族であると自覚している、2人以上の成員である」という定義を紹介し、「社会学による伝統的ないくつかの家族の条件は外され、基本的な結びつきと家族であるという自覚のみが残されている」と述べている[1]。近年はペットを家族同様の存在と考えている人も少なくなく、ペットの死が家族の死と同様の悲嘆をもたらすこともある。絆は目に見えない主観的なものであるので、先入観を捨てて「対象者が家族であると認識している人」を家族として支援を行う必要がある。

　家族の形態も時代とともに変化している。世帯で見ると、三世代家族が減少し、単独世

帯、高齢者世帯が増加するなど、一世帯当たりの人員数が減少している。これらの変化は、子育て世代においては、育児の担い手が夫婦だけとなり、地域のつながりも希薄になっているために孤立してしまったり、高齢者においては、要介護となった高齢者を家族だけで介護することが困難となり社会サービスに変化が求められるなど、家族のあり方は人々の健康や生活に大きな影響があるとともに、支援の内容、方法にも大きく影響する。

フリードマンは基本的な**家族機能**として、①情緒機能、②社会化と地位付与機能、③ヘルスケア機能、④生殖機能、⑤経済的機能の5つの機能があるとしている[2]。ヘルスケア機能は健康を守る機能であるが、他の4つの機能も家族の健康―すなわち病気の予防、心身の健康の保持・増進、あるいは疾患からの回復―に直接かかわる機能である。健康な家族は個々の家族員に健康問題が生じても、家族としてその問題を解決し健康を保とうとする力をもっている。公衆衛生看護活動においては、家族を1つの単位ととらえて、個人のセルフケアの支援と同様に、家族がもともともっているこれらの機能を最大限に発揮し、家族の力で健康課題に対処し、その家族らしく生活できることを支援する。

❷ 家族を理解するためのツール

「家族」を対象とするとき、その家族の状態をどのように表現すればよいだろうか。その1つが**家族構造**である。どのようなメンバーで構成され、どのような状態にあるか、それを家族構成、家族の発達段階、家族成員それぞれの健康状態などで表す。

● 家族の構造を表すもの：ジェノグラム

家族構成を記号を使って図式化し、家系図のように表したものを**ジェノグラム**という。ジェノグラムにはさまざまな描き方があるが、一般的なものを図4に示す。同居家族だけでなく、両親やきょうだいがどこに住んでいるのか（近隣なのか、県外なのかなど）や健康状態に関する特記事項（要介護など）を記載しておくとよい。

● 家族外のものとの関係を表すもの：エコマップ

家族（あるいは各家族員）が家族外のどのような社会資源（組織や個人）とどのような関係にあるかを表したものが**エコマップ**である（図5）。エコマップは、その家族にとって重要な役割を果たす社会資源がどれだけあるのかをわかりやすく表すことができる。

● 家族を理解するための理論

家族を理解するための理論の代表的なものに、家族発達理論、家族システム理論、家族ストレス対処理論がある。**家族発達理論**は、家族は夫婦の結婚で生まれ、個人の発達と同様に家族にも発達段階があり、各段階に発達課題があるとする理論である。家族は発達段階ごとに課題に適応するために変化し、安定した状態を再構築しなくてはならない。一例として望月の分類を表1に示す。ただし、少子高齢化による人口構成の変化や価値観の多様化等により、結婚しない単身者、子どもをもたない夫婦、離婚した家族、再婚した家族など、家族の形態や機能が変化しており、多様な家族の形態と発達課題があることを考慮する必要がある。

また、**家族システム理論**では、家族を、社会との相互作用で成り立っている1つの開放システムとみなし、5つの特性があるとしている（表2）。詳細は家族看護学の書に譲るが、これらを理解し活用することがより適切な家族支援を行うことにつながる。

❸ 個別への支援方法

保健師が行う個別の支援方法には、家庭訪問、健康相談、健康診査・検診がある。

家庭訪問は文字どおり対象者の家庭を訪問して援助を行う方法であるが、公衆衛生看護

107

図4 ジェノグラムの表記法

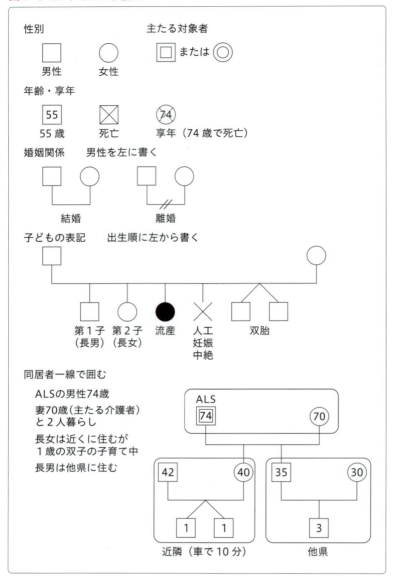

活動で行う家庭訪問は、対象者の「生活の場」で行う援助であること、対象者を家族とともにとらえやすいこと、そして地域への支援を視野に入れた支援を行いやすいことなど、重要な要素を含んだ支援方法である。家庭訪問の詳細は、第2部第2章を参照されたい。

健康相談は、心身の健康について個別の相談支援を行うものであるが、公衆衛生看護活動における健康相談は、相談者が相談を通して自身の課題に気づき、課題を解決・改善する具体的な力を身につけることができるように支援する。具体的には、面接相談、電話相談、電子メール等を活用した相談があり、それぞれの長所・短所に留意して対象者に合わせた有効な方法を選択して実施する。健康相談の詳細は、第2部第3章を参照されたい。

健康診査・検診は、疾病の予防や早期発見のために行われるスクリーニング検査であるが、対象者（集団）の健康状態を明らかにすることで支援を必要とする対象を把握できる

図5　エコマップの表記法

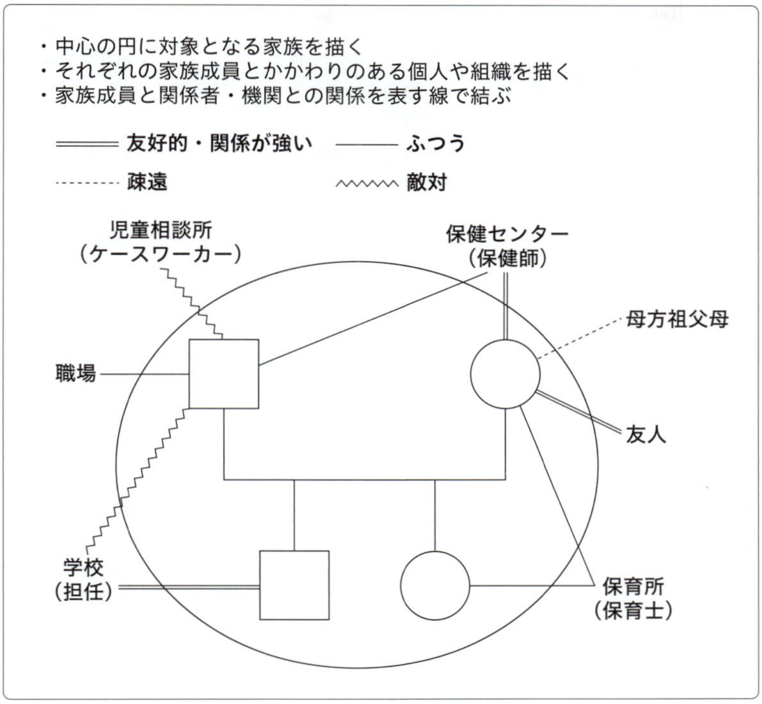
・中心の円に対象となる家族を描く
・それぞれの家族成員とかかわりのある個人や組織を描く
・家族成員と関係者・機関との関係を表す線で結ぶ
友好的・関係が強い
ふつう
疎遠
敵対
児童相談所
（ケースワーカー）
保健センター
（保健師）
母方祖父母
職場
友人
学校
（担任）
保育所
（保育士）

点、ある一定の基準により選定された人すべてを対象としている点で活動の出発点ともいえる場である。また、公衆衛生看護活動としての健康診査・検診は、健康への関心を高める普及啓発の機会でもある。健康診査・検診の詳細は、第2部第4章を参照されたい。

2 集団への支援

集団を対象として支援を行うことも公衆衛生看護活動の特徴である。地域には年齢や発達課題（育児、介護など）、疾病・障がい、あるいは環境等を要因として同様な健康課題をもつ人々がいる。これらの人々を集団としてとらえて支援を行う。その1つは**健康教育**で、乳幼児健診の場を利用して子育てに関する基本的な知識を提供する健康教育や、難病や感染症等の最新の知識を提供するための講演会、生活習慣病の予防・改善のための行動変容を目的として複数回のプログラムで実施される健康教室などがある。健康教育の詳細は、第2部第5章を参照されたい。

集団へのアプローチのあと1つは、対象集団をグループ化・組織化し、**相互作用**や**グループダイナミクス**を活用した支援を行うものである。子育て不安をもつ保護者の集まる場を設定し、自分たちで課題を解決することを支援したり、難病や障がいのある当事者、当事者を支える家族をグループ化するよう促して、支援していく。グループ化・組織化の支援の詳細は、第2部第6章・第7章を参照されたい。

3 地域への支援

公衆衛生看護には、「地域で行う看護」と「地域を対象として行う看護」の2つの意味がある。前者の地域は看護を行う「場」を指し、医療機関などの施設に対応する場所としての「地域」であり、在宅で生活する人々への看護を意味する。後者は場ではなく、看護の対象が「地域」であることを指し、対象となる人々とその生活の営みを、物理的環境や社会的・

表1　家族の発達段階と課題

発達段階	基本的発達課題（目標）	役割の配分・遂行	対社会との関係
婚前期	・婚前の二者関係の確立 ・身体的・心理的・社会的成熟の達成	・正しい性役割の取得 ・結婚後の妻の就業についての意見調整	・相互の親族や知人の是認確保
新婚期	・新しい家族と夫婦関係の形成 ・家族生活に対する長期的基本計画 ・出産計画	・性生活への適応 ・夫婦間の役割分担の形成 ・夫婦の生活時間の調整 ・生活習慣の調整 ・リーダーシップ・パターンの形成	・親や親戚との交際 ・近隣との交際 ・居住地の地域社会の理解 ・地域の諸団体活動への参加
養育期	・乳幼児の健全な保育 ・第2子以下の出産計画 ・子の教育方針の調整	・父・母役割の取得 ・夫婦の役割分担の再検討 ・リーダーシップ・パターンの再検討	・近隣の子どもの遊戯集団の形成 ・保育所との関係 ・親族との関係の調整（祖父母と孫）
教育期	・子の能力・適性による就学 ・妻の再就職と社会活動への参加 ・子の進路の決定 ・家族統合の維持	・子の成長による親役割の再検討 ・子の家族役割への参加 ・夫婦関係の再調整 ・余暇活動の設計 ・家族の生活時間の調整 ・妻の就業による役割分担の調整	・老親扶養をめぐっての親族関係の調整 ・PTA活動への参加 ・婦人会、地域社会活動への参加 ・夫の職業活動の充実
排出期	・子どもの就職・経済的自立への配慮 ・子の情緒的自立への指導 ・子の配偶者選択・結婚への援助	・子の独立を支持するための役割 ・子の離家後の夫婦関係、生活習慣の再調整	・地域社会活動への参加 ・奉仕活動への参加 ・趣味・文化活動への参加
老年期	・安定した老後のための生活設計 ・老後の生きがい・楽しみの設計	・祖父母としての役割の取得 ・やすらぎのある夫婦関係の樹立 ・夫婦としての再確認 ・健康維持のための生活習慣	・子どもの家族との関係の調整 ・地域社会活動、奉仕活動、趣味・文化活動参加の維持 ・子どもの家族との協力関係の促進 ・老人クラブ・老人大学への参加 ・地域活動への参加（生活経験を社会的に生かすこと）
孤老期	・ひとり暮らしの生活設計	・子ども、社会機関による役割の補充	・社会福祉サービスの受容 ・老人クラブ・老人大学への参加 ・新しい仲間づくり、友人関係の活用

望月嵩, 本村汎編：現代家族の危機：新しいライフスタイルの設計, 有斐閣, 12-13, 1980.

文化的背景を含めて丸ごと「地域（コミュニティ）」としてとらえ、地域を動かし、地域の健康水準を向上させることを目指した看護を意味する。そして、地域を対象とした支援は、看護職のなかでも保健師のみがもつ特徴的な支援である。

　地域に暮らす人々の支援においては、保健師等の支援者が対象者に1対1で個別支援を行い続けることが必ずしもよい支援とはいえない。たとえば、新興住宅地には、他地域から転入したため知人がなく、孤立した子育てで

表2　家族システムの特性

①全体性
　家族成員の変化は必ず家族全体の変化となって現れる。
②非累積性
　全体の機能は家族成員の機能の総和以上のものになる。
③恒常性
　家族システムは内外の変化に対応して安定状態を取り戻そうとする。
④循環的因果関係
　1家族成員の行動は家族内に次々と反応を呼び起こす。
⑤組織性
　家族には、階層性と役割期待がある。

鈴木和子, 渡辺裕子, 佐藤律子：家族看護学―理論と実践, 第5版, 日本看護協会出版会, 53, 2019.

不安を抱える母親が複数いることが多い。担当保健師が一人ひとりの不安を聞き、情報提供することで、母親たちの問題を解決することもできるが、そのために多くの時間を費やさねばならない。また、支援する側とされる側の関係が続く。しかし、母親たちが集まる場やつながるきっかけをつくるというような支援を行うと、母親たちがつながって情報交換を行い、自分たちで問題解決ができるようになる。新米ママが先輩ママとして後から出産する母親たちの相談役となることもある。周辺地域の子育てを終えた中高年女性がボランティアでかかわることで、新旧の住民がつながって地域の交流が促されたり、中高年女性にとってやりがいのある役割となったりすることもある。

地域を対象とした看護では、「地域の健康課題」を明らかにし、地域に暮らす人々とともに健康課題を解決して健康水準やQOLの向上を図る。フォーマル、インフォーマルを問わず地域のすべての人・ものを視野に入れ、健康課題の解決に向けて、保健事業の企画やサービスの施策化、社会資源の整備など、保健・医療・福祉サービスの提供システムを構築していく。地域を見ることにより、人だけでなく、地理的、社会的、文化的な側面や、地域の歴史や時代の流れも含めて多角的、継続的に地域をとらえ、そこにいる人々の健康課題と関連づけて理解し、その解決にあたって必要な社会資源の過不足や偏りを踏まえて解決方法を見出すことができるのである。地域診断、社会資源の開発、ケアシステムの構築の詳細は、第2部第8章・第9章を参照されたい。

3 看護活動の評価

公衆衛生看護活動は保健事業のなかで行われ、活動を行うことは事業を実施することにほかならない。本項では、この意味から**保健事業評価**の方法とその実際について言及する。

ところで、『広辞苑』第5版によると、「評価」は、「善悪・美醜・優劣などの価値を判じ定めること」とある。最近は「評価する」が「高い評価をすること」を意味するような記述も多いが、「評価」は良くも悪くもできるものであることに留意したい。

また、**費用対効果**があったかなどの事業評価（プログラム評価）を受けて、目的や目標を実現するために、より効果的な代替案はなかったかなど、計画を見直すことも評価といえるだろう。

1 評価の必要性

2023（令和5）年は、わが国においても新型コロナウイルス禍の一定の落ち着きが認められ、繁華街や観光地は賑わいを取り戻しつつある。しかしながら、特に高齢者には新型コロナウイルス感染症の後遺症が懸念される[3]など、感染拡大が収まった後もその影響は大きい。

また、2024（令和6）年は元旦早々能登半島地震が起こり、それは北陸地方を中心に甚大な被害をもたらした。地震による建物崩壊、津波そのものももちろん脅威であるが、いまだ断水が解除されないなど公衆衛生上の大きな問題を抱えた地域も存在する。このような状況下では、地域における公衆衛生の主な担い手である保健師が、家庭訪問などを通じて地域住民の体調変化に目を配るなどの見守りが重要であり、ふだんから地域住民の健康増

進を担う保健師の活動は高く評価されてしかるべきである。

また、活動を行うためには必ず費用が必要であり、行政が事業を行う場合は、公費を使用することで、地域住民に対する説明責任（accountability）が発生する。これを果たすためには適正かつ公正な評価が必要となる。

2 評価方法について

アメリカのミシガン大学のドナベディアン（Donabedian,A.）は、1980年に医療の質評価を3つの視点からまとめた。すなわち、構造（structure）評価（評価指標は病院の設備や人員配置、組織など）、過程（process）評価（評価指標は実際に行われた診療や看護について、その技術の善し悪しや、どれだけ診療ガイドラインなどに則しているかなど）、成果（outcome）評価（評価指標は受けた診療や看護の成果としての患者の状態変化など）である。一般的に活動（事業）評価は、これを基にアウトプット（output）評価を含めて4つの側面から実施する（表3）。

なお、アウトプットそのものは事業実施年度における事業実施量（当該年度の健診受診率等）を意味し、基本的には質は問わない。

1 PDCAサイクル

一般的に事業評価はplan（計画）→do（実施）→see（評価・改善）→plan（計画）といった事業計画の過程を繰り返すマネジメントサイクルのなかで実施される。より効率的に事業が展開されるためには、評価によって計画の見直しが行われる必要がある。このことからも評価の重要性がわかるが、このような方法はローリング方式と呼ばれ、1969（昭和44）年の地方自治法の改正により地方自治体の総合計画に取り入れられ、福祉系3分野の計画（老人福祉計画・介護保険事業計画、障害者計画・障害福祉計画、次世代育成支援行動計画）などでも評価システムとして確立されていた。今日の事業計画の過程は、このsee（評価・改善）の部分をcheck（評価）とaction（改善）に分けたPDCAサイクルが一般的であり、保健事業活動もこのサイクルを回すことにより推進される（図6）。

2 plan（計画）段階での実施事項

❶ 地域診断

保健事業実施にあたり、まずplan（計画）の段階で実施するのは、対象地域の地域診断（現状分析）である。地域における健康問題の発見とそれを規定している要因を把握する。地域特有のそれを追求する姿勢が重要である。

表3　保健事業（活動）の評価

類型	内容	指標
ストラクチャー評価（構造）	保健事業（活動）を実施するための仕組みや体制を評価	職員の体制、予算、施設・設備の状況、他機関との連携関係、社会資源の活用等
プロセス評価（過程）	事業の目的や目標の達成に向けた過程（手順）や活動状況を評価（モニタリング）	情報収集、アセスメント、問題の分析、目標の設定、指導手段、保健指導者の態度、記録状況、対象者の満足度等
アウトプット評価（事業実施量）	目的・目標の達成のために実施される事業の結果を評価	健診受診率、保健指導実施率、保健指導の継続率等
アウトカム評価（成果）	事業の目的や目標の達成度、また成果の数値目標を評価	肥満度や血液検査等の健診結果の変化、糖尿病等の生活習慣病の有病率・予備軍、死亡率、要介護率、医療費・介護費用の変化等

参考資料：厚生労働省健康局「標準的な健診・保健指導プログラム」

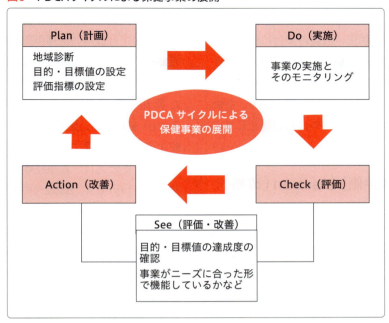

図6 PDCAサイクルによる保健事業の展開

自治体が実施している統計調査の情報より、当該地域は他の地域と比較して何か数値が悪い項目はないかなどを調べ、実地調査も行う。また、統計的な情報による科学的・量的把握を担保しつつ、訪問調査などを通じた住民からの直接的な聞き取りなど、質的な情報収集も重要である。

❷ 目的・目標値の設定

目的は、住民の健康状態がどのように改善されたかの成果（アウトカム）がどのような形で現れるか、その「内容」を示す。たとえば「健康寿命の延伸」や「医療・介護費用の抑制」などがそれに該当する。一方、目標は目的をどの程度達成するのか、その水準を意味する。一般的に数値で示される場合が多く、上記の例でいえば、いつまでに「健康寿命を何歳延伸」や「医療・介護費用を何パーセント抑制」などとなる。目的があってこその目標であり、これらは地域全体への波及のためにも住民にわかりやすいものが設定されるべきであるといえるだろう。

なお、たとえば健診受診促進のための住民説明会の開催回数をplan（計画）の段階で3回と計画し、実際3回実施（アウトプット）したからといって、これを目標達成と混同しないよう留意すべきである。

❸ 評価指標の設定

ここでの評価のための指標設定は極めて重要である。目的で設定された内容に基づき、目標として達成水準も決定する。費用（インプット）も考慮した成果（アウトカム）だけでなく、構造（ストラクチャー）、過程（プロセス）、事業実施量（アウトプット）のすべての指標（表3参照）をこの段階で設定するが、実現可能性を考慮し、単に前例を踏襲するだけに終始しないよう、それぞれの評価指標を設定することが求められる。

❸ do（事業実施）段階でのモニタリング

いかにplan（計画）段階で周到な保健事業計画を立案しても完全なものではなく、常に見直しが求められる。すなわち、当初の計画どおりに事業が進捗しているかを確認する進

113

行管理が必要となる。そのため、モニタリングが実施される。モニタリングは「環境の変化、計画の実施状況、計画の実行に伴う波及効果を組織的に観察し、計画策定時の想定との乖離を明らかにし、目標へ向けて軌道修正をはかるための情報処理活動」[4]であり、計画をより効率的に進めるためにも評価として必要である。

4 check（評価）とaction（改善）

ここでのcheck（評価）とaction（改善）は、たとえば3年もしくは5年と定められた中長期的な事業計画の最終段階で実施されるものを意味する場合が多い。表3にあるような指標で評価して改善し、また新たな事業の計画の立案、その評価・改善につなげるアウトカム評価である。また、事業の内容が住民のニーズに適合しているかの評価・改善も必要である。

ここでは、事業実施の効率性を重視した費用対効果評価の手法と質的評価の必要性、さらには保健事業評価におけるビッグデータとICT（information and communication technology、情報通信技術）の活用について言及する。

❶ 費用対効果評価の手法

地域における保健事業・施策等の費用対効果を評価することは、生産の効率性の評価と言い換えることができる。事業・施策などの**費用対効果**を評価する手法は、費用最小化分析（cost-minimization analysis：CMA）、費用効果分析（cost-effectiveness analysis：CEA）、費用便益分析（cost-benefit analysis：CBA）、費用効用分析（cost-utility analysis：CUA）の4つに整理される。これら4つの手法の違いは、アウトカム（効果・便益・効用）として何を評価するかにある。

費用最小化分析は、同等のアウトカムをもたらす選択肢の間で費用を比較し、どれが最小かを分析する。

費用効果分析は、生存年数や特定の疾病の発症を予防できた人数など比較的計測が容易な単位をアウトカムにし、その一単位にかかった費用（費用効果比、cost-effectiveness Ratio）を算出し、比較する。したがって、比較する選択肢の間には共通の臨床効果が要求される。たとえば、高血圧症保有者の健康教室運営についてA、Bの2つの方法があったとしよう。1人の教室参加者の降圧を実現するために要した費用がそれぞれ80万円、50万円だったとすると、Bのほうが費用対効果が優れているということになる。

また、既存の方法A、Bを比較するのではなく、既存の技術・方法と新しいそれを比較する場合などには増分費用効果比（incremental cost-effectiveness ratio：ICER）を算出することもある。新技術・方法の導入には当然費用はかかるが、医療にはより高い効果が求められるので、新しい技術・方法の費用対効果を評価するのに有効である。「A、Bどちらの費用対効果が優れているか」ではなく、「Aの新技術・方法A'を導入することによって今までより費用はかかるが、効果も多く得られるので、導入すべきか」を検討する。すなわち、増分費用効果比はA'の費用－Aの費用/A'の効果－Aの効果となる。この値が上限値以下だと費用対効果が優れているとされるが、わが国にはまだ明確な基準値は存在しない（図7）。

費用便益分析は、異なるアウトカムも金額に換算することで事業間の比較が可能であるが、アウトカムを金額で表す方法により結果が異なることが短所である。それが故に、単独事業の費用対効果を評価する場合に用いるほうが適切である。

費用効用分析は、アウトカム（効用）を健康生存年や質調整生存年数（quality

図7　費用対効果におけるICER

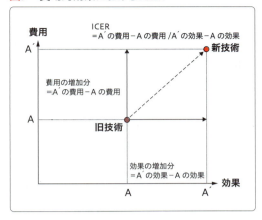

adjusted life years：QALY）とし、QALY1単位にかかった費用で評価する。QALYは生活の質（quality of life：QOL）を考慮し、生存年数×効用値で算出する。効用値は、完全な健康状態を1、死亡を0として、0から1の間の値で定義される（たとえば寝たきりは0.6とするなど）。これにより、臨床上の効果の異なる介入方法間でも比較が可能であるが、やはりアウトカムの評価方法により、結果に幅がある[5]。

以上のように、それぞれ長所・短所があるが、いずれもより費用対効果が高い方法を見出そうとする手法である。

❷ 質的評価の必要性

費用対効果評価のような数量的な手法では、事業の効果の有無を検証することはできるが、効果があったとして、どこが改善されたかを把握することは難しい。このような場合には、グループディスカッション、インタビュー、アンケート調査の記述回答質問、観察などの質的評価を行って、具体的な改善点を検証することが望ましい[6]。

❸ ビッグデータの活用

健診データの個人結果などにおいて、最近では「◯◯万人のデータ解析に基づく」などの説明が見受けられ、大きなサンプル数、すなわちビックデータに基づく精度の高い情報を得ることも可能となり、地域のデータと比較分析することなどで保健事業評価の客観性の向上などにも寄与している。ビッグデータとは、IT用語辞典によると、「従来のデータベース管理システムなどでは記録や保管、解析が難しいような巨大なデータ群」と定義されているが、明確な定義があるわけではない。さらに一般的には、ビッグデータとは単に量が膨大なデータを意味するだけでなく、さまざまなデータ形式が含まれる非構造もしくは非定式的なデータを指すことが多い。これまでその膨大性や非規則性などにより管理が困難であったデータをICT（情報通信技術）により解析することで、保健上有用な知見、例えば難病の発症原因の解明などにつながる可能性を高めることなどが期待されている。

plan（計画）の段階で設定した評価指標に基づき、これまで記述した量的・質的方法で成果確認（評価）を行い、そのうえでPlan（計画）の段階で設定した指標を評価し、次年度の評価計画に活かしていく。

以上のPDCAサイクルを繰り返し行うことで、保健事業はよりよい構造へ磨き上げられていく。

❸ PDCAサイクルを踏まえた事業評価の体系

「地域における保健師の保健活動に関する指針」（保健師活動指針）（平成25年4月19日健発0419第1号厚生労働省健康局長通知）にも示されているように、地域の保健データを十分に活用し、公衆衛生看護活動を展開してそれを評価するためには、活動自体がPDCAサイクルを踏まえて行われる必要がある。

PDCAサイクルでは、plan（計画）の段階で評価のための指標が的確に設定されていなければ（評価計画の立案）、評価自体の精度が高く保たれず、客観性も担保されない。計画

の段階において、十分に地域の保健データを使用・分析し、前述したとおり、まずは現状把握のための地域診断を行う必要がある。何が課題かを明らかにするのだが、その地域特有の課題が存在する可能性があり、一般的な公衆衛生の課題をあげることに終始すべきではない。活動を実施するにあたり、どのような資源は確保されていて、一方で何が不足しているのか、また、活動を進めていくにあたって十分な人的資源（職員の体制など）・物的資源（施設・設備状況など）はあるのかなどを把握し（ストラクチャー評価）、どの程度費用（インプット）をかけるべきかなども検討する（構造計画の立案）必要がある。さらに関係者間での意識共有を経て、目的・目標の達成に向けた過程・手順を設定（プロセスおよび課題計画の立案）し、実現可能性も考慮した実施計画を策定する。すなわち、評価の指標とその方法すべての設定をplan（計画）の段階で実施することが求められるのだが、当初の考えどおり評価システムが機能することは稀であり、たとえば活動段階で「計画的に取り組みが進行しているか」などのプロセス評価を行い、計画段階にフィードバックするといった姿勢が重要である。ところで、前述したとおり、保健事業の評価ではアウトプット（どれだけ事業を実施したか）も評価対象となる。事業を実施した年度の、たとえば健診受診率の結果そのものがアウトプットであり、plan（計画）で設定した目標値に到達したか等を検証するのがアウトプット評価であり、計画段階にフィードバックする必要がある。

アウトカム評価は事業実施前から実施後において、評価指標（表3参照）がどのように変化したかを検証するのだが、たとえば事業実施年度の健診受診率が事業実施前年度のそれと比較して向上したとしても、評価期間が短く、一時的な効果とも考えられる。アウトカム評価は、事業を継続した結果（保健師らによる熱心な保健指導の継続などの累積の事業実施量、アウトプット）がもたらす中長期的な成果の評価を示すことが多い。事業実施のための費用（インプット）を考慮し、費用対効果的にアウトカム評価を行う場合、効果、たとえば事業の継続により高血圧症の人が降圧に成功する例が増加したなどが認められるようになるには、ある程度の時間を要するからである。なお、保健事業には費用（インプット）のことをあまり考慮すべきではないという考えもあるが、人の健康にかかわるからこ

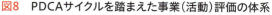

図8　PDCAサイクルを踏まえた事業（活動）評価の体系

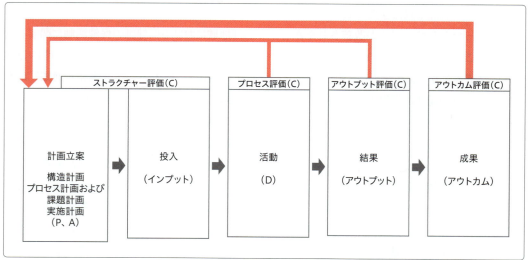

そ限りある人的・物的資源を有効に活用して、費用対効果も含めた的確なアウトカム評価が必要である。

前述したモニタリングを含むプロセス評価も行い、これら評価を基に事業計画の改善（action）につなげることが重要である（図8。図中のP、D、C、AはPDCAサイクルのそれぞれplan（計画）、do（実施）、check（評価）、action（改善）を意味している）。

4 保健事業（活動）評価の実践例

ここでは、筆者らがかかわった地方自治体が実施した（している）保健事業の評価事例を紹介したい。

事例　群馬県草津町における事例

筆者らは2001（平成13）年度から群馬県草津町で、地元自治体と協働して地域高齢者全体を視野に入れた介護予防推進システムを構築してきた。2006（平成18）年の改正介護保険法施行以前から取り組まれてきた、この「介護予防推進システム」の特徴は、介護予防健診（地元では「にっこり健診」と呼称、以下「介護予防健診」）による心身機能のチェック、健診結果報告会などを活用した老化予防に関する健康教育、ハイリスク者に対する介護予防事業が連続したサービスとして住民に提供されていることである（図9）。草津町ではこれまで隔年ごとに65歳以上（あるいは70歳以上）の地域高齢者を対象とした悉皆的健康調査が実施されてきた。また、2002（平成14）年度より毎年、介護予防健診が実施されてきた。筆者らは、保険者との間で個人情報の取り扱い要項を定めたうえで、加入者の老人医療費や介護給付費のデータを入手し、これら健康情報と医療費・介護給付費をリンケージしたデータセットを作成してきた。このデータセットを使用して、介護予防健診の効果、介護予防事業の効果、そして介護予防推進システムの地域高齢者全体への波及効果を分析した。介護予防健診の効果では、健診を継続受診する群において、老研式活動能力指標得点で評価した高次生活機能の維持が有意に認められ、高齢者が自身の健康チェックや健康教育の場として介護予防健診を利用することにより、その効果が期待できることがわかった。そして、地域全体への波及効果では、対照地域と比べると、システム構築後の4年間で在宅高齢者の老研式活動能力指標得点の上昇、介護保険新規認定者の平均年齢の上昇など地

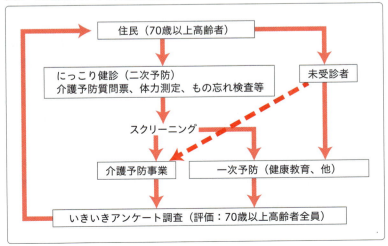

図9　群馬県草津町の介護予防推進システム

域全体の効果も認められた。しかし、草津町の介護予防健診による介護予防効果については、その生活機能維持効果は認められたものの、健診による費用対効果は確認できていなかった。また、介護予防推進システム自体が、地域高齢者の生活機能の維持・向上に寄与していることはわかったが、地域全体の社会コストをどれだけ抑制させたかなどは確認できていなかった。そこで、介護予防健診から結果報告会などへと続く一連の保健事業、介護予防事業を包括的に取り入れた群馬県草津町の「介護予防推進システム」の経済的評価を行った。具体的には、町全体の高齢者関連の社会的コスト（老人医療費、介護費用）が、本システムにより抑制されているかを分析し、さらにその費用対効果を検証した。

①評価方法

群馬県草津町でこれまで高齢者を対象として実施されてきた悉皆的な健康調査（隔年で実施）と介護予防健診（毎年実施）からは、高齢者について自立度や「生活機能低下」「閉じこもり」「易転倒性」「低栄養」の傾向などのデータが得られ、これらのデータと介護保険、医療保険の給付に関する情報がリンクされたデータセットが整備されてきた。2009（平成21）年度は、このデータセットの整備・充実を目的として、介護予防健診受診者データ、医療・介護保険データのデータセットへの追加入力などを行い、さらに介護予防健診未受診者調査を実施した。2009（平成21）年度における草津町の65歳（年度年齢）以上の住民は2,167人であったが、そのうち625人が介護予防健診を受診した（受診率28.8%）ので、未受診者調査では、残りの1,542人を調査対象とし、65歳以上70歳未満（502人）については郵送調査形式、70歳以上については地元調査員による訪問調査形式を採用した。調査票において未回答が多い場合などには、電話や訪問による聞き取りによって対処した。

郵送調査の回収率は85.9%（431人/502人）、訪問調査では90.4%（940/1,040）であった。本調査から得られた結果を上記データセットに追加入力した。さらに、2011（平成23）年度においても同調査を同方法で10～11月に実施した。応答率は65歳以上70歳未満が76.6%（1,794/2,343）、70歳以上が78.3%（1,834/2,343）であった。本調査における欠票は177票であったが、全体的には88.9%（1,371/1,542）と高い回収率を得ることができた。本調査で得られた高齢者の健康情報もデータセットに追加入力した。介護予防健診未受診者調査のデータは草津町の介護予防の中核である介護予防健診の評価（経済的評価）のためにも必須である。また、2010（平成22）年度介護予防健診受診者・結果報告会参加者のデータ、2011（平成23）年度における同データ、さらに評価対象期間中の65歳以上高齢者の医療費・介護費用もデータセットに追加入力した。本研究においては、このデータセットを使用し、以下の分析を行った。すなわち、分析対象者を2010（平成22）年度10月に国民健康保険の医療サービスもしくは介護保険サービスの使用が確認され、2006（平成18）、2007（平成19）両年度の介護予防健診を受診し、さらに両年度における健診結果報告会にも参加した116人（以下「参加群」）と両年度において介護予防健診、結果報告会いずれにも参加しなかった523人（以下「非参加群」）の計639人とし、両群間における4年後の月1人当たり総費用（医療費＋介護費用）を比較した。

統計学的方法は、2010（平成22）年度の10月における総費用を目的変数、性、2007（平成19）年度における年齢、2006（平成18）年10月における総費用を調整変数、上記の参加の有無を独立変数とした重回帰分析を用いた。

②評価結果

目的変数の正規性を考慮し、2010（平成22）年10月の総費用は対数変換を行ったうえで重回帰分析を行った結果、介護予防健診を受診し、その結果報告会にも参加することにより、4年後の高齢者1人当たり総費用は約37％有意に抑制されていた（p=0.002）。2010（平成22）年10月の総費用の分析対象者における1人当たり平均総費用は約10万円であったので、草津町における介護予防推進システムによる月1人当たり総費用抑制額は約3万7,000円と推計された。さらに、草津町の行政職員へのヒアリング調査により、2010（平成22）年度における一連の介護予防システムにかかった費用は1人当たり約7,000円と考えられ、このことにより、草津町における介護予防推進システムの純便益（費用対効果）は月1人当たり約3万円と推計された。

今回は、群馬県草津町の介護予防推進システムの中核である介護予防健診を2年続けて受診し、それに続く健診結果報告会にも2年続けて参加した高齢者と、同じ2年間に健診・報告会とも受診・参加しなかった高齢者との間で4年後の総費用を比較することにより、同システムの経済的な評価を行った。他の介護予防事業の参加者なども分析対象とするなど、データを整備したうえでより広範な同システムの経済的評価を行うことが、今後の課題である。

介護予防健診から結果報告会へと続く一連の保健事業、介護予防事業を包括的に取り入れた群馬県草津町の「介護予防推進システム」の経済的評価を行った。本事業は筆者らが地元自治体と入念な打ち合わせを行い（plan）、その上で実施され（do）、さらに改善・見直しを行って（action）継続的に実施されたものであり、それを中長期的に評価（check）した。

その結果、過去に健診を受診し、かつ健診結果報告会にも出席することにより、将来的に高齢者の医療・介護費用が抑制されていることが確認できた。また、その費用対効果の可能性も示唆することができた。この草津町における事例を図8に当てはめると図10のようになる。

以上は、科研費成果報告書（研究課題名：地域全体を視野に入れた介護予防推進システムの経済的評価、研究代表者：吉田裕人、課題番号：21590728）に加筆・修正を

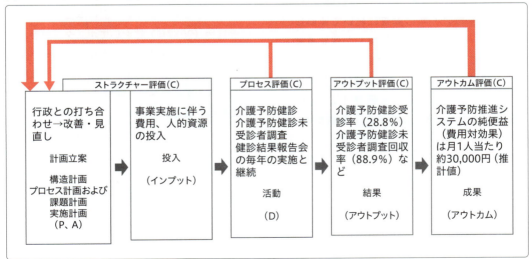

図10　PDCAサイクルを踏まえた群馬県草津町における介護予防推進システムの評価体系

行ったものである。なお、本事業は10年継続の結果、新規の介護保険認定率の低下、健康余命の延伸などにさらに明確に効果が認められている[7]。

もう一事例、宮城県登米市における保健事業評価を紹介したい。

事例　宮城県登米市における事例

本市においても筆者らは、約10年に及ぶ地域高齢者への運動習慣を定着させる保健事業を地元自治体とともに行ってきた。前述の草津町の例では、事業評価にあたって地域高齢者の健康情報と医療・介護保険データをリンクさせた分析用のデータセットを必要としたが、本事例は比較的容易に、しかし草津町同様、事業対象地域全域への効果を検証した事例である。

本評価は、約10年に及ぶ地域高齢者への運動習慣を定着させる保健事業が、将来の医療費に及ぼす影響について検討することを目的としたものである。

❶評価方法

2013（平成25）年から2016（平成28）年にかけて宮城県登米市で実施された高齢者の日常生活に関する調査（2013（平成25）年度時点で登米市在住の65歳以上対象、郵送調査）の回答者のうち、本評価では、2013（平成25）年の調査において運動形態項目（表4）すべてに回答した保健事業実施地域の762人を分析対象とした。具体的な分析方法としては、医療費に関しては受診1回当たりの平均医療費（「5,000円未満」または「5,000円以上」）を質問し、2016（平成28）年の平均医療費を目的変数、2013（平成25）年のそれぞれの運動形態（「している」または「していない」）を独立変数、性、2013（平成25）年度年齢、平均医療費を調整変数としたロジスティック回帰分析を行った。

❷評価結果

ロジスティック回帰分析の結果、「自分で行う体操やウォーキングなど」の実施有無を独立変数にした場合のみ、将来の医療費に対する有意な影響が認められた。すなわち、2013（平成25）年における同運動を「している」者の2016（平成28）年における受診1回当たりの平均医療費「5,000円未満」に比べた「5,000円以上」の調整済Odds比は0.525（95%信頼区間：0.321-0.860）であり（表5）、性、年齢、ベースライン時の医療サービス利用の影響を取り除いても、同運動の実施は、地域高齢者の将来（3年後）の医療費を抑制する可能性が示された（p=0.010）。

自ら行う運動習慣が地域高齢者の将来の医療費抑制に寄与している可能性が示唆された。筆者らが地元自治体と協力して実施してきた保健事業によって運動習慣が定着し、ふだんから気軽に運動を行うことが地域高齢者の自立維持につながり、医療費の抑制傾向が認められたのかもしれない。

なお、この内容は第76回日本公衆衛生学会総会（2017年）においてポスター発表した内容（吉田裕人、他．地域高齢者への運動習慣定着の介入効果の検証（運動形態別の将来の医療費への影響））を加筆・修正したものである。

表4　調査における運動形態項目

①東北文化学園大学・植木教授グループが担当する講座 （健康講話といきいき体操やレクなど）	1. している　2. していない
②社協主催のミニデイサービス	1. している　2. していない
③社協主催のサロン	1. している　2. していない
④総合型地域スポーツクラブ主催の各種運動教室	1. している　2. していない
⑤公民館主催の長寿大学・長生大学など	1. している　2. していない
⑥市主催の介護予防教室（二次予防事業） （からだ元気アップ教室、お口元気アップ教室など）	1. している　2. していない
⑦老人クラブ主催の健康教室・グランドゴルフなど	1. している　2. していない
⑧自分で行う体操やウォーキングなど （内容　　　　　　　　　　　　）	1. している　2. していない
⑨公民館などで行われている運動のサークル活動 （内容　　　　　　　　　　　　）	1. している　2. していない
⑩公民館などで行われている趣味のサークル活動 （内容　　　　　　　　　　　　）	1. している　2. していない

表5　ロジスティック回帰分析の結果

独立・調整変数	比較カテゴリ/基準カテゴリ	調整済Odds比	95%信頼区間	p値
性	女性/男性	0.962	0.587-1.578	0.879
年齢（歳）	1歳の上昇毎に	0.920	0.866-0.978	0.007
受診1回あたりの平均医療費	5,000円以上/5,000円未満	6.833	4.014-11.631	0.000
自分で行う体操やウォーキングなど	している/していない	0.525	0.321-0.860	0.010
定数		40.919		0.094

5 保健事業における経済的効果評価の重要性と意義

　本項では、保健事業の評価事例として、群馬県草津町と宮城県登米市で実施された（されている）地域高齢者を対象とした保健事業の経済的効果評価を取り上げた。

　医療・介護サービスは無尽蔵ではなく、希少な資源であるからこそ経済的な効率性を重視せざるを得ない。保健事業評価における重要性はこの点にある。特に行政主導で保健事業を実施する場合、その費用が税金・保険料などで賄われるので、さらに経済的効率性が要求される。費用対効果を含む事業評価自体は平易ではないが、行政職にある保健師として地域の課題を見据え、前例などから「実施する価値がある」と判断するのなら、その実施予算（インプット）を獲得する必要がある。「実施にあたっては、月1人当たり○○円の人件費・事業運営費などがかかるが、それに対して月1人当たり△△円の医療・介護費用削減効果が見込めるから実施したい」といった費用対効果の観点からの説明は具体的でわかりやすく、組織の上層部に対する説得力も大きいと思われる。事業実施予算獲得の意味からも経済的な効果評価が重要であると考えられる。しかし、このような評価を行う場合には留意すべきことがある。

介護予防やフレイル予防によりサービスの利用が抑制され、費用対便益的にみて純便益が発生するのなら、それらは事業的にも推進されるべきである。ただし、それは、不必要なサービス利用が抑制されることによって純便益が生じる場合であって、たとえば要介護高齢者が必要としているサービスが抑制されるのとは意味が異なる点に留意したい。

そして、すでに要介護に陥ったもしくは高度な医療を必要とする高齢者のニーズに応えるためには、医療・介護保険財政の安定が不可欠であり、このような純便益は、そこに還元されるべきである（図11。図中の効用とは生活満足度等を意味する）。

医療・介護保険が安定すれば、医療・介護従事者の労働環境も改善され、医療・介護の質の向上も期待される。このことは、消費者のニーズに応じた医療・介護サービスが生産されることであり、医療・介護における効率的な資源配分にもつながると考えられる。

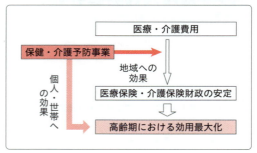

図11　医療・介護保険の安定を通じた保健・介護予防の意義（保健・介護予防事業の効果）

引用文献

1) 鈴木和子，渡辺裕子，佐藤律子：家族看護学―理論と実践，第5版，日本看護協会出版会，29，2019．
2) 鈴木和子，渡辺裕子，佐藤律子：家族看護学―理論と実践，第5版，日本看護協会出版会，38-39，2019．
3) Yasuha Kinugasa, Mara Anais Llamas-Covarrubias, Katsuhiko Ozaki, Yoshiaki Fujimura, Takeki Ohashi, Kou Fukuda et al.: Post-Coronavirus Disease 2019 Syndrome in Japan: An Observational Study Using a Medical Database. JMA J. 2023 Oct 16;6(4), 416-425.
4) 坂野達郎：計画の実施とモニタリング．定藤丈弘，坂田周一，小林良二編：これからの社会福祉⑧社会福祉計画，有斐閣，163，1996．
5) 近藤克則：医療経済的評価など多面的評価の重要性．公衆衛生，73(4)，568-569，2009．
6) 尾島俊之：J. Natl. Inst. Public Health, 58(4), 335, 2009.
7) 新開省二，吉田裕人，藤原佳典，天野秀紀，深谷太郎，李相侖ほか：群馬県草津町における介護予防10年間の歩みと成果．日本公衆衛生雑誌，60(9)，596-605，2013．

第1部 公衆衛生看護学概論

第5章 公衆衛生看護活動を展開する場

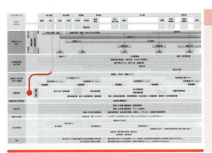

チェックポイント
- 保健医療福祉行政の場である保健所、保健センターにおける公衆衛生看護活動を理解する。
- 産業保健の場、学校保健の場における公衆衛生看護活動を学ぶ。
- 訪問看護ステーション、地域包括支援センターにおける公衆衛生看護活動を学ぶ。

1 保健医療福祉行政

1 保健医療福祉行政の仕組み

保健医療福祉行政とは、憲法第25条「すべて国民は、健康で文化的な最低限度の生活を営む権利を有する」を実現するための公的な仕組みであり、基本的には国―都道府県―保健所―市町村という組織体系をとり、通知などにより国が都道府県や市区町村などの地方自治体に技術的助言・勧告、処理基準などを発出することで、国の各種の施策や事業が住民に届くようになっている（図1）。

2 保健医療福祉行政の場：保健所、市町村保健部門・市町村保健センター

地域で生活するさまざまな健康レベルにある人々、あらゆるライフステージの人々を対象に看護職が活動する場として、保健所、市区町村保健部門・市町村保健センター（以下「市町村保健センター」）があり、2022（令和4）年末現在の保健師の就業先として、両者をあわせ7割強となっている（図2）。

保健所、市町村保健センターは地域保健法において取り組むべき方向が示され、国、都道府県、市町村（特別区を含む。以下同じ）で生活する人々への円滑な支援が展開できるよう設置されている。ここでは、保健所と市町村・保健センターについてその違いに着目し説明する。

1 保健所

❶ 保健所の歴史

1937（昭和12）年の保健所法制定により誕生し、1947（昭和22）年に改正された保健所法（新保健所法）に基づき公衆衛生の第一線で地域住民の健康を支える中核機関として活動してきた。1994（平成6）年に保健所

表1　保健所の歴史

1937(昭和12)年	保健所法が制定され、保健所が誕生する。「第1条　保健所ハ国民ノ体位ヲ向上セシムル為地方ニ於テ保健上必要ナル指導ヲ為ス所トス」
1947(昭和22)年	保健所法が改正され、新たな保健所法となる。
1994(平成6)年	保健所法が地域保健法となる。

123

図1　地域保健医療行政の体制

国
（厚生労働省）
都道府県
保健所
（都道府県型）
市町村
市町村保健センター
政令市・特別区
保健所
（政令市型）
＊
指定都市
中核市
政令市
特別区
保健センター
地方自治体における保健医療行政の構成

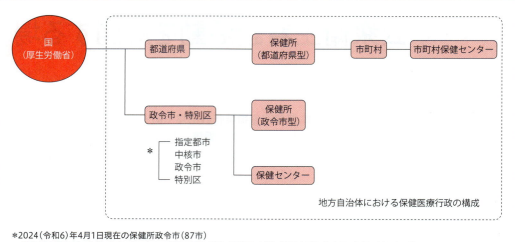

＊2024（令和6）年4月1日現在の保健所政令市（87市）
指定都市（20市）：札幌，仙台，さいたま，千葉，横浜，川崎，相模原，新潟，静岡，浜松，名古屋，京都，大阪，堺，神戸，岡山，広島，北九州，福岡，熊本
中 核 市（62市）：函館，旭川，青森，八戸，盛岡，秋田，山形，福島，郡山，いわき，水戸，宇都宮，前橋，高崎，川越，川口，越谷，船橋，柏，八王子，横須賀，富山，金沢，福井，甲府，長野，松本，岐阜，豊橋，岡崎，一宮，豊田，大津，豊中，吹田，高槻，枚方，八尾，寝屋川，東大阪，姫路，尼崎，明石，西宮，奈良，和歌山，鳥取，松江，倉敷，呉，福山，下関，高松，松山，高知，久留米，長崎，佐世保，大分，宮崎，鹿児島，那覇
地域保健法に基づく政令市（5市）：小樽，町田，藤沢，茅ヶ崎，四日市

図2　就業先別にみた保健師の人数と割合

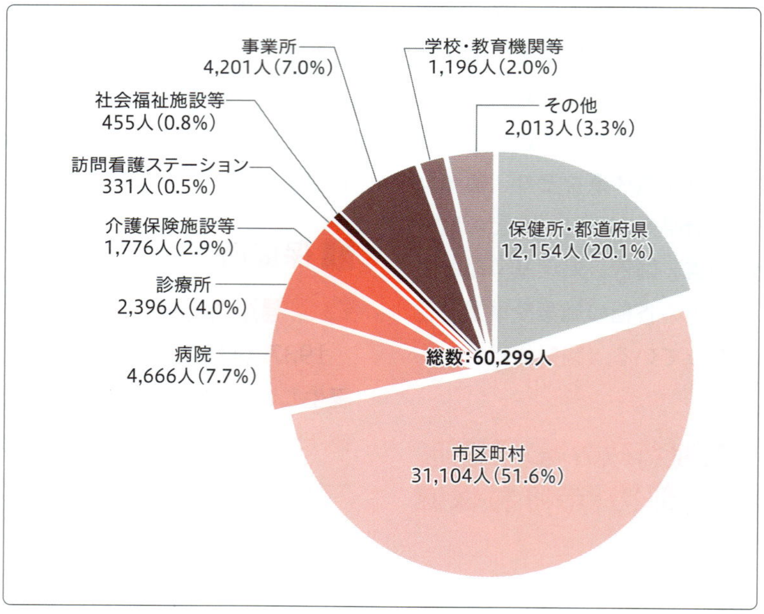

事業所
4,201人（7.0％）
学校・教育機関等
1,196人（2.0％）
社会福祉施設等
455人（0.8％）
その他
2,013人（3.3％）
訪問看護ステーション
331人（0.5％）
介護保険施設等
1,776人（2.9％）
保健所・都道府県
12,154人（20.1％）
診療所
2,396人（4.0％）
病院
4,666人（7.7％）
総数：60,299人
市区町村
31,104人（51.6％）

厚生労働省：令和4年度衛生行政報告例

法が地域保健法に改正され、保健所は地域保健法第5条に規定される機関となり、専門的技術的拠点として位置づけられた（表1）。

❷ 保健所の事業

保健所の事業として、地域保健法第6条では表2に掲げる事項が明記されている。

表2　保健所の事業

1	地域保健に関する思想の普及及び向上に関する事項
2	人口動態統計その他地域保健に係る統計に関する事項
3	栄養の改善及び食品衛生に関する事項
4	住宅、水道、下水道、廃棄物の処理、清掃その他の環境の衛生に関する事項
5	医事及び薬事に関する事項
6	保健師に関する事項
7	公共医療事業の向上及び増進に関する事項
8	母性及び乳幼児並びに老人の保健に関する事項
9	歯科保健に関する事項
10	精神保健に関する事項
11	治療方法が確立していない疾病その他の特殊の疾病により長期に療養を必要とする者の保健に関する事項
12	エイズ、結核、性病、伝染病その他の疾病の予防に関する事項
13	衛生上の試験及び検査に関する事項
14	その他地域住民の健康の保持及び増進に関する事項

❸ 保健所数の推移と設置主体

地域保健法に基づき保健所は、都道府県、指定都市、中核市、その他政令市、特別区（23区）に設置されている。1994（平成6）年の保健所法の地域保健法への改正により、保健所の数は、1989（平成元）年の848か所から2020（令和2）年には469か所となっている。

保健所数減少の背景として、1994（平成6）年の「地域保健対策の推進に関する基本的な指針」において、市町村が住民に身近で利用頻度の高い保健・福祉サービスを一体的に実施するため、市町村保健センター等の体制整備を積極的に推進することが明記されたことがある。これまで保健所法の下で保健所が行っていた対人保健サービスの多くが市町村に移譲された。地域保健法により、保健所は専門的技術的拠点として位置づけられた。

❹ 保健所の活動内容

保健所の業務内容は、図3のようになっている。主な活動としては、情報の収集、整理および活用の推進、専門的かつ技術的業務の推進、地域における健康危機管理の拠点としての機能の強化がある。保健所で活動している専門職は、保健師、医師、歯科医師、獣医師、診療放射線技師、臨床検査技師、薬剤師、管理栄養士、歯科衛生士等である。

❺ 都道府県保健所と保健所設置市（指定都市、中核市、特別区等）保健所の違い

都道府県保健所は、都道府県が設置し、管轄する市町村をもつ。都道府県保健所は管轄市町村に対する援助、市町村相互の連絡調整を推進していく。

指定都市、中核市、特別区等保健所設置市における保健所は、同一市にある保健担当部署と連携しながら専門的広域的業務に加え、健康なまちづくりの推進などの業務を担う。そのため保健所の活動内容は、保健所設置市ごとに特徴がある（表3）。

表3　都道府県型保健所と政令市等（指定都市・中核市・特別区等）保健所の違い

	都道府県型保健所	政令市等保健所
位置づけ	都道府県が設置し、同じ地域にある複数か所の市町村を管轄する。	指定都市、中核市、政令で定める市に設置される。
活動内容	管内の市町村と協力して、関係機関（医療機関、医師会、歯科医師会等）と調整を行い、関係を構築して、食品衛生や感染症等の広域的な業務、医事、薬事衛生や精神・難病等の専門的な業務を担うとともに、大規模で広域的な感染症や食中毒のほか、自然災害や原因不明の健康危機管理に取り組み、地域全体の住民の健康のレベルアップを図る。	都道府県型保健所が担う専門的、広域的な業務に加え、市区町村の業務とされている母子保健事業、生活習慣病予防対策、がん対策等の住民に身近な事業を行い、より地域に密着して、地域全体の健康づくりを推進する。

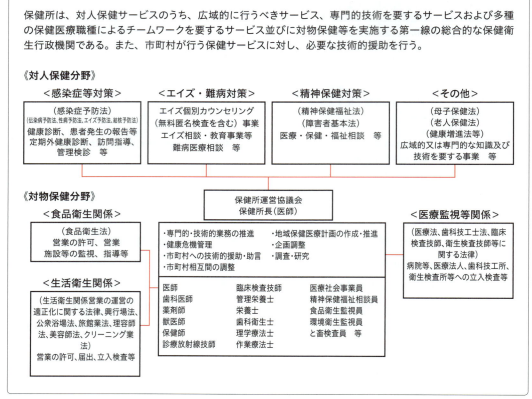

図3 保健所の業務

厚生労働省：保健所, 市町村, 都道府県の現状と課題. https://www.mhlw.go.jp/stf2/shingi2/2r9852000000g3yx-att/2r9852000000g5sr.pdf

2 市町村保健センター

❶ 市町村保健センターの沿革

1978（昭和53）年から整備が進められ、1994（平成6）年の地域保健法第18条第1項に「市町村は、市町村保健センターを設置できる」と法制化された（表4）。

❷ 市町村保健センターの活動内容

少子高齢化社会の進展、人口減少、生活習慣病の増加、人々のライフスタイルの変化などにより、地域保健法が制定され、今まで保健所で行っていた対人保健業務の多くが市町村に移譲されてきた。それにより、市町村保健センターは、地域における対人保健業務の中心的な役割を担うようになった。

市町村保健センターの担う対人保健サービスとして、母子保健事業、健康増進事業、精神保健福祉事業、予防接種などがあり、市町村は住民に身近な保健サービスを提供する拠点となっている。

「地域保健対策の推進に関する基本的な指針」においても、身近で利用頻度の高い保健サービスが市町村において一元的に提供されることを踏まえ、適切に市町村保健センター等の保健活動の拠点を整備することが示され、2020（令和2）年現在の保健センター設置数は2468か所となっている。

表4 市町村保健センターの沿革

1978（昭和53）年	国が市町村レベルにおける対人保健サービスを充実させるための施設として、市町村保健センターの整備を進めてきた。
1994（平成6）年	地域保健法において、市町村が市町村保健センターを設置できることが規定された。

❸ 市町村保健センターの活動内容と活動している専門職

市町村（市町村保健センター）の業務は図4のようになっている。活動している専門職は保健師、管理栄養士、看護師、歯科衛生士、理学療法士、作業療法士などであり、保健師数は全体の4割強となっている（日本公衆衛生協会：平成30年市町村保健センター調査報告書）。

3 保健所および市町村保健センター数の推移と経緯

1937（昭和12）年に保健所法の制定で誕生した保健所は1946（昭和21）年675か所、1991（平成3）年852か所であったが、1994（平成6）年の地域保健法制定に伴い減少し、2024（令和6）年には468か所となっている（図5）。都道府県型の減少が著しい。

❸ 保健医療福祉行政の場で活動する保健師数と活動内容

少子高齢化、地域住民のニーズの多様化に対応するため、保健師は行政機関のなかで保健、医療、福祉、介護等多様な部署で活動している。保健師の活動領域を的確に把握し、保健師活動の基礎データを得ることを目的に、2009（平成21）年度から「保健師活動領域調査」（厚生労働省）が行われている。領域調査は毎年、活動調査は3年ごとに実施されている。

領域調査において常勤保健師数は年々増加し、2023（令和5）年度は3万8528人であり、2020（令和2）年度より約2000人増加してい

図4　市町村（市町村保健センター）の業務

市町村は母子保健事業、健康増進事業、予防接種等の地域住民に密着した総合的な対人保健サービスを実施することとされている。また、身近で利用頻度の高い保健サービスが一元的に提供されることを踏まえ、保健活動の拠点として市町村保健センターが整備されている。

＜母子保健事業＞
・母子健康手帳の交付
・健康教育
・健康相談
・健康診査
・訪問指導　等

＜健康増進事業＞
・保健計画の策定　・健康手帳の交付
・健康教育　　　　・健康診査
・健康相談　　　　・事後指導
・地区組織の育成支援・健康相談
　　　　　　　　　・健康教育
　　　　　　　　　・機能訓練　等

＜精神保健福祉事業＞
・個別相談
・訪問指導
・デイケア
・精神障害の知識の普及　等

市町村（市町村保健センター）
身近で利用頻度の高い保健サービスの活動拠点
　・計画の策定　・連携　・調整
主に　保健師　管理栄養士　栄養士
その他
医師　歯科医師　薬剤師　歯科衛生士　獣医師　診療放射線技師

＜災害有事＞
・災害有事への対応
・情報提供　等

＜その他＞
・予防接種
・歯科保健等

支援
（専門的・技術的援助）

保健所
地域における保健衛生活動の中心機関
広域的・専門的・技術的拠点

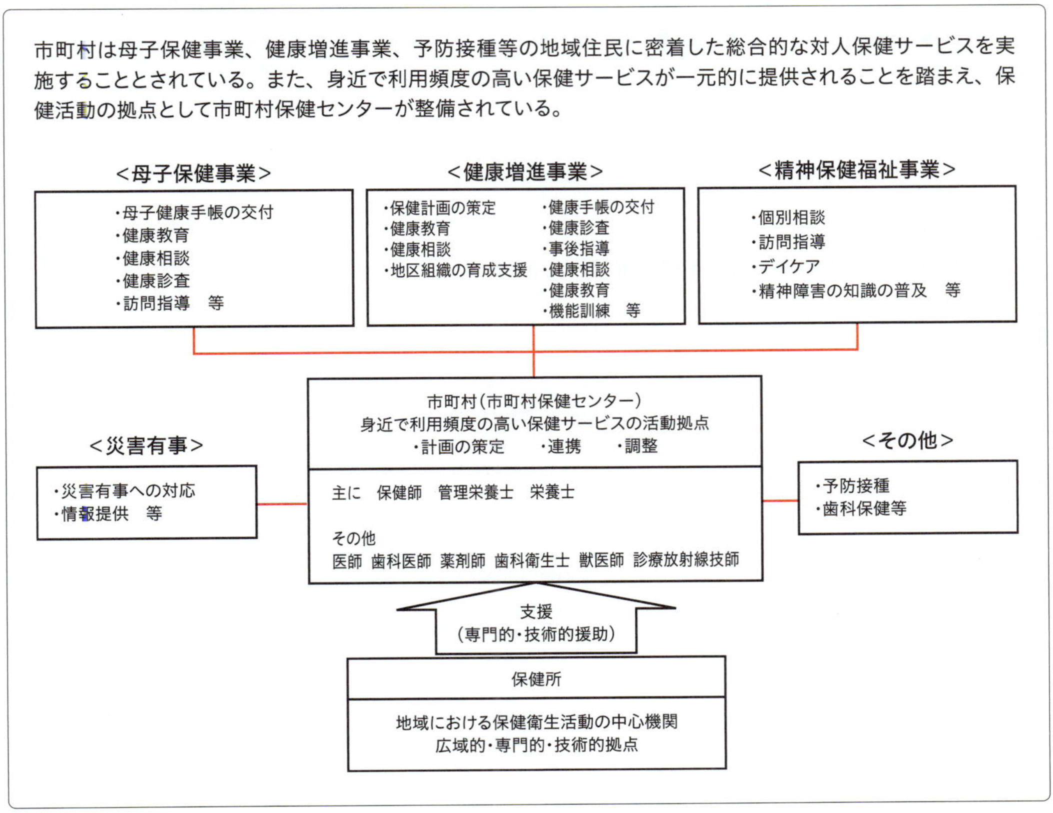

厚生労働省：保健所, 市町村, 都道府県の現状と課題. https://www.mhlw.go.jp/stf2/shingi2/2r9852000000g3yx-att/2r9852000000g5sr.pdf

図5 保健所数の推移

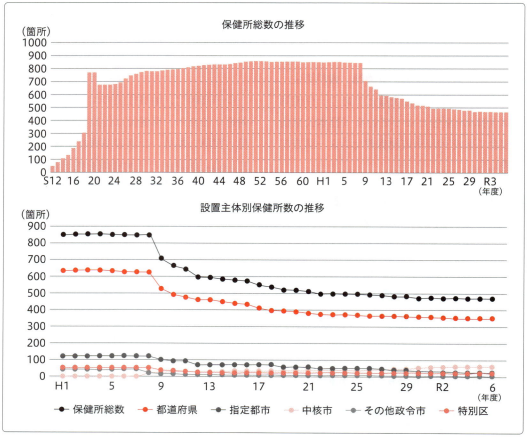

厚生労働省健康・生活衛生局健康課地域保健室調べ
（令和6年4月1日現在）

図6 所属別常勤保健師数の推移（平成21年度～令和5年度）

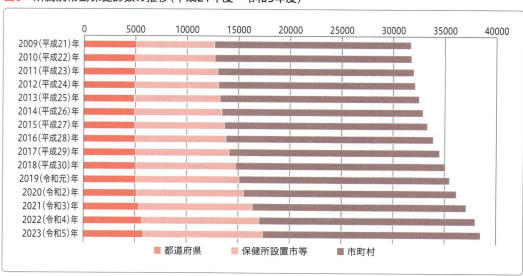

る（図6）。2023（令和5）年度の所属別では都道府県15%、保健所設置市（指定都市・中核市等）、特別区30%、市町村55%となっている（図7）。

所属別活動状況では、2023（令和5）年度、都道府県は「健康危機管理」が24.5%と最も多く、保健所設置市等と市町村では「直接対人支援」がそれぞれ39.5%、38.9%と最も多くなっている（図8）。2023（令和5）年の活動項目別活動状況において「家庭訪問」は、都道府県3.4%、保健所設置市7.3%、市町村6.3%であり（表5）、2009（平成21）年の都道府県6.4%、保健所設置市等9.5%、市町村8.8%と比べ減少している。

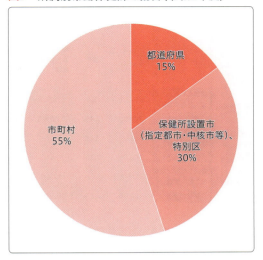

図7　所属別常勤保健師の割合（令和5年度）

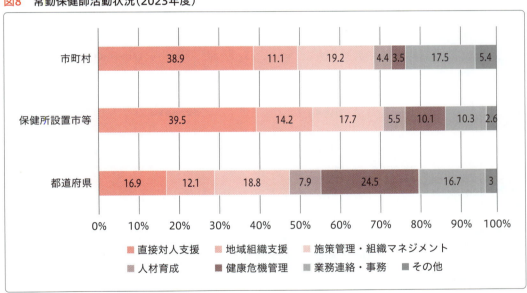

図8　常勤保健師活動状況（2023年度）

表5 常勤保健師の活動状況

常勤保健師の活動項目別活動状況

(単位：時間)

		総計	①直接対人支援					②地域・組織支援				
			訪問	健康相談・保健指導	健康診査、予防接種	集団健康教育、教室活動	小計	地区組織活動（ネットワークづくり）	担当地区の地区診断	コーディネート（個別）	コーディネート（地域）	小計
都道府県	保健師1人あたりの平均活動時間数	172.1	5.9	18.9	1.9	2.4	29.1	0.9	1.5	9.4	9.0	20.8
	割合（%）	100.0%	3.4%	11.0%	1.1%	1.4%	16.9%	0.5%	0.9%	5.5%	5.2%	12.1%
保健所設置市・特別区	保健師1人あたりの平均活動時間数	163.9	12.0	33.4	10.8	8.5	64.8	1.9	1.0	13.4	7.0	23.3
	割合（%）	100.0%	7.3%	20.4%	6.6%	5.2%	39.5%	1.2%	0.6%	8.1%	4.2%	14.2%
市町村	保健師1人あたりの平均活動時間数	165.8	10.4	17.4	26.2	10.5	64.5	2.3	0.9	9.4	5.8	18.5
	割合（%）	100.0%	6.3%	10.5%	15.8%	6.3%	38.9%	1.4%	0.5%	5.7%	3.5%	11.1%

		③施策管理・業務及び組織マネジメント										
		事業・施策の企画立案・評価	保健福祉計画等の策定・評価	業務管理、組織運営管理	人事管理	予算管理	議会対応	施設立入検査・管理指導等	学会発表等での保健活動の発信	調査・研究等の依頼への協力	小計
都道府県	保健師1人あたりの平均活動時間数	12.5	1.4	12.1	1.4	1.4	0.9	1.2	0.2	1.2	32.4
	割合（%）	7.3%	0.8%	7.1%	0.8%	0.8%	0.5%	0.7%	0.1%	0.7%	18.8%
保健所設置市・特別区	保健師1人あたりの平均活動時間数	9.6	1.1	12.4	1.5	1.8	0.9	0.7	0.1	0.9	29.1
	割合（%）	5.8%	0.7%	7.6%	0.9%	1.1%	0.6%	0.4%	0.1%	0.6%	17.7%
市町村	保健師1人あたりの平均活動時間数	11.2	1.7	9.9	1.0	4.5	1.7	0.2	0.1	1.4	31.8
	割合（%）	6.8%	1.0%	6.0%	0.6%	2.7%	1.0%	0.1%	0.1%	0.9%	19.2%

		④人材育成					⑤健康危機管理			⑥業務連絡・事務	⑦その他
		人材育成体制構築、研修会企画・実施、OJT指導	実習学生・研修生への教育	保健師等学校養成所での指導	研修等への参加	小計	平時の対応	発生時の対応	小計		
都道府県	保健師1人あたりの平均活動時間数	6.4	1.6	1.0	4.7	13.7	3.4	38.7	42.2	28.7	5.2
	割合（%）	3.7%	0.9%	0.6%	2.7%	7.9%	2.0%	22.5%	24.5%	16.7%	3.0%
保健所設置市・特別区	保健師1人あたりの平均活動時間数	4.0	1.0	0.1	3.9	9.1	1.6	15.0	16.6	16.8	4.3
	割合（%）	2.5%	0.6%	0.1%	2.4%	5.5%	1.0%	9.2%	10.1%	10.3%	2.6%
市町村	保健師1人あたりの平均活動時間数	1.8	1.0	0.1	4.5	7.3	1.2	4.6	5.8	29.1	8.9
	割合（%）	1.1%	0.6%	0.0%	2.7%	4.4%	0.8%	2.8%	3.5%	17.5%	5.4%

＊本集計表は、保健師1人、1か月あたりの時間を算出している。
＊掲載している数値は、小数点第二位を四捨五入しているため、内訳合計が総数と合わないことがある。

2 産業保健

1 産業保健とは

1 産業保健の定義・目的

　産業保健（occupational health）は、産業衛生または労働衛生と同義として用いられており、広義には働く人びとすべてを対象とした公衆衛生看護活動の場といえる。

　産業保健がはじめて定義されたのは1950年、国際労働機関（International Labor Organization：ILO）と世界保健機関（World Health Organization：WHO）の合同委員会においてである[1]（p.385参照）。ILOでは、労働時間や賃金、母性保護や児童労働等あらゆる労働に関する問題に取り組み、全世界の働く人々の労働条件改善を目指して、「すべての人にディーセント・ワーク」（Decent Work for All）の実現を掲げ、労働基準を含めた政策を策定し、その活動を推進してきた[2]。ディーセント・ワークとは、働きがいのある人間らしい仕事のことであり、持続可能な開発への鍵としてSDGs（Sustainable Development Goals：持続可能な開発目標）にも掲げられている。

　一方、WHOは1977年に、「Health for all by the year 2000（2000年までにすべての人々に健康を）」を活動目標とし、プライマリヘルスケアに関するアルマ・アタ宣言に続いて、ヘルスプロモーションにかかわるオタワ憲章を提唱した。2007年にはグローバル化による労働環境の変化に伴う格差是正を前提とし、労働安全だけでなく健康増進を目的としたワーカーズ・ヘルス[3,4]を推進するグローバル・アクション・プラン（Global Plan of Action）を発表している。ワーカーズ・ヘルスでは、世界の人口のうち半分以上が労働者であることを踏まえ、労働者の健康に投資することこそが国や社会の発展につながるとしている。そのために、従来の産業保健活動を拡充し、貧困や雇用、環境保護等にかかわる国や階層を含めすべての労働者とその家族、さらには地域社会への適用拡大を促している。

　ILOはすべての労働者に対し、より健康で安全な労働環境を提供すべく産業保健の底上げを図ることを目指し、WHOでは産業保健のもつ健康増進を含めたその機能を、労働者にとどまらず地域へと拡充し、より多くの人びとにその恩恵を浸透させようとしており、いずれも産業保健を足掛かりに、多くの人を健康増進へ導こうとするグローバルな動きがある。

　近年、わが国で産業保健の裾野は広がりつつある。第14次労働災害防止計画（p.412参照）（2023（令和5）年4月1日～2028（令和10）年3月31日）では、中小企業の事業者だけでなく個人事業者等を含め、その事業場の規模や雇用形態にかかわらず労働者全体の安全と健康を確保するための重点課題を掲げている。厚生労働省や経済産業省は、健康経営（p.426参照）や働き方改革（p.390参照）の推進によって、あらゆる年齢の労働者が多様な働き方を選択でき、健康的な生活を維持しながらそれぞれの能力を十分に発揮できる社会を目指している。1950年にILOで定義されて以来、産業保健の目的は時代によって労働や労働環境による労働者への影響の変化を反映し、その基本原則を踏襲しながらも進化している。

2 産業保健の対象

　国内における労働力人口は、2023（令和5）年平均では6925万人であり、就業者は6747万人であった。労働力人口とは15歳以上の人口のうち、就業者と完全失業者を合わせたもので、すでに仕事についている者と求職中の

図9　労働力人口・就業者数の年次推移

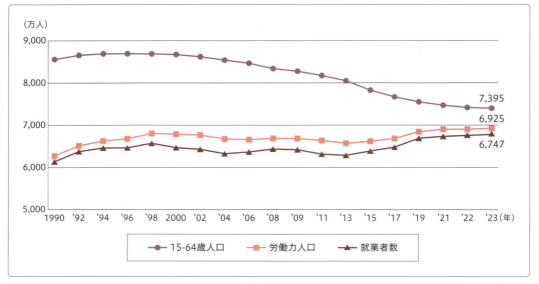

資料：総務省統計局「労働力調査（基本集計）（令和3年）平均結果」より厚生労働省政策統括官付政策立案・評価担当参事官室において作成。
（注）2022年3月4日に公表されたベンチマーク人口の新基準に基づいて遡及集計した数値を用いている。
令和4年版厚生労働白書を一部改変

図10　年齢階級別就業者数

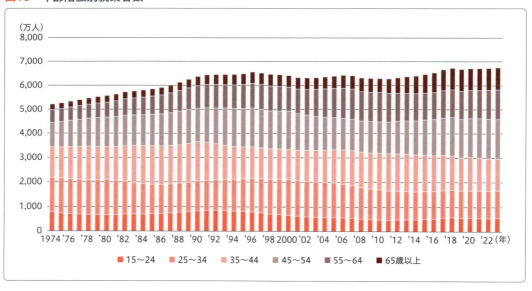

者である[5]。人口は2008（平成20）年をピークに減少傾向にあるものの、労働力人口の年次推移[6]は、1990年代後半の水準を維持している。また、わが国の労働人口の年齢は、15歳から65歳以上までの幅広い年代にわたっており、高齢労働者と女性労働者の増加がこの主な要因となっている（図9、図10）。

就業者の内訳をみると、企業に勤める雇用者6076万人以外に、自営業主512万人、家族従業者126万人と、小規模な場所で働く労働者も少なくない（図11）。わが国の産業保健の制度は労働安全衛生法（p.392参照）を要に展開されており、この法律のもと、狭義にはその対象は民間企業に勤める人々となる。産業医の選任義務のある労働者数50人以上の事業所数は、全企業数の約3％にとどまって

図11　2023年における就業者の内訳

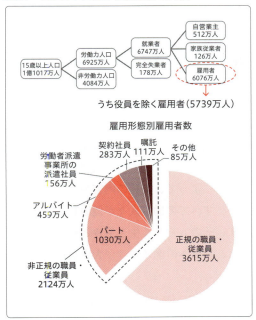

総務省統計局労働力調査（令和5年度）より作成

おり[7]、産業看護職がかかわる事業所はさらに絞られるため、実質、産業保健の制度の恩恵にあずかっている労働者はまだ限定的といえる。

　こうした格差を是正し、すべての労働者が産業保健制度による支援を受けられるべく、その支援の中心となっているのが産業保健総合支援センターと地域産業保健センター（p.390参照）である。概ね労働基準監督署管轄区域ごとにある地域産業保健センターでは、産業医の選任義務のない小規模事業場を対象に、地域産業保健センターに登録する産業医や保健師による支援が無料で提供される。中小規模の事業所は人的資源が限られ、産業医の選任義務がないうえ産業保健の知識や情報を有する人員を十分配置できていないことから、労働安全衛生に手が回っていない現状がある。こうした事業者や労働者のもとに、産業保健の支援を届ける仕組みをつくることも課題である。

　さらに、前述した自営業主と家族従業者には、労働安全衛生法に基づいた産業保健サービスは届きにくい。厚生労働省は、「地域・職域連携推進事業ガイドライン[8]」（p.425参照）のなかで、地域保健、職域保健がそれぞれの法律を根拠に展開する保健事業を整理し、居住地や勤務地にかかわらず、保健サービスを受けられる環境づくりのために連携することを提示している。地域および職域がもつ健康に関する情報を共有・活用することで、個人事業主や小規模事業場等の労働者だけでなく、退職後の労働者への支援の継続が可能になる。

3 産業保健の仕組みと制度

　わが国における産業保健の制度、いわゆる労働衛生行政は、厚生労働省にある労働基準局が所管している。労働衛生行政は、労働者の労働基準にかかわるものと、安全衛生にかかわるものに大別され、労働基準法や労働安全衛生法がその法的根拠となっている（図12）。

　労働基準法は、最低限の労働基準として労働者災害補償保険法とともに戦後に制定され、その実務は各都道府県に置かれた労働局とその下部組織である労働基準監督署が担っている。

　一方、労働安全衛生法は、戦後、急速な経済成長によって多発、多様化した労働災害への対策を強化するため、安全衛生に特化した法律として1972（昭和47）年、労働基準法

図12　労働衛生行政に関する主な法律

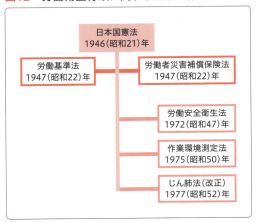

から独立した。その第1条には、労働者の安全と健康の確保、快適な職場環境の形成が事業者の責務であること、また事業者が自主的に措置を講じ産業保健に取り組むことが明記されており、産業保健制度の原理原則が集約されている。この法律には、労働災害防止計画の策定や安全衛生管理体制の整備、労働衛生の3管理（作業環境管理、作業管理、健康管理）（p.391参照）、労働衛生教育が盛り込まれ、これら産業保健のしくみのもと、それぞれの事業場における活動が推し進められる。労働安全衛生法は、社会情勢等の要請を受け、そのつど改正を重ねている。

事業場で働く産業看護職の対象は、主にその企業に勤める労働者であり、健康保険組合に所属している場合は、その健保に加入する被保険者と被扶養者を含むため、対象は労働者だけにとどまらない。また、健診機関や労働衛生機関では、健診受診者や契約企業等、多数の事業場に所属する労働者を対象に産業保健を展開することになり、産業看護職の役割は、所属する組織によって大きく異なる。働く場によって、支援の内容や方法は変化するが、すべての働く人々が健康状態にかかわらず、その人らしく生き生きと働くための支援と、組織への働きかけが大きな役割となる。

2 産業保健の場で活動する看護職の推移

産業看護職の働く場は、企業などの事業場、健康保険組合、労働衛生機関や産業保健推進センター、健診機関等があげられる（図13）。2022（令和4）年末における衛生行政報告例[9]によると、事業所における産業看護職の実人員数は、保健師は4201人で、保健師として就労する人の7.0％（図2（p.124）参照）、看護師では5904人で0.5％に過ぎず（図14）、実際の正確な就労者数の把握はされていない。

3 産業保健の場で活動する看護職の活動内容

1 産業保健における看護職の役割

産業看護とは、産業保健における看護専門分野であり、働く人々が健康と安全の保持増進が図れるように支援することを目的とし、これらを通して、働く人のQOLならびに組織の生産性の向上に寄与すると定義されている[10]。

産業看護職を事業場に選任する法的義務はこれまで定められておらず、労働安全衛生法

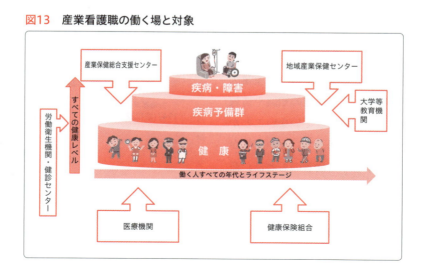

図13　産業看護職の働く場と対象

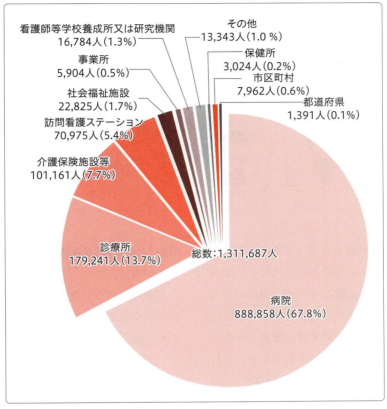

図14 就業場所別にみた看護師の人数と割合

厚生労働省：令和4年衛生行政報告例（就業医療関係者）の概況

上の役割は、健康診断実施後の保健指導（労働安全衛生法第66条の7。1996（平成8）年の改正で旧・第66条の5として追加）や、ストレスチェック制度（同法第66条の10。2014（平成26）年の改正で追加）における位置づけなど一部にとどまる。しかし、実際の産業看護職の役割は、産業保健の目的を遂行する専門職の一員として、あらゆる場面でその専門性を発揮している[11]。

2 産業保健の場における看護職の活動

産業保健の動向は、経済の発展や社会情勢と常に連動しており、近年その変化のスピードは著しい。その影響を受けて、新たな労働災害や職業性疾病を含む健康課題は変化し、産業保健の場で活動する看護職にとって求められる役割も多様化している。

産業保健の取り組みは大きく安全と健康（衛生）に二分できるが、労働災害防止計画が安全への対策を主としているのに対し、1988（昭和63）年に制定されたTHP（トータル・ヘルスプロモーション・プラン。以下「THP」）[12]は、健康への対策を示しているといえるだろう。THP（p.423参照）では生活習慣の改善を主眼とした、心とからだ両面への働きかけによって、すべての労働者の健康の保持増進を目指しており、心身両面の健康のため、労働者が個々に自発的に取り組むだけでなく、事業者がそれぞれの事業場の労働特性等の特徴を踏まえ、その集団に応じた対策を講じること、また健康に取り組める組織風土を醸成することをも含め努力義務としている。

135

図15　産業保健の場におけるTHPの事例

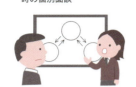
メンタルヘルス対策
- ラインケアのための管理職研修やセルフケアのためのセルフマネジメント研修
- ストレスチェックの結果返却時の個別面談

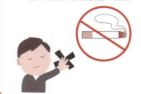
喫煙対策
- 喫煙場所やたばこの自動販売機の排除
- 健康診断の結果返却時の個別や集団の禁煙教室の開催

生活習慣病対策
- 社員食堂でのヘルシーメニューの導入
- スマホ等のウォーキングアプリを利用した社内ランキングの配信
- 腰痛予防や肩こり解消のための出前運動教室の実施

　その具体的な実施方法は「事業場における労働者の健康保持増進のための指針」に示され（労働安全衛生法第70条の2）、職場でストレスを感じる労働者や自殺者の増加を背景に、メンタルヘルスケアが事業者の責務であることを初めて示したのもこの指針である。これまで5回の改訂を経ており、2020（令和2）年の改訂では、健康の有無にかかわらず幅広い労働者を対象とすること、また労働者を集団としてとらえ、ポピュレーションアプローチの手法を取り入れること等を盛り込み、事業場に応じた計画でPDCAサイクルに沿って取り組むべき内容を明確にしていくことが示されている。

　看護職はこうした指針をもとに、組織の労働環境や労働者の個々の健康診断データをはじめ、就労状況などのデータをもとにアセスメントし、組織に応じた健康施策へと反映していく。組織のアセスメントに基づき抽出された健康課題に対して、具体的な産業保健計画を立案するためには、優先順位や予算の確保、連携していく組織内の職種やメンバーを含め検討し、PDCAサイクルに則って実践することが重要である（図15）。

3　学校保健

1　学校保健の場とは

1　学校保健の定義・目的

　学校保健とは、文部科学省設置法第4条第1項第12号において、「学校における**保健教育**及び**保健管理**をいう」と示されており、学校という集団の場において行われる児童・生徒等の健康の保持増進、集団教育としての学校教育活動に必要な健康や安全への配慮を行うこと、自己や他者の健康の保持増進を図ることができるような能力を育成することを目指して行われる保健活動のことである。

2　学校保健の対象

　学校保健の対象となる「学校」とは、学校教育法第1条に「幼稚園、小学校、中学校、義務教育学校、高等学校、中等教育学校、特別支援学校、大学及び高等専門学校とする」と規定されている。「学校保健の対象」は、そこで学ぶ幼児、児童、生徒、学生ならびに教職員である。2022（令和4）年5月現在、全国の国・公・私立の学校数、在学者数、教員数、職員数は**表6**に示すとおりである[13]。また、在学者数の推移は、小学校、中学校、高等学校

表6 国・公・私立の学校・在学者・教員・職員数（2022（令和4）年5月現在）

区　分	学校数	在学者数	教員数 計	教員数 本務者	教員数 兼務者	職員数 本務者	再掲）養護教諭数
幼稚園	9,111	923,295	110,039	87,752	22,287	15,702	298
幼保連携型認定こども園	6,657	821,411	162,332	136,543	25,789	27,352	264
小学校	19,161	6,151,305	474,525	423,440	51,085	60,256	19,338
中学校	10,012	3,205,220	293,832	247,348	46,484	27,440	9,594
義務教育学校	178	67,799	6,973	6,368	605	843	296
高等学校	4,824	2,956,900	297,281	224,734	72,547	44,211	6,128
中等教育学校	57	33,367	3,590	2,749	841	431	81
特別支援学校	1,171	148,635	93,245	86,816	6,429	14,121	1,872
高等専門学校	57	56,754	5,878	4,025	1,853	2,751	―
短期大学	309	94,713	21,773	6,785	14,988	3,727	
大学	807	2,930,780	390,898	190,646	200,252	260,799	
専修学校	3,051	635,574	152,248	39,982	112,266	16,549	
各種学校	1,046	102,108	16,794	8,482	8,312	3,798	―
計	56,441	18,127,861	2,029,408	1,465,670	563,738	477,980	37,871

文部科学省　文部科学統計要覧（令和5年版）学校教育総括より作成
養護教諭数はe-stat：学校基本調査より作成

において、減少してきているが、大学は緩やかに増加している。

3 学校保健にかかわる職員・専門職

学校保健を担う学校関係職員は、校長、教頭、教諭、養護教諭、看護師、保健主事、学校医、学校歯科医、学校薬剤師、スクールカウンセラー等であり、主な職務内容については表7に示すとおりである。なかでも、養護教諭は児童生徒の健康に関して専門的な立場で支援を行ううえで重要な役割を担っている。

養護教諭は、1947（昭和22）年に定められた学校教育法第37条第12項に「養護教諭は、児童の養護をつかさどる」と規定されている。中央教育審議会答申（2008（平成20）年1月）では、「養護教諭は学校保健活動推進の中核的役割を果たし、現代的な健康課題の解決に向けて重要な責務を担っている」と示され、学校内の教職員や組織ならびに学校外の関係機関との協力と連携の重要性が示されている。

2009（平成21）年4月1日に施行された学校保健安全法において、校長のリーダーシップのもと、教職員が協力して保健指導にあたるなど、組織的・計画的な学校保健活動に取り組んでいくことが求められている。

2 学校保健の場で活動する養護教諭の推移

養護教諭の人数の推移は図16に示すとおりであり[14]、2022（令和4）年5月現在の養護教諭の人数は3万7871人である（表6）。図17は養護教諭1人当たりの在学者数を示しており、最も少数なのは特別支援学校である。特別支援学校に在籍する幼児児童生徒は、障がいや健康状態に応じた個別の対応が必要であることから、養護教諭1人当たりの在学者数も他の学校に比べて少人数となっている。

表7　学校保健にかかわる職員・専門職

区分	主な法令根拠	学校保健に関する主な職務内容
校長	「校長は、校務をつかさどり所属職員を監督する。」【学校教育法】	教育指導計画の編成（教育課程の編成） 伝染病感染防止のための出席停止 施設、設備の管理
教頭・教諭	「教頭は、校長を助け、校務を整理し、及び必要に応じ児童の教育をつかさどる。」【学校教育法】 「教諭は、児童の教育をつかさどる。」【学校教育法】	保健教育 健康観察
養護教諭	「養護教諭は、児童の養護をつかさどる。」【学校教育法】	保健管理（救急処置、健康診断、心身の健康問題の把握、疾病予防と管理、健康観察等） ・保健教育（学級活動における保健指導等） ・健康相談活動（心身の健康問題への対応） ・保健室経営（計画・実施・評価等） ・保健組織活動
看護師	医療的ケア児及びその家族に対する支援に関する法律	医療的ケア児の健康管理 医療的ケアの実施、緊急時の対応
保健主事	「保健主事は、校長の監督を受け、小学校における保健に関する事項の管理に当たる。」【学校教育法施行規則】	学校保健と学校教育全体との調整 学校保健計画の作成とその実施の推進 ・保健管理の適切な実施の推進 ・学校保健に関する組織活動の推進 ・学校保健の評価
学校医（非常勤） 学校歯科医（非常勤）	「学校医、学校歯科医及び学校薬剤師は、学校における保健管理に関する専門的事項に関し、技術及び指導に従事する。」【学校保健法】	学校における健康診断、健康相談等の保健管理に関する専門的事項に関する指導
学校薬剤師（非常勤）		学校環境衛生に関する定期・臨時検査 医薬品・化学薬品等の管理や処理の指導
スクールカウンセラー（非常勤）	資格要件：臨床心理士、精神科医、心理学系の大学教授、助教授、講師等	児童生徒へのカウンセリング 教職員に対する助言・援助 保護者に対する助言・援助

3 学校保健の場における養護教諭、看護師の活動内容

1 児童生徒の健康管理

　近年、グローバル化や情報化が急速に進展し、社会が大きく変化し続けるなかで、学校においても、子どもを取り巻く状況の変化や多様化・複雑化した課題に向き合うため、教職員に加え、多様な背景を有する人材が各々の専門性に応じて学校運営に参画することにより、学校の教育力・組織力をより効果的に高めていくことが求められている。このような認識に基づき、教員が指導力を発揮できる環境を整備し、「チームとしての学校」の力を向上させるため「チームとしての学校の在り方と今後の改善方策について（平成27年12月21日中央教育審議会答申）」が提言された。

　養護教諭は、児童生徒の身体的不調の背景に、いじめや不登校、虐待などの問題がかかわっていること等のサインにいち早く気づくことができる立場であることから、児童生徒の健康相談において重要な役割を担っている。さらに、教諭とは異なる専門性に基づき、心身の健康に課題のある児童生徒に対して指導を行っており、従来から力を発揮していた健康面の指導だけでなく、生徒指導面でも大きな役割を担っている。

2 医療的ケア児への対応

　医学の進歩を背景として、医療的ケア児

図16　養護教諭の人数の推移

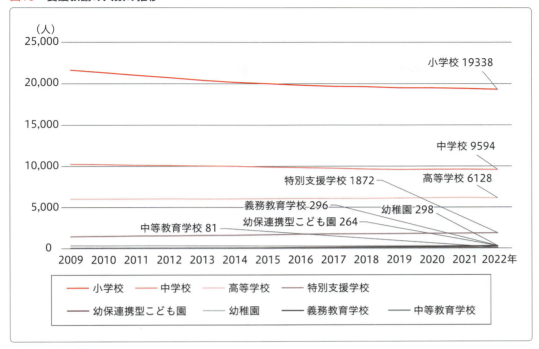

文部科学省：学校基本調査（平成19年～令和4年）より作成

図17　養護教諭1人当たりの在学者数（2022（令和4）年5月現在）

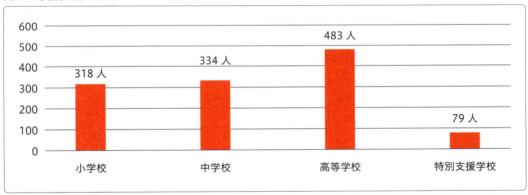

文部科学省：文部科学統計要覧（令和5年版）学校教育総括より作成

（NICU（新生児特定集中治療室）等に長期入院した後、引き続き人工呼吸器や胃ろう等を使用し、痰の吸引や経管栄養などの医療的ケアが日常的に必要な児童）が年々増加している。2022（令和4）年度学校における医療的ケアに関する実態調査によると、医療的ケア児の人数は、特別支援学校で8361人と横ばいで推移しているが（図18）[15]、幼稚園、小・中・高等学校では2130人と、2015（平成27）年度の839人の2.5倍以上となっている（図19）[15]。それに伴って、医療的ケア看護職員も増加し、2022（令和4）年度の幼稚園、小・中・高等学校の医療的ケア看護職員の人数は、1799人と2015（平成27）年度（350人）の5倍以上になっている（図19）[15]。また、認定特定行為業務従事者（看護教員と一緒に、特定の児童生徒に対して、特定の期間のみ医療的ケアを実施できる教員）等の人数も年々増

図18 特別支援学校における医療的ケアに関する推移

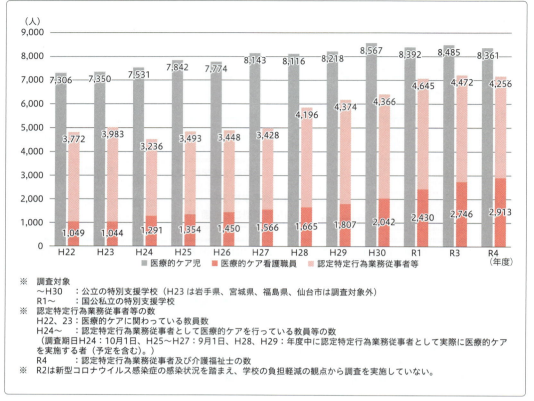

文部科学省：令和4年度学校における医療的ケアに関する実態調査より作成

図19 幼稚園、小・中・高等学校における医療的ケアに関する推移

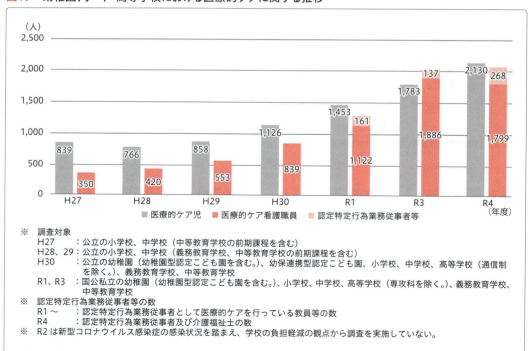

文部科学省：令和4年度学校における医療的ケアに関する実態調査より作成

図20 学校で実施されている医療的ケアの項目

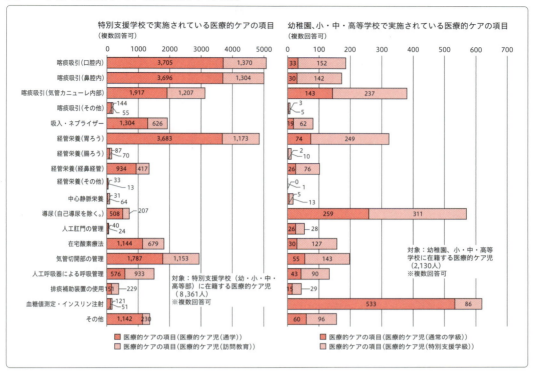

文部科学省：令和4年度学校における医療的ケアに関する実態調査より作成

加している（図19）[15]。

医療的ケア児に対し実施されている医療的ケアの項目別では、特別支援学校では、喀痰吸引（口腔内）、喀痰吸引（鼻腔内）、経管栄養（胃ろう）、喀痰吸引（気管カニューレ内部）の順に多く、幼稚園、小・中・高等学校では、血糖値測定・インスリン注射、導尿（自己導尿を除く）、喀痰吸引（気管カニューレ内部）、経管栄養（胃ろう）の順に多い（図20）[15]。

学校において医療的ケアを実施する意義として、授業の継続性の確保、訪問教育から通学への移行、登校日数の増加等、教育機会の確保・充実を図ることがあげられる。このため、看護師と教員が密接に連携し、互いに専門性を活かしてサポートすることで児童生徒の成長・発達を最大限に促すことが重要である。また、保護者から、健康状態や医療的ケアの頻度、緊急時の対応などについて説明を受けたうえで、学校で対応できる範囲について、共通理解を図ることや緊急時の連絡手段を確保するなど保護者の役割についても、共通理解を図ることが必要である。

引用文献

1) Joint ILO/WHO Committee on Industrial Hygiene: Joint ILO/WHO Committee on Industrial Hygiene Report, 1-6 ILO, Geneva, 1950.
2) 国際労働機関ILO：ディーセント・ワーク. https://www.ilo.org/tokyo/about-ilo/decent-work/lang--ja/index.htm （2024年3月30日アクセス）
3) World Health Organization：Healthy Workers, Healthy Future. World Health Organization, 2016.
4) World Health Organization：Preventing disease through a healthier and safer workspace. World Health Organization, 2018.
5) 総務省統計局：労働力調査の解説 第5版，2019．
6) 独立行政法人労働政策研究・研修機構ホームページ. https://www.jil.go.jp/kokunai/statistics/timeseries/index.html （2024年12月5日アクセス）
7) 総務省統計局：平成28年経済センサス―活動調査・調査の結果, 35, 2018．
8) 厚生労働省：地域・職域連携推進ガイドライン，これからの地域・職域連携推進の在り方に関する検討会, 2019．
9) 厚生労働省：令和4年衛生行政報告例(就業医療関係者）の概況
10) 日本産業看護学会：産業看護の定義. https://www.jaohn.com/definition （2024年3月30日アクセス）
11) 五十嵐千代：平成20年度地域保健総合推進事業【産業保健師就業実態調査研究事業】, 2009．
12) 厚生労働省：事業場における労働者の健康保持増進のための指針，2021．
13) 文部科学省：文部科学統計要覧(令和5年版)学校教育総括. https://www.mext.go.jp/b_menu/toukei/002/002b/1417059_00008.htm
14) e-stat学校基本調査．
15) 文部科学省：令和4年度学校における医療的ケアに関する実態調査. https://www.mext.go.jp/a_menu/shotou/tokubetu/1402845_00008.htm

第2部

公衆衛生看護における支援方法

第2部　公衆衛生看護における支援方法

第1章 保健指導

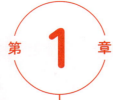
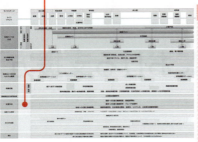

チェックポイント
- ☑ 保健師活動の基盤となる保健指導のあり方を学ぶ。
- ☑ 直接的な対人支援である保健指導に必要な姿勢と技術を学ぶ。
- ☑ 保健指導が展開される具体的なプロセスを学ぶ。

1 保健指導の定義

　保健師助産師看護師法において、「保健師とは、厚生労働大臣の免許を受けて、保健師の名称を用いて、保健指導に従事することを業とする者をいう」と規定されている。保健師は公衆衛生看護活動の担い手として、時代とともに変化していく国民の健康課題に取り組んできており、保健指導はこの活動の根幹といえる。時代の変遷とともに変化する人々の多様な生き方、価値観、そして疾病構造に対応するために進化してきた保健指導は、より広範で豊富な内容になっている。一方、法律において、（狭義の意味での）保健指導は保健師固有の業務ではなく、医師、薬剤師、管理栄養士など多くの専門職が携わっている。保健指導について記載されている法律を表1に示す。

　保健師が行う保健指導とは、地域で生活している人々が自分たちの暮らしや生活のあり方、健康に関心をもち、そこにある課題に気づき、主体的に取り組めるよう支援することである。ここでは、保健指導を保健師が直接に働きかけて提供する対人援助技術の総体としてとらえ、地域で生活する人々とのパートナーシップのなかで、看護ケア、教育機能、相談機能を重層的に活用し、対象がQOLの向上を目指すよう寄与する看護専門技術として述べる。

2 保健指導の対象

　公衆衛生看護活動は、地域で生活するすべての人々を対象に展開されており、すべてのライフステージと発達段階、あらゆる健康レベルにある個人や家族、その人々が活動する場や地域を含む。

　保健指導は、個別指導と集団指導に大別され、個別指導は個人・家族に対してなされる援助であり、健康相談や家庭訪問等が位置づけられる。集団指導は集団に対してなされる援助であり、健康教育やグループ支援等が位置づけられる。個別指導と集団指導について、保健指導の特性をそれぞれ示す。

表1 保健指導が記されている法律

法律	公布	内容
保健師助産師看護師法	昭和23年7月30日法律第203号	第2条　この法律において「保健師」とは、厚生労働大臣の免許を受けて、保健師の名称を用いて、保健指導に従事することを業とする者をいう。
地域保健法	昭和22年9月5日法律第101号	第18条　市町村は、市町村保健センターを設置することができる。 ② 市町村保健センターは、住民に対し、健康相談、保健指導及び健康診査その他地域保健に関し必要な事業を行うことを目的とする施設とする。
労働者災害補償保険法	昭和22年4月7日法律第50号	第26条　（略） ② 二次健康診断等給付の範囲は、次のとおりとする。 　一　（略） 　二　二次健康診断の結果に基づき、脳血管疾患及び心臓疾患の発生の予防を図るため、面接により行われる医師又は保健師による保健指導（二次健康診断ごとに1回に限る。次項において「特定保健指導」という。）
母子保健法	昭和40年8月18日法律第141号	（目的） 第1条　この法律は、母性並びに乳児及び幼児の健康の保持及び増進を図るため、母子保健に関する原理を明らかにするとともに、母性並びに乳児及び幼児に対する保健指導、健康診査、医療その他の措置を講じ、もって国民保健の向上に寄与することを目的とする。 （保健指導） 第10条　市町村は、妊産婦若しくはその配偶者又は乳児若しくは幼児の保護者に対して、妊娠、出産又は育児に関し、必要な保健指導を行い、又は医師、歯科医師、助産師若しくは保健師について保健指導を受けることを勧奨しなければならない。
労働安全衛生法	昭和47年6月8日法律第57号	（保健指導等） 第66条の7　事業者は、第66条第1項の規定による健康診断若しくは当該健康診断に係る同条第5項ただし書の規定による健康診断又は第66条の2の規定による健康診断の結果、特に健康の保持に努める必要があると認める労働者に対し、医師又は保健師による保健指導を行うように努めなければならない。 2　労働者は、前条の規定により通知された健康診断の結果及び前項の規定による保健指導を利用して、その健康の保持に努めるものとする。
健康増進法	平成14年8月2日法律第103号	（市町村による生活習慣相談等の実施） 第17条　市町村は、住民の健康の増進を図るため、医師、歯科医師、薬剤師、保健師、助産師、看護師、准看護師、管理栄養士、栄養士、歯科衛生士その他の職員に、栄養の改善その他の生活習慣の改善に関する事項につき住民からの相談に応じさせ、及び必要な栄養指導その他の保健指導を行わせ、並びにこれらに付随する業務を行わせるものとする。
高齢者の医療の確保に関する法律	昭和57年8月17日法律第60号	第18条　厚生労働大臣は、特定健康診査（糖尿病その他の政令で定める生活習慣病に関する健康診査をいう。）及び特定保健指導（特定健康診査の結果により健康の保持に努める必要がある者として厚生労働省令で定めるものに対し、保健指導に関する専門的知識及び技術を有する者として厚生労働省令で定めるものが行う保健指導をいう。以下同じ。）の適切かつ有効な実施を図るための基本的な指針（以下「特定健康診査等基本指針」という。）を定めるものとする。 （特定保健指導） 第24条　保険者は、特定健康診査等実施計画に基づき、厚生労働省令で定めるところにより、特定保健指導を行うものとする。
児童福祉法	昭和22年12月12日法律第164号	第12条の6　保健所は、この法律の施行に関し、主として次の業務を行うものとする。 　一　児童の保健について、正しい衛生知識の普及を図ること。 　二　児童の健康相談に応じ、又は健康診査を行い、必要に応じ、保健指導を行うこと。 　三　身体に障害のある児童及び疾病により長期にわたり療養を必要とする児童の療育について、指導を行うこと。 　四　児童福祉施設に対し、栄養の改善その他衛生に関し、必要な助言を与えること。 2　児童相談所長は、相談に応じた児童、その保護者又は妊産婦について、保健所に対し、保健指導その他の必要な協力を求めることができる。

e-GOV法令検索にて検索・抜粋　https://laws.e-gov.go.jp/

1 個別指導の特性

健康課題の解決や対処のためには、人それぞれの生活状況や潜在的に有している力に合わせた援助が必要である。そのために個別指導は、対象者の生活とプライバシーにより近づいた働きかけの特性をもち、対象者と援助者との二者関係を築き、対象者を理解し、対象者が成長する過程に付き合い、対象者の成長に応じて心理的距離を調整していくような関係のもち方が特性になる。個別指導の特性をまとめると以下のようになる。

① 対象との信頼関係構築を重視する。
② 対象者のプライバシー保護を大切にする。
③ 対象者の生活や個別性に、より近づいた働きかけを行う。
④ 家族内のキーパーソンを活用する。
⑤ 対象者の健康な側面や潜在的な力を理解し、セルフケアの力を引き出し活用する。

2 集団指導の特性

集団指導は、援助者とグループメンバー相互の関係という三者以上の関係で成立する。縦断的に働きかける個別指導に対し、横断的に働きかけ、共通の情報を提供したり、共通の取り組みを行ったりすることによって、地域組織の基盤づくりをする。

グループメンバーのなかでの人間関係、グループのなかで働くメンバー同士の心の動き、仲間のモデル的役割、相互扶助体験などによって、個人に大きな影響を与えることができる。

健康教育等では、ある地域や年齢に共通する健康課題を抱える人たちの仲間づくり、共同的な取り組みを推進する。また、その営みがきっかけで地域の自立的組織が育成され、それによって地域の課題解決力が底上げされていくことになる。さらに、一緒に同一の情報を得て、体験を共有することから、より健康によい価値観を育てることができる。

このように考えると、集団指導には地域の規範や文化をよりよい方向に変容させていく役割が期待される。集団指導の目的は、個人の成長とともに、地域で共有される課題への取り組み、仲間づくり、集まった人々全体の力量の向上である。集団指導の特性をまとめると、次のようになる。

① 三者以上の関係に働きかける。
② 個人の成長・変化・自立を強化する。
③ 仲間づくり、相互扶助を促進する。
④ 地域組織の基盤をつくり、地域の課題解決力の底上げをする。
⑤ ネットワークづくりの端緒となる。
⑥ 地域社会の規範や価値や文化を、より健康によいものにする。

3 保健指導の目的

急速な出生率の低下による少子化と高齢化の進展にともない、疾病構造が変化していくなかで、地域の健康課題は複雑化・多様化している。多様な価値観のなかで、健康をとらえ、生活を営む人々に対して、一人ひとりが心から望む健康な状態を目指せるような支援が必要である。

保健指導の目的は、個人・家族、集団に属する人々が自分たちの健康課題を認識し、その維持・向上・改善・課題解決に主体的に取り組むことである。保健師が行う保健指導は、対象者が本来有している力を発揮できるように支援し、自らの意思で変化しようとする自己決定を支えるプロセスといえる。

4 保健指導に必要な技術

　人々の健康課題は、それぞれの生活と深いかかわりがあり、その生活は社会や経済、文化、環境などさまざまな背景に影響を受けている。私たちが保健指導を行う際には、一人ひとりが唯一である異なった個性をもつ人間であり、複雑で多面的な存在であることを忘れず、常に尊敬の念をもち、真摯に教えてもらおう（知ろう）とする態度を忘れてはならない。

1 保健指導を行うための姿勢

　保健指導は、対象者となる人々が自ら健康課題を認識し、主体的に取り組むことを自己決定していくプロセスであることを述べた。対象者に応じた保健指導を提供するために、対象者を深く理解しようとする姿勢が求められる。保健師が理解しようとする態度が伝わることで、相互理解の進展が深まり保健指導が有用な効果を発揮することになる。ここでは保健指導を行ううえで、大切な糸口となる信頼関係を築くための基本的技法の1つとして、**傾聴**と、傾聴に必要な援助者としてのあり方について述べる。

1 傾聴とは

　積極的傾聴法は、心理学者であるカール・ロジャーズ（Carl Rogers）がパーソンセンタードアプローチのなかで提唱した。カウンセリングの技法としてとらえられがちであるが、傾聴は、聴く側つまり援助者の態度や姿勢そのものを指している。傾聴とは対象者の話に真摯に耳を傾け、共感することであり、それによって信頼関係が芽生え、対象者が安心して心を開き、自己の気づきを促すことで、自分の課題に取り組む力を得るものである。傾聴を行ううえで援助者が備えるべき3つの基本的態度について述べる。

2 傾聴に必要な基本的態度

❶ 自己一致

　自己一致とは、援助者の感情や思考と言動が一致しているということである。実際には思いもしないことを、援助者がうわべだけで答えるなど本来の自分でないとき、真の信頼関係を結ぶことはできない。援助者がありのままの姿であって初めて、相手が信頼感をもって心を開き、真実の話ができるようになる。援助者自身が自分の価値観や内面で起こっていることを素直に認め、自分を否定したりせず正直でいることが、対象者への誠実さであり、透明性であるといえる。

❷ 無条件の肯定的配慮

　援助者が対象者のすべてを無条件に受け入れ、援助者は一切の価値判断や評価をせず、対象者のありのままを尊重することである。対象者のどのような考えや思いも否定せず、その人の大切な一部として関心を示すことで、対象者は信頼感を得られ、初めて安心して、自分の問題と向き合えるようになる。否定されることなく、無条件に受け入れられるという体験は、自己肯定感の向上につながり、信頼できる人とのつながりが、人を前向きな気持ちにさせる。

　援助者は相手から得られたどんな情報についても、自分の思い込みでわかった気になっていないか、先入観で判断することのないように常に振りかえることが大切である。

❸ 共感的理解

　共感的理解とは、対象者が感じているありのままを理解しようとすることである。対象者のなかで起こっている怒りや悲しみを、あたかも自分自身のものであるかのように体験する。このとき、援助者の価値観や個人的感

情に支配されないようにする必要がある。しかし、同時に援助者は、その体験を自分の感情と混同することなく、正確に対象者に伝え返すことが、深い共感的理解につながっていく。

3 傾聴で用いる方法

❶ 受容
「はい」「ええ」などの簡単な相づち、視線や身振り、うなずきなどの非言語的表現を用い、相手に対して、受容的に話を聴いていることを伝える。

❷ 繰り返し
対象者が話した内容に対し、そのポイントを伝えて返すことである。援助者は聴いた内容をなるべく言い換えることなく、対象者が話した事実や状況のなかから、短いフレーズで繰り返す。対象者が話す際の表情や語調などの非言語的表現を含めて、対象者がどのように感じながら話しているか、注意深く観察し、対象者の感情の動きや喜怒哀楽について伝え返すことで、対象者が言いたかったことが伝わったと受け止められる。単なるオウム返しにならないように、本当に伝えたいことはどのようなことなのかを聴いていく必要がある。

❸ 要約
対象者は自分の状況について、うまく整理して話せる場合ばかりとは限らない。話題が逸れたり、混乱することもある。対象者の話が一段落した際や、話がわかりにくくなった場合などに、援助者が話を要約して伝え返すことで、内容を正確に把握できたのかを確認することができる。対象者にとっては、自分の課題を客観的に受け止めることで、問題の把握ができるようになる。

❹ 質問
対象者が話した内容に対して質問を行うことは、曖昧な部分を整理し相互の認識を確認できる。対象者は質問をされることで、関心をもってもらっていると感じられる。また、対象者が顕在化できていない感情や思いの明確化につながる場合がある。このとき、援助者は問題解決を目的にせず、状況をさぐることにこだわらないようにし、あくまで対象者の気持ちに寄り添った質問をすることが大切であり、信頼関係の構築が十分できている状態にあることが前提である。

4 傾聴の効果

傾聴によって、共感的理解が対象者に伝わることで、信頼関係を構築しやすくなる。相互の信頼感によって、本来の気持ちを話すことができ、そのことがさらに対象者自身の自己理解を促す。

前述したように、傾聴に必要な基本的態度は、援助者としてのあり方でもある。傾聴はカウンセリング手法のひとつであるが、ここでの援助者の態度や姿勢は、保健師としての援助の方向性と一致しており、対人援助技術としての保健指導の目指すべきところともいえるだろう。保健師は保健指導を展開するために、自らの個性や価値観、考え方の癖などについて自己の認識を深め、自分自身のあり方に日頃から真摯に向き合っておくことが重要である。

2 場面に応じた具体的な支援技術

保健師は、対象者との関係、対象者の力量に応じた必要な支援を見極め用いる必要がある。ここでは、それぞれのプロセスに応じた具体的技術について説明する。

1 信頼関係技術（信頼関係づくり）

個別性に応じた保健指導は、対象者との信頼関係を築くことなしに提供することはできない。対象者にとって保健師が、安心できる

存在であること、安全を保障してくれる存在であることが、信頼関係を築くうえで最も大切である。

人が他者に心を開いていけるのは、相手の誠実さと率直さが確認できたときである。保健師はどのような人に対してであれ、自分の誠意と率直さを相手にとどけることが必要である。保健師として対象者への関心を伝え、保健師としての役割と責務を伝えていく。

職業意識が先に立って、できないことを「する」と伝えたり、知らないことをあたかも知っているかのように装わない。どのような範囲の相談にのっていけるか、どのようなサービスなら提供できるかを伝え、一緒に考え取り組んでいこうとする気持ちを伝えていく。そうすれば、人は保健師の限界を踏まえたうえで、その範囲内で可能な役割を果たすよう、保健師を有効に用いるだろう。

2 相談関係技術

保健指導のなかで、相談関係は主として一対一の面接場面で用いられ、電話相談や家庭訪問、健康相談の場で応用される重要な技術である。対象者がもつ心配や不安に対して、あるいは経済的、家族的な問題の解決について、また病気に付随する心理面の悩みや葛藤に対して、対象者自らがその問題と向かい合い、方向を見出して解決できるように支えていく技術である。

保健指導における相談は、所内の相談場所以外にも地域の施設や家庭で実施し、保健師の予防的視点から始める場合や、対象者が抱えている具体的な現実を取り上げ、生活の状況や生活の仕方に具体的に焦点を合わせ、対象者の気づきを促す場合もある。それと同時に、対象者が自分の抱える健康問題に、自分の行動のみならず自分の生きてきた歴史・生き方・性格・価値・対人関係のあり方等が影響していることに気づき、自分を変え成長させていこうとする欲求の実現を側面的に支援していく。

3 教育技術

相談関係だけでは健康問題・生活課題への解決が図られない場合に、教育的な働きかけで相談者が具体的・現実的に取り組む力を得ることができるよう支援する。

もともと問題への理解力と対処力のある対象者は、情報を提供するだけで、その人の本来の力を発揮できる。しかし健康問題に関する情報は、テレビ・雑誌などのメディア、SNSなどWebサイト上にある多くの情報源から発信され、正しい解釈や正しい選択に迷う場合が少なくない。保健師は、対象者が適切な情報を選択し、活用できるような支援を考えなければならない。

情報を伝える技術は、専門的な知識をいかにわかりやすく表現できるかということにつきる。講義形式のものだけでなく、対象者自身に考えてもらいながら、保健師が足りないところを補足的に説明していく方法もある。コミュニケーションによる質問や対話形式の提供が最も有効といわれている。

一方、問題や課題への対処の方法について、学習することが困難な人、実際に実践することが困難な人、これまでの体験や経験が少ない人に対しては、具体的な行動を示してスキルを獲得できるように伝授・伝達していく。対象者自身の対人関係が良好である場合は、保健師以外の援助資源を用いることも有用である。

4 介入技術

問題の認識が高く、自分を省みることに抵抗がない対象者は、一対一の相談関係や同じような問題を抱える人たちのグループワークのなかで自然に自己洞察を深めていく。しかし、相談の動機がはっきりせず、問題を否認

したり認識していない人に対しては、保健師が気づきや洞察を促す働きかけをしていく必要がある。問題解決のためには、その人自身の自覚や動機づけが必要なことを気づかせていく技術が求められる。

生命や心身の安全に危機が及ぶことが予測されるときには、保健師のほうから対象者が問題に向き合うことを促したり、問題の所在を直接伝えることが必要になる。保健師は、問題があることをきちんと認識し、それに向き合う姿勢をとることが解決につながっていくことを伝え、同時にそのための援助ができることを伝える。また、無意識に問題に気づいている人も少なくなく、保健師が率直に伝えることで気持ちが楽になる人もいる。ただし、これらは、対象者の力量や対人関係を十分に把握したうえで、ある程度の関係が構築され、保健師から相手を信頼する気持ちを伝えてからでないと、相談関係の拒否や援助の後退につながりかねないため、慎重に行う必要がある。

5 調整技術

健康問題解決のためには、相談者自身の内的自覚や内的変化が重要な条件になるが、外的環境が混乱していれば、人は大事なことを決断することはできない。保健師は、対象者の洞察や教育による問題解決の道筋をつくる前に、対象者の生活の外的環境整備を行うことが必要である。具体的には、低下した家族機能の補充（養育・介護・家事支援）、経済的な不安定の解消、ADLの充足などであり、地域のサービス資源、制度、ソーシャルサポートを導入し、調整していく。

健康問題解決のために、環境の調整を含めさまざまな分野のサービスが相談者には必要になってくる。保健・福祉・医療等の他分野のサービスをその人に適合するように調整する核としての働きが、ケースマネジメントである。分野間の連携を良好にしてケアチームの意思統一を図っていくこと、かつ相談者とのパートナーシップが求められる。

6 連携技術（ネットワークの形成）

地域協働する関連職種のつながりを強め、チームワークを推進し、それを維持するための働きは、多問題事例や複雑困難な事例には必ず必要になる。個別の事例については地域でのチームアプローチを構築・維持するキーマンになることであり、地域全体の問題については実務者間の連携と相互理解を推進することである。ネットワークづくりのために必要な基礎技術は、良好な対人関係、グループワーク、ミーティング、専門的助言などである。

5 保健指導の展開

2008（平成20）年から高齢者の医療の確保に関する法律の規定に基づき実施されるようになった**特定保健指導**は、2024（令和6）年度から第4期に入り、見直しが行われ、保健指導の評価方法等が変更された。当初より「結果を出す保健指導」として、健診結果のリスクに応じて対象者を階層化し、対象者に応じた介入期間や保健指導量を導入した。保健指導プログラムとして標準化し、プロセス評価からアウトカム評価までを明確にしたことで保健指導の効果を比較できるようになった。対象者にとっては、わかりやすい根拠が示され、生活習慣を自ら振り返り、その改善を自己決定し行動変容を目指すことを促している。

地域で暮らす人々にとって、健康への関心はさまざまであり、課題は健康だけにとどま

らず、それぞれがもつ顕在的、潜在的な課題の背景には、多くの要因が関連して存在している。厚生労働省は提示する具体的な技術を提示しており（表2、表3）、国民的課題である生活習慣改善に対する保健指導を行っていく際は、これら技術を展開することが求められている。

表2　必要とされる保健指導技術

1. 保健指導に必要な情報（健診結果、ライフスタイル、価値観、行動変容のステージ（準備状態）等）を収集するためのコミュニケーション技術
2. 収集した情報に基づき支援方策を判断する技術
3. 対象者が自らの生活行動の課題に気づき自らの行動目標を決定することを支援する技術

【具体的技術】
・カウンセリング技術
・アセスメント技術
・コーチング技術
・ティーチング技術
・自己効力感を高める技術
・グループワークを支援する技術

厚生労働省：標準的な健診・保健指導プログラム【平成30年度版】, 3-3, 2018. を一部改変

表3　保健指導のプロセスと必要な保健指導技術の展開例

(1)保健指導の準備

① 保健指導の環境整備
- 対象者のプライバシーの確保、話しやすい環境設定を心がけて、場を設定する。
- 対象者にとって都合の良い時間帯に設定できるよう配慮する。
- 実現可能な1人あたりの時間を設定する。

② 資料の確認
- 健診結果（経年分が望ましい）、質問票（健診時の標準的な質問票や、「動機付け支援」「積極的支援」に必要な詳細な質問項目等）、前回までの保健指導記録等の内容を確認する。

③ 対象者に活用できる資源のリストの準備
- 教材、支援媒体、社会資源等のリストを準備する。

④ 保健指導実施者間の事前カンファレンス
- 担当者単独の判断による保健指導を避けるために、必要に応じて支援内容を複数の担当者間で確認しておく。
- 保健指導の流れや概要を示した資料を作成し、保健指導実施者の説明内容と方法を統一する。

(2)対象者との信頼関係の構築

① 自己紹介
- 自己紹介の後、対象者の氏名を確認し、保健指導実施者としての立場や役割、目的、タイムスケジュール等を説明し、面接を実施することの本人の同意を確認する。

② 話しやすい雰囲気づくり
- 非言語的アプローチを含め、ねぎらいと感謝で迎える等の雰囲気づくりをする。
- 対象者の話すスピードや理解の度合いを把握し、そのペースを大切にする。
- 対象者の緊張感等にも配慮しながら、必要に応じてユーモアを入れたり、具体的例示等を盛り込む等、話しやすい環境づくりに努める。
- 対象者の生活背景や価値観に配慮する。

(3)アセスメント（情報収集・判断）

① 対象者の準備段階や理解力、意欲の確認
- 対象者が面接目的を理解しているかを確認する。
- 今回の健診結果とこれまでの健診結果の推移を確認する。

- ○ 家族歴や家族の状況を確認する等、疾病や健康に対する価値観や関心を探りながら話す。
- ○ 健診結果の持つ意味を対象者と一緒に確認し、データと病態との関連が自分のこととして認識できるよう支援する。その際、対象者の関心の度合いや理解度を考慮し、教材を選択し、絵を描く等してイメージを持てるように工夫する。
- ○ 他の検査結果とも関連づけながら、予防や改善に向けての関心や注意を促す。
- ○ 対象者の行動変容のステージ(準備状態)の段階を理解する。

② 生活習慣についての振り返りと現状の確認

- ○ 対象者とこれまでの生活習慣を振り返り、生活習慣と健康や検査結果との関連について理解しているか、対象者の関心の有無等を把握する。
- ○ 現在の生活習慣や健康状態の確認を行う。
- ○ 対象者の日常の努力や取組を確認し、評価する。
- ○ 対象者が考える現在の行動変容のステージ(準備状態)について尋ね、関心のあるところから話を始めていく。
- ○ 生活に即した目標設定のために、「動機付け支援」、「積極的支援」に必要な詳細な質問項目等を活用して、習慣的な食事時間や量、間食習慣、喫煙習慣、飲酒習慣等についても確認する。職業や居住形態だけでなく、生活状況や生活環境等も確認する。また、食生活や身体活動等の生活習慣、喫煙・飲酒習慣は、その量や内容だけでなく、本人の思いや周囲の協力の有無等についても確認する。特に、喫煙・飲酒習慣については、問診票の内容を参考にしつつ、改善の必要があれば実行可能なことはないか確認する。

(4)気付きの促し

① これまでの生活習慣とその改善の必要性についての理解の促し

- ○ 健診結果が変化した時期の生活を確認する。
- ○ 対象者の身近な集団の生活習慣の特徴を示し、関心を促す。
- ○ 健診結果やこれまでの振り返りの中から、生活習慣の背景にある対象者の思いや考えに配慮しつつ、生活習慣の改善の必要性を実感できるよう導く。
- ○ 対象者の食生活に合わせ、自分の食行動や食事量と改善目標とする食行動や食事量(例えば、間食や飲酒量等)との違いを確認できるように促す。

② 生活習慣を改善することで得られるメリットと、現在の生活習慣を続けることのデメリットの理解の促し

- ○ 生活習慣の改善により、睡眠の質の改善や便秘の解消等といった、副次的効果も期待できることを伝える。
- ○ 毎日実施することが難しそうな場合は、週に何回か実施することでもメリットがあることを説明する。
- ○ 無関心期の者には、日常生活に目を向けられるように促し、特定保健指導の場合、メタボリックシンドロームの病態や予後についての意識付けを行う。
- ○ 好ましくない生活習慣を続けることのデメリットについて理解を促し、行動変容への自信を高める(対象者の身近な人に起こった出来事等から、対象者が気になっている生活習慣病やその病態、関連する保健行動について、対象者の知識・認識を確認しつつ、好ましくない保健行動を継続することによるデメリットを伝える。また、望ましい保健行動を継続したことで健診結果が改善した人の感想を伝え、対象者にも実行可能であることの認識を促す)。

③ グループワークの活用

- ○ グループワークの場合はグループダイナミクスを利用して、気付きが自分の生活習慣の表現のきっかけになるようにする。
- ○ グループワークでお互い共有できる部分があることを知ることにより、仲間とともに具体的な生活習慣改善に取り組もうとする意欲を促す。
- ○ グループ内の他者の生活状況等から、対象者自身の生活習慣を振り返るきっかけになるよう支援する。

(5)科学的根拠に基づく健康行動の理解促進及び教材の選定

① 保健指導の際に活用する資料

保健指導の実施に当たっては、支援のための資料や学習教材等を整備することが必要であるが、これらは、各学会のガイドライン等を踏まえた最新の知見、情報に基づいたものにしていくことが重要であり、常に改善が必要である。

また、支援のための資料等は、対象者に対するもののみでなく、保健指導実施者に対する資料も必要となる。さらに、それぞれ支援のための資料等は何を目指して使用するのかということを明らかにすることと、地域の実情や職域の状況に応じた工夫をしていくことが重要となる。

- ○ アセスメントに関する資料
  対象者の課題を明確化するために、身体状況、健康に関する意識、生活習慣、生活環境、家庭や仕事等の社会的背景等についてアセスメントを行うための資料である。
- ○ 行動目標設定のための資料
  達成目標を実現するための行動目標を設定し、評価をしていくための資料である。
- ○ 社会資源に関する資料
  対象者の行動目標の設定や、目標達成のために必要な社会資源の情報や活用方法等を提供するための資料である。

- ○ 知識の提供・生活習慣改善のための資料（学習教材）
    生活習慣病やメタボリックシンドロームのような疾患に関する知識、生活習慣に係る意識啓発や実際に生活習慣を改善するための具体的な方法を提供するための資料である。
- ○ 自己実践を支援するための資料（特に継続的に支援するための資料）
    対象者が設定した行動目標の達成のために活用する実践状況の記録、通信による支援等のための資料である。これらには、体重変化や食事内容、活動量等を対象者自身がモニタリングできるようなアプリケーション等ICTを活用したものも含まれる。
- ○ 保健指導実施者用の資料
    個別支援やグループ支援の実施方法や実施状況、支援内容の記録等に関する資料である。

② 対象者の行動変容を促すことができるような教材の選定

教材等を選定するに当たっては、対象者の関心度や理解度、生活環境等にあったものであるか等について、十分に吟味する。例えば、以下の点について検討する。

- ○ 対象者が体に起こっている変化を実感し、現在の健康状態を理解できるような教材であるか。
- ○ 身体活動・運動によるエネルギー消費量と、よく食べる料理・菓子・アルコール等の摂取エネルギー量を一緒に見ながら考えることができるような教材であるか。
- ○ これまでの生活習慣について、何をどう変えたらよいのか、そしてこれならできそうだと実感できるために、1日あたりの生活に換算して示せるような教材であるか。
- ○ 習慣化している料理や食品等から、エネルギーの過剰摂取改善に寄与し、かつ対象者が生活習慣の改善として受け入れやすい教材等であるか。例えば、調理法（揚げ物等）、菓子・嗜好飲料（ジュース、缶コーヒー、アルコール等）の量とエネルギー等との関係等の内容が掲載されているか。

③ 教材等の活用について

- ○ 教材等を一緒に見ながら、疾患のメカニズムや生活習慣との関係について説明する。例えば、特定保健指導の場合、生活習慣病に関する代謝のメカニズムや内臓脂肪と食事（エネルギーや栄養素等）の内容や身体活動との関係について説明する。
- ○ 効果的な食生活・身体活動の根拠について説明する。
    例えば、学会等の治療ガイドライン、日本人の食事摂取基準、食事バランスガイド、健康づくりのための身体活動基準2013、健康づくりのための身体活動指針（アクティブガイド）等を用いて説明する。
- ○ 現在の生活習慣における問題点への気付きがみられた際には、自らがその問題点について改善が必要であると自覚できるように、その問題点に関する加齢の影響等を含めて専門的な支援を行う。
- ○ 教材等の効果を確認しながら、必要に応じて教材等の改善につなげていく。

(6)目標設定

① 数値目標の具体化

- ○ メタボリックシンドローム改善の場合、6か月で体重の3〜5%減量することで効果が期待できること、いったん体重を減量した後は、その維持が大切であることを説明する。また、その後の効果の継続のためには、初期の体重減少の実感が大事である。

② 自己決定の促し

- ○ 日々の生活の中で実行でき、また継続できるよう、より具体的な行動計画を設定できるよう促す。
- ○ 対象者が考え、自己表現できる時間を大切にする。
- ○ 対象者が取り組むべき行動目標を選択する際には、「【参考】目標設定に活用できる対象者の健康行動の現状把握」を参考にしてもよい。

③ 行動化への意識付け

- ○ 目標達成に対する自信を確認し、達成のために障害となる場合を想定した対処法を対象者とともに考える。
- ○ 設定した目標を見やすい場所に明示しておく等、行動化への意識付けを促す。
- ○ 設定した目標や行動計画を家族や仲間に宣言することを促す。
- ○ セルフモニタリングの意味と効用を説明する。その際に活用できる行動計画実施状況把握のためのチェックリストの具体的な例を様式1に示す。
- ○ 行動目標を設定する際、対象者の行動継続を支援してくれるような身近な支援者（ソーシャルサポート）を設定し、サポートを得るための具体的な方法について助言する。

④ 社会資源・媒体等の紹介

- ○ 具体的な支援媒体、記録表、歩数計等（ICTを利用したものを含む）を紹介し、可能であれば提供する。
- ○ 健康増進施設や地域のスポーツクラブ、教室等のプログラムを紹介する。
- ○ 地域の散歩コース等を消費エネルギーが分かるように距離・アップダウンを含めて提示する。
- ○ 地域や職域の教室や自主グループ等を紹介する。
- ○ 地域や職域の中で栄養表示やヘルシーメニューを提供している飲食店等が分かるような情報があれば提供する。

(7) 保健指導期間中の継続フォロー

① 継続フォローの重要性の説明と了解
- ○ 継続したフォローを実施することで、対象者の状況を把握し、適切な行動変容を行う上で何か問題があれば、その都度解決等を図ることも可能であることを説明する。
- ○ 対象者の負担とならない程度のフォロー頻度をあらかじめ確認し、設定しておく。
- ○ 目標達成ができなかった場合でも、あらためて目標達成に向けて取り組むことは可能であることを伝える。
- ○ これからも支援していくという姿勢・保健指導実施者の思いを伝える。

② 支援形態の確認
- ○ 個別面接（対面、オンライン）、グループ面接（対面、オンライン）、電話、電子メール、FAX、手紙、チャット等（以下「電子メール等」という。）の形態やアプリケーション等の活用の有無による対象者の希望に添った具体的な支援方法を確認する。
- ○ 対象者の事情、ICTリテラシーに応じて、途中でも支援形態は変更可能であることが望ましい。

③ 目標の再確認
- ○ 努力していること、達成感を得ていることを言語化してもらう。
- ○ 1回設定した目標の達成度と実行に当たって障害がなかったかを確認する。
- ○ 目標以外に実行したことを確認する。
- ○ 中間評価の時に自分の目標到達状況について、話してもらえるような関係づくりをしておく。
- ○ 目標に対する到達点を対象者にも評価してもらう。
- ○ 対象者が成果を目に見える形で感じられるよう、数値や体調、気持ちの変化への気付きを促す。
- ○ 対象者の努力を評価する。
- ○ 目標が達成できなかった場合は、今後どうしていきたいか対象者の意向を確認してから、現実に合わせた実行できる目標に修正していく。

(8) 評価

① 目標達成の確認
- ○ これまでの努力を対象者とともに評価し、目標達成状況、取組の満足度等を確認する。
- ○ 期間中の保健指導が、対象者の生活にとってどのような効果をもたらしたかを確認できるようにする。
- ○ 具体的に身についた知識やスキルを確認し、今後の具体的な目標の提示を促す。
- ○ 今後、セルフケアを行っていくことへの意思を確認する。
- ○ 減量した場合、リバウンドの予測と対応について助言する。
- ○ 支援形態に合わせて、適切な方法で本人へ成果を提示する。
- ○ 取組の評価や今後のアドバイス等に関する手紙やメール等を送付する。
- ○ 今後の予定を説明する。

② 個人の健診結果の評価
- ○ 毎年、必ず健診を受診するよう促し、次回の健診結果等を活用して、客観的な評価を行う。

(9) 適切な記録とデータ管理
- ○ 適切な記録とデータ管理については、第3編第4章(6)を参考のこと。

(10) 参加を促す工夫
対象者の保健行動が定着するよう一定の期間、継続して支援を行うため、対象者が参加しやすい条件を整えることが必要である。
- ○ 個別支援のみでなく、グループ支援により、対象者同士の交流を図り、グループダイナミクスを活用して対象者の行動変容への意識を高めることも必要である。
- ○ グループ支援への参加推奨については、通知等の郵送だけではなく、電話や家庭訪問を組み合わせる等、参加者の参加をより一層促す方法を工夫することも重要である。
- ○ プログラムには、食生活や身体活動等の実習・講演会等を取り入れ、対象者が自分の生活習慣を変容する上で必要な知識やスキルを習得する機会を設けることも重要である。
- ○ 対象者が、自身の生活習慣や価値観について否定されたり、一方的に理想的な生活習慣を押しつけられるのではなく、保健指導実施者に受け入れられ、自らが生活習慣について改善すべきことや価値観の転換の必要性に気付くという過程を大切にする。
- ○ いくつかの支援手段（メニュー）を組み入れ、対象者の状況や要望に応じて対象者がメニューを選択できる等、柔軟な仕組みとすることを考える。
- ○ 個人情報に留意しつつ、対象者によっては、遠隔面接やアプリケーション等のICTを活用する等、効率的な支援方法を選択することが望ましい。

厚生労働省：標準的な健診・保健指導プログラム【令和6年度版】, 212-222, 2024. より一部改変

参考文献
・村島幸代編：最新保健学講座2　公衆衛生看護支援技術，メジカルフレンド社，2015.
・宮本ふみ：無名の語り，医学書院，2006.
・井伊久美子他編：新版　保健師業務要覧，日本看護協会出版会，2024.
・C.R.ロジャーズ：ロジャーズが語る自己実現の道，岩崎学術出版社，2015.
・諸富祥彦：カール・ロジャーズ入門　自分が"自分"になるということ，コスモス・ライブラリー，2015.

第2部 公衆衛生看護における支援方法

第2章 家庭訪問

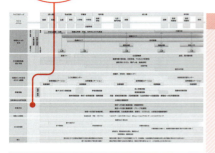

チェックポイント
- ☑ 家庭訪問の対象者を理解する。
- ☑ 家庭訪問の展開について具体例も交えて学ぶ。
- ☑ 家庭訪問から地区活動、事業化、施策化につなげる視点を学ぶ。

1 家庭訪問の定義・理念

家庭訪問とは、人々の生活している場（家庭）で個人および家族の健康問題を解決するための支援方法である。

個人と家族の関係は非常に密接であり、家族単位でないと支援の効果は上がらず、また個人の問題は家族に身体的、精神的、経済的な影響を及ぼすことになる。家族全体の支援ニーズを把握し、それに応じた支援を行う家庭訪問は、保健師活動の中核をなすものである。

訪問看護ステーション等で行われる家庭訪問は、対象者や家族のニーズに基づき、各々との契約に基づいて行われるが、行政機関の保健師は、対象者やその家族が支援を望まないときも、保健師が必要であると判断すれば家庭訪問を行うことができる（表1）。

このように、保健師の家庭訪問は、対象者の生活の場に出向いて支援を届ける**アウトリーチ**の機能をもつという特徴がある。しかし、対象者や家族との信頼関係が構築されない状態では援助関係は成立しないため、対象者に保健師の役割と機能を丁寧に伝え、受け入れてもらう必要がある。対象者の支援ニーズを把握するためには、対象者や家族との信頼関係構築を第一に考えてかかわることが重要である。

2 家庭訪問の目的

家庭訪問の目的は、人々が生活している場（家庭）で対象者とその家族が心身の健康の保持や増進、そして健康の回復方法を理解し、実践できるよう支援することである。

地域看護活動における家庭訪問には、保健所や市町村保健センターなどの行政機関の保健師が主に実施している疾病の予防や健康の保持増進を目的とした保健指導的意味合いの強いものと、訪問看護ステーション等で実施している高齢者や障がいのある人々への直接的援助を中心としたものがある。ここでは、行政機関の保健師が主に実施している家庭訪問について述べる。

表1　家庭訪問の法的基盤の例

法律	内容
妊産婦の訪問指導等（母子保健法第17条第1項）	第13条第1項の規定による健康診査を行った市町村の長は、その結果に基づき、当該妊産婦の健康状態に応じ、保健指導を要する者については、<u>医師、助産師、保健師又はその他の職員をして、その妊産婦を訪問させて必要な指導を行わせ</u>、妊娠又は出産に支障を及ぼすおそれがある疾病にかかっている疑いのある者については、医師又は歯科医師の診療を受けることを勧奨するものとする。
新生児の訪問指導（母子保健法第11条）	市町村長は、前条の場合において、当該乳児が新生児であって、育児上必要があると認めるときは、<u>医師、保健師、助産師又はその他の職員をして当該新生児の保護者を訪問させ、必要な指導を行わせる</u>ものとする。ただし、当該新生児につき、第19条の規定による指導が行われるときは、この限りでない。 2　前項の規定による新生児に対する訪問指導は、当該新生児が新生児でなくなった後においても、継続することができる。
未熟児の訪問指導（母子保健法第19条第1項）	市町村長は、その区域内に現在地を有する未熟児について、養育上必要があると認めるときは、<u>医師、保健師、助産師又はその他の職員をして、その未熟児の保護者を訪問させ、必要な指導を行わせる</u>ものとする。
乳児家庭全戸訪問事業（児童福祉法第6条の3第4項）	この法律で、乳児家庭全戸訪問事業とは、一の市町村の区域内における<u>原則として全ての乳児のいる家庭を訪問することにより</u>、内閣府令で定めるところにより、子育てに関する情報の提供並びに乳児及びその保護者の心身の状況及び養育環境の把握を行うほか、養育についての相談に応じ、助言その他の援助を行う事業をいう。
結核登録患者の家庭訪問指導等（感染症の予防及び感染症の患者に対する医療に関する法律第53条の14第1項）	保健所長は、結核登録票に登録されている者について、結核の予防又は医療上必要があると認めるときは、<u>保健師又はその他の職員をして、その者の家庭を訪問させ</u>、処方された薬剤を確実に服用する指導その他必要な指導を行わせるものとする。
精神障害者及びその家族等の訪問指導（精神保健及び精神障害者福祉に関する法律第48条）	都道府県及び市町村は、精神保健福祉センター及び保健所その他これらに準ずる施設に、精神保健及び精神障害者の福祉に関する相談に応じ、<u>並びに精神障害者等及びその家族その他の関係者を訪問して必要な情報の提供、助言その他の援助を行う</u>ための職員（次項において「精神保健福祉相談員」という。）を置くことができる。 2　精神保健福祉相談員は、精神保健福祉士その他政令で定める資格を有する者（＊）のうちから、都道府県知事又は市町村長が任命する。 ＊「資格を有する者」の1つとして、「厚生労働大臣が指定した講習会の課程を修了した保健師であって、精神保健及び精神障害者の福祉に関する経験を有するもの」があげられている。

下線は筆者

3　家庭訪問の対象

1 法律により家庭訪問が規定されている対象者

表1に示すように、結核登録患者や妊産婦、新生児、乳児のいる家庭等は法律により家庭訪問が規定されているため、訪問の優先度が高い対象者である。しかしこの場合も、法律に定められているから家庭訪問しなければならないのではなく、家庭に出向いて支援を行う必要性が高い対象者を法で定めているのであり、必要性の根拠を理解して支援を行う必要がある。

2 健康診査等の保健事業で経過観察が必要であると判断された場合

健康診査は疾病や障がいの発見のみを目的に行われているのではない。精密検査や受療に確実につなぐこと、疾病や障がいを受け入れ安定した療養生活を送ること、悪化や再発を予防すること等、その後の支援を含めた保

健活動であり、その目的の達成のためには家庭訪問を連動させることが有効である。

乳幼児健診では、健診の一場面だけから子どもの発達を見極めることは難しい。子どもの発育・発達状況を正しく把握するためには、子どもが置かれている家庭環境、家族関係、家のなかでの遊びの様子など、さまざまな角度から観察したり、親がゆったりできる環境で話を聞いたりする必要がある。これらを通して、健康診査場面では見えなかった子どもの発達を阻害する要因を把握できたり、子どもの発達や母親の能力に合わせた働きかけや母親の不安に対する支援を考えたりすることができる。

また、保健事業の目的を果たすためには、健康診査を受診しない、事業に参加しない対象者をフォローすることも重要である。市町村で実施されている特定健康診査未受診者のなかには生活習慣や健康状態が好ましくない者も少なくなく、家庭訪問によりこちらから出向き、受診に向けて生活習慣を踏まえた支援を行うことが重要である。乳幼児健診の場合、未受診の背景には出生時からの重篤な障がい、生活の不安定、ネグレクト等の心理・社会的問題を抱えている場合も多い。未受診である場合は、何らかの理由で支援を求められない状況にあると認識し、家庭訪問を行い、状況を確認することが重要である。

3 申請書類や届け出からの情報

表2に示す申請は、保健所や市町村を経由して行われる。これらは医療費を助成するという経済的支援のための制度であるが、申請者は疾患や障がいを抱え、治療や療養生活に直面している人々である。申請に来所する機会を逃さず面接し、現在の病状や生活状況を把握して、支援の必要性を判断したり、保健師の役割と機能を説明し、関係づくりを行ったりする。

これら公費負担申請以外にも、妊娠届・母子健康手帳交付は、妊娠中から支援を必要とする対象者を把握し、その後の育児支援につなぐ重要な機会である。これらの機会を活用し、訪問による支援を必要としている人を把握し、家庭訪問による支援につなげる。

4 対象者・家族からの依頼

対象者・家族から直接保健師に訪問依頼があった場合は、依頼の電話や面接で対象者の困りごとや健康状態、生活状況を可能な限り把握し、家庭訪問の必要性を判断する。ただし、依頼時には困りごとの一部しか話せない

表2 保健所・保健センターを申請窓口とする主な医療費公費負担制度

名　　称	疾病の状況	根拠となる法律等
結核医療	結核患者（一般医療、入院の勧告または入院の措置）	感染症の予防及び感染症の患者に対する医療に関する法律
療育の給付	入院を要する結核の児童	児童福祉法
養育医療	養育のため入院を要する未熟児	母子保健法
自立支援医療（育成医療）	身体に障がいのある児童	障害者の日常生活及び社会生活を総合的に支援するための法律
小児慢性特定疾病	小児がん、慢性腎疾患など特定の16疾患群（788疾病）（2024（令和6）年4月現在）	児童福祉法
指定特定医療	ベーチェット病、多発性硬化症などの341疾患（2024（令和6）年4月現在）	難病の患者に対する医療等に関する法律
自立支援医療（精神通院医療）	精神疾患を有する者	障害者の日常生活及び社会生活を総合的に支援するための法律

でいる対象者や、保健師に相談するまでにさまざまな機関を経てようやく保健師に至る対象者もおり、初めてかかわりをもつ対象者や、相談内容が不明であったり不自然さがあったりする対象者の場合は、訪問して家族を含めた状況を把握し、支援の要否を検討することが望ましい。

一方で、何度も訪問を依頼してくる対象者もいる。依頼に応えることは対象者との関係づくりに有効ではあるが、支援の最終目標は対象者とその家族のセルフケア機能を高めることであり、そのために家庭訪問が必要であるかどうかを判断する。

5 他機関からの連絡

保健師は地域のすべての住民を対象とした保健活動を行っているが、保健師が自身の活動のなかで直接把握できる対象者は限られている。保健・医療・福祉機関をはじめ、地域の人々の生活を支援する機関が増加しており、保健師にはそれをコーディネートする役割が期待されることが多くなっている。そのため、これらの機関から地域の保健所や市町村保健センターへ確実かつ十分に情報提供が行われることがますます重要となっている。

他機関から地域の保健所・市町村保健センターへ情報提供が行われるものとしては、妊産婦および乳幼児健康診査のように、保健事業の委託契約に基づいて、事業結果として報告されるものもあれば、出産機関からの退院連絡のように申し合わせという形で情報提供をルール化している場合もある。民生委員・児童委員、母子保健推進員等からは、一住民として地域で生活するなかで得られる情報から、地域のなかでは支援困難な事例についての専門機関への相談という形で情報が提供される場合もある。対象者・家族の問題対応能力が不十分であったり、問題が複雑・深刻な場合は一機関で対応することは困難で、関係機関同士が緊密に連携し、共働して対応していくことが不可欠となる。いずれにせよ、必要な情報が確実に交換されるために重要なのは、関係機関同士のネットワークであり、互いの役割や機能の理解である。

特に、すべての住民を対象としてプライマリな支援を行う保健師にとって地域のキーパーソンとなる人からの情報は大切である。日常的に地域での活動を活発にし、地域の人からの情報が入りやすくなるよう努めておく。

なお、他機関からの連絡により訪問する場合は、対象者・家族の了解を得ているかどうかを確認する必要がある。紹介機関に了解を得てもらうことが原則であるが、得ようとすると拒否される可能性が高い場合には保健師がかかわりをもつ別の理由を設けてアプローチする。

6 近隣住民からの情報

近隣住民からの情報には、苦しんでいる人、困っている人を助けたいという好意的・倫理的な感情により提供される場合と、対象者の行動や状況により被害を受けたことによる苦情として届けられる場合がある。前者の場合は有用な情報提供者であり、地域のサポーターとなり得る人として大切にしたい。ただし、守秘義務や支援に責任をもたない一住民であることを踏まえ、協力依頼や結果の報告には対象者のプライバシーの保護に十分配慮する必要がある。

後者の場合は、情報提供者自身が精神的・社会的な健康を脅かされ、支援を必要としている相談者であるととらえ、苦痛や困りごとを十分に受け止める必要がある。一方で、情報に偏りがあることも考慮しながら情報を整理し、対象者への家庭訪問（介入）は両者にとって本当に望ましい方法であるかを冷静に判断する。

7 地域活動・地域診断による選定

保健師ならではの活動として、地域活動・地域診断のなかで、問題は顕在化していないがハイリスクと考えられる対象者や、健康課題や生活に関する情報が乏しく実態がつかめない対象者を把握するために、特定の集団や特定の地域に住む人全数を対象に訪問を行うことがある。たとえば、要介護・要支援認定されていない独居高齢者、外国人高齢者、ひとり親家庭、外国人の子育て家庭、山間遠隔地に住む住民等である。これらの対象者への訪問は、もともとは地域診断が目的であるが、保健師の訪問は対象者把握の調査のみで終わることはなく、健康レベルの高い対象者であっても、健康の維持・増進のための情報提供等の支援を行う。

4 家庭訪問の特徴

1 健康課題を切り口にする

保健師の家庭訪問は健康課題を切り口に行う。健康課題にはさまざまなものがあり、WHOの「健康」の定義で示されている身体的、精神的、社会的に良好な状態ということを考えると、たとえば、身体的、精神的に何らかの疾病をもつ人に対してはもちろん、社会的健康状態にも着目する必要がある。社会的健康とは、公衆衛生活動そのものであり、人々が生活している社会状況のなかで安全に生活できることや、周囲の人々や社会との関係において良好な状態[1]で生きることを支援する活動である。また、健康課題としては、災害や感染症など人々の生活全体を脅かすものや、社会現象となっているさまざまな事象、たとえば、子どもの虐待や高齢者の孤独死等が考えられる。

2 家族を単位とした支援を行う

家庭において、個人と家族は互いに影響し合いながら生活しており、誰か一人でも健康に問題が起こると、家族全体にさまざまな変化を及ぼす。そのため、家庭訪問は、家族看護の視点が重要である。

地域住民すべてを対象とする保健師にとって、家族の一人ひとりが活動の対象となるが、一人ひとりを個別に対象とするのではなく、家族内の相互作用や家族全体のセルフケア機能をアセスメントすることが必要である。鈴木らは、家族看護を「家族成員がもてる力を最大限発揮し、協力して家族内部に生じた健康課題を達成あるいは問題を解決できるように援助すること」であると述べている[2]。

たとえば、要介護高齢者や難病患者等在宅療養者への支援においては、対象者の健康課題への対応と同時に、介護している家族への支援が重要である。介護家族が健康でなければ在宅療養は継続できないし、対象者へのケアの質も低下する。また、精神的健康課題ではその問題が家族病理から派生していることもある。そのため、家族全体の健康状態をアセスメントすることが特に重要であり、家族を単位（ユニット）とした支援が必要である。

3 対象者の生活の場で行う

家庭訪問の場は対象者が生活している場であり（図1）、リラックスして話ができる。このため、対象者のニーズを把握するためのより詳細な情報を収集することができる。また、保健センター等での面接では把握できない室内の状況や家族との関係性を直接見ることで

図1　対象者が生活している場

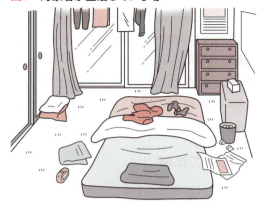

対象者のニーズや価値観に沿った支援の方向が見え、対象者や家族の力量と生活に応じた支援を行うことができる。また、家庭訪問は個人のプライベートな空間に他者が入ることであり、生活をさらけ出すことである。これらを十分に認識し、プライバシーの保護に配慮する必要がある。

4 アウトリーチ活動である

医療機関では健康課題を抱えた人々が支援を求めてやってくるが、地域看護活動では対象者や家族の希望の有無にかかわらず、保健師が必要と判断した対象者、たとえば健康課題を抱えていても自ら援助を求めない人にも、こちらから出向いて支援を行う。家庭訪問でないと出会うことができない人は、地域には大勢いる。

アウトリーチとは、手をのばす、手を差し伸べるという意味で、社会福祉の分野でクライエントが表明しないニーズを把握する手法として開発され、クライエントの日常生活の場において必要な情報やサービスを提供する活動とされている[3]。保健師の行う家庭訪問は、まさにアウトリーチ活動にほかならない。人々が生活している場に出向いて手を差し伸べる。潜在している問題、援助を求めることさえできない人々を見つけ出し、彼らが自らの生活の場で、ありのままに生きることができるよう支援していく活動である。

アウトリーチ活動では、人々が今置かれている状況の理解に努め、一方的な保健指導にならないよう配慮することが特に重要である。対象者や家族は健康課題をどのように受け止め、行動しようとしているのかをとらえ、タイミングをつかんだ支援を行わないと受け入れを拒否されてしまう。対象者や家族の立場に立ち、その生活を尊重する姿勢で対象者や家族が危機を乗り越え、より健康に生きることができるように支援する。

5 家庭訪問の展開

家庭訪問は、支援を必要とする対象者を選定・把握した後に、情報収集とアセスメント、支援計画の立案、訪問準備、訪問の実施、今後の支援計画の立案、記録と報告、評価の順で展開される。

1 対象の選定

保健師の支援の対象はさまざまな発達段階・健康レベルにある人々であるが、対象地域全体の健康レベルの向上を目指すためには、家庭訪問による支援が必要な対象を選定する必要がある。

2 情報収集とアセスメント
―家庭訪問時の情報収集内容

家庭訪問を行うにあたっては、事前に対象者の情報収集を行いアセスメントして支援ニーズを抽出する。

健康診査後のフォローや医療費公費負担申請時の面接等からの把握であれば面接時の情報があるが、各種申請書類や出生連絡票の情報をもとに訪問する場合は把握できる情報が限られており、アセスメントが難しいことが多いため、情報を整理して不足している情報を明らかにして、訪問時に把握すべきことを明確にする。

また、新生児や低出生体重児などへの訪問では、きょうだいの乳幼児健康診査結果や、同居家族のなかに要介護認定を受けている祖父母がいないかなど、家族全体を支援するために必要な情報収集を行う。

3 支援計画の立案

アセスメントから抽出された支援ニーズに基づき、訪問の目的、目標を設定し、支援計画を立案する。

目標は対象者とその家族が健康を回復するために問題を整理し、実践できることを目指すものであり、それをどのように支援するかが支援計画となる。

地域で生活する人々の問題は短期には解決できないものも多いため、最終的な到達目標である長期目標と、今回または数回の訪問で目指す短期目標を設定する。

4 訪問準備

1 事前連絡

家庭訪問は事前に電話などで連絡し、対象者と日程調整をして訪問する。その際に、保健師の所属、訪問の目的等を説明する。初回訪問の電話連絡は、対象者とのかかわりの第一歩であり、その後の支援に影響する重要なものとなるため、丁寧な心のこもった電話を心がける。

連絡すると訪問を拒否される可能性がある場合は、直接訪問することもある。そのときには、「この地区を担当している保健師です。お子さんがいる家庭を訪問しています。何か心配ごとはありませんか」とさりげなく、負担感を与えないように伝える等、対象者に応じた説明を行い、支援につなげられるようにする。

2 物品の準備

訪問かばんを準備する。訪問かばんの内容は訪問の目的、対象者に応じて必要な物品を準備する。

図2に主な訪問かばんの内容を示す。

3 訪問先の場所の確認

家庭訪問する場合には、対象者宅を住宅地図で確認し、場所を理解してから出向く。対象者への事前連絡時に場所の確認をしておくとよい。対象者宅までの距離や交通機関を確認し、所要時間を計算して約束した時間に遅れないよう、早めに到着することを心がける。訪問に用いた自転車や自動車の駐輪・駐車場所も事前に確認し、対象者や周辺住民に迷惑にならないよう配慮する。また、保健師の訪

図2　訪問かばんの主な内容

観察やケアのために必要な物品
血圧計、聴診器、体温計、メジャー、乳児体重計・身長計、ガラガラ、発達検査用具、ペンライト、綿棒、はさみ、ピンセット、舌圧子、トレイ等

教育や指導に必要な教材や資料
保健事業のお知らせ、予防接種の案内、地域の社会資源のパンフレット・リーフレット等

援助者のための物品
名刺、エプロン、手洗い用具（石けん、タオル）、手指消毒剤、マスク、地図、記録用紙、筆記用具、着替え、傘・雨合羽等

問を周囲に知られたくないと思う対象者もおり、その場合は特に配慮が必要となる。

5 訪問の実施

1 信頼関係を築く

家庭訪問の対象者は、複雑な健康問題を抱えているにもかかわらず支援の必要性を感じていないことも多い。保健師の家庭訪問を受け入れ、援助関係を成立させるためには、保健師と保健師の活動を理解し受け入れてもらうことが重要である[4]。

❶ 保健師の訪問目的、保健師の役割等を説明して理解してもらう

保健師とはどのような仕事をしているのか、何のために訪問するのか、保健師に何ができるのかが理解されていない場合もある。身体の状況や健康課題を糸口に支援を継続するなかで、対象者との信頼関係をつくっていくことが重要である。特に、保健師が対象とする人はかかわりに難しさをもっている人が多い。そのような人に対しては、特に時間をかけたかかわりが必要である。

❷ かかわりの糸口をみつける

対象者のことを理解するために、対象者が何を求めているのか、関心はどこにあるのか、困りごとは何かなどを考えながら、日々の生活状況を丁寧に聞いていく。

❸ 心地よい関係をつくる

信頼関係をつくっていくためには、対象者が保健師の訪問を心地よいと思える関係をつくることが必要である。対象者が「自分を大切にしてくれている」「わかろうとしてくれている」と感じることができるよう、対象者の訴えや思いを十分聞き、共感することが大切である。

また、保健指導においても、たとえそれが対象者の健康改善に必要な内容であっても、一度にたくさん要求しないこと、負担を与えないことが重要である。特に、まだ十分な関係づくりができていない段階では、修正を求めるのではなく、できていることを認め、相手が求めていることに1つずつ応えるという姿勢が必要である。

❹ 家庭訪問の心構えを整える

対象者の生活の場に入る際には、相手に敬意を払った謙虚な姿勢が不可欠である。また、あいさつ、言葉遣い、身だしなみ、行儀作法など立ち居振る舞い全般に注意を払い、気持ちよく受け入れてもらえるよう心がける。

❺ 訪問の拒否がある場合

すべての対象者が保健師の家庭訪問を受け入れるとは限らず、拒否される場合がある。その場合、拒否の理由を把握する必要があるが、あきらめずに、繰り返し連絡・訪問し、訪問の目的を説明し、心配していること、力になりたいと熱意をもって伝える。相手の話をよく聞き、現状・問題をどう認識しているか、どうしたいのかを対象者の視点で理解する。それでも訪問を断られる場合には、少し時間を置いて、再度、訪問してみる。何度か会って、保健師の顔を覚えてもらい、対象者のことを心配している存在であることを理解してもらうことに努める。このような地道なかかわりが訪問の受け入れにつながることがあるため、息の長い支援が必要である。

2 情報収集・アセスメントと具体的な支援

家庭訪問では、事前に把握した情報に加えて対象者と家族が生活している場で新たに情報収集して再度アセスメントし、具体的な支援方法を考え実施する必要がある。

❶ 情報収集・アセスメント

家庭訪問時の情報収集の内容を表3、表4に示す。これらの項目については、対象者とのコミュニケーションのなかから引き出すようにしていく。対象者が話したいこと、聞きた

163

表3 乳幼児のいる家庭への訪問時に把握すべき事項

項　目		例　示
子どもの健康生活	(1)現在までの状況	妊娠経過：異常あり・なし 出生時の状況：在胎週数、出生時の身長・体重・胸囲・頭囲、分娩異常の有無
	(2)身体的状態及び発育・発達の状況	発育面：身長・体重・胸囲・頭囲 発達面：運動発達、精神・心理面の発達経過と段階、母子関係 身体状態：泉門の状態、既往歴、皮膚の状態（湿疹、おむつかぶれなど）、股関節の開排制限
	(3)日常生活面	栄養：栄養方法（母乳、人工、混合）、1回の授乳量と1日の回数、間隔、総授乳量、離乳食・幼児食の量と内容 排泄：便の回数・性状、おむつのあて方、替える回数 清潔：入浴の頻度、方法 衣服：枚数、素材 睡眠：就寝・起床時刻、昼寝の時間、睡眠時間 外気浴：回数と時間 環境：採光、騒音、風通し、寝具の固さ、事故防止への配慮
	(4)医療・保健サービス	かかりつけ医の有無と機関名、健康診査受診の有無と結果、予防接種状況
	(5)育児の状況	主な養育者、育児の知識・技術の状況 家族の育児支援状況、家族以外の育児支援状況、育児支援サービスの利用状況
母の健康生活	(1)現在までの状況	妊娠前の健康状態、妊娠経過、分娩時の状況：分娩所要時間、出血量等 妊娠・分娩に対する気持ち
	(2)身体的状態	産後の経過：産褥の状況、育児・家事の負担等
	(3)精神的状態	子どもへの愛着、親子関係 産後うつ等精神症状、育児・家族関係に関する精神的負担・不安・ストレス等
	(4)社会的状態	家族、友人・知人との関係、仕事等社会活動の状況
家族の健康生活 （父親、きょうだい、祖父母等）		家族構成：続柄、性、年齢、職業、同居の有無 家族員の健康状態：身体的・精神的健康、社会活動、健康チェックの機会の有無（健康診査、相談など） 経済：家庭の収入、医療保険、社会福祉制度の活用状況
地域の状況・地域との関係		近隣関係：近所付き合い、地域との結びつき（自治会活動、育児サークルの状況など） 居住環境：住居の形態（集合住宅、一戸建て）、騒音・公害の有無、医療・保健サービス機関までの距離

平山朝子：公衆衛生看護学体系別冊 保健婦学生実習マニュアル、47、日本看護協会出版会、1999.を一部改変

いことは何か、それが対象者にとって一番の困りごとであり、関心ごとであるため、その解決に必要な情報を優先して収集する。対象者とのコミュニケーション以外に視覚による情報収集も併せて行う。室内に入って手洗いのために洗面所を借りるときなど、周囲の様子から日常生活の様子が把握できる。

台所の状況からは、食生活や清潔に関する対象者の能力や理解力を把握することができる。室内の写真や装飾品からみえる趣味・嗜好、価値観などはQOLを高める支援を考えるうえで重要なポイントとなる。

これらの情報から、対象者と家族の健康課題とその対処能力をアセスメントして、具体的な支援方法を考える。

❷ 具体的な支援

保健師の支援目標は、対象者と家族が健康課題に気づき、改善に向かって自ら行動できることである。具体的な支援を行っていく際には以下の点に配慮する。

・対象者や家族が実践できる支援を行うための重要なポイントは、保健師が方向性を決めて指導するのでなく、生活状況に合わせた方法をともに考え、方向性を出すことである。
・対象者や家族の能力や理解力に合わせる。

表4　高齢者・在宅療養者等への訪問時に把握すべき事項

項目		例示
対象者の状況	(1)主たる疾患（障害）の病状と受療状況	病歴（発病の経過や診断、その後の経過等） 現在の病状、自覚症状 受療・服薬状況、主治医との関係 生活規制
	(2)日常生活面	1日の生活時間 食事：1日の食事内容、注意していること 食事動作：介助の要否と方法 排泄：排尿排便回数・量、摂取量・排泄量のバランス 排泄動作：介助の要否と方法 清潔：入浴（清拭）の頻度と方法 入浴動作：介助の要否と方法 活動と休養、生活リズム：活動量（運動量）の適否、就寝・起床時刻、睡眠の異常 環境：寝具・寝衣、寝室（居室）条件（採光、風通し）、浴室・トイレなど屋内条件 安全対策・緊急時対策：事故防止、緊急時避難・連絡方法の確保
	(3)身体的状態	一般状態：脈拍、体温、呼吸、血圧、自覚症状 既往歴、受療の有無 機能障害程度：身体機能（運動・感覚器）、日常生活動作制限
	(4)精神的状態	精神症状、情緒安定度、精神的ストレス、疾患に対する思い
	(5)社会的状態	家族、友人・知人との関係 仕事等社会活動の状況（病前と現在の仕事内容や働き方、復職・転職計画等）
	(6)医療・保健サービス	かかりつけ医の有無と機関名、医療・介護サービスの利用状況とサービス利用に対する考え方
主介護者の状況	(1)介護状況	主な介護者、介護の知識・技術の状況
	(2)身体的状態	現病歴、既往歴、受療・服薬状況 自覚症状：疲労感、食欲、睡眠の状況等
	(3)精神的状態	介護負担感・不安、ストレス等、対象者との関係
	(4)社会的状態	家族、友人・知人との関係、趣味・仕事等社会活動の状況
家族の健康生活		家族構成：続柄、性、年齢、職業、同居の有無 家族員の健康状態：身体的・精神的健康、社会活動、健康チェックの機会の有無（健康診査、相談など） 経済：家庭の収入、医療保険、社会福祉制度の活用状況
地域の状況・地域との関係		近隣関係：近所付き合い、地域との結びつき（自治会活動など） 居住環境：住居の形態（集合住宅、一戸建て）、騒音・公害の有無、医療・保健サービス機関までの距離

平山朝子：公衆衛生看護学体系別冊 保健婦学生実習マニュアル、48、日本看護協会出版会、1999. を一部改変

- 問題点を指摘するのではなく、できている所を認め評価する。
- 対象者や家族のタイミングに合わせる。
- 対象者や家族が問題を認識したとき、支援を求めているときに働きかけを行う。

❸ 家族を単位とした支援

前述したように、保健師の家庭訪問による支援は家族全員を対象としている。このため、子どもを対象とした訪問の場合も、母親の血圧測定を行い、体調を確認する。また、父親の健康状態や育児への参加状況、母親への心理的サポート状況を確認する。あるいは、同居の難病の祖母がいることがわかればあいさつをし、血圧測定をして様子を聞き、介護の状況を把握するなど、家族全体をみてアセスメントし、家族の力を高める支援を行う。

❹ 関係機関との訪問

対象者の状況に応じて、多職種による支援が必要な場合がある。保健師は、医師、理学療法士、作業療法士、言語聴覚士、臨床心理

165

士、栄養士、歯科衛生士等、多職種との同伴訪問をコーディネートして、それぞれの専門性を発揮してもらい、対象者を支援する。

一方、子ども虐待が疑われる事例への児童相談所職員の家庭訪問等、対象者の側に立ち支援する保健師とは立場が異なる場合には、連携を取りつつ別々に訪問するなど、臨機応変に対応する必要がある。

表5　家庭訪問の記録の内容

- 訪問月日、場所、面接者（本人との関係性）、同伴者
- 訪問目的
- 客観的情報（観察した事項）
- 主観的情報
- アセスメント（判断とその根拠）
- 支援（指導）内容
- 対象者の反応
- 評価
- 今後の計画
- 記録者氏名

6 今後の支援計画

家庭訪問を終えた時点で家族の状況をアセスメントして次の計画を立て、訪問の継続・終了を判断する。訪問の終了には問題が解決した場合や対象者の入院や死亡、転出のほか、所内面接や電話相談、健康相談や教室など他の方法による支援に切り替える場合がある。

訪問を継続する場合は、次の支援計画として、いつ、どのような支援を行うのかを明確にしておく。

7 記録と報告

1 訪問記録の内容と重要性

訪問の記録（表5）は、実施した対象者への支援内容を明らかにして評価を行い、今後の支援計画を考えるために重要である。

2 訪問記録の目的

❶ 支援内容を明らかにし、評価を行う

家庭訪問は保健師が一人で行う支援であるため、訪問先の状況を記載し、保健師の判断の根拠、支援の妥当性や成果を示す。また支援活動を振り返り、評価を行う。

❷ 継続性を保証する

今回の支援内容の評価から、今後の方向性や次回の計画を検討する。次の支援が今回の結果を踏まえ、継続して確実に行われることを保証する。

❸ 機関として対応する

組織として実施していることを裏づける記録として上司に報告し、承認を得ることは保健師の支援が組織として行われたことを保証することであり、事例を共有し、一人で抱え込まず、機関として対応することとなる。

8 評価

家庭訪問の評価は、訪問目的の達成、健康状態やQOLの向上等のアウトカム評価とともに、相談内容の改善、対象者や家族の認識や行動の変化を評価する。保健師のアセスメントや目標設定の適否等についてのプロセス評価も重要である。これらは、訪問者が振り返るだけでなく、随時事例を共有したり定期的に事例検討会をもち、上司や同僚、他職種などとともに行うことも重要である。

訪問活動全体の評価としては、年間訪問人数、1件当たりの訪問継続回数、所要時間、要求量に対する実施率等を、対象種別ごとに算出するなどして訪問目的の達成状況とともに検討し、家庭訪問の質の向上と効率化について評価する。

また、関係機関との連携やコーディネートができたか、個別事例を集団、地域への支援に展開できたか、といった地域活動の展開という視点で評価することも重要である。

6　家庭訪問指導の展開例

表6に新生児訪問指導の展開例を紹介する。　新生児訪問指導は母子保健法第11条に規定

表6　新生児訪問指導の展開例

情報収集	対象者から送付された出生連絡票に記載されている情報（出生時の週数、出生時体重、相談事項等）を把握する。
支援計画の立案	（訪問の目的） 児の発育発達、母親の心身の健康、育児状況を把握し、支援ニーズをアセスメントして必要な支援を行うことを目的とする。 （支援計画） ①妊娠中、出生時の状況や訪問までの経過の把握、児の発育、発達状況の確認、授乳状況、児の睡眠時間等の確認。 ②母親の妊娠中の経過、分娩時の状況、心身の健康状態を確認し必要な助言を行う。 ③かかりつけ医の確認、予防接種のスケジュールの確認。 ④室内、周囲の環境、育児の様子や家族のサポート状況の確認と必要な支援を行う。
対象者への事前連絡	事前に対象者に連絡して訪問の了解を取り、日時を決定する。 電話の際、何か心配ごとはないかを確認し、必要な助言を行う。または、訪問時に改めて確認して相談に応じることを伝えておく。
必要物品の準備	訪問カバン、乳児体重計・身長計、メジャー、がらがら等音の出るおもちゃ、ペンライト、ピンセット、はさみ、トレー、舌圧子、各種パンフレット、教室の案内、エプロン、手洗い道具（石けん、タオル）、手指消毒用剤、アルコール綿、ビニール袋、マスク、地図、名刺、伝言メモ、記録用紙、筆記用具等 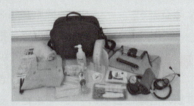
訪問先の場所の確認	訪問する家を住宅地図等で確認し、約束した時間に遅れないよう出発時刻を設定する。
訪問の実施	1）訪問先の行き帰りに、周囲の環境や社会資源等地域の状況を把握し対象者の地域のアセスメントを行う。 2）訪問先に着いたら、保健師の所属や氏名、今回の訪問目的、保健師の役割などを伝える。 3）情報収集と具体的な支援 対象者との信頼関係の構築を第一に考え、丁寧な関わりに努める。 ①まず、室内に通されたら、カバンを置いてもよい場所を母親に確認してから置く。 ②洗面所等を借りて手洗いをし、エプロンを着ける。 ③母子健康手帳を見せてもらい、訪問時に把握する事項（表3）について、母親とコミュニケーションをはかりながら確認していく。この時、母親が情報収集されているという気持ちを抱くことがないよう丁寧に相手の反応を見ながら進める。 【新生児訪問の具体的な支援（例）】 ・体重、身長の計測、授乳状況の確認を行って児の発育評価（一日体重増加量、パーセンタイル曲線等）および運動発達の確認を行い、結果を母子健康手帳に記載して母親にわかりやすく説明する。 ・母親の血圧測定や健康状態を把握しながら、母親自身の体調を気遣い、異常がないかを確認する。母親のことを気にかけていることを伝え、日々の育児への労いのことばをかける。 ・育児の協力者、相談者の有無、社会資源の利用状況を確認し、不足している場合は必要な支援につなげる。 ・母親が不安に思っていることや困っていることが解決できるように支援する。 ・継続訪問が必要であると判断した場合は、その目的を伝え、次回の訪問日時の約束をする。 ・特に問題がない場合は、1か月健診、3・4か月健診の受診を勧奨するとともに、何か心配があれば、いつでも保健師に相談できることを伝え、連絡先を示す。
今後の支援計画	母子ともに順調に経過している場合は訪問による支援は終了し、3・4か月健診の案内を行う。継続訪問が必要と判断した場合は計画した日時に訪問を行う。
記録と報告	訪問終了後、速やかに記録を行い、上司に報告する。

されており、出生連絡票等により把握される。

7 地区活動への反映、事業化、施策化

　地域看護活動の展開方法には家庭訪問、健康相談、健康教育、健康診査、地域組織活動などがあるが、これらは独立したものではない。これらの活動から適切な方法を選択し、連動させることで効果的な支援を展開することができる。

　家庭訪問は個別への支援であるが、個々の事例への支援から共通する要因や潜在するニーズを地域の課題としてとらえ、その解決に向けて、保健事業の企画やサービスの施策化、社会資源の調整・整備など、保健・医療・福祉サービスの提供システム（地域ケアシステム）を構築していく。これが「地域」を対象とした看護活動の展開である。

1 家庭訪問と他の事業との連動

　家庭訪問はそれだけが単独の活動としてあるのではなく、保健師がかかわるさまざまな事業や活動と結びついている。たとえば、乳児への家庭訪問を行った際、児に体重増加不良がある場合や運動発達の遅れが気になった場合に保健センターで実施されている経過観察健診の受診を促す。また、保健事業から家庭訪問による支援につなぐこともある。発達に課題をもった子どもの遊びの教室や育児に困難を抱えるマザーグループにおいても、教室の場面だけでは見えないこと、母親が話しにくいことを家庭訪問でじっくり聞くことで教室という集団の場面でより有効な支援を行うことができる。

2 家庭訪問と地域診断の連動

　家庭訪問に行くということは、担当地域に出向くことであり、その行き帰りも含め地域の状況を把握する貴重な機会である。訪問にあたっては、地域の環境や行き交う人々に目を向けて地区視診を行う。また、家庭訪問の対象者を訪ねるだけでなく、地域のキーパーソンである自治会の役員や民生委員・児童委員等も訪ねて地域の情報を収集し、地域の状況の変化やニーズの把握を行う。その場合にも、血圧測定をするなど健康を気遣い、コミュニケーションを図ることにより、保健師が健康を支援する専門職であることを認識してもらえ、地域の潜在的な健康課題を抱える人の情報を得ることにつながる。地域には同様の健康課題を抱える人が多くいることから、そのように把握した状況を積み重ねて地域診断につなぐ。地域診断により地域全体を見渡すことができるようになるのである。

　また、支援するためにだけ家庭訪問するのではなく、地域の潜在的な健康課題を把握するために、たとえば独居高齢者や妊婦、障がい者など健康レベルにかかわらず特定の集団や地域の全戸訪問を行い、地域の実態を調査することも地域診断に有用である。

3 個別から集団、地域への支援に

　保健師の個別の支援から共通のニーズがあるとわかれば、その共通のニーズをもつ集団を対象とした事業の企画を行う。

　たとえば、新生児訪問指導で高齢初産婦から妊娠中に参加した保健センターの母親教室に関して同様の話を聞いた。それは「母親教室で他の参加者と交流したが、話題が合わない、高齢の両親からサポートを得ることができないなど悩みの違い等からその後連絡を取

り合うことは無く孤立感を感じた」というものである。そこで、保健師は35歳以上の母親を対象とした母親教室「アラフォーママの会」を立ち上げたところ、参加者から産後も集まりたいというニーズがあり、生後2か月児と母親の集いも開催することになった。

　また、ある保健師が新生児訪問指導をした乳児は、ダウン症候群であった。その当時、市にはダウン症候群の子どもや親が集える場がなかった。保健師は同じ障がいをもつ子どもの母親に声をかけ、まず、ダウン症候群の子どもをもつ母親の交流会を行った。その後、交流会は自主的な集まりに発展し、市の親の会の設立に至り、他の障がい児の親の会とともに疾患や障がいをもつ子どもと家族が暮らしやすい地域をつくるための活動を行うようになった。

　このようにして保健師は地域に新たな事業や施策が必要であるととらえれば、事務職や他職種とも連携しながら、実現に向けて取り組みを進める。保健師が目的としている地域ケアシステムの構築は住民一人ひとりへの家庭訪問が発端となっているのである。

引用文献

1) 山崎喜比古，朝倉隆司編：生き方としての健康科学（第3版），有信堂高文社，2003.
2) 鈴木和子，渡部裕子：家族看護学——理論と実践，日本看護協会出版会，1999.
3) 秋元美世，大島巌ほか編：現代社会福祉辞典，有斐閣，2006.
4) 上野昌江ほか：児童虐待防止における保健師の家庭訪問による支援内容の分析．子どもの虐待とネグレクト，8(2)，2006.
5) 平山朝子：公衆衛生看護学体系別冊　保健婦学生実習マニュアル，日本看護協会出版会，1999.

第2部　公衆衛生看護における支援方法

第3章　健康相談

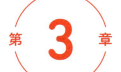
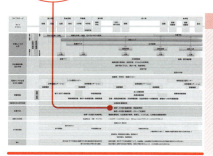

チェックポイント
- ☑ 健康相談の定義、目的、対象を理解する。
- ☑ 健康相談のプロセス、展開の基本を学ぶ。
- ☑ 健康相談の地区活動への活かし方を理解する。

1　健康相談の定義・理念

　保健師が行う**健康相談**は、相談者に対して知識や情報を提供するだけでなく、相談者と保健師の相互作用によって相談者が自身の健康課題に気づき、その課題を自ら解決できるように支援する活動である。このように、健康相談は健康課題の解決に向けて相談者を支援するという個々人をエンパワメントする活動である。

2　健康相談の目的

　本人・家族・関係者からの個別の相談に応じ、生活と健康の相互作用において生じる困難に対して、必要な指導や情報提供、助言を行うことによって解決を図ることで、人々が主体的な健康の保持・増進や自立した生活を営むことに資することを目的とする。なお、本稿では相談する人を「相談者」とした。

3　健康相談の対象

　保健師が行う健康相談は、あらゆる発達段階、健康レベルにある個人を対象とするが、保健師の活動領域によって、その対象は異なる(**表1**)。また、保健所・保健センターへの来所相談として日時が設定された形で実施されることもあれば、健康診査や家庭訪問などの保健事業のなかで実施されることもある。このように、健康相談は保健師の活動領域において、多様な場と方法で日常的に実施される活動である。

表1　保健師の活動領域別健康相談の対象

領域	対象
保健所・保健センター	所管する地域のすべての住民
学校	児童・生徒等およびその保護者
企業	従業員とその家族
医療機関	患者およびその家族

4 健康相談の特徴

1 契機

1 相談が持ち込まれる場合

　相談者が自身の健康や生活について不安や悩みを抱えている場合に、専門的な助言を求めて健康相談を利用する。このように相談者が自ら相談を持ち込む場合においても、本人が相談したい内容や問題を明確にできていないことがある。そのため、本人の話や気持ちを丁寧に聴きながら情報を整理し、相談者が何に困り何を解決したいのか、一緒に確認していくことが重要である。

　一方で、本人からではなく、家族や近隣住民が相談を持ち込む場合もある。この場合、本人に問題の認識はないものの、生活をともにする家族や近隣住民が相談者となり、困りごとを解決してほしいために利用することが多い。このような場合でも、保健師は相談者の気持ちを共感的に受け止めながら、一緒に解決に向けて取り組んでいくことを伝える。相談者に対して支援的にかかわりながら、本人との接点を模索し、時機をみて適切な対処がとれるように支援していく。

2 保健師が相談を必要と判断した場合

　乳幼児健康診査の結果で経過観察の必要がある場合や、特定健康診査の結果で継続的に保健指導を受ける必要がある場合など、相手が相談を希望していない状態であったとしても、保健師が相談を必要と判断することもある。その場合、まずは保健師との話に応じてくれたことに対する感謝の気持ちを伝える。次に、相談を必要と判断した事由について説明し、そのことを相手がどのようにとらえているのかを確認する。相手がそのことを把握しているかどうか、そのことを問題として認識しているかどうかなど、相手の状況や相談に対するニーズ、必要性に応じて支援していく。

2 方法

　健康相談の方法には対面形式による面接相談のほか、電話相談や情報通信技術（Information and Communication Technology：ICT）を使った方法がある。

1 面接相談

　相談者と直接、対面することによって、相談者の言葉とともに身なりや態度などの情報から、相談者がどのような状態にあるのかを理解し、どのような支援をすることが望ましいのか、大まかな見通しをもって見立てることに役立つ。また、資料を用いて具体的な情報提供を行うことができ、相談者と保健師の相互作用によって相談者が自身の健康課題に気づき、その課題を自ら解決できるように支援することが可能である。

2 電話相談

　相談会場まで足を運ぶ必要がなく、匿名での相談が可能であることから、距離や時間の問題で面接相談を利用できない相談者や顔を合わせて相談することに抵抗感がある相談者にとって利用しやすい方法である。一方で、声だけでのやりとりになるため、保健師にとっては相談内容を正確に把握しにくく、相談者を適切にアセスメントすることに限界がある。

3 ICTを活用した相談

　ICTを活用した相談には、電子メールやチャットなどのように文字や画像情報を送受信する手段と、オンラインツールのように音

声や画像情報、文字などの情報をリアルタイムでやりとりできる手段がある。いずれも、電話相談と同様に相談者の利便性が高い方法である。一方で、必要な機器を所有していない、または利用・操作方法がわからない人には不向きである。

5 健康相談のプロセス

1 相談に適した環境づくり

　相談者が安心し、話に集中できる環境を相談者の背景や相談内容を考慮して整える必要がある（図1）。また、相談者のプライバシーを守るためにも、第三者に様子を見られたり、話を聞かれたりすることがないように、個室の利用やパーテーションの活用などが望ましい。一方で、相談者からハラスメントを受ける可能性もあるので、相談対応中であることを他の職員に知らせておくとともに、複数の職員で対応することや扉の近くに座るといったことも状況によっては考慮する必要がある。

2 相談者との関係づくり

　相談者は、相談に至るまでに紆余曲折や躊躇する気持ちがあったであろうし、初めて会う保健師に対して緊張感を抱いていることもある。また、プライベートな内容を打ち明けてもらう必要があることからも、まずは相談者との関係づくりに努めることが重要である。そのためには、相談者の気持ちを受け止めながら訴えを傾聴し、質問攻めや一方的な指導を避けるように注意する。相談者との信頼関係を構築するためには、先入観をもたずにありのままを受け入れること、批判的にとらえず受容的な態度で接すること、相談者の考え方や思いを共感的に理解することが大切である。

3 情報の収集と問題の明確化

　健康相談では、相談者との関係づくりに配慮しながら、優先的に把握すべき情報を収集する。特に、相談者の主訴（問題）とその問題に対する相談者の認識が重要であり、話の流れを遮らないように問題を構成する要素、たとえば健康状態や生活状況、家族との関係などの情報を把握しながら、相談者にとっての問題を明確化していく。相談者によっては漠然とした不安感をもちながら相談する場合

図1　相談しやすい環境・雰囲気の一例

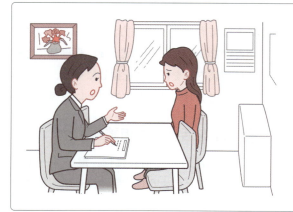

・プライバシーが保たれ、周囲から干渉されない。
・広すぎず、狭すぎない空間を選ぶ。
・適度な室温と湿度に調整する。
・相談者から見える物を整理整頓する。
・相談者の正面は避け、対角線や横（直角）など相談者に合わせて選択する。
・相談者との距離は一般的には約60cmが望ましいとされている。

➡五感を使って相談者の視点から点検する。

もあるため、保健師は明確になった問題を言語化することで相談者と問題を整理・共有する。これらの過程において表2の技術などが用いられるが、それぞれの技術については、適切に用いることで効果的に相談を進めることができる。

表2 健康相談に用いられる非言語的・言語的技術の一例

技術		内容
非言語的技術	かかわり行動	相談者の様子を観察し、その調子や動きに合わせる態度や行動。少し前かがみになるような姿勢や適度なうなずきをしながら、相談者に話を促すような態度・表情や行動を心がける。適度に相手に視線を合わせ、凝視しないように注意する。話すスピードや声のトーン、しぐさにも注意し、聴こうとする態度が相談者に伝わるようにする。
	沈黙	相談者との対話のなかで、意図的に発言を控える技術。相談者の発言に黙って耳を傾ける沈黙によって、相談者に熟考や感情表現を促すことなどが期待される。
言語的技術	質問技法	問題の解決に向けて、相談者から情報を収集するために意図的に質問する技術。「いつ・どこで・だれが・なにを・なぜ・どのように」を用いた「開かれた質問」と、「はい・いいえ」で答える「閉ざされた質問」があり、相談者が負担にならないよう組み合わせて用いる。「なぜ」という質問は、相談者が批判されたととらえることがあるので注意が必要とされる。
	くりかえし	相談者の発言をそのまま繰り返す技術で、支援者の傾聴・共感の姿勢が相談者に伝わる。繰り返された言葉は強化されて相談者が受け取るため、相談者が発したポジティブな発言を繰り返すことがよいとされる。
	確認	相談者が話す内容のうち、感情以外の相談者が認知している出来事やそのときの思考に焦点を当て、起こった時期や内容、対象を具体的に整理する技術。相談者の発言の不明瞭な部分を「質問技法」「くりかえし」などを用いて明らかにすることで、相談の内容が整理される。
	明確化	相談者の感じている気持ちに焦点を当て、支援者の言葉で表現して返す技術。感情や心情が相談者にフィードバックされることで、相談者が自分の感情に気づき、さらに、同じ感情を共有することで支援者との間に共感が構築される。
	要約	相談者が話す内容について、その主旨や核心となる事柄をとらえ、要点を端的にまとめて表現し、整理する技術。支援者は自分の理解と相談者のニーズが一致しているかを確認し、相談者は自分の認識を再確認でき、お互いの理解を共有できる。

独立行政法人労働政策研究・研修機構編：職業相談場面におけるキャリア理論及びカウンセリング理論の活用・普及に関する文献調査, JILPT資料シリーズ, No.165, 96-101, 2016. を参考に作成

4 アセスメントと支援

保健師は、収集した情報と明確になった問題に対して問題の背景や要因、どのように支援していくかをアセスメントし、相談者が主体的に解決に向けて取り組めるように支援する。アセスメントでは、保健師が問題とその要因をどのように理解したのかを相談者に伝えるとともに、今後の見通しや緊急性を判断したうえで、保健師ができる具体的な支援内容と、相談者が主体的に対応する内容を説明する。また、相談者が主体的に取り組めるようにするためには、相談者の自己決定が重要であり、保健師は相談者の気持ちや意思を尊重しながらも、相談者が依存的にならないように配慮する必要がある。

保健師が単独で支援にあたるのではなく、必要に応じて、関係機関・職種の協力を得て支援体制を構築することも重要である。支援を通じて関係機関と連携することによって、協働のしかたを理解でき、今後の保健活動に活かすこともできる。

5 評価

健康相談の評価は支援中から行われ、相談者との継続的なかかわりのなかで生活全体をモニタリングし、相談者が主体的に対応できているか、問題およびその認識の変化を確認・評価し、支援内容や目標を改善する。

健康相談が終結した場合の評価では、問題に対する相談者の行動の変容や反応（問題に対する知識の習得や取り組みなど）、適切な手段で相談が実施されたかといった問題解決に至るプロセスを評価するとともに、問題の解決状況や目標の達成状況といったアウトカムを評価する。さらに、保健事業としての健康相談についても、相談対応の職種や職員の体制、相談場所、社会資源の活用といったストラクチャーの評価、相談の利用状況や継続状況といったアウトプットの評価、問題の解決状況や目標の達成度といったアウトカムの評価の観点によって、事業そのものを見直し、改善していく。

6　健康相談から始まる地区活動への展開

保健師は、地区活動や保健事業の実施、さまざまな統計情報の収集などを通して地域住民の健康や生活、環境の実態を把握・分析することで、取り組むべき健康課題を明確にし、計画・実施・評価・改善といったPDCAのサイクルを展開させて活動している。特に、地域の健康課題を明確にするプロセスは、新たな健康課題や多様化、複雑化する住民のニーズに対して的確に対応するための重要なプロセスである。この健康課題を明確にするプロセスには、住民の健康や生活などに関する情報が必要であり、その情報は大きく**量的データ**と**質的データ**に分類される。

量的データには人口動態・静態や保健統計、保健事業の実施結果などがある。一方で、質的データは、地区活動での観察や健康相談での会話などから得られた住民の声や生活の様子をはじめとした、数値以外で表されたものである。これらのデータから健康課題を明確化するには、質的データから浮かび上がらせた健康課題を量的データによって根拠づける。または、量的データから明らかにされた健康課題を質的データによって具体化していくことであり、地域において取り組むべき健康課題は何なのかという優先順位を明らかにすることにつながる。

健康相談は、保健師が個々の住民の健康課題を把握する機会の1つであり、ここから相談者の属性に共通する健康課題を明らかにすることにもつながる。さらに、健康相談は、個々の健康課題を解決できるようにする支援活動であるため、健康課題そのものを把握するにとどまらず、健康課題の背景や要因までも把握することができる。そのため、健康課題を構成する要素を分析することで、地域の健康課題解決のための方法の検討にも有用である。

参考文献
- 独立行政法人労働政策研究・研修機構編：職業相談場面におけるキャリア理論及びカウンセリング理論の活用・普及に関する文献調査，JILPT資料シリーズ，No.165，96-101，2016．
- 足達淑子：行動変容のための面接レッスン——行動カウンセリングの実践——実例DVD付，36-37，医歯薬出版，2008．
- 井伊久美子ほか編：新版 保健師業務要覧　第4版，2022年版，200-208，日本看護協会出版会，2022．
- 大谷彰：カウンセリングテクニック入門，二瓶社，2004．
- 大谷彰：プロカウンセラーが教える対人支援術　心理・医療・福祉のための実践メソッド，金剛出版，2019．

第2部　公衆衛生看護における支援方法

第4章　健康診査

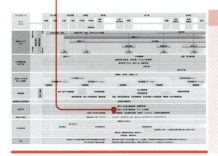

チェックポイント
- ☑ 健康診査の定義、目的、対象を理解する。
- ☑ 健康診査のプロセス、展開の基本を学ぶ。
- ☑ 乳幼児健康診査、特定健康診査の実際を学ぶ。

1 健康診査の定義・理念

健康診査とは、日常生活や自覚症状に関する問診や全身の計測、医師による診察などによって、人々の心身の健康状態を明らかにし、異常や疾病の早期発見・対応に資することである。地域の保健師活動の展開の1つに、この健康診査において明確になった個人や集団、地域の健康課題に対して、家庭訪問や健康相談、健康教育といった支援技術を用いる方法がある。このように健康診査は、保健師による支援を必要とする対象の把握という点では、保健師活動の出発点ともいえる場である。

2 健康診査の目的

健康診査は、第一義的には、①疾病や異常の早期発見・対応、を目的に行われる。しかし、健康診査を受けることで自身の健康状態を把握し、健康増進するための保健指導を受ける機会にもなることから、②健康状態の把握と健康づくり、も目的に含まれる。また、個々の住民の健康状態を集積し、地区活動へと展開させることも保健師活動であることから、③地域の健康状態の把握と対策の検討、も目的の1つである。

3 健康診査の対象

健康診査の対象は、あらゆる発達段階、健康レベルの人々を対象としている。ただし、根拠となる法律や実施主体によっては、対象となる年齢や受診間隔、内容が定められており、健康診査の種類は異なる。また、健康診査は二次予防の対策としてライフステージに合わせて実施され、主なものは法律によって規定されている（図1）。

175

図1　主な健康診査の種類と法的根拠

妊産婦
- 母子保健法
  - 妊婦健康診査　妊娠中に概ね14回
  - 産婦健康診査　産後2週間、産後1か月など

乳幼児
- 母子保健法
  - 乳幼児健康診査
    1か月、4か月、10か月など
    1歳6か月～2歳未満、3歳～4歳未満、5歳など

児童生徒
- 学校保健安全法
  - 就学時の健康診断　翌年に就学する学童予定者
  - 定期・臨時の健康診断　児童生徒等および職員

16-39歳
- 医療保険各法
  - 一般健康診査　被保険者、被扶養者
- 労働安全衛生法
  - 一般健康診断　雇用時、定期、特定業務従事者など
  - 特殊健康診断　有害な業務に従事する労働者
- 健康増進法
  - 健康診査　在宅の寝たきり者や家族等の介護を担う者など　生活保護受給者等の保険未加入者

40-74歳
- 高齢者の医療の確保に関する法律
  - 特定健康診査　被保険者、被扶養者

75歳以上
- 高齢者の医療の確保に関する法律
  - 後期高齢者医療健康診査　被保険者

厚生科学審議会地域保健健康増進栄養部会，健康診査等専門委員会：第4回委員会　参考資料2　日本の健診（検診）制度，2019．を一部改変

4　健康診査の特徴

1　スクリーニング

スクリーニングとは、検査などの方法によって、疾病や異常またはその疑いを識別することであり、1回の検査で正常もしくは異常を判定するものではない。1次スクリーニング（1回目の検査）で何らかの異常が疑われた場合には、2次スクリーニングとして経過観察健診や医療機関において精密検査を受診する。

このスクリーニングにおいては、実際の疾病や問題の有無とスクリーニングの結果が確実に一致することが理想であり、感度、特異度、的中度などから精度管理に努める（表1）。

スクリーニング検査の精度を評価する視点には、妥当性と信頼性がある。妥当性は、その検査が測定したいものを測定しているかどうか、信頼性は、その検査を繰り返ししても同じ結果が得られるかどうかをいう。妥当性を評価する指標として感度と特異度がある。感度は実際に疾病があり、検査でも陽性となった者の割合で、特異度は実際に疾病がなく、検査でも陰性となった者の割合である。両方とも値が高いほど妥当性の高い検査といえるが、片方が高くなるともう片方が低くな

表1　スクリーニングに関する用語

スクリーニング＼疾病や問題	あり	なし
陽性（＋）	真陽性：a	偽陽性：c
陰性（－）	偽陰性：b	真陰性：d

感度（敏感度）：実際に疾病があり、スクリーニングでも陽性となる確率
　　　　　　　a÷(a+b)×100　（％）
特　異　度：実際に疾病がなく、スクリーニングでも陰性となる確率
　　　　　　　d÷(c+d)×100　（％）
陽性反応的中度：スクリーニングで陽性となった人のうち、実際に疾病がある確率
　　　　　　　a÷(a+c)×100　（％）
陰性反応的中度：スクリーニングで陰性となった人のうち、実際に疾病がない確率
　　　　　　　d÷(b+d)×100　（％）

る。
　その他の指標として**陽性反応的中度**と**陰性反応的中度**がある。陽性反応的中度とは、検査で陽性となった者のうち、実際に疾病があった者の割合で、陰性反応的中度とは、検査で陰性となった者のうち、実際に疾病がなかった者の割合である。スクリーニング検査を受け、陽性となった者が医療機関で精密検査を受けて疾病が見つかる割合が陽性反応的中度であるため、臨床現場で活用されやすい指標であるが、有病率に影響されるため妥当性の指標としては適切ではない。なお、厚生労働省や文部科学省、関係学会から、スクリーニングの基準や精度管理が示されているものもある。

2 結果のフィードバック・活用

1 個人に対するフィードバック

　健康診査の結果が当日に判明する場合には、受診したその場で結果を個別にフィードバックする。結果の判明が後日になる場合には、再度来所していただくか、郵送で結果を通知するなどの対応がとられる。受診当日に結果のフィードバックを行う場合に、保健師は、健康診査の結果を受診者にわかりやすく説明し、総合判定（異常なし・要観察・要精密検査・要医療）を伝えるとともに、受診者が結果をどのように受けとめたかを観察・アセスメントする。これらを踏まえて、乳幼児健康診査であれば今後の子育てや日常生活についての助言、必要時には医療機関等への受診を促すかかわりをする。

2 地域に対するフィードバック

　保健師は、健康診査の結果を分析して地域で生活する人々の日常生活や健康状態を把握し、市町村もしくは担当する地区の健康課題を見出す。この健康課題に対して、健康診査での集団指導や個別指導の改善に活用したり、地域で行う集団健康教育の実施内容に活用したりする。詳細は「**7** 健康診査から始まる地区活動への展開」（p.184）に示す。
　また、健康診査で把握された情報のうち、一部（乳幼児健診の受診者数など）は国への報告がなされる。さらに、乳幼児健康診査の問診票には「健やか親子21」に基づく全国で共通の調査項目が含まれており、具体的数値目標の達成度評価に活用されるほか、市町村や保健所が母子保健活動に利活用できるプログラムが「乳幼児健診情報システム」として、インターネット上に公開されている。

5 健康診査のプロセス

1 対象の把握

　健康診査の実施や回数・場所等を検討するためにも、対象の把握が必要となる。これらを把握する方法としては、市町村が実施する健康診査については住民を対象とすることが

多いため、住民基本台帳から把握することになる。そのため、転入・転出などについては注意が必要となる。

2 目的の明確化

健康診査の根拠法令に規定された目的や健やか親子21（第2次）、健康日本21（第3次）などを踏まえて、実施主体が定める実施計画に明示する。どの対象に、どのような効果を期待するのかを明確にする。

3 実施場所・日時・時間帯

乳幼児のいる人や障がいのある人たちは行動が制限されることがあり、すべての健康レベルの住民が対象であることを考慮し、受診しやすい健康診査の体制を考える必要がある。また、「仕事で平日の受診が難しい」「乳幼児の午睡の時間は外出しにくい」等、その地域や対象者の特性を考慮して、実施体制を整備する。

健康診査の実施方法は、市町村が保健センター等で行う集団方式と、郡市医師会などに委託して医療機関で行う個別方式がある。

集団方式による健康診査は日時や場所を指定して実施される。健康診査では医師や保健師、看護師、管理栄養士など複数の職種が担当して実施するため、さまざまな職種の指導を受けることができ、総合的な判定がなされる。一方、日時や場所が指定されているため、対象者の都合に合わせることが困難であり、また、同じ医師に継続的・経年的に診てもらうことも難しい。

個別方式による健康診査では、対象者が医療機関を選択して受診することになるので、かかりつけ医に診てもらうことや、対象者の都合に合わせた受診が可能である。一方、複数の職種からの指導を受けることは難しい。

4 広報方法

多くの場合、健康診査の実施については年間計画が決まっており、実施場所や回数などは年度当初には予定されている。この情報を住民に周知する方法としては、市町村の広報誌やホームページへの掲載、役場の情報コーナーへのリーフレットの設置、自治会の回覧板や掲示板の活用などの方法がとられている。また、乳幼児健診など対象者が限定される場合には、個別通知する方法もとられている。

このほかにも、対象者のなかでも特に受診を勧奨したい人々（たとえば、受診率の低い年齢層など）に対して、他の機関や事業を通じた広報活動を行うなど、さまざまな方法で周知が図られる。

5 運営スタッフ

事業を計画する際、その健康診査の内容に適した専門職を配置する。乳幼児健康診査の場合、乳幼児期に特有な疾病を発見し、順調に成長・発達しているかを見極める必要がある。さらに、保護者の抱える子育てに対する不安や疑問に応じるとともに、親子関係も観察し、その親子の全体像をとらえ対応することが求められる。したがって、小児科医師や歯科医師、保健師、看護師、管理栄養士、歯科衛生士、臨床心理士、保育士などの配置が必要である。

このほかのスタッフとして、事業当日の受付に事務職員、絵本の読み聞かせに図書館司書、身体計測の手伝いや来所したきょうだい児の世話等に母子保健推進員などのボランティアの協力を得ることもある。

6 会場設営

会場設営では、「安全に」かつ「安心して」

受診できる健康診査の場である必要がある。「安全」については、乳幼児や高齢者を対象にした健康診査では、転倒や転落などの事故防止に注意するとともに、受診の流れや導線にも配慮する。「安心」では、診察や相談場面において個人のプライバシーが守られること、乳幼児健康診査においてはおむつ交換の場所や授乳室を設けておくことなどがある。これら安全・安心への配慮だけでなく、受診者にとって有意義で役立つ場となるような工夫をする。たとえば、「待合室に子どもの年齢別の遊び・かかわり方のリーフレットを設置し、子育てに関する知識の普及を行う」「子育て支援機関や子育てサークルのマップを貼り出して情報提供を行う」「保護者同士が仲間づくりをしやすいようにコミュニケーションがとりやすい座席の配置とする」などの工夫がある。

7 評価と精度管理

健康診査の評価は、その事業の成果について評価を行うことであり、各健康診査の目標の達成に向けたものである。この評価方法には「個人」「集団・地域」「事業」の3つの側面が考えられ、また、ストラクチャー（構造）、プロセス（過程）、アウトプット（実施量）、アウトカム（結果・成果）の観点から行うことができる（表2）。これらの評価を適切に行うためには、評価指標や基準、時期を明確にしておくことが必要である。

「個人」に対する評価は、受診者が自身の健康状態を把握できたか、適切な知識を習得できたか、健康診査に満足したかなどにより評価することができる。これらの評価は、健康診査の精度の向上や事業後に行われる保健指導の質の向上、事業内容そのものを改善させることにつなげることができる。

「集団・地域」に対する評価では、健康診査の結果や受診率などを特定の集団（年齢や性別などの属性）や地域（都道府県・市町村、小・中学校区など）といった群間での比較を行うことができ、事業内容の改善だけでなく地域の健康課題の把握にも役立てることができる。

「事業」に対する評価では、対象者の選定や実施方法など事業の企画や運営にかかわる評価を行い、その事業が効果的かつ効率的に実施できるように改善につなげることができる。

これらの評価を行うことにより、健康診査の判定の精度を高め、維持することで事業としての質を保つための適切な管理を、「精度管理」という。特に、地方公共団体が実施する健康診査の場合、実施する機関や地域によって格差が生じることは望ましくないため、健診・検査項目の標準化や判定基準の統一、判定結果の妥当性、スクリーニングの効率性などが検討される。

表2 健康診査における評価の観点

評価	具体例
ストラクチャー（構造）	健康診査・検診の企画内容や実施体制が事業目的に応じて適切であったか、適切な資源を活用しているかどうか。事業に従事する職員の配置（職種・職員数等）や施設設備、機材の種類、他の機関や保健事業との関連など
プロセス（過程）	健康診査・検診の目的や成果目標の達成に向けた事業の実施過程や活動が適切に実施されているかどうか。対象者の選定方法や実施時期・回数・会場、周知方法、支援内容・手段、スクリーニング方法、記録の管理など
アウトプット（実施量）	立案した健康診査・検診の実施量・率が達成できているかどうか。適切な技術・体制下で行われた健康診査・検診の結果はどうか。受診率、要精検率、感度、特異度、陽性反応的中度など
アウトカム（結果・成果）	あらかじめ設定した評価指標・評価方法に基づき、成果目標が達成できているかどうか。早期発見・早期治療がなされたことによる死亡率・有病率の変化、受診者の行動や意識の変化など

8 未受診者への対応

　乳幼児健診未受診児の親が「育児能力の低さや精神疾患を抱えネグレクトに至る」[1]という報告や、「未受診者の中から子ども虐待による死亡などの重大事例が報告」[2]されている。このように、妊婦健康診査や乳幼児健康診査が未受診であることが子ども虐待のリスク要因の1つとされている。また、特定健康診査の受診率は2021（令和3）年度で56.5％と低く、健康診査における未受診者への対応は重要な課題である。

　このように、乳幼児健診において未受診が生じた場合、支援を必要とする人を健診で把握し継続的な支援につなげることができなくなり、特定健康診査であれば、より早期に生活習慣の改善による疾病の予防を進めることができないといった、支援すべき対象者へのアプローチが健康診査を通じて行えないという問題が生じる。

　そこで、乳幼児健康診査では、健康診査の受診勧奨通知の送付や未受診者に対する家庭訪問の実施、関係機関との連携による子どもの実態把握など、支援の必要性の把握に努めている。また、特定健康診査では、未受診理由の実態把握のための電話・アンケート調査などを行うことにより、受診率向上の対策が行われている。

6 健康診査の展開例

　健康診査の実際として、ここでは市町村で中心的に行われている乳幼児健康診査と特定健康診査を取り上げる。

1 乳幼児健康診査

　乳幼児健康診査は母子保健法に規定されており、第12条第1項では市町村に1歳6か月から2歳未満児および3歳児に対する実施を義務づけ、第13条第1項では妊産婦、乳児および幼児に対して必要に応じて実施することとしている。対象となる月年齢の設定は、1歳6か月児であれば歩行の獲得や有意語の表出、う歯の予防などの成長・発達の確認や支援、医学的な検査や指導に適した時期が考慮され、多くの市町村で図1（p.176）に示した時期に健康診査が行われている。

　乳幼児健康診査の目的は、かつては子どもの疾病や成長・発達に関する問題を早期に発見し、適切な対応を講じることが目的であったが、最近では、それに加えて子どもの健全育成に重点が置かれるようになっている。そのため、健診の場を活用して、育児に対する不安や悩み、ストレスの軽減を図る子育て支援や、子ども虐待の早期発見と予防に関する支援が行われている。

　乳幼児健康診査は、市町村によって多少の流れの違いはあるものの、対象者の把握、周知、会場設営、事前カンファレンス、受付、問診、計測、診察、個別指導、集団指導、カンファレンスというプロセスで進められる（表3）。このなかで、受診者が経過するのは受付から集団指導であり、保健師は問診と個別指導、集団指導を担当することが多い。

2 特定健康診査

　2008（平成20）年4月から、高齢者の医療の確保に関する法律に基づき、医療保険者による**特定健康診査**が開始された。特定健康診査は、内臓脂肪型肥満に着目し、その要因となっている生活習慣を改善するための**特定保健指導**を行い、糖尿病や脂質異常症、高血圧症などの生活習慣病の発症や重症化を予防す

表3 乳幼児健康診査の基本的な流れ

段階	内　容	保健師の視点
対象者の把握	・基本的には住民基本台帳から把握される。	
周知	・日時や場所、問診票等が個別に通知される。	・場合によっては電話や家庭訪問の際に保健師が案内することもある。
会場設営	・受診者の安全・安心に配慮して会場を設営する。	
事前カンファレンス	・対象者数や配慮すべき事項、スタッフ間で事前に情報を共有すべき事例等について話し合う。	・地区担当保健師が受け持ち事例と面接相談できるように調整がなされることもある。
受付	・母子健康手帳や問診票等の提出を受ける。 ・健康診査の流れの説明を行う。	・受付中や待ち時間に親子の様子を観察し、保護者の子どもへのかかわりや理解などを把握する。
問診	・事前に郵送した問診票に沿って記載事項を確認するとともに、保護者からの相談内容を整理し、どこで相談ができるのかを保護者に伝える。また、子どもに直接かかわり、動きや保護者との関係などを観察しながら、必要に応じて医師の診察での確認や、個別指導での保健師の相談を勧める。	・子どもの発達の観察は、保護者と一緒に子どもの成長を確認するように行う。この場では保護者の質問に詳しく答えるのではなく、子どもや育児への思いを引き出し、整理するように進める。
計測	・安全に配慮しながら正確な測定を行う。	・子どもが泣かないように手早く測定するとともに、飾りつけや声かけ、保護者の協力を得るなどの配慮をする。
診察	・問診の結果および計測値を踏まえて医師が診察を行う。健康診査の種類によっては小児科医師だけでなく歯科医師も診察する。	・医師の説明を理解できたか、相談し疑問や不安が解決できたかに留意する。保護者が医師に相談する際には、プライバシーが守れるように配慮する。
個別指導	・問診や計測、診察を踏まえ、健康診査の結果を総合的に保護者にわかりやすく説明し、問題の指摘ではなく、子どもの成長を保護者と確認する。 ・問診票の相談事項や保護者が不安・心配に思うことを確認し、ふだんの子どもの様子や子育ての状況を聞きながら、相談事項と子どもの生活を結びつけ、指導内容を検討する。まず保護者の子育てを認め、頑張りを労う。子どもの発達を踏まえながら、家庭環境や生活に合わせた実践可能な子育てを共に考える。健診に来たことが保護者の安心や子育ての自信につながるような対応を心がける。 ・継続的な支援が必要な場合には、他機関の紹介やフォロー教室につなげるなど、今後の対応を説明するとともに、家庭環境やふだんの子どもの様子、問題に対する保護者の思いを確認するために、地区担当保健師が家庭訪問等によって継続的にかかわることも説明する。	4か月児：神経学的な発達の初期の評価が行える時期であり、子どもの発達の状態を保護者とともに確認していく。 1歳6か月児：歩行と言語発達についてある程度の見極めができる時期であり、運動機能や精神発達遅滞等の障害を早期に発見し、指導・療育等の支援を行う。 3歳児：自我を充実させ、身辺自立や道具・言葉の使用など社会や集団での生活に必要な力を育んでいく時期で、精神発達遅滞や視聴覚障害、発達障害などを見極め、支援を行う。
集団指導	・対象月年齢に特徴的で一般的な子どもの成長・発達、栄養、生活習慣、予防接種、子育てに関する情報等の知識の提供を行う。保健師や管理栄養士、歯科衛生士等が担う。	・情報の提供だけでなく、同月年齢の子どもをもつ保護者同士の交流も考慮した設定にする。
カンファレンス	・受診者数や結果の内訳、支援が必要な事例に関する支援方針の決定、健康診査の運営上の課題などの情報を共有・検討する。	

ることを目的としている。

　特定健康診査・特定保健指導の流れを図2に示した。実施に際しては、対象者数（被保険者および被扶養者数）や健診受診者数、性・年齢別の受診結果などのデータの分析を行い、実施時期や場所、実施内容などの健診・保健指導計画を立案したうえで実施される。なお、受診率向上に向けた取り組みもこの計画に盛り込んでおくことが重要である。健診の実施では、安心・安全に受診できるように環境を整備しておくとともに、受診する日時や場所によって健診結果が影響されることがないように、精度管理に努める。また、対象者が円滑に受診できるように、健診の受診方法や留意点を対象者個別に通知するなどの情報提供を行う。

　特定健康診査の受診後は、健診の結果や質問票から、内臓脂肪症候群（メタボリックシンドローム）のリスクに応じた階層化（第3部第1章A、表7（p.301）参照）を行うことで、「情報提供」「動機づけ支援」「積極的支援」という保健指導が提供される（表4）。特定健康診査・保健指導の結果やレセプトデータ等を用いて、あらかじめ健診・保健指導計画において設定した目標や評価指標についての評価を行い、次年度の健診・保健指導計画につなげる。

　この特定健康診査制度の導入によって、全国共通の項目で健康診査が実施されることになり、毎年約2500万人分の受診データが保険者を通じて国に集約されている。このデータは、**レセプト情報・特定健診等情報データベース（National Database：NDB）** に登録され、特定健康診査・特定保健指導の効果分析などに活用されている。実際に分析の結果、特定保健指導については肥満や糖尿病の増加抑制傾向がみられたこともあり、2018（平成30）年度からは保険者が特定保健指導の機会

表4　特定保健指導の種類と内容

	情報提供	動機づけ支援	積極的支援
対象者	健診受診者全員	健診結果・質問票から、生活習慣の改善が必要な者で、生活習慣を変えるにあたって、意思決定の支援が必要な者	健診結果・質問票から、生活習慣の改善が必要な者で、そのために専門職による継続的できめ細やかな支援が必要な者
目的	対象者が健診結果から、自らの身体状況を認識するとともに、生活習慣を見直すきっかけとする。	対象者への個別支援またはグループ支援により、対象者が自らの生活習慣を振り返り、行動目標を立てることができるとともに、保健指導終了後、対象者がすぐに実践（行動）に移し、その生活を継続する。	「動機づけ支援」に加えて、定期的・継続的な支援により、生活習慣改善のための行動目標の設定と実践に取り組みながら、その生活を継続する。
支援内容	健診結果とその見方や健康の保持増進に役立つ内容の情報を提供する。あわせて、継続的な健診受診の重要性を理解してもらう。	対象者の生活習慣や行動変容のステージ（準備状態）を把握し、対象者の生活習慣改善を動機づけるために、①面接による支援と、②3か月以上経過後の評価を行う。 ①面接による支援 対象者自身が生活習慣改善の必要性に気づき、行動目標・計画を策定する。 ②3か月以上経過後の評価 ①で設定した個人の行動目標が達成できたか、身体状況や生活習慣に変化がみられたかを評価する。	「動機づけ支援」と同様の①面接による支援に加えて、②3か月以上の継続的な支援、③支援後の評価を行う。 ①面接による支援 「動機づけ支援」と同様の面接に加えて特定保健指導支援計画を作成する。 ②3か月以上の継続的な支援 栄養・運動等の生活習慣の改善に必要な実践的な指導と、支援計画に基づいた取り組みを維持するための賞賛や励ましを行う。 ③支援後の評価 体重や腹囲の達成目標、行動目標の達成状況を評価する。
頻度	健診結果の通知と同時またはそれ以上	原則1回の支援と3か月以上経過後の評価	3か月以上の継続的支援と支援後の評価

図2 特定健康診査・特定保健指導の流れ

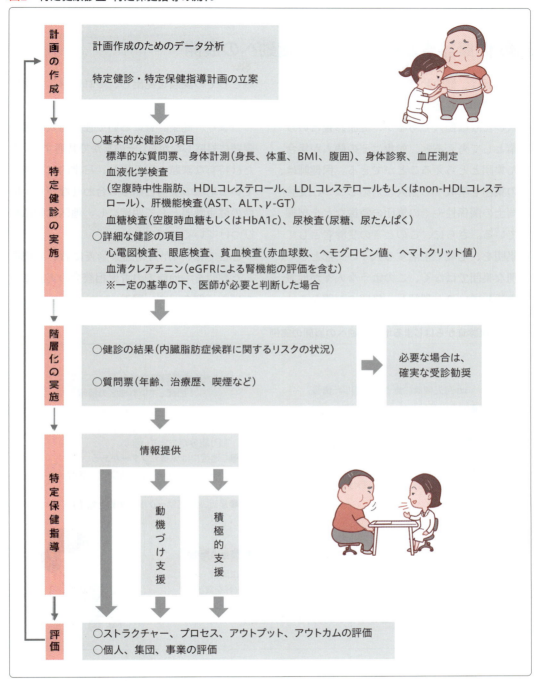

厚生労働省:標準的な健診・保健指導プログラム【令和6年度版】, 2024. を一部改変

を適切に提供するようにインセンティブ・ペナルティを強化し、特定保健指導の方法を弾力化するなどの方策がとられている。インセンティブ（incentive）とは、誘因、刺激、動機を表す言葉で、ある行動を促す動機づけや誘因として用いられる。インセンティブは、金銭的な報奨や表彰などの形をとるが、特定健康診査制度における保険者に対するインセンティブは、健診の実施率や保健指導の対象者割合などによる財政的な負担の増減として実

施される。

7 健康診査から始まる地区活動への展開

　保健師は、健康診査の場では、受診者個人の健康課題に対応している。しかし、受診者一人ひとりは個人であるが、健康診査という事業として考えると、対象はその個人が集合した集団ととらえることができる。保健師は、その集団を構成する個人に対応しつつ、受診者同士の関係性やその集団の特徴などを把握している。さらに、このときの受診者としての集団を、地域で生活する人々の一部として、特別な集団ではなく、このような人々が地域で生活していると理解し、集団の課題から地域としての課題を見出し、それに対して地域活動を展開していく。

　つまり、健康診査において住民個人の健康課題に対応しながら、そのなかで共通する、または特有な課題を取り出し、日常的に把握している地域の実情と照らし合わせながら、地域の健康課題として明確にし、地区活動に結びつけていくのである。

　ここでは、4か月児健康診査において把握した課題を、地域での育児相談会の実施につなげた一例を示す（図3）。

図3　健康診査からはじまる地域活動への展開の実例

4か月児健康診査から把握した情報
- A市のなかでも、C地区住民の受診率が低い
- 「子どもの体重の増えや身長の伸びが気になる」と話す母親
- 「保健センターが遠く、気軽に身体計測や子どもの相談に行けない」と話す母親

ふだんの保健師活動から把握している地区の情報
- C地区は保健センターから離れている
- 民生・児童委員は子どもに対しての取り組みができていない
- C地区には児童センターがある
- 小学生は放課後に児童センターを利用している
- 最近、育児サークルが活動を始めた

乳児を対象とした育児相談会の開催
- C地区の児童センターで定期的に開催
- 身体計測や個別の相談、健康教育を実施
- 民生・児童委員が受付や計測の補助・記録を担当
- 希望者には育児サークルを紹介

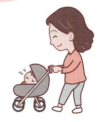

事例

　A市の保健センターに勤務するB保健師は、A市のなかでも保健センターから離れたC地区を担当していた。C地区はA市のなかでも比較的、子どもの多い地区であった。また、B保健師が4か月児健康診査に従事するなかで、C地区に住む母親から「子どもの体重の増えや身長の伸びが気になる」「自宅から保健センターまでが遠く、気軽に身体計測や子どもの相談に行けない」という声を聞く機会があった。
　一方、B保健師がふだんの保健師活動のなかで、C地区に関して把握している情報

としては、「民生・児童委員の活動の対象は高齢者が主であり、子どもに対する取り組みをしてこなかった」「児童センターはあるが、主に小学生が利用していて、午前中は使用されていない」「最近、育児サークルが活動を始めた」などといったことがあった。

そこでB保健師は、乳児を対象とした育児相談会を、C地区の児童センターで定期的に開催し、身体計測や個別の相談、集団に対する健康教育を実施した。その際、民生・児童委員には受付や計測の補助・記録を担当してもらった。また、継続的に他児や母親同士の交流を希望する母親には育児サークルを紹介した。

引用文献

1) 松野郷有実子，水井真知子，相田一郎，武井明：乳幼児健康診査における未受診者の検討，小児保健研究，64(4)，527-533，2005.
2) 国立研究開発法人国立成育医療研究センター：乳幼児健康診査事業実践ガイド，111，2018.

参考文献

・厚生労働省：標準的な健診・保健指導プログラム【令和6年度版】，2024.
・守田孝恵編：展開図でわかる「個」から「地域」へ広げる保健師活動，4-5，クオリティケア，2013.
・厚生科学審議会地域保健健康増進栄養部会，健康診査等専門委員会：第4回委員会　参考資料2　日本の健診(検診)制度，2019.

第2部 公衆衛生看護における支援方法

第5章 健康教育

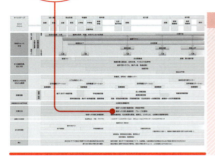

チェックポイント
- ☑ 健康教育の定義、目的、対象を理解する。
- ☑ 保健行動に関する理論、モデルを学ぶ。
- ☑ 健康教育の進め方を理解する。

1 健康教育の定義・理念

　教育とは、学習者の知識、技能、規範などの学習を促進する意図的な働きかけであり、学習者の成長・発達を促す活動である。この教育の定義を踏まえ健康教育の定義を示すと、**健康教育**とは、対象者の健康維持、増進を促す活動であり、対象者が健康に向けた**行動変容**ができるよう働きかけることである。健康教育の理念は、対象者が主体となり自律して健康維持・増進に向けた活動を行うことで、対象者の生活がより豊かになることである。

2 健康教育の目的

　健康教育の目的は、対象者が健康に向けた行動変容ができるよう働きかけることである。ここではグループを対象にした健康教育に焦点を当てる。

　保健師は、地域に住む人々の健康課題を解決するため、共通の健康課題をもつ人々を対象にグループを用いて支援する。本章では、健康行動に関する主要な理論について説明をした後、健康教育の企画立案について述べる。

理論やモデルはその特徴を理解し、対象とするグループやメンバーの状況に合わせて選択して活用することで、的確なアセスメントや計画が可能となる。また、実際のグループ支援にも大いに役立つ。保健師には理論を理解し活用する力が求められる。

　健康教育の歴史的な過程は**図1**のようになっており、疾病構造の変化に伴い、行動変容が求められるようになっている。

3 健康教育の対象

　健康教育は年齢や健康レベルを問わず、すべての者が対象となる。また、健康課題をもつ当事者のほか、家族や当事者を支える周囲の人々、地域の関係者など、健康教育の目的により多様な人たちが対象者となる。

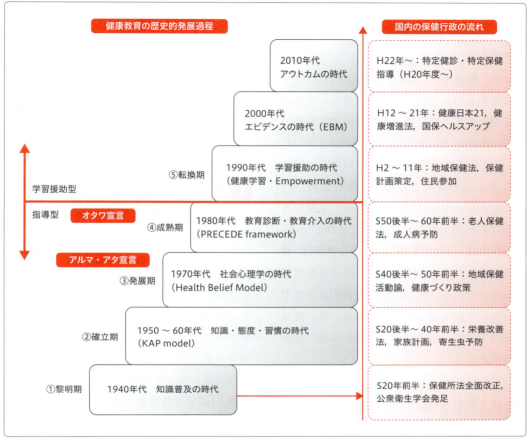

図1 健康教育の歴史的発展過程と国内の保健行政の流れ

吉田亨：健康教育の歴史と栄養教育, 臨床栄養, 85(3), 319, 1994. を一部改変

4 健康教育の特徴
― 保健行動に関する理論、モデル

1 場の理論

　場の理論はレヴィン（Lewin, K.）が提唱したものであり、「集団のなかでは、人間の意識や行動は集団の力による影響や支配を受ける」という集団力学（グループダイナミクス）を重視した理論である。すなわち、人間の行動は、その人自身の特性だけではなく、集団のなかでの相互作用や、その人が認識している環境にも大きく影響するということである。

　人間の行動（B）は個人特性（P）と環境・状況要因（E）により説明される関数 B=f (P,E) といわれ、人間の行動は、個人特性のみで決まることではないことを示している。

2 動機づけ

　市川は[1]、学習の動機づけを3つに分けている。1つめは生理的動機であり、「学習することによって生理的な欲求が満たされる」という欲求である。生理的欲求や苦痛刺激に条件づけられた刺激が生じると、不快な心理的状態（動因）が生じ、それを低めるため活動が生じる。2つめは親和動機であり、「仲間に存

在を認められ、仲よく行動をともにしたい」という欲求である。3つめは達成動機であり、「目標に向かって何かを成し遂げたい」という欲求である。

また、動機づけには2つの観点があり、1つめは報酬を得るための手段ではなく、それ自体を満たすことを目的とした「内発的動機づけ（intrinsic motivation）」である。2つめは、他の欲求を満たすための手段として行動をとることを目的とした「外発的動機づけ（extrinsic motivation）」である。学習や教育では内発的動機づけが有効とされている。その理由は、外発的動機づけによる学習は、賞罰を与えられないと学習しなくなる可能性があるためである。また、外的な賞罰に注意が向けられ学習に関心がなくなると、高い関与が期待できず、結果的に低い遂行成績になるからである[1]。

3 KAPモデル

KAPモデルのKAPは、知識（knowledge）、態度（attitude）、実践（practice）の略で、基本的な行動変容モデルである。知識を得て、それにより態度が変わり、行動に結びつくというモデルである。KAPモデルの限界は、知識を有していても、必ずしも態度の変容には至らないということである。たとえば、「健康によくない、体に悪いとわかっていても、タバコをやめられない」ということがある。健康行動に向けた知識を得ていても、態度の変容や行動変容には結びつかないことは、日常生活のなかでは少なからずある。

4 ヘルスビリーフモデル／健康信念モデル

ヘルスビリーフモデル（Health Belief Model：HBM、健康信念モデル）は、病気の予防、発見、コントロールに必要な行動や、その行動に役立ついくつかの要素（以下、コンストラクト）が含まれている[2]。HBMはマイナス面とプラス面からなるコンストラクトで構成される。マイナス面は、「認知された脆弱性」「認知された重大性」「認知された脅威」「認知された障害」であり、プラス面は「認知された利益」である（表1、図2）。加えて「行動のきっかけ」や「自己効力感」もプラス面のコンストラクトとして影響を与える。HBMは、期待─価値理論の範疇に入る。期待─価

表1　ヘルスビリーフモデルの主なコンストラクト

コンストラクト	内容	例：肥満
認知された脆弱性 (Perceived susceptibility)	ある疾病や健康問題に陥る危険性・リスクに対する認識	肥満が脂質異常症や高血圧症などの生活習慣病を発症しやすいと思っているか
認知された重大性 (Perceived severity)	ある疾病や健康問題によりこうむる重大さの認識	肥満により生活習慣病が発症することをどれくらい重大なことと思っているか（例：治療費、通院費、生活への影響、生活習慣病の予後）
認知された脅威 (Perceived threat)	「認知された脆弱性」と「認知された重大性」を合わせたもの	─
認知された利益 (Perceived benefit)	ある行動が危険性や重大さを減らす効力があるとする認識	生活習慣の改善により重大な結果をどの程度予防できると思っているか（例：食事制限や運動にて肥満を解消することで生活習慣病の発症を予防）
認知された障害 (Perceived barriers)	ある行動を起こすときに生じる障害・コストの認識	生活習慣の改善に対しどの程度障害があると思っているか（例：食事に対する楽しみの喪失、時間的負担、食事制限や運動制限に対する心理的負担）

福田吉治：個人レベルの理論・モデル，一般社団法人日本健康教育学会編，健康行動理論による研究と実践．40，医学書院，2019．を参考に作成

図2 ヘルスビリーフモデル

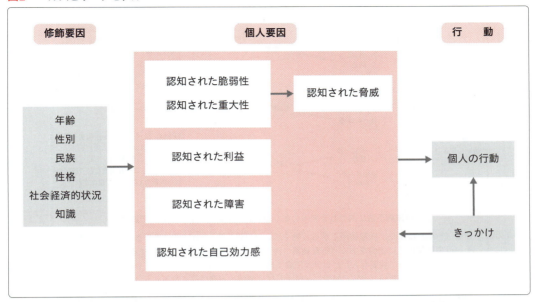

福田吉治：個人レベルの理論・モデル，一般社団法人日本健康教育学会編，健康行動理論による研究と実践．38，医学書院，2019．

値理論とは、ある行動により疾病を予防できるであろうという「期待」と、その予防によって生じることの「価値」からなる理論であり、期待と価値が大きいほど、その行動をとる動機は高くなる[3]。

5 合理的行動理論、計画的行動理論、統合的行動モデル

合理的行動理論（Theory of Reasoned Action：TRA）、計画的行動理論（Theory of Planned Behavior：TPB）、統合的行動モデル（Integrated Behavioral Model：IBM）は、態度、主観的規範、行動コントロール感が、行動意図への影響を通して行動に影響を与えると仮定している。TRAとTPBは、行動の決定要因としてモチベーションに関連したコンストラクトに焦点を当て、行動を最もよく予測するのは「行動意図」であり、「行動意図」はその行動に対する「態度」や「主観的規範」によって決定されると仮定している[4]。行動を起こすための知識や技術、環境的制約などの要素を加えたのがIBMである。

TRAは1967年に、フィッシュバイン（Fishbein, M.）により提唱され、1991年にアイゼン（Ajzen, I.）は個人の意思ではコントロールしにくい要因の影響を考慮するため、TRAに「行動コントロール感」を加えたTPBを提唱した。アイゼンが「行動コントロール感」を付け加えたのは、行動は意欲（行動意図）と能力（行動コントロール感）の2つが備わって可能になるという考え方に基づいている[4]（図3）。

2000年、TRAやTPBを統合するモデルとしてIBMがつくられた。IBMでは「行動コントロール感」と「自己効力感」を含む「個人の能力」がコンストラクトに加えられた。「行動意図」と「行動」に影響を与える要因として、「環境的制約」と「知識と技術」もコンストラクトに新たに追加された[3]（図4）。

図3 合理的行動理論(TRA)と計画的行動理論(TPB)

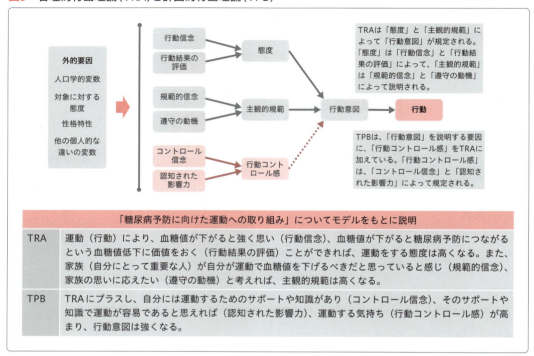

	「糖尿病予防に向けた運動への取り組み」についてモデルをもとに説明
TRA	運動(行動)により、血糖値が下がると強く思い(行動信念)、血糖値が下がると糖尿病予防につながるという血糖値低下に価値をおく(行動結果の評価)ことができれば、運動をする態度は高くなる。また、家族(自分にとって重要な人)が自分が運動で血糖値を下げるべきだと思っていると感じ(規範的信念)、家族の思いに応えたい(遵守の動機)と考えれば、主観的規範は高くなる。
TPB	TRAにプラスし、自分には運動するためのサポートや知識があり(コントロール信念)、そのサポートや知識で運動が容易であると思えれば(認知された影響力)、運動する気持ち(行動コントロール感)が高まり、行動意図は強くなる。

福田吉治:個人レベルの理論・モデル, 一般社団法人日本健康教育学会編, 健康行動理論による研究と実践. 42-44, 医学書院, 2019. を参考に作成

図4 統合的行動モデル(IBM)

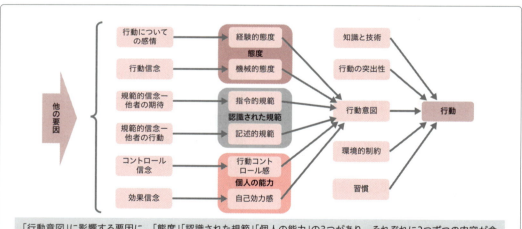

「行動意図」に影響する要因に、「態度」「認識された規範」「個人の能力」の3つがあり、それぞれに2つずつの内容が含まれる。
態度:「行動についての感情」をもとにした「経験的態度(対象となる行動についての経験に関する意識)」と、「行動信念」をもとにした「機械的態度(行動に対する利点あるいは難点に関する意識)」から構成される。
認識された規範:「他者の期待」をもとにした「指令的規範(特別規範)」と、「他者の行動」をもとにした「記述的規範(一般的規範)」が含まれる。
個人の能力:「コントロール信念」をもとにした「行動コントロール感(行動をコントロールできる力)」と、「効果信念」をもとにした「自己効力感(行動をやりとげる自信)」から構成される。
自己決定から行動に結びつけるために必要なコンストラクトは、「知識と技術」、「行動の突出性(行動を起こすことの重大さ)」「環境的制約(行動を起こすことが許される環境要因あるいは阻害要因)」、「習慣」である。

福田吉治:個人レベルの理論・モデル, 一般社団法人日本健康教育学会編, 健康行動理論による研究と実践. 44-46, 医学書院, 2019. を参考に作成

6 トランスセオリティカルモデル

トランスセオリティカルモデル（Transtheoretical Model：TTM）の根幹となる理論・概念は、ステージ理論、プロセス理論、決定バランス、自己効力感の4つである[5]。

TTMは、行動変容は時間軸に沿った5つのステージを経て行われ、そのステージにあった介入方法を用いることで効果的な行動変容を促すことができるとしている。行動変容に向けたステージの移動は一方向とは限らず、場合によっては後戻りすることもある。

ステージ理論は、時間軸という意味をもち、ステージの変化には無関心期、関心期、準備期、実行期、維持期の5つの段階がある。プロセス理論は、ステージ理論の5つの段階に、10のプロセスを含んでいる（図5、表2）。決定バランスは、行動変容により生じる利益または有用性と不利益または障害や負担を秤にかけて、前者が重ければ実行し、後者が重ければ実行しないことを指す[5]。自己効力感に

表2　トランスセオリティカルモデルのおもなコンストラクト

コンストラクト	定　義
意識の高揚	不健康な行動をしている理由やその行動がもたらす結果などについて認識を高める
感情的体験	健康的な行動への動機を高めるために、不健康な行動に対するネガティブな感情、もしくは健康的な行動に対するポジティブな感情を高める
環境の再評価	不健康な行動の有無が自分の周辺（人や物）に与える影響について、認知的・感情的に評価する
自己の再評価	不健康な行動を行う自分、または行わない自分の自己イメージを認知的・感情的に再評価する
自己解放	自分は変われるという自信をもち、行動を変えることを周囲に公約する
援助関係	行動変容のために、他の人から得られる精神的、物理的サポート
逆条件づけ	不健康な行動の代わりになる健康的な行動について学ぶ
強化マネジメント	進歩を自分自身でほめる、もしくは他の人から認めてもらう
刺激コントロール	不健康な行動を誘発するきっかけになるものを除去、もしくは健康的な行動を促すものを加える
社会的解放	健康増進をしやすい社会的機会や選択肢を増やすこと

Glanz, K., Rimer, K. B., & Viswanath, K., 木原雅子, 加治正行, 木原正博訳：健康行動学　その理論、研究、実践の最新動向．118, メディカル・サイエンス・インターナショナル，2018．を参考に作成

図5　トランスセオリティカルモデルのステージとプロセス

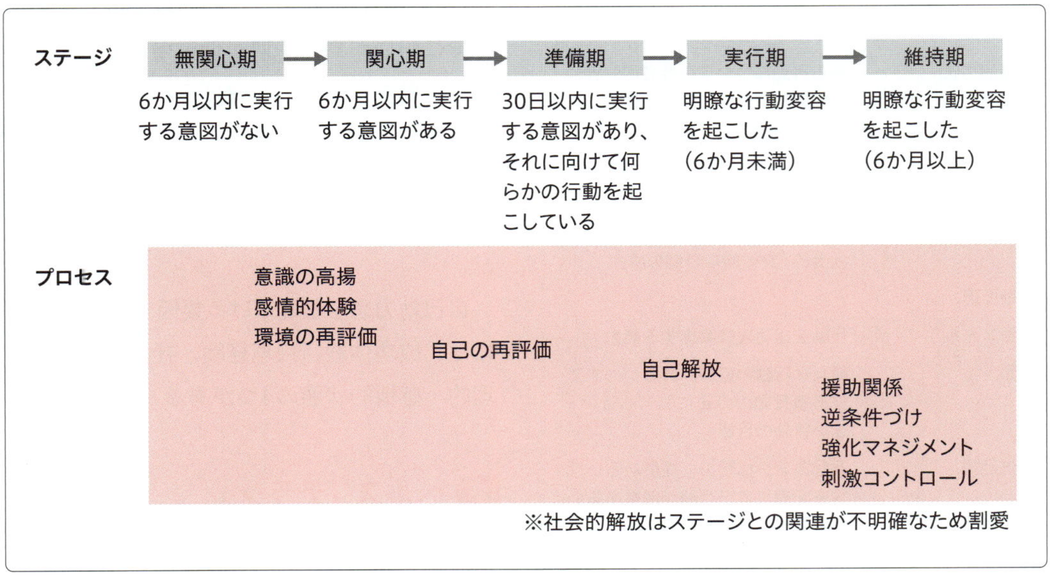

ステージ：無関心期 → 関心期 → 準備期 → 実行期 → 維持期

- 無関心期：6か月以内に実行する意図がない
- 関心期：6か月以内に実行する意図がある
- 準備期：30日以内に実行する意図があり、それに向けて何らかの行動を起こしている
- 実行期：明瞭な行動変容を起こした（6か月未満）
- 維持期：明瞭な行動変容を起こした（6か月以上）

プロセス：
- 意識の高揚、感情的体験、環境の再評価
- 自己の再評価
- 自己解放
- 援助関係、逆条件づけ、強化マネジメント、刺激コントロール

※社会的解放はステージとの関連が不明確なため割愛

Glanz, K., Rimer, K.B., &Viswanath, K., 木原雅子, 加治正行, 木原正博訳：健康行動学　その理論、研究、実践の最新動向．118, 123, メディカル・サイエンス・インターナショナル，2018．を参考に作成

ついては後述する。

7 社会的認知理論

社会的認知理論[6]はバンデューラ(Bandura, A.)によって提唱された理論であり、このモデルは個人的認知的要因、社会環境的要因、行動要因が相互に影響している。個人的認知的要因は、自己決定あるいは自己調整のための個人の能力であり、4つのコンストラクトで構成される。社会環境的要因は、ある特定の行動の遂行を推進、または承認、または妨げる主観的ないし身体的な環境の諸側面であり、4つのコンストラクトで構成されている。行動要因は、健康に直接的に影響するものであり、3つのコンストラクトで構成される（表3）。

表3 社会的認知理論のコンストラクト

コンストラクト	定義
個人的認知的要因	
自己効力感	ある結果に導く行動をとる自己の能力に対する自信
集団効力感	結果達成に向けて共同行動をとるための個体群の能力に関する信念
結果期待	結果は行動から生じ、結果期待は行動の推定影響に関する判断
知識	さまざまな健康実践の健康リスクやベネフィット、および行動するために必要な情報の理解の程度
社会環境的要因	
観察学習	新しい情報や行動を、他者の行動や行動の結果を観察することによって学ぶという学習のタイプ
規範的信念	ある行動についての社会的受容や認知的な普及度に関する信念
ソーシャルサポート	周囲のソーシャルネットワークからその人が受け取った激励や支援の知覚
バリアと機会	実施が困難/容易な行動をつくる社会的/身体的な環境の属性
行動要因	
行動スキル	行動を成功裏に実施する能力
意図	新たな行動の追加、あるいはすでにある行動の修正に関する近い・遠い将来の目標
強化と罰	報酬あるいは罰の、提供あるいは除去を通じて、行動が増進あるいは希薄化

戸ヶ里泰典：個人間レベルの理論・モデル, 一般社団法人日本健康教育学会編, 健康行動理論による研究と実践. 70-71, 医学書院, 2019. を参考に作成

8 自己効力感

自己効力感はバンデューラにより提唱され、HBM、TRA、TBA、IBM、TTMなど多くのモデルの構成要素にもなっている重要な概念である。自己効力感は「ある結果を生み出すために必要な行動をどの程度うまく行うことができるかという個人の信念」と定義される[3]。自己効力感を理解するにあたり、効力予期と結果予期の関係についての理解が必要である。福島は「効力予期は、自分の行動に関する可能性の認知であり、結果予期は環境の反応に関する可能性の認知である」[7]と述べている。自己効力感は効力予期に対する確信の程度であり、換言するならば、必要な行動に対し自分がどの程度遂行できるかの確信といえる。行動がある結果をもたらすことは確信できても、その行動を自分が上手くやり遂げられる自信がもてないのは、結果予期は十分に強いが効力予期が低い場合である。また、行動をうまく成し遂げられると確信しているが、行動によって相手から好都合な反応が出現するかどうかはわからないのは、効力予期は強いが結果予期が弱い場合である[7]（図6）。

自己効力感を基礎づける要因（高める要因）には、成功体験、代理経験、社会的説得、生理的・感情的状態の4つがある（表4）。

9 ヘルスリテラシー

ヘルスリテラシーとは、「良好な健康状態の維持、増進のために必要となる情報にアクセ

図6　効力予期と結果予期の関連

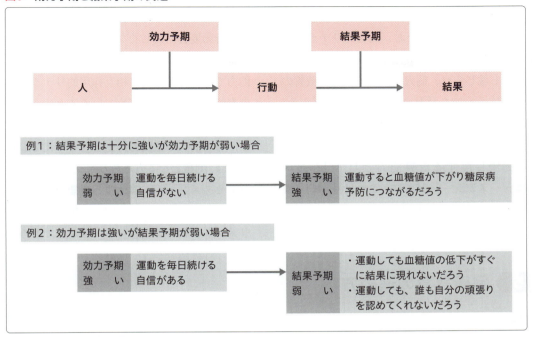

福島脩美：自己効力の理論．祐宗省三，原野広太郎，柏木恵子他編：新装版 社会学習理論の新展開，36-37，金子書房，2019．を参考に作成

表4　自己効力感を基礎づける要因

要因	解説
成功体験	自分自身で行動をして、なにかを達成、成功できたという経験である。直接体験し成功した経験であることから、成功体験を情報源とする自己効力は最も強く安定したものとなるといわれている。
代理経験	他者の達成や成功、あるいは失敗の様子を観察することである。さまざまな社会的モデルを通して、人は自分にもできそうだという効力予期を形成する。
社会的説得	自分にはやればできる能力があることを、他者から言語的に説明されたり、励まされたりすることである。簡便さから最も用いられるのが社会的説得である。社会的説得は、遂行行動の達成を導く一時の補助的手段として、それが実行により確証されてはじめて確固たるものとして機能する。
生理的・感情的状態	生理的な反応の変化や気分の高揚等である。生理的・感情的状態は、効力予期の判断の手がかりとなる。多数の前で声が震えたり赤面した等の生理的反応は効力予期を弱め、逆にそうならなかった等という判断手がかりから自己効力は高まる。

福田吉治：個人レベルの理論・モデル，一般社団法人日本健康教育学会編，健康行動理論による研究と実践．52-53，医学書院，2019；
福島脩美：自己効力の理論，祐宗省三，原野広太郎，柏木恵子，他編，新装版 社会学習理論の新展開．40-42，金子書房，2019．を参考に作成

スし、理解し、活用する個人の意欲や能力を決定づける認知と社会的スキル」(Nutbeam,1998)[8]である。ヘルスリテラシーはプロセスの観点から、①入手（アクセス）、②理解、③判断、④活用の4つの要素に分類されている。つまり、情報を「入手」し、入手した情報を「理解」し、「判断」し、その判断をもとに情報を「活用」するということである。

また、ヘルスリテラシーはレベルの観点からも分類され、①基本的／機能的リテラシー、②伝達的／相互作用的リテラシー、③批判的リテラシーの3つの要素がある。基本的／機能的リテラシー、伝達的／相互作用的リテラシー、批判的リテラシーの順でスキルが高度になり、基本的／機能的リテラシーは読み書きの基本的な能力、伝達的／相互作用的リテラシーは日常の活動に参加し、さまざまな形のコミュニケーションにより情報を入手したり価値を引き出したりする能力を表している。批判的リテラシーは、情報を批判的に分析し

その意味を理解し、健康に向けた日常の活動や状況をコントロールするのに活用できる能力を表している[8]。なお、批判的リテラシーは健康の社会的決定要因や健康格差との関連からも論じられ、個人や集団の健康の改善のために政治的な活動や社会運動を支援する。伝達的／相互作用的リテラシーと批判的リテラシーは、社会的スキルを含む能力となる[3]。

健康に関する計算能力として「ヘルスニューメラシー」があり、これは基本的／機能的リテラシーに相当する。ヘルスリテラシーが低い場合、日常生活のなかで健康に必要な情報が得られず、さらにその情報を正しく判断できないことで、健康に向けた自己決定や行動変容が難しくなる。

基本的／機能的リテラシーは個人に必要な能力であり、伝達的／相互作用的リテラシー、批判的リテラシーを高めていくことは、個人や集団のエンパワメントを高めることにもつながる。個人や集団の行動変容を考えていく際には、対象となる人たちのヘルスリテラシーをアセスメントし、強化する機能を明確にし、働きかけていくことで、個人、集団がエンパワメントされ行動変容へとつながるであろう。

5 健康教育の進め方

1 保健師が行う健康教育

保健師はグループメンバーの共通した健康課題を解決するため、健康教育という手法を用いて看護を提供する。保健師が行う健康教育の特徴の1つめは、グループの相互作用を活用し各メンバーの健康課題の解決を図ることであり、対象は「グループのメンバー」となる。2つめは、対象をグループそのもの、つまり、「グループ」とし、グループのニーズに対応する。ここでは、特徴の1つめであるグループのメンバーを対象とした健康教育の展開について説明する。

健康教育の目的は、各対象の健康に向けた行動変容やセルフケア能力を高め、健康課題解決に向けて対象者が主体的に取り組めるよう促すことである。その際には参加者間の相互交流やグループダイナミクスを活用することが有効である。また、行動変容には動機づけや自己効力感、ヘルスリテラシー、環境への働きかけが必要となる。グループやグループメンバーが自己の健康課題に気づき、健康に向けた行動について意欲を明確化し、知識や技術を習得し、行動変容につながるよう、学習過程への主体的な参加を促し、自己効力感やエンパワメントが高まるような働きかけが重要である。

2 健康教育計画立案のポイント

対象となる人たちに適した健康教育にするために、健康教育実施前に対象とするメンバー、グループの2つの視点でアセスメントを行う。アセスメントや計画立案の際には、前述した保健行動に関する理論、モデルが大いに役立つ。理論やモデルを用いることで、アセスメントや計画に際して保健師の思考が整理される。さらには、対象者へのより深い理解や効果的な健康教育につながる。

健康教育は対象となる人たちの生活に即した内容であることが大事である。地域の状況や対象者の生活の状況に合っていなければ、健康に向けた行動変容やセルフケア能力向上を図ることは難しい。対象者が「健康に向けた行動をしよう！」という決意や行動に移すためには、対象者の生活やニーズに合ったものでなければならない。また、健康教育の目的に応じて、他職種との連携や住民（対象者）

表5　教育の三観

項目	内容	例：マタニティ教室
教材観（題材観）	今回担当する健康教育が事業のなかでどのような位置づけにあるのか、教材のもつ意義やその解釈を通して健康教育で教える内容を明らかにすることである。また、この健康教育での学びが看護実践上、どのくらい価値があるのか、教材に対する見方や考え方を表明することでもある。	開催回数5回1クールのマタニティ教室において、各回の健康教育がマタニティ教室全体のなかでどのような位置づけにあるのかを明らかにする。社会的、学術的な視点からマタニティ教室の意義を分析し、健康教育の内容を明確にする。
対象者観（学習者観）	今回担当する健康教育内容に関連づけて、対象者の実態や傾向を把握することである。教材に対する対象者の興味関心や知識を考えることである。対象者観を把握することは、対象の特徴に応じた健康教育の方法を工夫するために有用である。	担当する地域の女性や妊婦の状況を把握する。また、教室を事前申込制にした場合、申込時に、対象者がすでに得ている知識や、マタニティ教室への興味関心を確認、理解する。
指導観（目標観）	対象者に知識、技術、態度を学習してもらうときの保健師の指導方針であり、どのように学習を促すかという教育の方針から導き出される。教育効果を上げるための方法や健康教育展開の留意点等を明示する。	マタニティ教室で担当する回や、5回分全体の教室目標や内容を明確にし、どのように健康教育を展開するかを検討する。また、対象者観をもとに効果的な健康教育について考える。

佐藤みつ子，宇佐美千恵子，青木康子：看護教育における授業設計 第4版．27，医学書院，2009．を参考に作成

との連携も必要である。健康教育を将来、地域活動へと発展させていく場合は、特に対象者を企画の参画に促し、対象者の主体的な参加のもとに活動を進めていく。

健康教育を計画する際に、教育の三観の考え方が参考になる。三観とは教材観、学生観、指導観であり、誰に（学生観）、何を（教材観）、どう教えたら効果的なのか（指導観）ということである。本章では学生観を対象者観として記載する。詳細は表5に示す。

3 健康教育計画の立案

1 対象選定

健康教育の対象選定は、健康課題を有する本人や家族となる。地域で健康課題解決に向けた取り組みが必要な場合は、対象は地域の人々となる。健康課題や健康教育の目的等に応じて対象を選定する。

2 対象集団の健康課題のアセスメント

対象集団の健康課題のアセスメントは、対象者に焦点を当てたアセスメントとグループに焦点を当てたアセスメント、という2つの

表6　アセスメント項目一覧

対象者の情報	
項目	内容
基本属性	年齢、性別、職業、発達課題など
身体的状態	生理学的状況、自覚症状、健康上のリスク、現病歴、治療歴、日常生活動作、手段的日常生活動作
心理的状態	情緒、認知力、理解度、価値観
社会的状態	社会参加の状況（学校、職場、老人クラブ・サロン等の各組織への参加状況）、家族や地域社会との関係・役割
生活状況	生活リズム、食事・睡眠・運動等の活動状況
健康問題に対する知識、意欲、行動	健康（健康問題）に対する知識、関心、意欲、行動など

集団の情報	
項目	内容
集団の特性	集団規範、グループ内の役割・地位、集団凝集性、グループ内の相互交流/相互作用、グループの文化
グループの発達	グループの発達段階、グループ外の他の集団との関係性

HBM、TRA、TPB、IBM等の各種モデルを活用し、対象となる人たちの健康への取り組みに対する認識や技術を把握する。そうすることで、対象者に適した内容、方法で健康教育を展開することが可能となる。集団の情報をもとにしたアセスメントは、集団の理解ならびにグループダイナミクスを活用した健康教育を検討することを可能にする。

視点で行う。対象者に焦点を当てたアセスメントは、対象者個々人に着目しながらグループに存在する共通した特徴を見出していく。グループに焦点を当てたアセスメントは、グループの発達段階や凝集性などグループそのものの特徴や傾向を見出す。アセスメント項目一覧を表6、アセスメント例を表7に示す。

アセスメントでは、アセスメントに必要な項目を検討したうえで、各項目を参考に情報を収集し、情報の意味を解釈しながら分析し、顕在化している健康課題（実際にある健康課題）、潜在化している健康課題（起こるおそれのある健康課題）、対象がもつ強み（対象がもつ健康管理上の長所）を特定する。そして、対象者に共通する健康課題を抽出する。その際には、対象者のもつ健康課題の意味を明確にする。

3 対象集団の健康教育計画

❶ 目的と目標の設定

健康教育計画には目的と目標を明示する。目的は、健康教育を通してグループおよびグループメンバーが健康に向けた行動変容や、セルフケア能力の獲得に向けた方向性であり、目標は目的をもとに示される。目的は健康教育で目指すべき方向性を示すほか、健康教育を行う意義の明確化にもなる。

表7　対象集団の健康課題のアセスメントの一例

事業名：ヘルスアップ教室（健診事後教室）	開催地区　A地区

対象者
女性　12名、60代前半〜70代前半、農家を営んでいる家庭が多い
三世代等で家業を営んでおり、家事と自営の手伝いをしている者が多い

情　報	アセスメント
□基本的情報 ・女性　12名 ・60代前半〜70代前半 ・農家を営んでいる家庭が多い ・三世代等で家業を営んでおり、家事と自営の手伝いをしている者が多い □身体的状態 　○○年の健診結果（**太字**：異常所見） ①女性：BMI：**28.5**、腹囲：**92.0cm**、体脂肪率：**38.5**、血圧：**146/70**、血糖：78、HbA1c：**5.6**、総コレステロール：**260**、中性脂肪：57、HDL-c：90、LDL-c：135 ②女性：BMI：23.5、腹囲：81.6cm、体脂肪率：33.6、血圧：**134/72**、血糖：72、HbA1c：**5.9**、総コレステロール：158、中性脂肪：47、HDL-c：62、LDL-c：78、ヘモグロビン：**11.6**、ヘマトクリット：**35.4** ③女性：BMI：**35.8**、腹囲：**118.0cm**、血圧：**169/81**、血糖：94、HbA1c：**6.7**、総コレステロール：**260**、中性脂肪：**168**、HDL-c：41、LDL-c：**166**、尿酸：7.2	□基本的情報 　対象集団は、中年期層の女性の集団であり、この時期の発達課題は、ハヴィガーストによると、①成人としての市民的・社会的責任を果たす、②一定の経済的水準を確立し維持する、③子どもに対し、家庭から社会への適応を助ける、④自分の余暇の充実、⑤自分と配偶者の人間的な結合、⑥中年期の生理的変化の理解と適応、⑦高齢者である両親への適応がある。 　対象集団は60代前半〜70代前半の女性のほうが多いという背景からも、家庭において主要な役割を担い、子どもの独立や親の介護や死に直面するなど、日常の生活場面で精神的ストレスを感じる機会が多い時期であることが予測される。また、農家を営んでいる家庭が多く、家事と自営の手伝いをしている者が多い背景からも、日々忙しい生活を送っていることが予測される。このような日々のストレスや忙しさが、不健康な生活習慣に影響している可能性がある。また、ストレスに対するコーピングが不健康な習慣となっている可能性もある。 □身体的状態 　対象集団は、中年期以降の女性ということもあり、閉経に伴うエストロゲンの分泌減少により、**血液中のLDL-C増加、HDL-C減少、中性脂肪の増加につながり、脂質異常症をはじめとする生活習慣病の発症リスクが上がっている集団**と考えられる。異常所見として指摘されているのは多い順に、HbA1c 7名、総コレステロール7名、血圧5名、LDL-c 4名、BMI 4名であった。対象者は検査値の異常所見がある人が多く、すでに生活習慣関連疾患で治療中、治療経験ありの人が大半を占める。よって、対象集団は生活習慣病のハイリスク集団であると考えられる。特に、肥満者が参加者の半数程度おり、腹囲が正常値であっても血圧、HbA1c、LDL-cの異常値所見を複合してもっている人も複数いることやメタボ該当者も4名いることからも、メタボ対策が必要な集団である。

④女性
AST：73、ALT：91、γ-GTP：57
現病：高血圧で治療中断中

BMI：27.3、腹囲：89.0cm、血圧：120/70、血糖：94、HbA1c：6.1、総コレステロール：272、中性脂肪：88、HDL-c：81、LDL-c：169、AST：33、ALT：34、γ-GTP：56、ヘモグロビン：11.0、ヘマトクリット：34.7、MCV：78.6、血小板：39.2
現病：貧血の指摘あり

□集団の特性
・A地区の女性 12名、60代前半～70代前半、農家を営んでいる家庭が多い
・A地区婦人部に所属している者が10名
・趣味の集まり（ハンドメイドの会）に参加している者が6名

□地域の特性
（地域の健康課題との関係など）

	A地区	県	同規模	国
がん	47.2	50.5	46.0	49.6
心臓病	34.6	24.8	28.7	26.5
脳疾患	12.0	13.1	16.5	15.4

表：○○年　死因割合
出典：○○年　国保医療費

□集団の特性
・集団の健康意識および行動
　対象集団は定期的な受診行動を行い、健康教室に参加するなど、健康行動に対する意識は低くない。しかし、ここ数年、健診結果に改善がみられないことから、トランスセオリティカルモデルの変化ステージ「関心期」の段階といえる。健康教育では、意識の高揚、感情的体験を考慮し、自己の再評価につながる内容が有効であると考える。また、対象者の自己効力感が向上するような働きかけも重要といえる。
・集団内の関係性
　参加者は農家を営んでいる家庭が多いことや同じ地区の人々であることから、近隣住民や同業者として顔見知りの関係にある者が多いと考えられる。また、対象集団は女性であり、町内会や婦人部などでふだんから交流がある可能性が高い。
・集団凝集性
　上記より、日ごろから顔見知りの関係性であることが予測されるため、グループの発達段階としては、形成期は既に経過していると考えられる。しかし、メンバー間の関係は「健康」を目的にしたつながりではないことから、本事業に関するメンバーの役割や規範、グループダイナミクスは表面化していないと考えられる。そのため、グループワークにおいては「準備期」「開始期」の段階であると予測される。グループワークでは事前に波長合わせを行ったうえで、本教室の目的や目標を説明し、メンバーの理解や同意を得ながらグループづくりを行う必要がある。
・地域との関係
　参加者は日ごろより婦人部やハンドメイドの会等、何らかの組織に所属し活動している者が多いと考えられる。今回の健康教育での学びを各組織のメンバーと共有したり、また、それらの組織で健康と絡めた活動を地域で展開していくことでA地区から町全体へ健康に関する波及効果が期待できる。

□地域の特性
　A地区は、表より、心臓病の死因割合が県、同規模の地区、国と比較すると高い。心疾患はA地区の健康課題を考えるうえで非常に重要である。今回の対象集団も、肥満、LDL-c、総コレステロール、血圧の値に異常所見がある者が多く、上記の所見が進行し動脈硬化が促進されることで、心疾患のリスクも高い集団である。よって、今回の対象集団への健康教育は地域の健康課題への対策ともなりうる。

　目標、すなわち到達目標を明確にすることは、健康教育計画において重要である。目標を明確にすることの重要性として、1点めは、対象者が健康教育で何を学習し習得するのかを理解できることがあげられる。2点めは、目標は健康教育を実践する保健師にも有益であり、同職種や他職種間で目標を共有することにより、健康教育の方向性が明確になり一貫した内容で展開できることがあげられる。3点めは、健康教育の評価の際に基準が必要となり、目標を設定しておくことで対象者がどのように変化したかを示すことができ、評価が容易になることがあげられる。また、目標を設定しておくことで対象者の自己評価も可能となる。

　目標の設定ポイントとして、①主語を対象者として記述すること、②対象者に到達してもらいたい具体的な行動目標を知識、態度、技術の形で記述することがある。行動目標を記述することで、到達水準が具体的に示される。最後に、③1つの文章で1つの目標を記述することである。目標の設定にあたっては、ブルーム（Bloom, B. S.）の教育目標が参考となり、これは目標の性質に応じて、認知的領域、情意的領域、精神運動的領域の3つに分けている（表8）。SMARTやRUMBAというチェックリストは到達目標の適切さを判断する際に使用されている（表9）。

表8　ブルームの教育目標

	内　容	記　載　例
認知的領域	知識に関する目標で、知識の習得と理解および知的諸能力の発達に関する目標が含まれる	列挙する、述べる、説明する、記述する　など
情意的領域	態度に関する目標で、興味や態度・価値観の形成と正しい判断力や適応性の発達に関する目標が含まれる	認める、気づきを示す、参加する、尊重する、討議する、協力する　など
精神運動的領域	技術に関する目標で、技術や技能の獲得に関する目標が含まれる	模倣する、工夫する、実施する、調べる、始める　など

梶田叡一：教育評価 第2版補訂2版, 36-37, 有斐閣双書, 2010. を参考に作成

表9　到達目標のチェックリスト

	SMARTチェックリスト
S（Specific）	具体的である
M（Measurable）	測定可能である
A（Achievable）	達成可能である
R（Relevant）	関連性があり、妥当である
T（Time-bound）	達成される期限が明白である
	RUMBAチェックリスト
R（Real）	現実的である
U（Understandable）	理解可能である
M（Measurable）	測定可能である
B（Behavioral）	行動可能である
A（Achievable）	達成可能である

榊原暢久：シラバスを作成する, 中島英博編, シリーズ大学の教授法1 授業設計. 62, 2016.

❷ 実施内容の検討と指導案の作成

　目的と目標をもとに健康教育の全体の構想を検討する。健康教育の回数や各回の目標の設定、プログラム内容を検討し、事前準備として、予算案の作成、健康教育担当者間での調整や会場の確保、対象者への周知方法を考える。周知に関しては個別で周知するか、広報やチラシなどを用いて住民全体へ周知するかなどの検討も必要となる。

　健康教育を実施する環境（会場）の確認は、健康教育の対象者および内容をもとに検討する。たとえば、会場までの交通機関などのアクセス状況、健康教育を行う会場の広さや設置されている映像や音響機器、机・椅子の設置状況（固定式／可動式）、ホワイトボードとスクリーンの設置状況と同時に使用することの可否、利用できるICT環境等があげられる。

　指導案には、教室名、対象者数、日時、場所等を明記する。そして、健康教育を企画した理由、テーマ設定の理由や根拠等を記載する。健康教育の指導案例は表10を参照されたい。

❸ 教材の検討

　教材は対象者の学習を円滑にするための道具であり、優れた教材は対象者の学習を促すことができる。教材は健康教育の目標を達成するために役立つもの、対象者の興味関心を高めるものが有効である。そのため、健康教育指導案を作成する際にどのような教材を用いるのかを検討する。教材を有効に活用するために、教材の種類や教材を使用する場面、効果的な活用方法を検討したうえで適切なものを選択する。

　教材の選択基準には、①教育内容に適している、②対象者の知識や理解のレベルに適している、③読みやすさ、見やすさ、聞きやすさなどの質、④利用する可能性はどの程度あるか、⑤学習の効率が教材のコストに見合うか（経済性）、⑥入手が容易であるか[9]、等があげられる。また、教材の分類については、さまざまな方法がある。学習に適した教材を把握するため、中島は5つの分類の視点を説明している。詳細は表11に示す。

　教材には各種特徴がある。たとえば、実物教材を使う場合、対象者の視覚、聴覚、触覚に訴えることができる。教材によっては嗅覚、味覚にも働きかけることができる。このような実物教材は、イメージがわきやすくインパ

表10 健康教育の指導案例

事業名：ヘルスアップ教室（健診事後教室）	開催地区　A地区
テーマ あなたの脂質、大丈夫？−今日からできる健康的な食事−	開催日：○○年○月○○日○曜日 時　間：10：00〜11：30 場　所：交流センター

目的
　対象集団は、脂質異常症発症のリスクが高いが行動変容を行えておらず、将来的に動脈硬化にかかわる疾患を発症するリスクが高まっている。今回の教室では、対象者が健康的な食生活を志向でき、日常生活のなかで自ら取り組むことを意思決定できること、また、自ら行動に向けた動機づけができることを目的とする。

会場設営	事前準備
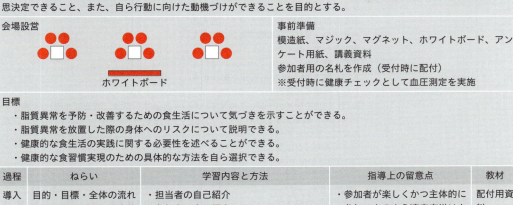	模造紙、マジック、マグネット、ホワイトボード、アンケート用紙、講義資料 参加者用の名札を作成（受付時に配付） ※受付時に健康チェックとして血圧測定を実施

目標
・脂質異常を予防・改善するための食生活について気づきを示すことができる。
・脂質異常を放置した際の身体へのリスクについて説明できる。
・健康的な食生活の実践に関する必要性を述べることができる。
・健康的な食習慣実現のための具体的な方法を自ら選択できる。

過程	ねらい	学習内容と方法	指導上の留意点	教材
導入 10分	目的・目標・全体の流れの明確化により、健康教育に対する参加者の意識づけを図る。 模造紙を使用して講話を行うことで、視点の移動を減らし、内容全体を記憶に留められるようにする。	・担当者の自己紹介 ・参加者の自己紹介 ・教室のテーマとその理由についての説明 ・教室の目標を参加者に提示 ・全体の流れを説明 　①脂質異常症について 　②脂質異常症を改善・予防するための食事内容について 　③健康的な食べ方について	・参加者が楽しくかつ主体的に参加できるよう適宜声掛けをしながら、明るい雰囲気の教室とする。 ・参加者に模造紙の文字が見えづらくないか、声の大きさは適切か確認しながら実施する。 ・目標は参加者にわかりやすく説明する。 ・今回の健康教育の重要なポイントを紙にまとめ、持ち帰りができるよう資料を配付し、自宅でも確認でき、今回の学びを実践しやすくする。	配付用資料
展開 30分	脂質異常症について知識の程度を把握する。 健康的な行動を行うことによる効果とそれを行わないことによるリスクを、ポジティブ・ネガティブの両面からイメージしてもらう。	1．脂質異常症について （発問） 「脂質異常症、昔は高脂血症とも呼ばれていましたが、どんな病気かご存じの方はいらっしゃいますか？『知っているよ』という方は手を挙げてください」「よく知らないけど、聞いたことはあるという方は、手を挙げてください」 「脂質異常症がどんなものか知らない方もいらっしゃいますので、今から脂質異常症とはどんなもので、体にどんな影響があるものかお話しします」 （説明） ・脂質異常とはどういう状態か ・脂質異常によって身体にどのような影響があるか ・結果的に、どのような疾病を引き起こすのか ・脂質異常症の原因 ・症状を未然に防ぐ、または症状を改善す	・講話のなかでも参加者の意見や質問を適宜確認し、参加者の理解や関心、反応を見ながら進行する。 ・講話のなかでは「酸化」「代謝機能」等の難しい表現は避け、参加者がイメージしやすくわかりやすい言葉を用いる。 ・事前に把握している対象地域の状況や対象集団の生活状況と関連させながら説明を行う。	模造紙

		る方法（食生活） 2. 脂質異常を予防・改善するための工夫について説明① ・目に見える油と目に見えない油 ・目に見える油を減らすためには （発問）皆さんは料理の時にサラダ油をフライパンに敷いて料理されますよね。こういった液体の「油」も大体の目安量があるのはご存知でしょうか？　ふだんの料理では、皆さんは料理するときに油を何で量っていますか？ （回答：挙手制） 1.目分量　2.勘で量る　3.気分で量る　4.さじなどを使って量る （発問）料理中をイメージして考えていただきたいと思います。どれくらいが1日の量だと思いますか？ （回答：自発または指名） ・油の1日摂取量の説明	・血管モデルを使って、視覚的に理解できるよう工夫する。 ・食品サンプル（油モデル等）を用いる。	血管モデル 食品サンプル
15分		3. 実演・グループワーク ・水で代用し計量スプーンで実際に使用している油の量を紙皿に落としてみる 　→ふだんの調理油の使用量の体感的理解を促す ・調理中にできそうな工夫についての意見交換	・参加者間でグループワークの司会を決めてもらう。 ・意見が出ない場合は、参加者がふだん工夫していること、講話をもとにできそうなことについて話してもらう。 ・参加者間で交流できるよう配慮する。	紙皿 計量スプーン 水
5分		4. グループワークの共有 グループワークの内容を全体で共有する		
20分		5. 脂質異常を予防・改善するための工夫について説明② ・目に見えない油：隠れ脂肪が多く含まれている食品 ・飽和脂肪酸と不飽和脂肪酸について （クイズ） どれが飽和脂肪酸でしょうか？	・飽和脂肪酸と不飽和脂肪酸についてわかりやすい言葉で説明する。 ・イラストや図を用いて説明する。	模造紙

クトが強いため、長期記憶になりやすい。加えて直感的に理解を促す教材となる。実物がない場合、サンプルや模型を用いることによっても、感覚に働きかけることができるため、対象者の理解を促すことが可能となる。また、実例を見せたり、実演を示すことは、対象者に追体験を可能にさせる。映像などの視覚教材は、対象者に内容の具体的イメージを与え、学習意欲を促し、さらに記憶を強化しやすい。ただし、複数の映像を流すとインパクトの強い映像だけが記憶に残るため、1回の健康教育で流す映像は原則1つとすることが望ましい。

教材の選択は、健康教育の目的、目標との整合性や、対象者のレディネスに合わせて選択することが大切である。

❹ 健康教育の評価

健康教育の評価では、何のために評価をするのか評価の目的を明確にする。評価のための評価にならないよう、健康教育実施前に評価計画を立案する。評価はその特徴をもとに3つに分類される。1つめは、診断的評価であ

表11 教材の種類

分類の視点	教材		教材の具体例
1 学習内容の伝達方法	言語教材	文字で内容を表した教材	テキスト、講義資料、新聞、パンフレット、チラシ、ワークシートなど
	視覚教材	映像や音楽で内容を伝える教材	図・表、絵、ポスター、写真、OHP、DVDなど
	実物教材	視聴覚や触覚等で内容を伝える教材	実物、模型、標本など
2 知識や技能の理解または活用	習得教材	新しい学習事項を理解させる教材	テキスト、資料集、演習問題など
	活用教材	習得した知識を活用する教材	繰り返し学習できるドリル教材、シナリオ教材など
3 学習課題との関係性	課題教材	課題そのものを含む教材	「健康診査のデータの読み取り方」に関する健康教育で提示される健康診査のデータなど
	道具教材	課題が道具の形で示されている教材	「運動」に関する健康教育で提示される運動の器具や道具
	資料教材	学習課題の遂行を補助する教材	資料集、参考文献、パンフレットなど
4 学習内容の学ぶ方法	講義用教材	講義をするための教材	テキスト、講義資料、写真、図・表、映像、DVDなど
	練習教材	習得した知識を繰り返し学習するための教材	ワークブック、練習帳など
	実験・実習教材	具体的な経験をもとに学習するための教材	観察ノート、行動記録など
	調べ学習教材	自ら課題を設定し、興味関心に基づいて各種資料等にて知見を整理し発表するための教材	書籍、辞典、インターネットのウェブサイトなど
5 教材の届け方	印刷教材	毎回の教育時に配付する資料を個別に届ける教材	資料、テキストなど
	パック教材	教育時に用いる資料や文献等を一つに集めた教材	資料、テキストなど
	オンライン教材	教育に関する講義や資料をインターネットにアップし、必要に応じてアクセスする教材	資料、テキスト、講義動画など

小林忠資：教材を準備する, 中島英博編, シリーズ大学の教授法1 授業設計. 94-96, 2016. を参考に作成

り、これは健康教育実施前に行う評価で、対象者の準備状況を確認する。この評価結果は指導案に活用する。2つめは、形成的評価であり、これは健康教育の進行中に行う評価で、到達目標に沿った成果が得られているかを確認する。3つめは、総括的評価であり、健康教育終了時に行う評価で、設定した目標に到達したかを確認する。

評価は、対象者が目標を達成できたかについて情報を収集し判断するため、到達目標を設定すると同時に、目標の到達を示す根拠を決める必要がある。また、評価の構成要素を理解したうえで、評価の計画や評価を実施する。評価の構成要素には、①評価目的（何のために評価をするのか）、②評価対象（誰の何を評価するか）、③評価基準（何を基準に評価を行うか）、④評価主体（誰が評価を行うか）、⑤評価方法（評価のためのデータをどのように収集するか）がある。

健康教育の企画から評価までの一連の流れは、図7のようになる。

図7 健康教育の企画・実施・評価の流れ

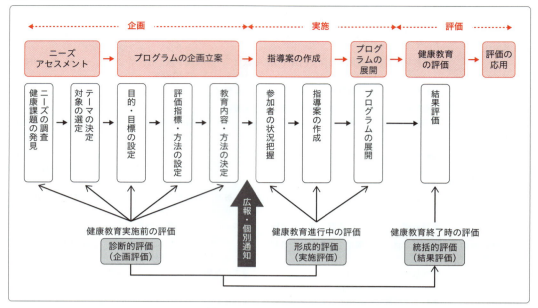

小路浩子：健康教育，上野昌江・和泉京子編，公衆衛生看護学，第2版，101，中央法規出版，2016．を一部改変

6 健康教育から始まる地区活動の展開

　健康教育は、対象者の健康維持、増進を促す活動であり、対象者が健康に向けた行動変容ができるよう働きかけることである。健康教育を実施する各種事業を地区活動として展開することは、住民に対する健康維持、増進に向けた普及啓発となる。また、住民による自主的な健康づくり活動へと発展させることも可能となる。つまり、健康教育から始まる地区活動は、住民全体の健康向上を目指す、ポピュレーションアプローチといえる。なお、地区活動の展開を目指すためには、健康教育開始時から、地域活動への発展を想定して活動していくことが重要である。

引用文献

1）市川伸一：学習と教育の心理学 増補版．2-15，岩波書店，2011．
2）Glanz, K., Rimer, K.B., &Viswanath, K.，木原雅子，加治正行，木原正博訳：健康行動学 その理論、研究、実践の最新動向，68-71，メディカル・サイエンス・インターナショナル，2018．
3）福田吉治：個人レベルの理論・モデル．一般社団法人日本健康教育学会編：健康行動理論による研究と実践，39-53，医学書院，2019．
4）Glanz, K., Rimer, K.B., &Viswanath, K.，木原雅子，加治正行，木原正博訳：前掲書，87．
5）土井由利子：行動変容のモデル．畑栄一，土井由利子編：行動科学 健康づくりのための理論と応用 改訂第2版，20-23，南江堂，2009．
6）戸ヶ里泰典：個人間レベルの理論・モデル．一般社団法人日本健康教育学会編：健康行動理論による研究と実践，68-69，医学書院，2019．
7）福島脩美：自己効力の理論．祐宗省三，原野広太郎，柏木惠子他編：新装版 社会学習理論の新展開，36-37，金子書房，2019．
8）江口泰正：健康教育の新しいキーワードとしてのヘルスリテラシー．日本栄養士会雑誌，61(10)，557-565，2018．
9）佐藤みつ子，宇佐美千恵子，青木康子：看護教育における授業設計 第4版，165-171，医学書院，2009．

第2部 公衆衛生看護における支援方法

第6章 グループ支援

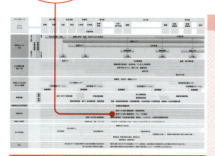

チェックポイント
- ☑ 集団の構造やグループダイナミクスなど、グループ支援の特徴を学ぶ。
- ☑ グループ支援の進め方を理解する。
- ☑ グループ支援から始まる地区活動の特徴を知る。

1 グループ支援の定義・理念

　グループ支援とは、メンバー間のコミュニケーション、関係性、および相互作用に着目し、グループダイナミクスを活用してメンバー各自の健康課題を解決に導く活動である。この支援の理念は、グループの構造と機能を活用し、住民の健康課題の解決を目指すことで

図1　保健師によるグループ支援

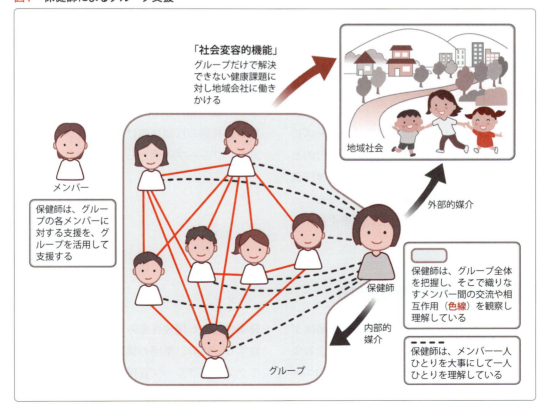

ある。

保健師はグループ支援を行う際に、個々のメンバー、グループ、そして地域社会を多面的かつ包括的にとらえる。メンバーが力をつけ、さらにグループも活性化するよう、保健師は内部的媒介として個々のメンバーとグループを媒介する[1]。また、社会変容的機能として、グループだけで解決困難な健康課題に対して、地域社会にも働きかけていく。その際、保健師は外部的媒介としてグループと地域社会を媒介する[1]。グループの構造や機能を理解し、さらにグループをとりまく地域社会を考慮することは、対象者へのグループを用いた効果的な支援を行ううえで重要である（図1）。

2 グループ支援の対象

グループ支援は年齢や健康レベルを問わず、すべての住民が対象となる。対象を理解するために、ここで、代表的なグループを紹介する。保健師は直接的、間接的にこれらのグループに対して健康に向けた支援をしている。

1 コミュニティグループ

生活している場で地域の人たちとかかわりあいながら、地域のつながり、地縁によって形成されるグループである。グループの例として町内会等がある。

2 サポートグループ

グループメンバーが健康や生活のニーズに対応していけるよう、援助することを目的とするグループである。このグループは専門職が直接的、間接的に支援を提供していることがある。グループの例として、疾患を抱える当事者の会等がある。

3 課題グループ

課題を達成することを目的に、グループの課題を解決することを目指すグループである。課題グループは、対象のニーズに応えることを目的に、組織的な取り組みや新たな考えを生み出したりする[2]。グループの例として、療養者のケアに関するケアチームや、子育て家族を支えるボランティアグループ等がある。

4 セルフヘルプグループ（自助グループ）

自主グループ、当事者組織ともいわれ、共通の問題や悩みをもつ当事者が主体となり運営し、共通の目標に向け活動するグループである。グループの例として、断酒会等がある。

3 グループ支援の特徴

グループ支援を展開する際、保健師はグループメンバーである一人ひとりを支援対象者としてとらえる。つまり、各メンバーのニーズや健康課題を明らかにし、グループ全体の健康課題との関連性をみながらグループを運営する。以降、集団の構造やグループダイナミクス等、グループ支援に必要となる知識について説明する。

1 集団の構造を理解する

　集団はグループとも呼ばれている。集団の定義は多様になされているが、そのなかで共通している事項として、①2人以上またはそれ以上の人たちから構成される、②グループメンバー間に相互作用やコミュニケーションがみられる、③共通の目標をもち活動をしている、④規範が共有され、役割が存在する、⑤グループメンバーがグループへの所属意識を有している、がある。

　集団の構造を構成する要素として、集団規範、役割・地位、ネットワーク、集団凝集性がある。グループを支援する際には、集団の構造を活用することでグループのエンパワメント力が向上する。

1 集団規範

　集団規範とは、グループにおける一定の思考、行動などの規準・判断の枠組みである。グループメンバーには共有している期待や信念、行動様式が存在する。規範は明文化された公式のものと、暗黙のルールのような非公式のものがある。グループ内の相互作用を通して、グループに一定の規準が生まれ、それが規範へとつながる。集団規範はコミュニケーションや相互作用のパターンをつくりだし、メンバーの行動を方向づけるなど、グループおよびメンバーに影響を与える。

　また、集団規範はメンバーのグループ内での自己の判断や意見のよりどころとなり、メンバーが他のメンバーやグループとしての判断、行動を予測する手掛かりにもなる。グループの観点から集団規範を考えた場合、集団規範があることでグループの目標達成に向けた活動や、グループメンバー間での協働活動が円滑となる。

2 役割・地位

　グループではメンバーの関係性を通して、メンバーの位置づけが始まり、位置づけに**役割**が付随し、役割の分化が生まれ、位置と役割を合わせることで**地位**となる[3]。たとえば、グループ活動で、グループの目標達成に向けグループをまとめ、グループの発展を導くリーダーの役割が生まれ、リーダーとして期待された役割を実践することで、リーダーシップとなる。メンバーはリーダーに協力しながらグループに参加する等、その地位や役割に付随した活動を行う[3]。

　ここで、**リーダーシップ**について補足説明する。グループ活動を展開するうえで重要なこととして、目標の明確化がある。リーダーはグループ活動を直接的、間接的に運営するほか、グループ全体を視野に入れ、長期的なビジョンをもとにグループを運営する。また、メンバーや専門職等の協力や支援を得ながらグループの目標達成に向け取り組む。リーダーシップの理論として三隅が提唱した**PM理論**がある。この理論はリーダーシップを独立した2次元とし、その組み合わせによってリーダーシップをとらえる。P（performance）機能は、集団目標の達成や課題解決に関する課題達成機能、M（maintenance）機能は、集団の維持を目的とする集団維持機能である。最も効果的なリーダーシップタイプはP機能もM機能も強いPM型であり、逆に最も非効果的なタイプは両機能が弱いpm型であるといわれている[4]。

　なお、役割は規範に密接に関係している。規範がグループメンバーにある程度共有された期待であるのに対し、役割はグループの個人の機能に対する共有された期待[5]とされている。

3 ネットワーク

相互作用を通してメンバー間に感情を通した関係性や、コミュニケーションを通した情報伝達の流れが生まれ、グループ全体が1つのまとまりとなる。ネットワークを形成する形態には、以下のようなものがある[3]。1つめが「統合性」であり、これは集団のまとまり具合で、下位構造と全体構造の結びつきの強さの度合いである。2つめが「集中性」であり、中心に位置するメンバーと周辺のメンバーの分化の度合いである。権限が1か所に集中していれば、集中性の高い構造といえる。3つめが「階層性」であり、階層性が強い場合、構造が複数の段階に分かれたものとなる。4つめが「稠密性」であり、結合の強さの程度を表している。

4 集団凝集性

メンバーが自らをグループの一員と認識して、メンバー間で相互に作用しあい、メンバー全員が活動に積極的になるような集団のまとまりや意識は、一体性、連帯意識といわれている[3]。集団凝集性とは、グループがメンバーをひきつけて、メンバーがグループの一員となり、全体として1つにまとまることである。フォーサイス（Forsyth, D. R.）は凝集性をチームワーク、一体性、魅力の3つの特質で説明している[3]（図2）。

集団凝集性が高まることで、グループの関係性が良好になりメンバーの満足度が高まる。また、グループにまとまりが生まれ、メンバーはグループにひきつけられ、とどまり、グループの安定性へと発展する。凝集性はメンバー個人とグループ全体の機能面に影響を及ぼす。凝集性により向上する内容を表1に示す[5]。

一方、凝集性が高まることでの負の影響として、グループが閉鎖的になることがあげられる。閉鎖的なグループは、グループの関係性やグループ内の圧力が強くなり、新たなメンバーが加入しづらくなり、さらにメンバーはグループ外への関心が弱まる等の状況が生じる。

図2　集団凝集性

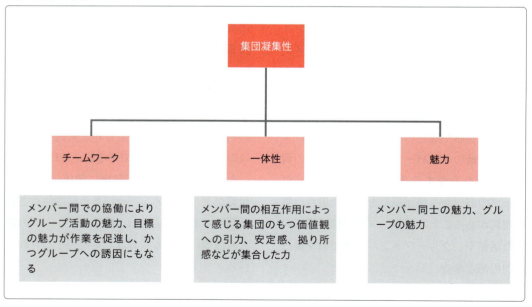

本間道子：集団行動の心理学, 34-35, サイエンス社, 2011. を参考に作成

表1　集団凝集性により向上する内容：メンバーやグループ全体の機能面

1. 肯定的、否定的感情の表現
2. 喜んで聞こうとする気持ち
3. 他のメンバーのフィードバックや評価の効果的な活用
4. 相互の影響力
5. 自信、自尊感情、個人的な適応
6. グループ経験での満足
7. 目標に向かっての努力
8. 進んでグループの機能に責任を取る気持ち
9. 目標達成とグループ成果
10. 出席、メンバーであること、維持、参加期間

Toseland, W. R., & Rivas, F. R., 野村豊子監訳：グループワーク入門, 71-90, 中央法規出版, 2003. を参考に作成

2 グループダイナミクスを活用する

　グループダイナミクスは集団の機能の1つである。グループではメンバー間の相互作用を通じて、互いに影響を与えあうメンバーの相互依存関係が生まれる。グループダイナミクスは、メンバー間の相互依存関係の過程、様相、条件がグループの全体に影響を及ぼす力動的過程に着目している[6]。グループダイナミクスを用いることは、グループ支援において必要不可欠であり、保健師がグループダイナミクスを理解し、支援に活用することは、メンバー個々人やグループに対する健康課題の解決に向けた有効な手段である。

　グループダイナミクスには、4つの次元、①コミュニケーションと相互交流のパターン、②凝集性、③役割、地位、規範、④グループ文化、がある[5]。①コミュニケーションと相互交流のパターン、④グループ文化を以下に記載する。②凝集性、③役割、地位、規範は、先述の集団の構造を参照されたい。

1 コミュニケーションと相互交流パターン

　相互交流として、メンバー間で言語的、非言語的コミュニケーションがなされる。コミュニケーションを通じたパターンが、グループ内に現れる。相互交流のパターンは**図3**のとおりで、リーダー中心型のコミュニケーションは、メイポール、ホットシート、ラウンドロビンであり、グループ中心型のコミュニケーションは、フリーフローティングである。グループで生じている相互交流パターンを理解することが、グループ活動の展開や発展に向けた支援を考える際のカギとなる。

　リーダー中心型のコミュニケーションは、メンバーが相互に自由にコミュニケーションをとる機会が少なくなる。グループ中心型のコミュニケーションは、メンバーはお互いに自由な交流、コミュニケーションとなり、相互交流が活発化し、グループの凝集性、帰属意識、メンバーのグループの目標への関与が増すことから、望ましいコミュニケーション形態といえる。しかし、自由なコミュニケーションであることから、グループの課題に無関係な内容が展開されることもあり、リーダー中心型より効率が悪くなる[5]。

2 グループ文化

　グループ文化とは「グループメンバーによって共通に守られてきている価値、信念、慣習、伝統のことである（Olmsted,1959）」[5]。メンバーはこれまでの経験で培われた価値や信念、慣習をもっている。グループでのコミュニケーションや相互作用を通して、メンバー間の価値や信念、慣習が共有され、互いに関係がもてる価値体系を探し、共有し理解する。これらの体験を通して、価値が生まれ、それがグループの文化となる。

　メンバーの価値、信念、慣習やグループ文化は可視化が難しい。そのため、保健師はメンバー個々人とのかかわりを通して、メンバーの価値や信念等を理解する。そして、グループ内の相互交流を五感を使い観察し、グループの文化を理解する。

図3　相互交流のパターン

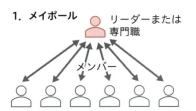
1. メイポール
グループの初期段階でよくみられる。コミュニケーションのパターンはリーダーが中心となる。

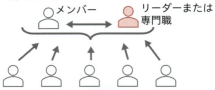
2. ホットシート
一人のメンバーに焦点を当て、そのメンバーの課題解決のためにリーダーと他のメンバーがかかわる。他のメンバーが見ているところでリーダーとメンバーの相互のやりとりが展開される。

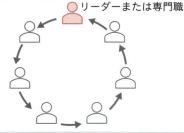
3. ラウンドロビン
リーダーがメンバーにグループワークのテーマに関する発言を促し、1人のメンバーが自分の考えを述べ、その隣の人が自分の考えを話す。一巡するまで展開する。

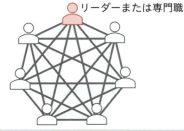
4. フリーフローティング
自由な交流がなされ、メンバー間で相互交流、協力関係が展開される。メンバー全員がグループ内でコミュニケーションを図ることに責任が生じる。

Toseland, W. R., &Rivas, F. R., 野村豊子監訳：グループワーク入門, 71-97, 中央法規出版, 2003. を参考に作成

4 グループ支援の進め方

1 グループワーク

1 グループワークとは

　グループ支援で行うグループワークは、メンバーやグループに対する支援目的に基づいた意図的、計画的な展開となる。保健師は事前にメンバーやグループに関する情報を収集し、アセスメントをする。アセスメントにてメンバーやグループの価値観を理解し、活動の場でメンバーやグループの尊厳や独自性を尊重し、メンバーとして、またグループとして自己決定できるようかかわる。グループは相互交流や相互作用を通じて発展することから、メンバー同士、互いを認め、自己実現に向けて協力しあえるよう支援することが重要である。

2 グループワークの原則

　グループワークの原則として、コノプカ (Konopka, G.) は14項目をあげている（表2）。大利は実践に必要な主要な原則として以下の6項目を示している[7]。

❶ 受容の原則

　メンバーの発言や感情等を否定することなく、あるがままに受け入れることである。また、グループは相互作用によりメンバーが互いに刺激し影響しあうことから、メンバー相互に存在を認めあうことも重要である。

❷ 個別化の原則

　グループメンバー一人ひとりを独自で個別

表2　コノプカのグループワークの原則

1. メンバーの個別化
2. グループの個別化
3. 受容
4. ワーカーとメンバーの意図的な援助関係
5. メンバー同士の協力関係を促進
6. 必要に応じたグループ過程の修正
7. メンバーの能力に応じた参加を奨励し、能力の向上を援助
8. 問題解決過程へのメンバー自身の関与
9. 葛藤解決への経験
10. 新しい諸経験の機会
11. 制限の活用
12. プログラムの意図的活用
13. 継続的評価
14. グループワーカー自身の活用

大利一雄：グループワーク 理論とその導き方, 47, 勁草書房, 2006. を参考に作成

な存在としてとらえることである。メンバーの個別化により、メンバー同士の相互理解と相互尊重に導くことになる。また、グループも唯一無二の個別の存在としてとらえる。

❸ 自己決定の原則

メンバーが自身に関することを選択、決定できるよう、メンバーの選択や決定を尊重することである。

❹ 制限の原則

グループ内で受け入れられない事態が予測される場合、また、メンバーの生命や安全を守る必要がある場合等、前もって制限を設け明示することである。

❺ 契約の原則

グループの目的やグループに参加するにあたりメンバー間での同意や、メンバーの役割や期待など、メンバーの参加のあり方を取り決めることである。

❻ 秘密保持の原則

メンバーの個人情報やグループ内の情報、グループワーク中に知り得た情報など、メンバーが他者に知られたくない情報に関し、メンバーの了解なしに他者に漏洩しないことである。

2 援助媒体としてのグループ

保健師はグループを援助媒体としてメンバー個々人の健康課題の解決を図る。グループ内での相互作用を通して、メンバー自身が自己を受け入れ、さらに他のメンバーのなかに自分の存在を実感できると孤立感が軽減され、自己の価値観を形成することができる。また、グループ活動で相互に影響を与えあう経験により、コミュニケーションスキルや社会的スキルを獲得し、社会的つながりをつくることにもなる[7]。

援助媒体として、大利は、①専門職とメンバー間の相互作用、②メンバー同士の相互作用、③プログラム過程、④会合の場の設定、⑤社会資源の活用と創出、の5要素を示し、グループワーク特有の媒体として②と③をあげている[7]。

グループワークの展開の1つに、相互作用モデルのなかで提示された援助過程（準備期、開始期、作業期、終結・移行期）がある[8]。各段階でのメンバーやグループの状況に合わせ、専門職はグループワークを展開する。詳細は**表3**のとおりである。

グループではメンバー同士の交流や相互作用が生まれる。メンバー間で多数の相互援助関係が存在する可能性があり、それがグループ過程を動かす大きな力となり得る。大利は、メンバーの成長や変化を促すグループ過程のなかでのメカニズムを6点あげている**（表4）**[7]。グループ過程の力動はプラスの結果だけではなく、マイナスの結果をもたらすことがあることに留意する。たとえば、受容の代わりに拒否、攻撃、孤立などをメンバーにもたらすことがある。

3 グループの発達

グループの発達は定義が多様であるが、共

表3　グループワークの展開過程

各期の説明		専門職の支援内容	
準備期	グループでの取り組みを実際に始める前の段階。メンバーが初めて一堂に会する前の準備、グループづくりのためにメンバーと予備的接触をするまでの時期。	グループ計画	グループワークのニーズを特定し、グループの趣旨、目的、プログラム活動の内容を計画し、対象を検討し参加者を募る。
		グループワークの環境整備	専門職の機関や同僚から理解と支持をとりつけておく。予算、備品、人材、機関・施設といった社会資源を確認しておく。
		波長合わせ	メンバーがどのような思いや感情をもってグループの場面に参加するのかを、専門職はあらかじめ理解しておく。グループワークの場面で表面化するかもしれない事柄についてあらかじめ掘り起こし、予測をしておく。
開始期	メンバーが出会い、グループとして動き始めるまでの時期。互いを受け入れ、信頼関係を構築しながら、グループのなかで成長と目標達成を目指して歩み始める。	援助関係の樹立	各メンバーと専門職との間に援助関係を樹立することに焦点を当て、専門職はグループでメンバー同士がつながっていくことができるよう支援する。
		契約	メンバーが機関側との間で目標達成に向けての取り組みについて合意形成し、双方の責任を明確にする。
作業期	メンバーとグループが自分たちの課題に対して取り組み、目標達成に向けて明確な成果を生み出すように進めていく段階。グループのなかで役割が明確化し、ほかのメンバーと一緒に活動することに魅力を感じるようになり、グループが次第に成長していく。	グループづくり	グループづくりに着手し、メンバー間に共通点を見出し、メンバー全員がそれを意識するように働きかけることにより、共通基盤をつくりあげる。
		相互援助システムの形成	専門職はメンバーとの関係性を広げながら、メンバー同士が互いを知り合い、共通点を発見し、互いが互いを尊重し、相互に受容できるように媒介者としてメンバー間のコミュニケーションを促進する。メンバーが安心して自己表現できるように、メンバー同士の助け合いで解決に向けて取り組んでいけるように働きかける。
		相互援助システムの活用	専門職は個人情報の分かち合いと受容をグループ内で促し、メンバーに共通する問題の見方や解決策について考察を深める働きかけをしていく。そしてメンバーの相互作用によって、メンバー個々の自分の問題に対する気づきや認識、さらにはその問題の解決に向かう気づきを促していく。メンバー同士がほかのメンバーの問題解決に貢献できるようにしていく。
終結・移行期	グループ終結の作業を進め、メンバーが円滑に次の段階に移行できるように援助する段階。グループでの経験を専門職とメンバーが一緒に振り返り、メンバー個々の変化について評価する。	終結への準備	終結が近づいていることをメンバーが意識できるよう、適切な時期に正確に伝える。それによってメンバー自身が問題解決への取り組みを含めて終結の作業に取り組んでいけるようになる。
		感情の分かち合い	メンバーが終結に対して抱く感情を自由に表現する機会を設け、感情を分かち合えるように促す。
		評価と移行への準備	グループの場で、メンバーにグループとしての目標達成と個人としての目標達成について意見の表出の機会を設け、グループでどんなことを学び獲得したかを確認し、自分自身の変化についての気づきを促す。メンバーがグループ活動全体を振り返り、自分たちが達成したことを肯定的に評価し、活動を通して自分が成長したことを承認しあうことができるよう専門職は支援していく。

久保美紀：グループを活用した相談援助．社会福祉士養成講座編集委員会：新・社会福祉士養成講座8　相談援助の理論と方法Ⅱ　第3版, 66-71, 中央法規出版, 2015. を参考に作成

通しているのは時間の経過とともに変容し発達していくこと、そして段階がみられるといううことである。一方、グループの発達段階は、すべてのグループがたどる形式的なものでは

なく、グループの状況に合わせて一進一退をたどりながら進み、グループによっては同じ段階を繰り返すこともある。タックマン（Tuckman, B.）は**集団発達モデル**として5段階を示している（表5）。このモデルは集団の発達過程を集団構造と課題活動の2つの領域に分け、「集団構造」はメンバー間の社会性・対人関係が競合、あるいは融合していく過程であり、「課題活動」は集団の活動方向で課題達成への相互作用の変容過程である[3]。

表4 グループメンバー同士の相互作用

項目	内容
観察効果	グループ内で他のメンバーの言動を、見聞することにより、メンバーが自身の問題を発見したり、違う見方でとらえたりすることを学ぶ。
普遍化	自分だけが特異なのではなく、他のメンバーも同じような問題を抱えていると認知することにより世界が広がる。大きな視野で自分の問題や悩みを考えるようになる。
受容	専門職がメンバーを、あるいはメンバー同士が互いに相手を尊重し、共感し、あたたかく受け入れることによって、メンバーは自信と安定を得る。
利他性	専門職の役割をメンバーが互いに演じることであり、メンバー相互の激励、解釈、助言などが含まれる。
現実吟味	脅威のない安全なグループのなかで、メンバーは自分自身の行為を試しながら、現実的な生活場面での対人的な行為のしかたを学ぶ。
換気	抑圧されている感情や考え方が受容的な雰囲気のなかで解放され、情緒的な緊張の解消が可能となる。

大利一雄：グループワーク 理論とその導き方, 50-55, 勁草書房, 2006. を参考に作成

表5 集団の発達モデル

集団発達段階 （タックマン）	段階の特徴	集団構造	課題活動
第1段階 形成期 (forming)	メンバーが互いに確かめあいながら、関係性を築き相互依存がみられる時期。集団の方向づけが行われる時期。	・メンバーの様子を探りながら、自己開示しつつ、メンバーとの接し方を模索する。 ・グループ内で受け入れられる行動を模索する。 ・新たな集団での活動のため、不安や緊張が生じやすい。	・情報収集と確かめが行われ、メンバーがグループで何をするかを探る。
第2段階 怒涛期 (storming)	メンバー間での意見や価値観の相違から生じた緊張が、様々な場面で葛藤として生じる時期。	・メンバー間に競争、嫉妬、摩擦、敵意が生まれ、メンバー間の分裂が生じることもある。	・課題に対して個人的志向が優先され、集団課題志向との間に食い違いが生じ、集団からの要求に情緒的な反応を示すことがある。
第3段階 規範期 (norming)	グループの目標が明確となり、規範が成立する時期。凝集性が高まり、相互の役割関係が構築される時期。	・メンバーにグループの一員としての意識が生まれる。 ・他のメンバーを受容し、メンバー間で安定した関係が構築され、グループにまとまりがみられる。	・メンバーは集団の目標に向かい活動する。 ・メンバー間の相互作用は促進的であり、オープンな討論をするようになる。
第4段階 遂行期 (performing)	グループは成熟し、メンバーが協力して目標達成に向けて課題を遂行する時期。	・機能的な役割関係を構築し始め、グループが社会的実体であるという実感が生まれる。 ・メンバー間は親密さが深まった相互作用、相互理解に基づいて統合される。	・集団の目標が明確になり、メンバーは課題遂行に向けて建設的で効果的な活動をする。
第5段階 休会 (adjourning)	目標は達成され、あるいは失敗し、メンバーが集団から離れ、集団が終了する時期。	・目標の達成や役割が移行する。	・課題が終了する。

本間道子：集団行動の心理学, 28-35, サイエンス社, 2011. を参考に作成

5 社会変容的機能

前述のとおり、社会変容的機能とは、グループの力だけでは解決困難な健康課題に対して、地域社会にも働きかけることである。以下に事例を紹介する（名前、名称等はすべて仮名）。

事例

保健師の北川さんは、5年前に教育委員会と特別支援学校の関係者とともに、広汎性発達障害をもつ子どもの親を支えるサポートグループ「ルピナス会」を立ち上げた。現在、ルピナス会は、毎月1回の対面でのグループ活動（以下、例会）やICTを通じた交流を通して、親たちが経験を共有し、互いに相談に乗る等、セルフヘルプグループとして活動している。

ある日の例会で、メンバーの朝子さんが息子の学校での様子や放課後の過ごし方について、「学校で周りの子たちとうまくやれているかしら……」「放課後、デイがないとき、家で十分かかわってあげられていないの」「この子だけではなく、きょうだいにもしっかりかかわってあげたいんだけど、思うように時間がつくれないのよ……」と真剣なまなざしで心配を語った。他のメンバーも似たような悩みを抱えていたことから、互いにアドバイスをし、情報交換をした。

しかし、朝子さんをはじめとしたメンバーの悩みは、ルピナス会の活動だけでは解決できない課題であった。それは、子どもたちが学校以外で安心して過ごせる場が不足していることも関係していたからであった。ルピナス会のメンバーである多くの親が、放課後等デイサービスの利用料負担の問題に直面していた。他方、子どものことを思いサービスの追加を考えても、すでに利用者定員を満たしており追加のサービスを受けられないという問題も抱えていた。子どもたちに学校以外の複数の場で充実した時間をすごさせたいという理想と、限られた社会資源と経済的な問題という現実とのギャップに皆悩んでいた。

とある例会で、メンバーの和弘さんが「これは私たちだけの問題ではないですよね？地域全体で解決していかなければならない問題ではないでしょうか」と穏やかながらもしっかりとした口調で提案した。ルピナス会のメンバーは、この課題に対処するには、地域社会や関係機関に自分たちの声を届ける必要があると感じた。

そこで北川保健師は、ルピナス会で出された課題を地域社会に広く伝えるためのサポートを始めることにした。まずは、ルピナス会と地域の関係者をつなぐことであった。ルピナス会のメンバーと話し合い、例会に地域の関係者を招いて、親たちの願いや子どもたちの状況を直接伝えることにした。この機会は、ルピナス会の課題が個人や家族のみにとどまらず、地域社会全体の課題としてとらえるべきものという認識を広める第一歩となった。

関係者との話し合いでは、すぐには理解を得られず歯がゆい思いをしたが、あきらめずに何度も話し合いを重ねた結果、関係者から理解が示され、新たな連携の可能性が見え始めた。地域社会に向けた働きかけは、スタートラインに立ったばかりであるが、こうした活動はルピナス会と地域の関係者が「地域社会のなかで、子どもたちが楽しく安心して過ごせる場をつくる」ことをともに考える大切な機会となっていた。

事例のルピナス会では、グループ活動を通じたメンバー間の相互作用により、メンバーの認識は変化した。そして、個々のメンバーやグループの抱える課題を地域社会の課題としてとらえなおし、その解決に向けて地域社会への働きかけが始まった。岡[9]は、セルフヘルプグループの援助の特質として、問題認

識の側面、自己認識の側面、社会認識の側面をあげている。問題認識の側面では、メンバー同士が相談しあい問題解決方法を一緒に考えていくことで、問題に対する知識や対処方法を獲得していく。自己認識の側面では、メンバー同士のサポートは、特にサポートをした側の自尊感情を高める。社会認識の側面では、社会的変容機能に通じ、メンバーやグループの問題を通して、問題の社会背景が見え、メンバーの認識のなかで問題の社会化が行われる[9]。

保健師が行うグループ支援は、グループメンバーである個人、グループ、地域社会を常に意識しながら行う。個人やグループの健康課題が公共性や公正性を含むものであれば、個人やグループをエンパワメントしながら地域社会へと働きかけていくという特徴がある。

6　グループ支援から始まる地区活動の特徴

　グループ支援は、対象とする人々に共通点が存在する。前述のグループ支援の対象をもとに考えると、コミュニティグループの対象者の共通点は地域のつながりや地縁である。サポートグループ、課題グループ、セルフヘルプグループの対象者の共通点は、健康や生活の課題やニーズである。この対象者の共通点は、グループが発展し、地域で主体的に活動を行う際のカギとなる。また、グループ支援ではグループダイナミクスを活用することから、グループに相互作用や凝集性、役割、規範が生まれることが期待できる。

　つまり、グループ支援を通じて、グループが発達すると、対象者は協力して目標達成に向けた活動を主体的に行うことができる。このようにグループが発達すると、グループは健康や生活の課題やニーズを解決する自主的なグループとして、地域で活動を展開していくことが可能となる。

引用文献

1) 蔭山正子：グループの自主化のための理論・技術，看護研究36(7)，563-572，2003.
2) Toseland, W.R., & Rivas F.R., 野村豊子監訳：グループワーク入門，44-68，中央法規出版，2003.
3) 本間道子：集団行動の心理学，28-43，サイエンス社，2011.
4) 釘原直樹：グループ・ダイナミックス 集団と群衆の心理学，82-83，有斐閣，2011.
5) Toseland, W.R., & Rivas F.R., 野村豊子監訳：前掲書，71-97.
6) 本間道子：前掲書，8.
7) 大利一雄：グループワーク 理論とその導き方，47-55，勁草書房，2006.
8) 久保美紀：グループを活用した相談援助．社会福祉士養成講座編集委員会：新・社会福祉士養成講座8 相談援助の理論と方法Ⅱ 第3版，66-70，中央法規出版，2015.
9) 岡知史：セルフ・ヘルプ・グループの働きと活動の意味，看護技術34(15)，12-16．1988.

第2部　公衆衛生看護における支援方法

第7章 地域組織活動

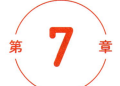
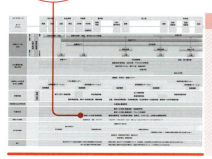

チェックポイント
- ☑ 地域組織活動の定義・理念、目的を学ぶ。
- ☑ 地域を組織化するにあたって参考となる理論、概念を理解する。
- ☑ 地域組織活動の展開を学ぶ。

1 地域組織活動の定義・理念

　バーナード（Barnard, C. I.）は組織を、「共通目的の達成に向け、メンバーがコミュニケーションをとり相互に影響し合いながら、協働する活動のシステム」[1]、山口は「組織は組織化された状態としての組織体であり、過程としての組織を組織化として表現したものである」[2]と定義している。組織には目的達成に向けたメンバー間でのコミュニケーションが存在し、メンバーには目標達成に向けて協働するシステムとしての相互作用が存在する。また、ウィンスロー（Winslow, C. E. A.）は公衆衛生の定義のなかで、「公衆衛生は共同社会の組織的な努力を通じて行われる」ことを示している。地域の健康に向けた組織的な取り組みは、公衆衛生における活動方法の1つである。

　以上を踏まえ、**地域組織活動**とは、住民の生活や健康のニーズに基づいた、住民主体の組織的な取り組みである。そして、地域組織活動の理念は、住民主体の組織的な取り組みにより、住民の健康や生活の課題解決を目指すことであり、さらに活動過程において、住民や組織、地域がエンパワメントされることである。なお、地域の組織には、住民組織（自治会組織、地縁組織等）、行政委託型組織（保健推進員、健康推進員等）、当事者組織、NPO、ボランティア組織などがある。

2 地域組織活動の目的

　地域組織活動の目的は、健康や生活に関する課題を住民が主体となり解決していくことである。住民は組織を形成し、メンバー間の相互作用や協働により、健康や生活に関する課題解決に向け行動をとっていく。

3 地域組織活動の特徴
―組織化の参考となる理論、概念

1 3段階の組織の変革プロセス

　レヴィン（Lewin, K.）は理論として**3段階の組織の変革プロセス**を提唱している。組織は変革しにくいものと考えられるが、レヴィンは組織を変革させる3段階のプロセスを考案した。これは、組織の変革は「解凍」「変革」「再凍結」の3つのプロセスを経て行われるというものである。変革には従来の体制や活動方法、価値観を崩し（解凍）、それらを変化させ（変革）、新たな方法や価値観を構築する（再凍結）という3段階のプロセスが必要だとする考え方である。

1 解凍

　組織変革の必要性をメンバーに周知、共有したうえで、従来の組織体制、関係性、方法論、価値観等を崩すプロセスである。解凍のプロセスは、新しい価値観や行動を決めていく不安定な段階である。そのため、メンバーとコミュニケーションをとり、変化の必要性の理解と不安の軽減を図りながら変革を進める。また、組織を変革させる必要性やビジョンを明確化して、メンバーや組織に浸透させる。

2 変革

　新しい体制や活動を実行するための具体的な行動を促し、これからの組織のあり方へと移行していくプロセスである。変革の段階では、ビジョンの共通認識と行動を起こすための具体的な情報を提供する。

3 再凍結

　変革した内容を組織に定着化、習慣化するためのプロセスである。

2 エンパワメント

　エンパワメントとは、もっている力を引き出す、発揮するという意味であり、言い換えると、元気にする、力を引き出す、絆を育む、共感に基づいた人間同士のネットワーク化である[3]。エンパワメントの理論・アプローチでは、すべての人や環境は強さや可能性をもち、たとえ困難な状況に陥ったとしても、強さと可能性を高めることができるととらえている[4]。アセスメントでは、ストレングス、つまり個人のもつ目標、強さ、才能、力、熱意などに焦点を当て、それらの強化を図る[4]。組織を想定した場合、メンバーのもつ力を引き出し、権限を与え、メンバーが力を発揮できるよう働きかける。エンパワメントされることにより、メンバーは自ら考え、決定し、行動できるようになる。

4 地域組織活動の展開

1 事例

　保健師は住民の健康増進や健康課題の解決に向け、組織化という方法を用いて地域の活動を組織化していく。まずは事例を紹介する（名前、名称等はすべて仮名）。

> **事例**

①地区のアセスメント、健康課題の抽出

　保健師の山口さんの担当地区は転出入の多いB地区である。山口保健師は地域アセスメントや、健診、訪問等の各種事業をとおし、周囲に知人やママ友がおらず孤独感を感じながら子育てしている母親が多いことを把握した。特に、子どもが保育園や幼稚園に入園する前の0～3歳において、親子ともども同世代と接する機会が少なく寂しい思いを抱えている人たちがいることを把握した。

②地域組織活動に向けた取り組み

　山口保健師はB地区の母親が安心して楽しく子育てを行えることを目指し、0～3歳児をもつ親子に声をかけ、定期的なグループ活動を企画した。グループ活動では、「安心して楽しく子育てが行える」「グループを組織に発展させる」ことを目標に、子育てに関する情報交換ができるよう、メンバー間でのコミュニケーションや相互作用を図りながらグループ支援を行った。将来、メンバー中心でグループ活動が展開できるよう、グループの企画、運営をメンバーとともに行い、メンバーの意見を活動に反映させた。

③地域組織活動への発展

　グループ活動を通じ、メンバーより「子どもと一緒に遊べる『手遊び』の大切さを他の親子にも伝えたい」「親が子育ての話を安心してできる場、ホッと一息つける場をつくりたい」「この集まりはステキな活動なので、これからも継続させたい」との声が上がった。山口保健師はメンバーと話し合いを重ね、自主グループ「ふんわりポカポカ会」を設立した。

　参加者は0～3歳児とその親が中心のため、メンバーは毎年変動した。そのなかで「手遊びをもっと地域の人たちに伝えたい」「自分にできることがあれば手伝いたい」と申し出る母親が複数現れ、子どもが入園や就学した後も会に参加し、会の企画、運営を手伝うメンバーが複数いた。このころより、山口保健師は会の運営をすべてメンバーに委ね、自主的な活動を見守っていた。また、山口保健師は健診や訪問などで、地区の親子に「ふんわりポカポカ会」を紹介し、地域の子育て資源の1つとして活用した。

　山口保健師は、「ふんわりポカポカ会」に他地区の子育てサロンの情報を伝えた。子育てサロンと「ふんわりポカポカ会」は年数回合同で集いを開くことになった。この2つの組織は子育てに関する情報交換をしながら、地域の子育てについて検討する場へと発展した。「ふんわりポカポカ会」は山口保健師や保健センターの関係職員に、地域の子育てに関するニーズについて積極的に発信し、関係者とともに検討する住民の組織へと発展していった。

2 地域への発展を目指した支援を行う

　地域組織活動の特徴は、組織化の過程で住民やグループがエンパワメントしていくこと、そして、組織が地域の一資源として位置づき、関係機関との協働により地域の健康増進に向け取り組んでいくことにある。つまり、グループが組織化され、地域組織となることで、個人レベルから地域レベルまでの健康に向けた活動が可能となり、保健師を含めた各関係機関のパートナーとして、地域組織がともに地域の健康課題解決に向け取り組んでいくことができる。

　保健師はグループを支援する際には、住民の主体性の獲得を目指した支援と地域への発展を目指した支援を行う[5]。グループが地域へと発展していくために、保健師はグループを組織化していく。

1 組織化の発達段階

エンパワメントの発展段階には創造、適応、維持、発展の4段階があり[6]、地域のエンパワメントを意図した住民グループの発展過程には、準備期、創造期、継続・転換期、発展期の4段階がある[7]（表1）。安梅、大木の発展過程を参考にグループの組織化の発達段階を考えると、

① 創造期：メンバー間で相互交流を図りながら、グループの活動のテーマを明確化し、共有していく段階

② 適応期：活動の目標を共有し、メンバー間で信頼関係を構築しながら協働で活動を行う段階

③ 維持期：グループの活動が継続し安定化する段階

④ 発展期：グループの活動が地域へ拡大し、地域の関係機関と相互交流を図りながらさらなる活動へと発展する段階

表1　住民グループの発展過程

段階	エンパワメントの発展過程	段階	住民グループの発展過程
創造	何もないところから新たな何かが発生する段階	準備期	メンバーが課題を意識化し、グループの活動のテーマを共有する段階
適応	発生した関係性が周囲との調整で定常化するまでの段階	創造期	グループを形づくり、活動を開始する段階
維持	関係性が定常化する段階	継続・転換期	グループが継続、あるいは活動の方向性を転換する段階
発展	さらなる進展に向けて関係性を拡大する段階	発展期	グループから地域へ発信し、地域のなかで住民グループや関係機関が育み合う段階

安梅勅子：エンパワメントのケア科学 当事者主体チームワーク・ケアの技法．50-51，北大路書房，2004.，大木幸子：「つくる・育てる」テクニック，星旦二，栗盛須雅子編：地域保健スタッフのための「住民グループ」の育て方．15-18，医学書院，2010. を参考に作成

といえる。

2 グループの組織化に向けた支援

グループの組織化に向けた支援は、グループの主体性を醸成しながら、メンバー間の協働による活動を通して、関係構築とグループとしての活動を積み重ねる。そして、グループの活動が地域へと拡大していくよう支援していく。保健師はグループとパートナーシップの関係を維持し、メンバーが主体的に活動できるよう組織化に向けた働きかけを行う。グループの組織化に向けた支援として、大市ら[8]は以下の6要素23項目を報告している（表2）。

① メンバーとの関係づくり：グループのエンパワメントを期待し、メンバーと専門職との関係を構築する実践

② 地域と個人の課題や強みの把握：メンバーの特性や関心を把握し、グループが地域の健康課題を意識して活動できることを目指す実践

③ 活動方針の明確化に向けた促し：活動の継続を目指し、メンバーが活動に対する愛着を高めることを支援する実践

④ 主体性の醸成：メンバーの役割を創出し、メンバーが主体的に活動を展開していくことを意識させ、メンバーに主体性を醸成させる実践

⑤ 活動評価に向けた促し：グループの活動をメンバーで振り返り、評価することを促し、メンバーに活動を展開する力をつける実践

⑥ 他資源とのつながりづくり：グループの活動が地域へ広がることを目指し、グループ内外の活動メンバーの協働体制を構築する実践

3 スーパービジョン

スーパービジョンとは、組織の方針に沿って質量ともに最良のサービスを利用者に提供

表2　住民グループの組織化に向けた支援

要素	項目
メンバーとの関係づくり	・誰もが発言しやすい空気づくりを行う ・専門職と他愛のない会話ができるよう配慮する ・専門職へ相談できるよう配慮する
地域と個人の課題や強みの把握	・メンバーの健康課題を把握する ・活動参加の動機を把握する ・これまでの地域活動の経験を把握する ・地域の健康課題を伝える
活動方針の明確化に向けた促し	・メンバーとの信頼関係を大切にするよう伝える ・互いの意見を否定せず受け入れるよう促す ・グループの活動の目的を設定するよう声をかける ・グループの活動目標を設定するよう声をかける ・グループの活動目的・目標をメンバー全員で共有するよう促す
主体性の醸成	・全員が何らかの役割を担う運営を促す ・運営に関して主体的に決定するよう促す ・活動を企画するよう促す ・グループの組織化を目指していることを伝える
活動評価に向けた促し	・活動記録を取るよう促す ・活動内容の定期的な振り返りを促す ・活動内容の定期的な評価を促す
他資源とのつながりづくり	・地域の他グループの情報を伝える ・地域の他グループとの交流を促す ・地域の他グループとの連携を促す ・地域の関係機関との連携を促す

Oichi M, Kamishima T, Hirano M：Processes that enable public health professionals to organize preventive care support groups. Public health nursing, 37(6), 880-888, 2020. を筆者がまとめた

することを目指して、スーパーバイザー（スーパービジョンを行う者）が、スーパーバイジー（スーパービジョンを受ける者）と肯定的にかかわりながら管理的・教育的・支持的機能を果たすことである[9]。グループの組織化に向けた支援において、保健師はグループのスーパーバイザーとしてかかわることがある。保健師はスーパーバイザーとしてスーパーバイジーのメンバーに働きかけることで、グループの活動や組織化に向け間接的に影響を与える。

　スーパービジョンの目的は「組織の理念や方針に沿って、できる限り質のよいサービスを提供すること」[9]とされている。これを保健師が行うグループを対象にしたスーパービジョンに置き換えると、「グループの理念や方針に沿って、グループが質のよい活動を展開できること」と考えることができる。スーパービジョンの目的には、①グループメンバーがグループの目的に向け活動を展開できること、②グループが組織としての機能を維持・向上していくこと、の2つがある。保健師はスーパービジョンを用いて、グループの活動そのものに対する支援と、組織のシステムに対する働きかけを行うことができる。

4 コンサルテーション

　コンサルテーションとは、「専門家が業務遂行のために、ある特定の領域についての知識技術が必要なとき、その領域の専門家から助言指導を受けることである。助言指導を行う専門家をコンサルタント、受ける専門家をコンサルティと呼ぶ」[9]と定義されている。コンサルテーションの目的は、コンサルティが対象となる個人、グループ、組織に対し、より機能的にかかわることができるよう、コンサルタントがコンサルティに態度やスキルの習得に向けた支援を提供することである[9]。これを保健師が行うグループを対象にしたコンサルテーションに置き換えると、①グループのリーダーがメンバーのニーズに合わせてかかわることができるようそのスキルを助言すること、②グループのリーダーがグループの機能を理解し、組織化に向けて取り組んでいけるよう発達段階を踏まえた方法を助言すること、③メンバーに対しグループが組織化に

向け発展していけるよう、メンバーシップについての助言をすること、などが考えられる。保健師はコンサルテーションの技術を応用して、グループやメンバーを支援していくことができる。

コンサルテーションとスーパービジョンの違いとして、管理的機能があげられる。コンサルテーションにおけるコンサルタントとコンサルティは協働関係であり、原則対等な関係であり、スーパービジョンにおけるスーパーバイザーの指導は、実行を前提として行われるものである[10]。保健師がグループに行うスーパーバイズとコンサルテーションは、助言を受けるか否かはメンバーに決定権があり、スーパーバイズであっても「実行」を前提にはなされない。保健師が行うグループに対するスーパーバイズは、グループの運営に対する教育的、支持的な支援であり、後方支援や見守りといった働きかけであるといえる。

引用文献

1) 桑田耕太郎, 田尾雅夫:組織論 補訂版. 19-20, 有斐閣アルマ, 2010.
2) 山口稔:地域福祉の理念・概念とソーシャルワーク, 平野隆之, 宮城孝, 山口稔編:コミュニティとソーシャルワーク 新版. 98-103, 有斐閣, 2008.
3) 安梅勅子:コミュニティ・エンパワメントの技法 当事者主体の新しいシステムづくり. 5, 医歯薬出版, 2005.
4) 川村隆彦:ソーシャルワーカーの力量を高める理論・アプローチ. 150, 中央法規出版, 2011.
5) 田口敦子, 錦戸典子, 竹内奈緒子:グループ支援のための理論・技術・評価 地域看護に焦点を当てて:保健師活動におけるグループ支援の特徴と意義, これまでの経緯と今後の方向性. 看護研究, 36(7), 527-536, 2003.
6) 安梅勅子:エンパワメントのケア科学 当事者主体チームワーク・ケアの技法. 50-51, 北大路書房, 2004.
7) 大木幸子:「つくる・育てる」テクニック, 星旦二, 栗盛須雅子編:地域保健スタッフのための「住民グループ」の育て方. 15-18, 医学書院, 2010.
8) Oichi M, Kamishima T, Hirano M.:Processes that enable public health professionals to organize preventive care support groups. Public health nursing, 37(6), 880-888, 2020.
9) 岡田まり:スーパービジョンとコンサルテーション, 社会福祉養成講座編集委員会編:新・社会福祉養成講座8 相談援助の理論と方法Ⅱ 第3版. 200-213, 中央法規出版, 2015.
10) 菱沼幹男:コンサルテーション. 中島修, 菱沼幹男編:コミュニティソーシャルワークの理論と実践, 182, 中央法規出版, 2015.

第2部　公衆衛生看護における支援方法

第8章 地域における活動と地域診断

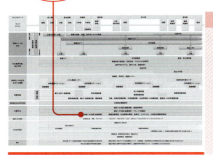

チェックポイント
- ☑ 保健師活動の中心となる地区の活動を理解する。
- ☑ 地域診断のプロセスと方法を学ぶ。
- ☑ 事例を通して、地域診断の実際を理解する。

1 地域における活動

1 地域をどうとらえるか

　地域という言葉は、広辞苑によると「区切られた土地、土地の区域」という意味である。一方、地区という言葉は「地面の区域、一区画の土地」を意味し、地域と比較してやや小規模で特定の区域を指しており、地域は地区を含んだものと考えることができる。

　コミュニティ（community） という言葉は、「地域社会またはその人々、共同体、共通性」等と訳される。これらから、地域には3つの要素が含まれていることがわかる（表1）。まず1つめは人々がいること、2つめに地理的な境界で区切られた場所があること、そして最後にその人々に共通しているものがあること、たとえば目的や関心、アイデンティティなどである[1]。つまり、単に人々がいる場所を地域というだけではなく、その場所に共通の特性をもった集団、たとえば高齢者、子育て中の母親、外国人など同じアイデンティティをもった人々が含まれたものである。保健師が対象とする地域／地区はこのコミュニティの考え方に近く、一定の場所に住む人々であり、そこで暮らす同じ特性や意識をもっている人々の集団ととらえることができる。

2 地域を知ることの意義

　保健師はそれぞれが所属している自治体の構成集団を対象として活動している。つまり、保健師活動の対象はその自治体に属する住民全体であり、個人だけでなく、地域全体を1つの地域（コミュニティ）ととらえ、コミュニティ全体の健康の維持・増進を目指している。そのためには、支援の対象となる地域がどのような人々で構成されているか、どのような特性をもつのかについて、詳しく把握しておくことが必要である。地域をよく知っていることで、地域に合致したよりよい支援を行うことができる。地域の問題解決や改善のための方法や計画を考えるときも、地域がもっている力や資源について十分知っておくことで、より対象に合わせた方法を考えることが

表1　地域（community）の要素

1	人がいること（people）
2	場所があること（place）
3	共通の目的や関心、アイデンティティがあること（common goal, interest, identity, etc.）

できる。

　また、地域においては、保健師やサービス提供者がすべてを行うのではなく、地域の人たち自身の力に働きかけ、また力を引き出していきながら協働して活動を進めて行くことが重要である。住民の主体性に働きかけていくうえでは、なぜその活動を行う必要があるのか、その根拠をきちんと説明できることが必要であり、それがあって初めて住民との**協働**が成立する。その根拠のもとになるのが、**地域診断**である。

3 保健師が行う地区活動

　保健師は家庭訪問や健康教育、事業などを通じて地区に出向き、その地区の実態を把握し、地区の住民とともに地域に根差した保健活動を展開している。これが保健師の**地区活動**である。保健師は地区活動をすべての活動の基盤に置き、その地区に居住するあらゆる健康レベル、年代のすべての住民を対象として保健活動を行う。ただし、ここでいう地区は、人々の日常生活の基盤となる区域であり、保健師が保健活動を展開する範囲を指すものとして取り扱う[2]。

　従来から保健師は地区担当制を中心として保健活動を行ってきたが、近年の市町村合併による人口規模の拡大や、母子、成人などの分野ごとの事業の増加、また福祉部門などへの保健師業務の拡大から、母子、成人などの専門分野ごとに保健師を配置する業務分担制を取り入れる自治体が増加した。しかし、業務分担制においては、地域や住民の顔が見えない、多くの問題がある対象や専門分野の狭間にある健康課題への対応が難しい等の問題があった。このようななか、2007（平成19）年に、市町村保健活動の中核的業務の1つとして、直接的な地域住民へのサービスを通して、地域の健康課題を把握し、地域の健康課題の解決に必要な社会資源を開発する等の地域保健活動を推進する機能があげられ[3]、保健師が地区分担制をとることができる活動体制を整備する必要性が改めて示されたといえる。2013（平成25）年には、10年ぶりに改正された「地域における保健師の保健活動に関する指針」[4]において、地区活動に立脚した活動の強化、地域特性に応じたまちづくりの推進が示された。ここでは、地区活動を通して住民の生活実態や健康課題の背景にある要因を把握すること、またソーシャルキャピ

Column

ソーシャルキャピタルとは

　ロバート・パットナム（米）(1994) の定義によれば、「人々の協調行動を活発にすることによって、社会の効率性を高めることのできる「信頼」「規範」「ネットワーク」といった社会組織の特徴」のことである。具体的には、人が他人に対して抱く「信頼」、お互いさま、持ちつ持たれつ意識「互酬性規範」、人や組織の間の「ネットワーク」をいう。ソーシャルキャピタルが豊かになれば市民活動への参加が促進され、市民活動の活性化を通じてソーシャルキャピタルが豊かになるという望ましい循環が起こることが報告されている[5]。健康日本21（第2次）においても「ソーシャルキャピタルの向上」が目標の1つとして掲げられており、ソーシャルキャピタルの醸成は、今後のまちづくりにおいて住民の主体的な参加につながる重要なキーワードであるといえる。

タルの醸成を図り、それらを活用して住民と協働し、地域の自助および共助を支援して主体的かつ継続的な健康づくりを支援していくことを保健師に求めている（表2）。以上より、これからの保健師には、今まで以上に地区活動を基盤に置いた活動を充実させていくことが必要である。

表2　地域における保健師の保健活動

(1) 地域診断に基づくPDCAサイクルの実施
(2) 個別課題から地域課題への視点及び活動の展開
(3) 予防的介入の重視
(4) 地区活動に立脚した活動の強化
(5) 地区担当制の推進
(6) 地域特性に応じた健康なまちづくりの推進
(7) 部署横断的な保健活動の連携及び協働
(8) 地域のケアシステムの構築
(9) 各種保健医療福祉計画の策定及び実施
(10) 人材育成

厚生労働省健康局長通知：地域における保健師の保健活動について（平成25年4月19日）より作成

2　地域診断

1　地域診断の定義・理念

地域診断という言葉は、1950年代後半から公衆衛生分野において使われ始めた。1960（昭和35）年当時の厚生省の課長通知において「（前略）保健婦活動は、地区診断及びこれを基にして行う衛生教育、家庭訪問、健康相談等の地区活動にその重点を置くこと」と示され、そのころから地域診断は保健師活動の基盤となる活動であった。それは現在においても変わりなく、2013（平成25）年に改正された「地域における保健師の保健活動指針」においても、まず初めに、地域診断に基づくPDCAサイクルの実施があげられている[4]。

地域診断の定義には、地域の統計情報や調査などを通じて地域の問題や特徴を把握すること[6]、地域社会の課題や問題を明らかにするための情報収集、アセスメント、分析、診断の過程[7]などがあげられている。大別すると、地域特性を把握し課題を明確にすることを指す場合と、そのあとに続く計画立案、実施、評価までの一連のプロセスを指す場合に分かれている。金川[8]は地域看護診断という保健師独自で行う地域診断を提案し、「地域の把握が単に地域の概況の理解に止まるだけでなく、地域での看護活動の目標や方向性を明確にし、以後の活動へつなげるもの」と述べている。つまり、保健師は地域の実態や課題を把握するだけでなく、地域に寄り添った保健師活動を行っていくために地域診断の手法を用いるのであり、地域診断は保健師としての判断を必要とする専門技術の1つととらえることができる。

よって、本稿においては、地域診断を「地域（コミュニティ）を対象として、保健師としての専門的判断のもと、地域特性、ニーズや課題を明らかにし、計画、実施、評価を行っていく一連のプロセス」と定義する。なお、地域診断は地区診断と呼ばれることもあるが、前述したように地域は地区を含んだものと考えるため、地域診断と地区診断の内容そのものは同じと考えてよい。

2　地域診断の目的

保健師にとって地域診断は単に地域特性や実態を把握する手段というだけではなく、あらゆる保健師活動の根拠となるものである。地域診断の目的は、保健師活動の目的である地域の人々の健康の維持増進やQOLの向上を達成するために、根拠をもってニーズや課題を明らかにし、地域特性に応じた保健師活動の実践につなげていくことである。

3 地域診断に活用できるモデル

ここでは、保健師が地域診断を行う際に活用できるモデルを2つ紹介する。

1 プリシード・プロシードモデル

プリシード・プロシードモデルはヘルスプロモーションを実践するためのモデルとして1991年に米国のグリーン（Green,L.W.）が提唱した。住民主体による地区組織づくりを可能にする介入方法として、またヘルスプロモーションの企画・評価のために使われている。日本では「**MIDORIモデル**」または「**みどり理論**」という名称で用いられることがある（図1）。

プリシードは先立って行われる、プロシードは続けて行われるという意味であり、実施の前にアセスメント、実施後に評価を行う枠組みとなっている。最終目標をQOL（生活の質）の向上に置き、アセスメントに環境が組み込まれていること、常に評価を意識しているいることが特徴である。

2 コミュニティ・アズ・パートナーモデル

コミュニティ・アズ・パートナーモデル[9]は、米国のアンダーソン（Anderson,E.T.）とマクファーレン（McFarlane, J.）がニューマンのシステムモデル（1972年）をもとに開発したものである。開発当初は、コミュニティ・アズ・クライエントモデルという名称であったが、のちに、対象となるコミュニティが「クライエント（相談者、利用者）」から「パートナー（仲間）」となり、1996年にコミュニティ・アズ・パートナーモデルと改称された。保健師と地域が対等の仲間となって、地域をより健康に、よい方向へと力を合わせて取り組んでいくことの重要性が示されているといえる。

このモデルには、地域アセスメントの車輪と活動のプロセスという2つの要素がある（図2）。地域アセスメントの車輪はコミュニティ

図1 プリシード・プロシードモデル

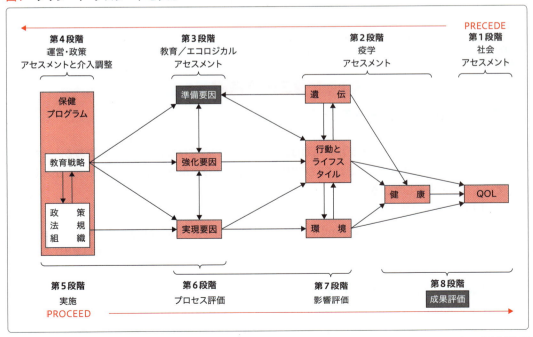

ローレンス・W. グリーン，マーシャル・W. クロイター，神馬征峰訳：実践ヘルスプロモーション　PRECEDE-PROCEEDモデルによる企画と評価, 19, 医学書院, 2005. を一部改変

図2 コミュニティ・アズ・パートナーモデル

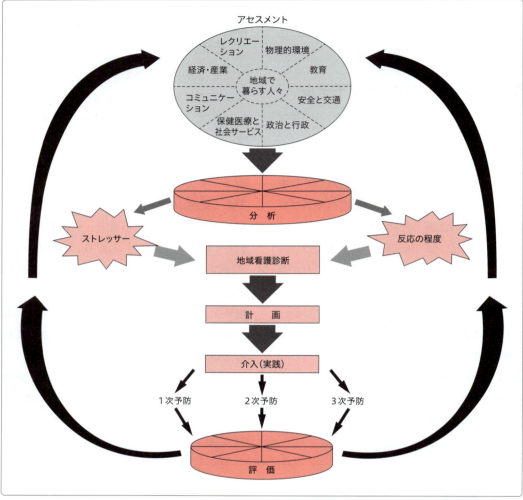

エリザベス・T. アンダーソン, ジュディス・マクファーレイン編, 金川克子, 早川和生監訳：コミュニティアズパートナー（第2版）, 140, 医学書院, 2007. を一部改変

Column

プリシード・プロシードモデルの語源

　プリシード・プロシードモデルの語源は、下記の文章の頭文字を合わせたものである。それに加え、頭文字を合わせてできたPRECEDE、PROCEEDの単語の意味もこのモデルが示している内容と一致している。

○ PRECEDE　意味は「先立つ」⇒実施に「先立って行う」
　Predisposing, Reinforcing, and Enabling Constructs in Educational/Environmental Diagnosis and Evaluation（教育・環境の診断と評価のための準備、強化、実現要因）の頭文字

○ PROCEED　意味は「続けて行う」⇒実施に「続けて行う」
　Policy, Regulatory and Organizational Constructs in Educational and Environmental Development（教育・環境の開発における政策的、法規的、組織的要因）の頭文字

コア（核）と呼ばれる地域で暮らす人々と、それを取り巻く8つのアセスメント部分に分かれている。コミュニティコアとは、地域を構成する人々や地域の属性を示すものであり、人口統計情報や人口動態、地域の歴史、文化等が含まれる。8つのアセスメント部分は、①物理的環境、②教育、③安全と交通、④政治と行政、⑤保健医療と社会サービス、⑥コミュニケーション、⑦経済・産業、⑧レクリエーションである。

また、このモデルにおける地域活動のプロセスは、まず地域アセスメントの車輪に関する情報収集と、ストレッサー、地域の反応の程度などについてアセスメントし、分析・地域看護診断を経て地域の健康課題を明確化する。そして健康課題に対して計画立案し、介入（実践）、そして評価を行ったうえで新たな情報収集につなげていく、といった循環型の看護過程をたどる。

4 地域診断の展開

前述したコミュニティ・アズ・パートナーモデルを用いた地域看護診断[8]をもとに、保健師が具体的に地域診断をどのように進めていくかについて説明する。コミュニティ・アズ・パートナーモデルでは、情報収集とアセスメント、分析（地域看護診断）、そして計画立案、介入（実践）を経て評価し、そして情報収集と展開していく。

1 地域の情報を集める

地域診断は、まず地域の情報を集めるところから始まる。情報には、量的データと質的データがある。人口構成や人口動態などの統計情報や、施設の数といった数字で表すことのできるデータが量的データである。これらのデータの多くは、国、都道府県、市町村のホームページに「統計データ集」「統計指標」といった形で幅広く掲載されている。国が実施している国勢調査や人口動態統計などは、都道府県別、市町村別、町別、字別とかなり詳細な情報を得ることができる。また、市町村のホームページでは、保健事業統計や独自で実施した調査結果なども掲載されており、地域の基本的な情報を入手できる重要なリソースとしてぜひ活用していただきたい。

一方で、人々の健康や暮らしには、数字で測ることができない、見て、感じて、五感で得られるデータが多く存在する。これらが質的データであり、保健師活動では、人々の暮らしぶり、人々の思いや価値観、信念、人々の望みやソーシャルキャピタルなどの情報があげられる。量的データ、質的データともに重要なデータであり、両方ともがバランスよく収集されていることが重要である。

❶ 情報の見方・とらえ方

情報収集の際には、情報を単なる情報としてだけではなく、そのことが地域の人にとってどんな意味をもつのか、地域の人々にどう影響しているのかを考えながら収集していくことが大切である。そのためには、日ごろから人々の暮らしに関心をもち、常に問題意識をもっていることが必要である。

また、自分が気づいたことを誰かに話してみるのもよい。そして、その気づきをデータで確認していく。図3の例のように、地域を見ながら気づいたことがあれば、何のデータがあれば根拠となるのか、明確に説明できるかを考えていく。また、いつ、どこで、誰が、どのくらい、他ではどうなのか等、5W1Hのデータを用いて、その現状をどう説明できるか考えていく。情報が多すぎて何のデータを集めていけばよいかわからなくなったら、このように考えてみるのも1つの方法である。

地域を見ていくときには、地域に住む人々の個別の状況を詳細に見る視点（虫の目）と地域全体を俯瞰的に概観する視点（鳥の目）[10]

図3 気づきをデータで確認する

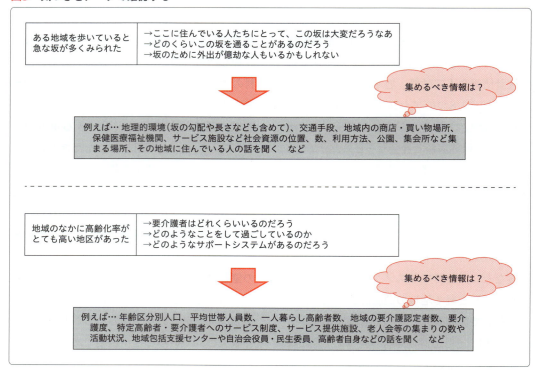

の両方を備えることが必要である（図4）。そのため、地域の情報は、地域別にまとめたデータに加え、一人ひとりの暮らしや思い、生活状況から共通している内容をデータとして示

図4 鳥の目、虫の目の視点

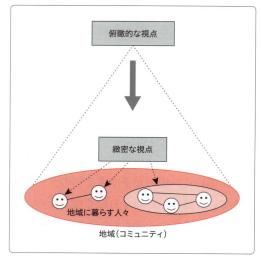

斉藤恵美子：公衆衛生看護学の対象と方法, 最新保健学講座1 公衆衛生看護学概論（第4版），（金川克子編），67，メヂカルフレンド社，2015．

し、その中で、自分が気づいたことをデータで確認していく。図3の例のように、地域をみながら気づいたことがあれば、何のデータがあれば根拠となるのか、明確に説明できるかを考えていくとよい。

❷ 情報の集め方
● 既存の資料の活用

情報収集の方法として、まず既存の資料の活用があげられる。国や自治体の人口統計をはじめとした各種調査結果は、インターネット上に掲載されているので、まず自治体のホームページや統計情報のサイトを確認するとよい。必要な情報を効率よく集めていくためには、目的に沿って、多面的に、また系統的に集めていくことが望ましい。系統的に情報を集める手段として、コミュニティ・アズ・パートナーモデルの地域アセスメントの車輪が参考になる。地域の情報を示す項目例について、表3に示す。

そのほかの切り口として、地域の人々の集

表3 地域アセスメントにおける地域の情報

項目	情報・データの例
コミュニティコア（地域で暮らす人々）	・住民特性：人口構成および人口動態（人口密度、人口分布、世帯数、世帯人員数、年齢別人口、転出入の状況、出生・死亡など） ・地域のなりたち、歴史・文化、風土、祭りなど ・住民性、信念や価値観、宗教、人間関係の特徴など
物理的環境	・面積、気候、地形や自然環境、建物・住宅、街並みなど
教育	・学校など教育機関と教育資源（スポーツ施設、生涯学習施設、美術館、文化施設等）など ・それぞれの利用状況、アクセス、地域とのかかわりなど
安全と交通	・警察、消防の状況、犯罪頻度、防犯組織、災害の備えなど ・交通機関、アクセス、道路状況、上下水道普及率、公害など
政治と行政	・政治への参加度、自治会の活性度、市民団体の状況など ・自治体の基本構想、各種行政計画・目標など
保健医療と社会サービス	・病院、診療所、クリニック等の状況、診療科目、立地など ・保健福祉関連機関、保健福祉サービスなど ・それぞれのネットワーク状況、利用状況、アクセスなど
コミュニケーション	・フォーマルなメディア（TV、新聞、インターネットなど） ・地域の人々の情報伝達・入手手段の状況（地域のミニコミ誌、広報紙、ポスター、掲示板、回覧板など） ・地域の人が集まったり話したりしている場所や方法など
経済・産業	・経済的特徴（所得水準、生活保護率など） ・ビジネス、産業、商店街の状況 ・労働の状況（雇用や失業率、職業など）
レクリエーション	・サービス、娯楽施設、公園（楽しめる、憩いの場所） ・場所、内容、アクセス、利用状況

エリザベス・T. アンダーソン，ジュディス・マクファーレイン編，金川克子，早川和生監訳：コミュニティアズパートナー（第2版），151—187，医学書院，2007. を参考に作成

表4 地域の人々の健康状態を表す指標

指標の種類	データの例
人口動態	出生率、死亡率、平均寿命
死亡や疾病	死因分類・順位、年齢調整死亡率、受療状況、有病率・罹患率
保健・医療	医療機関の数・規模・種類・診療科、救急医療、在宅医療機関・訪問看護ステーション・薬局の数
健診・検診	乳幼児健診、特定健診、後期高齢者健診、住民健診、がん検診などの結果、精検率、フォロー対象者数
障がい者（児）・療養者	障害区分別手帳取得状況、公費負担医療申請、各種サービス利用者数・利用状況
高齢者・介護関連	地域包括支援センター、要介護認定率、特定高齢者数、各種事業参加者数、介護関連サービス利用状況
感染症や事故の状況	発生状況（種類、発生・流行状況など）

団の健康状態を表す統計指標（表4）や社会資源の種類に関する情報（表5）も重要である。社会資源に関しては、単に数や種類だけでなく、それらが地域でどのような機能をもっているか、また地域の人々にどのように利用されているか、アクセス（距離だけでなく利用のしやすさも含めて）、地域の中のネットワークや地区組織活動等の情報も有用である。

● 地域の観察

既存の資料や統計指標から得た多面的な情報をより具体的なものにするために、地域を自分の目で見て、感じて「観察」することも重要である。

地区視診とは、人々が生活している住居や

表5　地域にある社会資源

社会資源の種類	例
保健・医療機関	行政保健衛生部門、病院・診療所、薬局、訪問看護ステーション、鍼灸整骨院、フィットネス等健康増進施設、人間ドック・健診機関
福祉機関・施設	行政福祉部門、地域包括支援センター、居宅介護事業所、福祉・介護施設、介護老人保健施設、特別養護老人ホーム、社会福祉協議会、地域福祉センター
産業・労働	行政産業部門、事業所、商工会、商店・商店街、スーパーマーケット、コンビニ、農協、労働基準監督署、ハローワーク
教育機関・生涯学習施設	行政社会教育部門、小・中学校、高校、大学、公民館、図書館、スポーツ施設、生涯教育講座、カルチャーセンター
地域の安全	警察・交番、消防、ライフライン：電気・上下水道・ガス
地縁・地区組織	民生・児童委員、自治会、老人会、婦人会、ふれあいまちづくり委員、健康推進員、食生活改善推進員、愛育班、消防団
ボランティア団体	保健・医療・福祉に関連するボランティアグループ
サークル、趣味の会	育児サークル、ウォーキンググループ、体操、ゲートボール、俳句、カラオケ等の会など
NPO・NGO団体	介護、福祉活動、当事者団体
職能団体	看護協会、医師会、歯科医師会、薬剤師会、栄養士会

　町並み、暮らしぶりなどを実際に自分の目で観察し、直接的データを得るための、フィールドワークにおける情報収集の1つの方法である[11]。臨床場面で患者を診察する際にあらゆる角度からのアセスメントが必要なように、地域のアセスメントにもあらゆる角度からのアセスメントが重要となる。地区視診はそのうち、五感を働かせての問診、視診に当たるものと考えるとよい。

　フィールドワークは**エスノグラフィ**（第5部（p.615）参照）におけるデータ収集方法の1つである。多くの場合、保健師はその地域の住民がもつ**内部者の視点**だけではなく、**外部者の視点**でその地域を見ている。そのため、ふだん暮らしている住民にとっては当たり前で、特に意識されていないことに気づくことがある。このような事柄には、その地域ならではの特性だったり、日常のありように影響を及ぼすような手がかりが含まれていたりすることがある場合が多い。このように、地区視診では既存の資料からは見つけにくい地域の情報を得ることができる。また、自分の目で見て情報収集を行うことから、既存の資料から得にくい地域独特の雰囲気、地理的状況、生活様式などの資料を収集することが可能である。

　地区視診は、**地区視診のガイドライン（表6）**を用いて、随時、**記入シート（表7）**に記載していくという方法で実施する。実施のポイントとして、事前に必ず地図で確認し、自分が行く場所を明確にしておく。また、地域の姿は、季節、時間、天候によっても変わるため、日時や天気も必ず記載する。移動方法は地域の広さにもよるが、歩きながら人びとの暮らしぶりを考えたり、ときには地域の人と言葉を交わしたりしながら行うことが、より地域の理解を深めることにつながっていくだろう。

　ここで注意すべきことは、地域の人の生の声や見聞きした質的なデータは、事実のみを記載するということである。なぜなら、言い換えたり、平易な言葉に直したりすることで、そこに自分自身の解釈が入り事実をゆがめてしまう可能性があるからである。したがって、地域の人が語ったことば、見たままをそのまま記載するようにし、自分の解釈や意味づけ（アセスメント）と区別することを心がける。

表6　地区視診のガイドライン

項目	項目の内容
家屋と街並み	家屋・屋内・集落の様子、家屋の素材や建築方法、古さ、一般状態、周囲の家々の状況、街並みの様子、においや音、住宅の密度、どういう地域か、どんな人が住んでいるか
広場や空き地の様子	田畑・公園・空き地などの広さと質、そこのあるもの、持ち主、使用者、使用状況、空間の印象を中心に
境界	地理的境界、感覚的境界 区域の境界線（自然のもの、経済的なもの、物理的なものかなど）、境界を表すものがあるか、境界らしい雰囲気や印象の有無
集う人びとと場所	集う場所・時間・集団の種類とその印象 人びとが集まっている場所とその集団の特徴、集まって何をしているのか、目的は何か、時間や閉鎖性はどうか
交通事情と公共交通機関	車や道路の状況、混雑状況、信号・横断歩道・踏切の有無と様子、公共交通機関の種類、利便性、主な利用者、経路、時刻表など
社会サービス機関	社会サービス機関の種類、機関の目的、利用状況、建物の様子、どんな人が利用しているか、具体的に何が行われているか
医療施設	医療機関の種類と規模、診療科名、特徴、建物の様子、地区との密着度、立地場所、開業時間、休日など
店・露店	住民の買い物場所、店・商店街の種類や特徴、利用者の特徴、店までの交通、露店の有無と種類、利用している人やその状況
街を歩く人びとと動物	集まっているのではなく周囲にいる人や動物のこと、どんな人がいるか、格好や印象、その地域でどんな人を見かけるか、時間帯や行き交う人びとの特徴や印象
地区の活気と住民自治	地域の発展・衰退の状況と住民自治組織の活動状況 活気があるか、自治会の活動を示す看板・掲示板・ポスター・チラシの有無、ごみ・ごみ置き場の様子、地域の清潔さ、清掃状況、環境美化など
地域性と郷土色	人種や民族性を表すものがあるか、その地域を特徴づける産業、特産物、祭り、観光地、地区独特の文化、郷土色、地域性など
信仰と宗教	寺社や墓地、住民の信仰や宗教の特徴 信仰や宗教に関連した施設、建物、その地域独特のものがあるかなど
人びとの健康状況を表すもの	住民の健康状況を表すものがあるか 自然災害や交通事故の発生、伝染性疾患・風土病等の疾患の有無、医療機関までの距離と利便性、健康に影響しそうな環境的リスクの有無など
政治に関するもの	住民の政治への関心や議員に関すること 政党や政治、議員に関する事務所、ポスター、看板、地区に政治の有力者がいるか、住民の政治への関心
メディアと出版物	住民が主に利用している新聞・雑誌・タウン誌・メディア、ケーブルテレビの有無、それらの特徴や住民への浸透度

都筑千景：地区視診．地域看護診断（第2版）（金川克子，田髙悦子編），42，東京大学出版会，2011．

● 計画した調査の実施

　既存の資料や地区の観察を行った後、それでも不足している、さらに明らかにしたい情報がある、今までの情報を異なった角度から明らかにしたい、といったときには、改めて調査を実施することになる。調査を行うには少なからず労力とコストがかかるため、計画の段階で下記の点を明確にし、効果的な方法にて行う。

　アンケート調査の場合は、母集団の代表性が問題になる。全数調査であれば対象集団の実態を正確に把握できるが、予算も人も時間も非常にかかるため実際には難しい。現実的には標本調査が多くなるが、その場合、できるだけ母集団から偏りのない標本を抽出するよう、計画的なサンプリングが必要である。詳しくは本書第5部「公衆衛生看護研究」の項を参考にされたい。

表7　地区視診のガイドライン　記入シート

年　月　日（　　） （　　　　　　）地区	AM・PM　時　分　～　時　分　天気（　　） 移動手段（　　　　　　）　　記載者（　　　　　）
項　目	地区の様子
家屋と街並み （集落・家々の状況）	
広場や空き地の様子 （公園・田畑も含む）	
境界 （自然的・地理的・感覚的境界）	
集う人びとと場所 （場所・時間・集団の種類と印象）	
交通事情と公共交通機関 （車・道路・バス・鉄道の状況）	
社会サービス機関 （種類・目的・利用状況・利用者）	
医療施設 （種類・診療科・規模・立地場所）	
店・露店 （種類・場所・利用状況・利用者）	
街を歩く人びとと動物 （外見や人びとから受ける印象）	
地区の活気と住民自治 （自治会・掲示板・チラシ・ゴミ）	
地域性と郷土色 （産業・特産物・観光名所・祭り）	
信仰と宗教 （寺社・墓地・宗教関連施設）	
人びとの健康状況を表すもの （疾患・災害・事故・環境的リスク）	
政治に関するもの （政治への関心・議員）	
メディアと出版物 （新聞・タウン誌・ケーブルTV）	

都筑千景：地区視診．地域看護診断（第2版）（金川克子，田髙悦子編），122，東京大学出版会，2011．を一部改変

インタビュー調査の場合には、誰に聞けば有益な情報が得られるかを考え、目的に沿った対象者を選定する。人数は多ければ多いほどよいというものではなく、明確な基準はないが、得られた情報を分析し、新たな情報が得られなくなったところが1つのポイントである。また、インタビューは内部者の視点から、彼らのとらえ方や文化、行動を理解することに役立つ。明らかにしたいことの当事者と、当事者の周りにいるそのことをよく知っている人々（家族や支援者など）の両方から収集するとより幅広い、深みのある情報が得られる。さらに、個別のインタビューだけでなく、共通性のある複数の人が参加し焦点化

図5 調査を計画するときのポイント

まず、何の目的で調査を行うのか、明らかにしたいことを明確にする

↓

対象者	当事者、支援者、家族など誰を対象にするか
実施方法	アンケート調査、聞き取り調査、インタビュー
規模	全員それとも一部の人、全体で何人くらいに行うか、どのように対象者を選定するか
調査項目	どのような項目を、どのように聞くか
分析	量的データ：集計、統計処理 質的データ：内容の分析、類似するもの・異なるものでまとめる（カテゴリ化）

して行う**フォーカスグループインタビュー**では、グループダイナミクスや相互作用が加わり、新たな視点での情報につながるだろう。

図5に調査を計画するときのポイントについて示す。いずれの調査であっても、まずは何のために行うのかといった調査目的を明確にし、その目的を達成するためにはどうすればよいかを検討することが大切である。

2 アセスメントする

❶ 情報の整理と加工

アセスメントとは、事象を客観的に評価したり、意味づけや解釈したりすることである。適切なアセスメントを導くためには、情報の意味を正確に、わかりやすく、効果的に提示することが重要となる。なぜなら、地域診断の情報は幅広く膨大な内容であり、特に量的データは数字の羅列になりがちで、よく読まないと理解しにくい。地域診断は、組織や住民に自分たちの地域の理解や課題の共有を促し、よりよい活動へとつなげていくためのものであり、相手に伝えたいことをわかりやすく整理し、加工して見せていく力が求められ

るといえる。わかりやすく、関心をもってもらえるデータの提示ポイントとして、データを整理し、何を示したいのかを明確にする。次に、表やグラフにして、見せたいものをよりわかりやすく提示することである。また、図示やマッピングは視覚的に見せたいものが一目でわかり効果的である。最後に、比較することである。よく、人口が多い、出生率が高い、などと説明するが、果たして何を基準に多い、高いと判断しているのかわからないことも多い。そのデータがどういう意味をもつかをアセスメントするときには、必ず基準を明確にする。

❷ 地区視診と関連するデータの統合

既存の資料からの情報と、地区視診データとをあわせて考えることも重要である。先に述べた「気づきをデータで確認する」のと同様に、視診で得た情報から、そのことを裏づけるデータや資料があるかを考えて、その項目の情報収集を行い、再度地区視診データについて考えてみる。そうすることで、今まで気づかなかった情報同士の関連や新たな視点が見えてくる。このように、地区視診で得た質的なデータを量的データと統合し、新たな情報として地域アセスメントに加えていくことで、より正確でいきいきとした地域の姿を記述することにつなげることができる。

3 分析する

❶ 健康課題の明確化

健康課題はさまざまな情報からのアセスメントを統合し、最終的に明確化（診断）される。実際には、一つひとつ情報を収集しながらそのつど、考えたこと（アセスメント）を記録しておき、最終的にすべてのアセスメントを統合して健康課題を考えていくことになるだろう。

地域にはさまざまな問題がある。問題とは「解決すべきこと」、課題とは「取り組むべき

231

こと」である。健康課題を検討するには、それぞれの問題について、それが起こっている原因や背景、及ぼす影響の大きさ、放置しておくとどうなるのか、つまりこのままにしておくことのリスクを考える。その問題に対し、地域が対処できるだけの力を備えているかも重要である。また、健康課題はすでに起こっている顕在的なものだけでなく、これから起こりうる可能性があるもの、潜在的なリスクも考えていく。今ある問題だけでなく、問題が起こる前の予防こそ、保健師の専門性が発揮できるところである。また、問題を発見し解決することはもちろん、強みとなる部分を見出し強化すること、つまり地域の力量を高めていく視点も取り入れる。

以上のプロセスで健康課題について検討し、より優先順位の高いものから取り組む事柄を提示していく過程が「健康課題の明確化」である（表8）。

❷ 優先順位の決定

地域に数多くある問題や強みに対して、どれでも、何でも取り組めるわけではない。複数の課題がある場合、取り組みの優先順位をつけていくことが必要となる。優先順位が一番高い課題としては、健康危機など住民の生命にかかわる問題、あるいは感染症のように緊急に対処する必要がある場合であろう。そのほか、住民ニーズの大きさ、効果の大きさ、予算・マンパワーの点で取り組むことが可能か、などがあげられる。さらに、高齢化や少子化など全国的・社会的要請が高い課題か、自治体が考える方向性に沿っているかも重要である。したがって、健康課題の優先順位は、緊急度や重症度に加え、国や自治体の政策・施策にも照らし合わせ、総合計画、下位のたとえば地域保健福祉計画、介護保険事業計画などの各種計画も確認しながら検討し決めていくことになる。

4 計画の立案

自治体における計画策定のレベルは、表9のとおり、政策、施策、事業、業務に分けられる。政策とは、自治体が取り上げる課題の基本方針や理念を示したものであり、政策課題を解決するために必要となる具体的取り組みである事業を分野ごとにいくつかのグループに分けたものを施策という。事業は、政策課題を解決するためにとられる具体的な活動内容で、それを日常的に繰り返す活動を業務という。

❶ 目的・目標設定

健康課題が明確化されたら、次に行うことは地域の目指すべき姿（目的・目標）を検討することである。ここでは、保健師が行う実践活動に相当する事業レベルにおける計画について述べる。

計画立案において大事なことは、計画の目的の主体は地域や住民であるということである。したがって、目的・目標の主語は地域や

表8　健康課題を明確化するためのポイント

① 「なぜこうなっているのか」問題の原因や背景を考えよう
② 「地域や住民にとってどういう影響があるか」問題や強みが地域や住民に及ぼす影響を考えよう
③ 「このままにしておくとどうなるか」何もしなければどうなるかを考えよう
④ 「どうすれば対処できるか」問題に対する地域や住民の対処力（防御力）について考えよう

表9　自治体における計画のレベル

政策：自治体が取り上げる課題を明確にし、その解決（達成）に向けての基本方針や理念を表したもの。具体的な行動プランである事業を体系づけ、方向づけるもの
施策：政策課題を解決（達成）するために必要となる具体的取り組み（事業）を関連する分野ごとにいくつかのグループに分けたもの
事業：政策課題を解決（達成）するためにとられる具体的な活動内容
業務：特定の政策や施策、事業の課題解決（達成）のために日常的に繰り返す活動

真山達志：政策形成の本質, 48-50, 成文堂, 2001. を参考に作成

表10　目的と目標

目的	・取り組む保健活動を通して住民の健康生活にもたらされる成果（outcome）、あるべき望ましい姿（スローガン）の提示 ・主語は地域または住民 ・達成目的のレベルは、施策レベル、事業レベルなのかを明確に示す
目標	・目的達成のための条件提示 ・①具体的、②評価しやすい表現、③対象の明確化、④到達すべき姿を示す ・長期（6〜10年）、中期（2〜5年）、短期（1年）に分けて提示することもあり

住民となる。保健師がこうなって欲しい（主語が保健師）と考えたことが目的になっていることがあるので、注意してほしい（表10）。

❷ 計画立案のポイント

計画は、行動の目的、具体的活動目標の明示であり、課題の具体的解決方法の提示である。また達成するべき基準を示したものでもある。特に行政においては、住民に対しての**説明責任（accountability）**があり、場当たり的でない、適切な計画立案が求められる。

具体的計画においては、事業を行う保健師が主語となり、地域や住民が目指すべき姿に向かうために保健師が行うことについて検討する。

計画を考えるうえで、考えるべきポイントをいくつかあげる。まず1つめは、「人・モノ・金」である。何を行うにしても、マンパワー、実施場所や物品、予算がないと始まらない。計画を考えるときは必ずこれらを検討し、実施可能な計画を立案することが重要である。

次に「住民との合意形成」である。いくら保健師がよいと思った計画であっても、対象となる住民や地域のニーズに沿っていないと意味がない。多く自治体では、計画策定時に住民と懇話会を行ったり、パブリックコメントを募集したりして、住民参画を取り入れることが通例となっている。保健師としては、住民にこれまで行ってきた地域診断の結果を提示し、計画やその必要性をわかりやすくかつ根拠を明確に説明していくことが効果的だろう。住民とともに、計画立案や目標設定のための話し合いやグループ討議を行う場合、マズローの欲求階層理論（図6）やブレイクスルー思考の7原則（Column）が参考になる。

「時代認識」も重要である。現在の社会情勢や時代背景によって、「育児不安の軽減」といっても、そのことが示す意味は大きく違ってくる。たとえば、女性の社会進出に伴い、育

Column

ブレイクスルー思考の7原則は、参加者主体のグループ討議の際の原則的留意事項として用いる。

① ユニーク「差」の原則―――――――個別性、独創性
② 目的展開の原則――――――――――ヘルスプロモーションの理念に沿う
③ 「あるべき姿」の原則―――――――基本的な姿勢・考え方、長期展望に立脚した方向性の設定
④ レギュラリティーの原則―――――最もよく起こり得る事象・課題
⑤ 目的に適った情報収集の原則――目的に沿う「必要最小限」の情報
⑥ 参画・巻き込みの原則―――――――住民とともに、住民と目的の共有、システム化
⑦ オールプラスの原則―――――――参加者（住民、関係組織・機関、行政）すべてにプラスになる

日比野省三ほか：保健活動のブレイクスルー、75、医学書院、1999．より作成

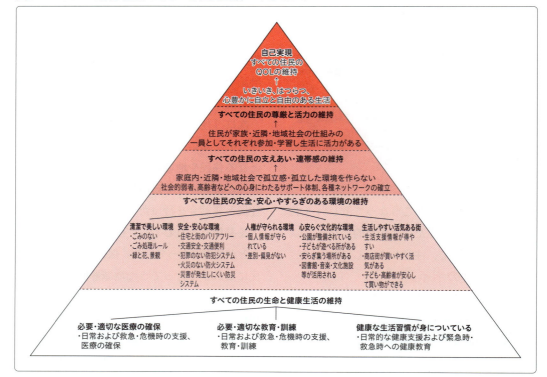

図6　マズローの欲求階層のあるべき住民生活へのあてはめ

児休暇後に仕事復帰する母親も増加しているし、定年後に再雇用となり、仕事をもっている高齢者も増えてきている。よって、具体的にどう事業を実施するか、時間帯や方法、会場などについて考えるときは、このような時代認識を考慮して検討する必要がある。

また、国や自治体においては基本構想や上位の計画があり、それらに沿ったものであるかも大切である。今、どのような政策が行われているのか、社会が求めているものは何かも考慮に入れ、時代にあった適切な計画を検討する。

最後に、計画は課題の解決につながる具体的なものでなくてはならない。そのためのヒントはこれまでの地域診断のなかにある。つまり、なぜその健康課題を取り上げるに至ったのか、ということである。地域の問題や強みについてもう一度考えてみよう。その問題が起こっている原因を取り除く、不足しているものを充足する、住民が対処する力を強化する、などがあがってくるはずである。そして、介入（実践）は一次予防、二次予防、三次予防のレベルを考慮して検討する。

具体的な実践計画には、いつ、どこで、誰に、どうやって（手段）、どんな内容で行うかについての項目が必須である。特に、実践のターゲットについては、人なのか、環境なのか、組織なのか、また個人なのか、集団なのか、地域なのかも検討する必要がある。どこに、誰に働きかければもっとも効果的か、あるいは効率的かを考えるとよいだろう。

また、課題そのものは異なっていても、解決のために用いる手段は共通していることも多い。たとえば「認知症高齢者を支える地域ネットワークの強化」「世代間コミュニティの希薄化」という課題に対して、世代間交流を進める事業を行う、コミュニティにあるいろいろな団体、自治会やボランティア、サークルなどのネットワークをつくる、という計画は、両方の課題解決につながる可能性がある。

さらに、このようなネットワークができれば、あとで述べる社会資源の創出にもつながり、そのほかの課題の解決にも有用なものとなる。したがって、課題ごとに計画を立案するのではなく、課題全体を見据えて、全体を見ながら何を行うべきか検討していくことが大切である。

❸ 計画の評価

計画立案時には、評価をどのように行うかを必ず一緒に検討する。評価について、世界保健機関（WHO）は「将来のために現在の活動を改良したり、よりよい企画を行うために体系的に経験から学び、これを教訓とし生かす」と定義している。実施した保健事業が目指す健康状態である目的・目標にどこまで近づけたか、活動内容と成果、プロセスの点検は、次に取り組む事業活動の効果的な展開および質の向上には欠かせない。ここではストラクチャー評価、プロセス評価、アウトプット評価、アウトカム評価という4つの観点と経済的評価について取りあげる（表11）。

5 地域診断からつながっていく活動

地域診断を行うことで、保健師活動はさま

表11　事業の評価指標

評価指標	評価の側面	評価の項目例
ストラクチャー（構造）評価*	保健事業を実施するための仕組みや体制を評価する	○保健活動に従事する職員体制、マンパワー ○実施に係る予算 ○施設や設備の状況 ○他機関との連携体制 ○社会資源の活用状況 ○保健活動の質向上の仕組みがあるか
プロセス（過程）評価*	事業やサービスの目的、実施過程、活動状況を評価する	○問題分析：地域特性や住民ニーズの情報収集、アセスメントから健康課題を踏まえた計画であるか ○目的・目標の設定 ○具体的方法：対象の選定、プログラム内容、実施手段、教材、手順等 ○実施・遂行状況 ○記録状況
アウトプット（事業実施量）評価*	目的・目標達成のために行われる事業、サービスの結果を評価する	○参加者数、受診率、出席率、実施回数、実施件数 ○サービスの継続率
アウトカム（結果）評価*	対象者の行動、事業の達成度、成果の数値目標等、事業やサービスの結果に起因する変化を評価する	○対象者の態度、記録、満足度等 ○目的・目標の達成状況 　短期的成果：事業目的・目標の達成状況 　長期的成果：地域や住民の健康度の向上、QOLの改善、罹患率の減少、健康寿命の延伸、社会資源の創設など集団・地域における変化
経済的評価		○費用便益分析：事業の実施によるすべての結果・影響を金額で算出（便益）し、事業に要した費用との差を評価する方法 　すべてを金銭に換算して表示するため評価指標が異なっても事業の比較ができる ○費用効果分析：事業実施にかかる費用を算出し、ある一定の効果（体重減少、血圧低下など）に対してかかる費用を比較する方法 ○費用効用分析：事業実施にかかる費用を算出し、効用を比較する方法。効用とは、生活の質（QOL）を考慮した成果を示し、代表的な指標に「QALY：Quality Adjusted Life Years（質調整生存年）」がある

＊部分：厚生労働省：標準的な健診・保健指導プログラム（令和6年度版）を参考に作成

235

ざまな広がりをみせる。たとえば、地域の現状を分析することで、地域の問題や課題の背景が明らかになり、原因や構造を推測したり、どのような対策を立てていけばよいのか考えたりするヒントになる。また、多くの情報から多様な解決方法の検討が可能になり、地域の特性に応じた具体的な解決策や方法につなげることができたり、課題の優先順位を検討したりすることも可能になる。加えて、地域診断は保健師だけで行うものではなく、組織や関係者、住民と一緒に話し合いながら進めていくものであり、地域診断を通じて課題を共有し、一丸となって活動に取り組んでいくことができる。そして何よりも、地域診断を行うことで、根拠に基づいた保健師活動につなげていくことが可能となる。

6 コミュニティ・アズ・パートナーモデルを活用した地域診断
――A市高齢者の保健活動の展開

❶ A市における高齢者の状況

コミュニティコア（地域で暮らす人々）	・人口3万8962人、世帯数7598世帯、この10年間で徐々に減少 ・年少人口7％で年々減少、老年人口32.3％（前年度31.0％）で年々増加傾向であり、特に後期高齢者が増加 ・老年人口は、市内8地区のうち、市街地のa地区は26.5％と低いが、b地区36.4％、e地区60.4％、f地区34.5％と高い ・世帯数は市全体では増加しているが、世帯当たりの平均人員は2.5で減少 ・65歳以上高齢者がいる世帯は59.5％、うち単独世帯10.2％、高齢者世帯18.5％で、年々増加傾向 ・死亡率14.5、近年は横ばい ・死因別死亡率は悪性新生物、心疾患、脳血管疾患の順で、合わせて全死因の58％ ・要介護認定者の割合は第1号被保険者の21％だが、地区により差が大きい ・介護度は要支援1、2が30％、要介護1、2は27％、要介護3以上は43％ ・要介護の原因疾患は男女とも脳血管疾患が一番多く、男性は次いで認知症、女性は高血圧症、次いで認知症
物理的環境	・県北東部に位置し、総面積253km²、東西23km、南北17km、市周辺は1000m級の山々に囲まれた盆地。田畑が広がる農村地域 ・内陸型気候、年間平均気温13.4℃、年間積雪日数70日以上の豪雪地帯 ・市の東西に流れる川に沿った市街地はa地区で新興住宅街、山間部はe地区、その周辺に古い町並みのb地区、下町のf地区がある ・市の基幹道路は南北に走る国道であり、道路沿いに大型店舗が展開 ・市内、特に山間の地区は坂道が多く、勾配も大きい ・車で移動できない高齢者の外出手段が乏しい
教育	・小学校6校、中学校2校、高等学校1校、保育所13か所 ・公民館10か所、図書館、市民会館、市総合公園、博物館 ・老人福祉センターの生きがい講座の活動は種類も多く活発 ・図書館に多くの高齢者が集まり、高齢者向けのイベントも開催されている
安全と交通	・公共交通機関は鉄道（私鉄）が1本、市の東西に走っている ・路線バスはおおむね1時間に1〜2本でアクセスは悪い ・主な交通手段は自家用車、世帯当たりの自動車保有台数は2台以上 ・警察署、消防署、変電所各1、犯罪件数は少ない ・市街地以外は、夜間は街灯も少なく真っ暗になる ・冬季には雪害により、転倒や転落などのけがによる救急搬送が増加

政治と行政	・市総合計画の理念「少子・長寿化に対応した人にやさしいまちづくり」 ・健康づくり運動の推進、いきいき高齢者活動の推進などを基本目標に掲げ、高齢者の健康増進、介護予防、認知症予防の推進、などの施策が行われている
保健と社会サービス	・医療機関は病院3か所、診療所18か所、歯科診療所9か所だが市街地に集中 ・市役所に保健センター、福祉事務所、社会福祉協議会があり、市内3か所に地域包括支援センターがある ・訪問看護ステーション2か所、居宅介護事業所3か所、通所介護施設6か所、通所リハビリ施設3か所、介護老人保健施設が1か所ある ・住民健診結果より、昨年の受診率は34.2％、70歳以上の要指導・要精密検査者の内訳は、高血圧41.7％、血糖32.1％、血中脂質25.5％ ・肺がん検診の受診率は15％だが、子宮がん検診、胃がん検診の受診率は10％以下 ・地区ごとに地域包括支援センターによるふれあい喫茶と介護予防教室（いきいき体操の会）が実施されており、多くの高齢者が参加している
コミュニケーション	・老人クラブは15か所あり、加入率は44.7％。市内公園や福祉センターでの集まりやグラウンドゴルフを活発に行っており、高齢者の交流の場になっている ・地区ごとに、婦人会や自治会による趣味の会等が頻回に実施されている
経済・産業	・歳出は衛生、福祉にかかわる割合は比較的高く、保健福祉が重点施策 ・産業別就業割合は第1次産業が8.7％、第2次産業が39.1％、第3次産業が52.1％、米の栽培と繊維産業が市の基幹産業である ・高齢者の多くは田畑をもち、農作業に従事している ・繊維工場が多く、女性の就業率は80％と高い
レクリエーション	・総合体育館、市運動公園各1 ・農業体験ができるイベントを定期的に行っていて、高齢者は講師として参加している ・グラウンドゴルフが盛んで、高齢者向けの市の大会も開かれている

❷ 明確化された健康課題

1　閉じこもり高齢者増加の可能性
〈根拠となるデータとアセスメント〉
・老年人口32.3％、年々増加傾向。特にe地区の高齢化率が高くなっている。環境は坂が多く、山間部などに住む高齢者にとっては不便である。特に雪のため冬季の外出が危険であり、閉じこもりがちになる高齢者が多くなると考えられる
・70歳以上の高齢者において、高血圧、血糖、血中脂質の要指導者・要精密検査者が多く、生活習慣病のリスクが高くなっている。要介護状態になれば外出がよりしにくくなるため、介護予防が必要である
・後期高齢者が増加していることから、今後より外出しにくくなる高齢者が増えると推測される

2　地域におけるネットワークの強化
〈根拠となるデータとアセスメント〉
・人口および世帯当たり平均人員の減少から、単身世帯の増加が推測される。また、高齢者の単身世帯、高齢者世帯が増加しており、家族からのサポートが得にくい状況が考えられる
・認知症が要介護の原因の上位、今後も増加していく可能性があり、徘徊など地域での見守り体制の強化が必要である
・老人福祉センター、図書館、地域包括支援センター等において高齢者向けの講座やイベントが多く実施され、老人クラブに加入している高齢者も多く、地域での活動や交流は盛んであることは強みである
・保健福祉が市の重点施策になっており、グラウンドゴルフ大会の開催、農業体験講師における高齢者の活用などが行われている

❸ A市高齢者を対象とした保健活動計画

長期目標
・高齢者が地域で閉じこもることなく安心して生活ができる

短期目標
① 閉じこもりや原因疾患の知識をもち、自ら予防行動がとれる
② 地域での見守り体制が強化される
③ 高齢者が地域や地域の人々と接点をもちながら暮らすことができる

具体的活動計画
〈健康教育・健康相談会〉
・脳血管疾患、認知症、廃用症候群等とその予防に関する講座（健康教育）、健康相談会の開催
〈地域における見守り組織の育成と見守りネットワークの強化〉
・地域における高齢者の実態把握（当事者および民生委員、地区役員などのインタビュー）
・既存の高齢者関連団体の実態調査
・地区ごとに高齢者関連機関、関連職種における検討会議の開催（高齢者見守り会議）
・市内8つの地区のうち2地区において、モデル的に見守り組織の立ち上げ支援を実施し、見守り組織の育成を図る（高齢者見守り隊）
・高齢者見守り隊による見守りマップの作成
・全地区に対して高齢者見守り隊の立ち上げと育成支援の展開
・老人クラブにてお互いの見守り活動の実施
〈住民との懇話会・協議〉
・市の関連部署（保健福祉、都市計画、土木、社会福祉協議会など）と住民との懇話会の開催
・高齢者の生活（特に冬季）や移動手段、地域の高齢者見守り隊へのサポート、今後必要な制度やサービスの検討など、住民ニーズに沿った協議の実施

金谷志子：地区活動の実際, 公衆衛生看護学, （津村智惠子, 上野昌江編）, 264-270, 中央法規出版, 2012. を参考に作成

引用文献

1) Leddy&Pepper's Conceptual Bases of Professional Nursing, 8 edition, Lucy Jane Hood, Lippincott Williams&Wilkins, 350, 2012.
2) 麻原きよみ他：地域特性に応じた保健活動推進のためのガイドライン, 平成28〜30年度厚生労働科学研究費補助金, 2019.
3) 厚生労働省市町村保健活動の再構築に関する検討会：市町村の保健活動の再構築に関する検討会報告書, 2007.
4) 厚生労働省健康局長通知：地域における保健師の保健活動について（平成25年4月19日）
5) 内閣府経済社会総合研究所編：コミュニティ機能再生とソーシャルキャピタルに関する研究調査報告書, 2005.
6) 水島春朔：地域診断のすすめ方, 第2版, 医学書院, 44, 2006.
7) 見藤隆子他：看護学事典, 日本看護協会出版会, 531, 2011.
8) 金川克子他：地域看護診断, 第2版, 東京大学出版会, 11, 2011.
9) エリザベス・T・アンダーソン, ジュディス・マクファーレイン編, 金川克子, 早川和生監訳：コミュニティアズパートナー, 第2版, 医学書院, 2007.
10) 金川克子編：最新保健学講座1　公衆衛生看護学概論, メヂカルフレンド社, 2015.
11) 金川克子他：地域看護診断, 第2版, 東京大学出版会, 37-51, 2011.

参考文献

・宮坂忠雄他：最新保健学講座別巻1　健康教育論, 医学書院, 2013.
・ホロウェイ, I, ウィーラー, S, 野口美知子監訳：ナースのための質的研究入門　第2版, 136-141, 医学書院, 2006.

第2部 公衆衛生看護における支援方法

第9章 社会資源の開発(事業化・施策化)

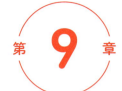
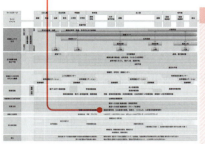

チェックポイント
- 社会資源の開発の目的、特徴について学ぶ。
- 保健師が行う事業化・施策化とはどのようなものかを理解する。
- 事例を通じて、保健師が行う社会資源の開発、実際について理解する。

1 社会資源の開発の定義・理念

　日本では憲法第25条によって、すべての国民の健康で文化的な最低限度の生活が保障されている。また、ヘルスプロモーション(WHO, 1986)では、健康的な公共政策づくりがうたわれている。このように、国や自治体には、すべての人々が公平に継続的に安定したサービスを受けることができるように努める責務がある。そのため、国や自治体は政策を定め、各種の計画策定を通し施策としてそれらのサービスを住民に提供できる体制をつくり、事業として住民に提供している。

　社会資源とは、人々のさまざまなニーズを満たすために用いられる有形・無形の資源であり、これらの資源を新たに創出したり、恒常的に提供されるための仕組みや制度を創設したりすることを**社会資源の開発**という。

2 社会資源の開発の目的

　保健師が行う地域住民への個別支援においては、対象者に対する直接支援を行うだけでなく、自治体の事業やサービスを活用して健康問題の解決を図っている。しかし、実際には活用できる事業やサービス自体がないことや、その人のさまざまな条件に合うものがみつからず使えない、ということがある。対象者それぞれのインフォーマルな資源やオーダーメイドのコーディネーションで試行錯誤し、何とか解決に至ることもあるが、インフォーマルサービスがない人、条件に当てはまらない人、うまくつながらない人が地域には一定数存在している可能性がある。公衆衛生の観点から考えると、このような人々は公平で安定したサービスを受けることができず、不公平な状況に置かれているといえる。このように、地域における健康課題を効果的・効率的に解決する目的で、社会資源の開発が行われる。自治体が新たな施策として、また事業として社会資源を開発していく場合は、施策化・事業化ということもできる。

　2013(平成25)年に出された「地域における保健師の保健活動に関する指針」[1]においても、各種保健医療福祉計画の策定および実施があげられており、施策化、事業化への保健師の関与がより一層期待されているといえ

239

る。保健師は個別の支援にとどまらず、事業化・施策化によって新たな社会資源を開発することで集団、そして地域への支援と連動させていくことが重要である。そうすることで、幅広い住民に対する支援、そして地域全体の健康やQOLの向上につなげていくことが可能となる。

3 社会資源の開発の特徴

1 保健師の支援と社会資源の活用

　保健師の住民に対する個別支援は、それぞれの健康課題に応じて、健康相談や家庭訪問、健康教育等の保健指導や、関係機関との調整やコーディネート、社会資源の活用といった方法で行われる。地域にある各種の制度やサービス、施設、機関、NPOやボランティアなどのさまざまな団体などの社会資源は、法律に基づき設置されているフォーマルな機関のほか、地域特性によって独自に、またインフォーマルに設定されているものも多くある。

　そのため保健師は、地域診断を通じて地域で活用できる社会資源について詳細に把握していることが重要である。社会資源の有無を把握するだけでなく、利用のしかたやアクセス方法、内容についても知っておき、対象者の状況に合わせて適切な社会資源を活用していくことが求められる。しかし、ときには既存の社会資源、制度やサービスでは該当するものがない、利用の条件に合わない、うまく活用できないなど、対応が難しい場合がある。そういった場合には、対象者がより健康を維持・増進ができるような新たな社会資源を考え開発を検討していくことになる。

2 保健師が行う事業化・施策化

　事業化・施策化には「政策からの施策化」と「ニーズからの施策化」の2方向があることが明らかにされている[2]。政策からの施策化は、トップダウンで国や都道府県が策定した政策に沿って、地域特性に合わせて住民に保健医療福祉施策として提供していくことである。一方、「ニーズからの施策化」は住民のニーズに基づいて事業や施策を形成していく取り組みである[3]。住民ニーズに基づく事業化、施策化については、日ごろから第一線で住民と向き合い、地域診断から地域の実情を把握し、健康課題を明確化しその解決に取り組んでいる保健師にとって、格好の機会といえよう。

　事業化、施策化では、**PDCAサイクル**に基づいたプロセスを展開していくことが求められている。PDCAサイクル（p.112参照）とは、生産性を向上させるための品質管理の手法であり、行政やビジネスで用いられているマネジメントサイクルである。Plan（計画）、Do（実行）、Check（評価）、Action（改善）のサイクルをらせん状に繰り返すことにより、事業や施策の質を向上させ、継続した質の改善を目指している。

　Planにおいては、前の章で述べた保健師の計画の立案（p.233「**❷計画立案のポイント**」）と同様であり、策定する計画には根拠や必要性を示すことが必要となる。その基本となるのは地域診断であり、根拠に基づいた説得力のある課題を提示し、関係者間の合意が得られる、地域特性に合致した計画を検討していくことが重要である。計画にはできるだけ具体的に活動内容や方法を示し、ときには数値目標を提示する。Doは具体的活動の実践である。実際には、実践の合間にも新たな情報収集やアセスメントを行い、計画を微調整す

る等の活動も行っており、これらの活動は実施途中のCheckおよびActionに相当する。活動の終了時にはストラクチャー評価、プロセス評価、アウトプット評価、アウトカム評価、また経済的評価（p.235「❸計画の評価」）によって結果を評価し、評価から導かれた課題のActionを行い、次の活動のための新たなPlanにつなげていく。

このように、PDCAサイクルに沿って継続的に改善していくことで、より地域に即した施策や事業にステップアップしていくことができる。

4 社会資源の開発（事業化・施策化）の進め方

1 事業化・施策化のプロセス

自治体における計画策定のレベルを具体的に示すと政策体系は、自治体の基本目標、政策、施策、（事務）事業の4層構造となり、図1のようになる。4層構造では、それぞれは、上位の目的を達成するための手段という関係となる。

図1　N市の政策の構造

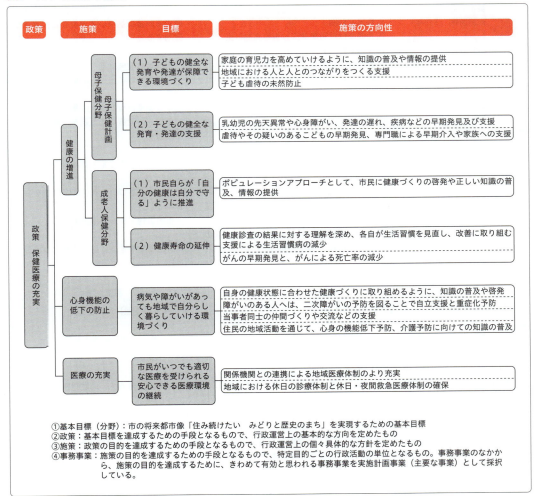

上野昌江, 和泉京子編：公衆衛生看護学, 第2版, 484, 中央法規出版, 2016.

自治体では、条例等に基づいて総合計画が策定されている。総合計画では自治体が目指す姿に向けた基本方針や理念が示されており、それに沿った形でそれぞれの分野の具体的な取り組みである施策、事業が検討されていく。総合計画、施策、事業の位置づけと関連について、表1に例を示す。

2 「おしゃべりママの会」の誕生まで

社会資源の開発の例を挙げてみよう。ある地域の公民館で行われている育児相談会に地域の保健師が参加した。参加者から「子どもと一緒に集まってみんなでおしゃべりできる場がない」「同じ年の子どもをもつ親がときど

表1　N市における総合計画・健康増進計画・事業計画の位置づけと関連

	市全体	保健センターを所管する部署	
部	企画・政策担当部	健康福祉担当部	健康推進担当課（保健センター）
課	総合計画担当主管課	健康推進担当課・医療保険担当課・福祉事務所	
計画の概要	上位計画　⇒ （市全体） 総合計画（15か年計画） 　基本構想 　　基本計画（5か年） 　　実施計画（3か年） （策定方法） 総合計画条例 　総合計画条例規則 　総合計画審議会設置 （各課） 全課資料提供 首長・3役と部単位で協議	下位計画　⇒ （部全体） 地域健康福祉計画 （部内所管課個別計画） ・健康増進計画（母子保健計画含む） ・食育推進計画 ・国民健康保険特定健康診査等実施計画 ・国民健康保険データヘルス計画 ・子ども・子育て支援事業計画 ・高齢者福祉計画・介護保険事業計画 ・障がい者福祉基本計画・障がい者福祉計画 （計画策定方法） 地域健康福祉推進委員会に部会を設置して検討 （部会） 健康づくり・児童福祉・障がい福祉・高齢福祉各部会 （計画策定委員） 保健・医療・福祉関係者、医師会、民生児童委員協議会、老人会、女性の会、学校教育・保育所・幼稚園関係者、保健福祉サービスの提供者・利用者、労働団体、市民（一般公募）等）	執行計画　⇒事業実施 ①〜④の順に作業を行う ① 年度事業計画（課全体・予算編成と連動） 健康増進計画・食育推進計画と他の関連する計画に基づいて年度ごとに事業を計画する ↓ ② 年間事業実施計画 　①に基づいて日程・人員配置の計画を立てる 　年間事業日程計画（広報と連動） 　年間人員配置計画（講師・臨時職員等の依頼） ↓ ③ 各事業の企画立案・実施計画（各担当者） 　①・②に基づいて具体的な計画を立てる 　契約事務・実施要領等の作成 ↓ ④ 月毎事業予定表作成・確認（課職員全員） ↓ 事業実施
進捗管理	【毎年度進捗管理】 行政評価 主要施策の成果説明書	【毎年度進捗管理】 行政評価 主要施策の成果説明書	【毎年度進捗管理】決算と連動 行政評価 主要施策の成果説明書・資料

・N市における総合計画、健康増進計画、年度ごとの事業実施計画の実際を関連づけて作成した。
・市のまちづくりの方向性を示す総合計画は、条例等に基づき策定される。
・健康福祉担当部の地域健康福祉計画・個別計画は法令等に基づき策定され、総合計画と整合性を保ち、地域健康福祉計画は、各分野ごとの計画を包含する。
・保健センターを所管する健康推進担当課の事業実施計画は、健康増進計画、食育推進計画に基づき年度ごとに立てる。
・年間の事業実施計画は、日程、人員配置を含め、予算編成とも連動する。
・各事業の企画立案・実施計画を作成する担当者（保健師等）は、事業名、根拠、目的、対象、予算内訳・人員配置・事業の事前準備・展開・当日の流れ・事後処理・必要物品等具体的に記載する。
・計画の進捗管理は、総合計画では決算時に行政評価を行い議会に報告し、個別計画では計画を策定した部会で毎年度報告・評価を受ける。

上野昌江, 和泉京子編：公衆衛生看護学, 第2版, 486, 中央法規出版, 2016.

き集まって、情報交換する場が欲しい」といった声が上がった。そこで保健師は、母親のグループ活動を提案し、活動の場や方法、グループの運営について支援した。また、自主活動にかかるお金を援助する既存の補助金とは条件が合わなかったため、子育て支援にかかわる自主グループへの財政的支援を行う「子育てグループバックアップ事業」を計画し、予算要求を行った。その結果、次年度からの予算が承認され、この事業が市の事業として実施されることになった。保健師は早速母親グループに事業の利用を勧め、予算を得た親同士が自分たちで運営ができるようになるまで見守りながら、適宜支援を行っていった。この自主グループは「おしゃべりママの会」として、この地域における育児期の子どもを育てる自主グループとして定着し、多くの母親が参加するようになった（図2）。

この例では、保健師が創出した社会資源は2つある。1つは「おしゃべりママの会」という育児グループであり、今後もこの地域で同じニーズをもつ母親が活用できる場という資源である。もう1つは、この会の活動を支える財政的支援の事業化であり、このようなグループがない地域においても、子育てに関する自主活動のニーズをもつ人たちがこの事業を活用して場をつくっていくことができる。このことは、保健師が一人ひとりのニーズである「同じ状況の人と話したい、集まりたい」を子育て中の母親という地域（コミュニティ）に共通するニーズととらえ、地域でそのニーズを満たす方法として行った新たな社会資源の創出ということができる。社会資源として定着すれば、その個人のニーズを満たすことにとどまらず、地域のなかで共通の課題をもつ人々のニーズも同時に満たしていくことができる。その結果、地域の多くの同じニーズをもつ人々の課題を、効果的に効率よく解決していくことが可能となる。

保健師は、家庭訪問や健康相談から、多くの個人のニーズを見聞きし、その支援に当たる。個人の支援を行いながら、その思考を地域に広げ、地域のなかで共通するニーズがないかを考え、常に地域全体の健康課題の解決につなげていく視点をもって活動していくことが重要である。

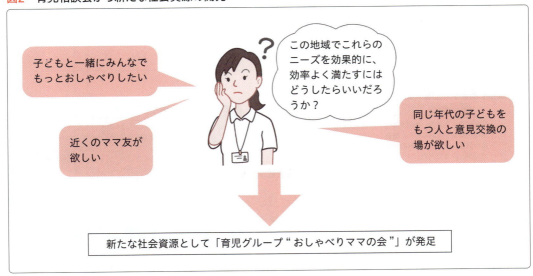

図2　育児相談会から新たな社会資源の開発

5 社会資源の開発から始まる地区活動の展開

1 ケアシステムの構築の必要性

　高齢化が例をみないスピードで進行している日本では、団塊の世代が75歳以上となる2025年を見越し、重度な要介護状態となっても住み慣れた地域で自分らしい暮らしを人生の最後まで続けることができるよう、住まい・医療・介護・予防・生活支援が一体的に提供される地域包括ケアシステムの構築が進められている。システムとは、ある要素の集合体であり、その要素間に独自の関連をもってまとまりをもった組織や体系、制度のことを意味する。つまり、地域におけるケアシステムの構築とは、地域で行われるケアを系統的に配置し、必要な人に安定したサービスを届けるための仕組みづくりということができよう。

　地域包括ケアシステムにおいては、保険者である市町村や都道府県が地域の自主性や主体性に基づき、地域の特性に応じてつくり上げていくことが必要とされている。「地域における保健師の保健活動に関する指針」においても[1)]、保健師は住民がその地域での生活を継続できるよう各種サービスの総合的な調整を行い、また不足しているサービスの開発を行うなどして、地域ケアシステムの構築に努めていくことが求められている。

　また、2017（平成29）年から「地域共生社会」の実現に向けて、市町村は地域住民の複雑化・複合化した支援ニーズに対応する包括的な支援体制の構築が進められている（図3）。地域共生社会とは、地域住民が「我が事」として参画し、人と人、人と資源が世代や分野を超えて「丸ごと」つながることで、住民一人ひとりの暮らしと生きがい、地域をともに創っていく社会である。そのために市町村には、地域課題の解決力の強化、地域丸ごとのつながりの強化、地域を基盤とする包括的支援の強化、そして専門人材の機能強化・最大活用を進めていくことが期待されている。

2 保健師が行うケアシステムの構築（地域づくり）

　保健師は、地区活動や地域診断を通じて地域特性を把握し＜見る＞、住民や関係機関との信頼関係を築き、人と人、組織をつなぎ＜つなぐ＞、「場」と「機会」をつくってそれを動かし＜動かす＞、暮らしやすい地域をつくっていくための仕組み、つまりシステムを構築する＜つくる＞。また、住民と協働し、住民

図3　「地域共生社会」の実現に向けて

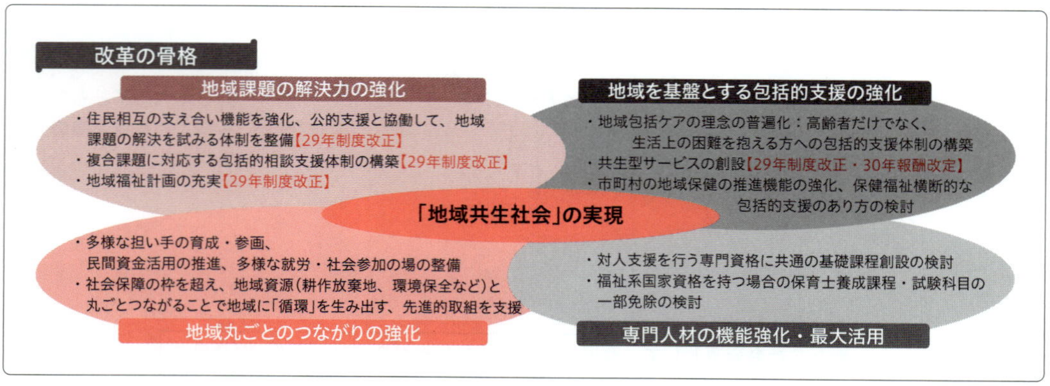

厚生労働省：地域共生社会の実現に向けて．https://www.mhlw.go.jp/stf/seisakunitsuite/bunya/0000184346.htmlより一部抜粋

が地域の課題を自分たちのこととしてとらえ、考えていけるように支援を行っている。地域共生社会の実現においては、地域のあらゆる住民が役割をもち、支え合いながら、自分らしく活躍できる地域コミュニティを育成していくことがうたわれており、これからの地域づくりには主体的な住民の参加がこれまで以上に必要といえる。したがって、これからの保健師活動には、常に地域や住民と向き合い、部門横断的に他機関や多職種と連携してネットワーク化を図り、地域全体への活動へと連動させながら、地域に根差したシステムの構築、そして地域づくりにつなげていくことがますます求められるといえる。

引用文献
1）厚生労働省健康局長通知：地域における保健師の保健活動について（平成25年4月19日）
2）吉岡京子ら：日本の地方公共団地に働く保健師の施策化に関する文献レビュー．日本地域看護学会誌5(2)，109-117，2003.
3）吉岡京子編著：保健医療福祉専門職のための事業化・施策化のすすめ方，クオリティケア，2018.

第3部

対象別公衆衛生看護活動の展開と支援

第3部 対象別公衆衛生看護活動の展開と支援

第1章 ライフステージに焦点を当てた活動

A 母子保健活動

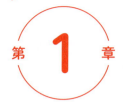
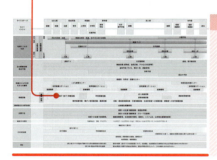

チェックポイント
- 母子保健活動に関する健康指標や基盤となる法律、施策を学ぶ。
- 母子保健活動の実際を理解する。
- 子ども虐待の状況や支援を理解する。

1 母子保健活動の目的と理念

母子保健法は、「母性並びに乳児及び幼児の健康の保持及び増進を図るため、母子保健に関する原理を明らかにするとともに、母性並びに乳児及び幼児に対する保健指導、健康診査、医療その他の措置を講じ、もって国民保健の向上に寄与することを目的」としている（第1条）。

地域における**母子保健活動**の目的は、母親の心身の健康状態を踏まえ、さまざまな健康状態にある子どもたちが健やかに発育・発達していくための環境を整えることである。その理念は、思春期から妊娠・出産を通して母性・父性が生まれ、乳幼児・児童が心身ともに健やかに育つことを目指すものである。そのため、母子保健の対象は、妊娠・出産・育児にかかる母親・父親等の保護者、および乳幼児を中心とする児童である。

これらの対象に対する母子保健活動は、母子保健法や児童福祉法、成育基本法（成育過程にある者及びその保護者並びに妊産婦に対し必要な成育医療等を切れ目なく提供するための施策の総合的な推進に関する法律）等に基づき展開されている。また、これらの母子保健に関する法律や制度は、その時代の出生、人口構成割合、疾病構造などにより変化してきている。

2 乳幼児期の発達課題と健康危機

1 発達課題

エリクソンが述べた人間の8つの発達段階における乳児の発達課題は、「基本的信頼対不信」である。母親は、乳児の個々の欲求に敏感に応じて世話をし、母親自身が一個人として信頼されているという確信をもって育児に当たることで、子どもの心のなかに信頼感を植えつけるとされている。このため、母親の自尊心を育て、子どもとの信頼関係を形成す

るための支援が、特に乳幼児期において重要である。

幼児期初期の課題は、「自立対恥」と「疑惑」である。幼児の環境は、「自分の足で立つ」ように励ますが、同時に恥や初期の疑惑といった経験をさせないように守らなければならない。

幼児期後期の課題は、「自発性対罪悪感」である。この時期は自発性の感覚をもち、つまずきや不安に多少つきまとわれながらも危機が解決され、よりその子らしくなり、より愛情深くなり、他への働きかけも活発になる。この段階における危険は、新たに得た運動能力と知力を心ゆくまで楽しもうとして計画した目標や実行した行為に親が干渉することで、子どもが罪悪感を抱くことである[1]。

2 健康危機

乳幼児期の健康危機として、先天性疾患、事故、乳幼児突然死症候群、子ども虐待などがあげられる。いずれも、子どものみならず、子どもを育てる養育者などの家族にも啓発を促し、予防に努めることが必要である。また、災害発生時に妊産婦・乳幼児は要援護者となるため、健康管理や生活環境に配慮することが重要である。

3 母子保健活動を行ううえで重要となる健康指標

母子保健の指標として、出生、妊産婦死亡、周産期死亡、乳児死亡、幼児期以降の死亡、死産・人工妊娠中絶等についてみる。

1 出生

出生の動向について、まずは出生数、出生率、合計特殊出生率の推移をみていく。

出生数は、1949（昭和24）年までの第2次世界大戦後の第1次ベビーブーム以降減少し、その後、1971（昭和46）年から1975（昭和50）年までの第2次ベビーブームで上昇するが、それ以降は減少し続けている。

2023（令和5）年の出生数は72万7277人、合計特殊出生率1.20となり、過去最低となった（図1）[2]。また、諸外国と比較すると、わが国の合計特殊出生率は世界トップクラスの低率になっている（図2）[3]。

母の年齢別出生率の推移では、昭和50年代以降、20歳代の出生率が大きく低下し、近年は30～40歳代の出生率が上昇傾向となっている（図3）[2]。

出生の内訳では、2500g未満の低出生体重児、1500g未満の極低出生体重児の全出生に対する割合は横ばいである（図4）[4]。また、分娩総数における複産の割合は、2011（平成23）年は0.96％であったが、2022（令和4）年は1.12％と増加傾向にある（図5）[5]。これらの子どもは疾病や障がいの発生や育児不安、子どもの虐待などと結びつきやすいとされ、より密度の濃いかかわりが必要である。

2 妊産婦死亡、周産期死亡、乳児死亡、幼児期以降の死亡

安全な妊娠、出産の指標である妊産婦死亡は、2022（令和4）年は33人であった[6]。また、妊産婦死亡率（出生10万対）の国際比較をみると、わが国は世界トップクラスで低率である（表1）[7]。母体の健康状態に大きく影響される周産期死亡率（妊娠満22週以降の死産率と生後1週未満の早期新生児死亡率）も年々減少傾向にあり、2022（令和4）年は3.3（出生千対）である（図6）[8]。

249

図1 出生数および合計特殊出生率の年次推移

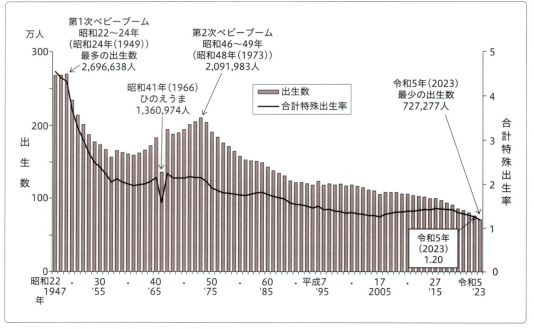

厚生労働省：令和5年（2023）人口動態統計月報年計（概数）の概況

図2 諸外国の合計特殊出生率の動き（欧米）

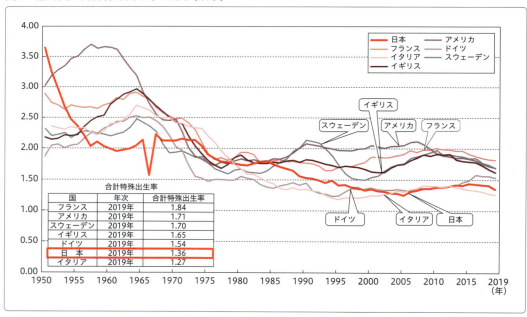

こども家庭庁：令和5年1月19日内閣官房こども家庭庁設立準備室資料，こども・子育ての現状と若者・子育て当事者の声・意識

図3 母の年齢（5歳階級）別にみた合計特殊出生率（内訳）の年次推移

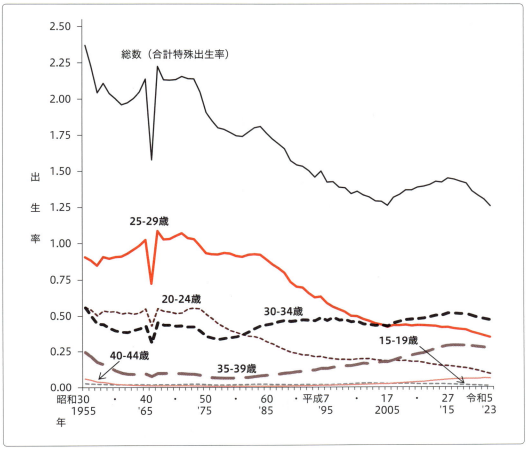

厚生労働省：令和5年（2023）人口動態統計月報年計（概数）の概況

図4 全出生児における低出生体重児・極低出生体重児の割合の推移

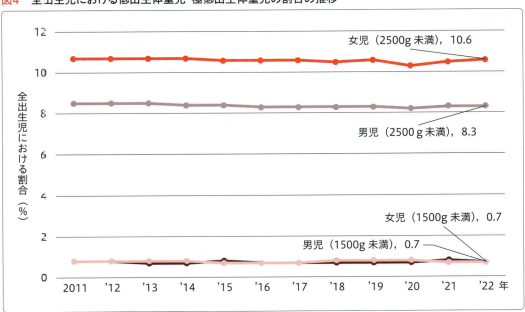

e-stat：令和4年人口動態統計より作成

図5　分娩総数に占める複産の割合の推移

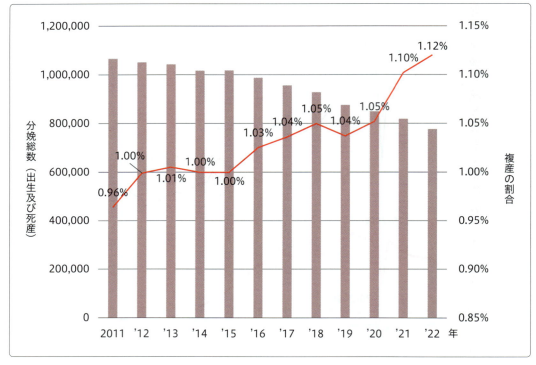

e-stat：令和4年人口動態統計より作成

表1　年次別妊産婦死亡率（出生10万対）の国際比較

国　名	昭和50年 （1975）	昭和60年 （1985）	平成7年 （1995）	平成17年 （2005）	平成27年 （2015）	令和3年 （2021）
日本	28.7	15.8	7.2	5.8	3.9	2.6
カナダ	7.5	4.0	4.5	'04) 5.9	6.0	'19) 7.5
アメリカ合衆国	12.8	7.8	7.1	18.4	28.7	'20) 35.6
フランス	19.9	12.0	9.6	5.3	4.6	'16) 4.4
ドイツ	39.6	10.7	5.4	4.1	3.3	'20) 3.6
イタリア	25.9	8.2	3.2	'03) 5.1	3.3	'17) 3.5
オランダ	10.7	4.5	7.3	8.5	3.5	'20) 1.2
スウェーデン	1.9	5.1	3.9	5.9	0.9	'18) 4.3
スイス	12.7	5.4	8.5	5.5	6.9	'18) 6.8
イギリス	12.8	7.0	7.0	7.1	4.5	'19) 3.9
オーストラリア	5.6	3.2	8.2	'04) 4.7	2.6	'20) 2.0
ニュージーランド	23.0	13.5	3.5	10.4	9.8	'16) 1.7

注　1）ドイツの1985年までは旧西ドイツの数値である。
　　2）イギリスの1985年まではイングランド・ウエールズの数値である。
　　3）各国データは、30人以下の死亡数に基づき死亡率が算出されているものを含む。
厚生労働省：人口動態統計
UN：Demographic Yearbook
厚生労働統計協会：国民衛生の動向2023/2024, 62, 2023.

図6 周産期死亡数・率の推移

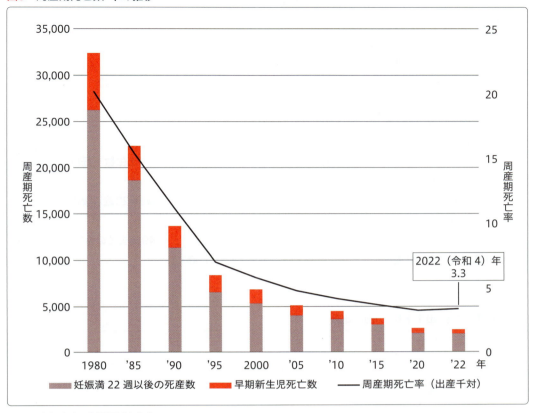

e-stat：令和4年人口動態統計より作成

図7 乳児死亡率（出生千対）の推移

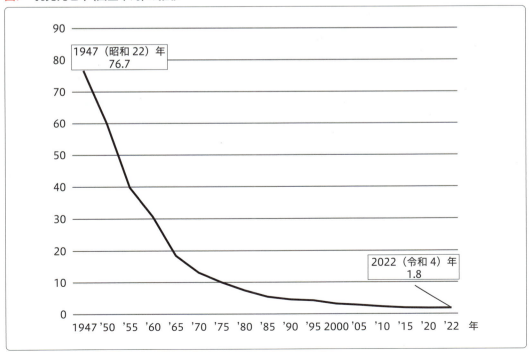

e-stat：令和4年人口動態統計より作成

> **Column**
>
> ## 母子保健で用いる主な比率
>
> - 出生率＝(件)数／人口×1,000
> - 死産率＝死産(妊娠満12週以降の死児の出産)数／(出生数＋死産数)×1,000
> - 乳児死亡率＝乳児死亡数／出生数×1,000
> - 新生児死亡率＝新生児死亡数／出生数×1,000
> - 早期新生児死亡率＝早期新生児死亡数／出生数×1,000
> - 周産期死亡率＝(妊娠満22週以後の死産数＋早期新生児死亡数)／(出生数＋妊娠満22週以後の死産数)×1,000
> - 妊娠満22週以後の死産率＝妊娠満22週以後の死産数／(出生数＋妊娠満22週以後の死産数)×1,000
> - 合計特殊出生率＝(母の年齢別出生数／同年齢の女性人口)の15〜49歳までの合計
> - 妊産婦死亡率＝妊産婦死亡数／(出生数＋死産数)×100,000

図8　乳児死亡率(出生千対)の国際比較

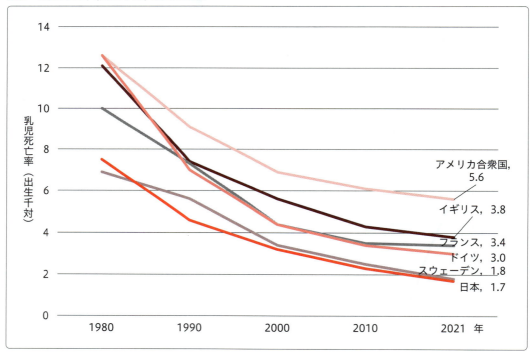

厚生労働省：人口動態統計, UN：Demographic Yearbookより作成
注：ドイツの1990年までは旧西ドイツの数値である。

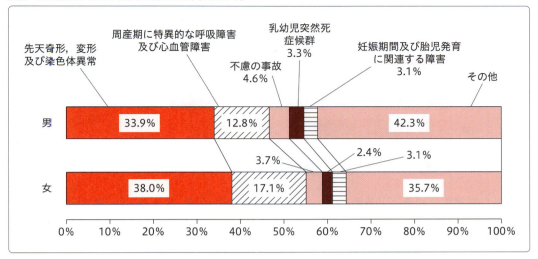

図9　乳児死亡の主な死因の構成割合（2022年）

厚生労働省：令和4年（2022）人口動態統計月報年計（概数）の概況より引用

　乳児死亡率（生後1年未満の死亡）は、地域の衛生状態や経済・教育等を含めた広い社会環境を反映する指標である。そのため母体の健康状態・養育条件等の影響が大きいと考えられ、母子保健において特に重要な指標として位置づけられている。大正末期まで150以上あり、終戦直後の1947（昭和22）年が76.7であったが、その後急速に改善し続け、2022（令和4）年は1.8となっている（図7）[9]。また、妊産婦死亡と同様に世界のトップ水準となっている（図8）[7]。

　乳児死亡の原因の推移は、戦後しばらくは肺炎、気管支炎や腸炎などの感染性の疾患が多かったが、近年は著しく減少している。2022（令和4）年は、男女ともに多い順に、「先天奇形、変形及び染色体異常」「周産期に特異的な呼吸障害及び心血管障害」「不慮の事故」「乳幼児突然死症候群」である（図9）[2]。

　幼児以降から14歳までの死亡は、不慮の事故が1～4歳では第2位、5～9歳と10～14歳では第3位となっている（表2）[10]。不慮の事故は子どもの発達によりその内容が異なる。年齢階級別の不慮の事故の内容は、0歳児と1～4歳では不慮の窒息が、5～9歳以降では交通事故、10～14歳では溺水が多くなっている（図10）[11]。

表2　幼児以降の死亡順位別死因（2022年）

	1～4歳	5～9歳	10～14歳
第1位	先天奇形・変形及び染色体異常	悪性新生物＜腫瘍＞	自殺
第2位	不慮の事故	先天奇形・変形及び染色体異常	悪性新生物＜腫瘍＞
第3位	悪性新生物＜腫瘍＞	不慮の事故	不慮の事故

e-stat：令和4年人口動態統計より作成

3 死産

　死産は妊娠満12週以後の死児の出産であり、自然死産と人工死産がある。自然－人工別死産数の推移は、全死産は減少傾向にあり、人工死産が1985（昭和60）年に自然死産を上回るが、その後は緩やかな減少傾向にある（図11）[12]。人工妊娠中絶実施率を年齢階級別にみると、どの年齢も減少傾向にあり、20歳未満も2000（平成12）年以降減少してきている（図12）[13]。

図10　年齢階級別の不慮の事故による死亡数（2022年）

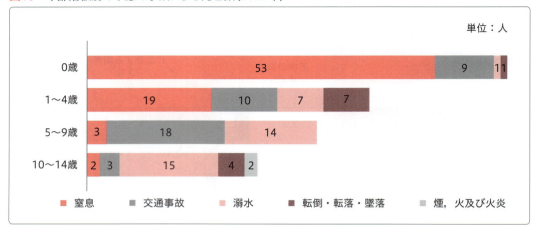

e-stat：令和4年人口動態統計より作成

図11　自然－人工別死産率（出生千対）の推移

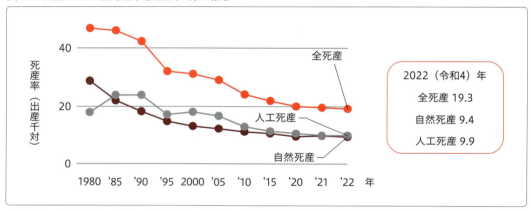

e-stat：令和4年人口動態統計より作成

図12　年齢階級別人工妊娠中絶実施率（女子人口千対）の推移

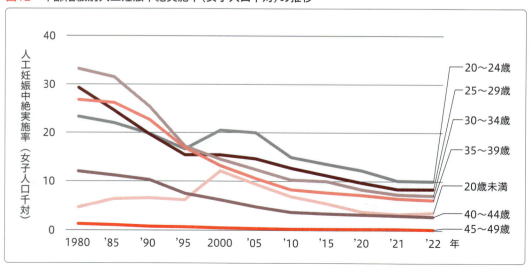

注：「20歳未満」は、分母に15～19歳の女子人口を用い、分子に15歳未満を含めた「人工妊娠中絶件数」を用いて計算している。
　　平成22年度は、東日本大震災の影響により、福島県の相双保健福祉事務所管轄内の市町村が含まれていない。
e-stat：令和4年人口動態統計より作成

4 出産年齢にある女性に関する指標

1 家庭と仕事との両立

　女性の年齢階級別労働力率をみると、わが国の女性の労働力率は20歳代後半から30歳代前半に低下し、その後40歳代後半まで上昇するというM字型となっている。この低下は、結婚や出産により就業をやめたり、中断したりすることが原因と考えられる。しかし、2012（平成24）年からの変化をみると、2022（令和4）年も「M字カーブ」を描いているものの、そのカーブは以前に比べて浅くM字の底となる年齢階級も上昇している（図13）[14]。その背景には、1990年代以降におけるエンゼルプラン、新エンゼルプラン、次世代育成支援施策等により保育所の整備等の支援が進められてきたことや、2007（平成19）年のワーク・ライフ・バランス憲章により、女性だけでなく、男性にとっても生活と仕事の調和の大切さが提唱され、母親、父親双方が育児に積極的に取り組めるような環境整備がされつつあることも影響していると考えられる。さらに、2015（平成27）年に施行された子ども・子育て支援法等に基づく「子ども・子育て支援新制度」により、保育所待機児童の解消を目指した取り組みがなされていることも要因としてあげられる。

2 不妊治療に関する指標

　「不妊」とは、生殖年齢の男女が妊娠を希望し、ある期間避妊することなく性交渉を行っているのにもかかわらず、妊娠の成立をみない場合をいう（日本産科婦人科学会）。近年の女性の社会進出やライフスタイルの多様化等を背景に晩婚化が進行し、2022（令和4）年の人口動態統計では、平均初婚年齢は、男性が31.1歳、女性が29.7歳となっており、25年前と比べて男性で2.6歳、女性で3.1歳上昇している（図14）[15]。また、同年の女性の第1子出産時の平均年齢は30.9歳であり、統計が取られ始めてから一貫して上がり続けている（図15）[16]。一般に女性は年齢とともに妊娠のしやすさである妊孕性が低下するとされており、晩婚化は少子化の原因の1つとなっている。このような背景もあり、不妊の検査や治療を受けたことがある夫婦の割合は年々上昇しており、2021（令和3）年の調査では、22.7％

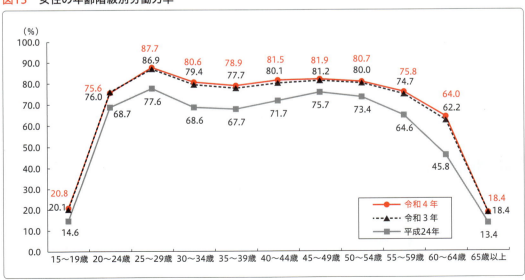

図13　女性の年齢階級別労働力率

厚生労働省：令和4年の働く女性の状況

図14　夫妻の平均初婚年齢の年次推移

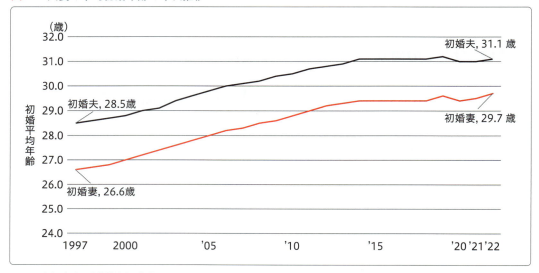

e-stat：令和4年人口動態統計より作成

図15　第1子出生時の母の平均年齢の年次推移

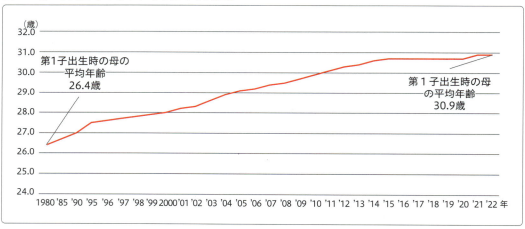

e-stat：人口動態統計より作成

（4.4組に1組）となっている（図16)[17]。また、生殖補助医療（凍結胚移植、顕微授精、体外受精などの不妊治療）による出生児が全出生児に占める割合も年々上昇し、全出生児の8.6％を占める（図17)[18]。不妊治療は高額であり、女性は通院回数も多く仕事との両立が困難となることが多い。

4　母子保健活動の歴史的変遷(表3)

　母子保健活動は次の4つの時代に分けて述べることができる。それらは、①栄養・感染症の時代、②先天異常・慢性疾患の時代、③心理・社会的問題の時代、④次世代育成の時代である。

1　栄養・感染症の時代

　母子に関する行政施策は、1916（大正5）年に設置された保健衛生調査会が、1918（大正7）年に、当時高率であった乳児死亡（出

図16 不妊の検査や治療を受けたことがある夫婦の割合

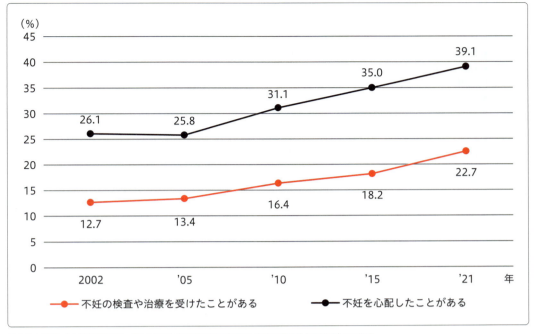

国立社会保障・人口問題研究所：第16回出生動向基本調査（結婚と出産に関する全国調査）より作成

図17 全出生児に占める生殖補助医療による出生児の割合

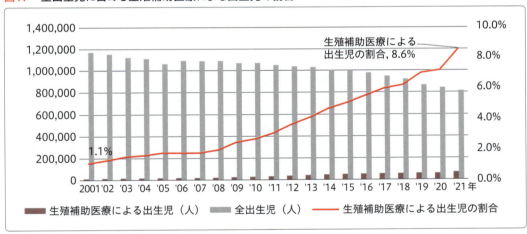

日本産婦人科学会：生殖補助医療による出生児数「2021年ARTデータブック　全出生児数」
厚生労働省：2021（令和3）年人口動態統計（確定数）より作成

生千対188.6）の実態調査を行ったころから始まる。実態調査を通して、乳児死亡率を高めるのはその地域や家庭環境の悪さにあることも明らかにされ、乳児死亡が重要な意味をもつことが示された。

母子保健がより本格的に国の施策として取り組まれるようになったのは、1937（昭和12）年の旧保健所法の制定からである。この法律のなかで保健所が行うべき事業として「妊産婦及び乳幼児の衛生に関する件」があげられ、母子衛生が重視された。

1942（昭和17）年には、第2次世界大戦下の富国強兵施策のもとで、現在の母子健康手帳の祖である妊産婦手帳制度および妊産婦登録制度が世界で初めて創設され、妊娠の早期届出や、妊婦の健康管理が図られた。このよ

表3　わが国の母子保健施策の変遷

西暦（元号）	出生率	合計特殊出生率	乳児死亡率	母子保健分野に関する施策	子どもに関する包括的施策
1937(昭和12)年	30.9	-	105.8	旧保健所法	
1942(昭和17)年	30.9	-	85.5	妊産婦手帳制度（現、母子健康手帳）の開始	
1947(昭和22)年	34.3	4.54	76.7	厚生省（現、厚生労働省）に児童局設置	児童福祉法
1948(昭和23)年	33.5	4.40	61.7	妊産婦・乳幼児の保健指導　予防接種法	
1958(昭和33)年	18.0	2.11	34.5	未熟児養育医療と保健指導	
1961(昭和36)年	16.9	1.96	28.6	新生児訪問指導　3歳児健康診査	
1965(昭和40)年	18.3	2.14	18.5	母子保健法	
1977(昭和52)年	15.5	1.80	8.9	1歳6か月児健康診査　先天性代謝異常のマススクリーニング	
1980(昭和55)年	13.6	1.74	7.5	先天性代謝異常症に対する特殊ミルク共同安全開発事業	
1985(昭和60)年	11.9	1.76	5.5	B型肝炎母子感染防止事業	
1989(平成元)年	10.2	1.57（1.57ショック）	4.6	「新しい時代の母子保健を考える研究会」の報告書	
1990(平成2)年	10.0	1.54	4.6	3歳児健康診査に視聴覚検査導入	
1994(平成6)年	10.0	1.50	4.2	地域保健法　母子保健法改正「母子保健事業の市町村一元化」　エンゼルプラン（今後の子育て支援のための施策の基本的方向について）策定	
1995(平成7)年	9.6	1.42	4.3	産後ケア事業	
1999(平成11)年	9.4	1.34	3.4	新エンゼルプラン（重点的に推進すべき少子化対策の具体的実施計画について）策定	
2000(平成12)年	9.5	1.36	3.2	「健やか親子21」策定	児童虐待の防止等に関する法律
2003(平成15)年	8.9	1.29	3.0		少子化社会対策基本法　次世代育成支援対策推進法
2004(平成16)年	8.8	1.29	2.8	特定不妊治療助成事業	少子化社会対策大綱策定　子ども・子育て応援プラン策定　児童福祉法改正
2005(平成17)年	8.6	1.25	2.8	「健やか親子21」中間評価	
2006(平成18)年	8.7	1.32	2.6		新しい少子化対策
2007(平成19)年	8.6	1.34	2.6		乳児家庭全戸訪問（こんにちは赤ちゃん）事業　ワーク・ライフ・バランス憲章
2010(平成22)年	8.5	1.39	2.3	「健やか親子21」第2回中間評価	子ども・子育てビジョン策定
2012(平成24)年	8.2	1.41	2.2		子ども・子育て関連3法
2013(平成25)年	8.2	1.43	2.1	「健やか親子21」最終評価	少子化危機突破のための緊急対策策定
2015(平成27)年	8.0	1.45	1.5	子ども・子育て支援事業として母子保健法に基づく妊婦健康診査の位置づけ　「健やか親子21」（第2次）策定	子ども・子育て支援新制度
2016(平成28)年	7.8	1.44	2.0	母子保健法改正　母子健康包括支援センター（子育て世代包括支援センター）設置の法定化	児童福祉法改正
2018(平成30)年	7.4	1.42	1.9	成育基本法	
2019(令和元)年	7.0	1.36	1.9	母子保健法改正　産後ケア事業の法定化	
2021(令和3)年	6.6	1.30	1.7	成育医療等基本方針（第1次）策定	
2022(令和4)年	6.3	1.26	1.8	こども基本法	児童福祉法改正
2023(令和5)年				こども家庭庁設置　成育医療等基本方針（第2次）策定	「こども大綱」閣議決定（2023.12.22）
2024(令和6)年				こども家庭センター設置の法定化	

うな施策の誕生のきっかけは、戦争という非常事態のなかでの兵力の増強にあったが、乳児死亡率は下降していった。

終戦後はGHQの指導により1947（昭和

22)年に厚生省（現・厚生労働省）に児童局が設置され、母子保健活動の拠点となっていった。また、同年に児童福祉法や保健所法が制定され、さらに母子保健の進展が図られた。翌1948（昭和23）年には予防接種法、優生保護法が制定され、妊産婦手帳を改訂した母子手帳が発行された。この当時、1950（昭和25）年の母子保健の水準は、出生率28.1に対して乳児死亡率は60.1、妊産婦死亡率は176.1と高率であった。乳児死亡の原因は下痢、腸炎、肺炎などの感染症が6割強を占めており、この時代の保健婦の活動は妊産婦や乳幼児への家庭訪問、衛生知識の普及が中心であった。

2 先天異常・慢性疾患の時代

第2次世界大戦終戦後、1947（昭和22）年に制定された児童福祉法に基づいて母子保健施策が推し進められていくなかで、母子保健の水準は戦前、戦中、戦後直後と比べてかなり改善されていった。しかし、諸外国と比べて妊産婦指導など改善されなければならない問題も残されていた。児童福祉法による施策だけでなく、人間のライフサイクルからみた健康増進のための法律の制定が求められ、1965（昭和40）年に母子保健法が制定された。

当初、保健所を中心とした乳幼児健康診査は乳幼児を対象に内科的診察と栄養指導に重点が置かれた内容で展開されていたが、新たに母子保健の理念を踏まえ、出生した子どもの全数把握と月年齢に合わせた発達的視点をもった乳幼児健康診査の実施体制が望まれるようになった。

その後、健康診査体制が充実していくなかで、疾病の早期発見・早期療育が大きな課題とされ、疾病に対する研究や予防に力が注がれた。子どもの発達と疾病・障がいを早期に見極めるための健康診査時期の検討が行われ、1977（昭和52）年から先天性代謝異常検査、1歳6か月児健康診査が開始された。また、地域によっては心身障がい児の実態調査なども実施され、通園療育施設の充実などの動きに発展していった。

3 心理・社会的問題の時代

都市化、核家族化、少子化の進行のなかで母子を取り巻く社会環境が急激に変化してくると、育児不安や孤立した育児による子ども虐待の問題等、親子にとっての新たな課題が浮上してきた。出生率は下降傾向が続き、1989（平成元）年には合計特殊出生率が1.57となり、1966（昭和41）年のひのえうまの年（1.58）より下がり、1.57ショックと表現された。このような母子を取り巻く社会環境の急激な変化に対応していくために、1989（平成元）年に中央児童福祉審議会母子保健対策部会より、「新しい時代の母子保健を考える研究会」の報告書において以下の5項目が提言された。

① 「こころ」の健康の重視
② 家庭や職場を含めた地域ぐるみの対応の重視
③ 住民の自主グループ（育児グループ）の支援
④ 相談事業や健康診査後指導の重視
⑤ 健康に関する諸科学の進歩への対応

この時代には、子どもの発育・発達に加えて育児不安などの親子のこころの健康に着目したり、地域や職場での子育て支援策が打ち出された。

1994（平成6）年には少子化や女性の就業に対応した子育てを支援するために「今後の子育て支援のための施策の基本的方向について」（エンゼルプラン）が策定され、1999（平成11）年には「重点的に推進すべき少子化対

261

策の具体的実施計画について」(新エンゼルプラン)へと発展した。

1994(平成6)年の地域保健法の公布に伴い母子保健法が改正され、住民に身近な市町村が多くの母子保健事業の実施主体になった。各市町村では母子保健計画の策定が行われ、それに基づいて1997(平成9)年から乳幼児健康診査などの母子保健事業を推進していく基盤づくりが行われていった。

4 次世代育成の時代

2000(平成12)年には、これまでの母子保健の取り組みを踏まえ、21世紀初頭における母子保健の国民運動計画「健やか親子21」が策定された。このなかで主要課題として以下の4つがあげられた。

① 思春期の保健対策の強化と健康教育の推進
② 妊娠・出産に関する安全性と快適さの確保と不妊への支援
③ 小児保健医療水準を維持・向上させるための環境整備
④ 子どもの心の安らかな発達の促進と育児不安の軽減

これらの課題ごとに設けた69指標(74項目)の最終評価では、全体の約8割で一定の改善がみられた一方で、都道府県により健康格差が生じていることも明らかになった。この結果をもとに、2015(平成27)年4月に策定された「健やか親子21(第2次)」では、10年後の目指す姿を"すべての子どもが健やかに育つ社会"として取り組みが推進されることになった。従来の「健やか親子21」で掲げられてきた課題を見直し、現在の母子保健を取り巻く状況から3つの基盤課題と2つの重点課題が設定された(図18、表4)。健やか親子21(第2次)の中間評価では、策定時に目標として設定した52指標のうち、34指標が改善するなど一定の効果が出ている一方で、妊産婦のメンタルヘルスや10代の自殺、児童虐待による死亡数などの大きな課題も残されており、引き続き対策が求められることとなった。

また、2003(平成15)年には、少子化社会対策基本法と次世代育成支援対策推進法(次世代法)が成立し、すべての都道府県、市

図18 健やか親子21(第2次)イメージ図

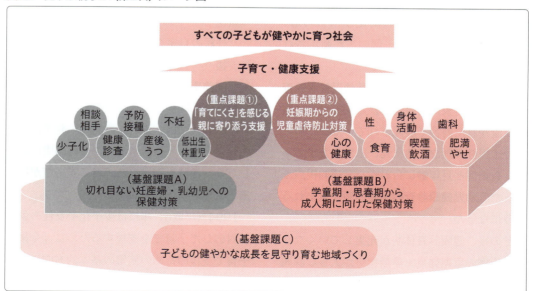

厚生労働省:「健やか親子21」の最終評価等に関する検討会資料より

表4 「健やか親子21（第2次）」における課題の概要

	課題名	課題の説明
基盤課題A	切れ目ない妊産婦・乳幼児への保健対策	妊娠・出産・育児期における母子保健対策の充実に取り組むとともに、各事業間や関連機関間の有機的な連携体制の強化や、情報の利活用、母子保健事業の評価・分析体制の構築を図ることにより、切れ目ない支援体制の構築を目指す。
基盤課題B	学童期・思春期から成人期に向けた保健対策	児童生徒自らが、心身の健康に関心を持ち、より良い将来を生きるため、健康の維持・向上に取り組めるよう、多分野の協働による健康教育の推進と次世代の健康を支える社会の実現を目指す。
基盤課題C	子どもの健やかな成長を見守り育む地域づくり	社会全体で子どもの健やかな成長を見守り、子育て世代の親を孤立させないよう支えていく地域づくりを目指す。具体的には、国や地方公共団体による子育て支援施策の拡充に限らず、地域にある様々な資源（NPOや民間団体、母子愛育会や母子保健推進員等）との連携や役割分担の明確化が挙げられる。
重点課題①	育てにくさを感じる親に寄り添う支援	親子が発信する様々な育てにくさ（※）のサインを受け止め、丁寧に向き合い、子育てに寄り添う支援の充実を図ることを重点課題の一つとする。 （※）育てにくさとは：子育てに関わる者が感じる育児上の困難感で、その背景として、子どもの要因、親の要因、親子関係に関する要因、支援状況を含めた環境に関する要因など多面的な要素を含む。育てにくさの概念は広く、一部には発達障害等が原因となっている場合がある。
重点課題②	妊娠期からの児童虐待防止対策	児童虐待を防止するための対策として、①発生予防には、妊娠届出時など妊娠期から関わることが重要であること、②早期発見・早期対応には、新生児訪問等の母子保健事業と関係機関の連携強化が必要であることから重点課題の一つとする。

厚生労働省：「健やか親子21」の最終評価等に関する検討会資料より

町村は次世代法に基づき、国の定める「行動計画策定指針」に即して行動計画を策定することとなった（2015（平成27）年4月から策定は任意となった）。次いで、2004（平成16）年には、「少子化社会対策大綱に基づく重点施策の具体的実施計画について」（子ども・子育て応援プラン）が策定されたが、少子化の波に歯止めをかけるのは難しく、2005（平成17）年の合計特殊出生率は1.26まで下降した。それに対して、2006（平成18）年に「新しい少子化対策について」が、2010（平成22）年には、「子ども・子育てビジョン」が打ち出された。さらに、2013（平成25）年に結婚・妊娠・出産・育児の「切れ目ない支援」の総合的な政策の充実・強化を目指して、「少子化危機突破のための緊急対策」が策定された。しかし、このような取り組みが進められてきたものの、出生数の減少は続き、人口増加に至っていない。

2018（平成30）年12月、子ども・子育てのサポートを推進することを理念とした成育過程にある者及びその保護者並びに妊産婦に対し必要な成育医療等を切れ目なく提供するための施策の総合的な推進に関する法律（成育基本法）が成立し、「すべてのこどもが健やかに育つ社会」の実現を目指した施策が進められている。健やか親子21の評価指標は、成育医療等基本方針に基づく評価指標に引き継がれている。

子ども・子育てに関するさまざまな課題に対応するため、2022（令和4）年6月、こども家庭庁設置法やその整備法、そしてこども基本法が成立・公布され、2023（令和5）年4月、こどもに関する取り組み・政策を社会の真ん中に据えて（「こどもまんなか社会」）、こどもの健やかな成長を社会全体で後押しするための司令塔として、こども家庭庁が創設された。こども家庭庁は、これまで内閣府、厚生労働省、文部科学省などの各府省庁がそれぞれに担っていたこども政策を一元的に所管し、成育基本法や「健やか親子21」を通じて、こどもの健やかな成育を確保するため、妊娠

期から子育て期にわたる切れ目ない施策を推進していく。

このように、次世代育成の時代においては、母子保健に関する施策と次世代育成という結婚や育児を包括的にとらえた幅広い観点からみていくことが求められている。

5 母子保健活動の基盤となる法律

1 児童福祉法

児童福祉法は、児童が心身ともに健やかに生まれ、かつ、育成されるよう、また、すべての児童の生活が保障され愛護されることを目指して1947（昭和22）年に制定された児童にかかわる基本的な法律である。「児童」の定義は第4条第1項で「満18歳に満たない者」とされている。

近年の子育て支援に焦点を当てた活動を定義させていくための改正が2003（平成15）年に行われ、地域における子育て支援事業が児童福祉法に位置づけられた。さらに2004（平成16）年の児童虐待の防止等に関する法律の改正を受けて、市町村において虐待の未然防止、早期発見等の積極的取り組みが行われるよう規定された。それにより都道府県の役割は、専門的知識と技術を必要とする事例への対応や市町村の後方支援として位置づけられた。また、この法改正により**要保護児童対策地域協議会**が法定化された。

また、子ども虐待による死亡年齢が0歳、とりわけ出生後4か月までに多いことや、育児期の親の負担感の増大や近隣社会からの孤立が虐待の危険因子となりうることが指摘され、2008（平成20）年の改正では、**乳児家庭全戸訪問事業**、**養育支援訪問事業**など、子育て支援事業の法定化および努力義務化、**要保護児童対策地域協議会**の機能強化、里親制度の改正など、家庭的養護の拡充が盛り込まれた。

2016（平成28）年の改正では、児童福祉法の理念の明確化等、児童虐待の発生予防、児童虐待発生時の迅速・的確な対応、被虐待児への自立支援が講じられることになった。児童虐待の発生予防においては、支援を必要とする妊婦等を把握した医療機関や学校等は、市町村に対し情報提供に努めることが規定され、妊娠期から将来の虐待発生を想定し、継続支援において市町村との連携強化が求められることとなった。また、この改正によって、**子育て世代包括支援センター（母子健康包括支援センター）**が法定化された。

2019（令和元）年の改正では、児童虐待防止対策の強化を図るため、体罰の禁止の法定化、児童相談所の機能強化、児童相談所における医師・保健師の配置の義務化、関係機関間の連携強化、乳幼児健診未受診者等の定期的な安全確認の実施などの措置が盛り込まれた。

さらに、2022（令和4）年6月、市町村に**こども家庭センター**の設置の努力義務を課した改正児童虐待防止法が成立し、2024（令和6）年4月から施行された。こども家庭センターは、これまで母子保健機能（子育て世代包括支援センター）や児童福祉機能（子ども家庭総合支援拠点）において実施している相談支援等の取り組みに加え、新たに、妊娠届から妊産婦支援、子育てや子どもに関する相談を受けて支援を要する子ども・妊産婦等へのサポートプランの作成や、民間団体と連携しながら多様な家庭環境等に関する支援体制の充実・強化を図るための地域資源の開拓を担うことで、さらなる支援の充実・強化を目指している（図19）。

図19 こども家庭センターにおける相談支援機能の一体化

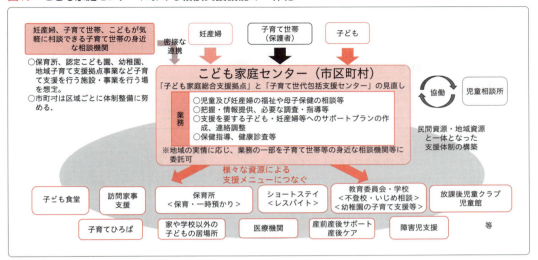

こども家庭庁：こども家庭センターについて

2 母子保健法

母子保健全般に関する内容が記されている法律である。従来、児童福祉法のなかで行われていた母子保健対策をさらに強力に推進していくために1965（昭和40）年に制定された。

妊産婦、乳幼児、新生児の定義や、母子保健に関する知識の普及、妊娠の届出および母子健康手帳、保健指導、新生児・妊産婦・未熟児の訪問指導、健康診査、低体重児の届出、養育医療など、地域で母子保健施策を行っていくうえでの基盤となることが記されている。地域保健法の制定に伴い、1994（平成6）年に改正され、健康診査や訪問指導の実施主体が住民に身近な市町村に一元化された。2013（平成25）年の改正では、低体重児の届出、未熟児の訪問指導、養育医療については、都道府県から市町村に権限が移譲されることになった。

近年、増加の一途をたどっている子ども虐待への取り組みに関して、2016（平成28）年の改正では、母子保健事業の実施にあたっては、児童虐待の発生予防や早期発見に資する

ことに留意することが明確化された。また、市町村の努力義務として母子健康包括支援センター（子育て世代包括支援センター）の設置が追加され、妊娠期から子育て期にわたるまでのきめ細やかな支援を行うことで切れ目のない支援体制の充実を目指している。

また、2019（令和元）年の改正では、産後ケア事業が法定化され、各市町村に対し、実施の努力義務が課された。さらに、2022（令和4）年の改正では、児童福祉法により市町村に設置の努力義務が課せられたこども家庭センターにおいて、母子保健事業の実施、児童福祉と母子保健の支援が必要な妊産婦・子どもに対しては、双方の一体的支援（連携・協力）を行うことが規定された。本改正により、第22条の「市町村は、必要に応じ、母子健康包括支援センターを設置するように努めなければならない」との規定は削除されている。母子保健法の概要は、図20のようになっている。

3 成育基本法

2018（平成30）年12月、成育過程にある

図20　母子保健法の概要

1. 目的
母性並びに乳児及び幼児の健康の保持及び推進を図るため、母子保健に関する原理を明らかにするとともに、母性並びに乳児及び幼児に対する保健指導、健康診査、医療その他の措置を講じ、もって国民保健の向上に寄与することを目的とする。

2. 定義
妊産婦…妊娠中又は出産後1年以内の女子
幼児…満1歳から小学校就学の始期に達するまでの者
乳児…1歳に満たない者
新生児…出生後28日を経過しない乳児

3. 主な規定

1. 保健指導（第10条）
市町村は、妊産婦に対して、妊娠、出産又は育児に関し、必要な保健指導を行い、又は保健指導を受けることを勧奨しなければならない。

2. 健康診査（第12条、第13条）
■市町村は1歳6か月児及び3歳児に対して健康診査を行わなければならない。
■上記のほか、市町村は、必要に応じ、妊産婦又は乳児若しくは幼児に対して、健康診査を行い、又は健康診査を受けることを勧奨しなければならない。

3. 妊娠の届出（第15条）
妊娠した者は、速やかに市町村長に妊娠の届出をしなければならない。

4. 母子健康手帳（第16条）
市町村は、妊婦の届出をした者に対して、母子健康手帳を交付しなければならない。

5. 妊産婦の訪問指導等（第17条）
市町村長は、健康診査の結果に基づき、妊産婦の健康状態に応じ、職員を訪問させて必要な保健指導を行い、診療を受けることを勧奨するものとする。

6. 産後ケア事業（第17条の2）
市町村は、出産後1年を経過しない女子及び乳児の心身の状態に応じた保健指導、療養に伴う世話又は育児に関する指導、相談その他の援助（産後ケア）を必要とする出産後1年を経過しない女子及び乳児につき、産後ケア事業を行うよう努めなければならない。
※令和3年4月1日施行

7. 低体重児の届出（第18条）
体重が2500g未満の乳児が出生したときは、その保護者は、速やかに、その旨をその乳児の現在地の市町村に届け出なければならない。

8. 養育医療（第20条）
市町村は、未熟児に対し、養育医療の給付を行い、又はこれに代えて養育医療に要する費用を支給することができる。

9. こども家庭センターの母子保健事業（第22条）
こども家庭センターは、児童福祉法第10条の2第2項各号に掲げる業務のほか、母性並びに乳児及び幼児の健康の保持及び増進に関する包括的な支援を行うことを目的として、第1号から第4号までに掲げる事業又はこれらの事業に併せて第5号に掲げる事業を行うものとする。

こども家庭庁母子保健課資料を一部改変

子どもおよびその保護者ならびに妊産婦に対し必要な成育医療等を切れ目なく提供するため、医療、保健、教育、福祉等の施策を総合的に推進していくという基本理念のもとに、**成育基本法**（成育過程にある者及びその保護者並びに妊産婦に対し必要な成育医療等を切れ目なく提供するための施策の総合的な推進に関する法律）が制定された。

同法に基づき、2021（令和3）年に「成育医療等の提供に関する施策の総合的な推進に関する基本的な方針」（成育医療等基本方針（第1次））が、2023（令和5）年には、成育医療等基本方針（第2次）が策定された。この基本方針には、成育医療等の施策の推進に向けた基本的な考え方や関係者（医療、保健、教育、福祉など）の責務・役割、成育過程にある者等に対する保健施策として、妊産婦等への保健施策、乳幼児期における保健施策、学童期および思春期における保健施策、生涯にわたる保健施策、子育てや子どもをもつ家庭への支援について明記されている。

4 こども基本法

こども基本法は、2022（令和4）年6月に成立し、2023（令和5）年4月に施行された。同法は、日本国憲法および児童の権利に関する条約の精神に則り、すべてのこどもが、将来にわたって幸福な生活を送ることができる社会の実現を目指し、こども施策を総合的に推進することを目的としている。同法において、「こども」とは「心身の発達の過程にある者をいう」と定義されている。これは、18歳や20歳といった年齢で必要なサポートが途切れないよう、こどもや若者がそれぞれの状況に応じて社会で幸せに暮らしていけるように

図21　こども大綱における目標・指標

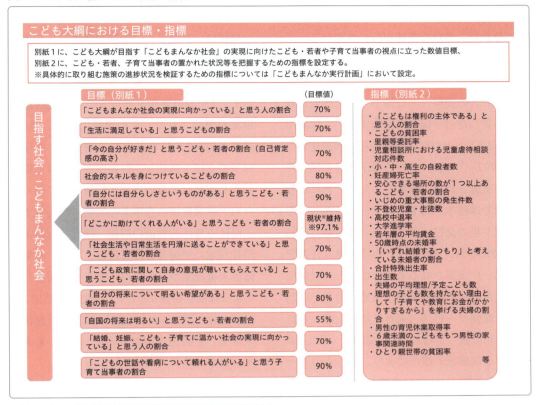

こども家庭庁：こども大綱（令和5年12月22日閣議決定）【説明資料】より

支えていくことを示したものであり、こどもが、若者となり、おとなとして円滑な社会生活を送ることができるようになるまでの成長の過程にある者を指している。また、「こども施策」について、以下の3つが規定されている。すなわち、①新生児期、乳幼児期、学童期および思春期の各段階を経て、おとなになるまでの心身の発達の過程を通じて切れ目なく行われるこどもの健やかな成長に対する支援、②子育てに伴う喜びを実感できる社会の実現に資するため、就労、結婚、妊娠、出産、育児等の各段階に応じて行われる支援、③家庭における養育環境その他のこどもの養育環境の整備、の3つである。また、こども施策の基本理念のほか、こども大綱の策定やこども等の意見の反映などについて定めている。

2023（令和5）年12月、こども基本法に基づき、こども政策を総合的に推進するための施策の基本的な方針等が定められた「こども大綱」が閣議決定された。「こども大綱」では、「こどもまんなか社会」の実現に向けた数値目標が設定されている（図21）。

6　母子保健活動の基盤となる国の施策

❶　母子保健施策の概要

わが国の母子保健施策は、1947（昭和22）年の児童福祉法の制定により、妊産婦、乳幼児の保健指導が行われるようになったのが始まりである。さらに1965（昭和40）年の母子保健法の制定により、対象を児童と妊産婦から拡大し、より総合的な母子保健施策とし

て展開されている。母子保健施策は、大きくは健康診査、保健指導、療養指導、医療対策等に分かれ、多様な支援が行われている。

さらに、1994（平成6）年の地域保健法の制定に伴い、①住民に身近な市町村での基本的サービスの提供、②妊婦および乳幼児に対する一貫した母子保健事業の実施、③保健所（都道府県）と市町村の役割分担の明確化のため、1997（平成9）年から母子保健施策が市町村で実施されるようになった。それにより、市町村では基本的母子保健サービスとして母子健康手帳の交付、健康診査（妊産婦、乳幼児（1歳6か月、3歳児））、訪問指導（妊産婦、新生児）が実施されるようになった。保健所では、市町村の連絡調整、指導・助言と専門的母子保健サービス（未熟児訪問指導、養育医療）が位置づけられたが、2013（平成25）年の母子保健法の改正により、これらのサービスは、市町村に権限が移譲されることになった。

乳幼児健康診査は、市町村において「1歳6か月児」および「3歳児」に対する健康診査の実施が義務づけられている。また、乳児期（「3～6か月頃」および「9～11か月頃」）の健康診査についても全国的に実施されている状況となっている。こうしたなかで、2024（令和6）年1月より、新たに「1か月児」および「5歳児」に対する健康診査の費用を助成することにより、出産後から就学前までの切れ目のない健康診査の実施体制が整備されることとなった。

妊産婦の健康診査の公費助成については、妊婦の健康管理の充実と経済的負担の軽減を図るため、2013（平成25）年度から、妊婦健康診査の必要な回数（14回程度）が受けられるよう地方財政措置を講ずることにより、恒常的な仕組みへ移行した。また、不妊治療を行う者に対して、高額な医療費負担を軽減するため、2022（令和4）年4月より、人工授精等の「一般不妊治療」、体外受精・顕微授精等の「生殖補助医療」が保険適用となった。

産後は、産後うつの予防や新生児への虐待予防等を図る観点から、2017（平成29）年度から、市町村が実施する産婦健康診査について、2回分の費用を助成する産婦健康診査事業が開始された。この事業により、産後2週間、産後1か月など出産後間もない時期の母子の支援を強化し、妊娠期から子育て期にわたる切れ目のない支援が整備されていった。なお、産婦健康診査事業の実施に当たっては、①母体の身体的機能の回復、授乳状況および精神状態の把握等を行うこと、②健診結果が健診実施機関から市町村へ速やかに報告されるよう体制を整備すること、③健診の結果、支援が必要と認められる産婦に対して、「産後ケア事業」を実施することの3つの要件を満たす必要がある。

産後ケアの実施主体は市町村であり、母子に対して、母親の身体的回復と心理的な安定を促進するとともに、母親自身がセルフケア能力を育み母子とその家族が、健やかな育児ができるよう支援することを目的としている。実施方法は、短期入所（ショートステイ）型、通所（デイサービス）型、居宅訪問（アウトリーチ）型の3種類があり、内容は、母親の心身の状態に応じた保健指導や乳房のケア、育児指導、家族等支援者との関係調整、社会的資源の紹介等である。

2022（令和4）年度より、成育医療等基本方針に明記された、子育てや子どもを育てる家庭の支援として、伴走型相談支援と経済的支援を一体として実施する事業（出産・子育て応援交付金事業）を実施している。伴走型相談支援は、出産・育児等の見通しを立てるための面談等（①妊娠届出時、②妊娠8か月前後、③出生届出から乳児家庭全戸訪問までの間）やその後の継続的な情報発信等を実施し、必要な支援につなぐ相談支援である。経

済的支援は、妊娠届出時と出生届出時の計10万円相当の経済的支援である。これらを一体的に実施することで、すべての妊婦・子育て家庭が安心して出産・子育てができる環境整備を推進する。

2 地域における母子保健活動
―妊娠期からつながる支援

1 妊娠届・母子健康手帳の交付

　地域の**母子保健活動**において、個別支援のはじまりは、**妊娠届・母子健康手帳**の交付時であることが多い。妊娠届出書を受理し母子健康手帳を発行するタイミングは、すべての妊婦と個別に話ができるよい機会となる。妊婦の喫煙歴・飲酒歴、食生活についても聞き取り、妊娠期および授乳期における望ましい食生活、嗜好品との付き合い方について伝える。また妊娠に至った経過や気持ち、家族のサポート状況、仕事の有無や内容、産前産後休暇の取得予定の有無、経済状況などを詳細に聞き取る。そのうえで妊婦の生活状況や困りごとに合わせた情報提供を行い、出産に向けての支援プランを妊婦やその家族と一緒に立てる。その後は妊娠中から産後にかけて、利用できるサービスの案内や行政手続きに関する情報提供を時期に合わせて行う。必要な対象者には、家庭訪問や行政機関等に同行して手続きを行うこともある。近年、外国籍の妊婦や国外で出産する妊婦、長期に里帰りを行う妊婦、住民票とは別の場所で生活している妊婦など、さまざまな背景を有する者が増えてきた。産前産後のサービスの案内や行政手続きについても個々の事情に合わせ、丁寧に行っていく必要がある。

2 新生児等の家庭訪問

　産後は、出生届を出すことで、子どもへのさまざまな保健サービスが開始され、就学まで健診や家庭訪問等により支援が継続される（図22）。新生児期から乳児期前半に行われる**家庭訪問**には、①新生児訪問指導、②未熟児訪問指導、③乳児家庭全戸訪問事業（こんにちは赤ちゃん事業）がある。この3つは混同されることが多いため表5に詳細を述べる。

　①新生児訪問指導、②未熟児訪問指導の対象者は医療機関からの連絡や保護者からの連絡（出生連絡票・低体重児出生届）・相談により把握される。保健師や助産師が実施する専門的な訪問指導である。訪問者は、妊娠中からの相談内容や出生時の状況をできる限り把握したうえで訪問し、児の体重測定（表6）や全身状況の観察を行う。計測した値は保護者の了解を得て母子健康手帳に記載し、併せて身体発育曲線欄（図23）にもプロットする。このページには、運動発達の目安も記載されているため、保護者と一緒に現在の状況を共有するためにも活用する。

　③乳児家庭全戸訪問事業は、訪問希望の有無や児の状況にかかわらずすべての家庭を対象とした訪問事業で根拠法令は児童福祉法である。近年、発生している児童虐待が、産前産後の心身の不調や、子育てに関する悩みを抱え、周囲から孤立した状況から発生していることを踏まえた子育て支援事業である。保健師や助産師に限らず、保育士や母子保健推進員、地域の子育て経験者など幅広い人材で行われている。訪問者は、地域の子育て情報を提供しながら家庭内の様子を把握し、支援を必要とする家庭が孤立しないよう子育て支援事業やサービスにつなげている。

3 乳幼児健康診査（乳幼児健診）

　母子保健事業のなかで、すべての児を対象とするのが**乳幼児健康診査**である。母子保健法により、「1歳6か月児」および「3歳児」に対する健康診査の実施が市町村に義務づけられている。また、乳児期の「3・4か月頃」お

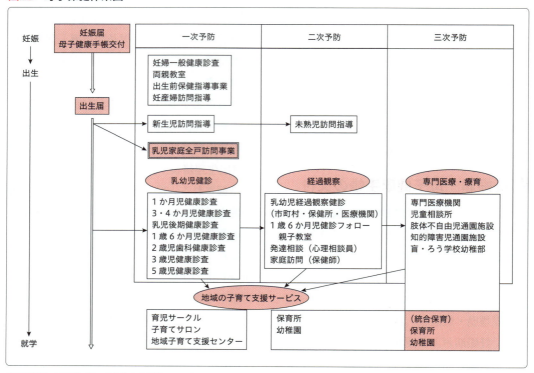

図22 母子保健体系図

津村智恵子・上野昌江編：公衆衛生看護学, 291. 中央法規出版, 2012. を一部改変

表5 出生後の家庭訪問による相談事業

事業名	法律	対象者	訪問目的
新生児訪問指導	母子保健法 第11条	生後28日以内（里帰りの場合は60日以内）の児の保護者	新生児の育児についての発育・栄養・衣服・生活環境・疾病予防等に関する必要な指導
未熟児訪問指導	母子保健法 第19条	未熟児（正常児が出生時に有する諸機能を得るに至るまでの児）の保護者	未熟児の症状や家庭環境に準じた適切な養育の指導
乳児家庭全戸訪問事業（こんにちは赤ちゃん事業）	児童福祉法 第6条	生後4か月までのすべての乳児のいる家庭	・子育てに関する情報の提供 ・乳児およびその保護者の心身の状況および養育環境の把握 ・養育についての相談

よび乳児期後期の「9～11か月頃」の健康診査についても全国的に実施されている状況がある。これらの健診の実施方法は市町村により違っており、集団で実施される場合や医療機関に委託して個別に行う場合がある。

また2024（令和6）年度からは、「1か月児」および「5歳児」についても体制の整備が進められている。5歳児健診の実施は、特別な配慮が必要な児（図24）に対して早期介入を実施することで、保護者の課題への気づきや

表6 乳児の1日の平均体重増加

0～3か月	25～30g／日
3～6か月	15～20g／日
6～12か月	10～15g／日

出典：乳幼児身体発育評価マニュアル平成24年3月, 平成23年度厚生労働科学研究費補助金（成育疾患克服等次世代育成基盤研究事業）「乳幼児身体発育調査の統計学的解析とその手法及び利活用に関する研究」（H23一次世代一指定一005）令和3年3月改訂（出典元はCasey2009を引用）

生活への適応が向上する可能性が指摘されており、不登校やひきこもり対策にも通じてい

図23　母子健康手帳の身体発育曲線欄

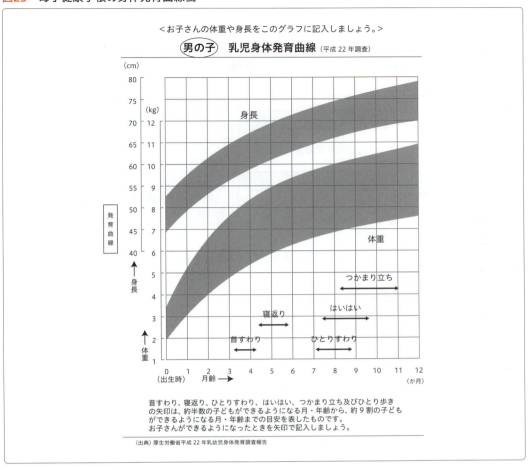

る。日常生活をすごすなかで、支障となる症状はさまざまであり、何が生活のしづらさにつながっているのかを見極め、対策を取ることが重要である。

乳幼児健康診査は、対象者が一方的に指導される場ではなく、支援を円滑にスタートするための場となる。また個別の対象者の異常の発見だけではなく、その地域の健康状況を把握できることにも意義がある。多くの市町村では「健やか親子21（第2次）」の指標を健診の問診項目に取り入れ、モニタリングすることで、地域の状況の把握や他市町村との比較に活用している。

また、乳幼児健診は、全国共通で実施されていることに意義がある。昨今の子育て世代の生活状況はきわめて多様であり、里帰りで一時的に居住する場合や、諸事情があり住民票を動かさずに別の地域に居住している場合などがある。それらの人々も置き去りにされることがないよう、市町村間で連携し健診を実施している（表7）。

4 乳幼児健診後の支援

乳幼児健診は、児や保護者と接する一場面でしかない。異常が疑われたとしても一度の健診で今後の方針が判断できない場合も多い。「体格が小さい」「偏食が激しい」「言葉が遅い」など異常が疑われ、相談につながった内容については、その場の指導で終わらせず経過観察健診や親子教室、家庭訪問等で経過を

271

図24 代表的な発達障がい

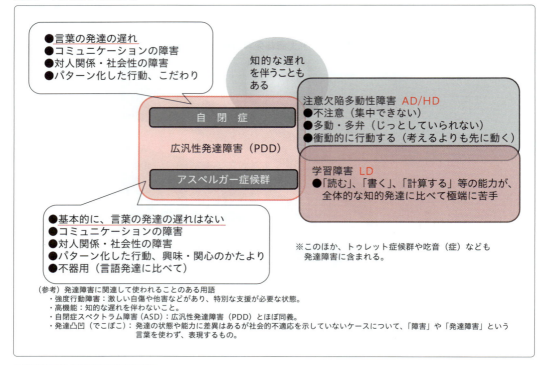

こども家庭庁：発達障害児者支援施策

みていく（表8）。生活状況の聞き取りや発達検査などのツールを用い全体像を把握し、その原因や改善の方法を保護者と一緒に考えることが重要である。

よく使用されるツールとしては、日本版デンバー式発達スクリーニング検査がある。これは、0～6歳児を対象とし、「微細運動─適応」「個人─社会」「言語」「粗大運動」の4領域で、発達について総合的にとらえるための簡易的なスクリーニング検査で、一見、発達上の問題が何もないように見える子どもに対して、発達的に障がいがある可能性がある子どもを早期に発見し、療育やサポートに活かしていくことを目的としたものである。項目ごとに健常児の通過率がわかるため全体像がとらえやすい。保護者の話を聞くことだけに留めず、発達上の課題の有無を確認したうえで、生活環境や親子関係を総合的にアセスメントし、支援計画を立てることが重要である。

このように保健師の支援は、乳幼児健診後も連続して行われることになる。年齢にあわせた児の発育発達について、おさえておく必要がある（表9）。

表7 乳児健診からつながる保健活動の例

	具体例	保健活動
個別支援のスタート	Aちゃんの4か月健康査査で問診票の項目「ゆったりとした気分で過ごせる時間がありますか？」に「いいえ」と回答があった。また「感情的な言葉でどなったことがありますか？」に「はい」と回答があった。 問診を担当した保健師が、「毎日お世話で大変ですね。お母さんは眠れていますか？」と声をかけたところAちゃんの母は涙を流され、「実は夜泣きがひどく、泣き止まなくて辛いんです」「なぜ泣き止まないの！ と大声を出してしまいました」と育児の大変さを話された。	健診結果の報告を受けた地区担当保健師は、これまでのAちゃんの産前産後の情報を確認した。妊娠届出時の面接から、親族のサポートがなく母1人で育児されていること、母には仕事のストレスで精神科の既往歴があることなどを確認した。後日家庭訪問し、母の話をゆっくりと聞き、地域の子育てサポートの手続きを一緒に行った。 **Point！** 問診票に記入した内容を指導するのではなく、保護者の苦悩を想像しねぎらうことからスタート
個別の対象者の異常の発見	Bちゃんは、1歳6か月健康査査で、齲歯が見つかった。Bちゃんの母は「すごく泣くので歯磨きできない」と話された。歯科衛生士が歯磨きの仕方を伝え、歯科医院を受診し処置を受けるよう伝えた。	1か月後に電話すると「実は、歯医者には行ったがBが大泣きしてしまい続けて受診できていない」と聞き取る。保健師は、Bちゃんの自宅近郊の小児歯科を紹介し、歯医者に定期的に通えるようサポートした。 **Point！** 異常の発見で終わらず、治療や改善に向けた行動につなげることが重要
地域の健康状態の把握	C市の3歳児健康査査の齲歯罹患率は年々増加している。近隣市と比べても明らかに高い。	C市の健康課題であるととらえ、1歳6か月児健康査査で全受診者に歯磨き指導を行うことにした。また、市歯科医師会や歯科衛生士会と協力し、市内すべての保育施設での出張歯磨き教室を開催することにした。 **Point！** 健診結果から市全体の健康課題は何かをとらえ、対策を検討していくことは公衆衛生看護の重要な活動

表8 経過観察の例

乳幼児健診の結果	乳児健診での保護者の反応	その後の支援
Dちゃんは4か月児健康査査で体重5200gで体重増加不良の判定となった。その他の異常所見はなかった（出生体重3200g、1か月児健康査査では体重4200gであった）。	母は「生後1か月までは母乳とミルクで育てていたが、そのあと完全母乳にした」と話された。母は「できるだけ母乳で育てたいな……」と。	健診後、<u>保健師が家庭訪問</u>し、直母量（授乳する前後で、児の体重が何グラム増えたかを計測する）を量ると80gであった。母の「母乳で育てたい」との思いを否定せずに傾聴したうえで、授乳量が足りていないことを伝えた。母も納得しミルクを足すことにした。 その後、<u>経過観察健診</u>で、順調に体重が増え、発育発達ともに問題がないことを確認し、経過観察終了となった。
Eちゃんは1歳6か月児健康査査で、有意味語が出ておらず、「要求」の指さしはするが、「可逆」の指さしはみられなかった。発達面での経過観察となった。	父母で健診に来所されており「ネットの情報を見ていると心配で、どうしたら話すようになりますか？」と不安が強い様子であった。	<u>心理相談員による発達相談</u>を行った。簡単な発達検査を行い、Eちゃんの現在の様子を観察した。Eちゃんは理解する力は年齢相応にあるが、言葉の表出が少なく、父母ともに「初めての子で、どのようにかかわったらよいのかわからない」と相談された。かかわり方の助言を行うとともに、親子教室への参加をすすめ、教室の中でEちゃんの様子をみていくことになった。

表9　児の発達を確認するうえでおさえるべきポイント

月齢・年齢	発達
3〜5か月児	・首が座る ・あやすと笑う ・動くものを目で追う
4か月以降	・あやすと喃語で応える ・腹這いで頭を挙げる ・ガラガラを少しの間、握っている
9〜10か月児	・つかまり立ちをする ・這い這いをする ・イヤイヤ、おててパチパチなどしてみせると、その真似をする ・落とした物を探す ・「いけません」というと、ちょっと手を引っ込めて顔をみる ・後追い動作がみられる ・ちょうだいをすると渡す真似をする
1歳6か月児	・走る ・階段を歩いて上る ・2〜3個の積み木を積む ・殴り書きの真似をする ・あまりこぼさずにスプーンとコップを使う ・有意語を6つ話す ・からだの部分を1つ指し示せる ・人形やぬいぐるみで簡単なままごとをする
3歳児	・脚を交互に挙げて階段を上る ・両足をそろえて跳べる ・クレヨンで〇が書ける ・ハサミを使って紙を切る ・誰と来ましたか？　に答えることができる ・長い・短いの区別ができる ・友達と遊んでいて順番が待てる ・上着を自分で着ることができる
5歳児	・片足立ちが5秒以上できる ・スキップができる ・鉛筆を正しく持ち四角が描ける ・ハサミで紙を線に沿って切ることができる ・物品の用途の説明ができる ・過去のことやこれからのことが話せる ・あまり困難なくじっとして人の話を聞くことができる ・あまり困難なく同じ年頃の子どものなかで長時間過ごすことができる

3〜5か月児健診、9〜10か月児健診、1歳6か月児健診、3歳児健診、5歳児健診のための健やか子育てガイド（https://www.ncchd.go.jp/center/pr/info/sukoyaka_kosodate.pdf）、令和5年度子ども家庭科学研究費補助金成育疾患克服等次世代育成基盤研究事業、「個別の乳幼児健診における保健指導の充実に関する研究」分担研究者　小枝達也、2024. を参考に作成

7 子ども虐待の予防および被虐待児と家族への支援

1 児童虐待防止法制定までの沿革

日本では1933（昭和8）年に児童虐待防止法（旧法）が制定されたが、これは貧困と家父長的家族制度のなかで子どもが労働力として扱われてきたことへの対策として、14歳未満の児童の労働を制限する内容であった。その後、児童福祉法が制定され、これに組み込まれる形で旧法は廃止された。国際的には1989（平成元）年に国連総会で子どもの基本的人権を保障する条約「児童の権利に関する条約」が採択され、子ども虐待やネグレクトが明記されたことで、人々の子どもの人権に対する意識が高まった。日本もこれに準じて「児童虐待防止」という事項が通知され、児童相談所が家庭内の虐待に介入するようになった。

1990（平成2）年から厚生省で虐待相談の統計が開始され、人々に公表されるようになったことや、児童虐待の悲惨なニュースが全国

表10 子ども虐待防止に関係する法改正等の変遷

	法律等	内容
1933（昭和8）年	児童虐待防止法（旧法）制定	14歳までの児童を対象とし、主に児童労働を禁止する内容。 **Point！** 親子心中の防止、欠食児童の援助、風俗での児童労働を禁止する内容。
1947（昭和22）年	児童福祉法制定	（これにより児童虐待防止法廃止） 児童福祉法に組み込まれる形となった。
1989（平成元）年	児童（子ども）の権利に関する条約	国連総会で採択された。 国際条約のなかに初めて子ども虐待やネグレクトが明記された。 **Point！** 日本もこれに同意した。この時点では日本のなかに子ども虐待があるといった認識は薄かった。
1990（平成2）年	厚生省で虐待相談の統計開始	児童相談所における虐待を主訴とする相談処理件数をまとめ厚生省報告例として公表 **Point！** 日本のなかにも子ども虐待があることが明るみになりだした。
1996（平成8）年	「子どもの虐待防止の手引き」を作成	学校、保育所、保健所、警察、民生・児童委員（主任児童委員）等、関係機関による児童相談所への通告を促す。
1997（平成9）年	児童福祉法改正	制定後50年ぶりの大幅な改正。 児童相談所の機能強化および地域に密着した相談支援が行えるよう「児童家庭支援センター」が創設された。
2000（平成12）年	児童虐待の防止等に関する法律（児童虐待防止法）成立	虐待の定義、国や地方公共団体の責務、住民の通告義務、子どもの保護のための措置等を定めた法律。
2004（平成16）年	児童虐待防止法改正 児童福祉法改正	虐待の定義の拡大、国や地方公共団体の責務等の強化、通告義務の範囲の拡大（虐待の疑いであっても通告する）、里親制度の見直し、要保護児童に関する司法関与の見直し等が行われた。 **Point！** 要保護児童対策協議会の設置が努力義務化され、各市町村に置かれるようになる。

的にも報道されるようになったことで、人々の関心は高まっていった。1997（平成9）年の児童福祉法の改正を経て、2000（平成12）年に児童虐待の防止等に関する法律（児童虐待防止法）が制定された。その後は、子ども虐待の現状と国の施策に合わせて、改正が繰り返し行われている。

その後も児童虐待防止法および児童福祉法の改正が繰り返し行われている（表10）。

2 子ども虐待の定義

すべての子どもは、適切な養育を受け、健やかな成長・発達や自立が図られることなどを保障される権利があり、子どもの健やかな成長に影響を及ぼす児童虐待の防止は社会全体で取り組むべき課題である。2000（平成12）年に制定された児童虐待の防止等に関する法律（児童虐待防止法のなかで子ども虐待の4つの定義が示された（表11）。

3 子ども虐待の現状

子ども虐待に関してはさまざまな施策が進められ、相談数は年々増加している（図25）。これは人々の関心の高まりにより、児童相談所や市町村への通告件数が増えている側面も大きい。虐待の種別でみると心理的虐待が最も多く、特に2018（平成30）年度8万8391件から2019（令和元）年度10万9118件と大幅に伸びている。警察が夫婦喧嘩や、パートナーとの喧嘩に関する通報を受けて臨場した際に、子どもが喧嘩をそばで見ていた場合、「子どもの面前でのDV」で心理的虐待の可能性があると、児童相談所に警察から通告する件数が増加したことが要因である。このように、これまで家庭内で起こっていた出来事が人々の関心の高まりにより表面化するようになってきたが、虐待による死亡事案が大きく減少するには至っていない。「令和3年4月1日から令和4年3月31日間に発生、または表面化した事例」の分析結果[19]では、虐待による死亡は68例（74人）であった。死亡時点における児の年齢は、心中以外の虐待死事例では、「0歳」が24人（48.0％）で最も多く、3歳未満は31人（62.0％）と6割を超える状況であり、母子保健が対象とする年齢がもっとも多く死亡していることがわかる。これらを未然に防止するために、すべての子どもと保護者にかかわる母子保健に対する期待は大きく、こども家庭センターの設置を含めさまざまな施策が進められている。

4 子ども虐待防止等に関する対策

1 母子保健（妊娠期からの発生予防の取り組み）

母子健康手帳を発行する際に、すべての妊婦に行う面接や医療機関から得た情報のなかで、妊娠中から支援が必要と思われる妊婦に対しかかわりを開始する。このなかで、2009（平成21）年に児童福祉法に定義された「出産後の養育について出産前において支援を行うことが特に必要と認められる妊婦」を特定妊婦といい、手厚い支援の対象となる。特定妊婦の基準や支援方法については、統一された明確な基準はないが、各自治体でアセスメントシートを作成するなど自治体内でスクリーニング（表12）を行い、多角的に情報収集を行ったうえで、要保護児童対策地域協議会（要対協）等で登録される（図26）。市町村全体で組織的な判断のもと支援方針が決められている点が重要である。要保護児童対策地域協議会とは、地域の関係機関等が子どもやその家庭に関する情報や考え方を共有し、適切な連携のもとで対応していくために児童福祉法に位置づけられた協議会で、市町村に設置されている。参加者には守秘義務（罰則あり）が課せられている。

母子保健では、妊娠期からかかわることで、

表11 虐待の定義と例

虐待の種類	定義	実際の例
身体的虐待	児童の身体に外傷が生じ、または生じるおそれのある暴行を加えること。	殴る、蹴る、叩く、投げ落とす、激しく揺さぶる、やけどを負わせる、溺れさせる、首を絞める、縄などにより一室に拘束するなど
性的虐待	児童にわいせつな行為をすることまたは児童をしてわいせつな行為をさせること。	子どもへの性的行為、性的行為を見せる、性器を触るまたは触らせる、ポルノグラフィの被写体にするなど
ネグレクト	児童の心身の正常な発達を妨げるような著しい減食または長時間の放置、保護者以外の同居人による「身体的虐待」「性的虐待」「心理的虐待」の放置その他の保護者としての監護を著しく怠ること。	家に閉じ込める、食事を与えない、ひどく不潔にする、自動車の中に放置する、重い病気になっても病院に連れていかないなど
心理的虐待	児童に対する著しい暴言または著しく拒絶的な対応、児童が同居する家庭における配偶者に対する暴力（配偶者（婚姻の届出をしていないが、事実上婚姻関係と同様の事情にある者を含む）の身体に対する不法な攻撃であって生命または身体に危害を及ぼすものおよびこれに準ずる心身に有害な影響を及ぼす言動をいう）その他の児童に著しい心理的外傷を与える言動を行うこと。	言葉による脅し、無視、きょうだい間での差別的扱い、こどもの目の前で家族に対して暴力をふるう（ドメスティックバイオレンス：DV）、きょうだいに虐待行為を行うなど

こども家庭庁：児童虐待防止対策

図25 児童虐待の相談種別対応件数の年次推移

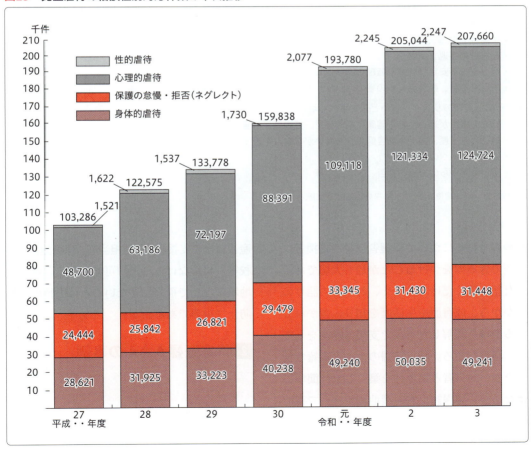

こども家庭庁：令和4年度児童虐待相談対応件数　https://www.cfa.go.jp/policies/jidougyakutai/

表12　虐待に至るおそれのある要因・虐待のリスクとして留意すべき点

1. 保護者側のリスク要因
   - 妊娠そのものを受容することが困難（望まない妊娠）
   - 若年の妊娠
   - 子どもへの愛着形成が十分に行われていない（妊娠中に早産等何らかの問題が発生したことで胎児への受容に影響がある。子どもの長期入院など）
   - マタニティーブルーズや産後うつ病等精神的に不安定な状況
   - 性格が攻撃的・衝動的、あるいはパーソナリティの障害
   - 精神障害、知的障害、慢性疾患、アルコール依存、薬物依存等
   - 保護者の被虐待経験
   - 育児に対する不安（保護者が未熟等）、育児の知識や技術の不足
   - 体罰容認などの暴力への親和性
   - 特異な育児観、脅迫的な育児、子どもの発達を無視した過度な要求　　　　　等

2. 子ども側のリスク要因
   - 乳児期の子ども
   - 未熟児
   - 障害児
   - 多胎児
   - 保護者にとって何らかの育てにくさを持っている子ども　　　　　等

3. 養育環境のリスク要因
   - 経済的に不安定な家庭
   - 親族や地域社会から孤立した家庭
   - 未婚を含むひとり親家庭
   - 内縁者や同居人がいる家庭
   - 子連れの再婚家庭
   - 転居を繰り返す家庭
   - 保護者の不安定な就労や転職の繰り返し
   - 夫婦間不和、配偶者からの暴力（DV）等不安定な状況にある家庭　　　　　等

4. その他虐待のリスクが高いと想定される場合
   - 妊娠の届出が遅い、母子健康手帳未交付、妊婦健康診査未受診、乳幼児健康診査未受診
   - 飛び込み出産、医師や助産師の立ち会いがない自宅等での分娩
   - きょうだいへの虐待歴
   - 関係機関からの支援の拒否　　　　　等

厚生労働省：子ども虐待対応の手引き，平成25年8月改正版．

産後の子育てについて保護者自身が支援者に相談できる力をつけることが最も大切である。ただ話を聞くだけではなく、対象者の語りのなかから、成育歴や生活歴を知り、置かれている環境を理解したうえで支援の提案をしていく必要がある。特定妊婦のような複雑な背景をもつ対象者と関係性を築くことは簡単ではないが、要保護児童対策地域協議会で得た情報を活用することは有用であり、支援の入り口となる場合が多い。そうやって積み重ねた母子保健担当者と妊婦の関係性をもとに、産後は次の支援者（福祉担当者、保育施設、学校等）につなげることが可能になる。妊婦を地域のなかで孤立させないことは虐待の未然防止に重要である。

2 特定妊婦Aさんの事例

事例

● 妊娠届出面接

Aさんは妊娠27週で妊娠の届出に来た。保健師との面接では「妊娠に気がつかなかっ

図26　要保護児童対策地域協議会

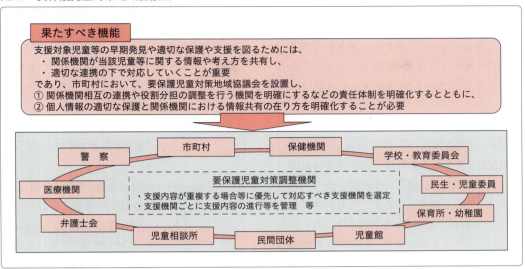

こども家庭庁：要保護児童対策地域協議会の概要

た。胎児の父親はだれかわからない。今は困っていることはないので大丈夫です」と話された。Aさんには5人の子どもがおり、シングルで子育てをしている。

保健師の心の声
「何も深く話してくれないけど、きっと大変だろうな……。これからどうやった子育てしていくのだろう。ちゃんと受診してくれるかな……心配だ」

母子保健担当課として「繰り返す妊娠、シングル、サポートなし、妊娠27週初診」のため、要対協で検討することに。

● 関係課への調査

Aさんの子どもが通う、小学校、保育所、産院から情報収集をすることにした。
小学校「児は忘れ物が多く、お母さん（Aさん）は仕事で忙しく生活が大変そうだ」
保育園「夜仕事に出ているようだ。夜間は子どもたちだけで過ごしているのではと心配だ」
産　院「出産については前向きな様子だが、出産費用について気にしていた」
　　　　「前回の出産時に妊娠高血圧症で入院していた時期があると聴き取っている」

保健師の心の声
「妊婦さんの同意を得て聞いた情報ではないので、取り扱いに注意（守秘義務）は必要だけれど、やっぱり困っておられたんだな……。仕事や子どもたちのお世話も大変ななか、無事出産できるように何かお手伝いできることはあるかな……」

● 要保護児童対策地域協議会で検討

特定妊婦として支援していくことが決まり、以下の役割分担が行われた。

母子保健担当課は、家庭訪問し同胞児の様子や生活状況について、情報収集しながら、妊婦の困りごとに沿って支援を行い、関係性をつくりながら出産後の支援に備える。小学校や保育所に関しては、妊婦から「妊娠した」という報告は今のところないが、同胞児の様子に変化があれば、要保護児童対策地域協議会（以下、要対協）事務局に報告する。また民生・児童委員は夜間、子どもだけで過ごしている様子がないか近隣での見守りを続ける。

279

保健師の動き
「よし！　Aさんと話をしよう！　受け入れてくれるかな……。要対協の情報から経済的にも大変そうだから、保健センターに寄附された赤ちゃん物品を渡せたらいいな……」
↓
Aさんに電話
保健師「Aさんですか？　地区担当の保健師です。体調いかがですか？　出産も近づいてきましたね。ベビーバスやベビーベッドの貸し出しができるのですが、利用されませんか？」
Aさん「元気にしてます……。え……そんな貸し出しがあるのですか？　助かります」
保健師「では、持っていきますので、ご都合の良い日を教えてください」

Aさん「保健センターに私がとりに行くので、家には来ないでください」
保健師「そうですか？　重たいものだし、Aさんの体調も心配ですし。お掃除とかしなくていいので、気軽に思ってください」
Aさん「そうですか？　では、お言葉に甘えます。ありがとうございます」

　その後、ベビーベッドを持って家庭訪問し、Aさんと保健師はゆっくり話をすることができた。Aさんから「出産のため入院したら、5人の子どもたちの預け先がなく、気になっている」との相談を受けた。保健師は来週、福祉担当者と一緒に訪問し、預け先をAさんと一緒に考えることを約束した。Aさんは、ほっとした様子だった。

引用文献

1) E.H.エリクソン，仁科弥生訳：幼児と社会Ⅰ，みすず書房，1997.
2) 厚生労働省：令和4年（2022）人口動態統計月報年計（概数）の概況. https://www.mhlw.go.jp/toukei/saikin/hw/jinkou/geppo/nengai22/index.html
3) こども家庭庁：令和5年1月19日内閣官房こども家庭庁設立準備室資料，こども・子育ての現状と若者・子育て当事者の声・意識. https://www.cas.go.jp/jp/seisaku/kodomo_seisaku_kyouka/dai1/siryou5.pdf
4) e-stat：令和4年人口動態統計，性・年次別にみた出生時の体重（500g階級）別出生数及び百分率並びに出生時の平均体重.
5) e-stat：令和4年人口動態統計，出生，単産－複産（複産の種類・出生－死産の組合せ）別にみた年次別分娩件数.
6) e-stat：令和4年人口動態統計，妊産婦死亡の死因別にみた年次別死亡数及び死亡率（出産10万対）.
7) 厚生労働統計協会：国民衛生の動向 2023/2024，62，67，2023.
8) e-stat：令和4年人口動態統計，死亡月別にみた年次別妊娠満22週以後の死産－早期新生児死亡別周産期死亡数及び周産期死亡率（出産－出生千対）.
9) e-stat：令和4年人口動態統計，年次別乳児死亡数及び乳児死亡率（出生千対）.
10) e-stat：令和4年人口動態統計，死因順位別にみた性・年齢（5歳階級）別死亡数・死亡率（人口10万対）及び割合.
11) e-stat：令和4年人口動態統計，不慮の事故による死因（三桁基本分類）別にみた年齢（特定階級）別死亡数.
12) e-stat：令和4年人口動態統計，死産月別にみた自然－人工・年次別死産数及び死産率（出産千対）.
13) e-stat：令和4年人口動態統計，人工妊娠中絶実施率（女子人口千対），年齢階級・都道府県別.
14) 厚生労働省：令和4年の働く女性の状況. https://www.mhlw.go.jp/bunya/koyoukintou/josei-jitsujo/dl/22-01.pdf
15) e-stat：令和4年人口動態統計，結婚生活に入ったときの年齢（5歳階級）別にみた初婚－再婚・夫－妻・年次別婚姻件数.
16) e-stat：令和4年人口動態統計，出生順位別にみた年次別父・母の平均年齢.
17) 国立社会保障・人口問題研究所：第16回出生動向基本調査（結婚と出産に関する全国調査）. https://www.ipss.go.jp/ps-doukou/j/doukou16/doukou16_gaiyo.asp
18) 日本産婦人科学会：2021年ARTデータブック全出生児数. https://www.jsog.or.jp/activity/art/2021_JSOG-ART.pdf
19) こども家庭審議会児童虐待防止対策部会児童虐待等要保護事例の検証に関する専門委員会：こども虐待による死亡事例等の検証結果等について（第19次報告），2023.

B 成人保健活動

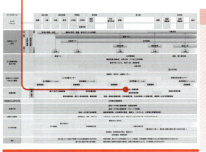

チェックポイント
- ☑ 成人保健活動に関する健康指標や基盤となる法律、施策を学ぶ。
- ☑ 成人保健活動の実際を理解する。
- ☑ 生活習慣病予防・重症化予防に向けた保健指導を理解する。

1 成人保健活動の目的と理念

　成人期は仕事や子育て等、社会や家庭において中心的役割を担う時期であり、一人ひとりがいきいきと活動できることが地域社会や経済の発展と安定につながる。さらに、成人期の人々が心身ともに健康であることは、豊かで活力ある高齢期を迎え自分らしく人生を全うするための必要不可欠な要素でもある。しかし、人は「健康になるため」に生きているわけではない。成人保健活動では「健康であること」は生活の質向上のための資源の1つであるというヘルスプロモーションの考え方が基本となる。そのためには、心身の健康を保持・増進するための行動はあくまでも本人の主体性に基づくものでなくてはならない。周囲や医療職から勧められ行動を起こしたとしても、それがどこかの時点で主体的行動に移らなければ継続はできない。

　成人保健活動は、その主体性を個人・集団（組織）という側面や社会的環境の側面から、養い、支える役割を担うものである。成人保健活動は、人々が自分らしくいきいきと活動することができるよう、健康的な生活習慣が身につき、継続できることを支援し、人々の健康を護ることを目的とする。その結果、人々の生活の質向上と健康寿命（健康で自立して暮らすことのできる期間）の延伸がもたらされるのである。

　人々の生活の質の維持・向上に向けては、生命や生活の質の低下にかかわる重大な疾患の予防と早期発見・早期治療、健康の保持増進のためのセルフケア能力の向上が必要となる（図1）。人々が健康的な生活習慣を身につけ、それを継続するためには、個人の努力だけではなく、社会環境の整備が必要不可欠である。そのためには、成人期の健康問題を引き起こしている要因を個人・集団（組織）・地域の多面的側面から解明し、それぞれの課題に応じた改善策を、予防的視点に基づき講じていく必要がある。成人保健活動の対象となる人々の多くは就労していることから、活動の展開には、地域だけでなく職域保健（産業保健）も視野に入れた取り組みが求められる。

　成人保健活動は、人々の健康を個人の努力だけに委ねるのではなく、社会全体で支えるというヘルスプロモーションの考え方を基本とし、病気にならないための健康的な生活習慣を身につける1次予防、疾病の要因や疾病を早期発見し、治療や生活習慣改善に導く2次予防、リハビリテーションにより社会的不利を予防する3次予防の予防的視点に基づき、ハイリスク層への支援から地域全体の健康づくりまで、人々の健康を護るために、多面的

図1 生涯にわたる健康管理（健康日本21総論を参考に作成）

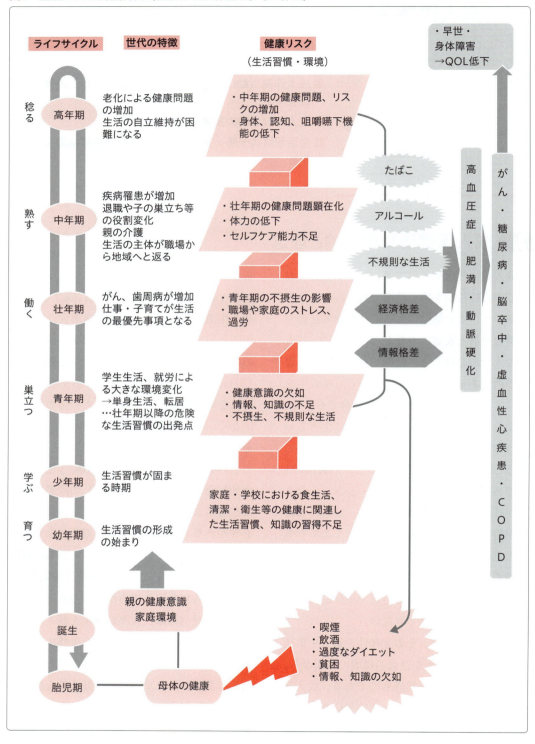

に取り組んでいくものである。

2 成人期の発達課題と健康危機

1 発達課題

　成人期は、青年期・壮年期・中年期からなり、心身面は成熟し、社会的にも経済的にも中心的役割を成す年代である。青年期は心身機能が安定し、社会的自立への準備を図る時期であり、体力面ではピークを迎える。壮年期は、成熟した身体機能を維持しながら、家庭内や職場で重要な役割を担い、自立した社会活動を営み、心身両面において充実した時期となる。中年期は、職場・家庭を通して自己実現に向かおうとする時期であり、管理職に就く等の社会的地位と経済的安定を得るようになるが、身体機能面の低下を自覚し、高齢期への準備をする時期となる。

2 健康危機

　成人期は、身体的にも精神的にも、生涯の中で最も充実した時期と考えられるが、青年期から壮年期にかけては、就職や結婚・出産等の人生の大きな転機を迎え、環境の変化や新たな責任や役割が生じることによるストレスを受ける機会も増える。中年期では、親の介護問題、退職や子どもの自立等による職場・家庭内での役割変化等、これまで築いてきた役割意識や価値観を変えざるを得ない状況と直面することになる場合もあり、これらのストレスに加えて、体力面での衰えも自覚するようになる。壮年期は経済的・社会的に最も大きな責任を担う時期であることから、家庭や職場での役割を優先せざるを得ない状況にある。このことから、自身の健康よりも家族や仕事のことが優先され、セルフケア不足に陥りやすく、その生活習慣の積み重ねが中年期の健康問題の要因となり、さまざまな**健康危機**を招いていく。さらには、加齢現象も伴ってその後に続く高齢期の健康に大きく影響を与えることとなる。

　成人期において特に留意すべき健康危機としては、働き盛りの生計中心者や家庭生活の中心者の早世があげられる。働き盛りの者を亡くすことは本人のみならず、家族や社会への影響も大きい。成人期の早世の要因として最も多いのは**がん**である。50歳代後半の死亡者のうちの半数近くががんで死亡しており、2人に1人は一生のうちに何らかのがんに罹患するリスクがあるといわれている。また突然死を招く心臓病や脳血管疾患といった**生活習慣病**も早世の要因となる。がんや生活習慣病に罹患することは、死に至らなくとも、生活の質の低下を招き、思い描く生活の維持が困難となり、高齢期の自立した生活を阻む要因ともなり得る。これらの健康危機は個人の生活の質を低下させるだけでなく、医療費の高騰にもつながっており、がんや生活習慣病にかかる医療費の抑制も大きな課題となっている。

3 成人保健活動を行ううえで重要となる健康指標

　成人期の健康対策を考えるうえで重要な要素の1つが、人々の健康状態を評価する**健康指標**である。WHO（世界保健機関）の定義によると、「健康指標とは個人、集団または環境の特性について、直接的または間接的な測定の結果として示されるものであり、個人または集団の健康の一側面または複数の側面（数量的、質的、ならびに時間軸を含む）を反映するもの」とされる。個人の健康を評価するための指標には、身体計測値や検査値、社

会的適応、主観的健康、身体的痛み、抑うつ状態、生活の質等がある。集団・地域の健康に関連する状況を評価する指標には、人口動態に関する指標（出生率、死因別死亡率等）、疾病構造・健康状態に関する指標（疾患別罹患率、有病率、受療率等）、総合的指標（健康余命、健康寿命等）がある。また、広義の健康指標としてはWHOの統計情報システムに含まれる指標として、死亡率と疾病負担、ヘルスサービスの利用、リスクファクター、ヘルスシステムのインプット、健康水準・ヘルスサービスの利用の格差、基本的な社会人口統計がある。成人期の健康危機を考えるうえで重要となる健康指標は以下のとおりである。

1 死亡に関する指標

1 主な死因と死亡率

わが国の成人保健対策は、死因構造の変化に対応し取り組まれてきた。わが国の主要死因は、悪性新生物（腫瘍）、心疾患、脳血管疾患、肺炎、不慮の事故、自殺である。なかでも、悪性新生物、心疾患、脳血管疾患は<u>三大死因</u>と呼ばれ、国民の約半数がこれらの疾患により死亡している。2023（令和5）年の死因別死亡数の第1位は悪性新生物で、全死亡者に占める割合は24.3％と約4人に1人が悪性新生物が原因で亡くなっている。主な死因と死亡率は表1のとおりである。

2 年齢階級別死因

2023（令和5）年の年齢階級別死因は、男性は5～9歳および45～94歳では悪性新生物、10～44歳では自殺が多く、女性は5～9歳および35～89歳では悪性新生物、10～34歳では自殺、90歳以上では老衰が多くなっている。悪性新生物の割合が最も高くなる年代は、男性では65～74歳、女性では55～59歳となっている（図2）。

表1 主な死因の死亡率・死亡総数に占める割合（2023（令和5）年）

	死因順位	死亡率（10万対）	死亡総数に占める割合（％）
悪性新生物＜腫瘍＞	1	315.6	24.3
心疾患（高血圧性を除く）	2	190.7	14.7
老衰	3	156.7	12.1
脳血管疾患	4	86.3	6.6
肺炎	5	62.5	4.8

厚生労働省：令和5年（2023）人口動態統計（確定数）の概況．
https://www.mhlw.go.jp/toukei/saikin/hw/jinkou/kakutei23/index.html

---

Column

成人保健で用いる主な比率

- 死亡率・婚姻率・離婚率＝（件）数／人口×1,000
- 死因別死亡率＝ある死因の死亡数／人口×100,000
- 年齢（年齢階級）別死亡率＝ある年齢（年齢階級）の死亡数／同年齢（年齢階級）の人口×1,000
- 年齢調整死亡率＝｛［観察集団の年齢階級別死亡率］×［年齢階級別基準人口］｝の各年齢階級の総和／基準人口の総数（昭和60年モデル人口）×1,000
- 標準化死亡比＝観察集団の死亡数／｛［基準集団の年齢階級別死亡率］×［観察集団の年齢階級別人口］｝の各年齢階級の合計×100

図2 性・年齢別にみた主な死因の構成割合(2023(令和5)年)

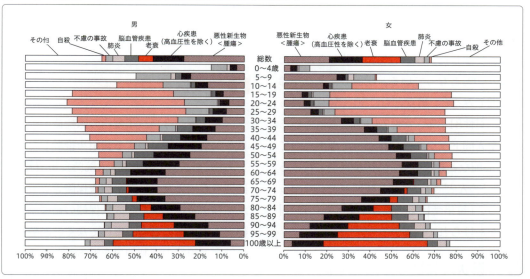

厚生労働省：令和5年(2023)人口動態統計月報年計(概数)の概況, p.12, 図7-1 性・年齢階級別にみた主な死因の構成割合. https://www.mhlw.go.jp/toukei/saikin/hw/jinkou/geppo/nengai23/index.html

2 健康状態と受療状況に関する指標

死因による疾病構造の把握のほか、国民がどのような自覚症状を訴えているか、またどのような病気で通院しているかといった、傷病などの罹患状況やその影響による実態の把握のために、国民生活基礎調査、患者調査等が行われている。これらの調査結果から得られる指標からも成人保健の健康課題を検討することができる。

1 健康状態に関する指標(2022(令和4)年国民生活基礎調査)

❶ 有訴者率

病気やけが等で自覚症状のある人を有訴者、その割合を有訴者率といい、人々の症状の訴えの動向が把握できる。有訴者率は、人口千人当たり276.5となっており、男性246.7、女性304.2で女性が高くなっている。年齢が高くなるにつれて有訴者率は上昇し、80歳以上では492.7となっている。症状別では、男女とも腰痛、肩こりの順に高くなっており、男性は頻尿、手足の関節が痛むが続き、女性では手足の関節が痛む、目のかすみが続く。

❷ 通院者率

傷病で通院している人（通院者）は、人口千人当たり417.3（この割合を通院者率という）となっている。性別では男性401.9、女性431.6で女性が高くなっている。年齢が高くなるにつれて通院者率は上昇し、80歳以上で727.6となっている。傷病別では、男女とも高血圧症での通院者率が最も高く、次いで男性は、糖尿病、脂質異常症、女性は脂質異常症、眼の病気となっている。

❸ ストレスの状況

12歳以上の人について、日常生活での悩みやストレスの有無をみると、「ある」46.1％、「ない」52.6％となっており、性別では男性41.2％、女性50.6％で女性が高くなっている。年齢階級別では男女ともに、30代から50代が高く、男性では45〜48％、女性では56〜58％となっている。主な原因として経済問題、自分の仕事、自分の病気や介護、家族の病気や介護、家族以外との人間関係、家族との人間関係があげられている。

❹ 健診や人間ドックの受診状況

20歳以上の人についての過去1年間の健診（健康診断や健康診査）や人間ドックの受診状況は、受診した人が69.2％、受診しなかった人は29.9％となっている。受診した人を年齢階級別でみると、男女ともに50～54歳が最も高く、男性81.8％、女性74.1％となっている。健診や人間ドックを受けなかった理由としては、「心配なときはいつでも医療機関に行けるから」「めんどうだから」「時間がとれなかったから」「毎年受ける必要性を感じないから」などがあげられている。

2 受療状況に関する指標（令和2年患者調査）

❶ 受療率（人口10万対）

全国の受療率（人口10万対）は入院960、外来5658となっている。これは、調査日に人口の1.0％が入院しており、5.7％が外来を受診したことを示している。受療率を性・年齢階級別でみると、入院では、男性は5～9歳が最も低く、90歳以上で最も高くなっている。女性も5～9歳が最も低く、90歳以上が最も高くなっている。外来では、男性は20～24歳が最も低く、80～84歳が最も高くなっている。女性は15～19歳が最も低く、75～79歳が最も高くなっている。

❷ 傷病分類別受療率（人口10万対）

受療率を傷病分類別にみると、入院では高い順に、精神および行動の障害、循環器系の疾患となり、外来では、消化器系の疾患、健康状態に影響を及ぼす要因および保健サービスの利用、筋骨格系および結合組織の疾患となっている。

❸ 総患者数

総患者数を傷病分類別にみると、循環器系の疾患が2041.1万人で最も多く、なかでも高血圧性疾患が1511.1万人を占めている。その他では、糖尿病が579.1万人、悪性新生物が365.6万人、心疾患（高血圧性のものを除く）が305.5万人、脳血管疾患が174.2万人となっている。

3 国民医療費

国民医療費は当該年度内の医療機関等における傷病の治療に要する費用を推計したものであり、診療費・調剤費・入院時食事療養費・訪問看護療養費のほか、健康保険等で支給される移送費等を含む。成人保健の健康施策は、個々人の生活の質向上だけでなく、医療費等の社会保障費の抑制効果を得ることもその目的となっていることから、国民医療費は、特定健診・保健指導等の生活習慣病対策や健康増進対策の成果評価の指標となる。

❶ 国民医療費の動向

国民医療費は、1954（昭和29）年以降、毎年推計が行われているが、年々増加の一途をたどっている。特に、国民皆保険達成の1961（昭和36）年度以降の増加は著しく、1965（昭和40）年度に1兆円を超え、1978（昭和53）年度には10兆円を超えた。2000（平成12）年度の介護保険制度の施行や診療報酬改定により減少した年もあったが、それを除くと毎年約1兆円ずつ増加している。2022（令和4）年度の国民医療費は46兆6967億円で、前年度の45兆359億円に比べ、1兆6608億円、3.7％の増加となっている。人口1人当たりの国民医療費は、1954（昭和29）年度では2400円であったが、1965（昭和40）年度に1万円台、1980（昭和55）年度に10万円台、1994（平成6）年度に20万円台、2011（平成23）年度に30万円台を示し、2022（令和4）年度は37万3700円と、前年度の35万8800円に比べ、1万4900円、4.2％の増加となっている。国民医療費の国内総生産（GDP）に対する比率は8.24％（前年度8.13％）となっている（図3）。

2 年齢階級別国民医療費

　2022（令和4）年度の国民医療費を年齢階級別にみると、0～14歳は2兆6356億円（総額の5.6％）、15～44歳は5兆7317億円（12.3％）、45～64歳は10兆2140億円（21.9％）、65歳以上は28兆1151億円（60.2％）で、そのうち75歳以上は18兆2187億円（39.0％）となっている。人口1人当たりの国民医療費をみると、65歳未満は20万9500円、65歳以上は77万5900円となっている。

3 傷病分類別医科診療医療費

　医科診療医療費を主傷病分類別にみると、「循環器系の疾患」6兆1731億円（総額の18.2％）が最も多く、次いで「新生物＜腫瘍＞」4兆9692億円（14.7％）、「筋骨格系及び結合組織の疾患」2兆6708億円（7.9％）、「損傷、中毒及びその他の外因の影響」2兆5651億円（7.6％）、「腎尿路生殖器系の疾患」2兆4056億円（7.1％）となっている。年齢階級別でみると、65歳未満では「新生物＜腫瘍＞」が最も多く、65歳以上では「循環器系

図3　国民医療費・対国内総生産比率の年次推移

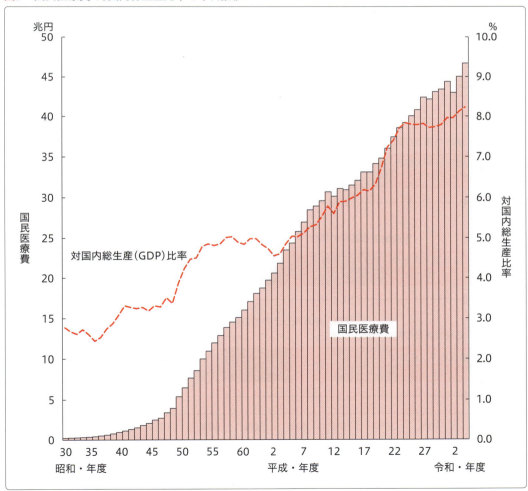

厚生労働省：令和4（2022）年度国民医療費の概況, 結果の概要, 図1　国民医療費・対国内総生産比率の年次推移, https://www.mhlw.go.jp/toukei/saikin/hw/k-iryohi/22/index.html

の疾患」が最も多くなっている。

性別では、男女ともに「循環器系の疾患」が最も多く、次いで「新生物＜腫瘍＞」が多くなっている（図4）。

4 健康日本21における指標

成人期は、生活上の変化や仕事上のストレス等の要因により心身の健康状態が変化するとともに、加齢に伴って潜在していた健康障害が顕在化し、がんや心疾患等の重篤な疾患を発症しやすくなる時期でもある。これらの健康問題は働き盛りの世代の早世や身体機能障害を招く事態へとつながることから、本人および家族の生活の質の低下に大きく関係する。また、社会経済の安定や健康寿命の延伸の観点からも成人期の人々の健康問題の解決・改善は社会的にも重要な事案である。健康日本21では、健康寿命を1つの基準として健康負担を定量的に評価することが必要であるとし、健康寿命に対して健康負担を評価する考え方として、以下のような指標を示している。

❶ 早世指標

健康寿命を1つの基準として、疾病傷害によって引き起こされる死亡により健康寿命がどのくらい損失しているかを示す指標。

❷ 障害指標

死亡にまで至らないが、日常生活にさまざまな制限が加わり健康寿命が障害されていることを定量化するもの。障害の指標としては、寝たきり率、知的・精神・身体・咀嚼・視覚・聴覚の障害が該当する。

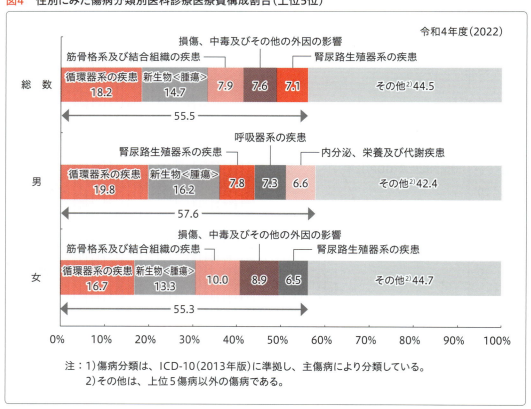

図4 性別にみた傷病分類別医科診療医療費構成割合（上位5位）

注：1）傷病分類は、ICD-10（2013年版）に準拠し、主傷病により分類している。
2）その他は、上位5傷病以外の傷病である。

厚生労働省：令和4（2022）年度国民医療費の概況, 結果の概要, 国民医療費の状況, p.8, 図3　性別にみた傷病分類別医科診療医療費構成割合（上位5位）, https://www.mhlw.go.jp/toukei/saikin/hw/k-iryohi/22/index.html

表2 健康日本21健康寿命の延伸のための指標の詳細

	評価に用いる指標	内　容
早世指標	区間死亡確率（LSMR）	生命表による区間死亡確率（LSMR：65歳までに死亡する確率） 平成9年には男性で15.7％、女性で7.8％と改善してきており、今後もさらに減少が予想される。区間死亡確率の大半は45歳から64歳の中年期に集中している。
	潜在的余命損失年数（PYLL）	疾病傷害により健康寿命を全うできなかった損失生存年数 従来の死亡率では悪性新生物、心疾患、脳血管疾患の順に表されたものが、標準早死損失年では悪性新生物、不慮の事故、自殺、心疾患、脳血管疾患の順で健康負担が表される。働き盛りの中年期における「悪性新生物」、青年期における「自殺」や「不慮の事故」による死亡による健康負担を表現することに適した指標。
障害指標	既存の統計資料からの指標	寝たきり率・精神障害者保健福祉手帳交付率・身体障害者手帳交付率。
	基本的日常生活動作（basic activity of daily living：BADL）	食事、更衣、整容、トイレ、入浴、移動等の身の回り動作。
	手段的日常生活動作（instrumental activity of daily living：IADL）	BADLの次の段階の複雑な動作や行為。具体的には、買い物、調整、洗濯、電話、薬の管理、財産管理、乗り物移動、趣味等。 IADLはADLよりも前段階の日常生活の障害を示し、IADLの低下が起こってから、次にADLの障害が起こる。
早世障害総合指標	障害調整生存年数（DALY）	傷病、機能障害、リスク要因、社会事象毎に健康に影響する大きさを定量的に取り入れた指標。理想的平均寿命からの質的乖離年数を示し、保健医療福祉施策によりもたらされる集団における健康結果を評価する指標として期待される。 算出にあたっては、損失生存年数（YLL）と障害生存年数（YLD）の合計値となる。YLLは早期死亡による疾病負担を示し、YLDは存命中の疾病負担を表現している。
QOL指標	国際的に標準化された調査法を用いる	自分自身の身体的、感情的、社会的機能をどの程度であると見なしているかの度合いであり、個人の自覚や認識、主観に基づく。 the Nottingham health profile（ノッティンガム・ヘルス・プロファイル）、the sickness impact profile（疾病影響プロファイル）、the short form 36（SF-36）等の国際的に標準化された調査法があるが、個人の自覚や主観に基づくものであるため、国際的に標準化された同一の指標を用いることが必要。

厚生労働省：健康日本21総論参考資料より．https://www.mhlw.go.jp/www1/topics/kenko21_11/s1.html

❸ 早世障害総合指標

前述の❶、❷の指標を統合したものであり、早世による健康負担と障害による健康負担を合計した指標であり、障害調整生存年数（Disability adjusted life years：DALY）や健康余命（Disease free life expectancy：DFLE）である。

❹ QOL指標

日常生活に障害があらわれない状態であっても、生きがいをもって自己実現を果たせるような日常生活をすごしているか否かを評価するもの。生活の質であるQOLがどのような状況にあるかを定量的に評価する指標が含まれる（表2）。

4 成人保健活動の歴史的変遷

わが国の成人保健対策は主要な死因を占める疾病の撲滅・予防のための対策を中心として、社会情勢、人口構成、人々のライフスタイルの変化により移り変わる健康課題に対応しながら変遷してきた。健康課題の変化と保健活動の変遷を表3に整理した。

表3 健康課題による保健活動の変遷

時代	主たる死因	健康課題	活動内容	実施主体
大正〜昭和20年代前半	結核 急性伝染病	・環境衛生の向上 ・感染症予防	・衛生知識や手技の普及、啓発 （全国各地で赤痢・疫痢・腸チフス・結核に関する健康教育、広報、母親学級が開催される） ・生活環境の改善、整備 （自主的な環境衛生改善の組織活動） ・結核集団検診の実施	国 都道府県
昭和20年代後半〜30年代	脳血管疾患 がん 心疾患	・成人病の早期発見と早期治療	・栄養改善、保健知識の普及啓発 ・第1回成人病予防対策協議連絡会の開催（昭和32年） ・成人病予防週間等の成人病対策開始（昭和33年）	
昭和40年代	脳血管疾患 がん 心疾患	・成人病の克服 ・脳卒中の死亡率と発症率の減少 ・国民の体力増強	・脳卒中の疫学調査、モデル地区での血圧測定、高血圧管理 ・脳卒中予防特別対策（6県131市町村） ・循環器疾患健康診断（全市町村） ・保健所での保健栄養学級の開催	
昭和50年〜60年代	がん 心疾患 脳血管疾患	・成人病の克服 ・成人病予防 ・ねたきり高齢者対策 ・がん征圧	・第1次国民の健康づくり対策（市町村保健センターの整備、保健師等のマンパワーの確保） ・老人保健法に基づく保健事業の実施（健康手帳の交付、健康教育、健康相談、健康診査、訪問指導、機能訓練の実施）	直接的な保健事業⇒市町村 広域的な事業・調査⇒都道府県
平成元年〜9年	がん 心疾患 脳血管疾患	・生活習慣病予防 ・ライフスタイルの欧米化・多様化	・生活習慣病の概念導入により、「1次予防＝生活習慣の改善」「2次予防＝疾病の早期発見・早期治療」「3次予防＝リハビリテーション」の考え方による活動が取組まれる。	
平成10年代	がん 心疾患 脳血管疾患	・生活習慣病予防 ・多様な価値観・ライフスタイルを尊重した健康づくり ・介護予防 ・自殺者の増加	・健康日本21でのヘルスプロモーションの理念の導入により、行政・関係機関・住民の協働による健康づくりの目標が定められ、住民主体の健康づくり施策の展開が行われる。 ・医療費抑制をアウトカムとした国保ヘルスアップ事業が取組まれる。	従来の実施主体に加えて、健康づくりにおいて健康関係機関・団体・住民が参画
平成20年代	がん 心疾患 肺炎	・メタボリックシンドロームの克服 ・生活習慣病重症化予防 ・医療保険制度等社会保障制度の持続と安定化 ・自殺対策	・医療保険者による特定健康診査・保健指導が義務付けられ、医師・管理栄養士・保健師等による保健指導が開始される。 ・地域レベルでの自殺予防に向けた実践的な取組み、若年層対策、自殺未遂者向け対策が取組まれ始める。	従来の実施主体に医療保険者が加わる
平成20年代後半〜令和6年	がん 心疾患 老衰	・生活習慣病重症化予防 ・さらなる少子化と高齢社会に対応するための医療保険制度等社会保障制度の持続と安定化 ・労働者の健康の保持増進（働き方改革、健康経営の取り組み） ・健康格差の縮小（生活困窮者への健康支援） ・健康づくりに関心が薄い層への働きかけの強化（自然に健康になれる環境づくり） ・「持続可能な達成目標（SDGｓ）」との整合性（目標のひとつである「すべての人に健康と福祉を」の目標の達成）	・医療保険者によるデータヘルス計画の策定が義務付けられ、特定健康診査及び特定保健指導と連動しながら、被保険者の健康増進や疾病予防対策、重症化予防対策を実施・評価するしくみがつくられる。 ・市町村では、データヘルス計画、特定保健指導及び健康増進法に基づく保健事業を連動させながら、糖尿病重症化予防、CKD対策等、生活習慣病重症化予防事業が進められる。 ・生活保護担当部署への保健師の配置等、生活困窮者への健康支援が行われる。 ・厚生労働省より「健康に配慮した飲酒に関するガイドライン」が公表され、生活習慣病のリスクを高める飲酒についての周知が強化される。 ・令和6年度から令和17年度までの12年間の計画で、第5次健康づくり対策である「健康日本21（第三次）」が開始される。	市町村（保健部署と福祉部署の連携、保健部署と国保部署との連携、保健部署（国保部署）と介護保険部署との連携、行政組織内で連携や関係機関との協働の必要性が高まる） 医療保険者（事業者との連携によるコラボヘルスの推進）

1 感染症対策から成人病対策へ

　昭和20年代までの日本の疾病対策の中心は**感染症対策**であった。コレラやチフス等の急性伝染病に続いて結核や性感染症等の慢性伝染病対策が取り組まれ、環境衛生の整備とともに保健所を中心として結核の集団検診や衛生知識の普及のための保健指導が行われた。1951（昭和26）年には結核に代わって、脳血管疾患が死亡原因の第1位を占めるようになり、わが国の主要な死因構造は、感染症から慢性疾患へと変化した。脳血管疾患、がん、心疾患等の慢性疾患は、40歳前後から加齢に伴って罹患率が高くなり、40～60歳の死因の上位を占めていたことから「**成人病**」と呼ばれ、行政施策として成人病予防に向けた対策が始まった。なかでも死因の第1位を占めていた脳卒中は、疫学調査が進められるなかで高血圧管理と生活環境、減塩等の食生活の改善の重要性が見出され、脳卒中予防対策としてモデル地区において高血圧検診と高血圧管理が取り組まれた結果、脳卒中死亡率・発症率の低下がみられた。その成果を受けて1969（昭和44）年より脳卒中予防特別対策が開始され、1973（昭和48）年より循環器疾患健康診断が全市町村を対象に開始されることとなった。脳血管疾患はこれらの取り組みの成果により1981（昭和56）年減少に転じ、死因の第1位はこれ以降、悪性新生物が占めている。

2 老人保健法の施行に伴う市町村での成人病対策の開始

　1982（昭和57）年、老人保健法が施行され、循環器疾患健康診断は老人保健法に基づく健康診査として位置づけられた。老人保健法は、健康診査等の予防施策と医療および機能訓練が一体化した制度であることが特徴であり、予防対策を徹底することにより、高騰する医療費を防ぐというねらいもあった。老人保健法に基づく事業には、①健康手帳の交付、②健康教育、③健康相談、④健康診査、⑤医療等、⑥機能訓練、⑦訪問指導の7事業があり、これらの実施主体は市町村に義務づけられた。これにより、都道府県主導で行われてきた疾病予防、健康づくり対策は市町村主体で展開されることとなり、地域住民を対象とした成人保健活動の主体は都道府県から市町村へと移行していった。

3 成人病から生活習慣病へ

　昭和20年代後半から主要な死因となった「成人病」は、成人に多くみられたことから名づけられ、医学用語ではなく行政的に使われてきた概念であった。しかし、その発症要因の究明が進められるなかで、加齢だけでなく喫煙や食生活、運動等の生活習慣と疾病との密接な関係が明らかとなり、生活習慣に着目した概念の導入が検討され、1996（平成8）年、公衆衛生審議会意見具申において「食習慣、運動習慣、休養、飲酒等の生活習慣がその発症・進行に関与する疾患群」として「**生活習慣病**」が定義された。生活習慣病の発症予防は、国民に健康に対する自発性を促し、生涯を通した健康増進のための個人の努力を社会全体が支援する体制を整備することが重要であると考えられた。これにより、生活習慣の改善による疾病の発症予防を「1次予防」とし、それまでの成人病対策としての早期発見・早期治療を「2次予防」、リハビリテーションを「3次予防」とする考え方が提唱された。

4 健康日本21の実施から健康増進法制定へ

　2000（平成12）年、「21世紀における国民健康づくり運動」として、壮年期死亡の減少、健康寿命の延伸と生活の質の向上を目的として「健康日本21」が策定された。これまでの保健事業は、国からの通達に基づいた事業が一律的に自治体により実施されるのが主流であったが、「健康日本21」ではヘルスプロモーションの理念に基づき、行政に加え健康に関係する機関や団体が住民と協働し、地域の現状や健康課題について共有し、情報交換を重ねながら、地域に根ざした健康づくりの課題を選択し、目標を設定する方法がとられたことが大きな特徴である。これにより行政主導で進められてきた健康づくり事業が、関係団体や民間事業者等と連携しながら住民参画のもとに協働で実施、運営される方法が形づくられていった。2003（平成15）年、「健康日本21」を健康づくりや疾病予防の施策として地域において推進するための法的基盤として健康増進法が施行された。健康増進法は栄養改善法（2003（平成15）年廃止）の内容も引き継ぎながら、栄養改善という視点だけでなく、運動や飲酒、喫煙等の生活習慣全般の改善を通じた健康増進の概念が取り入れられた。「健康日本21」は2012（平成24）年度まで実施され、2013（平成25）年4月から2023（令和5）年3月までの11年間は「健康日本21（第二次）」が展開された。2024（令和6）年度からは、「健康日本21（第三次）」が開始されている。

5 老人保健法から高齢者の医療の確保に関する法律への移行

　2006（平成18）年の医療制度改革において、健康診査や健康教育等の生活習慣病対策の法的基盤となっていた老人保健法は、高齢者の医療の確保に関する法律（以下、高齢者医療確保法）に全面改正された。高齢者医療確保法では医療保険者に健康診査の実施を義務づけ、特定健康診査・特定保健指導が2008（平成20）年度より実施されることとなった。特定健康診査はメタボリックシンドローム（内臓脂肪型肥満）の概念に基づき、糖尿病等の生活習慣病の予防に着目した検査を行い、この検査結果から生活習慣の改善が必要と認められる人に対して、一定期間、医師・管理栄養士・保健師等による特定保健指導が実施される。これまでの保健指導は、実施回数や参加者数といったアウトプットが評価対象となっていたことから保健指導の効果が明確ではなかった。そのため、特定保健指導では対象者の行動変容に主眼を置き、糖尿病患者の減少や医療費削減等のアウトカムを評価対象としたことが大きな変更点となった（図5）。

5 成人保健活動の基盤となる法律

　成人保健対策は、それぞれの法律に基づき実施されている。地域における成人保健活動の展開においては、保健施策や事業の根拠となる法律について熟知していることが重要である。成人保健に関する法律の主なものは以下のとおりである。

1 高齢者の医療の確保に関する法律（高齢者医療確保法）

　2006（平成18）年の医療制度改革により老人保健法から名称変更され、2008（平成20）年に施行された。高齢期における適切な医療の確保に向けて医療費の適正化を推進す

図5 内臓脂肪の蓄積に着目した生活習慣病予防のための健診・保健指導の基本的な考え方について

	かつての健診・保健指導		現在の健診・保健指導
健診・保健指導の関係	健診に付加した保健指導	最新の科学的知識と課題抽出のための分析	内臓脂肪の蓄積に着目した生活習慣病予防のための保健指導を必要とする者を抽出する健診
特徴	プロセス（過程）重視の保健指導		結果を出す保健指導
目的	個別疾患の早期発見・早期治療		内臓脂肪の蓄積に着目した早期介入・行動変容 リスクの重複がある対象に対し、医師、保健師、管理栄養士等が早期に介入し、生活習慣の改善につながる保健指導を行う
内容	健診結果の伝達、理想的な生活習慣に係る一般的な情報提供		自己選択と行動変容 対象者が代謝等の身体のメカニズムと生活習慣との関係を理解し、生活習慣の改善を自らが選択し、行動変容につなげる
保健指導の対象者	健診結果で「要指導」と指摘された者		健診受診者全員に対し情報提供、必要度に応じ、階層化された保健指導を提供 リスクに基づく優先順位をつけ、保健指導の必要性に応じて、「動機づけ支援」「積極的支援」を行う
方法	主に健診結果に基づく保健指導 画一的な保健指導	行動変容を促す手法	健診結果の経年変化及び将来予測を踏まえた保健指導 データ分析等を通じて集団としての健康課題を設定し、目標に沿った保健指導を計画的に実施 個人の健診結果を読み解くと共に、ライフスタイルを考慮した保健指導
評価	アウトプット（事業実施量）評価を重視		アウトプット評価に加え、ストラクチャー評価、プロセス評価、アウトカム評価を含めた総合的な評価
実施主体	市町村		保険者

厚生労働省：「標準的な健診・保健指導プログラム【平成30年度版】」1-13 図4より

るため、生活習慣病対策の見直しと75歳以上の後期高齢者医療について定めている。この法律に基づき、医療保険者により特定健康診査・特定保健指導が実施されている。特定健康診査・特定保健指導は、各医療保険者が実施計画を策定し、データヘルス計画と相まって、段階的かつ計画的に進められる。

2 健康増進法

　健康増進法は、健康日本21を推進するとともに健康づくりや疾病予防に重点をおいた施策を講じていくための法的基盤として2003（平成15）年に施行され、生活習慣病を防ぐための栄養改善、運動や飲酒、喫煙等の生活習慣の改善を通じた健康増進の概念を取り入れた法律である。健康増進法には受動喫煙による健康被害の防止の徹底を図るため、多く

の人々が利用する施設管理者への受動喫煙の防止に関する措置を講じる事等の規定が盛り込まれている。高齢者医療確保法に名称変更となった老人保健法に基づく保健事業のうち、特定健康診査非対象者への生活習慣病に着目した健康診査やがん検診、健康教育等が健康増進事業として引き継がれ、実施されている。また、同法に基づき2003（平成15）年から実施されている国民健康・栄養調査は、国民の身体の状況、栄養素等摂取量、食品群別摂取量、生活習慣の状況等を明らかとすることを目的としている。この調査は、今後の健康づくりや生活習慣病対策における施策の立案、評価への活用等、健康増進施策を進めるうえで重要な役割を果たしている。

3 食育基本法

生活習慣病と食生活には深い関連があり、健康的な食生活の実践により疾病の発症そのものを予防する一次予防の効果が期待されることから、栄養対策も従来の栄養欠乏症を主眼としたものから過剰摂取への対応も考慮した対策へと転換し、健康的な食生活の実現に向けた個人の行動変容とともにそれを支援する環境づくりを含めた取り組みが行われている。また、食習慣の健全化や食の安全等の観点からも食生活のあり方を学び、考えることが重要であることが再認識されるようになってきた。このような現状を受けて、国民が生涯にわたって健全な心身を培い、豊かな人間性を育むことができるように総合的、計画的に食育を推進するために食育基本法が2005（平成17）年に制定された。さらに2006（平成18）年には食育の推進にあたっての基本的な方針、具体的な目標等を織り込んだ食育推進基本計画が策定され、これに基づき都道府県計画が策定されると市町村計画の策定も促進され、全国でさまざまな食育事業が展開されることとなった。2021（令和3）年3月に決定された第4次食育推進基本計画では、2021（令和3）年度から5年間を対象とし、①生涯を通じた心身の健康を支える食育の推進、②持続可能な食を支える食育の推進、③「新たな日常」やデジタル化に対応した食育の推進の3つの重点課題が定められている。

4 がん対策基本法

がん対策についてはこれまでにもさまざまな取り組みが行われ、成果を収めてきた。しかし、1981（昭和56）年以来、がんはわが国の死因第1位を占めており、がんが国民の生命および健康にとって重大な問題である現状は変わっていない。がん対策のいっそうの充実を図るため、2006（平成18）年にはがん対策基本法が成立し、2007（平成19）年4月から施行されている。同年6月には「がん対策推進基本計画」が策定され、よりいっそうがん対策を推進していくための基盤がつくられた。

5 肝炎対策基本法

肝炎対策についての基本理念を定め、国、地方公共団体、医療保険者、国民および医師等の責務を明らかにし、肝炎対策を総合的に推進することを目的として、2010（平成22）年に施行された。この法律に基づき、肝炎対策の推進に関する基本的な指針が策定され、肝炎予防のための施策、肝炎検査の実施体制の確保、肝炎予防・医療関係者の人材育成、肝炎医療のための医薬品の研究開発の推進、肝炎に関する啓発及び知識の普及、肝炎感染者等の人権の尊重、等の事項が定められている。

6 労働安全衛生法

　成人期の多くは労働者であることから、労働上の健康管理・安全管理は成人期の健康に大きく関与する。労働安全衛生法により事業者は事業場の安全衛生管理体制を整備することが義務づけられており、事業場の規模に応じて、総括安全衛生管理者、安全管理者、衛生管理者、安全衛生管理者、衛生推進者、産業医等を選任し、労働安全衛生管理の業務を行わせなければならないとされている。この法律に基づき、労働災害の防止、職業性疾病の予防対策、化学物質に係る健康障害防止対策、健康診断に基づく健康確保対策、過重労働による健康障害防止対策、職場におけるメンタルヘルス対策、心身両面にわたる健康の保持増進対策、職場環境の整備、喫煙対策等が行われている。

6 成人保健活動の基盤となる国の施策

1 国民の健康づくり対策（健康日本21）

　わが国における健康増進対策は、1964（昭和39）年の東京オリンピックが契機となり始まった。1978（昭和53）年には第1次国民の健康づくり対策が開始され、1988（昭和63）年には第2次健康づくり対策が策定された。第3次国民の健康づくり対策では、**ヘルスプロモーション**の考え方を取り入れ、「21世紀における国民健康づくり運動（健康日本21）」として取り組まれることとなった。2012（平成24）年には第4次国民健康づくり対策として「21世紀における第2次国民健康づくり運動（健康日本21（第二次））」が策定された。健康日本21（第二次）は、当初の計画から1年延長され、2013（平成25）年度から2023（令和5）年度まで11年間展開された。2024（令和6）年度からは第5次国民健康づくり対策として「健康日本21（第三次）」が開始さ

図6　健康日本21（第三次）の概念図

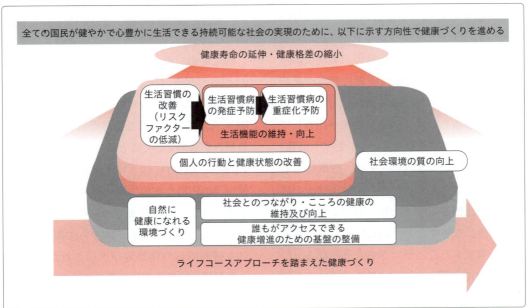

厚生労働省：健康日本21（第三次）推進のための説明資料より

れ、2035（令和17）年度までの12年間の計画となっている。「健康日本21（第三次）」では、健康日本21開始以来の成果や課題を踏まえ、「全ての国民が健やかで心豊かに生活できる持続可能な社会の実現」を「ビジョン」とし、そのために、①誰一人取り残さない健康づくりの展開（Inclusion）、②より実効性をもつ取り組みの推進（Implementation）を行うとしている。「ビジョン」実現のため、①健康寿命の延伸・健康格差の縮小、②個人の行動と健康状態の改善、③社会環境の質の向上、④ライフコースアプローチを踏まえた健康づくり、の4つの基本的な方向が掲げられている。4つの基本的な方向の関係性は、図6のとおりである。

第1次～第5次の国民の健康づくり運動について、方向性や取り組みについて表4のとおり整理した。

2 データヘルス計画

データヘルス計画とは、特定健康診査（表5）やレセプト等のデータ分析に基づき、人や組織を対象として効果的・効率的な保健事業を実施するための事業計画である。2013（平成25）年6月に閣議決定された「日本再興戦略」において健康寿命の延伸の実現に向けた施策の1つとして医療保険者に策定が義務づけられた。データヘルス計画に用いるデータの主となるものは、医療保険者が保有している「特定健康診査結果」と「レセプト情報」である。この2種類のデータは、標準化された電子データであることから、健康状況の集団間での比較が可能となり、地域や組織の特徴が明確になることでその特性に応じた保健事業を実施することができるようになる（図7）。同時に、個人の健診結果や受診状況を追跡して、個人単位での保健事業の効果を検証することも可能となる。データヘルス計画の

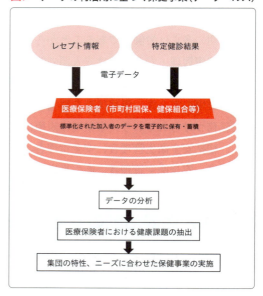

図7　データの利活用に基づく保健事業（データヘルス）

策定において分析対象となるデータの例を表6に示す。

データヘルス計画は特定健康診査・保健指導実施計画とも連動し、健康日本21（第三次）の基本的な方向も踏まえ、市町村の健康増進計画との整合性、協調も必要とされる（column「NDBやKDBなどの健康関連情報の活用」参照）。

3 高齢者医療確保法に基づく特定健康診査・特定保健指導

特定健康診査・特定保健指導は、健康日本21の取り組みの推進と連動しながら、健診・保健指導の実施率の向上を図るとともにPDCAサイクルに応じた評価分析に基づく取り組みを進めていくこととされている。2023（令和5）年3月には「特定健康診査・特定保健指導の円滑な実施に向けた手引き（第4版）」が策定され、第三期までの取り組み結果を踏まえ、2024（令和6）年度からの第四期に向けた健診内容や体制等が提示された。「標準的な健診・保健指導プログラム（令和6年版）」では、健康日本21（第二次）に続き、健康日本21（第三次）においても、高血圧の改善や

表4 国民健康づくり対策の変遷と概要

第1次国民健康づくり対策(1978(昭和53)年〜)	第2次国民健康づくり対策(1988(昭和63)年〜)《アクティブ80ヘルスプラン》	第3次国民健康づくり対策(2000(平成12)年〜)《21世紀における国民健康づくり運動(健康日本21)》	第4次国民健康づくり対策(2013(平成25)年〜2022(令和4)年)《21世紀における第二次国民健康づくり運動(健康日本21(第二次))》	第5次国民健康づくり対策(令和6(2024)年〜)《21世紀における第三次国民健康づくり運動(健康日本21(第三次))》
(基本的考え方) 1. 生涯を通じる健康づくりの推進(成人病予防のための1次予防の推進) 2. 健康づくりの3要素(栄養・運動・休養)の健康増進事業の推進(栄養に重点)	(基本的考え方) 1. 生涯を通じる健康づくりの推進 2. 栄養・運動・休養のうち遅れていた運動習慣の普及に重点を置いた健康増進事業の推進	(基本的考え方) 1. 生涯を通じる健康づくりの推進 「1次予防」の重視と健康寿命の延伸、生活の質の向上) 2. 国民の保健医療水準の指標となる具体的目標の設定および評価に基づく健康増進事業の推進 3. 個人の健康づくりを支援する社会環境づくり	(基本的な方向) 1. 健康寿命の延伸と健康格差の縮小 2. 生活習慣病の発症予防と重症化予防の徹底、NCD(非感染性疾患)の予防 3. 社会生活を営むために必要な機能の維持および向上 4. 健康を支え、守るための社会環境の整備 5. 栄養・食生活、身体活動・運動、休養、飲酒、喫煙および歯・口腔の健康に関する生活習慣および社会環境の改善	(基本的な方向) 1. 健康寿命の延伸と健康格差の縮小 2. 個人の行動と健康状態の改善 3. 社会環境の質の向上 4. ライフコースアプローチを踏まえた健康づくり
(取組の概要) ①生涯を通じる健康づくりの推進 ・乳幼児から老人に至るまでの健康診査・保健指導体制の確立 ②健康づくりの基盤整備等 ・健康増進センター、市町村保健センター等の整備 ・保健婦、栄養士等のマンパワーの確保 ③健康づくりの啓発・普及 ・市町村健康づくり推進協議会の設置 ・栄養所要量の普及 ・加工食品の栄養成分表示 ・健康づくりに関する研究の実施等	(取組の概要) ①生涯を通じる健康づくりの推進 ・乳幼児から老人に至るまでの健康診査・保健指導体制の充実 ②健康づくりの基盤整備等 ・健康科学センター、市町村保健センター、健康増進施設等の整備 ・健康運動指導者、管理栄養士、保健婦等のマンパワーの確保 ③健康づくりの啓発・普及 ・栄養所要量の普及・改定 ・運動所要量の普及 ・健康増進施設認定制度の普及 ・たばこ行動計画の普及 ・外食栄養成分表示の普及 ・健康文化都市及び健康保養地の推進 ・健康づくりに関する研究の実施等	(取組の概要) ①健康づくりの国民運動化 ・効果的なプログラムやツールの普及啓発、定期的な見直し ・メタボリックシンドロームに着目した、運動習慣の定着、食生活の改善に向けた普及啓発の徹底 ②効果的な健診・保健指導の実施 ・医療保険者による40歳以上の被保険者・被扶養者に対するメタボリックシンドロームに着目した健診・保健指導の着実な実施(平成20年度より) ③産業界との連携 ・産業界の自主的取り組みとの一層の連携 ④人材育成(医療関係者の資質向上) ・人材育成のための研修等の充実 ⑤エビデンスに基づいた施策の展開 ・アウトカム評価を可能とするデータ把握手法の見直し等	(取組の概要) ①健康寿命の延伸と健康格差の縮小 ・健康増進や疾病予防、介護予防が総合的に提供できるシステム(地域包括ケア)の構築 ・国民生活基礎調査等、各種調査における健康格差の実態把握 ②主要な生活習慣病の発症予防と重症化予防の徹底 ・がん、循環器疾患、糖尿病、COPD(慢性閉塞性肺疾患)に対処するための1次予防に重点をおいた対策 ・糖尿病未治療者・治療中断者の減少対策 ・循環器疾患のリスク要因の管理と生活習慣改善の対策 ③社会生活を営むために必要な機能の維持および向上 ・自殺予防活動、働く人のメンタルヘルス等のこころの健康対策 ・子どもの頃からの健康な生活習慣の構築のための対策 ・高齢者の健康管理、認知症対策 ④健康を支え、守るための社会環境の整備 ・地域のつながりを強化するための活動の推進(企業・団体等への動機づけ、企業と行政の連携促進)等 ⑤栄養・食生活、身体活動・運動、休養、飲酒、喫煙および歯・口腔の健康に関する生活習慣および社会環境の改善 ・各分野における健康課題およびニーズの把握 ・国民に対して社会環境が生活習慣に及ぼす影響の重要性について周知を図り、積極的に1次予防を行う	(取組の概要) ①健康寿命の延伸と健康格差の縮小 ・生活習慣の改善、生活習慣病(NCDs)の発症予防・重症化予防、社会環境の質の向上等 ・様々な健康格差の把握、格差の要因の分析による格差縮小の強化 ②個人の行動と健康状態の改善 ・栄養・食生活、身体活動・運動、休養・睡眠、飲酒、喫煙、歯・口腔の健康に関する生活習慣の改善(リスクファクターの低減)に向けた取り組みの継続 ・生活習慣病(NCDs:非感染性疾患)の発症予防、合併症の発症や重症化予防に関した取り組みの継続 ・生活習慣病の発症予防・重症化予防だけにとどまらず、ロコモティブシンドローム(運動器症候群)、やせ、メンタル面の不調の予防など、生活機能の維持・向上の観点も踏まえた健康づくりの取り組みを推進 ・「生活習慣病」という用語のあり方についての中長期的な検討 ・健康格差の縮小に向けた、生活習慣の格差等、様々な格差の是正 ③社会環境の質の向上 ・社会とのつながり・こころの健康の維持及び向上(就労、ボランティア、通いの場といった居場所づくり・社会参加の推進、ソーシャルキャピタルの醸成) ・こころの健康の維持・向上に向けた地域や職場等における社会環境の整備 ・自然に健康になれる環境づくりの取り組みを実施し、健康に関心の薄い者を含む幅広い対象に向けた健康づくりを推進 ・誰もがアクセスできる健康増進のための基盤整備として、保健・医療・福祉等へのアクセスの確保に加え、PHR(パーソナル・ヘルス・レコード)をはじめとする自らの健康情報を入手できうるインフラ整備 ・科学的根拠に基づく健康に関する情報を入手・活用できる基盤の構築や周知啓発の取り組み ④ライフコースアプローチを踏まえた健康づくり ・人生100年時代の到来を踏まえ、各ライフステージに特有の健康づくりの取り組みの継続 ・若年女性のやせや更年期症状・障害など、女性のライフステージごとの健康課題の解決

厚生労働省:健康日本21(第二次)推進のための説明資料、健康日本21(第三次)推進のための説明資料をもとに作成

表5　特定健康診査の項目

基本的な項目 ＊すべての対象者が受診	①質問票（服薬歴、喫煙習慣、生活習慣など） ②理学的検査（身体診察） ③身体計測（身長・体重・BMI・腹囲） ④血圧測定 ⑤血液検査 ・肝機能検査（AST、ALT、γ-GTP） ・脂質検査（中性脂肪、HDLコレステロール、LDLコレステロール） ・血糖検査（空腹時血糖又はヘモグロビンA1c） ⑥尿検査（糖・蛋白）
詳細な健診の項目 ＊一定の基準のもとに医師の判断により受診	①貧血検査（ヘマトクリット値、血色素量、赤血球数） ②心電図検査 ③眼底検査 ④血清クレアチニン検査

厚生労働省：特定健康診査・特定保健指導の円滑な実施に向けた手引き（第4.1版），2024，より作成

脂質異常症の減少、糖尿病合併症の減少など、特定健康診査・特定保健指導に関連する目標項目が継続して設定されることから、国民健康づくりと特定健康診査・保健指導が相互に連携して取り組みを推進することの重要性が明記されている。特定健康診査・特定保健指導の計画から評価までの流れを図8に示す。特定健康診査の結果により、生活習慣病の発症リスクが高く、生活習慣の改善による生活習慣病の予防効果が高く期待できる者に対して、生活習慣を見直すサポートとして、特定保健指導が実施される。特定保健指導は、リスクの程度に応じて動機付け支援、積極的支援がある。特定健康診査の項目と階層化の考え方を表7に示す。

Column

NDBやKDBなどの健康関連情報の活用

効果的・効率的な保健事業を実施するためには科学的根拠に基づく分析や評価が重要となる。健康情報を保健事業に活用できるデータベースとして、NDB（レセプト情報・特定健診等情報データベース）、KDB（国保データベース）がある。これらのデータを活用することによって、地域特性を反映したより効果的な保健事業の実施につなげることができる。

＊国保データベース（KDB）システム：国保保険者や後期高齢者医療広域連合における保健事業計画の作成や実施を支援するため、国保連合会が「健診・保健指導」「医療」「介護」の各種データを利活用して統計情報や個人の健康に関するデータを作成するシステム。KDBシステムが保有する情報には、①健診結果や保健指導結果等の健診・保健指導情報、②傷病名、診療内容等の医療情報、③要介護（要支援）状態区分、利用サービス等の介護情報がある（国保と後期高齢者に限る）。市町村などは個人データを閲覧することにより、保健指導や事業の効果検証等に活用することができる。

＊NDBオープンデータ：厚生労働省がホームページに公開している統計資料。NDB（National Database）は、電子化されたレセプト情報ならびに特定健康診査・保健指導情報を収集した「レセプト情報・特定健診等情報データベース」のことで、医療機関から保険者に発行しているレセプト（診療報酬明細書）と特定健康診査・特定保健指導の結果の2つの情報が収集されている（個人情報は匿名化）。データは、誰でも自由に利用できるよう公表され、国民の医療の動向や健康状態を把握できる有用なデータとして研究機関や行政機関をはじめとしたさまざまな機関で利活用が進められている。

表6　データヘルス計画における分析対象データの例

項　　目	分析対象データ
1. 地理的・社会的背景、医療アクセスの特徴	・地理的環境、経済・産業、医療アクセスの状況 ・医療提供体制の比較（人口10万対）（全国・県内等）
2. 人口・被保険者の状況	・性、年齢階級別人口分布、被保険者分布 ・年齢階級別人口分布及び高齢者割合の推移 ・年齢階級別被保険者分布及び高齢者割合の推移 ・男女別平均寿命及び健康寿命の比較（全国・県内等） ・標準化死亡比（SMR） ・要介護認定状況（直近値及び推移）
3. 医療費の状況	・被保険者1人当たり年間医療費（入院、入院外＋調剤、歯科、柔道整復等）の比較（国・県内等） ・年齢階級別の1人当たり総医療費の比較 ・総医療費に占める生活習慣病の割合 ・主要な疾患別の医療の状況（全医療費に占める割合、入院・入院外の医療費） ・性、年齢階級別の主要疾患患者数（脳血管疾患、虚血性心疾患、人工透析、高血圧、糖尿病、脂質異常症） ・後発医薬品の利用状況（直近年・推移）
4. 特定健康診査実施状況	・特定健康診査受診率の推移 ・性、年齢階級別の特定健康診査受診率の比較（国・県内等） ・月別特定健康診査受診率の推移 ・3年類型特定健診受診率 ・特定健康診査受診状況と医療利用状況
5. 特定健康診査受診者の健康・生活習慣の状況	・高血圧、糖尿病、脂質異常症の未治療者数・治療者数の重症度別内訳 ・喫煙者の推移、比較（国・県内等） ・肥満、メタボリックシンドロームの状況（BMI、腹囲） ・メタボリックシンドローム該当者、予備群の出現率の推移
6. 特定保健指導実施状況	・特定保健指導利用率及び実施率＊ ・特定保健指導による改善率 　　　　　　　　　　　　　　　＊実施率：特定保健指導を終了した者の割合
7. 既存事業の評価	特定健康診査、特定保健指導、重症化予防事業、健康教室等の既存事業を、ストラクチャー（スタッフ、対象者数、実施方法）、プロセス（広報活動、通知方法、内容等）、アウトプット（参加者数や率等の量的結果）、アウトカム（医療費、SMRの変化等の効果）の4側面から評価し、事業毎の課題を検討。

厚生労働省：データヘルス計画作成の手引き（改訂版）をもとに作成

4 健康増進法に基づく健康増進事業

　健康増進法に基づく健康増進事業には、「健康診査」「がん検診」「健康手帳の交付」「健康教育」「健康相談」「訪問指導」等がある。健康増進事業は、地区医師会、歯科医師会等の医療関係団体や健康推進員等の住民組織との協力体制のもとに、地域の特性に合わせて計画され、展開される。保健事業の実施にあたっては、健康日本21の取り組みや特定健康診査・保健指導との連携を図り、効率的かつ効果的に保健事業が展開されるよう努めることが重要となる。介護予防に向けては、地域支援事業との連携を図ることも必要となる。

5 生活習慣病の重症化予防

　健康日本21（第三次）では、基本的な方向のひとつである「個人の行動と健康状態の改善」のなかで、生活習慣病（NCDs：非感染性疾患；がん・循環器病・糖尿病・COPD）について、発症予防と重症化予防に向けた目標を定めている（表8）。また、年々増加する

図8 特定健康診査・特定保健指導の計画から実施・評価までの流れ

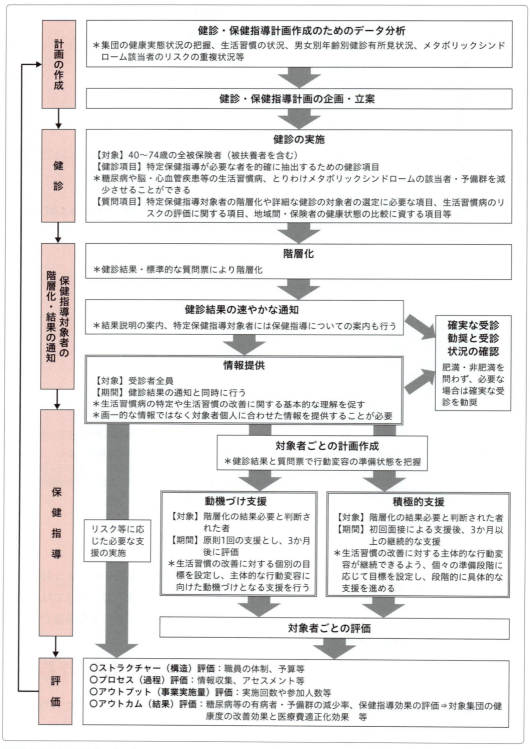

標準的な健診・保健指導プログラム（令和6年版）, 22, 図4を基に作成

表7 階層化の考え方

階層化の段階		判定項目
ステップ1	内臓脂肪蓄積のリスク判定	・腹囲　男性85cm以上、女性90cm以上 ・上記の腹囲以外でBMIが25kg/㎡以上
ステップ2	追加リスクの数の判定と特定保健指導対象者の選定	①血圧高値　a 収縮期血圧　130mmHg以上または 　　　　　　b 拡張期血圧　85mmHg以上 ②脂質異常　a 空腹時中性脂肪　150mg/dl以上（やむを得ない場合は随時中性脂肪175mg/dl以上）または　b HDLコレステロール40mg/dl未満 ③血糖高値　a 空腹時血糖（やむを得ない場合は随時血糖）100mg/dl以上または　b HbA1c（NGSP）5.6%以上 ④質問票　喫煙あり ⑤質問票　①、②または③の治療に係る薬剤を服用している。 ＊①〜③はメタボリックシンドロームの判定項目、④喫煙については①から③までのリスクが1つ以上の場合にのみカウントする。 ＊⑤に該当する者は特定保健指導の対象にならない。
ステップ3	保健指導レベルの分類	ステップ1、2の結果を踏まえて、下記のとおり保健指導レベルをグループ分けする。

腹囲	追加リスク ①血圧②脂質③血糖	④喫煙歴[*1]	対象 40−64歳	対象 65−74歳
≧85cm（男性） ≧90cm（女性）	2つ以上該当		積極的支援	動機付け支援
	1つ該当	あり	積極的支援	動機付け支援
		なし		
上記以外で BMI≧25kg／㎡	3つ該当		積極的支援	動機付け支援
	2つ該当	あり	積極的支援	動機付け支援
		なし		
	1つ該当			

| ステップ4 | 特定保健指導における例外的対応 | ・服薬中の者については医療機関での継続的な医学的管理の一環として保健指導が行われることが適当であることから、医療保険者による特定保健指導を義務としない（かかりつけ医と連携した上で保健指導を行うことは可能）。
・前期高齢者（65歳以上75歳未満）については、QOLの低下予防に配慮した生活習慣の改善が重要であること等から、積極的支援の対象となった場合でも動機付け支援とする。 |

注1）喫煙歴の斜線欄は階層化の判定が喫煙歴の有無に関係ないことを意味する。
＊1）質問票において「以前は吸っていたが最近1か月は吸っていない」場合は、「喫煙なし」として扱う。
「標準的な健診・保健指導プログラム（令和6年度版）」第3章　保健指導対象者の選定と階層化, 56-59を参考に作成

人工透析者にかかる医療費削減に向けて、慢性腎臓病予防への対策も重要となっている。これらの課題を達成するために、データヘルス計画における保健事業、特定健康診査・特定保健指導、健康増進事業等が連動、連携しながら地域での対策が進められている。現在、特に重点的に取り組むべきとされている糖尿病重症化予防と慢性腎臓病対策について述べる。

1 糖尿病重症化予防

糖尿病は、進行すると腎不全、視覚障害といった重篤な合併症を発症し、生活の質を著しく低下させることから、重症化予防が非常に重要である。2022（令和4）年に腎不全により新たに透析導入となった患者は3万9683人で、原因疾患が糖尿病性腎症である患者は1万4330人であり、透析導入原因の38.7%と

表8 主要な生活習慣病の発症予防と重症化予防のための目標

疾患	目標項目
がん	①がんの年齢調整罹患率の減少（人口10万人当たり） ②がんの年齢調整死亡率の減少（人口10万人当たり） ③がん検診の受診率の向上
循環器病	①脳血管疾患・心疾患年齢調整死亡率の減少（人口10万人当たり） ②高血圧の改善 ③脂質（LDLコレステロール）高値の者の減少 ④メタボリックシンドロームの該当者および予備群の減少 ⑤特定健康診査の実施率の向上 ⑥特定保健指導の実施率の向上
糖尿病	①糖尿病の合併症（糖尿病腎症）の減少 ②治療継続者の増加 ③血糖コントロール不良者の減少 ④糖尿病有病者の増加の抑制 ⑤メタボリックシンドロームの該当者および予備群の減少（再掲） ⑥特定健康診査の実施率の向上（再掲） ⑦特定保健指導の実施率の向上（再掲）
COPD（慢性閉塞性肺疾患）	①COPDの死亡率の減少

厚生労働省：健康日本21（第三次）の推進のための説明資料より作成

最多となっている。さらに令和4年中に糖尿病を主原因として1415人が新規に視覚障害者と認定されている。また血管への影響は発症の早期から始まっていることから、心疾患や脳血管疾患のリスク要因でもあり、早世の予防という観点からも重症化予防が重要である。糖尿病が強く疑われる者のうち、現在治療を受けている人の割合は76.9％（令和元年国民健康・栄養調査）で、男女別でみると、男性は78.5％、女性は74.8％である。治療を受けている人の割合は徐々に増加してきてはいるが、必要な人を治療につなげることと治療を継続できることの重要性には変わりはない。糖尿病は自覚症状がなく、症状が出現したときにはすでに病状が進行している状態となっていることもあり、本人の意思だけで治療を継続することが困難な場合が多い。糖尿病の

合併症のなかでも重症化すると腎不全となり人工透析に移行する糖尿病性腎症は、人工透析にかかる医療保険財政への影響が大きいことや患者のQOL低下の観点から、特に重症化予防が重要となる。このことから、2016（平成28）年、日本医師会・日本糖尿病対策推進会議・厚生労働省の三者により「糖尿病性腎症重症化予防プログラム」が策定され、糖尿病性腎症から人工透析への移行を防ぐための積極的な取り組みが開始された。これは、市町村等が主体となって、医療機関の未受診者・治療中断者に対して受診勧奨や保健指導を行い治療につなげたり、特定健康診査の結果や通院患者のうち重症化リスクの高い人などを対象として保健指導を行うものである。実施市町村は、2016（平成28）年度の816から2023（令和5）年度では1664と、全体の95.6％まで増加し、全国的な取り組みが展開されている。

2 慢性腎臓病（CKD）対策

慢性腎臓病は、腎臓の障害が慢性的に長期に続いている状態で、進行すると腎不全となり、腎代替療法（腎移植・血液透析・腹膜透析）の適応となる。わが国では血液透析が最も普及している。透析療法は障害者総合支援法に基づく自立支援医療や健康保険法に基づく高額療養費の支給制度により、患者本人の経済的負担はかなり軽減されている。しかし、医療費が公費となることで、自治体の財政への影響は大きく、財政負担軽減という観点からも透析患者の増加を抑制することが重要となっている。CKDは軽度な状態であれば、適切な治療を行うことで進行を予防することができるため、健診等での早期発見と食事療法等の生活習慣改善を含めた治療の継続が重要である。特定健康診査では、尿蛋白検査に加えて、医師が必要と判断した際に実施される詳細な健診において、eGFR（推算糸球体濾

過値）による腎機能の評価を含めた血清クレアチニン検査が実施され、腎機能低下の早期発見のための方策がとられている。しかし、CKDに対する社会的認知度は低く、健診で異常が発見されても、軽度な状態であれば自覚症状も乏しいことから治療につなげることが難しい場合が多い。加えて、腎機能異常に気づいていない潜在患者も多数存在することが推測されることから、CKDに関する正しい知識を国民に広く周知するための取り組みも重要とされ、地域における講演会等の開催や医療関係者を対象とした研修等を実施し、CKDに関する正しい知識の普及や人材育成が図られている。

6 がん対策

1 がん対策の変遷

1981（昭和56）年以来、がんは死因の第1位を占めており、国民の生命および健康にとって重大な問題となっている。1984（昭和59）年、国は「対がん10カ年総合戦略」を、1994（平成6）年からは「がん克服新10か年戦略」を策定し、がん対策に取り組み、胃がん、子宮頸がん等の死亡率は大きく減少した。2003（平成15）年には「第3次対がん10か年総合戦略」、2005（平成17）年には「がん対策推進アクションプラン2005」が策定され、がん治療だけなく、国民のがんへの不安の軽減を図るための相談支援センターの設置等が進められた。2007（平成19）年にはがん対策基本法が施行され、よりいっそうがん対策を推進していくための法的基盤が整備され、地方自治体での重点的ながん対策やがん治療の拠点病院の整備の推進等が示された。

2 がん対策基本法に基づく施策

2007（平成19）年から施行されたがん対策基本法は2016（平成28）年には一部改正され、がん患者の就労支援やがんに関する教育が織り込まれ、よりいっそうがん対策を推進していくための環境が整えられた。がん対策基本法では、国ががん対策基本計画を策定し、それを基に都道府県は地域の特性を踏まえて都道府県がん対策推進計画を策定することが義務づけられている。国のがん対策推進基本計画は、2023（令和5）年度から2028（令和10）年度までの6年間を対象とした第4期基本計画が閣議決定されている。

第4期基本計画では、「誰一人取り残さないがん対策を推進し、全ての国民とがんの克服を目指す」を全体目標とし、①がん予防、②がん医療、③がんとの共生の3つの柱が設定され、さらなる取り組みが進められている。地域においては、がん検診の受診率向上へのさらなる取り組みや検診体制の充実、就労しながらがん治療を受ける人への支援や相談体制の充実が求められる。

3 健康増進法に基づくがん施策

住民の身近ながん対策の施策として市町村において健康増進法に基づくがん検診、がん予防重点健康教育等が実施されている（表9）。

4 B型肝炎・C型肝炎対策（肝がん予防）

ウイルス性肝炎対策は感染症対策であるが、ウイルス性肝炎のなかでも、**B型・C型肝炎ウイルス**はその感染状態が持続することにより、肝がん等の重篤な健康障害が引き起こされる危険がある。このことから、肝がん予防対策としてもB型・C型肝炎対策が重要となる。わが国の肝がんの約7割が肝炎ウイルスの持続的な感染に起因しているといわれており、2022（令和4）年の肝がんによる死亡者数は2.4万人となっている。また、肝炎の進行や肝がんの発生は感染した年齢にかかわらず、40歳前後から肝炎が進行し、60～65歳から

表9 がん予防重点教育及びがん検診実施のための指針によるがん施策

種類	検査項目	対象者	受診間隔
胃がん検診	問診に加え、胃部エックス線検査又は胃内視鏡検査のいずれか	50歳以上 ＊当分の間、胃部エックス線検査については40歳以上に対し実施可	2年に1回 ＊当分の間、胃部エックス線検査については年1回実施可
子宮頸がん検診	問診、視診、子宮頸部の細胞診及び内診	20歳以上 （HPV検査単独法＊によるものは30歳以上）	2年に1回
肺がん検診	質問（問診）、胸部エックス線検査及び喀痰細胞診	40歳以上	年1回
乳がん検診	問診及び乳房エックス線検査（マンモグラフィ） ＊視診、触診は推奨しない	40歳以上	2年に1回
大腸がん検診	問診及び便潜血検査	40歳以上	年1回
がん予防重点教育	①胃がんに関する正しい知識並びに胃がんと食生活、喫煙、ヘリコバクター・ピロリの感染等との関係の理解等について ②子宮頸がん及び子宮体がんに関する正しい知識及び子宮頸がんとヒトパピローマウイルスへの感染との関係の理解等について ③肺がんに対する正しい知識及び肺がんと喫煙との関係の理解等について ④乳がんに関する正しい知識及び乳房を意識する生活（ブレスト・アウェアネス）について ⑤大腸がんに関する正しい知識及び大腸がんと食生活等との関係の理解等について		

＊HPV（ヒトパピローマウイルス）検査を実施し、陽性とされた場合にのみ、追加的にトリアージ検査として同一検体を用いた子宮頸部の細胞診を実施する方法。
平成20年3月31日健発第0331058号厚生労働省健康局長通知別添「がん予防重点健康教育及びがん検診実施のための指針」（令和6年2月14日一部改正）より

肝がん発生が急増する場合が多いことが報告されている。ウイルス性肝炎の治療法は年々開発が進んでおり、治癒率も向上していることから、できるだけ早く感染を発見し必要な治療を受けることが生命、健康を守るうえで重要となる。このことから肝炎対策においては、国民が自身のウイルス感染の状況を認識することが不可欠となる。肝炎ウイルス感染の早期発見の手立てとして、保健所や各自治体が委託する医療機関での無料検査や市町村における肝炎ウイルス検診（健康増進法に基づく健康増進事業）が継続的に実施されている。2010（平成22）年から施行された肝炎対策基本法に基づき、2011（平成23）年には肝炎対策の推進に関する基本的な指針が策定された。指針は、2022（令和4）年に改正され、国の肝炎対策の全体的な施策目標として、肝硬変または肝がんへの移行を減らすことが示され、肝がんの罹患率を減少させることが指標となっている。

7 取り組みの優先順位と保健計画

1 取り組みの優先順位

限られた財源や人員のなかで、成人期における多種多様な健康課題に対処することは現実的には難しい。そのため、緊急性や重要性に鑑みて地域での優先課題を決定し、段階的に取り組むことが必要となる。取り組むべき健康課題の優先順位を決定するための代表的な考え方には以下のものがある。優先順位の決定においては、特定の人々が不利にならないよう、公正（equity）の問題についても配慮する必要がある。

❶疾病負荷

集団における生活の質も含めた健康障害および費用負担の大きさがそのまま健康課題（健康サービス提供）の重要性を示すという考え

方。疾病負荷指標の例としては、疾患の死亡率、有病率、生活の質の低下、DALY（障害調整生存年）、DFLY（無疾患生存年）、疾患の費用等がある。

例）働き盛り世代の疾病による早世、中途障害は経済的損失を生じさせ、本人だけでなく家族の生活の質の低下にもつながる。中途障害により障害年金等の年金生活者となることによって、公的負担が増大する。

❷ 健康改善の可能性

健康改善が望める健康課題をとりあげる。健康サービスの有効性の根拠を評価し、それに基づいたサービスの計画を立案し健康改善の到達目標を明確にする。

例）早期治療により治癒が見込めるがんの早期発見、糖尿病予備群・高血圧者への対応、禁煙への取り組みなど。

❸ 経済的効率

健康サービスの健康改善に与える利益とそれに要する社会的資源とを総合的に評価する。

例）健診にかかる費用と疾病の発見率のバランス（公的サービスとして行う場合、高額な費用を要する健診の実施は現実的ではない）

2 保健計画の策定

自発的な健康行動の促進および効果的な疾病予防に向けては、行政、住民、関係機関、関係団体等が一体となり、地域の健康課題に取り組む必要がある。所属を異にする人々が連携し、協働関係を形成するためには、それぞれがもつ課題を明確にし、地域での成人保健活動の目的、目標を定め、目標達成に向けてどのような活動を行うべきかについて、意識や価値観を共有しながら検討する場が必要となる。そのため、各自治体では保健計画を策定し、地域の健康課題の改善に向けて段階的に健康づくり施策を進めている。計画は、保

表10　成人期の健康施策の基盤となる計画

種別	法的根拠・目的	主旨	策定主体	各計画の関係性
健康増進計画	●健康増進法（第8条） ▶健康日本21の推進 ▶生活習慣病予防 ▶健康的な社会づくり ▶住民主体の健康づくり	子どもから高齢者までの全ての人々の健康増進を、住民や行政、関係機関、団体等が一体となって取り組む	都道府県：策定義務 市町村：努力義務	健康増進・生活習慣病予防と食生活には深い関連があることから市町村では一体の計画として策定されることが多い／特定健康診査・保健指導の効果を高めるため一体化した計画として策定されることが多い／各計画の特徴を活かし、整合性を図りながら協働・連携し、効果的な取り組みを行う
食育推進計画	●食育基本法（第16・17・18条） ▶生活習慣病予防、健康増進のための健全な食生活の普及啓発	食生活改善、栄養管理、食文化の継承等の食育に関する自発的な活動の促進、家庭及び学校・保育所等における食育の推進、地域における食生活の改善のための取組の推進等を行う	国：食育推進基本計画策定 都道府県：努力義務 市町村：努力義務	
特定健康診査等実施計画	●高齢者の医療の確保に関する法律（第19条） ▶被保険者及びその被扶養者を対象とした特定健康診査・特定保健指導の効率的・効果的な実施	メタボリックシンドローム該当者及び予備群の減少に向けて目標値を定め、その達成状況の評価と達成に向けた方法等を定める	保険者：策定義務（地域の場合は、市町村国民健康保険主管部局が主体となる）	
データヘルス計画	●健康保険法 ●国民健康保険法 ▶被保険者及びその被扶養者の健康支援、健康の保持増進（特定健康診査・特定保健指導以外の取り組み）	特定健康診査・特定保健指導、レセプトデータ等を分析し、健康教育、健康相談及び健康診査、健康管理及び疾病の予防等、健康の保持増進のために必要な事業を効果的・効率的に行う	保険者：策定義務（地域の場合は、市町村国民健康保険主管部局が主体となる）	

健医療福祉に関連するデータの分析、住民の意識やニーズおよび地域の特性を踏まえ、さまざまな部署や関係機関、保健医療の専門家、地域団体や住民の参加を得て策定される。成人期の健康施策の基盤となる計画を表10に示す。これらの計画は互いに整合性を保ち、補完し合いながら、環境整備を含め、すべての住民を対象とした健康増進対策、疾病予防対策の基盤となる。

7 成人保健活動の実際

　成人保健活動には、疾病対策としての生活習慣病・重症化予防対策等のアプローチや健康増進対策としての1次予防に重点を置いたアプローチがある。地域においては、健康施策に関連する保健計画に基づき、特定健康診査・特定保健指導、健康増進法に基づく健康増進事業、データヘルス計画、介護予防事業等との連動を図りながら、各部署が連携して成人保健活動に取り組んでいく体制をつくることが重要となる。地域における成人保健活動の実際について、1次予防から3次予防に分けて整理した（表11）。また、1次予防、2次予防の具体例を以下に示す。

1 住民全体を対象とした取り組み（1次予防：ポピュレーションアプローチ）

　住民全体を対象とした取り組みは、1次予防に基づき、ヘルスプロモーションの理念にそって、ポピュレーションアプローチが用いられる。ポピュレーションアプローチは、集団を対象として社会全体への働きかけを行う。成人期のなかでも特に壮年期の人々は、仕事が優先され、健康への意識が希薄である場合や意識があっても忙しさのために実践には至れない場合が多い。また健康格差の問題から、経済的に困窮する人々のほうが心疾患や脳血管疾患に罹患しやすいことや喫煙や多量飲酒等の不健康な生活習慣があることが明らかとなっている。経済的に困窮している人々は、生活に追われ、健康に関する情報を取得することが困難な状況にある場合も多い。さらには、メディアやインターネット、SNS等にはさまざまな健康情報やグルメ情報があふれており、人々は日常的に大量の刺激や誘惑にかられ、なかには、根拠が定かでない健康情報を信じ込んでしまうケースもあり、膨大な健康情報のなかから、正しい情報を選択することや種々の誘惑から逃れることが困難となっている現状もある。これらの状況から人々が健康的な行動や習慣を選択するために、集団に対するアプローチを行い、社会全体を変化させていく働きかけが必要となる。生活習慣の変容は、「知識の受容」「態度の変容」「行動の変容」という3段階を経るといわれており、「知識の受容」には「マスメディアの活用」、「態度の変容」には「小集団による働きかけ」、「行動の変容」には「1対1のサービス」が効果的であるとされている。マスメディアを通じた広報や啓発は「知識の受容」を国民全体に促すことができ、たばこ税の引き上げや受動喫煙防止といった法的制約もまた国民全体に向けた「行動の変容」の効果がある。地域においては、自治会等の地域組織、商工会、学校、企業、食生活改善推進員等の地域の活動組織等と連携し、地域全体へと波及していく効果を見据え、それぞれの集団に所属する人々へのポピュレーションアプローチを展開することとなる。

表11 成人保健活動の実際（1次予防～3次予防の展開）

健康レベル	罹患前	罹患・悪化防止	社会復帰・生命維持
アプローチ	ポピュレーションアプローチ	ハイリスクアプローチ	
段階	1次予防	2次予防	3次予防
主題	疾病の原因を元から断つ	疾病の早期発見と治療	社会生活への復帰
目的	罹患率の低下・危険回避	死亡率の低下、早世・障害を減らす⇒健康寿命の延伸	悪化・再発防止、ADL、QOLの向上、社会復帰
内容	①健康増進 健康的な生活習慣構築のための啓発、健康相談、健康教育、健康日本21（第三次）に基づく取り組み、環境整備 ②健康保護 予防接種、労働安全対策、職業病予防、アレルゲン対策等 ③疾病予防 感染症対策、循環器疾患予防等	①疾病の早期発見 健康診断、検診、スクリーニング検査 ②疾病の治療とリスク管理・重症化予防 患者指導、保健指導、継続的支援と管理	①悪化防止・生命維持 合併症・後遺症・再発予防 疾病、傷害の程度に応じた処置や保健指導（人工透析や薬物治療、生活指導等） ②社会的不利の予防 リハビリテーション、職業訓練、雇用支援等
法律により規定されている事業等	①健康増進法（第17条第1項）に基づく健康増進事業 ・健康手帳の交付 ・健康教育（集団健康教育） ・健康相談（総合健康相談） ＊健康日本21（第三次）目標項目を基本として健康的な生活習慣の構築に向けた啓発等を盛り込む ②データヘルス計画に基づく保健事業（国民健康保険法） ・生活習慣病予防のための健康事業 ・後発医薬品使用の啓発	①健康増進法（第19条の2）に基づく健康増進事業 ・特定健康診査非対象者（生活保護世帯等）に対する生活習慣病に着目した健康診査及び保健指導 ・がん検診 ・歯周疾患検診、骨粗鬆症検診、肝炎ウイルス検診 ②健康増進法（第17条第1項）に基づく健康増進事業 ・健康教育（集団健康教育、個別健康教育） ・健康相談（重点健康相談） ・訪問指導 ③高齢者医療確保法に基づく健康診査等 ・特定健康診査、特定保健指導 ④データヘルス計画に基づく保健事業（国民健康保険法） ・生活習慣病重症化予防事業 ⑤労働安全衛生法に基づく労働者の健康診査	①健康増進法（第17条第1項）に基づく健康増進事業 ・健康相談 ・訪問指導 ②がん対策基本法 ・がん患者の就労支援
地域における保健事業の具体例	・生活習慣病予防に関する健康教育、健康相談 ・ウォーキング大会、健康フェア等の各種イベント（地区組織、住民団体、関係機関、企業等との協働） ・体操教室、栄養教室 ・乳幼児健診等の既存事業との連携による啓発 ・ウォーキングロードの整備、ウォーキングマップの作成等、気軽に運動できる環境づくり（住民と協働で行うことで住民の主体性を養う）	・がん検診と特定健康診査の同時実施により利便性、効率化を図る ・健診結果説明会 ・特定保健指導中断者への対応 ・生活習慣病重症化予防 糖尿病未治療者・治療中断者への受診勧奨 血糖コントロール不良者への支援 CKD対策、人工透析患者の実態把握 高血圧、脂質異常症改善のための支援 ・家庭訪問による保健指導、生活支援 ・職域保健との連携（小規模事業所の保健指導、商工会等との協働等）	・介護保険サービスの調整 ・当事者、家族への支援（ネットワーク形成、集いの場づくり等） ・再発予防に向けた保健指導、支援

1 効果的な実施に向けたマーケティング理論の活用例

ポピュレーションアプローチを行ううえで留意することとしては、取り組みの効果の検証である。事業を行う場合、人、物、時間、予算等の資源が必要である。これらの資源を投じた成果がどれだけ得られたのか、特に経済的効率を考慮することが重要となる。経済性と成果のバランスを費用対効果という。費用

表12 4P戦略（ソーシャルマーケティング）によるポピュレーションアプローチの例

例：壮年期（働き盛り世代）の特定健康診査受診率向上を考える

現状・課題	4つのP	4Pの視点	活用例
健診を受ける必要性は理解していても、仕事や家事・育児等が優先される。特に体調に異変を感じていない場合は、ふだんの生活や趣味・嗜好が最重要事項であり、健診受診は後回しとなる。	Product（商品・製品）対象のニーズや欲求を満足させる。	壮年期の人々が実際に欲しいものは何か。仕事や用事をおしてでも受けたいと思う健診にするためには？健診を受けることでメリット・特典があると感じてもらえるかどうかが鍵。	・健診受診者に地域で利用できる商品券を配布 ・健康マイレージ等のポイント還元システム ・健康グッズの抽選券の配布
健診を受診しない理由では「時間がかかる」「待たされる」「費用がかかる」「めんどうである」が、最も多い。	Price（価格・代償）費用・時間・手間・心理的負担等、商品を購入するにあたって払われる代償に見合った利益が得られる。	受診にかかる負担には何があるか？どうすれば軽減できるか？負担に見合った利益を感じてもらうためには？	・同時に他の検診を受けられ、受診の手間を削減（がん検診の同時実施等） ・女性特有のがん検診をセットした女性限定健診（保育サービス付） ・ターゲットを絞ったがん検診無料クーポン券の発行
健診は、医療機関や健診機関、保健センター等、壮年期の人々の利用頻度の少ない場所で実施されることが多く、健診場面を目にする機会が得にくい。	Place（場所・流通）ターゲットとなる人々が手にしやすい場所、方法を選ぶ。	日常・非日常の中でターゲットとする人々が自然と目にする場所はどこか？受診のためにわざわざ出かけなくてはならない場所ではなく、日ごろから出かける場所、あるいは、出かけたくなる場所はどこか。	・日常場面：ふだん利用されているスーパーマーケットの駐車場での実施 ・非日常場面：ショッピングモールの駐車場等を活用した休日健診 ・非日常場面：ホテルとタイアップし、ホテルの宴会場等で健診を実施（健診後のヘルシーランチの食事券付き）
自治体の広報誌やポスター掲示等で案内されても、関心の高い層にしか情報は届かない。個別通知が来ても、体調に異変を感じない場合は、「自分ごと」ととらえにくく、動機づけが弱い。	Promotion（広報・販促）ターゲットとなる人々が購入したくなるしかけを工夫する。	ターゲットとなる人々がふだんから、目にしやすい場所や機会はどこか？健診受診を「自分ごと」ととらえてもらうためにはどんな工夫が必要か？	・自治体HPでのPRの工夫（文字だけでなく、動画等の視覚効果を取り入れた案内） ・対象者の心に響く、自発的な受診を促す案内文の工夫 ・未受診者にターゲットを絞った受診勧奨（ハガキ、電話、訪問） ・がんの罹患リスクの高い年齢層にターゲットを絞ったキャンペーン ・スーパーマーケットやコンビニ、銀行、郵便局でのPRチラシの配布、広報活動 ・乳幼児健診、幼稚園や保育所での広報活動 ・商店街、飲食店、ホテル等とのタイアップ（セールとの共催、ヘルシーランチ券のサービス、宿泊券の抽選等）

対効果を検証するためには、具体的な目標と数値等で明確に評価できる指標を計画段階で設定しておくことが重要である。費用対効果を考えるうえでの地域における課題として、参加者の確保があげられる。健康づくりのイベントや教室には、ふだんから健康に関心のある人々は自ら情報を収集して、積極的に参加するが、関心の低い人々は情報が発信されていても気づかないことが多い。健診未受診や健康教室の不参加の理由には、拒否や嫌悪ではなく、「実施していることを知らなかった」「自分のこととは思わなかった」という人々が多く、情報の発信方法や案内の内容の工夫をすることで受診者や参加者が増えることがわかっている。このような現状を解決する方法として、マーケティングの理論の活用がある。

図9　4P戦略（マーケティングミックス）

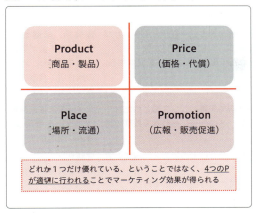

マーケティングとは、商業分野の技術で、ものを売るための理論である。顧客のニーズ（何が欲しいか）を的確にとらえ、Product（製品）、Price（価格）、Place（流通）、Promotion（販売促進）の**4P戦略**を中核として構成される（表12、図9）。住民を顧客として考え、疾病予防を前面に打ち出すのではなく、「対象者が欲しいものは何か」という視点でアプローチ戦略を考えることで、対象者の自発的な行動が促され、参加者の増加や健診受診率の向上等の効果が期待される。ターゲットとなる人々と社会の福祉の向上を目的として、マーケティング理論を応用することを「ソーシャルマーケティング」と呼ぶ。

2 健康増進に向けた取り組み例

❶ 生活習慣への多面的なアプローチ

健康日本21（第三次）では、基本的な方向の1つである「個人の行動と健康状態の改善」において、栄養・食生活、身体活動・運動、休養・睡眠、飲酒、喫煙、歯・口腔の健康に関する生活習慣の改善（リスクファクターの低減）のための目標値が設定されている。健康日本21（第三次）の目標項目を表13に、地域でのポピュレーションアプローチの取り組み例を表14に示す。

表13　健康日本21（第三次）における栄養・食生活、身体活動・運動、休養、飲酒、喫煙及び歯・口腔の健康に関する生活習慣及び社会環境の改善に関する目標

	目標項目
栄養・食生活	①適正体重を維持している者の増加（肥満、若年女性のやせの減少、低栄養傾向の高齢者の減少） ②児童・生徒における肥満傾向児の減少 ③バランスの良い食事を摂っている者の増加 ④野菜摂取量の増加 ⑤果物摂取量の増加 ⑥食塩摂取量の減少
身体活動・運動	①日常生活における歩数の増加 ②運動習慣者の増加 ③運動やスポーツを習慣的に行っていない子どもの減少
休養	①睡眠で休養がとれている者の増加 ②睡眠時間が十分に確保できている者の増加 ③週労働時間60時間以上の雇用者の減少
飲酒	①生活習慣病のリスクを高める量を飲酒している者の減少 ②20歳未満の飲酒をなくす
喫煙	①喫煙率の減少（喫煙をやめたい者がやめる） ②20歳未満の者の喫煙をなくす ③妊娠中の喫煙をなくす
歯・口腔の健康	①歯周病を有する者の減少 ②よく噛んで食べることができる者の増加 ③歯科検診の受診者の増加

厚生労働省：健康日本21（第三次）推進のための説明資料より作成

❷ インターネット、SNSを通じた取り組み

仕事をかかえる成人期の人々は、平日に行われる健康教育や健康相談の場に出向くことは難しい。また若年世代を中心として、あらゆる情報をインターネットやSNSから取り入れている人々が増加しており、成人期も同様の傾向にある。近年、より広い世代や多くの人々をターゲットに、インターネットを通じて、健康づくりの動画や情報を配信している自治体が増えている。これにより、自分の都合のよい時間に合わせ、運動の実践や食生活の情報等を取り入れることが可能となり、対

表14 地域における健康日本21の推進のための取り組み例

分野	活動目標	活動内容	活動主体
栄養・食生活	栄養バランスを考えて食事をする人を増やす	飲食店、職場の食堂等のメニュー表示に成分、カロリー、栄養素を表示する。 栄養バランスのとれたヘルシーメニューを提供する。	保健所、保健センター、商工会が実行委員会を結成し、地域の飲食店、食堂に働きかける。
		地域のスーパーや商店で栄養バランスのとれたヘルシーメニューを紹介し、メニューに合わせて野菜の特売等を企画する。	食生活改善推進員がメニューを考案し、各店に働きかける。
		栄養バランスのとり方についての学習会、調理実習を開催する。 栄養バランスについての情報提供を広く行う。	保健センター、食生活改善推進員
		小学生の保護者に対して栄養バランスについての学習会、実習を行う。	PTA、栄養教諭、養護教諭
身体活動・運動	スポーツに親しむ機会を増やし、運動不足の人を減らす	道路の段差解消、歩道の整備、道路の障害物の撤去等、歩きやすいまちづくりを行う。	道路整備担当課、自治会
		ウォーキングマップの作成	社会体育課、産業振興課、保健センター、ウォーキング同好会
		月1回、体育館を開放し、様々な運動メニューを体験できる日を設ける。	体育館、自主運動クラブ、社会教育課
		運動不足の人を対象とした運動教室の開催	保健センター、スポーツセンター
休養・睡眠	休養・睡眠の大切さを知る人を増やす	休養、睡眠についての正しい情報の提供、啓発、学習会の開催	保健センター、地区薬剤師会
飲酒（アルコール）	適正飲酒についての理解を高める	未成年の飲酒をなくすために、中学生、高校生にアルコールについて考える場を設ける。	中学校、高校、教育委員会、PTA、保健所
		生活習慣病のリスクがある飲酒者に対して適性飲酒についての健康教育を行う。	保健センター、国保担当者
喫煙（たばこ）	禁煙する人を増やす、禁煙意識を高める	小学校高学年に対して未成年の喫煙防止のための啓発を行う。	小学校、教育委員会、PTA、保健センター
		禁煙教室、禁煙指導を開催する。	保健センター、地区医師会
		たばこクリーンデーを設けて道路での吸殻等の清掃活動を行う。	自治会、婦人会、青年団、こども会、自主活動サークル
歯・口腔の健康	口腔の健康についての意識を高め、口腔ケアを実践する人を増やす	歯周病についての健康教育、啓発を行う。	保健センター、地区歯科医師会
		お口の健康を守るための歯磨き、口腔ケアの実践について学ぶ場を設ける。	保健センター、地区歯科医師会（歯科衛生士）

象者の利便性が図れる。効果についての検証が困難なことが課題であるが、動機づけの機会としては有用である。

3 健診の受診率向上への取り組み

　特定健康診査・がん検診（以下、健診）は、2次予防に基づく疾病の早期発見の重要な手段である。疾病の早期発見を効果的に行うた

めには、できるだけ多くの人々が健診を受診することが前提となる。健診の受診率向上の取り組みは、住民や健診対象者全員を対象に健診の重要性を広く呼びかける方法と、罹患率の高いハイリスク層にターゲットを絞り、確実な受診を促す方法がある。対象者全体に対しては、健康マイレージ等のポイント還元制度により、受診することで何らかの利益が得られることを利用して受診行動を高める方法等がある。ハイリスク層へのアプローチとしては、がんの罹患率が高くなる年代や性別にターゲットを絞った対象者への個別通知や無料で健診を受けることができるクーポン制度の実施が行われている。表12のソーシャルマーケティングを活用した取り組み例のほか、がん検診の受診率向上に向けて、厚生労働省では、受診率向上施策ハンドブック（第2版）を発行し、行動経済学の「ナッジ（nudge）理論」（column「ナッジ理論」参照）に基づいた好事例を紹介している。

❷ 疾病の早期発見と治療・重症化予防についての取り組み（2次予防）

１ 疾病の早期発見に対する取り組み

❶ 健康診査の実施体制の整備と実施方法

　地域において健康診査は2次予防の中心となる事業である。特定健康診査は国民健康保険主管部署、がん検診は保健センターや成人保健管轄部署と、自治体によっては、主管部署が異なる場合がある。各部署が緊密に連携し健診受診者の確保に向けて、特定健康診査とがん検診の同時実施やドック形式等、受診者の利便性や効率性を考慮した健診体制の整備を図ることが必要である。実施にあたっては、医師会、歯科医師会、健診機関との間で健診項目や実施時期の調整だけでなく、がん検診の精度管理体制の整備等、利便性に優れ、精度の高い健診が実施できる体制づくりも重要である。また、医療機関や健診機関の確保が困難な自治体やがん検診ができる医療施設が乏しい自治体等では、地域格差による住民への不公平が生じないよう、近隣自治体や医師会との連携を図り、広域的な受診が可能となる環境を整えていく必要がある。健康診査の実施方法は、大きくは集団と個別の2つの方法に分けられる（表15）。

❷ 健康診査の結果説明

　健診の目的を達成するためには、健診結果が受診者の生活習慣の見直しにつながらなければならない。そのためには、結果説明を行うタイミングや方法を考慮する必要がある。特定健康診査では、「階層化された保健指導対象者のすべてに保健指導を実施する」こととなっており、健診当日にすべての結果が出そろう場合は、健診当日に結果説明を行い、特定保健指導の初回面接を実施することができる。しかし、地域で最も多く実施されている保健センター等の公共施設を利用した集団健診では、人員や設備の関係上、すべての健診結果が出そろい、受診者に通知されるまでに

Column

ナッジ理論

nudge（英）とは、ひじで軽く突くという意味。行動経済学の理論で、対象者に選択の余地を残しながらも、選択にかかる心理的負担を軽減し、軽く背中を押すように、よりよい方向へと促す仕掛けのこと。

表15　健康診査の実施方法

種別	場所・方法	利点	欠点
集団健診（検診）	①保健センターや集会所等、地域の公共施設等を利用して、日時を指定し、一定の集団を集めて行う。 例）特定健康診査、各種がん検診（レントゲン車等の検診車の配車による）、骨粗鬆症検診、肝炎ウイルス検診等	・一度にある程度の人数が受診できるため効率的である。 ・複数の健診を同時に実施することが可能である。 ・地元施設のため、住民にはなじみがあり、利便性がよい。	・日時指定の制限がある。 ・検査設備やスタッフ等が整っていないので、当日にすべての健診結果を得ることができない。 ・精密検査や治療が必要な場合、受診までのブランクが生じる。
	②健診センター等の専門施設を利用して、日時を指定し、一定の集団を集めて行う。 例）特定健康診査、各種がん検診、骨粗鬆症検診、肝炎ウイルス検診等	・効率的である。 ・複数の健診を同時に実施することが可能である（ただし、健診センターの機能により異なる）。 ・検査設備が整っているため、当日にすべての健診結果を得ることが可能となる場合もある。	・日時指定の制限がある。 ・住民にとってなじみがなく、遠方となる場合がある。 ・精密検査や治療が必要な場合、受診までのブランクが生じる。
個別健診（検診）	①地域の医療機関（かかりつけ医、開業医等）の日常診療時間内に行う。 例）特定健康診査、各種がん検診（精度管理上の観点より、実施できる検診は医療機関により異なる）、肝炎ウイルス検診、歯周疾患検診等	・個人の都合に合わせて受診でき、利便性がよい。 ・健診当日に結果を返すことが可能な場合もある。 ・結果について担当医師の説明を受けることができ、精密検査や治療へとすぐにつなぐことができる。	・医療機関により受けられる健診が異なる。
	②地域外の医療機関、専門機関等で、地域内では対応が難しい検査や検診等を行う。 例）乳がん検診のマンモグラフィ検査、子宮頸がん検診、胃がん検診（内視鏡検査）等	・健診当日に結果を返すことが可能な場合もある。 ・結果について専門医から説明を受けることができ、精密検査や治療へとすぐにつなぐことができる。	・日常診療との兼ね合いから日時が指定される場合も多い。 ・遠方となり、利便性が低くなる場合もある。

は2～4週間程度の期間を要することとなり、生活習慣改善の動機づけのタイミングを逃してしまうことが問題である。健診結果をよりよい生活習慣の形成へと役立ててもらえるよう、主体的な行動変容へと導く結果説明が行われる必要がある。保健センターで行われる集団健診の場を例にとって、健診実施から結果説明までの流れを図10に示す。

2 疾病（疑い含む）が発見された人へのリスク管理（ハイリスクアプローチ）

健診により疾病が発見された人へのリスク管理で重要なことは、「対象者の追跡」である。がん検診で異常が発見されたにもかかわらず、「時間がない」「お金がかかる」「検査が怖い」等といった理由から精密検査の受診に至らない人も少なくない。また、2022（令和4）年度において特定健康診査の結果から特定保健指導の対象となった者の割合は17.0%であるが、このうち、特定保健指導を終了した者の割合（特定保健指導実施率）は26.5%である。特定保健指導実施率は制度開始以降年々向上しているが、脱落者をいかに減らすかが課題となっている。健診の2次予防としての目的を達成するためには、健診により問題が発見された人々を確実に追跡し、保健指導の脱落者を減らすための対策を講じることや未受診・未治療の場合は、訪問や電話等にて個々に対応し、受診勧奨を行っていく必要がある。

健診や医療機関で疾病が発見された人や生活習慣病の発症リスクをもつ人々へのハイリスクアプローチには、①同じ健康課題を抱えた小集団を対象とする支援、②個人に対する支援がある。また、必要に応じて、①と②を

図10 特定健康診査の実施の流れ（例：保健センターにおける集団健診）

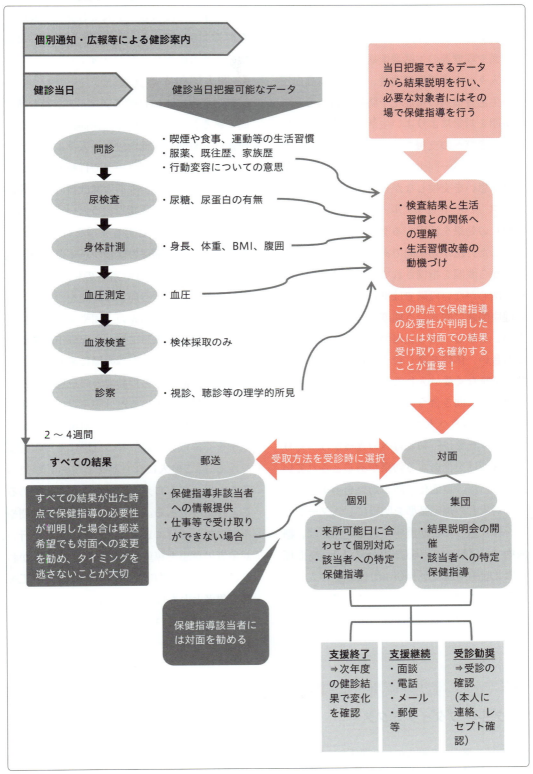

組み合わせて行う。

❶ 同じ健康課題を抱えた小集団を対象とする支援

肥満や喫煙等の生活習慣病の発症リスクをもつ人々への生活習慣改善、糖尿病や高血圧等の生活習慣病の重症化予防等を目的として、小集団を対象によりよい生活習慣構築に向けた行動変容への支援を行う。小集団では、グループメンバー同士で話し合い、お互いの気づきや思いを交換しながら、グループダイナミクス（Column「グループダイナミクス」参照）の効果を活用するグループワークを中心とした方法が効果的である。保健師等の専門職から問題を指摘されても、生活習慣改善への関心がない段階では抵抗が先にたち自身の健康問題に向き合う態度となり難い場合が多い。しかし、同じ立場の人同士で思いを分かち合い、体験を話し合ううちに、相手の言葉を抵抗なく受け入れることができ、自身の健康問題に向き合うことができ、解決すべき課題の気づきへとつながる。小集団でのグループワークは行動変容へのきっかけづくりや動機づけを促進する効果があるとされている。さらに、重症化予防の効果を出すためには、対象者の選定基準を明確にし、ターゲットを絞り込むことが重要である。例えば、糖尿病では「HbA1c 6.0％以上の人」、高血圧では「収縮期血圧が140mmHg以上の人」というように、数値による明確な基準を示し、その基準に該当する人々が確実に参加できるようマーケティングの手法を活用して、通知や広報に工夫を凝らし、1人でも多くの参加者を得るように努める。小集団を対象とした支援の進め方の例を図11に示す。

❷ 個人に対する支援

行動変容には1対1のアプローチが最も効果的であるといわれている。保健指導への抵抗が強い人や関心が低い段階の人々に対しては、小集団でのグループワークで行動変容の必要性の気づきを促し、生活習慣改善の関心を高めた後に、1対1の支援を行うという方法も考えられる。個人に対する支援を行う場合は、対象者との信頼関係の構築が基本となる。成人期の人々は、仕事や家事の忙しい合間をぬって保健指導に参加する時間をつくっている。なかには、勤め先の上司や家族から強く勧められ自分の意思に反して保健指導を受ける場合もあり、保健指導の場に来所したからといって、必ずしも行動変容の意思をもって支援を受け入れているとは限らない。まずは、どのような思いでいるのか、対象者の心情や状況をくみ取り、対象者の立場にたった態度を示し、「この人になら話をしてもいいだろう」と思ってもらえる関係づくりから始めることが重要である。そして、対象者の疑問や不安に対してはエビデンスのある説明を行い、対象者の意思を尊重しながら肯定的にかかわり、行動変容に向けての具体的な方法や工夫を対象者とともに考え、行動変容が継続できるよう支援していく。支援にあたっては、カ

Column

グループダイナミクス

集団を構成する個人の相互関係から発生する集団力学。集団における個人の思考や価値観は集団の影響を受け、集団に対しても影響を与えるという関係のなかで、集団が生み出す相互作用によって変化を生じさせる効果が高まる。

図11　小集団を対象とした支援の実際（特定保健指導ではグループ支援と呼ぶ）

① 流れ

事前準備
（計画・広報）

- 健康教室の目的、目標の設定
- 対象者の選定基準の決定
- 方法や日時、場所、スタッフ等の調整

- 案内、チラシ等の作成
- 対象者の選定、周知
  ＊健診からの抽出⇒個別通知、家庭訪問による勧奨
  ＊公募⇒広報等で選定基準に該当する人を公募

教室の実施

- 一定の集団を4〜8人の小集団に分ける
- 小集団でのグループワークを中心に進める
- 必要に応じて、チェックシート等の教材を活用する
- 体重グラフや頑張り日記等、セルフモニタリングを併用するとモチベーション維持に効果的

フォローアップ

- セルフモニタリングの継続を評価する（個別対応）
- OB会の開催
  ⇒自主グループが形成されていればその支援
  ⇒自主グループ活動への働きかけ
- 次年度の健診受診の勧奨、健診結果の確認

② 展開場面

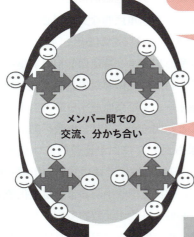

進行者

知識を教える指導者ではなく進行者としての役割を担う
- 普段の生活と検査値や体重等のデータとの関係に気づいてもらう
- グループダイナミクスが効果的に働くように参加者の発言や思いを整理して集団に返す（相互作用を促進させる）
- 参加者が話しやすい雰囲気、環境づくりを行う

進行者⇒参加者の一方向のやり取りではなく、参加者⇔参加者、参加者⇔進行者、進行者⇔小集団の相互作用がある

メンバー間での交流、分かち合い

- 検査データと生活習慣を関連づけ気づいたこと、思い
- 普段の食生活のこと
- これまでの体験（ダイエットの経験、気をつけてきたこと、成功談・失敗談など）
- これから何を頑張りたいか
- お互いの応援メッセージ　等

- 同じ立場の者同士による意見交換や体験談に触発され、自身の健康課題と向き合い、何をすべきかに自ずと気づく
  ⇒目標を設定し、行動変容を実行
  ⇒小集団での支援継続（自己効力感を高めるためのアプローチ）
  ⇒セルフモニタリングの活用によるモチベーションの維持

ウンセリング技術、コーチング等のコミュニケーション技術、自己効力感を高める技術等を活用しながら、対象者に応じて臨機応変に対応していくことが求められる。支援の場としては、保健センター等の施設に来所してもらうほか、対象者の状況に応じて家庭訪問等で自宅や仕事先が支援の場になることもある。食生活の支援においては家族の協力も必要であることから、家庭訪問によって家族と面談できる機会があれば、より現実的な改善方法を考えることができる。また、多忙な状況に対応するため、電話やメールといった通信による支援も組み合わせて行う。個人に対する支援について、特定保健指導の個別支援を例にとって、その進め方を図12に示す。

3 データヘルス計画
―データを活用した生活習慣病対策の実際

データヘルス計画とは、健診・レセプト情報等のデータの分析に基づいて保健事業をPDCAサイクルで効果的・効率的に実施するための事業計画[1]である。

国保の保険者として、市町村はデータヘルス計画の策定を行うにあたり、従来行ってきた地域診断に健診・レセプト情報等のデータの分析を盛り込み展開することとなる[2]（図13、表16）。健診・レセプト情報等のデータとしては、国保データベースシステム（以下、KDBシステム）を活用することができる。KDBシステム[3]（図14）では、健診、医療、介護の各種データを個人、保険者、比較情報（県・同規模保険者・全国）単位に突合・集計することができ、市町村単位、地区単位といった集団全体の分析、性・年齢といった属性別の分析、個人単位の分析に活用することができる。

4 データを活用した生活習慣病対策の具体的な実践例

1 特定健康診査の受診の有無と生活習慣病での治療状況による支援が必要な者の把握

特定健康診査の受診者でも、健診結果で生活習慣病を有する（疑い含む）にもかかわらず医療機関を受診していない者や、医療機関を受診して治療中の者であっても健診結果が不良な者で重症化予防の支援が必要な対象者を把握し、保健事業につなげる（図15）。

2 市の地区別分析による重点的な支援が必要な地区の把握

市の全体のデータのみならず、地区別の分析を行うことにより地区別に違いがあることが明らかになり、重点的な支援が必要な地区が把握できる。図16をみると、A地区では、特定健診受診率および特定保健指導実施率が最も高く、特定保健指導対象者率は最も低い。また、糖尿病および高血圧疾患の有病率は最も低いことが明らかになり、健康行動がとれ、健診結果も良好な住民が比較的多い状況であった。一方、E地区ではいずれの指標も良好でなく、生活習慣病予防および重症化予防の支援が必要な住民が比較的多いことが明らかとなり、重点的な支援が必要な地区となる。

図12 個人への支援（特定保健指導では個別支援と呼ぶ）

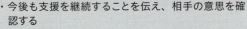

展開の流れ	行動・支援内容	求められる姿勢・技術
事前準備	・個別支援の連絡、日時・場所の調整 ・対象者の情報（健診結果、問診結果等）の確認	〈受容〉 相手を肯定的に丸ごと受け入れる 是認（相手の行動や努力を認める）
挨拶・自己紹介	・保健指導の時間を取り、来所したことを労う ⇒「よく来てくださいました」 ・担当者であることを伝える（名札や名刺を提示）	
面接目的を伝える 相手の同意を得る	・今回の支援目的（健診結果を踏まえての面接であること、よりよい生活に向けての支援であること）を伝える ・一緒によりよい方法を考えていくことを伝える	〈協働〉 対等な関係のなかで問題解決にともに向き合う
信頼関係の構築 ← この人なら話せる		
健診結果に対する認識の確認	・今回の結果をどのように受け止めているか確認 ・健診結果の理解状況の確認（身体への影響や危機への認識があるか） ・生活習慣改善の必要性を感じているか、準備の有無	相手の状況に合わせた情報選択と説明力
生活状況や行動の把握	・相手の日常生活を具体的に聞き出し、健康課題との関連をアセスメントする	エビデンスに基づくアセスメント力
健康課題と生活習慣の関係を整理する	・普段の生活と健康課題との関係に気づき、生活習慣改善の必要性が実感できるように、質問や聞き返しをしながら、問題を焦点化していく ⇒「間食がやめられないことが問題であると思っているんですね」	相手の状況を確認するためのコミュニケーション力 ・開かれた質問 ・聞き返し ・要約 ・焦点化
対象者の考えや思いを確認する	・行動に対する考えや思いを受け止めながら、できることは何かを一緒に考えていく ⇒「間食をやめることはできないが、選択方法を考えることはできそうですね」「一度、減量に成功しているということは大きな強みですよ」	
目標の設定 行動計画の設定	・目標や行動計画を自己決定できる手助けをする ⇒自信を高める、相手の価値を認める ・実行可能な目標・行動計画設定への手助け ⇒大きな目標より、スモールステップ「小さな成功体験の積み重ね」が成功への鍵 ⇒具体的な行動計画に落とし込む 「間食を減らす」➡「間食は2日に1回に減らす」	相手の価値観の尊重 相手への信頼 協働 自己効力感を高める技術
支援体制の提示	・今後も支援を継続することを伝え、相手の意思を確認する ⇒継続の意思が確認できたら、方法や日時を相談する	
支援の継続	・来所、訪問、電話、メール等により支援を継続	自己効力感を高める技術

図13 データヘルス計画策定の流れ

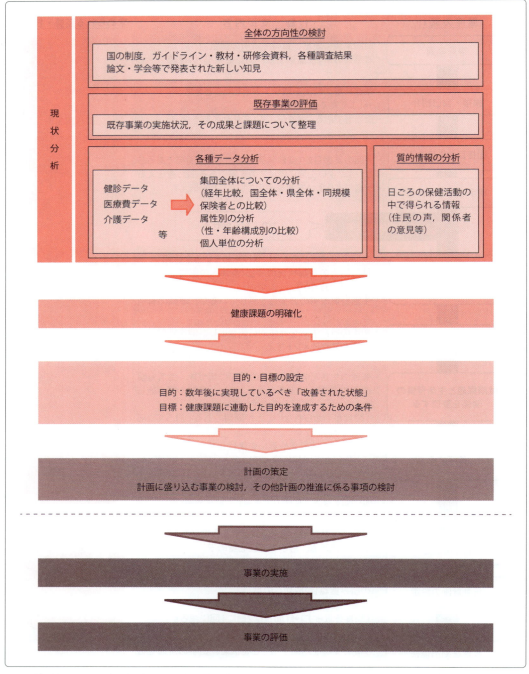

国民健康保険中央会：国保・後期高齢者ヘルスサポート事業ガイドライン, 28, 2016.

表16 健康・医療に関する各種データの分析方法と活用シーン

目的		分析方法	活用シーン
現状分析部分	健康課題の抽出	性・年齢別検査値の平均値・有所見率を全国，都道府県平均，同規模保険者との比較 年齢調整値による比較 性・年齢区分別 医療費・生活習慣病医療費抽出 主要病名の確認，高額医療費の実態把握 健診データ以上と医療費の関係分析	保険者等における優先課題の設定 対策の重点化のセグメントの検討 健康管理・予防対策による健康投資の推計
	ランキング	検査値有所見率（肥満，高血糖），喫煙率等の標準化該当比	肥満，喫煙など，身近な健康課題についてランキング 表彰，または危機感の醸成につながる
	対象者抽出	判定基準の精緻化（検査別優先順位の設定） レセプト・過去の保健指導参加状況・検査データの変化を勘案した対象者選定	効果・効率性を考慮した保健事業実施，本人への通知（選定理由）
	受診勧奨徹底	受診勧奨の優先順位，緊急度，確実度判定表の作成 受診勧奨者のレセプト・翌年度健診データの確認	判定表に基づく勧奨，優先順位に基づいた実施状況確認 保健指導機関別の評価（委託先評価）
	保健事業評価	特定保健指導対象者の翌年（または2年後等），健診データ・服薬状況等による評価（未実施者との比較）	保健指導効果の公表，PR（機関紙等への掲載） 効果の上がった対象者の表彰 健康投資機運の醸成
		委託先保健指導機関間の改善率比較	委託先の評価・見直し
	費用対効果	各保健事業の経費と得られた効果（保健指導費用と改善率等）	保健指導実施方法の検討

国民健康保険中央会：国保・後期高齢者ヘルスサポート事業ガイドライン, 30, 2016.

図14 KDBシステムの概要

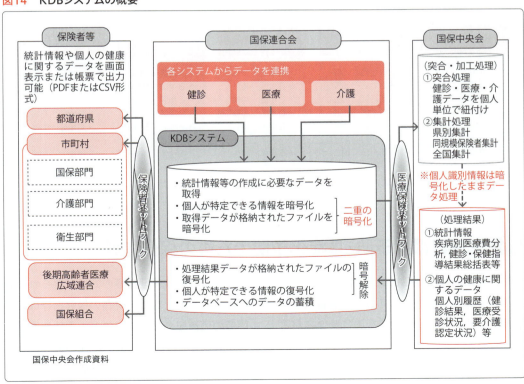

国民健康保険中央会：国保・後期高齢者ヘルスサポート事業 ガイドライン, 16, 2023

図15　特定健康診査の受診の有無と生活習慣病でのレセプトの有無別の対象者の把握と支援内容

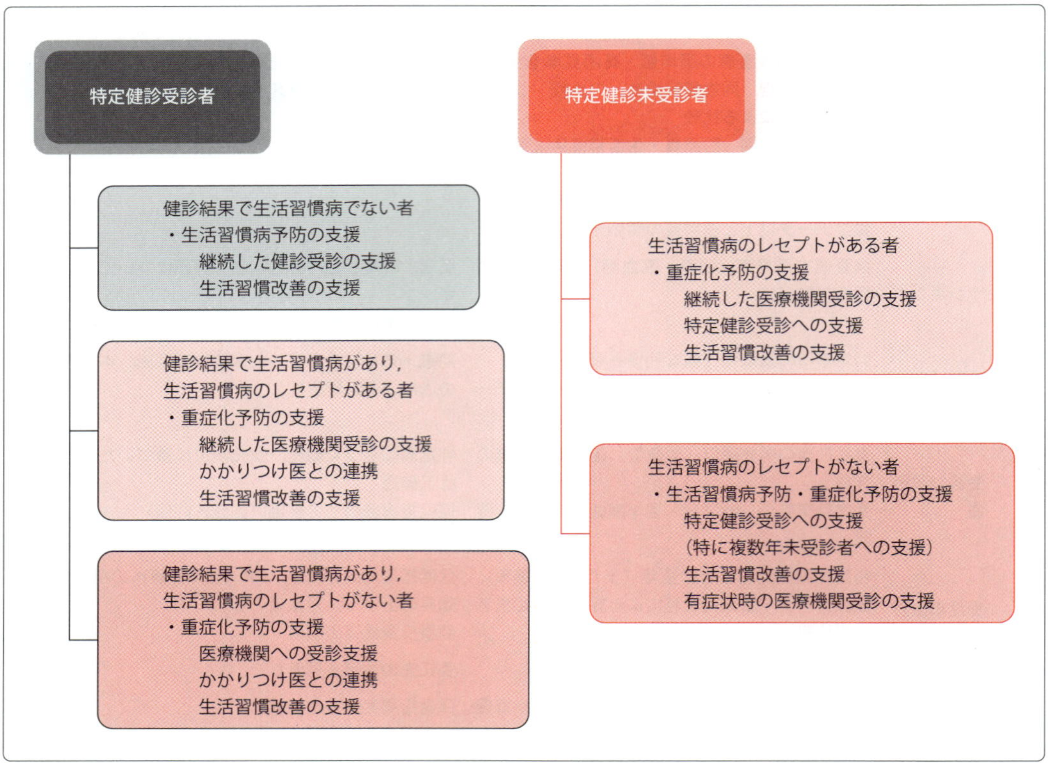

特定健診受診者
- 健診結果で生活習慣病でない者
  ・生活習慣病予防の支援
    継続した健診受診の支援
    生活習慣改善の支援
- 健診結果で生活習慣病があり，生活習慣病のレセプトがある者
  ・重症化予防の支援
    継続した医療機関受診の支援
    かかりつけ医との連携
    生活習慣改善の支援
- 健診結果で生活習慣病があり，生活習慣病のレセプトがない者
  ・重症化予防の支援
    医療機関への受診支援
    かかりつけ医との連携
    生活習慣改善の支援

特定健診未受診者
- 生活習慣病のレセプトがある者
  ・重症化予防の支援
    継続した医療機関受診の支援
    特定健診受診への支援
    生活習慣改善の支援
- 生活習慣病のレセプトがない者
  ・生活習慣病予防・重症化予防の支援
    特定健診受診への支援
    （特に複数年未受診者への支援）
    生活習慣改善の支援
    有症状時の医療機関受診の支援

図16　地区別分析による地区別の状況

特定健診受診率	特定保健指導対象者率	特定保健指導実施率	糖尿病有病率	高血圧疾患有病率
・A地区　60% ・B地区　50% ・C地区　40% ・D地区　30% ・E地区　20% ・市全体　40%	・A地区　5% ・B地区　8% ・C地区　10% ・D地区　15% ・E地区　20% ・市全体　10%	・A地区　50% ・B地区　40% ・C地区　30% ・D地区　20% ・E地区　10% ・市全体　30%	・A地区　10% ・B地区　10% ・C地区　15% ・D地区　20% ・E地区　25% ・市全体　15%	・A地区　15% ・B地区　20% ・C地区　20% ・D地区　25% ・E地区　30% ・市全体　20%

8　生活習慣病予防・重症化予防のための保健指導

　生活習慣病は自覚症状がほとんどないため、健診等で異常が発見されても、対象者は危機意識が低く、生活習慣改善への行動変容が難しい場合が多い。これまでの保健指導は専門職が正しいとする知識や方法を対象者に伝えることに重点がおかれていたが、正しい情報の伝達だけでは保健指導の効果が得られないことが明らかとなり、現在の保健指導は、専門職の価値観ではなく対象者の主体性を重視した行動変容を促すための手法が取り入れられている。ここでは、生活習慣病予防・重症化予防の視点で、保健指導で用いられる理論

について解説する。

1 主体的な行動変容へと導く保健指導の理論

1 行動変容ステージモデル

行動変容ステージモデルは、生活習慣の改善に向けた行動変容に対して、①まったく無関心な段階➡②関心はあるがまだ行動に移していない段階➡③行動への準備を始めた・試しに実践してみる段階➡④行動を起こした段階➡⑤行動を維持していく段階の5段階のステージにより、人の行動変化を表したものである（表17）。行動変容ステージモデルは、プロチャスカらが提唱した禁煙指導をモデルとした多理論統合モデル（Transtheoretical Model：TTM）がもとになっている。TTMは数多くの症例の比較研究から得られた有力な心理療法理論を精神分析療法から行動療法まで幅広く取り入れて統合化したものである。特定保健指導を実施する際には、対象者が行動変容ステージのどの段階にいるかを見極め、状態に応じたアプローチを行う。行動変容ステージに応じた行動療法や心理療法の技法（表18）を組み合わせてアプローチすることで行動変容が促され、効果的な保健指導が実施できる（図17）。

2 ヘルスビリーフ（健康信念）モデル（動機づけへの支援方法）

ヘルスビリーフモデル（Health Belief Model：HBM、健康信念モデル）は、予防的保健行動の成り立ちを社会心理学の領域から捉えた保健行動モデルである。ヘルスビリーフモデルでは人々の健康行動は、4つの信念「罹患性」「重大性」「有益性」「障害性」の影響を受けるとされる。つまり、人々は専門家と同じ考え方で保健行動を起こすのではなく、その病気にかかる可能性が高いかどうか（罹患性）、その病気に罹患した場合の自分（家族）にとっての危険性（重大性）、その行動を起こすことが自分（家族）にとって有益か否か（有益性）、行動を起こすにあたっての負担や障害の少なさ（障害性）、といった主観的な認識に基づいて健康行動に至るという理論である。特定保健指導を例にとれば、関心期の段階にある対象者は、生活習慣病に罹患するリスクを理解し、行動変容の必要性は感じていても、「時間がない」「手間がかかる」「大変そう」といった理由等からすぐに行動には移せない状態であり、対象者が行動変容に感じている負担感が大きいほど、行動変容は困難となる。その負担感と行動変容することのメリットを秤にかけたときに、「メリットのほうがより大きい」と感じられたときに行動

表17 行動変容ステージモデル

段　　階	対象者の状態	対象者の態度・行動
無関心期（前熟考期）	問題に対する認識がない、問題について考えたくない、等の行動変容の意思が低い時期	6か月以内に行動変容に向けた行動を起こす意思がない
関心期（熟考期）	問題を意識している、行動変化の利益と損失について考え、迷っている時期	6か月以内に行動変容に向けた行動を起こす意思がある
準備期	行動変容に取り組み始めている、すぐに始めるつもりがある時期	1か月以内に行動変容に向けた行動を起こす意思がある
実行期（行動期）	行動変容を実行しているが、まだ行動が定着したとはいえない時期	明確な行動変容が確認されるが、その持続はまだ6か月以内である
維持期	適切な行動が6か月以上継続し、行動が定着している時期	明確な行動変容が6か月以上続いている

表18　行動変容のための働きかけの方法と具体例

方　法	働きかけ	具体例）減量指導の場合の応用
意識の高揚	不健康な行動についての気づきや振り返りを通して、行動を変えるための抵抗を取り除き、行動変容への関心を高めてもらう	・何が行動変容の妨げになっているのか、現在の気持ちや減量への関心がもてない理由について整理してもらう ・行動変容の話題は避けて、情報提供のみを行い、サポートがあることを紹介する「気持ちが変わったらいつでも連絡してください」
感情的経験	不健康な行動を変えないことでの身体への脅威を感情的な面から経験してもらう	・今の状態を続けることがどのくらい身体によくないと思っているのかを考えてもらう…このままではまずいかも、と思ってもらう ・他者の経験を聞いてもらう ・自身のことから対象を置き換えて考えてもらう⇒これがもしあなたの（奥さん・ご主人・子どもさん）だったら、どうなってしまうと思いますか
環境の再評価	不健康な行動を続けることや、行動変容することが周囲の環境に与える影響を再評価してもらう	・不健康な行動を続けることで家族や職場に与える影響について考えてもらう⇒家族（奥さんやお子さん）は現在の状態についてどう思っていますか、どうしてほしいと思っていると思いますか ・行動変容することでの周囲に与えるよい影響を考えてもらう
自己の再評価	不健康な行動を変えることに伴うメリットとデメリットを考え、自己のイメージを再評価してもらう	・これまでの生活を振り返り、現在の状態との関係に気づいてもらう ・このままの自分と行動を変えた自分をイメージしてもらう⇒労力がかかっても、行動を変えた自分の姿に近づきたいと思ってもらう
自己の開放	不健康な行動を変えることを選択し、決意して、それを表明する（コミットメント）ことと変える能力があることを信じてもらう	・具体的で実行可能な行動目標を自ら設定し、実行を宣言してもらう（行動目標の宣言） ・目標、宣言に対して具体的な支持の気持ちを伝える（支援者、他者からの支持）
行動置換	問題行動の代わりに、健康的な考え方や行動に置き換えてもらう	・日常生活を振り返り、置換できることはないかを考えてもらう⇒車でまとめ買いしていた習慣を徒歩でこまめに買い物に行く習慣に変える、小腹が空いたなと思ったらお菓子の代わりに野菜スティックを食べる、など
支援関係の活用	他者を信頼し、問題行動を変えるためにサポートを受け入れ、活用してもらう	・健康教育などの集まりに参加してもらう ・運動施設などの社会資源の活用 ・ピアサポートの活用など
強化マネジメント	健康的な行動を継続できる条件をつくる	・行動目標が達成できたときの自分へのごほうびを決めておく⇒ワンサイズ小さい洋服を買う ・行動目標が達成できたことに対して他者からほうびをもらう⇒記念品、賞状などの授与
刺激統制	不健康な行動の引き金となる刺激の除去や回避を行う	・どんな時に食べてしまうかを考えてもらい、その刺激になっているものを避けるようにする⇒食べ物を見える場所に置かない、空腹時に買い物に行かない、買いだめしない、など

Rossi SR, Rossi JS, Rossi-DelPrete LM, et al.: A Processes of Change Model for Weight Control for Participants in Community-Based Weight Loss Programs, Int J Addict, 29(2), p161-177, 1994. をもとに筆者作成

が起きるということになり、行動変容の動機づけとしての効果が高まる（図18）。生活習慣病を引き起こす要因となる生活習慣や環境、現在の状態を放置した場合のリスクについて、専門家側の価値観ではなく、対象者個人にとっての価値という側面から情報提供や保健指導を行うことで、自身の健康についての関心を高め、生活習慣を見直し、行動変容につ

図17　行動変容ステージに応じた働きかけの方法

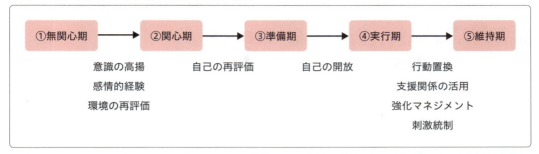

Rossi SR, Rossi JS, Rossi-DelPrete LM, et al.: A Processes of Change Model for Weight Control for Participants in Community-Based Weight Loss Programs, Int J Addict, 29(2), p161-177, 1994. をもとに筆者作成

図18　行動変容の決定（負担と利益の比較）

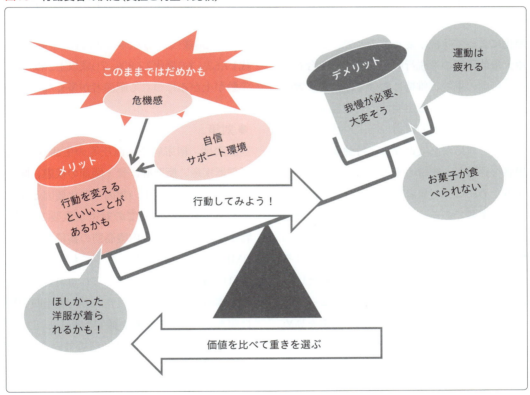

いて考え、準備期、行動期へと行動変容ステージの段階を進めていくことができる。また、健診結果の案内や情報提供を行う際にも、ヘルスビリーフモデルの理論を用いて、受診の重要性や生活習慣病予防について個人の認識や価値観に働きかけることで、より多くの人々に効果的な情報提供が行える。

3 自己効力感（セルフ・エフィカシー）を高める（動機づけと行動変容の継続に向けた支援）

　新たな行動を始める際には、「自分にもできそうだ」という自信が必要である。また、行動変容ステージの実行期（行動期）の段階となっても、それが生活のなかに定着するまでに、対象者はさまざまな葛藤や不安にさいな

表19　セルフエフィカシーの4つの源泉

①達成体験：これまでの経験、類似の経験を知らせ、そこから自信を強化する。
例）「ダイエットを何度もしたことがあるなら、その経験を活かすことができますね」
②代理体験：他の人が同じ経験をしていることから自信を強化する。
例）「あの人にできるなら、私もできるはず」
③言語的説得：経験のある指導者から、あなたならできる、と確約されること。
例）「これまでの頑張りが、できていることの証ですね」
④生理的情緒的調整：行動変容することが大変だと感じている不安を軽減する。
例）「気楽に少しずつやってみましょう」

まれる。成果が見えづらくなる停滞期での自信喪失や体調変化、ライフイベント等の環境変化によって状況が変わることで、ドカ食いや大量飲酒等の逸脱行動が出現する場合もある。行動の継続、維持に向けては、対象者の自立を進めながらも定期的にその経過や結果を評価し、対象者の自信の向上や状況の変化に応じた対応が必要となる。行動変容への負担感を軽減し、継続のモチベーションを維持するためには、対象者の**自己効力感**を高めることが重要である。自己効力感とは、目標達成のために必要な行動ができるという自己の能力、可能性を認知していること、つまりその行動をうまく遂行することができるという自信のことで、アルバート・バンデューラにより提唱された。対象者の自己効力感を高める働きかけには、**表19**の4つの方法があるとされる。これらの方法を活用して、対象者の行動を具体的に評価し、励ましや賞賛を言葉にすることで、対象者の自信を高め、行動変容の継続と維持に向けた支援を行っていく。

2 生活習慣病のリスクを高める要因への対策と保健指導

　生活習慣病のリスクを高める主たる要因として肥満・高血圧・たばこ・アルコールがあげられる。

1 各要因における現状と対策

❶ 肥満
● 現状
　2022（令和4）年の国民健康・栄養調査によると、肥満者（BMI25kg/㎡以上）の割合は、男性31.7％、女性21.0％であり、この10年間でみると、女性では有意な増減はみられないのに対し、男性では有意に増加している。年代別では、男性20歳代19.1％、30歳代31.9％、40歳代33.7％、50歳代40.1％、60歳代33.8％、70歳以上28.4％と、働き盛りの年代に肥満者が多い。女性では、20歳代9.2％、30歳代17.3％、40歳代18.5％、50歳代19.6％、60歳代22.8％、70歳以上24.6％と年齢が上がるにつれて肥満者が多くなっている。

● 対策
　肥満は、糖尿病や高血圧等の生活習慣病、循環器疾患、脂肪肝、骨・関節の疾患、睡眠障害等、多くの疾患の起因や悪化要因となっており、減量に向けての対策が重要である。特定健康診査では、内臓脂肪の蓄積に注目し、BMIが25kg／㎡未満であっても腹囲測定により内臓脂肪型肥満が認められる場合は、保健指導の対象となる（腹腔内の内臓脂肪面積は腹部CTによる診断を確定診断としているが、健診で実施するのは放射線被曝や設備、費用面から現実的ではないため、腹囲測定を基準としている）。肥満対策は、青年期、さらには学童期から取り組まれる必要があり、適切な食生活や運動（活動）についての情報提供や家庭での食生活の重要性について、生活のあらゆる場面での広報・啓発が重要である。

❷ 高血圧症
● 現状
　2020（令和2）年の患者調査によると、「循環器系の疾患」が2041.1万人で最も多く、そのなかでも「高血圧性疾患」が1511.1万人を

占めている。2022（令和4）年国民生活基礎調査の傷病別の通院者率では、男女ともに高血圧が最も多く、前回調査年（2019（令和元）年）より増加している。2022（令和4）年の国民健康・栄養調査によると、収縮期血圧の平均値は、男性131.4mmHg、女性125.5mmHgで、男女ともに2019（令和元）年と比較して有意な増減はみられない。収縮期血圧が140mmHg以上の者の割合は、男性29.9％、女性24.9％で、この10年間で男女ともに有意に減少している。

● 対策

　高血圧症の受療率は40歳代後半から急激に増加することから、若年期からの生活習慣の影響が壮年期に高血圧性疾患として現われるとみられ、早期からの対策が必要となる。高血圧症は、脳血管疾患や虚血性心疾患、慢性心不全などの循環器疾患の危険因子であり、健康寿命やQOLに及ぼす影響は非常に大きいことから改善が必要とされる。高血圧症はほとんど自覚症状がなく、血圧を測定することではじめて治療に結びつくことが多いため、家庭内での測定、健康診査や健康相談の場で発見された場合は、治療や生活習慣の改善へとつなぐことが重要となる。血圧は測定場所や方法によって測定値が異なる場合がある。そのため、家庭における測定は「収縮期血圧が135mmHg以上、かつ／または拡張期血圧が85mmHg以上」と、診察室における測定値よりも基準値が低く設定されている。

❸ 喫煙
● 現状

　喫煙は、肺がんを始めとするさまざまながん、循環器疾患、COPD等の慢性呼吸器疾患、糖尿病、歯周病、周産期異常等の危険を増大させる。また、環境中のたばこの煙には発がん性が認められ、受動喫煙は肺がん、虚血性心疾患、呼吸器疾患、乳児突然死症候群などの危険性を高めることがわかっており、喫煙は、喫煙する本人のみならず、受動喫煙による健康影響からその周囲の人々の健康を脅かす行為となっている。2022（令和4）年の国民健康・栄養調査によると、喫煙率は男性24.8％、女性6.2％、男女計14.8％である。この10年間でみると、男女ともに有意に減少している。年齢階級別にみると、30～40歳男性ではその割合が高く、3割を超えている。

● 対策

　WHOは1988年4月7日を第1回世界禁煙デーとし、翌1989年からは5月31日を世界禁煙デーと定め、年ごとにテーマを決めて加盟国にたばこ対策の推進を呼びかけている。わが国では、1992（平成4）年度から世界禁煙デーを初日とする1週間を「禁煙週間」と定め、シンポジウムの開催や関係団体への周知等のより一層の啓発事業を行っている。2003（平成15）年のWHO総会において「たばこ規制に関する世界保健機関枠組条約」が採択され、わが国は2004（平成16）年6月に批准、2005（平成17）年に同条約が発効されている。たばこ対策としては、厚生労働省は1998（平成10）年から、21世紀のたばこ対策検討会を開催し、有害で依存性物質を含むたばこに対する危険性の評価と管理の観点からのたばこ対策を検討した。これを受けて、健康日本21以後、たばこを重点課題の1つとして取り上げ、健康にかかわるさまざまな関係者と協力しながら事業を展開してきた。たばこの有害性については、2008（平成20）年の国民健康・栄養調査において、肺がんへの影響は多くの人々に認知されている一方で、脳卒中や心臓病に対しては認知度が低く、たばこの依存性についても約半数の人々が認知していない状況がみられた。このことから、国は喫煙者に対しては心臓病などと喫煙の関係についての普及啓発を図り、禁煙により心臓病などの危険性が減少することが一般的になるよう啓発に努めている。また、未成年者の喫

煙をなくすための対策、たばこをやめたいと考えている者に対する禁煙支援の推進が重要な課題となっている。

受動喫煙対策としては、2003（平成15）年に施行された健康増進法第25条に受動喫煙の防止に関する規定が盛り込まれ、対策が進められてきた。2020（令和2）年の東京オリンピックの開催（1年延期）が決まったことにより、受動喫煙対策をさらに強化していく必要があることから、2018（平成30）年に「健康増進法の一部を改正する法律」が成立し、2020（令和2）年4月から全面施行されている。

❹ アルコール

● 現状

2022（令和4）年の国民健康・栄養調査では、生活習慣病のリスクを高める量の飲酒をしている者の割合は男性13.5％、女性9.0％である。この10年間でみると、男性では有意な増減はなく、女性では有意に増加しており、その割合を減少させることが重要である。がん、高血圧、脳出血、脂質異常症などのリスクは1日平均飲酒量とともにほぼ直接的に増加するため、適正飲酒量の啓発とともに生活習慣病のリスクを高める量を飲酒している者（1日当たりの平均純アルコール摂取量が男性では40g以上、女性では20g以上）の割合を減らすことが重要となっている。アルコール飲料の飲酒量に換算した1日分の適正量を表20に示す。

● 対策

2013（平成25）年、アルコール健康障害対策基本法が制定され、2016（平成28）年、アルコール健康障害対策推進基本計画が策定された。この計画において重点課題として「飲酒に伴うリスクに関する知識の普及を徹底し、将来にわたるアルコール健康障害の発生を予防」および「アルコール健康障害に関する予防及び相談から治療、回復支援に至る切れ目のない支援体制の整備」が掲げられ、不適切な飲酒の誘因等（アルコールハラスメント）（Column「アルコールハラスメント」参照）の防止、教育の振興（中学生・高校生への健康教育、学校・教育委員会との協働等）、アルコール健康障害に係る医療の充実の推進を進めるとされている。

さらに、2024（令和6）年2月、厚生労働省は、飲酒に伴うリスクに関する知識の普及の推進を図るため、「健康に配慮した飲酒に関するガイドライン」を公表し、飲酒量と疾患別の発症リスク、男女による危険性の違い、適正飲酒などについて明示している。このガイドラインの公表を機にさらに生活習慣病のリスクを高める飲酒についての周知が図られていくこととなっている。

また、多量飲酒者に潜在するアルコール依存症のスクリーニングの方法として、AUDIT（アルコール使用障害スクリーニングテスト）（Column「AUDIT」参照）が推奨されている。多量飲酒者に対応する際にはアルコール依存症の可能性も視野に入れて、AUDIT等を活用し専門的な医療機関を紹介し、治療につなげていくことも必要である。

❷ 保健指導

肥満、喫煙等に対する保健指導は、特定保

表20　アルコールの1日分の適正量（純アルコール量として20gの量）

	ビール	日本酒	ワイン	焼酎	ウイスキー	缶チューハイ
アルコール濃度	5％	15％	14％	25％	43％	5％
適　量	500mL	1合 (180mL)	グラス2杯 (180mL)	0.6合 (110mL)	ダブル1杯 (60mL)	ロング缶1本 (500mL)

公益社団法人アルコール健康医学協会HP：http://www.arukenkyo.or.jp/health/base/　より

> **Column**
>
> ## アルコールハラスメント
>
> ①飲酒の強要、②一気飲みの強要、③意図的な酔いつぶし、④飲めない人への配慮を欠く行動、⑤酔ったうえでの迷惑行為、の５つがあげられる。
>
> ## AUDIT
>
> 　WHOがスポンサーとなり作成された飲酒問題のスクリーニングテスト。世界で最も使用され、地域、年齢、性の違いを超えて高い妥当性が報告されている。

　健指導のプロセスと同様に行動変容ステージモデルを活用し対象者の状況に応じて、小集団・個別の支援を行う。ここでは、肥満対策をテーマとした保健指導の例を示す。

● 減量の保健指導

　肥満者への保健指導は、「減量に向けての支援」となる。減量することで結果的に、糖尿病や高血圧、脂質異常症などの疾患の改善や予防につながる。しかし、減量のための行動変容は非常に難しく、継続することはさらに困難である。また「楽に痩せたい」と思うあまりに手軽なダイエット情報に惑わされ、かえって健康を損ねたり、リバウンドを繰り返す人も少なくない。健康的に減量するための正しい情報を伝え、脱落することなく減量に向けての行動が継続できるようサポートしていく。減量に向けた保健指導の手順とポイントは以下のとおりである。

● ステップ１

　減量の必要性、重要性に気づいてもらう（健康状態や検査値を把握し、体重と健康課題との関係を説明しながら、減量についての意識を確認する）。

・これまでも減量に取り組んだが失敗した経験等、これまでの体験や思いも受け止めながら、実行への可能性を考えていく。

● ステップ２

　現在の体重とこれまでの生活習慣との関係を考える・整理する。

・減量に向けてのメリット・デメリットも含めて整理する。

● ステップ３

　減量目標と行動計画を考える（本人の意思をサポートする）。

・目標は適正体重を目指すのではなく、現在の体重の10％程度の減量（半年間）を目安とする。体重60kgの場合、半年で6kg、1か月で1～2ｋｇの減量を目指す。最初から高い目標を設定するよりも、小さな成功を重ねる方が継続しやすい（「まずは、3か月で3kgの減量を目指してみよう！」）。

・行動計画は、場面をイメージして自己評価ができるよう具体的に決める（「食事を減らす」→「ごはんの量を130gにする」、「歩く量を増やす」→「月・水・金は、ひと駅前で降りて会社まで歩く」）。

・減量できたときの「自分へのごほうび」を考える。

● ステップ４

　行動計画に沿って行動ができているか、セルフモニタリングの結果等を確認しながらサポートを続ける（健康状態の確認とモチベーションの維持）。

- セルフモニタリング（体重グラフ、腹囲測定記録、食事記録、運動記録等の自分の行動を自分で観察・記録・評価する方法）を実施し、定期的に確認し、結果を評価する。成果が上がらない場合は、計画の修正も検討する。
- お腹がすいたとき、間食したくなったときの対処について考えておく。
- 必要に応じて、小集団での調理講習や運動教室等を開催し、減量に役立つ技術や知識を習得する場を設ける。
- 同じように減量している人同士が集まる場を設けて、互いに情報交換できる機会をつくる。

9 家族とのかかわり

　地域における成人保健活動を考えるうえで、家族という概念を切り離すことはできない。個人は家族に何らかの影響を及ぼす存在であると同時に家族から影響を与えられる存在でもある。家族との関係性や家族構成は個人の生活習慣や行動に大きな影響を与える。成人期は生計中心者として家庭の財政と扶養ならびに家事・育児の担い手として、家族内での中心的存在であることから、この時期の健康危機の訪れは家族機能そのものが崩壊する危険をはらんでおり、家族機能の維持という側面からも成人期の健康を護ることがいかに重要であるかがわかる。また家族は、地域のなかで最も小さな集団であり、家族を構成する個々人は、それぞれに所属する集団や組織、関係する人々や機関をもっている。

　成人保健活動においては、個人を対象とするとき、家族のなかの個人、家族を含めた個人という視点を忘れてはならない。そして、成人期が家族の中心的存在であることを鑑みて、家族という単位で成人期の健康を護るために何ができるかを考えることが必要である。

1 個人の健康を支える家族とのかかわり

　核家族化の進行や共働き家庭の増加により、家族内での男女の役割分担意識も変化し、「夫は外で働き、妻は家庭を守るべきである」とする考え方に対する反対意識は高まっている。しかし、実生活における役割分担は、2021（令和3）年における総務省『社会生活基本調査』によると、家事・介護・育児等の家事関連時間は、男性51分、女性3時間24分となっている。前回調査の2016（平成28）年に比べて男性は7分増加しているが、依然、圧倒的に女性のほうが長い。このことから考えても、家族の衣食住にかかわることは女性が担っており、家族の健康管理もまた妻または母である女性の家事内容の影響を大きく受けることがわかる。男性への特定保健指導等での食事指導は、本人の行動だけでなく、「誰が食事をつくるのか」「いつ、どこで食事を摂ることが多いのか」にも着目して行うことが必要であり、生活習慣の改善に家族の協力は欠かせない。食事指導の際には、本人だけでなく、調理を行う妻等が同席できれば理想であるが、現実的には難しい。しかし、働く夫に代わって健康診査結果を妻が受け取りに来所する場合もあるため、常に家族を視野に入れた保健指導を心がけておくことが重要である。

　そして、支援を重ねても状況が悪化する場合は、やはり妻等の家族への介入も必要となる。本人の了解を得て、家族の協力を仰ぐことも保健指導の手段として考慮しておく必要がある。健診結果の説明から妻が夫の飲酒問題やうつの相談に至るケースもあり、きっかけは生活習慣病の相談であっても、そこには

家庭に秘められた多様な問題が潜んでいる場合があることも忘れてはならない。また、食習慣や味つけ等の嗜好は幼少期から培われるものであることから、世代に応じた健康的な食生活のための情報や知識が得られやすい環境づくりも重要である。

2 成人期における家族の課題

　成人期は、仕事や育児等が優先され、自身の健康管理が後回しになりがちである。仕事や育児が一段落した時期には、親の介護といった新たな責務が加わり、移り変わる家族の状況に健康意識や行動は左右される。生活習慣病の発症や悪化の背景には夫婦の問題や育児の悩み、介護問題等が潜んでいる場合もある。対象者の家族構成や生活背景にも視野を広げ、本人が抱える問題を整理し、対処できる機関や制度を紹介する等、負担や心配事を軽減し、自身の健康に目を向ける余裕をもってもらえるよう対象者を取り巻く環境を改善することも重要である。

3 家族がもつソーシャルキャピタルの活用

　家族メンバーは、それぞれ職場、学校、地区組織等に所属し、活動している。職場における健康経営や健診後の保健指導は家庭生活にも反映される。保育所や幼稚園、学校での食育活動は子どもだけでなく保護者も巻き込むことにより、健康的な食生活の情報が家庭に反映される。老人会や自治会への健康教育や介護予防活動も家庭へと波及する。このように、健康的な生活習慣を身につけるためのアプローチがそれぞれの活動の場や所属先でなされることにより、家庭へと広がり、やがては地域全体の健康づくりの機運の高まりとなり、ひいては、個人の健康の保持・増進にもつながっていく。家族一人ひとりが所属する場がもつソーシャルキャピタルの活用が、家族の健康づくり、地域の健康づくりへと広がり、個人の健康へとつながる好循環を生んでいく可能性をもっている。

引用文献

1) 厚生労働省保険局：国民健康保険保健事業の実施計画（データヘルス計画）策定の手引き（令和5年5月18日改正）．https://www.mhlw.go.jp/content/12401000/001093634.pdf
2) 国民健康保険中央会：国保・後期高齢者ヘルスサポート事業ガイドライン，2016.
3) 国民健康保険中央会：国保・後期高齢者ヘルスサポート事業ガイドライン（令和5年4月）．https://www.kokuho.or.jp/hoken/lib/R5HSguideline.pdf

参考文献等

- 厚生労働統計協会：国民衛生の動向2023/2024.
- 厚生労働統計協会：国民衛生の動向2024/2025.
- 厚生労働省：令和5年（2023）人口動態統計（確定数）の概況．https://www.mhlw.go.jp/toukei/saikin/hw/jinkou/kakutei23/index.html（2024.3.8閲覧）
- 厚生労働省：2022（令和4）年国民生活基礎調査の概況，世帯員の健康状況．https://www.mhlw.go.jp/toukei/saikin/hw/k-tyosa/k-tyosa22/index.html
- 厚生労働省：令和2（2020）年患者調査の概況，受療率，傷病分類別の総患者者数．https://www.mhlw.go.jp/toukei/saikin/hw/kanja/20/index.html
- 厚生労働省：令和4（2022）年度国民医療費の概況．https://www.mhlw.go.jp/toukei/saikin/hw/k-iryohi/22/index.html
- 厚生労働省：第4次食育推進基本計画．https://www.mhlw.go.jp/content/000770380.pdf
- 厚生労働省：NDBオープンデータ．https://www.mhlw.go.jp/stf/seisakunitsuite/bunya/0000177182.html
- 厚生労働省：健発第0331058号 平成20年3月31日厚生労働省健康局長通知別添．https://www.mhlw.go.jp/content/10900000/001210356.pdf
- 厚生労働省：肝炎ウイルス検査について．https://www.mhlw.go.jp/stf/seisakunitsuite/bunya/kenkou_iryou/kenkou/kekkaku-kansenshou/kanen/kangan/hepatitis_kensa.html
- 井伊久美子他編：新版　保健師業務要覧第4版　2022年版，日本看護協会出版会，2022
- 厚生労働省：標準的な健診・保健指導プログラム（令和6年版）．
- 厚生労働省：健康日本21（総論）．https://www.mhlw.go.jp/www1/topics/kenko21_11/s0.html
- 厚生労働省：2022年度　特定健康診査・特定保健指導の実施状況．https://www.mhlw.go.jp/stf/seisakunitsuite/bunya/newpage_00045.html
- 厚生労働省：受診率向上施策ハンドブック（第2版）について．https://www.mhlw.go.jp/stf/newpage_04373.html
- 厚生労働省：受診率向上施策ハンドブック明日から使えるナッジ理論．https://www.mhlw.go.jp/content/10901000/000500407.pdf
- 松本千明：保健スタッフのためのソーシャルマーケティングの基礎，医歯薬出版，2004.
- 津下一代監修，鈴木志保子，佐野喜子編：成果につなげる特定健診・特定保健指導ガイドブック，中央法規出版，2014.
- 厚生労働省保険局，健康保険組合連合会：データヘルス計画作成の手引き（改訂版），平成29年9月．https://www.mhlw.go.jp/file/06-Seisakujouhou-12400000-Hokenkyoku/0000201969.pdf
- 厚生労働省保険局医療介護連携政策課，データヘルス・医療費適正化対策推進室：特定健康診査等実施計画作成の手引き（第3版），2018年3月．https://www.mhlw.go.jp/file/06-Seisakujouhou-12400000-Hokenkyoku/0000173539.pdf
- 小路浩子：楽しくてためになる健康教育のつくり方——チームで成功！ グループ支援でメタボ予防，診断と治療社，2008.
- 小澤秀樹：脳卒中予防特別対策から老人保健事業の推進，日循協誌，第32巻1号，p 42-49，1997.
- 古井祐司：図解ここがポイント！　データヘルス，東京法規出版，2014.
- 厚生労働省：健康日本21（第三次）推進のための説明資料．https://www.mhlw.go.jp/content/001158870.pdf
- 健康日本21推進全国連絡協議会：健康日本21とは．https://www.kenkounippon21.gr.jp/kenkounippon21/about/index.html
- 厚生労働省：特定健康診査・特定保健指導の円滑な実施に向けた手引き（第4.1版）．https://www.mhlw.go.jp/stf/seisakunitsuite/bunya/handbook_31132.html
- Rossi SR, Rossi JS, Rossi-DelPrete LM, et al.: A Processes of Change Model for Weight Control for Participants in Community-Based Weight Loss Programs, Int J Addict, 29(2), p161-177, 1994.
- 松本千明：医療・保健スタッフのための健康行動理論　実践編，医歯薬出版，2002.
- 厚生労働省：令和4年国民健康・栄養調査の結果．https://www.mhlw.go.jp/stf/newpage_42694.html
- 日本高血圧学会高血圧治療ガイドライン作成委員会編：高血圧治療ガイドライン2019，p19，表2-6.
- 厚生労働省：「健康に配慮した飲酒に関するガイドライン」を公表します．https://www.mhlw.go.jp/stf/newpage_37908.html
  健康に配慮した飲酒に関するガイドライン．https://www.mhlw.go.jp/content/12200000/001211974.pdf
- 総務省統計局：令和3年社会生活基本調査結果．https://www.stat.go.jp/data/shakai/2021/kekka.html
- 石井均，Prochaska Jo.：医療者にとって「多理論統合モデル（変化ステージ）」とは何か，糖尿病診療マスター，5(2)，p181-192，2007.

C 高齢者保健活動

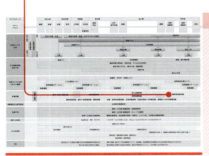

チェックポイント
- 高齢者保健活動に関する健康指標や基盤となる法律、施策を学ぶ。
- 高齢者保健活動の実際を理解する。
- 認知症や高齢者虐待の状況や支援を理解する。

1 高齢者保健活動の目的と理念

　高齢者保健活動の対象は、わが国の法律や制度において「高齢者」といわれる65歳以上の人を指す。高齢者を対象とした保健活動の目的は、加齢に伴う疾患や老年症候群等の壮年期とは異なる健康課題を抱える高齢者の健康を維持・増進することである。また、高齢者は慢性疾患や障害を抱えながら生活する人が少なくなく、**疾病予防**とともに、**重症化予防**が保健活動の目的である。

2 高齢期の発達課題と健康危機

　ライフサイクルの最終段階である高齢期（老年期）は、加齢による心身機能の変化が顕著に現れ、生活や役割に変化が生じる時期である。発達心理学では、老年期の課題は「身体的な力や健康の衰退に適応していくこと」[1]や「老いや死を受け容れること」[2]とされる。

　高齢期は衰退や死を自覚し、退職や引退を経験する時期であり、退職や引退による経済的な不安や社会関係の喪失、生きがいの喪失などの問題を伴うこともある。また、高齢期の人の多くは、慢性疾患を抱えているため、通院や入院による治療が必要になったり、長期療養したりすることもある。

　一方、高齢期は人生の最終ステージとして、人生を回顧し、それぞれの人生を完成させるための時期でもある。そのため、高齢期は、どう健康を維持し、日常生活をいきいきとしたものとしていくかという課題に直面しているといえる。

3 高齢者保健活動を行ううえで重要となる健康指標

1 総人口と高齢化率

　わが国の総人口は、2023（令和5）年10月現在、1億2435万人であり、65歳以上の人口は3623万人で、総人口に占める割合（高齢化率）は29.1％である。高齢化率は1950（昭和25）年には5％に満たなかったが、2020（令和2）年には28.6％となっており、増加が続いている**（図1）**[3]。65歳以上の人口は増加傾向が続き、2045（令和27）年にピークを

図1 高齢化の推移と将来推計

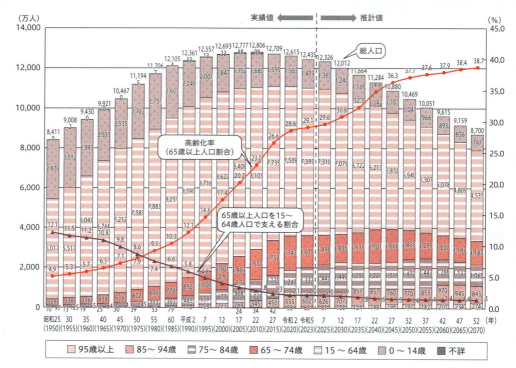

資料：棒グラフと実線の高齢化率については、2020年までは総務省「国勢調査」（2015年及び2020年は不詳補完値による。）、2023年は総務省「人口推計」（令和5年10月1日現在（確定値））、2025年以降は国立社会保障・人口問題研究所「日本の将来推計人口（令和5年推計）」の出生中位・死亡中位仮定による推計結果。

(注1) 2015年及び2020年の年齢階級別人口は不詳補完値によるため、年齢不詳は存在しない。2023年の年齢階級別人口は、総務省統計局「令和2年国勢調査」（不詳補完値）の人口に基づいて算出されていることから、年齢不詳は存在しない。2025年以降の年齢階級別人口は、総務省統計局「令和2年国勢調査　参考表：不詳補完結果」による年齢不詳をあん分した人口に基づいて算出されていることから、年齢不詳は存在しない。なお、1950年〜2010年の高齢化率の算出には分母から年齢不詳を除いている。ただし、1950年及び1955年において割合を算出する際には、(注2)における沖縄県の一部の人口を不詳には含めないものとする。
(注2) 沖縄県の昭和25年70歳以上の外国人136人（男55人、女81人）及び昭和30年70歳以上23,328人（男8,090人、女15,238人）は65歳以上の人口から除き、不詳に含めている。
(注3) 将来人口推計とは、基準時点までに得られた人口学的データに基づき、それまでの傾向、趨勢を将来に向けて投影するものである。基準時点以降の構造的な変化等により、推計以降に得られる実績や新たな将来推計との間には乖離が生じうるものであり、将来推計人口はこのような実績等を踏まえて定期的に見直すこととしている。
(注4) 平成12年までは、85歳以上はまとめて「85歳以上」の区分としている。
(注5) 四捨五入のため合計は必ずしも一致しない。

内閣府：令和6年版高齢社会白書（全体版），3, 2024.

迎え、その後は減少に転じると推計されている。総人口が減少するなかで65歳以上の者が増加することにより高齢化率は上昇を続け、2040（令和22）年に34.8％となり、国民の3人に1人が65歳以上の者となると見込まれている。

Column

高齢者保健で用いる主な比率

・死亡率＝（件）数／人口×1,000
・高齢化率＝65歳以上人口／総人口×100

図2 世界の高齢化率の推移

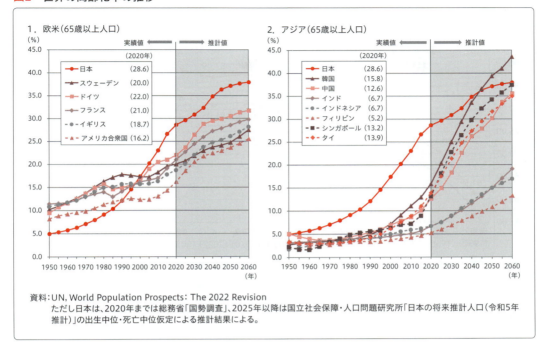

資料：UN, World Population Prospects: The 2022 Revision
ただし日本は、2020年までは総務省「国勢調査」、2025年以降は国立社会保障・人口問題研究所「日本の将来推計人口（令和5年推計）」の出生中位・死亡中位仮定による推計結果による。

内閣府：令和6年版高齢社会白書（全体版），8，2024．

　高齢化の国際的動向に着目すると、世界の高齢化率は、1950（昭和25）年の5.1％から2020（令和2）年には9.4％、2070（令和52）年には20.1％に上昇し、高齢化が急速に進展すると見込まれている。わが国の高齢化率は先進諸国内において2005（平成17）年に最も高い水準となり、今後も高水準を維持していくことが見込まれている。アジア諸国においても、今後、急速に高齢化が進み、韓国やシンガポールはわが国を上回るスピードで高齢化が進行することが見込まれている（図2)[3]。

2 平均寿命と健康寿命

　平均寿命とは0歳の平均余命のことを指し、すべての年齢の死亡状況を集約したものであり、保健福祉水準を総合的に示す指標である。わが国の平均寿命は2023（令和5）年現在、男性は81.09年、女性は87.14年と世界最高レベルにあり、今後も延び続け、2070（令和52）年には、男性は85.89年、女性は91.94年となり、女性は90年を超えると見込まれている（図3)[3]。

　健康寿命とは日常生活に制限のない期間を示し、平均寿命と健康寿命の差は日常生活に制限のある「不健康な期間」を意味する。わが国の健康寿命は、2001（平成13）年の男性69.40年、女性72.65年から、2019（令和元）年の男性72.68年、女性75.38年へと延びている（図4)[3]。

3 高齢者の世帯

　65歳以上の者のいる世帯は2022（令和4）年現在、全世帯の50.6％を占め、世帯構成別の構成割合をみると、三世代世帯は減少し、親と未婚の子のみの世帯、夫婦のみの世帯、単独世帯は増加傾向にある（図5)[3]。1980（昭和55）年には、三世代世帯の割合が全体の半分程度を占め、最も多かったが、2022（令和

図3　平均寿命の推移と将来推計

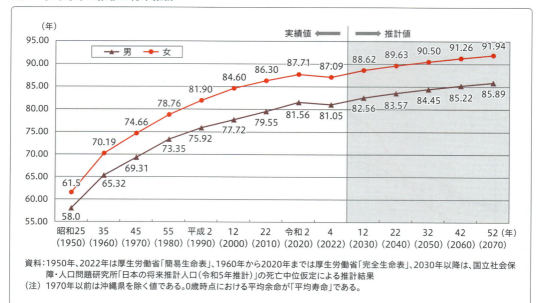

資料：1950年、2022年は厚生労働省「簡易生命表」、1960年から2020年までは厚生労働省「完全生命表」、2030年以降は、国立社会保障・人口問題研究所「日本の将来推計人口（令和5年推計）」の死亡中位仮定による推計結果
（注）　1970年以前は沖縄県を除く値である。0歳時点における平均余命が「平均寿命」である。

内閣府：令和6年版高齢社会白書（全体版），6, 2024.

図4　健康寿命と平均寿命の推移

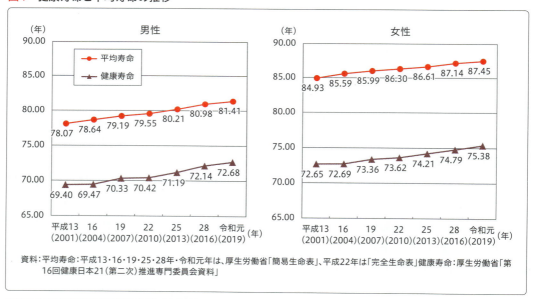

資料：平均寿命：平成13・16・19・25・28年・令和元年は、厚生労働省「簡易生命表」、平成22年は「完全生命表」健康寿命：厚生労働省「第16回健康日本21（第二次）推進専門委員会資料」

内閣府：令和6年版高齢社会白書（全体版），29, 2024.

4）年には単独世帯と夫婦のみの世帯がそれぞれ3割を占めている。子どもとの同居率は、1980（昭和55）年にはほぼ7割であったが、2022（令和4）年には3割弱と大幅に減少している。一人暮らし高齢者の増加は顕著であり、一人暮らしの者の65歳以上人口に占める割合は、1980（昭和55）年には男性4.3％、女性11.2％であったが、2020（令和2）年には男性15.0％、女性22.1％と大幅に増加している（図6）[3]。

図5 65歳以上の者のいる世帯数及び構成割合（世帯構造別）と全世帯に占める65歳以上の者がいる世帯の割合

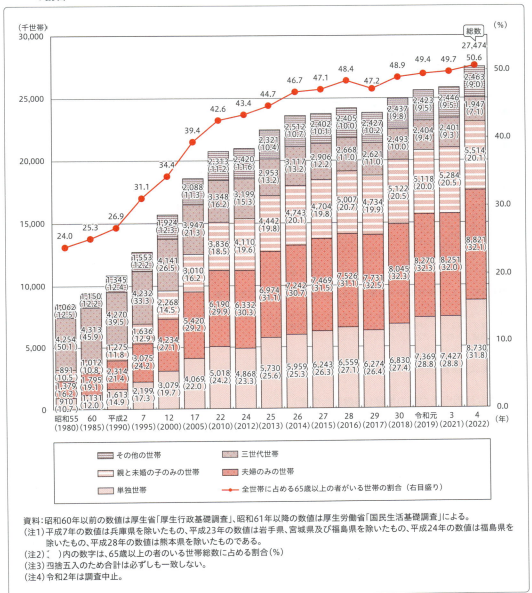

内閣府：令和6年版高齢社会白書（全体版）, 10, 2024.

4 死因別死亡率

65歳以上の者の死因別の死亡率（人口10万人当たりの死亡数）は、2022（令和4）年は「悪性新生物（がん）」が945.3と最も高く、次いで「心疾患（高血圧性を除く）」603.5である。「老衰」が近年、大きく上昇している（図7）[3]。

5 認知症高齢者数と有病率の将来推計

わが国における65歳以上の認知症および軽度認知障害（MCI）の高齢者数とその有病率は、2022（令和4）年の認知症の高齢者数は443.2万人（有病率12.3％）で、MCIの高齢者数は558.5万人（有病率15.5％）と推計さ

図6　65歳以上の一人暮らしの者の動向

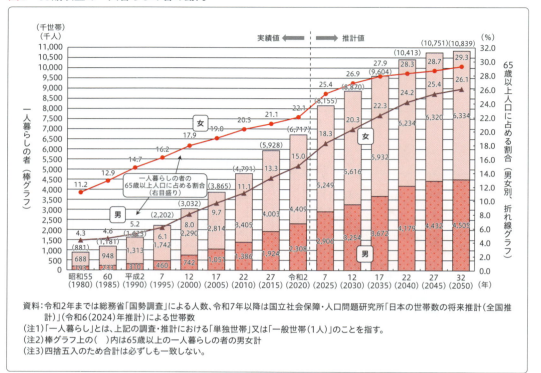

資料：令和2年までは総務省「国勢調査」による人数、令和7年以降は国立社会保障・人口問題研究所「日本の世帯数の将来推計（全国推計）」（令和6（2024）年推計）による世帯数
（注1）「一人暮らし」とは、上記の調査・推計における「単独世帯」又は「一般世帯（1人）」のことを指す。
（注2）棒グラフ上の（　）内は65歳以上の一人暮らしの者の男女計
（注3）四捨五入のため合計は必ずしも一致しない。

内閣府：令和6年版高齢社会白書（全体版），11，2024.

図7　主な死因別死亡率の推移（65歳以上の者）

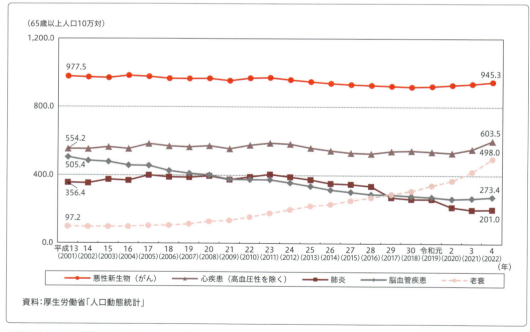

資料：厚生労働省「人口動態統計」

内閣府：令和6年版高齢社会白書（全体版），31，2024.

れている。2022（令和4）年の認知症の地域悉皆調査から得られた性年齢階級別の認知症およびMCIの有病率が2025（令和7）年以降も一定と仮定した場合、認知症高齢者数は

図8 認知症およびMCIの高齢者数と有病率の将来推計

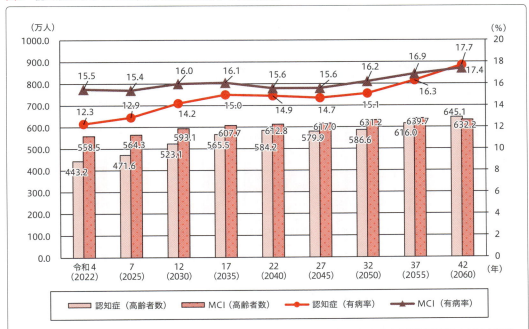

内閣府：令和6年版高齢社会白書（全体版）, 31, 2024.

2050（令和32）年には586.6万人（有病率15.1％）と推計されている（図8）[4]。

6 高齢者の介護と家族介護者

　介護保険制度における要介護または要支援者と認定された65歳以上の高齢者（以下、**要介護者等**）は、2001（平成13）年には249万人であったが、2021（令和3）年には676.6万人となっており（図9）[3]、要介護者等は増加している。要介護者等は第1号被保険者の18.9％を占めている。要介護認定を受けた高齢者割合は前期高齢者では要支援が1.4％、要介護が3.0％であるのに対して、後期高齢者では要支援が8.9％、要介護が23.4％と、後期高齢者になると要介護認定を受ける者の割合が高くなる。

　介護が必要になった主な原因は、「認知症」が16.6％と最も多く、次いで「脳血管疾患（脳卒中）」16.1％となっている。要介護度別にみると、要支援は「関節疾患」が19.3％と最も多く、次いで「高齢による衰弱」17.4％となっている（表1）[4]。要介護者等からみた主な介護者の続柄は、同居者が45.9％で、そのうち配偶者が22.9％、子が16.2％、子の配偶者が5.4％を占めている。性別は男性が31.1％で、女性が68.9％である（図10）[4]。別居家族等は11.8％を占め、同居に比べ50～60歳代の割合が多い（図11）[5]。

図9 第1号被保険者(65歳以上)の要介護度別認定者数の推移

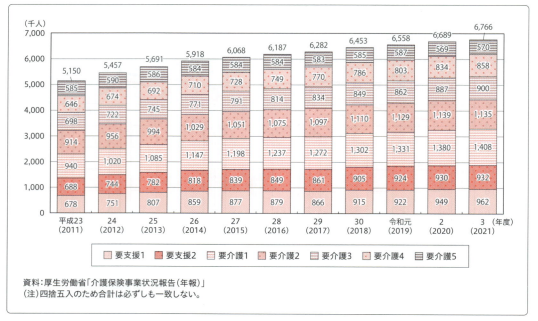

資料：厚生労働省「介護保険事業状況報告(年報)」
(注)四捨五入のため合計は必ずしも一致しない。

内閣府：令和6年版高齢社会白書(全体版), 32, 2024.

表1 現在の要介護度別にみた介護が必要となった主な原因(上位3位)

(単位：%) 2022(令和4)年

現在の要介護度	第1位		第2位		第3位	
総数	認知症	16.6	脳血管疾患（脳卒中）	16.1	骨折・転倒	13.9
要支援者	関節疾患	19.3	高齢による衰弱	17.4	骨折・転倒	16.1
要支援1	高齢による衰弱	19.5	関節疾患	18.7	骨折・転倒	12.2
要支援2	関節疾患	19.8	骨折・転倒	19.6	高齢による衰弱	15.5
要介護者	認知症	23.6	脳血管疾患（脳卒中）	19.0	骨折・転倒	13.0
要介護1	認知症	26.4	脳血管疾患（脳卒中）	14.5	骨折・転倒	13.1
要介護2	認知症	23.6	脳血管疾患（脳卒中）	17.5	骨折・転倒	11.0
要介護3	認知症	25.3	脳血管疾患（脳卒中）	19.6	骨折・転倒	12.8
要介護4	脳血管疾患（脳卒中）	28.0	骨折・転倒	18.7	認知症	14.4
要介護5	脳血管疾患（脳卒中）	26.3	認知症	23.1	骨折・転倒	11.3

注：「現在の要介護度」とは、2022(令和4)年6月の要介護度をいう。
厚生労働省：2022(令和4)年国民生活基礎調査の概況

7 高齢者の健康に関する指標

1 有訴者

　有訴者とは、病気やけが等で自覚症状のある者を指し、有訴率とは人口千人当たりの有訴者割合を指す。2022(令和4)年における65歳以上高齢者の有訴者率（人口千対）は60～69歳は男性299.5、女性341.9であり、70～79歳は男性389.0、女性425.5であり、80歳以上は男性485.3、女性497.6で、年齢階級が高くなるにしたがい高くなっている[4]。

図10 「要介護者等」からみた「主な介護者」の続柄別構成割合

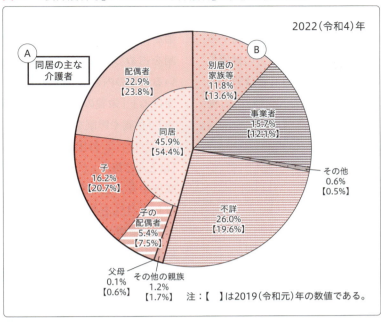

厚生労働省：2022（令和4）年国民生活基礎調査の概況, 2022.

図11 「主な介護者」の性・年齢階級別構成割合

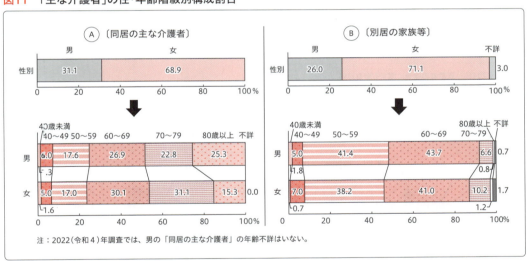

注：2022（令和4）年調査では、男の「同居の主な介護者」の年齢不詳はいない。

厚生労働省：2022（令和4）年 国民生活基礎調査の概況

2 受療率と通院者率

　受療率とは、人口10万人当たりの推計患者数の割合を指す。2020（令和2）年の65歳以上高齢者の受療率は、入院が2512、外来が1万44であり、他の年齢階級に比べて高い水準にあるが、年々減少している[5]。

　通院者率とは、人口千人当たりの傷病で通院している者の割合を指す。2022（令和4）年における65歳以上高齢者の通院者率（人口千対）は60〜69歳が589.8、70〜79歳が708.1、80歳以上が727.6であり、年齢階級が高くなるにしたがい高くなっている[4]。

3 健康意識と健康習慣

「2022（令和4）年高齢者の健康に関する調査」では、65歳以上高齢者で自分の健康を「良い」「まあ良い」と思っている者は31.0%で、「普通」が41.7%であった（図12)[6]。「健康についての心がけ」は、心がけている者は90.1%と高く、健康について心がけ始めた年齢を見ると、60代以降に心がけ始めた者が5割を占めている（図13、図14)[6]。心がけていることの内容は「健康診査などを定期的に受ける」「栄養のバランスのとれた食事をとる」「休養や睡眠を十分にとる」が6割以上いた（図15)[6]。外出頻度（散歩なども含め）は、「ほとんど毎日」が59%を占めていた（図16)[6]。家族や友人との会話の程度は、「ほとんど毎日」が71%を占めていた（図17)[6]。

運動習慣とは、1回30分以上の運動を週2回以上実施し、1年以上継続していることで、運動習慣のある者の割合は、60～69歳は男性が35.5%、女性が25.3%で、70歳以上は男性が42.7%、女性が35.9%と、70歳以上で運動習慣のある者の割合が高く、男性が女性に比べ割合が高い[7]。

図12　現在の健康状態

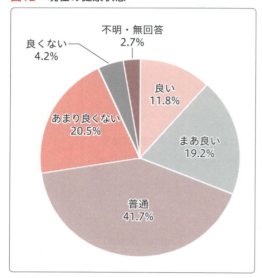

内閣府：令和4年　高齢者の健康に関する調査結果．
https://www8.cao.go.jp/kourei/ishiki/r04/zentai/pdf_index.html

図13　健康について心がけているか

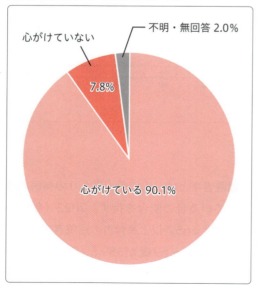

内閣府：令和4年　高齢者の健康に関する調査結果．
https://www8.cao.go.jp/kourei/ishiki/r04/zentai/pdf_index.html

図14　健康についていつごろから心がけているか

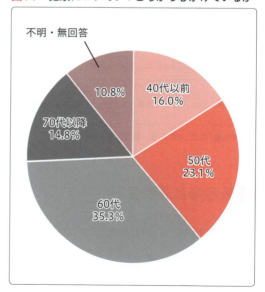

内閣府：令和4年　高齢者の健康に関する調査結果．
https://www8.cao.go.jp/kourei/ishiki/r04/zentai/pdf_index.html

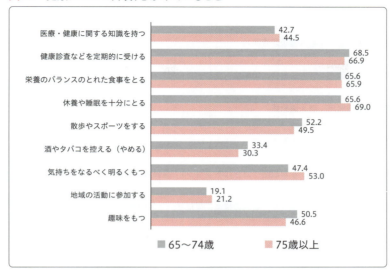

図15 健康について日頃、心がけていること

内閣府：令和4年　高齢者の健康に関する調査結果.
https://www8.cao.go.jp/kourei/ishiki/r04/zentai/pdf_index.html

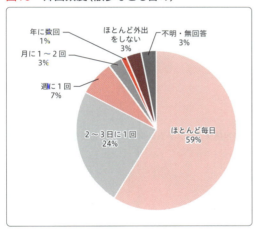

図16　外出頻度（散歩なども含め）

内閣府：令和4年　高齢者の健康に関する調査結果.
https://www8.cao.go.jp/kourei/ishiki/r04/zentai/pdf_index.html

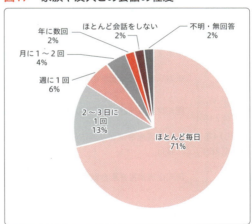

図17　家族や友人との会話の程度

内閣府：令和4年　高齢者の健康に関する調査結果.
https://www8.cao.go.jp/kourei/ishiki/r04/zentai/pdf_index.html

4　高齢者保健活動の歴史的変遷

高齢者保健活動の変遷を表2に示した。

1　老人保健法成立まで

高齢者保健活動は、高齢者の保健医療対策として取り組まれてきた。1982（昭和57）年に老人保健法が制定され、国民の老後における健康の保持増進と適切な医療の確保のため、保健事業が実施された。保健事業は、市町村が主体となり、一次予防として「健康教育」と「健康相談」、二次予防として「健康診査」、三次予防として「機能訓練」「訪問指導」があり、それらを促す媒体として「健康手帳」が交付された。この時期の保健師の活動は、寝たきり高齢者への訪問指導、機能訓練事業、家庭看護教室など要介護高齢者とその家族へ

表2　高齢者保健活動の歴史的変遷

年	法・制度
1963年（昭和38年）	老人福祉法制定：老人健康診査開始
1973年（昭和48年）	老人福祉法改正：老人医療費支給制度（全額公費負担）
1982年（昭和57年）	老人保健法制定：老人医療費
1986年（昭和61年）	老人保健法改正：保健事業の創設
1989年（平成元年）	高齢者保健福祉推進十か年戦略（ゴールドプラン）：高齢者の保健福祉分野の基盤整備、寝たきりゼロ作戦
1990年（平成2年）	福祉八法の改正：在宅福祉サービスの推進、福祉サービスの市町村への一元化
1991年（平成3年）	老人訪問看護制度の創設
1993年（平成5年）	老人保健福祉計画の策定
1994年（平成6年）	新・高齢者保健福祉推進十か年戦略（新ゴールドプラン）：高齢者介護サービスの基盤整備
2000年（平成12年）	介護保険法施行、今後5か年間の高齢者保健福祉施策の動向（ゴールドプラン21）
2005年（平成17年）	介護保険法改正：予防重視型システムへの転換、地域包括支援センターの創設、「新・予防給付」「地域支援事業」の創設
2008年（平成20年）	後期高齢者医療制度の創設
2012年（平成24年）	認知症施策推進5か年計画（オレンジプラン）
2014年（平成26年）	医療介護総合確保推進法成立、介護保険法改正：地域包括ケアシステムの構築、予防給付を地域支援事業に移行
2015年（平成27年）	認知症施策推進総合戦略（新オレンジプラン）
2017年（平成29年）	介護保険法改正：自立支援、重度化防止の取り組みの推進
2019年（令和元年）	認知症施策推進大綱
2020年（令和2年）	高齢者医療確保法改正：高齢者の保健事業と介護予防の一体的実施の体制整備
2023年（令和5年）	認知症基本法（共生社会の実現を推進するための認知症基本法）成立

の働きかけが活発であった。

2 介護保険法成立まで

　人口の高齢化を踏まえて、1989（平成元）年に高齢者保健福祉推進十か年戦略（**ゴールドプラン**）、1994（平成6）年に新・高齢者保健福祉推進十か年戦略（**新ゴールドプラン**）、2000（平成12）年に今後5か年間の高齢者保健福祉施策の動向（**ゴールドプラン21**）が策定された。高齢化の進行に伴う寝たきりや認知症高齢者の急激な増加、核家族化の進展などにより家族の介護機能に変化が生じ、介護の問題が老後における最大の不安要因とされ

た背景がある。2000（平成12）年に**介護保険法**が施行された。介護保険制度が導入され、行政機関がサービス内容等を決定して提供する仕組み（措置）から、利用者がサービスを選択し自らの意思に基づき、利用する利用者本位の仕組み（契約）へと変更した。

3 2005(平成17)年の介護保険法の改正から現在まで

2005（平成17）年には介護予防に力点を置いた予防重視型システムへの転換がなされた。要介護者への介護給付とは分けて、要支援者への給付を「予防給付」として新たに創設した。地域包括支援センターが創設され、要支援者のケアマネジメントは「地域包括支援センター」で実施されるようになった。また、地域支援事業が創設され、要支援・要介護状態になる前からの**介護予防**を推進し、地域における包括的・継続的なマネジメント機能を強化するため、市町村が要支援・要介護に認定されていない高齢者を対象に、介護予防事業や包括的支援事業などが実施されるようになった。**ハイリスクアプローチ**として、要支援・要介護状態になるリスクの高い者を特定高齢者とし、介護予防事業を実施した。特定高齢者の把握は、65歳以上の高齢者に対し「基本チェックリスト」を用いて生活機能評価を実施し、生活機能の低下が確認された者を特定高齢者として、地域包括支援センターが介護予防ケアプランを作成し、介護予防のための運動器の機能向上、低栄養改善、口腔機能向上などのプログラムが提供された。その後、基本チェックリストを用いたハイリスクアプローチから、**ポピュレーションアプローチ**へと方針が転換され、地域づくりによる介護予防を目指し、通いの場づくりが推進されている。通いの場は住民主体の活動の場であり、心身機能の維持・向上を目的とした活動の実践と、住民同士の交流につながる場である。

介護保険法施行から10年後には、サービス利用者数の増加、重度の要介護者や医療ニーズの高い高齢者の増加、介護力の弱い単身世帯や高齢者のみの世帯の増加などへの対応等、介護サービスの基盤強化が課題となった。2011（平成23）年の介護保険法の改正では、高齢者が住み慣れた地域で自立した生活を営めるよう、医療、介護、予防、住まい、生活支援サービスが切れ目なく提供される「**地域包括ケアシステム**」の構築に向けた取り組みが進められた。

一方、老人保健法の「健康診査」の制度は、2008（平成20）年の社会保障制度改革に合わせ、老人保健法から**高齢者の医療の確保に関する法律（高齢者医療確保法）**へと移行し、実施主体が市町村から医療保険者に変更された。市町村では国民健康保険の保険者として、40歳以上の加入者を対象にメタボリックシンドロームの予防と改善を目的とした特定健康診査の実施とその結果に基づく**特定保健指導**が実施されるようになった。

2020（令和2）年に「高齢者の保健事業と介護予防の一体的実施」を行う制度が開始された。これまで特定健診、特定保健指導、生活習慣病の重症化予防等の生活習慣病対策とフレイル（虚弱）対策は医療保険で、介護予防は介護保険でと別々に展開されてきた。医療保険の保健事業は、75歳以上になると、保険者が後期高齢者医療広域連合に変わることとなり、事業内容も異なることとなった。高齢者は慢性疾患の有病率が高く、複数の慢性疾患を有する割合も高いことや認知機能や社会的なつながりが低下するといったフレイル状態になりやすいなど、疾病予防と生活機能維持の両面にわたるニーズがあった。そのため、高齢者の健康状況や生活機能の課題に対して一体的に対応できていないという課題が

343

あった。そこで、75歳以上の後期高齢者の医療保険者である後期高齢者医療広域連合と市町村が協力し、後期高齢者の健康維持・フレイル予防に努める新たな仕組みが構築され、取り組みが開始された（図18）。

4 認知症施策の変遷

2004（平成16）年に厚生労働省は「痴呆症」から「認知症」への呼称変更を契機に、2005（平成17）年から「認知症を知り地域をつくる10カ年」構想が展開され、認知症に対する正しい理解の促進や、認知症になっても安心して暮らせる町づくりに取り組み始めた。**認知症サポーター**養成講座が開催され、認知症を理解し、認知症の人や家族を見守り、支援するサポーターの活動が開始された。

2012（平成24）年に厚生労働省認知症施策検討プロジェクトチームにより、「今後の認知症施策の方向性について」が取りまとめら

れ、同年9月に「認知症施策推進5カ年計画」（**オレンジプラン**）が策定された。認知症になっても本人の意思が尊重され、住み慣れた地域でできる限り暮らすことができる社会の実現を目指し、早期支援機能と危機回避支援機能の整備を基本目標とした。2015（平成27）年には「認知症施策推進総合戦略」（**新オレンジプラン**）が策定され、認知症への理解を深めるための普及・啓発の推進、認知症の容態に応じた適切な医療・介護などの提供、認知症の人を含む高齢者にやさしい地域づくりの推進等、7つの柱が掲げられた。

2019（令和元）年には「**認知症施策推進大綱**」が取りまとめられた。基本的考え方として、認知症の発症を遅らせ、認知症になっても希望をもって日常生活を過ごせる社会を目指し、認知症の人や家族の視点を重視しながら「共生」と「予防」を車の両輪として施策を推進することを掲げ、新オレンジプランの7つの柱を再編し、①普及啓発・本人発信支

図18　高齢者の保健事業と介護予防の一体的な実施（市町村における実施のイメージ図）

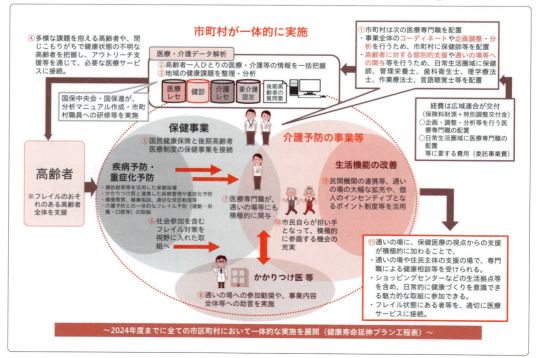

厚生労働省資料

援、②予防、③医療・ケア・介護サービス・介護者への支援、④認知症バリアフリーの推進・若年性認知症の人への支援・社会参加支援、⑤研究開発・産業促進・国際展開の5つの柱に沿って施策を推進することとした。

2023（令和5）年に共生社会の実現を推進するための認知症基本法が成立した。「認知症の人を含めた国民一人一人がその個性と能力を十分に発揮し、相互に人格と個性を尊重しつつ支え合いながら共生する活力ある社会（＝共生社会）の実現を推進すること」を目的とし、国・地方公共団体は、基本理念にのっとり、認知症施策を策定・実施する。表3は基本的施策の抜粋である。

表3　認知症基本法の基本的施策

①【認知症の人に関する国民の理解の増進等】
国民が共生社会の実現の推進のために必要な認知症に関する正しい知識及び認知症の人に関する正しい理解を深められるようにする施策

②【認知症の人の生活におけるバリアフリー化の推進】
・認知症の人が自立して、かつ、安心して他の人々と共に暮らすことのできる安全な地域作りの推進のための施策
・認知症の人が自立した日常生活・社会生活を営むことができるようにするための施策

③【認知症の人の社会参加の機会の確保等】
・認知症の人が生きがいや希望を持って暮らすことができるようにするための施策
・若年性認知症の人（65歳未満で認知症となった者）その他の認知症の人の意欲及び能力に応じた雇用の継続、円滑な就職等に資する施策

④【認知症の人の意思決定の支援及び権利利益の保護】
認知症の人の意思決定の適切な支援及び権利利益の保護を図るための施策

⑤【保健医療サービス及福祉サービスの提供体制の整備等】
・認知症の人がその居住する地域にかかわらず等しくその状況に応じた適切な医療を受けることができるための施策
・認知症の人に対し良質かつ適切な保健医療サービス及び福祉サービスを適時にかつ切れ目なく提供するための施策
・個々の認知症の人の状況に応じた良質かつ適切な保健医療サービス及び福祉サービスが提供されるための施策

⑥【相談体制の整備等】
・認知症の人又は家族等からの各種の相談に対し、個々の認知症の人の状況又は家族等の状況にそれぞれ配慮しつつ総合的に応ずることができるようにするために必要な体制の整備
・認知症の人又は家族等が孤立することがないようにするための施策

⑦【研究等の推進等】
・認知症の本態解明、予防、診断及び治療並びにリハビリテーション及び介護方法等の基礎研究及び臨床研究、成果の普及　等
・認知症の人が尊厳を保持しつつ希望を持って暮らすための社会参加の在り方、他の人々と支え合いながら共生できる社会環境の整備等の調査研究、成果の活用等

⑧【認知症の予防等】
・希望する者が科学的知見に基づく予防に取り組むことができるようにするための施策
・早期発見、早期診断及び早期対応の推進のための施策

5 高齢者保健活動の基盤となる法律と国の施策

1 介護保険法

1 介護保険制度の目的

　介護保険法（1997（平成9）年制定、2000（平成12）年4月施行）は、加齢に伴って生ずる心身の変化に起因する疾病等により要介護状態となり、介護や機能訓練、看護、その他の医療を要する者（以下、要介護者）が、尊厳を保持し、その者の能力に応じ自立した日常生活を営むことができるよう、必要な保健医療福祉サービスに係る給付を行うため、国民の共同連帯の理念に基づき介護保険制度を設け、その行う保険給付等に関して必要な事項を定め、もって国民の保健医療の向上および福祉の増進を図ることを目的とする法律である。介護保険制度の基本的な考え方は、自立支援、利用者本位、社会保険方式である。自立支援は、単に介護を要する高齢者の身の回りの世話をするということを超えて、高齢者の自立を支援することを理念とする。利用者本位とは、利用者の選択により、多様な主体から保健医療サービス、福祉サービスを総合的に受けられる制度とする。社会保険方式は、介護保険サービスに関する給付と負担の関係が明確な社会保険方式を採用し、被保険者が共同連帯の理念に基づき公平保険料を負担する。

2 介護保険制度の概要

❶ 保険者、被保険者

　保険者は市町村（特別区を含む）である。被保険者は40歳以上の者で、65歳以上の第1号被保険者、40歳以上65歳未満の医療保険加入者である第2号被保険者に分けられる。第2号被保険者は老化に起因する疾病（特定疾病）に罹患し（表4）、要介護状態または要支援状態にあると判断された者が受給対象者となる。

表4　介護保険法で定める特定疾病

① がん（医師が一般に認められている医学的知見に基づき回復の見込みがない状態に至ったと判断したものに限る。）
② 関節リウマチ
③ 筋萎縮性側索硬化症
④ 後縦靱帯骨化症
⑤ 骨折を伴う骨粗鬆症
⑥ 初老期における認知症
⑦ 進行性核上性麻痺、大脳皮質基底核変性症及びパーキンソン病
⑧ 脊髄小脳変性症
⑨ 脊柱管狭窄症
⑩ 早老症
⑪ 多系統萎縮症
⑫ 糖尿病性神経障害、糖尿病性腎症及び糖尿病性網膜症
⑬ 脳血管疾患
⑭ 閉塞性動脈硬化症
⑮ 慢性閉塞性肺疾患
⑯ 両側の膝関節又は股関節に著しい変形を伴う変形性関節症

❷ 要介護・要支援認定

　介護保険サービスの受給には、要介護（要支援）認定を受けることが必要であり、認定は市町村などに設置される介護保険審査会において行われる。要介護認定は要支援1・2から要介護1～5までの7段階および非該当に分かれている。介護保険サービス利用の手続きの流れを図19[8]に示す。

❸ 介護サービス計画

　要介護認定を受けた者が介護保険サービスを受ける場合、居宅サービス計画（ケアプラン）を作成し、保険者である市町村に提出する。居宅サービス計画（ケアプラン）の作成は、要支援1・2の介護予防サービス計画書は地域包括支援センターに、要介護1以上の介護サービス計画書は介護支援専門員（ケアマネジャー）のいる居宅介護支援事業者（ケアプラン作成事業者）へ依頼することができる。

❹ 介護給付・予防給付

● 介護給付

　介護保険で給付されるサービスには、要介

図19 介護予防・日常生活支援総合事業のサービス利用の流れ

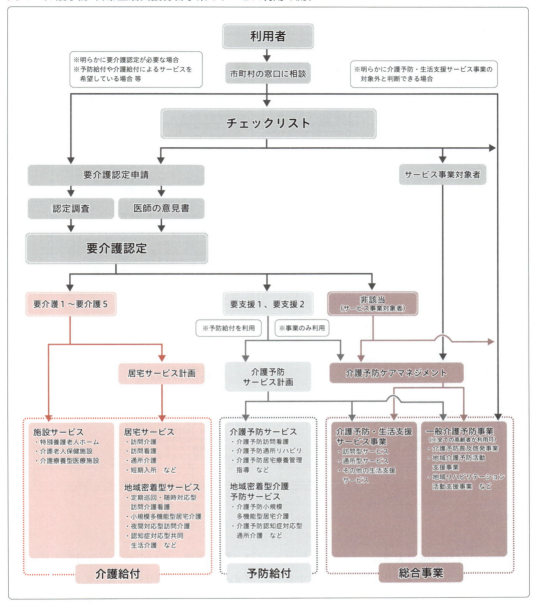

厚生労働省ホームページより

護1〜5と認定された者が利用できるサービス（**介護給付**）と要支援1・2と認定された者が利用できるサービス（**予防給付**）がある（図20)[8]。

❺ 地域支援事業

　地域支援事業は、総合的な介護予防システム確立のため、要支援・要介護状態となる前からの介護予防を推進するとともに、介護サービスだけでなく、さまざまな生活支援サービスを利用しつつ、可能な限り、住み慣れた地域において自立した日常生活を営むことができるよう、地域における包括的・継続的なマネジメント機能が強化された。

　地域支援事業は、介護予防・日常生活支援総合事業、包括的支援事業、各市町村の判断により行う任意事業の3つがある。

● 介護予防・日常生活支援総合事業

　介護予防・日常生活支援総合事業は、市町

347

図20 サービス等の種類

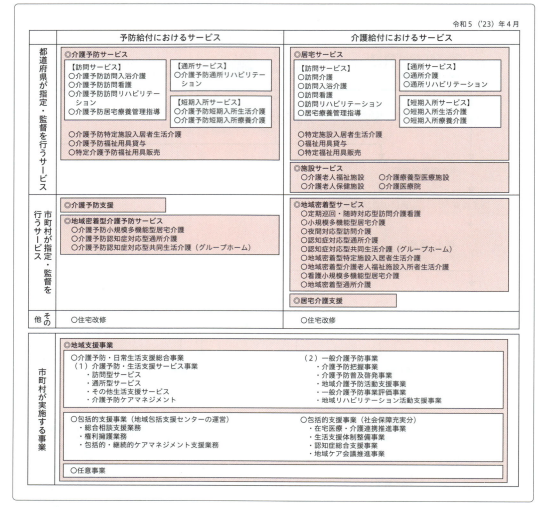

厚生労働省資料

村が中心となり地域の実情に応じて、住民が主体的に参画し、多様なサービスを充実することで、地域の支え合い体制づくりを推進し、要支援等の者に対する効果的かつ効率的な支援等を可能とすることが目的である。本事業は、介護予防・生活支援サービス事業と一般介護予防事業がある。

介護予防・生活支援サービス事業の対象者は、要支援1・2の認定者、または基本チェックリスト（表5）によりサービス事業対象者と認定された者である（図19）[9]。介護予防・生活支援サービス事業は、訪問型サービス（掃除・洗濯などの日常生活支援）、通所型サービス（機能訓練・集いの場などの日常生活支援）、その他の生活支援サービス（栄養改善を目的とした配食、一人暮らし高齢者等への見守りの提供）、介護予防支援事業（ケアマネジメント）の4つがある。

一般介護予防事業は、5つの事業があり、介護予防把握事業（収集した情報等の活用により、閉じこもり等の何らかの支援を要する者を把握し、介護予防活動へつなげる）、介護予防普及啓発事業（介護予防活動の普及・啓発を行う）、地域介護予防活動支援事業（住民主体の介護予防活動の育成・支援を行う）、一般介護予防事業評価事業（介護保険事業計画に

表5　基本チェックリスト

No.	質問項目	回答：いずれかに○をお付けください	
1	バスや電車で1人で外出していますか	0. はい	1. いいえ
2	日用品の買い物をしていますか	0. はい	1. いいえ
3	預貯金の出し入れをしていますか	0. はい	1. いいえ
4	友人の家を訪ねていますか	0. はい	1. いいえ
5	家族や友人の相談にのっていますか	0. はい	1. いいえ
6	階段を手すりや壁をつたわらずに昇っていますか	0. はい	1. いいえ
7	椅子に座った状態から何もつかまらずに立ち上がっていますか	0. はい	1. いいえ
8	15分位続けて歩いていますか	0. はい	1. いいえ
9	この1年間に転んだことがありますか	1. はい	0. いいえ
10	転倒に対する不安は大きいですか	1. はい	0. いいえ
11	6か月間で2～3kg以上の体重減少がありましたか	1. はい	0. いいえ
12	身長　　cm　体重　　kg（BMI＝　　）（注）		
13	半年前に比べて固いものが食べにくくなりましたか	1. はい	0. いいえ
14	お茶や汁物等でむせることがありますか	1. はい	0. いいえ
15	口の渇きが気になりますか	1. はい	0. いいえ
16	週に1回以上は外出していますか	0. はい	1. いいえ
17	昨年と比べて外出の回数が減っていますか	1. はい	0. いいえ
18	周りの人から「いつも同じことを聞く」などの物忘れがあると言われますか	1. はい	0. いいえ
19	自分で電話番号を調べて、電話をかけることをしていますか	0. はい	1. いいえ
20	今日が何月何日かわからない時がありますか	1. はい	0. いいえ
21	（ここ2週間）毎日の生活に充実感がない	1. はい	0. いいえ
22	（ここ2週間）これまで楽しんでやれていたことが楽しめなくなった	1. はい	0. いいえ
23	（ここ2週間）以前は楽にできていたことが今はおっくうに感じられる	1. はい	0. いいえ
24	（ここ2週間）自分が役に立つ人間だと思えない	1. はい	0. いいえ
25	（ここ2週間）わけもなく疲れたような感じがする	1. はい	0. いいえ

（注）BMI＝体重（kg）÷身長（m）÷身長（m）が18.5未満の場合に該当とする。

①No.1～20までの20項目のうち10項目以上に該当	
②No.6～10までの5項目のうち3項目以上に該当	
③No.11～12の2項目のすべてに該当	
④No.13～15までの3項目のうち2項目以上に該当	
⑤No.16に該当	
⑥No.18～20までの3項目のうちいずれか1項目以上に該当	
⑦No.21～25までの5項目のうち2項目以上に該当	

（注）この表における該当（No.12を除く。）とは、回答部分に「1．はい」または「1．いいえ」に該当することをいう。
　　　この表における該当（No.12に限る。）とは、BMI＝体重（kg）÷身長（m）÷身長（m）が18.5未満の場合をいう。

定める目標値の達成状況等を検証し、一般介護予防事業の評価を行う）、地域リハビリテーション活動支援事業（介護予防の取り組みを機能強化するため、通所、訪問、地域ケア会議、住民主体の通いの場等へのリハビリ専門職等による助言等を実施）である。

● **包括的支援事業**

　包括的支援事業は、地域包括支援センターが実施する事業で、地域のケアマネジメントを総合的に行うために、介護予防ケアマネジ

メント、総合相談支援、権利擁護事業、包括的・継続的ケアマネジメント支援などを包括的に行う事業である。

地域包括支援センターとは、地域包括ケアを支える中核的機関であり、市町村が設置主体となり、保健師・社会福祉士・主任介護支援専門員等の3職種を配置して、チームアプローチにより住民の健康の保持および生活の安定のために必要な援助を行うことにより、その保健医療の向上および福祉の増進を包括的に支援することを目的とする施設である（介護保険法第115条の46第1項）。地域の高齢者に関する情報は、居宅介護支援事業者や民生委員等、地域に密着した活動をしている関係者から得られることが多い。そのため、地域の介護保険サービス関係者、医師、介護支援専門員などの職能団体、民生委員、自治会役員、介護予防事業サポーターなどのインフォーマルケアサービスの関係者、地域住民などによって構成される地域包括ケア支援ネットワークを構築し、それを活用しながら、各事業を展開する。

2 高齢者の医療の確保に関する法律（高齢者医療確保法）

高齢者医療確保法は、国民の高齢期における適切な医療の確保を図るため、医療費の適正化を推進するための計画の作成および保険者による健康診査等の実施に関する措置を講ずるとともに、高齢者の医療について、国民の共同連帯の理念等に基づき、前期高齢者に係る保険者間の費用負担の調整、後期高齢者に対する適切な医療の給付等を行うために必要な制度を設け、もって国民保健の向上および高齢者の福祉の増進を図ることを目的とする（第1条）。

1 後期高齢者医療制度

運営主体は、都道府県内のすべての市町村が加入する後期高齢者医療広域連合であり、保険料の決定や医療の給付を行う。後期高齢者医療広域連合は、高齢者の心身の特性に応じ、健康教育、健康相談、健康診査および保健指導ならびに健康管理および疾病の予防に係る被保険者の自助努力についての支援その他の被保険者の健康の保持増進のために必要な高齢者保健事業を行う。

2 特定健康診査・特定保健指導

40～74歳までの者は、医療保険者に対し特定健康診査・特定保健指導の実施が義務づけられている。75歳以上の者は、後期高齢者医療広域連合に対し努力義務が課せられている。

3 高齢者の保健事業と介護予防の一体的な実施

2020（令和2）年に法改正され、市町村が高齢者の保健事業と介護予防を一体的に実施するための体制が整えられた。これまで医療保険者による保健事業と介護予防事業は別々に実施されており、健康状況などの課題が一体的に対応できないという制度上の課題があった。市町村は高齢者の特性を踏まえて、保健事業と介護予防事業を統合的に実施する。

3 共生社会の実現を推進するための認知症基本法（認知症基本法）

認知症基本法は、認知症の人が尊厳を保持しつつ希望をもって暮らすことができるよう、認知症施策の国、地方公共団体等の責務を明らかにし、認知症施策を総合的かつ計画的に推進し、認知症の人を含めた国民一人ひとりがその個性と能力を十分に発揮し、相互に人

格と個性を尊重しつつ支え合いながら共生する社会の実現を推進することを目的とする。この法律において「認知症」とは、アルツハイマー病その他の神経変性疾患、脳血管疾患その他の疾患により日常生活に支障が生じる程度にまで認知機能が低下した状態として政令で定める状態と定義されている。

認知症施策は、認知症の人が尊厳を保持しつつ希望をもって暮らすことができるよう7つの基本理念を定めている。基本理念は、認知症の人に関する国民の理解の増進、認知症の人の生活におけるバリアフリー化の推進、保健医療サービスおよび福祉サービスの提供体制の整備、相談体制の整備等、認知症の予防等がある。

地方公共団体は、基本理念に則り、地域の状況に応じた認知症施策を策定・実施する責務を有する。国民は、共生社会の実現を推進するために必要な認知症に関する正しい知識および認知症の人に関する正しい理解を深め、共生社会の実現に寄与するよう努めなければならないとされている。

4 高齢者虐待の防止、高齢者の養護者に対する支援等に関する法律（高齢者虐待防止法）

高齢者虐待防止法において「高齢者」とは、65歳以上の者で、「養護者」とは、高齢者を現に養護する者であって養介護施設従事者等以外のものをいう。この法律では養護者による高齢者虐待とは、養護者が養護する高齢者に対して行う行為とされている。

この法律では高齢者虐待とは、身体的虐待、介護・世話の放棄・放任、心理的虐待、性的虐待、経済的虐待の行為をいうと定義されている。

高齢者虐待の早期発見について、養介護施設、病院、保健所その他高齢者の福祉に業務上関係のある団体および養介護施設従事者等、医師、保健師、弁護士その他高齢者の福祉に職務上関係のある者は、高齢者虐待を発見しやすい立場にあることを自覚し、高齢者虐待の早期発見に努めなければならないとされている。また、高齢者虐待の防止のための啓発活動および高齢者虐待を受けた高齢者の保護のための施策に協力するよう努めなければならないとされている。

養護者による高齢者虐待を受けたと思われる高齢者を発見した者は、当該高齢者の生命または身体に重大な危険が生じている場合は、速やかに、これを市町村に通報しなければならない（通報義務）。また、養護者による高齢者虐待を受けたと思われる高齢者を発見した者は、速やかに、これを市町村に通報するよう努めなければならない（努力義務）。

6 高齢者保健活動の実際

1 生活習慣病と保健活動

高齢期は成人期から引き続いて**生活習慣病予防**が重要である。高齢者の生活習慣病は、認知機能障害、日常生活動作の低下等の老年症候群を来しやすく、糖尿病は認知症や日常生活動作の低下、サルコペニア、フレイル、転倒、低栄養、多剤併用などの老年症候群を約2倍来しやすい[10]。そのため高齢者は、生活習慣病の一次予防とともに、健康診査の受診等の二次予防、高血圧や糖尿病等の生活習慣病のある高齢者は疾病の自己管理、疾病の重症化や合併症の予防の三次予防が重要である。ハイリスクアプローチとして、生活習慣病の重症化の危険度の高い対象者を絞り込み、その危険度を下げるために個別に働きかける。

高血圧や糖尿病の重症化予防のため、生活習慣改善の指導や医療受診を継続する働きかけなどの個別支援を行う。また、高齢者で健康診査を受けていない者や、生活習慣病であるが医療機関を受診していない者、または受診中断している者を国保データベース（KDB）システムを用い把握し、健診や医療機関の受診等の適切なサービスにつなぎ、生活習慣病等の重症化予防等や生活機能の低下等を防止する。

2 フレイルと保健活動

1 フレイル（frailty）とは

フレイルとは、「『加齢に伴う予備能力低下のため、ストレスに対する回復力が低下した状態』を表す"frailty"の日本語訳として日本老年医学会が提唱した用語である。フレイルは、要介護状態に至る前段階として位置づけられるが、身体的脆弱性のみならず精神・心理的脆弱性や社会的脆弱性などの多面的な問題を抱えやすく、自立障がいや死亡を含む健康障がいを招きやすいハイリスク状態を意味する」と定義されている[11]。フレイルは些細なことをきっかけに要介護状態に至るリスクが高い状態であるが、一方で、継続的かつ適切な介入があれば、再び健康な状態に戻る可逆性の概念が含まれる（図21）。フレイルには、身体的要因だけでなく、精神・心理的要因および社会的要因があると考えられている[12]。

2 フレイルの評価基準

フレイルの評価基準は、身体的フレイルを評価するFriedらの評価基準[13]とそれをもとに開発された改訂日本版CHS基準（J-CHS基準）がある[14]。Friedらの評価基準は、体重減少、筋力低下、疲労感、歩行速度低下、低活動の5項目で、握力と歩行速度の計測が含まれる。より簡便に質問の回答だけでフレイ

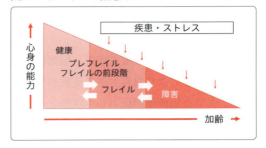

図21　フレイルの概念イメージ

ルリスクを判定するツール、簡易フレイル・インデックスもある[15]。

また、近い将来、介護が必要になる高齢者を抽出するスクリーニング法として開発された基本チェックリストは、フレイルについての包括的評価を含む指標である（表5（p.349）参照）。基本チェックリストは25個の質問からなり、質問項目は7領域（日常生活関連動作、運動器機能、栄養、口腔機能、閉じこもり、認知、うつ）あり、簡便に総合機能評価ができる。Satakeらにより25項目中8点以上の者は有意に自立性の喪失や死亡のリスクが高くなることが報告されている[16]。

フレイル高齢者の割合は、地域在住高齢者の約10％前後と推計されており、フレイル高齢者の割合は加齢とともに増加し、男性に比べ女性に多い[11]。今後、後期高齢者の増加とともに、フレイルの高齢者も増加することが予測される。

3 フレイルサイクル

フレイルの評価基準を提唱したFriedらは、フレイルサイクルを提示している。フレイルは5つの徴候が互いに関連し合って、「フレイルサイクル（図22）」という悪循環を形成すると、フレイルの発生や悪化が加速する。加齢や疾患によって筋肉量が減少すると、筋力の低下や活動量の減少が生じる。それによりエネルギー消費量は減少し、食欲が低下し、低栄養となりやすくなる。低栄養によって、易疲労となり、さらなる活動量の減少を招くと

図22 フレイルサイクル

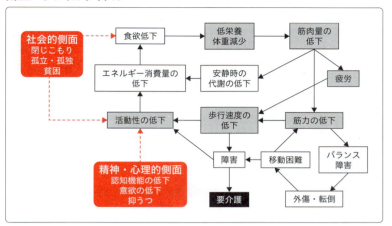

Fried, L.P., Tangen, C.M., Walston, J., et al: Cardiovascular health study collaborative research group. Frailty in older adults: evidence for a phenotype. Journals of Gerontology Series A, Biological Sciences and Medical Sciences. 56(3), 146-156, 2001. を改変

いった負の循環となる。フレイルの予防では、悪循環となるフレイルサイクルを断ち切ることやフレイルサイクルを遅らせることが重要である。

4 フレイル予防のための保健活動

フレイル予防のための保健活動では、成人期からの肥満対策に重点を置いた生活習慣病対策（特定保健指導等）から、体重や筋肉量の減少を主な原因とした低栄養、運動機能、認知機能の低下等のフレイルに着目した対策に徐々に転換することが必要である。

また、糖尿病や高血圧、腎臓病、心臓病、呼吸器疾患、整形外科的疾患などの慢性疾患をもつ高齢者には、慢性疾患を自己管理できるための支援が必要である。

❶ ポピュレーションアプローチ：高齢者の通いの場等においての支援

フレイルの予防と生活習慣病等の疾病予防・重症化予防を一体的に実施する場として、通いの場がある。通いの場とは、高齢者などの地域住民が、他者とのつながりのなかで主体的に取り組む、介護予防やフレイル予防に資する月1回以上の多様な活動の場・機会のことで、体操や会食・茶話会、趣味活動、ボランティア活動等である。フレイル予防のための保健活動として、通いの場で疾病予防やフレイル予防を目的に、健康な人を含めたすべての人々を対象に働きかける、ポピュレーションアプローチの取り組みを行う。

通いの場において、高齢者が自らの健康状態に関心をもち、フレイル予防等の重要性について啓発する。通いの場等における保健活動には、以下の取り組みがある。通いの場等を活用したフレイル予防の普及・促進のため、健康づくりに関する啓発活動等を実施する。通いの場を健康に関する不安等について気軽に相談できる場所として位置づけ、健康教育・健康相談を実施する。

❷ ハイリスクアプローチ

健診の場、通いの場、医療機関（かかりつけ医）などの場面で、「後期高齢者の質問票」を用い、高齢者の健康状態等の把握を行う。

後期高齢者の質問票（表6）[17]は、フレイルなど高齢者の特性を踏まえて健康状態を総合的に把握するという目的から、①健康状態、②心の健康状態、③食習慣、④口腔機能、⑤体重変化、⑥運動・転倒、⑦認知機能、⑧喫煙、⑨社会参加、⑩ソーシャルサポートの10類型からなり、15項目である。質問票を用いた評

表6　後期高齢者の質問票

◆質問票の活用：①健診の場、②介護予防・日常生活支援総合事業（総合事業）での通いの場（地域サロンなど）、③かかりつけ医（医療機関）などの受診の場面

類型名	No	質問文	回答
健康状態	1	あなたの現在の健康状態はいかがですか	①よい　②まあよい　③ふつう　④あまりよくない　⑤よくない
心の健康状態	2	毎日の生活に満足していますか	①満足　②やや満足　③やや不満　④不満
食習慣	3	1日3食きちんと食べていますか	①はい　②いいえ
口腔機能	4	半年前に比べて固いものが食べにくくなりましたか　※さきいか、たくあんなど	①はい　②いいえ
	5	お茶や汁物等でむせることがありますか	①はい　②いいえ
体重変化	6	6か月間で2〜3kg以上の体重減少がありましたか	①はい　②いいえ
運動・転倒	7	以前に比べて歩く速度が遅くなってきたと思いますか	①はい　②いいえ
	8	この1年間に転んだことがありますか	①はい　②いいえ
	9	ウォーキング等の運動を週に1回以上していますか	①はい　②いいえ
認知機能	10	周りの人から「いつも同じことを聞く」などの物忘れがあると言われていますか	①はい　②いいえ
	11	今日が何月何日かわからない時がありますか	①はい　②いいえ
喫煙	12	あなたはたばこを吸いますか	①吸っている　②吸っていない　③やめた
社会参加	13	週に1回以上は外出していますか	①はい　②いいえ
	14	ふだんから家族や友人と付き合いがありますか	①はい　②いいえ
ソーシャルサポート	15	体調が悪いときに、身近に相談できる人がいますか	①はい　②いいえ

厚生労働省：高齢者の特性を踏まえた保健事業ガイドライン第3版, 2024（後期高齢者の質問票の解説と留意事項：https://www.mhlw.go.jp/content/001239590.pdf）

価は、後期高齢者に対する健康診査の際に活用するが、市町村の介護予防・日常生活支援総合事業における通いの場や、かかりつけ医の医療機関の受診の場面など、多様な場面で健康状態を評価し、高齢者のフレイルに対する関心を高め、生活改善を促すことに用いることができる。また、高齢者個別の後期高齢者の質問票の結果とKDBシステムから抽出した健診・医療・介護情報を突合させ、高齢者を必要な保健事業や医療機関への受診につなげることができる。

3 認知症と保健活動

1 認知症の「共生」と「予防」

認知症基本法が施行され、認知症を有する人が尊厳を保持し、希望をもって暮らすことができる社会を目指し、認知症を有する人やその家族だけの問題ではなく、社会全体で支えていくための「共生社会」の実現を考え、取り組んでいくこととなった。認知症の「予防」は、「認知症にならない」という意味ではなく、「認知症になるのを遅らせる」「認知症になっても進行を緩やかにする」という意味で、認知症に関する正しい知識と理解に基づいた予防活動、認知症への「備え」としての取り組みが重要である。また、生活習慣病の予防は、将来の認知症発症リスクの低減につながる可能性があることから、壮年期からの生活習慣病の予防の重要性について普及啓発していくことも重要である。

認知症になってからもできる限り住み慣れた地域で普通に暮らし続けていけるよう、生活のあらゆる場面で障壁を減らしていくための地域づくりも重要である。

認知症に関する正しい知識と理解をもち、

地域や職域で認知症の人や家族を手助けする認知症サポーターの養成が進められている。認知症の人とかかわる機会が多いことが想定される小売業・金融機関・公共交通機関等の従業員等向けの認知症サポーター養成講座の開催の機会の拡大や、学校教育において認知症の人などを含む高齢者への理解の推進などの活動にも取り組んでいる。認知症サポーターの活動促進に取り組んでいる地域では、チームを組んだ認知症サポーターによる見守り活動や認知症カフェへの参加、外出支援など地域のニーズに応じた多様な活動が展開されている。

2 認知症の高齢者と家族への支援

認知症になっても本人の意思が尊重され、住み慣れた地域でできる限り暮らし続けられるために、認知症の人やその家族に早期にかかわる「認知症初期集中支援チーム」が配置され、早期診断・早期対応に向けた支援体制が構築されている。支援チームは、地域包括支援センター、病院等に配置され、保健師を含む複数の専門職が認知症の人やその家族に早期にかかわり、訪問、観察・評価、家族支援などの初期の支援を集中的に行い、自立生活のサポートを行う。チームの活動内容は、①訪問支援対象者の把握、②情報収集（本人の生活状況や家族の状況など）、③アセスメント（認知機能、生活機能、行動・心理症状、家族の介護負担、健康状態）、④初回訪問時の支援（認知症への理解、専門的医療機関等の利用の説明、介護保険サービス利用の説明、本人・家族への心理的サポート）、⑤専門医を含めたチーム員会議の開催（観察・アセスメント内容の確認、支援の方針・内容・頻度の検討）、⑥初期集中支援の実施（専門的医療機関への受診勧奨、本人への助言、生活環境の改善等）、⑦引継ぎ後のモニタリング、⑧支援実施中の情報共有などがある。

4 高齢者虐待と保健活動

1 高齢者虐待の現状

2022（令和4）年度の高齢者虐待に関する相談・通報件数は、全国で養介護施設従事者等によるものが2097件で前年度（2267件）と比べて7.5％減少し、養護者によるものが3万5774件で前年度（3万4057件）と比べて5.0％増加した。

厚生労働省の「高齢者虐待の防止、高齢者の養護者に対する支援等に関する法律」に基づく対応状況等に関する調査結果[18]によると、2022（令和4）年度にあった高齢者虐待の相談・通報件数は、3万8768件であった。このうち、養護者（高齢者の世話をしている家族、親族、同居人等）による高齢者虐待の相談・通報件数は3万8291件で、その件数は年々増加している。相談・通報者の内訳は、「警察」が34.0％と最も多く、次いで「介護支援専門員」が25.0％、「家族・親族」が7.5％、「被虐待者本人」が5.6％、「介護保険事業所職員」が4.1％であった。市町村による事実確認の結果、虐待を受けたまたは受けたと思われたと判断した事例（以下、虐待判断事例）の件数は、1万6669件であった。虐待判断事例について、虐待の種別は、「身体的虐待」が65.3％で最も多く、次いで「心理的虐待」が39.0％、「介護等放棄」が19.7％、「経済的虐待」が14.9％、「性的虐待」が0.4％であった。

虐待が発生した要因は、虐待者側では「介護疲れ・介護ストレス」（54.2％）、「理解力の不足や低下」（47.9％）、「知識や情報の不足」（47.7％）、「精神状態が安定していない」（47.0％）、「被虐待者との虐待発生までの人間関係」（46.5％）、「虐待者の介護力の低下や不足」（45.8％）等であった。被虐待者側では「認知症の症状」（56.6％）、「身体的自立度の低さ」（44.9％）等であった。

被虐待高齢者の状況は、性別では「女性」

が75.8％であり女性が多く、年齢階級別では80歳代が多かった。「要介護認定済み」が69.2％で、要介護状態区分別では、「要介護1」（26.0％）、「要介護2」（21.4％）、「要介護3」（18.2％）の順に多かった。日常生活自立度Ⅱ以上の者は被虐待高齢者全体の50.9％であった。

　虐待を行った養護者（虐待者）の状況は、被虐待高齢者から見た虐待者の続柄は、「息子」が39.0％と最も多く、次いで「夫」が22.7％、「娘」が19.3％の順であった。虐待者の年齢は、「50歳代」が27.0％と最も多く、次いで「70歳代」「60歳代」が16.2％の順であった。被虐待高齢者における虐待者との同居・別居の状況は、虐待者のみと同居している被虐待高齢者が52.8％、虐待者および他家族と同居している被虐待高齢者が34.0％であり、86.8％の被虐待高齢者が虐待者と同居していた。被虐待高齢者の家族形態は、未婚の子と同居している被虐待高齢者が33.9％で最も多かった。

2 高齢者虐待の早期発見・防止に向けた支援

　高齢者虐待防止法では、高齢者虐待の防止、高齢者虐待を受けた高齢者の迅速かつ適切な保護および適切な養護者に対する支援について、市町村が第一義的に責任をもつ役割を担うことが規定されている。市町村の役割として規定されている項目は、以下のとおりである。

❶ 発生予防から虐待を受けた高齢者の生活の安定までの継続的な支援

　高齢者に対する虐待の発生予防から、虐待を受けた高齢者が安定した生活を送れるようになるまでの各段階において、高齢者の権利擁護を理念とする切れ目ない支援体制が必要である。

❷ 高齢者自身の意思の尊重、虐待を未然に防ぐための積極的なアプローチ

　家庭内における権利意識の啓発、認知症等に対する正しい理解や介護知識の周知などのほか、介護保険制度等の利用促進などによる養護者の負担軽減策などが有効である。また、孤立している高齢者のいる世帯に対し、関係者による働きかけを通じてリスク要因を低減させるなど、高齢者虐待を未然に防ぐための積極的な取り組みが重要である。

❸ 虐待の早期発見・早期対応

　民生委員や自治会・町内会等の地域組織との協力連携、地域住民への高齢者虐待に関する啓発普及、保健医療福祉関係機関等との連携体制の構築などによって、虐待が起きても早期に発見し対応できる仕組みを整えることが必要である。養護者による虐待の通報者として最も多いのが介護支援専門員であること、また、介護保険サービスを利用している場合は虐待の深刻度が低い傾向があることから、適切な介護保険サービスの利用を促し、介護保険事業者等と連携していくことも重要である。

❹ 高齢者本人とともに養護者を支援する

　高齢者と養護者の利害対立への配慮や、虐待の発生要因と関連する課題への支援、養護者支援機関へのつなぎなど、養護者に対して、相談、指導および助言を行い、虐待の解消と高齢者が安心して生活を送るための環境整備に向けて、養護者への支援を適切に行う。

❺ 関係機関の連携・協力によるチーム対応

　高齢者虐待の発生には家庭内での長年の経緯を基にした人間関係や介護疲れなど、さまざまな要因が影響しており、支援にあたっては高齢者や養護者の生活を支援するためのさまざまな制度や知識が必要となる。そのため、発生予防から通報等による事実確認、高齢者の生活の安定に向けた支援に至る各段階にお

いて、複数の関係者（介護保険、高齢者福祉、障がい、医療、生活保護の担当部局等）と連携をとりながら高齢者や養護者の生活を支援できる体制を構築し、チームとして虐待事例に対応することが必要である。

3 セルフ・ネグレクト

国の高齢者虐待防止マニュアルである「市町村・都道府県における高齢者虐待への対応と養護者支援について」[19]では、介護・医療サービスの利用を拒否するなどにより、社会から孤立し、生活行為や心身の健康維持ができなくなっている、いわゆる**「セルフ・ネグレクト（自己放任）」**状態にある高齢者は、高齢者虐待防止法の対象外となっているが、セルフ・ネグレクト状態にある高齢者は、認知症のほか、精神疾患・障がい、アルコール関連の問題を有すると思われる者も多く、それまでの生活歴や疾病・障がいの理由から、「支援してほしくない」「困っていない」など、市町村や地域包括支援センター等の関与を拒否することもあるため、支援には困難が伴うが、生命・身体に重大な危険が生じるおそれや、ひいては孤立死に至るリスクも抱えている。必要に応じて高齢者虐待に準じた対応を行えるよう、高齢者の見守りネットワーク等の既存のネットワークや介護保険法に基づく地域ケア会議も有効活用しつつ、セルフ・ネグレクト状態にある高齢者に対応できる関係部署・機関の連携体制を構築することが重要である。

引用文献

1) Havighurst, R. J.：Human development and education, Longmans, Green, 1953.（ハヴィガースト, R. J., 荘司雅子訳：人間の発達課題と教育：幼年期から老年期まで，牧書店，1958.）
2) Erikson, E.H. and Erikson, J.M.（村瀬孝雄・近藤邦夫訳）：ライフサイクル，その完結，増補版，みすず書房，2001.
3) 内閣府：令和6年版高齢社会白書（全体版），2024. https://www8.cao.go.jp/kourei/whitepaper/w-2024/zenbun/06pdf_index.html
4) 2022年　国民生活基礎調査の概況．
https://www.mhlw.go.jp/toukei/saikin/hw/k-tyosa/k-tyosa22/index.html
5) 厚生労働省：令和2(2020)年患者調査の概況．
https://www.mhlw.go.jp/toukei/saikin/hw/kanja/20/index.html
6) 内閣府：令和4年　高齢者の健康に関する調査結果（全体版）．
https://www8.cao.go.jp/kourei/ishiki/r04/zentai/pdf_index.html
7) 厚生労働省：2019(令和元)年国民健康・栄養調査．
https://www.mhlw.go.jp/stf/seisakunitsuite/bunya/kenkou_iryou/kenkou/eiyou/r1-houkoku_00002.html
8) 厚生労働統計協会編：国民衛生の動向2023/2024，67(9)，2023.
9) 厚生労働省：介護予防・日常生活支援総合事業のサービス利用の流れ．https://www.kaigokensaku.mhlw.go.jp/commentary/flow_synthesis.html
10) Araki, A., Ito, H.：Diabetes mellitus and geriatric syndromes. Geriatrics & Gerontology International, 9(2), 105-114, 2009.
11) 荒井秀典編集主幹：フレイル診療ガイド 2018 年版，ライフ・サイエンス，2018.
12) 柳澤信夫，鈴木隆雄，飯島勝矢監：フレイル予防・対策：基礎研究から臨床，そして地域へ．令和2年度長寿科学研究業績集，公益財団法人長寿科学振興財団，2021.
13) Fried, L.P., Tangen, C.M., Walston, J., et al: Cardiovascular health study collaborative research group. Frailty in older adults: evidence for a phenotype. Journals of Gerontology Series A, Biological Sciences and Medical Sciences，56(3), 146-156, 2001.
14) Satake, S., Arai, H.: The revised Japanese version of the cardiovascular health study criteria (revised J-CHS criteria). Journals of Gerontology Series A, Biological Sciences and Medical Sciences, 20(10), 992-993, 2020.
15) Yamada, M., Arai, H.: Social frailty predicts incident disability and mortality among community-dwelling Japanese older adults. Journal of the American Medical Directors Association, 19(12), 1099-1103, 2018.
16) Satake, S., Senda, K., Hong, Y.J., et al: Validity of the kihon checklist for assessing frailty status. Geriatrics & Gerontology International, 16(6), 709-715, 2016.
17) 厚生労働省：高齢者の特性を踏まえた保健事業ガイドライン第3版，後期高齢者の質問票の解説と留意事項，2024. https://www.mhlw.go.jp/content/001239590.pdf
18) 厚生労働省：令和4年度「高齢者虐待の防止，高齢者の養護者に対する支援等に関する法律」に基づく対応状況等に関する調査結果．
https://www.mhlw.go.jp/stf/houdou/0000196989_00025.html
19) 厚生労働省：市町村・都道府県における高齢者虐待への対応と養護者支援について（平成30年3月改訂）．https://www.mhlw.go.jp/stf/seisakunitsuite/bunya/0000200478.html

第3部　対象別公衆衛生看護活動の展開と支援

D 学校保健活動

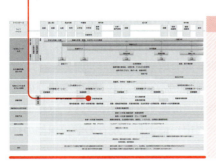

チェックポイント
- ☑ 児童・生徒の主な健康課題への対策と支援を学ぶ。
- ☑ 特別な支援を必要とする子どもへの対策と支援を理解する。
- ☑ 学校保健活動の展開と養護教諭の活動を事例を通して理解する。

1 学校保健・学校保健活動の定義・目的

1 学校保健の定義

学校保健は、「学校における保健教育及び保健管理をいう」（文部科学省設置法第4条第1項第12号）と定義されているように、保健教育と保健管理の活動を適切に行うことによって、児童生徒等や教職員の健康を保持増進し、心身ともに健康な国民の育成を図るという教育目的の達成に寄与することを目指して行われる活動のことである。

学校保健活動は保健教育と保健管理の2領域に、それを円滑に運営するための保健組織活動が加わった3領域で構成される。それぞれの活動方法は学校保健安全法、学校保健安全法施行令、学校保健安全法施行規則を中心とした法令によって規定され、展開されている。

2 学校保健の目的

日本国憲法第26条は、「すべて国民は、法律の定めるところにより、その能力に応じて、ひとしく教育を受ける権利を有する」と規定している。学校保健は、「学校教育の円滑な実施とその成果の確保」を目的に行われている（学校保健安全法第1条）。つまり、学校保健は、心身ともに健康な国民の育成を期するものであり、児童生徒一人ひとりが生涯にわたって健康で安全、活力がある生活ができるようにすることを目指すものである。

学校保健の目的は、児童生徒等および教職員の健康の保持増進を図ること、集団教育としての学校教育活動に必要な保健安全的配慮を行うこと、児童生徒等が自己や他者の健康の保持増進を図ることができるような能力を育成することなどである。

3 学校保健の対象

学校保健の対象となる「学校」とは、学校教育法第1条に「幼稚園、小学校、中学校、義務教育学校、高等学校、中等教育学校、特別支援学校、大学及び高等専門学校」と規定されている。

「学校保健の対象」はそれらの学校に在学する幼児、児童、生徒または学生である。これらの対象は成長過程にあり、生涯の生活習慣の形成期でもある。義務教育制度をもつ日本では、教育的影響は極めて大きく、学校保健は公衆衛生の重要な一部分である。

359

2 学校保健の歴史的変遷

学校保健の主な歴史的変遷について、表1にまとめる。

明治政府はわが国の近代化への重要な課題として、教育制度の確立による国民の教育の水準の向上を位置づけ、1872（明治5）年、「学制」を発布した。これにより教育行政機関として文部省が設置され、学校衛生施策の制度化が始まった。その後、1898（明治31）年、「学校医令」により、公立学校に学校医を置くこととなった。また健康教育は、「養生法」から「修身」に変わった。

大正期においては、予防接種が拡大し、学校給食が開始された。

昭和前期の学校衛生の重要課題は、児童生徒の身体の鍛錬、身体虚弱者に対する養護対策、結核予防対策などであった。1941（昭和16）年に交付された「国民学校令」において「体錬科」が教科として設けられた。体錬科衛生とした保健教育は、現在の保健学習の原型である。

戦時体制による公衆衛生水準の低下、食糧不足による学童の体位の著しい低下および健康状態の悪化は深刻なものであった。1946（昭和21）年の第1次アメリカ教育使節団による報告書は、教育職員がかかわる保健教育の重要性を指摘した。この基本理念は、1947（昭和22）年の学校教育法の公布により「学校保健計画実施要領」のなかに具体化された。

その後、1958（昭和33）年の学校保健法の制定により、学校保健は法律として明確に位置づけられ、保健主事が制度化され、身体検査は健康診断と改称された。

1972（昭和47）年には「児童生徒等の健康の保持増進に関する施策について」（保健体育審議会答申）により、現在の学校保健の体系が規定された。1995（平成7）年の学校教育法施行規則の一部改正により、「保健主事は教諭又は養護教諭をもって充てる」こととなった。

社会の変化とともに、子どもの健康課題も変容した。1997（平成9）年の「生涯にわたる心身の健康の保持増進のための今後の健康に関する教育及びスポーツ振興のあり方について」（保健体育審議会答申）では、保健管理、保健教育の内容、方法が検討され、**養護教諭**の新たな役割が示された。

さらに、生活習慣病対策および児童生徒の食生活（食習慣等）の改善の一方策として、2005（平成17）年度より**栄養教諭制度**が制定された。

2009（平成21）年、学校保健法等の一部を改正する法律により、学校保健法は**学校保健安全法**に改称され、保健指導・健康相談、心の健康の重視、地域の関係機関との連携の強調、校長の役割などが明確となった。

3 学校保健の行政組織

1 中央における行政組織

学校保健行政は、国―都道府県―市町村―学校という系列で行われており、国においては、文部科学省初等中等教育局健康教育・食育課が所掌している（図1）。

学校保健を含む学校健康教育にかかわる文部科学省の所掌事務は、文部科学省設置法第4条第1項第12号において「学校保健、学校安全、学校給食及び災害共済給付に関すること」とされている。

表1　学校保健の歴史的変遷

年	学校保健に関する主な出来事
1872（明治5）年	学制発布、近代学校教育制度が開始
1874（明治7）年	小学校教員志望者に身体検査実施
1878（明治11）年	体操伝習所開設
1880（明治13）年	「小学校修身訓」（西村茂樹編）に貝原益軒の養生訓が数多く収録 体操伝習所生徒活力検査実施 小学校教員心得公布
1891（明治24）年	文部省に「学校衛生事項取調嘱託」として三島通良が着任、学校衛生開始
1895（明治28）年	三島通良は『学校衛生取調復命書』を著し、学校の不衛生が病気や視力低下を生み、身体に不適合な机・いすが脊柱彎曲をもたらし、結核・トラホームなど伝染病の流行状況、教員に衛生上の知識が乏しく、休憩時間が不十分であることや活動全般が衛生上問題であると明らかにした。
1897（明治30）年	「学校清潔方法」（文部省訓令第1号）公布 「学生生徒身体検査規定」が規定
1898（明治31）年	「学校医令」「学校医職務規定」公布、「学校伝染病予防及消毒方法」が規定
1900（明治33）年	文部省に学校衛生課設置
1902（明治35）年	学生生徒児童のコレラ予防接種
1905（明治38）年	岐阜県に学校看護婦配置
1914（大正3）年	教員の結核が増加するとともに発疹チフスも大流行
1919（大正8）年	「学校伝染病予防規定」が公布（学校伝染病予防及消毒方法の廃止） 「児童生徒及学生ノ近視予防ニ関スル注意」公布
1920（大正9）年	「学生生徒児童身体検査規定」（学生生徒身体検査規定の廃止）
1921（大正10）年	文部省学校衛生課再設 学校用机腰掛標準
1922（大正11）年	女教員の産前産後における休養に関する訓令
1924（大正13）年	学校伝染病予防規定 地方学校衛生職員制施行
1927（昭和2）年	校舎の適当な設備標準
1929（昭和4）年	学校医、幼稚園医及青年訓令所医令
1931（昭和6）年	学校歯科医幼稚園歯科医令
1937（昭和12）年	学校身体検査規定
1940（昭和15）年	国民体力法 国民学校修了者の予防指導に関する身体検査
1941（昭和16）年	国民学校令の公布、学校看護婦から養護訓導となる
1942（昭和17）年	国民学校卒業生にBCG接種
1945（昭和20）年	終戦
1947（昭和22）年	日本国憲法の施行、教育基本法、学校教育法の制定、養護訓導は養護教諭と改称
1958（昭和33）年	学校保健法の制定
1959（昭和34）年	学校安全会法の制定
1972（昭和47）年	保健体育審議会答申「児童生徒の健康の保持増進に関する施策」
1995（平成7）年	「学校教育法施行規則」一部改正（保健主事は教諭又は養護教諭をもって充てる）
1997（平成9）年	保健体育審議会答申「生涯にわたる心身の健康の保持増進のための今後の健康に関する教育およびスポーツ振興のあり方について」
1998（平成10）年	「教育職員免許法の一部を改正する法律」（一定の条件下で養護教諭の保健授業担当が可能になる）
2005（平成17）年	栄養教諭制度の制定
2009（平成21）年	学校保健法の一部を改正する法律「学校保健安全法」に改称

図1　文部科学省の組織図（2023（令和5）年4月1日現在）

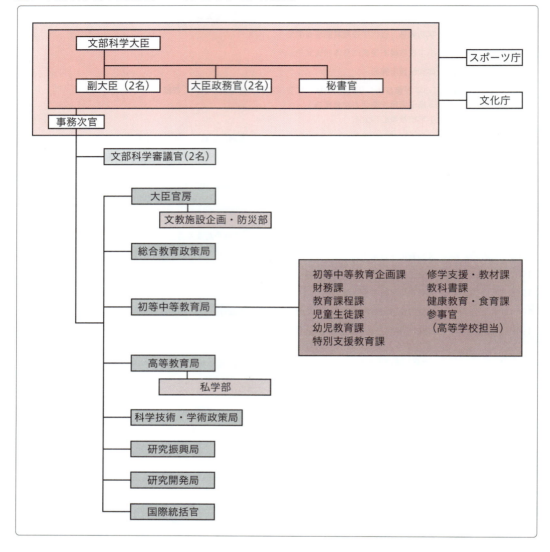

2 地方における行政組織

　地方自治体においては、公立学校は教育委員会の学校保健主管課などが、私立学校は知事部局の私学担当課が担当しており、互いに連携をとりながら児童生徒の健康の保持増進を図っている。

　学校における保健および安全に関する事務等の適正な処理を図るため、文部科学大臣は都道府県または市町村に対し、必要な指導、助言または援助および指示等を行うことができる（図2）。

図2　学校保健行政の体系

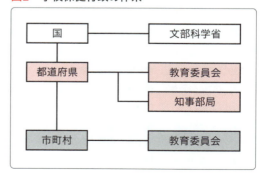

3 学校保健と地域保健

学校保健は児童生徒や教職員を対象に、健康を保持増進し、健康生活能力の発達向上を図るために教育委員会や学校等が主体となって行う活動をいう。

地域保健は地方自治体が主体となり、地域住民の健康増進を目指して実施する保健・医療・環境・薬事等に関する活動をいう。

児童生徒および教職員は、学校保健の対象者であるとともに、地域で生活している地域保健の対象者でもあるが、「学校保健」特有の点は以下のとおりである。

① 学校保健が発達の著しい子どもを対象としており、特有の健康問題や課題があること。
② 学校は教育の場であり、心身ともに健康な国民の育成を目指して行う活動は教育目的そのものであり重要な課題であること。
③ 学齢期は子どもが健康に関する基本的な知識を理解し、健康生活を実践する習慣を育成するのに最適な時期であること。
④ 学校環境衛生の管理や子どもたちの心身の管理など、学校生活を健康で快適な場所とするための特有の活動があること。

4 発達段階別にみる対象の特徴と支援

1 幼児期

幼児期は、神経・運動機能が発達するとともに、会話や思考が発達し、集団への参加が可能となってくる。幼児期の発達課題は言葉の獲得と基本的生活習慣の確立である。排泄、食行動、衣服の着脱、睡眠、清潔といった日常生活習慣の定着、う歯予防などの適切な支援が必要である。

2 学童期

学童期は、一日の大部分を学校ですごすことになるため、学校生活への適応や友人との交流など、社会性が発達する時期でもある。家族以外の人と付き合う社会的スキルが必要であるが、必要に応じて対人関係や集団生活に伴うストレスを軽減する支援が重要である。また、学童期の子どもの生活習慣は、家族の生活習慣の影響を大きく受けているため、家族が正しい知識をもつことも大切である。さらに、この時期に表面化してくる発達障がいなどにも注意が必要である。学童期の心理的問題には、家族や教職員が子どもの状態を適切に把握し対応していく必要がある。

3 青年期

青年期は心身ともに子どもから大人へと移行する時期である。第2次性徴が現れ、とまどいから情緒が不安定になる場合もみられる。青年期の心身の発達は、個人差が大きいのが特徴であるため、発達のバランスという観点から個々の子どもを見る必要がある。この時期の健康課題には、生活習慣の乱れや肥満・痩せ、喫煙・飲酒・薬物乱用、性の問題などがあげられる。

5 児童・生徒の主な健康課題への対策と支援

1 学校保健統計の動向

1 児童生徒の死亡の状況

児童生徒の年齢に該当する5～19歳は、もっとも死亡率の低い年代である。主な死因は、不慮の事故、自殺、悪性新生物、心疾患である。2022（令和4）年の5～19歳の死亡者数は1998人であり、単に医学的対応のみでは防止できない生活上の要因（不慮の事故、自殺）が1041人と、その半数以上を占めているのがこの年齢層の特徴である（表2）。

2006（平成18）年に施行された自殺対策基本法により、関係機関と連携した自殺対策が実施されるようになったが、依然として10代の自殺死亡率は増加している。自他の生命を尊重する心を育てることを重視した新学習指導要領による教育が実施されている。多方向からの働きかけを、連携により重層的に行うことが重要である。

2 児童生徒の発育の状況

定期健康診断の結果は、その一部が抽出されて、毎年、学校保健統計としてまとめられ、わが国の児童生徒の身体発育と健康の状況の

表2　特定死因の死亡者数（児童生徒関係）の推移

（単位：人）

	死亡総数【死亡率】	悪性新生物	心疾患	肺炎	腎不全	自殺	不慮の事故	（再掲）交通事故
5～9歳								
2005（平成17）年	655	120	33	17	4	1	230	109
2010（平成22）年	480	107	26	22	—	—	125	56
2015（平成27）年	452	100	26	25	—	1	87	37
2020（令和2）年	306	77	19	8	2	—	49	22
2022（令和4）年	311【6.4】	89	13	3	—	1	28	10
10～14歳								
2005（平成17）年	590	108	44	26	1	44	150	71
2010（平成22）年	553	116	42	14	2	63	121	45
2015（平成27）年	470	107	18	11	—	89	74	25
2020（令和2）年	426	82	27	6	2	122	53	13
2022（令和4）年	422【8.1】	84	19	3	1	119	34	9
15～19歳								
2005（平成17）年	1802	166	107	29	7	511	615	461
2010（平成22）年	1422	150	62	18	2	451	424	292
2015（平成27）年	1220	147	52	13	—	447	288	199
2020（令和2）年	1262	110	46	2	2	641	230	133
2022（令和4）年	1265【23.3】	124	43	3	2	663	196	104

厚生労働省：人口動態統計, 2022.

推移を知る基本データとなっている。学校保健統計に、学校における健康課題のアセスメント、それを基にした学校保健計画の作成などに活用され、学校保健の推進に貢献している。

児童生徒の身長と体重の推移は、年齢により多少の差はあるが、近年はほぼ横ばいとなっている（図3～図6）。

3 児童生徒の身体の健康の状況

2022（令和4）年度の学校保健統計調査（表3）によると、主な疾病異常の被患率は、幼稚園児・小学生ではわずかな差ではあるが、裸眼視力1.0未満が最も高い。また、中学生・高校生でも裸眼視力1.0未満が最も高く、前年度より増加している。これらの視力低下の原因のほとんどが近視によるものと考えられている。

アトピー性皮膚炎や喘息だけでなく、食物アレルギーなどのアレルギー疾患の有病率は、2022（令和4）年に日本学校保健会が行った調査では、喘息4.5％、食物アレルギー6.3％、アナフィラキシー0.6％と、これまで考えられていた以上に高いことが明らかになっている。喘息は小学校から高校にかけて減少する傾向にあるが、適切な疾患管理による学校生活管理が重要である。

2 現代的な健康課題

1 アレルギー疾患

近年、アトピー性皮膚炎や食物アレルギーなどの児童生徒のアレルギー疾患の問題が指摘されており、学校における対応が重要となっている。児童生徒の各種アレルギー疾患の実態などについての調査を踏まえた、「学校のア

図3　身長の年次推移（男）

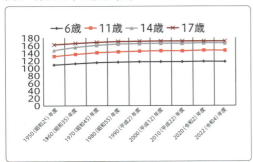

文部科学省：令和4年度学校保健統計調査, 2022.

図4　身長の年次推移（女）

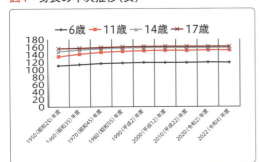

文部科学省：令和4年度学校保健統計調査, 2022.

図5　体重の年次推移（男）

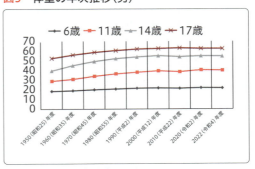

文部科学省：令和4年度学校保健統計調査, 2022.

図6　体重の年次推移（女）

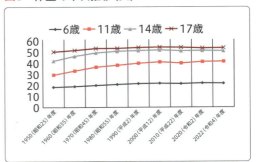

文部科学省：令和4年度学校保健統計調査, 2022.

表3 健康診断による主な疾病・異常等の被患率の推移

区分		むし歯（う歯）	アトピー性皮膚炎	ぜん息	裸眼視力1.0未満の者	心電図異常	蛋白検出の者	耳疾患	鼻・副鼻腔疾患	口腔咽喉頭疾患・異常
幼稚園	2005（平成17）年	54.39		1.58	20.38	…	0.60	2.05	3.18	2.02
	2010（平成22）年	46.07	3.28	2.74	26.43	…	1.01	3.34	3.39	1.86
	2015（平成27）年	36.23	2.52	2.14	26.82	…	0.76	2.23	3.57	1.30
	2020（令和2）年	30.34	1.90	1.64	27.90	…	1.00	1.97	2.38	1.04
	2022（令和4）年	24.93	1.62	1.11	24.95	…	0.87	2.36	3.03	0.65
小学校	2005（平成17）年	68.19		3.27	26.46	2.40	0.58	4.48	11.18	1.86
	2010（平成22）年	59.63	3.38	4.19	29.91	2.48	0.75	5.43	11.66	1.52
	2015（平成27）年	50.76	3.52	3.95	30.97	2.35	0.80	5.47	11.91	1.23
	2020（令和2）年	40.21	3.18	3.31	37.52	2.52	0.93	6.14	11.02	0.96
	2022（令和4）年	37.02	3.14	2.85	37.88	2.55	0.98	6.60	11.44	0.71
中学校	2005（平成17）年	62.72		2.67	47.77	3.18	2.08	2.77	10.59	1.24
	2010（平成22）年	50.60	2.56	3.02	52.73	3.36	2.61	3.56	10.67	0.82
	2015（平成27）年	40.49	2.72	3.00	54.06	3.17	2.91	3.63	10.61	0.58
	2020（令和2）年	32.16	2.86	2.59	58.29	3.33	3.25	5.01	10.21	0.45
	2022（令和4）年	28.24	2.96	2.23	61.23	3.15	2.90	4.76	10.70	0.35
高等学校	2005（平成17）年	72.78		1.71	58.42	3.20	1.83	1.32	8.14	0.63
	2010（平成22）年	59.95	2.23	2.08	55.64	3.16	2.84	1.61	8.45	0.58
	2015（平成27）年	52.49	2.05	1.93	63.79	3.33	2.95	2.04	7.34	0.44
	2020（令和2）年	41.66	2.44	1.75	63.17	3.30	3.19	2.47	6.88	0.25
	2022（令和4）年	38.30	2.68	1.71	71.56	3.03	2.83	2.25	8.51	0.28

＊ アトピー性皮膚炎については、2005年は伝染性皮膚疾患として集計されていたため記入せず
文部科学省：学校保健調査年次統計, 学校種別, 疾病・異常等の推移, 2022

レルギー疾患に対する取り組みガイドライン」および「学校生活管理指導表（アレルギー疾患用）」が作成され、2008（平成20）年度から各学校に配付されている。また、2015（平成27）年度には「学校給食における食物アレルギー対応指針」が作成された。

アレルギー疾患に関する調査研究報告書では、「アレルギー疾患はまれな疾患ではなく、学校保健を考える上で、すでに学校に、クラスに、各種のアレルギーをもつ子どもたちがいることを前提としなければならない」と述べられており、水泳指導や校外学習など、さまざまな教育活動を展開するうえで保護者、医師および学校の緊密な連携が求められている。

2 児童生徒の心の健康

児童生徒は、成長・発達の途上にあり、その過程で起こるさまざまな葛藤などにより、攻撃性や非社会性を現す場合がある。また、頭痛・腹痛などの身体症状や不定愁訴となって現れたりした場合なども含め、きめ細かな観察が必要である（図7）。心の問題が疑われる変化に気づいた場合は、担任および養護教諭を中心に速やかに校内組織で情報を共有し、多角的な視点から対応を行うことが必要である。

子どもの心の健康問題については、担任、養護教諭、生徒指導担当教諭などによる丁寧な情報収集に基づく教育相談・健康相談・生活指導・保健指導などに加え、スクールソーシャ

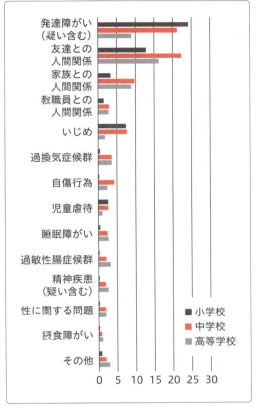

図7 養護教諭が過去1年間に把握した心の健康に関する主な事項
（千人あたりの児童生徒数）

日本学校保健会：保健室利用状況に関する調査報告書（平成28年度調査結果）による

ルワーカーや保健所を介した保護者や地域へのアプローチ、家族支援、福祉的介入のような校外との連携も必要になる。

さらに、地震や台風などの自然災害や事件・事故に遭遇し、強い恐怖や衝撃を受けたことにより、その後の成長や発達の障がいとなることもある。そのため、適切な対応を図り支援していく必要がある。

3 性に関する問題

近年、国民の性に関する意識や価値観が多様化し、家庭環境や子どもを取り巻く社会環境も大きく変化している。そうしたなかで子どもの心身の発達は、性的成熟と社会的成熟にギャップが生じアンバランスとなっている。また、子どもたちの薬物乱用、売買春やその類似行為、性感染症や10代の人工妊娠中絶などが増加し、性に関する健康問題も深刻化している。

学校における性に関する教育は、子どもの人格の完成、豊かな人間形成を目的として行われるものであるが、学校だけで行うものではなく、学校、家庭、地域社会それぞれの役割を明らかにし、家庭や地域社会（関係機関・団体等）との有機的な連携を図りながら効果的に進める必要がある。

4 喫煙、飲酒、薬物乱用防止教育

喫煙、飲酒、薬物乱用は、児童生徒における多様化・複雑化している現代的な健康課題の1つである。薬物乱用に関する最近の状況としては、大麻事犯が増加傾向にあり、検挙者の約半数は未成年および20代の若者が占めるなど、青少年を中心に大麻乱用の裾野が拡大している。喫煙、飲酒、薬物乱用を経験して、一度依存状態に陥るとそこから抜け出すのは極めて難しくなる。

学校教育を受ける学齢期は、こうした健康に関する危険行動に陥りやすい時期でもあり、最初の段階での防止、すなわち、まだ喫煙、飲酒、薬物乱用を経験していない児童生徒を対象とする一次予防が最も本質的な対策となる。一次予防は、たばこや酒類、依存性薬物を使用するきっかけそのものを除く、各個人がきっかけとなる要因を避ける、あるいは拒絶することができるようになることを目標とするものである。わが国においては、成人の喫煙、飲酒が認められていることから、なぜ未成年の喫煙、飲酒がダメなのかという点についてしっかり教えることが重要である。学校教育だけでなく家庭や地域社会の理解を得つつ、連携していくことが必須となる。

また、青少年の薬物乱用問題は、情報化社会、交通手段の進展に伴い地域格差が少なくなっていることを踏まえ、どこでも、誰にで

367

も起こりうる深刻な問題としてとらえる必要がある。

5 感染症

近年、人、物の移動、開発等による環境の変化などにより、近年まで克服されたかに見えていた感染症をめぐる状況が大きく様変わりしている。1970年以降、エボラ出血熱やウエストナイル熱など、これまで知られていなかった感染症（新興感染症）が出現し、また、近い将来克服されると考えられてきた結核、マラリア等の感染症（再興感染症）が再び脅威を与えている。さらに、新型コロナウイルス感染症については、海外の感染状況に鑑み、国内での患者発生の際に適切な医療体制や検疫体制を整備すること等のため、2020（令和2）年1月に感染症の予防及び感染症の患者に対する医療に関する法律（感染症法）の指定感染症に指定されたが、その後2023（令和5）年1月の「新型コロナウイルス感染症の感染症法の位置づけの変更等に関する対応方針について」（新型コロナウイルス感染症対策本部決定）において、特段の事情が生じない限り、感染症法上の「新型インフルエンザ等感染症」に該当しないものとし、同年5月8日から「5類感染症」に位置づけることを決定した。

この決定を受け、学校保健安全法施行規則の一部が改正され、新型コロナウイルス感染症の学校において予防すべき感染症としての位置づけを見直し、児童生徒等の罹患が多く、学校において流行を広げる可能性が高い感染症である第2種の感染症とした。

感染症を取り巻く状況は厳しさを増している。感染症対策は、感染後の対策も重要であるが、その予防が最も大切といえる。手洗いの励行、咳エチケット、身の回りの清潔など、日々の生活における感染症予防はもちろんのこと、ワクチン接種など、可能な予防手段を推進することが大切である。また、感染症情報を活用し、予防活動に活かしていくことが求められる。

6 がん教育

2016（平成28）年に改正・施行されたがん対策基本法において、学校でのがん教育が法律上に位置づけられ、法の下に策定された。2017（平成29）年度からの第3期がん対策推進基本計画にもがん教育が位置づけられた。また、2017（平成29）年3月に公示された新中学校学習指導要領および2018（平成30）年3月に公示された新高等学校学習指導要領の「保健体育」では、がんを取り扱うことが新たに明記された。

なお、「がん教育」は、がんをほかの疾病などと区別して特別に扱うのではなく、がんを扱うことを通じて、ほかのさまざまな疾病の予防や望ましい生活習慣の確立なども含めた、健康教育そのものの充実を図るものでなければならない。

7 医療的ケア

喀痰吸引、経管栄養、導尿、酸素療法、人工呼吸療法など、医師の指示の下に在宅において家族などによって行われるこれらの行為を、医療職によって行われる医行為と区別して医療的ケアという。これらの行為は、日常生活に必要な医療的な生活援助行為である。

現在、学校に在籍する医療的ケア児は年々増加するとともに、人工呼吸器の管理などの特定行為以外の医療的ケアを必要とする児童生徒等が学校に通うようになるなど、医療的ケア児を取り巻く環境が変わりつつある。このため2017（平成29）年に「学校における医療的ケアの実施に関する検討会議」が設置され、小・中学校等を含む全ての学校における医療的ケアの基本的な考え方を再度検討し、医療的ケアを実施する際に留意すべき点について整理された。

この検討会議の結果を受け、文部科学省は「学校における医療的ケアの今後の対応について（通知）」（平成31年3月20日）において、特定行為以外の医療的ケアを含め、小・中学校等を含む全ての学校における医療的ケアの基本的な考え方や医療的ケアを実施する際に留意すべき点等について、以下のように整理された。

① 医療的ケア児の「教育の場」
② 学校における医療的ケアに関する基本的な考え方
③ 教育委員会における管理体制の在り方
④ 学校における実施体制の在り方
⑤ 認定特定行為業務従事者が喀痰吸引等の特定行為を実施する上での留意事項
⑥ 特定行為以外の医療的ケアを実施する場合の留意事項
⑦ 医療的ケア児に対する生活援助行為の「医行為」該当性の判断
⑧ 研修機会の提供
⑨ 校外における医療的ケア
⑩ 災害時の対応

　この通知により、「特別支援学校等における医療的ケアの今後の対応について」（平成23年12月20日23文科初第1344号初等中等教育局長通知）は廃止された。
　特別支援学校における医療的ケア児の数は8,361名、幼稚園、小・中・高等学校に在籍する医療的ケア児の数は2130名（2022（令和4）年5月）で、幼稚園、小・中・高等学校において増加の傾向にある。
　また、2021（令和3）年6月18日には「医療的ケア児及びその家族に対する支援に関する法律」が公布され、同年9月18日から施行されることとなった。
　医療技術の進歩に伴い医療的ケア児が増加するとともにその実態は多様化している。同法では、医療的ケア児およびその家族が個々の医療的ケア児の心身の状況等に応じた適切な支援を受けられるよう、医療的ケア児の日常生活および社会生活を社会全体で支えていくことを基本理念に、国や地方公共団体、保育所の設置者等、学校の設置者の責務について明記するとともに、医療的ケア児支援センター等を設置し、専門的な相談に応じるだけでなく、情報の提供や助言その他の支援を行うほか、医療、保健、福祉、教育、労働等に関する業務を行う関係機関等に対し情報提供や研修を行い、また連絡調整を行うこととした。
　そのため、文部科学省では「小学校等における医療的ケア実施支援資料～医療的ケア児を安心・安全に受け入れるために～」を作成するなど、学校における医療的ケアの充実がいっそう図られるよう支援が行われている。

6　特別な支援を必要とする子どもへの対策と支援

　特別支援教育とは、障がいのある幼児児童生徒の自立や社会参加に向けた主体的な取り組みを支援するという視点に立ち、幼児児童生徒一人ひとりの教育的ニーズを把握し、生活や学習上の困難を改善・克服するため、適切な指導および支援を行うものである。2007（平成19）年に学校教育法等の一部改正により、従来の盲学校（視覚障がい）、聾学校（聴覚障がい）、養護学校（知的障がい、肢体不自由、病弱・身体虚弱）が**特別支援学校**に改名されただけでなく、新たに発達障がいを含め対象を広げたこと、支援を要する児童生徒等が在籍するすべての学校、学級、地域において、障がいのある児童生徒等の自立や社会参加に向けた主体的な取り組みを支援すること、地域での取り組みを強化したことなどが重要

点である。障がいのある子どもやその保護者に対して適切な相談・支援が行われるようにするため、特別支援教育連携協議会を設置し、保健師、養護教諭の実践を核に活動が展開されている。

1 障がいのある子どもの現状

2022（令和4）年5月1日現在の特別支援学校（幼稚部～高等部）において、あるいは小・中学校において特別支援学級または通級により指導を受けている子どもの総数は、約68万人である。

このうち義務教育段階の子どもは約61万6000人であり、これは同じ年齢段階にある子ども全体の約6.5％に相当する（図8）。

少子化により児童生徒数が年々減少するなか、特別支援学校、小・中学校の特別支援学級や通級学級に在籍する支援を必要とするこれらの子どもの数は増加傾向にある。

2 特別支援教育の場

1 就学前の段階

支援の必要なすべての子どもに対し、保健師、保育士等が支援ニーズを把握した段階か

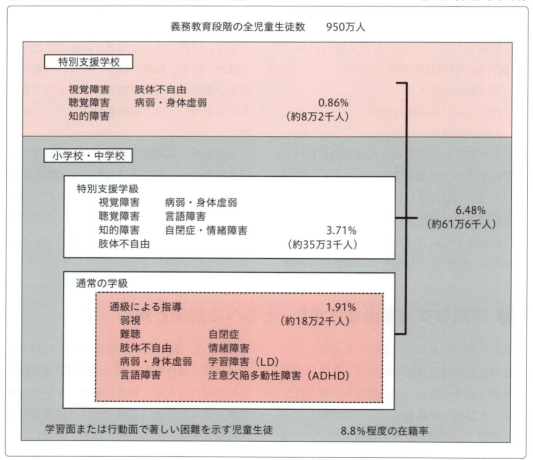

図8 義務教育段階における特別支援教育の対象　　（2022（令和4）年5月）

＊小学校には義務教育学校前期課程，中学校には義務教育学校後期課程および中等教育学校前期課程，高等学校には中等教育学校後期課程を含める
文部科学省：学校基本統計，通級による指導実施状況調査，特別支援学校在籍者数，特別支援学級在籍者数，通級による指導を受けている児童生徒数（令和4（'22）年5月），令和4年度特別支援教育に関する調査の結果

ら保護者を支えつつ「個別の教育支援計画」を作成する。また、それを教育委員会（就学指導委員会）、学校へ確実に引き継ぐことにより、生涯を通じて一貫した相談支援体制をめざしている。

2 特別支援学校

特別支援教育にかかわる学校の設置義務は、都道府県および政令指定都市にあり、その定義と目的は学校教育法第72条に「特別支援学校は、視覚障害者、聴覚障害者、知的障害者、肢体不自由者又は病弱者（身体虚弱者を含む。以下同じ。）に対して、幼稚園、小学校、中学校又は高等学校に準ずる教育を施すとともに障害による学習上又は生活上の困難を克服し自立を図るために必要な知識技能を授けることを目的とする」と規定されている。

特別支援学校に対応した学習指導要領等においては、重複障がいのある子どもに応じた弾力的な教育課程が編成できるよう、たとえば学習が著しく困難な者については「自立活動」を主とした指導を行うことができるなどの種々の特例が設けられている。

また、指導に当たっては、個々の子どもの実態に応じた適切かつ効果的な指導を進めるため、「個別の指導計画」を作成することとしている。

障がいのため通学して教育を受けることが困難な児童生徒に対し、教員を家庭、児童福祉施設、医療機関等に派遣して教育（訪問教育）が行われている。

3 小学校・中学校の特別支援学級

障がいのある児童生徒を対象とする学級であり、その対象として知的障がい者、肢体不自由者、身体虚弱者、弱視者、難聴者、その他障がいのある者で特別支援学級において教育を行うことが適当なものとされている。その他の障がいとしてはこれまで言語障がい、情緒障がいの学級が設けられている。在籍する児童生徒の状況により、特別支援教育コーディネーターが支援を行うことになっている。

4 通級による指導

通級による指導とは、小学校、中学校、高等学校などで、通常の学級での学習や生活におおむね参加でき、一部特別な指導を必要とする児童生徒に対して、各教科等の授業は通常の学級で行いつつ、障がいに応じた特別の指導を特別の場で行う特別支援教育の指導形態（学校教育法施行規則第140条及び同施行規則第141条）である。

通級指導教室は障がい種別に分かれており、必ずしも在籍校に該当する通級指導教室があるとは限らないため、他校に設置されている通級指導教室に通うこともある。

通級による指導の対象となるのは、言語障がい者、自閉症者、情緒障がい者、弱視者、難聴者、学習障がい者、注意欠陥多動性障がい者、その他障がいのあるもので特別の教育課程による教育を行うことが適当なものとされている。

3 発達障がいのある子どもの支援

発達障害者支援法第2条第1項には、発達障がいは「自閉症、アスペルガー症候群その他の広汎性発達障害、学習障害、注意欠陥多動性障害その他これに類する脳機能の障害であってその症状が通常低年齢において発現するものとして政令で定めるもの」と定義されている。

2012（平成24）年には「通常の学級に在籍する発達障害の可能性のある特別な教育的支援を必要とする児童生徒に関する調査」が実施され、学習や生活面で特別な教育的支援を必要としている発達障害の可能性のある子どもが小・中学校の通常の学級に約6.5％在籍

していることが報告された。

この調査の実施から10年が経過し、この間発達障害者支援法の改正（2016（平成28）年）、高等学校における通級による指導の制度化（2018（平成30）年）、小・中・高等学校学習指導要領における特別支援教育に関する記述の充実（2017（平成29）年、2018（平成30）年）など、発達障害を含め障がいのある児童生徒をめぐるさまざまな状況の変化があった。このため、2022（令和4）年に「通常の学級に在籍する特別な教育的支援を必要とする児童生徒に関する調査」が実施され、今後の施策のあり方等の検討の資料とされた。

4 支援が必要な子どもの相談・支援のための体制づくり

障がいのある子どもやその保護者が抱えるさまざまなニーズや困りごとに対して適切な相談・支援を行っていくためには、多分野・多職種による総合的な評価と、多様な支援が一体的かつ継続的に用意されていなければならない。

総合的な評価を行うことや、必要な相談・支援を行うには単独の機関では限界があるので、地域に多分野・多職種による支援ネットワークを構築し、ネットワークにより障がいのある子どもや保護者を支援していくことが必要になる（表4）。

現在、障がいのある子どもやその保護者への支援に関しては、大きく「教育委員会を中心とした教育分野のネットワーク」と「地域自立支援協議会を中心とした保健医療福祉分野のネットワーク」がある。障がいのある子どもに一貫した支援を行うことができるようにするための計画が個別の支援計画である。

1 教育分野におけるネットワーク

❶ 都道府県におけるネットワークの構築（広域特別支援連携協議会の設置）

都道府県においては、障がいのある子どもやその保護者への相談・支援にかかわる医療、保健、福祉、教育、労働等の関係部局・機関間の連携協力を円滑にするためのネットワークとして、広域特別支援連携協議会を設置することが重要である。

❷ 支援地域におけるネットワークの構築（支援地域における特別支援連携協議会の設置）

支援地域においても、関係部局・機関間の連携協力を円滑にするためのネットワークとして、支援地域における特別支援連携協議会を設置することが必要である。

この協議会においては、医療、保健、福祉、教育、労働等の関係部局や、特別支援学校（盲・聾・養護学校）、福祉事務所、保健所、医療機関、公共職業安定所などの関係機関等の参画が考えられ、より地域に密着した体制を整えることが大切である。この協議会の役割は、広域特別支援連携協議会とほぼ同様と考えられるが、障がいのある子どもやその保護者にとって、地域に密着した具体的な方策の検討などが求められる。

2 保健医療福祉分野におけるネットワーク

2006（平成18）年度に施行された障害者自立支援法（現・障害者の日常生活及び社会生活を総合的に支援するための法律）においては、相談支援事業をはじめとする地域支援システムづくりに関し、中核的な役割を果たす定期的な協議の場（地域の関係者の連携）として、相談支援事業者、障害福祉サービス事業者、保健・医療関係者、教育・雇用関係機関、企業、障害者関係団体、学識経験者等

表4　障がいの発見や相談・支援にかかわる関係機関とその役割

機関	役割	業務
市町村保健センター	市町村における地域保健対策の拠点　住民に対する健康相談、保健指導、健康診査その他地域保健に関して必要な事業を行う	・乳幼児に対する保健指導 ・乳幼児に対する訪問指導 ・1歳6か月児健康診査、3歳児健康診査などの乳幼児健康診査 ・乳幼児健診の乳幼児経過観察健診、発達相談、親子教室　等
保健所	公衆衛生行政の機関　児童福祉、母子保健、身体障がい者等の福祉の分野での役割	・児童や妊産婦の保健について正しい知識の普及を図ること ・身体に障がいのある児童の療育について指導を行うこと ・疾病により長期にわたり療育が必要な児童の療育について指導を行うこと　等
福祉事務所	社会福祉行政の機関　福祉六法に定める援護、育成、更生の措置を担当	・児童の福祉に関し、必要な実情の把握に努めること ・児童の福祉に関する事項について相談に応じ、必要な調査を行うとともに、個別的または集団的に必要な指導を行うこと
児童相談所	児童福祉の機関として、各都道府県、指定都市に設置が義務づけられている	児童に関するさまざまな相談に応じ、専門的な角度から調査、診断、判定を行い、それに基づいて児童や保護者に対して、必要な指導や児童福祉施設入所等の措置を行う。
児童福祉施設	乳幼児健康診査等において障がいが発見された後の対応として、その後に専門的な療育や相談が行われる場	・通園施設、入所施設がある。 ・通園施設は、原則として就学前の幼児を対象とし、早期療育の場として位置づけられている。
発達障害者支援センター	地域における発達障がいに対する取り組みを総合的に行う拠点	発達障がい児者およびその家族からの相談への対応、発達障がい者に対する専門的な発達支援と就労の支援、発達障がいについての情報提供や研修、関係機関との連絡調整等
特別支援学校	さまざまな障がいのある子どもに対し、幼・小・中・高に準ずる教育を行うとともに、障がいに基づく種々の困難を改善・克服するために必要な知識、技能を養う	・教育機関としての役割 ・乳幼児期の子どもや保護者を対象とした早期からの教育相談の実施 ・学齢期、卒業後も含めた教育相談の充実が求められる。
特別支援教育センター	特別支援教育の振興を図る	・障がいのある子どもの教育、就学、進路などの各種相談 ・障がいのある子どもに携わる教員の研修 ・特別支援教育に関する調査研究・理解啓発
公共職業安定所（ハローワーク）	障がい者の態様や職業適性に応じた、求職から就職後のアフターケアまでの一貫した職業紹介、職業指導	
地域障害者職業センター	ハローワークとの連携の下、障がいのある人に対する職業相談から就職後のアフターケアに至る職業リハビリテーションを、専門的・総合的に実施する施設	・職場適応援助者（ジョブコーチ）を事業所へ派遣して、職場適応のための援助を行う。

からなる、<u>地域自立支援協議会</u>を市町村（複数市町村や圏域単位での設置も可）が設置することとしている。

3 組織体制や連携の工夫

このように、教育分野と福祉分野それぞれに地域におけるネットワークを構築することが求められている。

地域によっては、どちらかの分野が先行してネットワークを構築している場合もあるだろうし、教育と福祉のネットワークがあるものの、それぞれの対象エリアが市町村と圏域など、異なっている場合もあるだろう。

互いに教育と福祉、その他関係分野が連携して支援体制を構築することを目的としており、構成メンバーや協議事項も重複することが予想されるので、地域の実情に応じて、組織体制を一本化したり、連携のあり方をルール化したりするなどの工夫が必要である。

7 学校保健活動の展開と養護教諭の活動

学校保健は、文部科学省設置法第4条第1項第12号において「学校における保健教育及び保健管理をいう」とされているように、保健教育と保健管理を適切に行うことにより児童生徒、教職員の健康を保持増進し、心身ともに健康な国民の育成を図るという教育目的の達成に寄与することを目指して行われる活動のことをいう。そして、保健教育と保健管理の活動を円滑、かつ、成果が上がるように進めるためには、教職員が役割を分担して活動を組織的に推進することができるような協力体制を確立するとともに、家庭や地域の関係機関・団体との連携を密にするための学校保健に関する組織活動の充実と組織の整備が不可欠な条件となる（図9、表5）。学校保健業務と学校保健安全法との関係は表6のとおりである。

図9　学校保健の領域

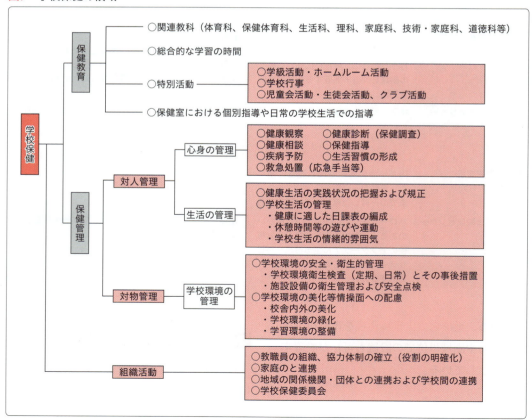

表5　学校保健安全計画（例）（肢体不自由特別支援学校）

月	学校保健計画	学校安全計画
4月	○自分の健康状態を知ろう。 ・二測定・内科検診・結核検診・眼科検診・耳鼻科検診・視力、聴力検査・胸部X線撮影 ・検尿1次・医療的ケア校医検診（継続・新規：随時） ・保健だより（随時発行） ・緊急対応票作成 ・新転任者研修　保健 ・食物アレルギー対応委員会	・安全点検・月末清掃・飲料水水質検査 ・車椅子、バギー、通学バスシートベルト点検 ・新転任者研修　保健
5月	○生活のリズムをつくろう。元気に登校しよう。 ・内科検診・結核検診・歯科検診・耳鼻科検診 ・眼科検診・検尿2次 ・宿泊前検診・心臓検診1次・整形外科検診・医療的ケア健康相談・発達相談・救急法	・安全点検・月末清掃・飲料水水質検査・照度検査 ・地震避難訓練
6月	○歯を大切にしよう。 ・宿泊前検診・歯科検診・整形外科検診 ・医療的ケア健康相談	・安全点検・月末清掃・飲料水水質検査 ・プール水質検査・プール清掃
7月	○夏を健康にすごそう。 ・宿泊前検診・心臓検診2次・整形外科検診 ・医療的ケア健康相談・発達相談・緊急対応シミュレーション	・学期末安全点検・期末清掃・飲料水水質検査 ・空気環境検査・セアカゴケグモ駆除・プール清掃 ・厨房定期衛生検査
8月		・飲料水水質検査・ダニ、アレルゲン調査 ・ゴキブリ駆除 ・防犯研修
9月	○学校生活のリズムを取り戻そう。 ・二測定・歯科検診・修学旅行前検診・宿泊前検診 ・内科検診・整形外科検診・医療的ケア健康相談 ・発達相談 ・食物アレルギー対応委員会	・安全点検・月末清掃・飲料水水質検査 ・トイレ環境調査 ・車椅子、バギー、通学バスシートベルト点検
10月	○目を大切にしよう。 ・整形外科検診・医療的ケア健康相談	・安全点検・月末清掃・飲料水水質検査 ・火災避難訓練
11月	○寒さに負けない体をつくろう。 ・内科検診・医療的ケア健康相談・発達相談	・安全点検・月末清掃・飲料水水質検査・照度検査 ・交通安全指導
12月	○手洗い、うがいをしよう。 ・医療的ケア健康相談	学期末安全点検 　・期末清掃・飲料水水質検査 　・セアカゴケグモ駆除・掃除用具点検 　・厨房定期衛生検査
1月	○かぜを予防しよう。 ・二測定・内科検診・医療的ケア健康相談・発達相談 ・薬物乱用防止教室	安全点検 　・月末清掃・飲料水水質検査・空気環境検査 　・車椅子、バギー、通学バスシートベルト点検
2月	○すすんでからだを動かそう。 ・医療的ケア健康相談 ・学校保健委員会	・安全点検・月末清掃・飲料水水質検査
3月	○健康生活を振り返ろう。 ・食物アレルギー対応委員会	・年度末安全点検・年度末清掃・飲料水水質検査 ・セアカゴケグモ駆除・清掃用具の集約 ・厨房定期衛生検査

表6　学校保健業務と学校保健安全法の関係

大項目	学校の管理運営等	健康相談等	健康診断	感染症の予防	学校保健技師ならびに学校医、学校歯科医および学校薬剤師	地方公共団体の援助および国の補助
小項目（条文）	第4条 学校保健に関する学校の設置者の責務 第5条 学校保健計画の策定等 第6条 学校環境衛生基準 第7条 保健室	第8条 健康相談 第9条 保健指導 第10条 地域の医療機関との連携	第11条 就学時の健康診断 第12条 就学時の健康診断に基づく事後措置 第13条 児童生徒等の健康診断 第14条 児童生徒等の健康診断に基づく事後措置 第15条 職員の健康診断 第16条 職員の健康診断に基づく事後措置 第17条 健康診断の方法及び技術的基準等 第18条 保健所との連絡	第19条 出席停止 第20条 臨時休業 第21条 文部科学省令への委任	第22条 学校保健技師 第23条 学校医、学校歯科医及び学校薬剤師	第24条 地方公共団体の援助 第25条 国の補助

1　保健教育

　保健教育は、体育科（保健領域）、保健体育科（保健分野、科目保健）、特別活動（学級活動・ホームルーム活動等）を中心に教育活動全体を通して行われる。

　体育科、保健体育科では、心身の健康の保持増進に必要な知識の理解や技能の習得を通して、自らの意思を決定し、適切な行動選択を行うなどの実践力の育成を図ることを目指している。小学校では体育科の「保健領域」で、中学校では保健体育科の「保健分野」で、高等学校では保健体育科の「科目保健」で、学習指導要領に示された内容と授業時間数で行われるようになっている。また、理科、生活、家庭、技術・家庭等の教科においても健康や安全に関する学習が行われる。

　特別活動における保健に関する指導は、児童生徒一人ひとりが身近な生活における具体的な健康の問題に適切に対処し、健康な生活が実践できるようにすることを目指している。このため、児童生徒の集団を対象とした指導と、個人を対象とした指導に大別して計画的、継続的かつ組織的に指導が行われる。

2 保健管理

学校における**保健管理**は、学校保健安全法の規定に基づく健康診断の実施と事後措置、健康相談、感染症予防、学校環境衛生検査の実施と事後措置などを中心とした活動を通して、児童生徒および教職員の健康の保持増進を図り、学校教育の円滑な実施とその成果の確保に寄与するものである。保健管理とは、法令上、健康診断、健康相談、感染症予防、学校環境衛生のことを指し、保健管理に関する職員は保健主事、養護教諭、学校医、学校歯科医、学校薬剤師である。

1 健康診断

健康診断には、就学時の健康診断、児童生徒等の定期・臨時の健康診断、職員の定期・臨時の健康診断があり、学校保健安全法に基づいて実施される（表7）。児童生徒等の健康診断は、子どもたちの発育発達の状況や健康上の問題を明らかにするという医学的側面に加え、健康診断全体のプロセスを通じて、個人および全体への保健指導や健康教育が行われるといった教育的側面を併せもっている。

❶ 就学時の健康診断

就学時の健康診断は、学校教育法第17条の規定により翌学年の初めから小学校または特別支援学校の小学部の就学予定者に対しあらかじめ健康診断を行い、就学予定者の心身の状況を的確に把握し、義務教育諸学校への初めての就学に当たって、保健上必要な勧告、助言を行うとともに、適正な就学指導に結びつけるものである。

❷ 児童生徒等の健康診断

学校では毎学年定期に、児童生徒等の健康診断を行うことになっており（表8）、必要があるときは、臨時に、児童生徒の健康診断を行うものとされている。その結果に基づき、疾病の予防処置を行い、または治療を指示し、ならびに運動および作業を軽減する等適切な措置をとることになっており、学校生活管理指導表（表9）に基づき、指導が行われている。

❸ 教職員の健康診断

学校の設置者は、学校保健安全法に基づき教職員の健康診断を行わなければならない。教職員の健康状態は子どもの健康にも大きな影響を及ぼすため、教職員の健康状態を良好に保つことも、学校保健分野において重要な課題であるといえる。実施結果に基づき、治療を指示し、および勤務を軽減するなど適切な措置をとらなければならないと規定されている。健康管理上では、教員のストレス問題が増加傾向にある。

2 健康相談

健康相談は学校保健安全法にその法的根拠をもち、学校医・学校歯科医・学校薬剤師が医学的専門分野から相談・指導に当たるものと、養護教諭その他の教職員が日常的に行うものがある。子どもの健康観察および健康診

表7　学校保健安全法に規定されている健康診断の種類

種類	根拠	実施時期		実施主体
就学時の健康診断	法第11条	入学の前の11月30日まで		市町村教育委員会
児童生徒等の健康診断	法第13条	定期	毎年6月30日まで	学校長
		臨時	感染症または食中毒の発生したとき等、必要があるとき	
職員の健康診断	法第15条	定期	学校の設置者が定める適切な時期	学校の設置者
		臨時	感染症または食中毒の発生したとき等、必要があるとき	

377

表8 児童生徒等の定期健康診断の検査項目と実施学年

平成28年4月1日現在

項目	検診・検査方法	発見される疾病異常		幼稚園	小学校 1年	2年	3年	4年	5年	6年	中学校 1年	2年	3年	高等学校 1年	2年	3年	大学
保健調査	アンケート			○	◎	◎	◎	◎	◎	◎	◎	◎	◎	◎	○	○	○
身長	身長計			◎	◎	◎	◎	◎	◎	◎	◎	◎	◎	◎	◎	◎	◎
体重	体重計			◎	◎	◎	◎	◎	◎	◎	◎	◎	◎	◎	◎	◎	◎
栄養状態		栄養不良・肥満傾向・皮膚の状態・貧血等		◎	◎	◎	◎	◎	◎	◎	◎	◎	◎	◎	◎	◎	◎
脊柱・胸郭 四肢・骨・関節		脊柱・胸郭・四肢・骨・関節の異常等		◎	◎	◎	◎	◎	◎	◎	◎	◎	◎	◎	◎	◎	△
視力	視力表	裸眼の者	裸眼視力	◎	◎	◎	◎	◎	◎	◎	◎	◎	◎	◎	◎	◎	△
		眼鏡等をしている者	矯正視力	◎	◎	◎	◎	◎	◎	◎	◎	◎	◎	◎	◎	◎	△
			裸眼視力	△	△	△	△	△	△	△	△	△	△	△	△	△	△
聴力	オージオメーター	聴力障害		◎	◎	◎	△	◎	△	◎	◎	△	◎	◎	△	◎	△
目の疾病及び異常		感染性眼疾患、その他の外眼部疾患、眼位の異常等		◎	◎	◎	◎	◎	◎	◎	◎	◎	◎	◎	◎	◎	◎
耳鼻咽喉頭疾患		耳、鼻、咽喉頭、口腔疾患、音声言語異常等		◎	◎	◎	◎	◎	◎	◎	◎	◎	◎	◎	◎	◎	◎
皮膚疾患		感染性皮膚疾患、湿疹等		◎	◎	◎	◎	◎	◎	◎	◎	◎	◎	◎	◎	◎	◎
歯及び口腔の疾患及び異常		歯列・咬合状態、顎関節異常、う歯、歯周疾患等		◎	◎	◎	◎	◎	◎	◎	◎	◎	◎	◎	◎	◎	△
結核	問診・学校医による診察	結核			◎	◎	◎	◎	◎	◎	◎	◎	◎				
	エックス線撮影													◎			◎ 1学年 (入学時)
	エックス線撮影 ツベルクリン反応検査 喀痰検査等				○	○	○	○	○	○	○	○	○				
	エックス線検査 喀痰検査・聴診・打診													○			○
心臓の疾患及び異常	臨床医学的検査 その他の検査	心臓の疾病、異常		◎	◎	◎	◎	◎	◎	◎	◎	◎	◎	◎	◎	◎	◎
	心電図検査			△	◎	△	△	△	△	△	◎	△	△	◎	△	△	△
尿	試験紙法	腎臓の疾患・糖尿病	蛋白等	◎	◎	◎	◎	◎	◎	◎	◎	◎	◎	◎	◎	◎	△
			糖	△	◎	◎	◎	◎	◎	◎	◎	◎	◎	◎	◎	◎	△
その他の疾病及び異常	臨床医学的検査 その他の検査			◎	◎	◎	◎	◎	◎	◎	◎	◎	◎	◎	◎	◎	◎

◎ ほぼ全員に実施されるもの
○ 必要時または必要者に実施されるもの
△ 検査項目から除くことができるもの

日本学校保健会：児童生徒の健康診断マニュアル（平成27年度改訂版），2015．

表9 学校生活管理指導表（中学・高校生用）

(2020年度改訂)

氏名（所見名） _____ 男・女 _____ 年 _____ 月 _____ 日生（　）才 _____ 中学校／高等学校 _____ 年 _____ 組

①診断名（所見名）
②指導区分：要管理：A・B・C・D・E　管理不要
③運動部活動（　　　　部）（　可・（ただし、　　　　）・禁）
④次回受診　（　　）カ月後　または異常があるとき
医療機関 _____ 医師 _____ 印
年　月　日

[指導区分：A……在宅医療・入院が必要　B……登校はできるが運動は不可　C……軽い運動は可　D……中等度の運動まで可　E……強い運動も可]

体育活動	運動強度	軽い運動（C・D・Eは"可"）	中等度の運動（D・Eは"可"）	強い運動（Eのみ"可"）
*体つくり運動	体ほぐしの運動 体力を高める運動	仲間と交流するための手軽な運動、ストレッチ、体の柔らかさ、巧みな動きを高める運動、力強い動きを高める運動、動きを持続する能力を高める運動	最大限の持久運動、最大限のスピードでの運動、最大筋力での運動
器械運動 （マット、跳び箱、鉄棒、平均台）		準備運動、簡単なマット運動、バランス運動、簡単な跳躍	簡単な技の練習、助走からの支持、ジャンプ・基本的な技（回転系の技を含む）	演技、競技会、発展的な技
陸上競技 （競走、跳躍、投てき）		基本動作、立ち幅跳び、負荷のかからない投てき、軽いジャンピング（走ることは不可）	ジョギング、短い助走での跳躍	長距離走、短距離走の競技、競技、タイムレース
水泳 （クロール、平泳ぎ、背泳ぎ、バタフライ）		水慣れ、浮く、伏し浮き、けのびなど	ゆっくりな泳ぎ	競泳、遠泳（長く泳ぐ）、タイムレース、スタート・ターン
球技	ゴール型 バスケットボール ハンドボール サッカー ラグビー ネット型 バレーボール 卓球 テニス バドミントン ソフトボール ベースボール型 野球 ゴルフ	基本動作 （パス、シュート、ドリブル、フェイント、リフティング、トラッピング、スローイング、キッキング、ハンドリングなど） 基本動作 （パス、サービス、レシーブ、トス、フェイント、ストローク、ショットなど） 基本動作 （投球、捕球、打撃など）	基本動作を生かした簡易ゲーム （ゲーム時間、コートの広さ、用具の工夫などを取り入れた連携プレー、攻撃・防御）	試合・競技 簡易ゲーム タイムレース ゲーム 応用練習
武道	柔道、剣道、相撲	礼儀作法、基本動作（受け身、素振り、さばきなど）	基本動作を生かした簡単な技・形の練習	応用練習、試合
ダンス	創作ダンス、フォークダンス 現代的なリズムのダンス	基本動作（手ぶり、ステップ、表現など）	基本動作を生かした動きの激しさを伴わないダンス	各種のダンス発表会など
野外活動	雪遊び、氷遊び、スキー、スケート、キャンプ、登山、遠泳、水辺活動	水・雪・氷遊び	スキー、スケートの歩行やゆっくりな滑走平地歩きのハイキング、水に浸かり遊ぶなど	登山、遠泳、潜水、カヌー、ボート、サーフィン、ウインドサーフィンなど
文化的活動		体力の必要な長時間の活動を除くほとんどの文化活動	右の強い活動を除く。	体力を相当使って吹く楽器（トランペット、トロンボーン、オーボエ、バスーン、ホルンなど）、リズムのかなり速い曲の演奏や指揮、行進を伴うマーチングバンドなど
学校行事、その他の活動		▼運動会、体育祭、球技大会、新体力テストなどは上記の運動強度に準ずる。 ▼指導区分。"E"以外の生徒の遠足、宿泊学習、修学旅行、林間学校、臨海学校などの参加について不明な場合は主治医・学校医と相談する。

その他注意すること

定義　（軽い運動）同年齢の平均的生徒にとって、ほとんど息がはずまない程度の運動。
　　　（中等度の運動）同年齢の平均的生徒にとって、少し息がはずむが息苦しくない程度の運動。パートナーがいれば楽に会話ができる程度の運動。
　　　（強い運動）同年齢の平均的生徒にとって、息がはずみ息苦しさを感じるほどの運動。
*新体力テストで行われるシャトルラン・持久走は強い運動に属することがある。

日本学校保健会：学校生活管理指導表（2020年度改訂）

断結果から健康状態を把握している担任および養護教諭はその推進に重要な役割を果たしている。

3 感染症予防

学校は、児童生徒等が集団生活を営む場であり、感染症が発生した場合、大きな影響を及ぼすことになる。感染症の流行を予防することは、教育の場・集団生活の場として望ましい学校環境を維持するとともに、児童生徒等が健康な状態で教育を受けるためにも重要である。2015（平成27）年に中東呼吸器症候群と特定鳥インフルエンザが、新たに学校において予防すべき感染症の第1種に追加された。また、2023（令和5）年には新型コロナウイルス感染症が第2種に追加された（表10）。

また、学校保健安全法には、学校における感染症の予防に関する規定があり、その主なものは、出席停止と臨時休業である。その目的は感染症の拡大防止にある。

❶ 出席停止

学校保健安全法第19条に定めるところにより、校長は感染症にかかっている者、その疑

表10 学校において予防すべき感染症

2023（令和5）年5月改正

	感染症の種類	出席停止の期間の基準
第1種	エボラ出血熱、クリミア・コンゴ出血熱、痘そう、南米出血熱、ペスト、マールブルグ病、ラッサ熱、急性灰白髄炎、ジフテリア、重症急性呼吸器症候群（病原体がコロナウイルス属 SARS コロナウイルスであるものに限る）、中東呼吸器症候群（病原体がベータコロナウイルス属 MERS コロナウイルスであるものに限る）及び特定鳥インフルエンザ（感染症の予防及び感染症の患者に対する医療に関する法律6条3項6号に規定する特定鳥インフルエンザをいう。なお、現時点で病原体の血清亜型は H5N1 および H7N9）	治癒するまで
第2種	インフルエンザ（特定鳥インフルエンザを除く）	発症した後5日を経過し、かつ解熱した後2日（幼児にあっては3日）を経過するまで
	百日咳	特有の咳が消失するまで、または5日間の適正な抗菌性物質製剤による治療が終了するまで
	麻しん	解熱した後3日を経過するまで
	流行性耳下腺炎	耳下腺、顎下腺または舌下腺の腫脹が発現した後5日を経過し、かつ全身状態が良好になるまで
	風しん	発しんが全て消失するまで
	水痘	全ての発しんが痂皮化するまで
	咽頭結膜熱	主要症状が消退した後2日を経過するまで
	新型コロナウイルス感染症（病原体がベータコロナウイルス属のコロナウイルス（令和2年1月に、中華人民共和国から世界保健機関に対して、人に伝染する能力を有することが新たに報告されたものに限る）であるものに限る）	発症した後5日を経過し、かつ、症状が軽快した後1日を経過するまで
	結核、髄膜炎菌性髄膜炎	病状により学校医その他の医師において感染のおそれがないと認めるまで
第3種	コレラ、細菌性赤痢、腸管出血性大腸菌感染症、腸チフス、パラチフス、流行性角結膜炎、急性出血性結膜炎、その他の感染症	病状により学校医その他の医師において感染のおそれがないと認めるまで

感染症の予防及び感染症の患者に対する医療に関する法律第6条第7項から第9項までに規定する新型インフルエンザ等感染症、指定感染症および新感染症は、前項の規定にかかわらず、第1種の感染症とみなす。

いのある者およびかかるおそれのある者の出席を停止させることができる。

2020（令和2）年の新型コロナウイルス感染症については、感染症法により指定感染症とされたことから、学校保健安全法の第1種の感染症とみなされることになった。

❷ 臨時休業

学校の設置者は、感染症の予防上必要があるときに、学校の全部または一部の休業を行うことができる。

校長は、出席停止を指示したときは、その旨を学校の設置者に報告しなければならない。また、学校の設置者は、出席停止が行われた場合や学校の休業を行った場合は、保健所に連絡しなければならない。なお、学校の設置者は、学校保健安全法に基づき処理すべき事務を校長に委任することができるとされており、校長が臨時休業や保健所との連絡を行う場合もある。

4 学校環境衛生

学校は、児童生徒にとって一日の大半をすごす場所であり、その環境は児童生徒の心身の健康、発育発達に大きな影響を与える。そのため、学校環境を考えるうえで、健康を阻害する要因を取り除くことはもちろんのこと、心身の健康、発育発達を促進する環境の整備が必要である。また、学校は児童生徒等の学びの場でもあり、効率よく効果的に学習を進めることができる最適な環境を整え、提供することが大切である。教室を中心とした校舎内はもちろんのこと、校庭やその他の学校敷地内全域が、教育上望ましい環境として維持されなければならない。

学校環境衛生は、学校保健安全法第6条（学校における換気、採光、照明、保温、清潔保持などについての学校環境衛生基準の設定）に基づき、「学校環境衛生基準」がまとめられ、飲料水の水質検査をはじめとする定期・臨時の環境衛生検査、事後措置、日常における環境衛生活動が実施されている。2018（平成30）年から施行された新基準では、望ましい温度の基準が「17度以上、28度以下」に見直されるなど所要の改定が行われた。

5 組織活動

学校保健は広範かつ専門的な内容を学校の教育活動のさまざまな場で推進していくことが必要であるため、専門性を有する学校の教職員や地域の専門家と連携し活用していくことが、効果的かつ実践的な指導を行ううえでも、極めて重要である。学校保健における組織活動とは、子どもの健康の保持増進を目指し、保健教育と保健管理を関連づけ、効果的に推進することである。

組織活動には、教職員・児童生徒・ＰＴＡの各保健委員会活動、学校保健委員会活動、地域学校保健委員会活動などがある。学校保健委員会は、学校における心身の健康問題を研究・協議し、健康づくりを推進する組織である。

❶ 学校保健関係職員

学校保健を担当する職員としては、校長・教頭等管理職、保健主事、養護教諭のほか、学級担任等の教諭、学校医、学校歯科医、学校薬剤師等の専門家、栄養関係では栄養教諭・学校栄養職員など、専門性を有する教職員まで幅広く考える必要がある。さらに、教職員以外にも、心の健康についてはスクールカウンセラーなど、それぞれの分野における専門家の協力を得ることが重要である。このように多様な教職員等が学校保健に関係することから、学校においては互いの役割を明らかにし、連携して組織的に学校保健に取り組むことが重要である。

❶ 校長・教頭等

　学校保健活動の充実と円滑な運営のため、校長や教頭等の管理職の果たす役割は重要である。管理職には自らの学校保健に対する理解と積極的態度が求められ、特に、リーダーシップを発揮し学校保健活動を統括しなければならない。

❷ 保健主事

　保健主事は、いじめの問題をはじめとする生徒指導上の諸問題や児童生徒の心の健康への対応、関係機関等との連携協力を図り、学校保健活動全体をマネジメントする必要がある。そのためにも、養護教諭の協力の下に学校保健計画の策定の中心となり、その計画に基づく活動の推進にあたっては、すべての教職員による活動が組織的かつ円滑に展開されるよう、その企画・調整等にあたるとともに、学校保健委員会の運営にあたるなど学校保健活動全体が円滑に行われ成果を上げられるよう積極的にその役割を果たす必要がある。

❸ 養護教諭

　学校教育法第37条第12項に、小学校について、「養護教諭は、児童の養護をつかさどる」と規定されている（幼稚園、中学校、高等学校、中等教育学校及び特別支援学校に準用）。ここでいう「養護をつかさどる」とは「児童生徒の健康を保持増進するためのすべての活動」と解されている。

❹ 学級担任等

　学校保健計画の実施に当たり、その内容全般にわたり児童生徒の直接的指導、管理に携わるのが学級担任の役割である。また、小学校においては学級担任、中学校、高等学校においては保健の教科担任（保健体育、保健）によって学習指導が行われる。保健学習は、児童生徒が自らの健康と健康な生活について理解を深め、将来にわたって実践的な意欲や態度を養う基盤となるものである。担当者はその重要性を認識し、画一的な教育にならないよう推進していく責任がある。

❺ 学校医、学校歯科医、学校薬剤師

　学校医、学校歯科医、学校薬剤師は、学校における健康診断、健康相談、保健指導、環境衛生検査等に従事するほか、学校保健計画の策定とその推進にあたり実際の活動が適切に行われるよう、校長をはじめとする学校保健関係者にそれぞれの専門的立場から指導、助言を行うものである。さらに、健康教育を充実する観点から学校の教育活動に積極的に参画し、必要に応じて学習指導等を行ったり、教職員に対する研修に協力するなど、その専門性を学校保健活動に活かすことができるよう努めなければならない。

❻ スクールカウンセラー

　「心の専門家」であるスクールカウンセラーは、子どもに対する相談、保護者や教職員に対する相談、教職員への研修のほか、事件・事故や自然災害などの緊急事態において被害を受けた子どもの心のケアなど、その活動は多岐にわたっている。多様化、深刻化している子どもの現代的な健康課題を解決するために、メンタルヘルスに関する課題にも対応できるよう校内組織への参画を得るなど、スクールカウンセラーを効果的に活用することが望まれる。

❼ スクールソーシャルワーカー

　児童生徒が学校や日常生活で直面する困難について、児童生徒の社会環境を構成する家族や友人、学校、地域に働きかけ、福祉的なアプローチによって解決を支援する専門職である。社会福祉士や精神保健福祉士などが就くことが多いが、専門資格はなく、教職や福祉の経験者がなる場合もある。

　児童生徒のいじめ、不登校、暴力行為、非行といった問題行動や子ども虐待などの背景・原因を見極めたうえで、子どもやその家庭に働きかけるだけでなく、医療機関や児童相談所、福祉事務所、警察などと連携して問

題を解決に導く点に特徴がある。

4 学校保健安全に関する法律

1 教育基本法

教育基本法第1条では、教育の目的を「教育は、人格の完成を目指し、平和で民主的な国家及び社会の形成者として必要な資質を備えた心身ともに健康な国民の育成を期して行われなければならない」と規定している。

2 学校教育法

学校教育法第12条で、「学校においては、別に法律で定めるところにより、幼児、児童、生徒及び学生並びに職員の健康の保持増進を図るため、健康診断を行い、その他その保健に必要な措置を講じなければならない」としている。養護教諭の配置についてもこの法律で規定している。

3 学校保健安全法

学校保健安全法の目的は、「学校における児童生徒及び職員の健康の保持増進を図るため、学校における保健管理に関し必要な事項を定めるとともに、学校における教育活動が安全な環境において実施され、児童生徒等の安全の確保が図られるよう、学校における安全管理に関し必要な事項を定め、もって学校教育の円滑な実施とその成果の確保に資すること」とされている。

4 学校給食法

この法律は、「学校給食及び学校給食を活用した食に関する指導の実施に関し必要な事項を定め、もって学校給食の普及充実及び学校における食育の推進を図ることを目的」としている。

5 学校保健における養護教諭の職務・役割

養護教諭は学校教育法第37条第12項に定められた教育職員であり、その職務は「児童の養護をつかさどる」ことと規定されている。

養護教諭に期待される役割は、時代の要請とともに変化してきた。1997（平成9）年の保健体育審議会答申では、いじめなどの深刻化する心の健康問題に対応するために、養護教諭の行う健康相談の重要性が示された。そのため、養護教諭の職務は、現在、保健管理、保健教育、保健組織活動、健康相談、保健室経営の5項目となっている。また、複雑化する児童生徒の健康課題に対応するために関係機関との連携が重要になってきていることから、2008（平成20）年の中央教育審議会答申では、新たにコーディネーターの役割が期待されている。

学校における現代的な健康課題は、心の問題、体の問題のみでとらえられる範囲を大きく超え、多様化・複雑化・深刻化している。こうした状況において、養護教諭は専門的な立場から重要な責務を担っているといえる。

参考文献

- 厚生労働統計協会：国民衛生の動向，2023/2024.
- 財団法人日本学校保健会：保健主事の手引〈三訂版〉，2005.
- 文部科学省：保健主事のための実務ハンドブック，2009.
- 日本学校保健会：児童生徒等の健康診断マニュアル，2015.
- 文部科学省：特別支援教育資料(令和4年度)，2022.
- 文部科学省：特別支援教育に関する調査の結果関連(令和4年度)，2022.
- 文部科学省：中央教育審議会答申，2008.
- 文部科学省：学校保健統計調査，2022.
- 文部科学省：学校基本調査，2022.
- 日本学校保健会：保健室利用状況に関する調査報告書，2017.
- 日本学校保健会：学校のアレルギー疾患に対する取り組みガイドライン(令和元年度改定)，2019.
- 厚生労働省：人口動態調査，2022.
- 学校保健・安全実務研究会：新訂版学校保健実務必携≪第3次改訂版≫，第一法規，2014.
- 松木秀明編：よくわかる専門基礎講座公衆衛生，金原出版，2016.
- 松田正巳：標準保健師講座3　対象別公衆衛生看護活動，医学書院，2018.
- 徳山美智子，中桐佐智子，岡田加奈子：改訂学校保健，東山書房，2015.
- 神馬征峰：系統看護学講座　専門基礎分野2　公衆衛生―健康支援と社会保障制度2，医学書院，2020.

第3部　対象別公衆衛生看護活動の展開と支援

E　産業保健活動

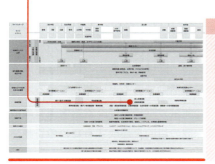

チェックポイント
- ☑ 産業保健活動の目的や対象を理解する。
- ☑ 産業保健活動をめぐる関連法令を学ぶ。
- ☑ 産業保健活動の実際を確認する。

1　産業保健活動の定義、目的

1　産業保健活動の定義

　産業保健活動とは、働く人々の生きがいと労働の生産性の向上に寄与することを目的に健康を支援する活動である。職場において、産業医、保健師、衛生管理者等の多職種で構成されるチームで行われる活動である。

　「産業保健」「労働衛生」「産業衛生」は同義語である。行政機関など場によって使用する語句が異なるが意味はほぼ同じであるので、以下の記述については同義語として了承願いたい。

　また、「地域・職域連携推進」などの場合に使用される「職域保健」は、対象者として被雇用労働者だけではなく、小規模事業場の事業主や自営業者等も含む広義の働く人々を指す用語として用いられることが多い。

2　産業保健・産業保健活動の目的

1　産業保健の目的

　産業保健の目的は、以下のように1950年に国際労働機関（International Labor Organization：ILO）と世界保健機関（WHO）の合同委員会で採択され、1995年の総会で改訂された。

産業保健の目的

　あらゆる職業に従事する人々の身体的精神的及び社会的福祉を最高度に増進し、かつこれを維持させること。作業条件に基づく疾病を防止すること。健康に不利な諸条件から雇用労働者を保護すること。作業者の生理的心理的特性に対する作業環境にその作業者を配置すること。

　以上を要約すれば、人間に対し仕事を適合させること、各人をして各自の仕事に対し適応させるようにすること、である。

　産業保健における重要な3つの異なる目的は、①作業者の健康と労働能力の維持と増進、②安全と健康のための産業環境と作業の改善、③作業中の健康と安全を支援し、積極的な企業風土と円滑な運営を促進し、企業の生産性を高めることになるような作業組織、労働文化を発展させること、である。

　このような関係において、労働文化という概念が意図するところは、当該企業が採択した不可欠の価値体系を反映することを意味する。実際面では、このような文化は、企業の経営システム、人事方針、品質管理に反映される。

（ILO/WHO，1995.）

385

ILOは、1919年に創設された世界の労働者の労働条件と生活水準の改善を目的とする国連最初の専門機関である。ILO憲章の前文では「普遍的で持続的な平和は社会正義によってのみもたらされる」と明記されている。ここでの社会正義とは、労働者の権利を擁護して搾取や資本主義の行き過ぎに警告を行うことなどを意味しており、重要な意味を内包している。

2 産業保健活動の目的

また、日本産業衛生学会では、産業保健活動の目的を下記のように示している。

> **産業保健活動の目的**
>
> 産業保健活動の主目的は、労働条件と労働環境に関連する健康障害の予防と、労働者の健康の保持増進、ならびに福祉の向上に寄与することにある。産業保健専門職は職域における安全衛生の確保をはかる労使の活動に対して専門的立場から関連する情報の提供、評価、助言などの支援を行う。その活動対象には、個々の労働者だけでなく、労働者が所属する組織、地域をも含む。
> （日本産業衛生学会、2000.）

産業保健活動は、個々の労働者および労働者集団の健康レベル向上に寄与することを目的に展開される。この活動は、生産性向上など事業目的の推進にも大きな効果があり、そのことが労働者の健康・福祉のさらなる向上に貢献する。

また、適切な産業保健活動は、労働者の安全と健康に対する事業者の配慮義務を果たすことをも意味する。

さらに、産業保健活動は、職域を対象とするだけでなく、地域・地球環境に配慮しながら、地域社会の公衆衛生の向上にも寄与することが期待される。日本産業衛生学会産業看護部会では2005（平成17）年に、産業看護の定義を「産業看護とは事業者が労働者と協力して、産業保健の目的を自主的に達成できるように、事業者・労働者の双方に対して、看護の理念に基づいて組織的に行う個人・集団・組織への健康支援活動である」としている。公衆衛生看護活動は公衆衛生の目的を達成するための看護活動であるといわれている。したがって、産業分野における公衆衛生看護活動は産業保健の目的を達成するための看護活動であるといえる。

3 産業保健の対象

産業保健の対象は働く人々である。**労働安全衛生法**の対象となる被雇用労働者数は、総務省統計局の労働力調査では約5739万人（2023（令和5）年平均）と多数である。また、定年退職年齢を65歳と設定した場合、働く期間は中学校を卒業後就業した場合は50年間、高校卒業者は47年間、大学卒業者は43年間もの長期間となり、産業保健スタッフの健康支援の期間も長くなる。さらにライフステージが成人期であり、社会や家庭における大黒柱的存在である。

この時期に規則正しい生活習慣や健康についてセルフケアができ、健康の保持増進、改善が実践できることは、本人のみならず周囲の人々の生活の質の向上に貢献することができるといえよう。

4 安全配慮義務と自己保健義務

職域における労働者の安全衛生の確保は事業者の責務であるが、同時に個々の労働者が事業者の活動に協力し、自らの安全と健康のために自主的に努力することが不可欠である。

産業保健は、事業者にとっては、労働者が安全で健康に働けるように雇用責任と**安全配慮義務**を果たすことである。その一方で、労

働者にとっても産業保健は、自身の健康管理を実践し、決められた業務が果たせるよう自己保健義務を意味するものである（図1）。

具体例として、健康診断後の安全配慮義務と自己保健義務について解説する。

1 健康診断における安全配慮義務

事業者は健診の結果、労働者の安全と健康を保持するために必要な措置について医師等の意見を聴いたり、必要があれば就業上の措置を行う。また、健診結果を受診者に通知し、必要に応じて医師または保健師による保健指導を行わなければならない。

2 健康診断における自己保健義務

「労働者は、労働に適するよう自身を健康に保つよう努める」という、事業者との労務提供契約に付随する労働者の努力義務がある。

このためには、労働者は自身の健康状態と健康回復あるいは保持増進の手段について知っておく必要があり、知らされていない場合は自己保健義務は発生しない。知っていても労働者保護の観点から事業者側の安全配慮義務が十分なされていなければ事業者側の過失が重くなる。

5 産業保健・産業看護の歴史的変遷

産業保健ではILO／WHOの産業保健の目的にもあるように、労働者がいかなる労働に就いていても、怪我や病気、生命の危険にさらされないようにしなければならないとされている。その理念はどのような歴史から形成されてきたのか、その変遷を知ることが重要である（表1）。

世界では1700年代にすでに、Bernardino Ramazzini（伊1633－1714）が、「働く人々の病」について、鉱山で働く炭鉱夫の寿命が短い理由など職業病について紹介している[1]。また、イギリスで始まった産業革命では労働者保護法としての「徒弟の風紀及び健康に関する法律」（1802年）によって、年少の徒弟工のために労働時間が規制された。

1 第1次工業化時代（1868年－1926年）

わが国では工場法が1911（明治44）年に制定された。初期の労働者保護法は概して、児童労働の禁止、年少労働者と婦人労働者の保護や労働時間の規制と夜業の禁止から始

図1　安全配慮義務と自己保健義務

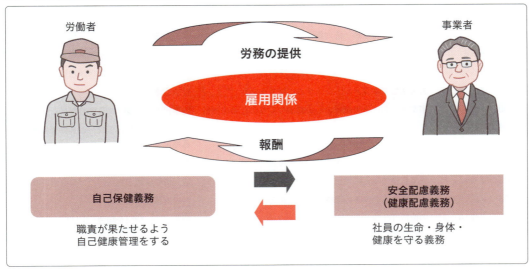

表1　産業保健・産業看護の歴史

年代	産業保健・産業看護	社会の動き
1700年	ラマッツィーニ（イタリア、1633-1714）『働く人々の病』	
1802年		徒弟の風紀及び健康に関する法律（イギリス）
1833年		イギリス工場法の制定
1882（明治15）年	工場法　立案作業開始	
1911（明治44）年	工場法公布、1916（大正5）年施行	
1919年		ILO（国際労働機関）設立
1922（大正11）年		健康保険法公布、1927（昭和2）年施行
1925（大正14）年	女工哀史：細井和喜、出版	
1929（昭和4）年	工場法改正、15歳未満、女子深夜業禁止、産業衛生協議会（現日本産業衛生学会）創設	
1937（昭和12）年		保健所法公布、保健婦の名称制定
1938（昭和13）年	厚生省、労働局設置	
1941（昭和16）年		太平洋戦争始まる、1945（昭和20）年終戦
1947（昭和22）年	労働基準法、労働者災害補償保険法公布	日本国憲法施行
1948（昭和23）年		保健婦助産婦看護婦法公布、WHO発足
1954（昭和29）年	日本看護協会産業保健婦研究会発足	
1960（昭和35）年	じん肺法公布、施行	
1972（昭和47）年	労働安全衛生法公布、施行	
1975（昭和50）年	作業環境測定法公布、施行	
1978（昭和53）年	日本産業衛生学会に産業看護研究会発足	アルマ・アタ宣言、プライマリヘルスケア
1985（昭和60）年	男女雇用機会均等法制定	
1986（昭和61）年		オタワ憲章、ヘルスプロモーション
1988（昭和63）年	労働安全衛生法改正、THP：トータルヘルスプロモーションプラン提唱	第2次国民健康づくり対策：アクティブ80ヘルスプラン
1989（平成元）年	産業看護の定義発表	
1991（平成3）年	育児・休業法制定	
1992（平成4）年	労働安全衛生法改正：快適職場環境の推進	
1993（平成5）年	産業保健推進センター地域産業保健センター設置開始	環境基本法制定
1994（平成6）年	職場における腰痛予防対策指針	保健所法から地域保健法へ改正
1996（平成8）年	職場における喫煙対策のためのガイドライン	1995（平成7）年阪神・淡路大震災
1997（平成9）年		地域保健法施行、介護保険法施行
1999（平成11）年	労働衛生マネジメントシステムに関する指針	感染症法施行
2000（平成12）年	事業場における労働者の心の健康づくりのための指針	健康日本21：第3次国民健康づくり対策
2001（平成13）年		厚生労働省発足、保健師助産師看護師法に名称変更
2003（平成15）年	新「職場における喫煙対策のためのガイドライン」	健康増進法施行：受動喫煙対策
2005（平成17）年	産業看護の新定義発表	個人情報保護法施行、バンコク憲章
2006（平成18）年	労働者の心の健康の保持増進のための指針公示	自殺対策基本法制定
2007（平成19）年	内閣府「仕事と生活の調和：ワーク・ライフ・バランス」憲章	感染症法に結核を統合

年代	産業保健・産業看護	社会の動き
2008（平成20）年	特定健康診査・特定保健指導を義務化、高齢者の医療の確保に関する法律（老人保健法を改正）、メンタルヘルス対策支援センター事業開始	後期高齢者医療制度
2011（平成23）年	厚生労働省「こころの耳」、働く人のメンタルヘルスポータルサイト開設	東日本大震災、福島第1原子力発電所事故
2012（平成24）年	第12次労働災害防止計画策定（2013年から2018年）	自殺者3万人を割る
2013（平成25）年	職場における腰痛予防対策指針の改訂	健康日本21（第二次）：第4次国民健康づくり対策策定
2014（平成26）年	産業保健総合支援センターと地域産業保健センター統合	
2015（平成27）年	ストレスチェック制度の義務化、日本産業衛生学会産業保健看護専門家制度運用	女性の職業生活における活躍の推進に関する法律施行
2016（平成28）年	労働安全衛生法改正：化学物質のリスクアセスメントの義務化、事業場における治療と職業生活の両立支援のためのガイドライン	熊本地震
2019（令和元）年	職場における受動喫煙防止のためのガイドライン 働き方改革関連法施行（大企業2019年から、中小企業2020年からそれぞれ施行）	

まった。

2 第2次工業化時代（1927年－1941年）

昭和年代は重金属工業、化学工業の発展から印刷工の鉛中毒などがあり、企業の産業保健活動が活発になった。国からの結核対策の要請に対して衛生協会（現在の日本産業衛生学会）は企業に「保健看護婦」の設置を勧めた。

3 第3次工業化時代（1945年－1970年）

第2次世界大戦が1945（昭和20）年に終わり、産業復興が盛んになり、それに伴い労働者の健康対策として産業保健に取り組む企業が増加し、保健婦の企業進出が活発化した。**労働基準法**（1947（昭和22）年）が制定されたほか、けい肺法（1958（昭和33）年）が制定され、1960（昭和35）年には拡大されて、**じん肺法**になった。1957（昭和32）年にはサンダル底張り作業者のベンゼン中毒が起こり、伐木造林業者のチェーンソー作業による白ろう病などさまざまな健康障害がみられるようになった。

4 第3次工業化（1972年）以降

1972（昭和47）年には**労働安全衛生法**が制定された。これは新しい化学製品の出現が職業病の危険を高めたり、環境問題が多発したためである。保健婦は、この労働安全衛生法に法的な職種として法文化されず、労働省通達において衛生管理者の免許を有する保健婦の積極的な活用等として業務内容や配置、処遇の改善について提示がされた。その後、少子高齢化、生活習慣病の増加、ストレスの増大といった時代の変化に対応するため、1988（昭和63）年には「事業場における労働者の健康保持増進のための指針」が出され、働く人の心身の健康づくりを目指し、企業が取り組む計画である**THP（Total Health Promotion Plan）**が進められた。

5 労働安全衛生マネジメントシステム（OSHMS）以降（2005年－）

労働安全衛生マネジメントシステム

（Occupational Safety and Health Management System：OSHMS）によって、法規遵守型産業保健活動から自主対応型の産業保健活動への転換が促された。2015（平成27）年にはストレスチェック制度の導入が義務化され、2016（平成28）年には、厚生労働省より、事業場における治療と職業生活の両立支援のためのガイドラインが出され、2018（平成30）年には働き方改革関連法が成立・公布された。働き方改革関連法とは、働き方改革のために労働基準法、労働安全衛生法、パートタイム・有期雇用労働法（短時間労働者及び有期雇用労働者の雇用管理の改善等に関する法律）、労働契約法、労働者派遣法（労働者派遣事業の適正な運営の確保及び派遣労働者の保護等に関する法律）などの一連の法律の一部を改正する法律のことである。これらの法律が改正され、2019（令和元）年4月以降に順次施行されているのが働き方改革である。2019（令和元）年～2020（令和2）年には国は働き方改革による時間外労働の上限を80時間とし、2019（令和元）年には、職場での受動喫煙防止に関するガイドラインなどが出された。

このように、現在、誰もが健康で、安全で多様な働き方が可能な社会制度の整備が進められてきている。そのなかで、保健師等は質の高い保健サービスを提供できるように実践能力の育成および質の担保をするため、2015（平成27）年から公益社団法人日本産業衛生学会が認定する産業保健看護専門家制度が運用されている。産業保健看護専門家制度登録者（登録者・専門家・上級専門家）の総数は2021（令和3）年現在1337人である。

6 産業保健の行政組織

産業保健の行政組織は、図2のようになっている。

図2　産業保健の行政組織図

```
厚生労働省本省
  ↓
地方支分部局（都道府県労働局　47）
  ↓
労働基準監督署　321＋4支署
```

労働基準監督署には、労働基準監督官、労働衛生専門官が置かれる。どちらも国家公務員である。

労働基準監督官：事業所の違反が悪質だと刑事訴訟法に則り、検察庁へ送検できる権限をもつ（司法警察員の職務）

労働衛生専門官：化学物質製造の許可、労災の原因調査指導・支援

2023（令和5）年3月現在

7 産業保健に関連する社会資源

1 産業保健総合支援センター

産業保健総合支援センターは、都道府県（47か所）に設置されている。産業保健スタッフ向けサービスとして、研修、相談対応、情報提供等を行う（表2）。地域産業保健センターとともに、独立行政法人労働者健康安全機構（JOHAS）が運営している。

2 地域産業保健センター

産業保健総合支援センターの地域窓口として、おおむね労働基準監督署管轄区域ごとに地域産業保健センターが設置されている（全国347か所）。地域産業保健センターでは、労働者数50人未満の産業医の選任義務のない小規模事業場の事業者やそこで働く人を対象として、労働安全衛生法で定められた保健指導などの産業保健サービスを行う（表3）。2020（令和2）年からは長時間労働の面接指導も実施するようになった。

産業保健総合支援センターも地域産業保健センターも事前予約が必要であるが、利用料

表2 産業保健総合支援センターの業務内容

産業保健総合支援センターは、各都道府県に設置されている。事業場で産業保健活動に携わる産業医、保健師、衛生管理者をはじめ、事業主、人事労務担当者などに対して、産業保健に関する研修や専門的な相談への対応などの支援を行う。

○業務内容

産業保健関係者（産業医、保健師、衛生管理者等）に対する専門的研修等	産業保健関係者からの専門的相談対応（窓口、電話、メール等）	メンタルヘルス対策の普及促進のための個別訪問支援（心の健康づくり計画の作成やストレスチェック制度の導入など）
治療と仕事の両立支援（社労士、産業カウンセラー、保健師等が事業場訪問）	産業保健に関する情報提供・広報啓発（HP、メールマガジン、情報誌）	事業主・労働者に対する啓発セミナー（職場の健康管理・メンタルヘルス・生活習慣病対策）

独立行政法人労働者健康安全機構ホームページ（https://www.johas.go.jp/）を参考に作成

表3 地域産業保健センターの業務内容

地域産業保健センターは、産業保健総合支援センターの地域窓口として、おおむね労働基準監督署管轄区域ごとに設置されている。労働者数50人未満の産業医の選任義務のない小規模事業場の事業者や労働者を対象として、労働安全衛生法で定める保健指導等の産業保健サービスを行う。

○業務内容

労働者の健康管理（健診の血中脂質、血圧、尿糖、心電図、メンタルヘルスを含む）に係る医師または保健師による相談	事業主が異常所見のある労働者の対策について、健康診断の結果について医師からの意見を聴くこと
ストレスチェックに係る高ストレス者や長時間労働者に対する医師の面接指導	医師、保健師、労働衛生工学士等が個別訪問による、作業環境管理、作業管理、健康管理など産業保健指導の助言・指導実施

独立行政法人労働者健康安全機構ホームページ（https://www.johas.go.jp/）を参考に作成

事業のため、公務員は利用できない。

は無料である。

3 独立行政法人高齢・障害・求職者雇用支援機構

高齢・障害・求職者雇用支援機構（JEED） は、高齢者の雇用の確保、障がい者の職業的自立の推進、求職者その他労働者の職業能力の開発および向上のために、高齢者、障がい者、求職者、事業主等に対して総合的な支援を行う。事業場で、うつ病等で休職している労働者が円滑に職場復帰をするための専門的な援助（**リワーク支援**）を実施している。

主治医から助言をもらいながら、休職者と事業主に対して支援を進める。労働者はある一定の段階まで回復した場合に、本人の希望や主治医・事業主の判断から、職場復帰に向けて、約12週間のリワークプログラムとして、①生活リズムの構築、②集中力・持続力の回復、③ストレス対処法、リラクゼーション法、認知療法の習得、④対人対応スキルの確認を行う。無料であるが、雇用保険を財源にした

8 労働衛生の基本

労働衛生の3管理といわれるものに**作業環境管理**、**作業管理**、**健康管理**がある。この3管理以外に**総括管理**、**労働衛生教育**を含めて5管理という。

表4 情報機器作業における作業環境管理の例

①照明及び採光
・室内は、できるだけ明暗の対比が著しくなく、かつ、まぶしさを生じさせないようにすること。
・ディスプレイを用いる場合のディスプレイ画面上における照度は500ルクス以下、書類上及びキーボード上における照度は、300ルクス以上とすること。また、ディスプレイ画面の明るさ、書類及びキーボード面における明るさと周辺の明るさの差はなるべく小さくすること。
・ディスプレイ画面に直接又は間接的に太陽光等が入射する場合は、必要に応じて窓にブラインド又はカーテン等を設け、適切な明るさとなるようにすること。
・間接照明等のグレア防止用照明器具を用いること。
・その他グレアの防止
②情報機器等
・作業者に適した機器を選択導入すること。
③騒音の低減措置　　　　　　　　　　　　　　　　　など

厚生労働省：情報機器作業における労働衛生管理のためのガイドライン（令和元年7月12日基発0712第3号）より

表5　情報機器作業における作業管理の例

①作業時間管理基準			
1日の作業時間	一連続作業時間	作業休止時間	小休止
他の作業を取り込むことまたは他の作業とのローテーションを実施することなどにより、1日の連続VDT作業時間が短くなるように配慮すること。	1時間を超えないようにすること。	連続作業と連続作業の間に10-15分の作業休止時間を設けること。	一連続作業時間内において1-2回程度の小休止を設けること。

②業務量への配慮

③調整

作業者に自然で無理のない姿勢で情報機器作業を行わせるため、椅子の座面の高さ、机または作業台の作業面の高さ等を調整し、作業者に作業姿勢等を調整させること

厚生労働省：情報機器作業における労働衛生管理のためのガイドライン（令和元年7月12日基発0712第3号）より

表6　情報機器作業における健康管理の例

①健康診断等：配置前と定期に実施
　・健康診断結果に基づく事後措置として保健指導、作業方法、作業環境管理を行うこと
②健康相談
③職場体操：就業の前後または就業中に体操、ストレッチ、リラクゼーションを行うのが望ましい

その他の配慮事項
・高齢者に対する配慮事項：照明、字の大きさ、作業時間・密度
・障害を有する作業者に対する配慮事項：音声入力、弱視者用ディスプレイの使用など
・テレワークを行う労働者の配慮事項：「情報通信技術を利用した事業場外勤務の適切な導入及び実施のためのガイドライン」平成30年2月22日
・自営型テレワーカーに対する配慮事項：「自営型テレワークの適正な実施のためのガイドライン」平成30年2月2日

厚生労働省：情報機器作業における労働衛生管理のためのガイドライン（令和元年7月12日基発0712第3号）より

1 作業環境管理

　作業環境による健康障害を防止するために作業環境測定や作業環境の改善を行う（表4）。

2 作業管理

　作業に伴う有害要因の発生を防止・抑制するために、労働時間、作業手順や作業方法、作業姿勢を改善したり、保護具を適切に使用するよう助言・指導したりする（表5）。

3 健康管理

　健康障害の予防、健康の保持増進を図るために健康診断、健康教育、健康相談等を行う（表6）。

2 産業保健活動の基盤となる法律

　わが国の社会秩序は法令に基づいて構築されており、国民の法令を遵守する意識は高い。**労働安全衛生法**は主として事業者が実施しなければならない事項を規定しており、労働基準監督署がその条文に基づいて全国一斉に取り締まりを行っている。

1 労働安全衛生法

1 労働安全衛生法の目的（第1条）

　労働安全衛生法（以下「安衛法」）の目的は「労働基準法と相まって、労働災害の防止のための危害防止基準の確立、責任体制の明確化及び自主的活動の促進の措置を講ずる等その防止に関する総合的計画的な対策を推進することにより職場における労働者の安全と健康を確保するとともに、快適な職場環境の形成を促進すること」である。

　労働災害とは、業務と労働者の負傷・疾病・障がい・死亡との間に因果関係がある下記の場合をいう。①使用者の支配管理下で就業しており、②業務と死傷病との間に一定の因果関係がある。

　また、労働者とは、事業者（経営者）に雇

用（使用）されている者で賃金を支払われる者をいう。一方で、事業者とは、事業を行う者で労働者を使用する者（使用者）である。

2 事業者及び労働者の責務 （安衛法第3条・第4条）

安衛法の目的を達成するために、事業者の責務（第3条）や労働者の協力（第4条）についても、労働災害を防止するため必要な事項を守ることや事業者が実施する労働災害の防止に関する措置に協力することが求められている。

3 労働安全衛生管理体制 （安衛法第10条－第19条の3）

事業者は労働者の安全衛生を守るために安全衛生管理体制（図3）を整備する必要があり、管理責任者や資格をもった職種の選任や委員会の開催が義務づけられている（表7）。

4 報告書の提出

事業者は法律で定められた報告書等を所轄の労働基準監督署に提出しなければならない。報告書には労働者の休業や死傷病報告書、各種健康診断結果、ストレスチェック検査結果等がある。

5 産業保健スタッフの配置等

事業場は事業場の規模ごとに総括安全衛生管理者（安衛法第10条）を選任し、安全管理者や衛生管理者を指揮し、下記の業務を行う。総括安全衛生管理者は、①労働者の危険または健康障害を防止するための措置に関すること、②労働者の安全または衛生のための教育の実施に関すること、③健康診断の実施その他健康の保持増進のための措置に関すること、④労働災害の原因の調査および再発防止対策に関すること、⑤その他労働災害を防止するため必要な措置を講ずる業務（安全衛生に関する方針を表明する、危険性または有害性等の調査およびその結果に基づき講ずる措置に関すること、安全衛生に関する計画の作成、実施、評価、改善に関すること）を行う。

安全衛生管理体制における産業保健スタッ

図3 安全衛生管理体制

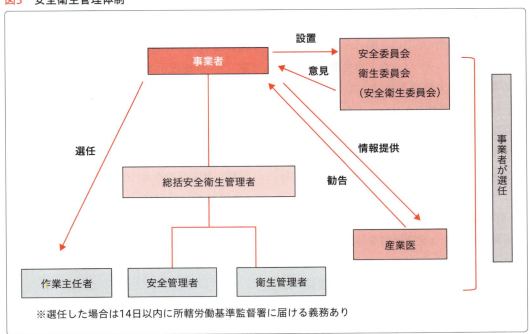

表7 産業保健スタッフの配置等

	選任対象事業場、種類と規模	主な職務
総括安全衛生管理者	・建設業等屋外危険業務：100人以上 ・製造業・卸小売業：300人以上 ・その他：1000人以上の事業場	安全管理者や衛生管理者を指揮し、安全衛生の統括管理を行う（工場長、支店長など）
安全管理者	労働者が50人以上	安全に係る技術事項を管理
衛生管理者	事業場の規模／衛生管理者数 50人以上200人以下／1人以上 201人以上500人以下／2人以上 501人以上1000人以下／3人以上 1001人以上2000人以下／4人以上 2001人以上3000人以下／5人以上 3001人以上／6人以上	衛生に係る事項を管理、毎週1回作業場を巡視 専属衛生管理者は、①1000人以上、②有害業務がある事業場は500人以上に専属で雇用
安全衛生推進者または衛生推進者	10人以上50人未満、安全衛生推進者は建設業など危険業務、それ以外は衛生推進者	安全管理者や衛生管理者と類似した業務
作業主任者	有機溶剤業務など6種類の危険業務等の作業	作業者の健康障害防止のための作業指導
産業医	50人以上は選任が必要、50〜3000人以下：1人以上、3001人以上は2人以上 専属産業医は、①1000人以上、②有害業務がある事業場は500人以上	作業環境管理、作業管理、健康管理、健康教育、健康相談など、職場巡視は1〜2か月に1回、安全衛生委員会出席
安全衛生委員会	安全衛生に関して問題点の審議、メンバーは総括安全衛生管理者、衛生管理者、安全管理者、産業医、事業者が指名の労働者、労働者の過半数を代表する者の推薦により指名	毎月1回以上開催義務、議事記録は3年間保管義務あり

フの配置については、表7で示した。

6 機械・有害物作業に関連する規制（安衛法第37条−第58条）

❶ 譲渡・貸与・設置の制限

機械・有害物作業では、防じんマスク、防毒マスクやチェーンソーなど厚生労働大臣が定める規格安全装置を具備していないと譲渡・貸与・設置ができない。また、防じんマスクなど型式について検定（検査）を受け、合格証をつける義務がある。局所排気装置やプッシュプルなどは定期自主点検が必要である。

❷ 有害物質に関する規制

労働者に重大な健康障害を与えるもの（黄燐マッチ、石綿、ベンジジンおよびその塩、β−ナフチルアミン等）は製造、輸入、譲渡、提供、使用が禁止されている。

製造の許可により認められるものはジクロルベンゼン、オルトトリジン、ベリリウムなどで、表示の義務がある（674物質が対象）のはベンゼンなど重大な健康障害を起こす可能性があるものや爆発、引火など危険性のあるもので、名称、人体への作用、取り扱い方法、表示する者の氏名・住所・電話番号、標章（図4）を表示する。

SDS（安全データシート；Safety Data Sheet）は、事業者が化学物質および化学物質を含んだ製品を他の事業者に譲渡・提供する際に交付する化学物質の危険有害性情報を記載した文書である（674物質が対象（2021（令和3）年1月現在））。①名称、②成分、③性質、④人体への作用、⑤取り扱い方法、⑥事故発生時の応急法、⑦その他、労働者に周知する（図5）。

図4　有害物質に関する標章

【炎】	可燃性／引火性ガス 引火性液体 可燃性固体 自己反応性化学品 など	【円上の炎】	支燃性／酸化性ガス 酸化性液体・固体	【爆弾の爆発】	爆発物 自己反応性化学品 有機過酸化物
【腐食性】	金属腐食性物質 皮膚腐食性 眼に対する重大な損傷性	【ガスボンベ】	高圧ガス	【どくろ】	急性毒性 （区分1〜3）
【感嘆符】	急性毒性（区分4） 皮膚刺激性（区分2） 眼刺激性（区分2A） 皮膚感作性 特定標的臓器毒性 （区分3） など	【環境】	水生環境有害性	【健康有害性】	呼吸器感作性 生殖細胞変異原性 発がん性 生殖毒性 特定標的臓器毒性 （区分1、2） 吸引性呼吸器有害性

厚生労働省資料より

図5　ラベルとSDS

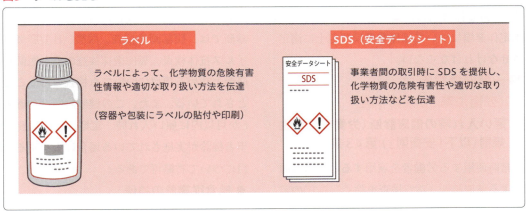

7 安全衛生教育
（安衛法第59条－第60条の2）

❶ 雇い入れ時、作業内容変更時の教育

　事業者は労働者を雇い入れたとき、作業内容を変更したときは、表8の❶〜❽の安全衛生教育をすべての労働者に安全衛生のために行う義務がある。ただし、教育内容について十分知識・技能がある者や金融業などは❶〜❹について省略可である。

表8　安全衛生教育

❶　機械・原材料などの危険性または有害性およびこれらの取り扱い方法に関すること
❷　安全装置、有害物抑制装置または保護具の性能およびこれらの取り扱い方法に関すること
❸　作業手順に関すること
❹　作業開始時の点検に関すること
❺　その業務に関して発生するおそれのある疾病の原因および予防に関すること
❻　整理、整頓および清潔の保持に関すること
❼　事故時などにおける応急措置および退避に関すること
❽　その他その業務に関する安全または衛生のために必要なこと

❷ 特別教育

　一般の事業場より危険である業務では特別教育の実施義務がある。危険である業務とは、①チェーンソーを用いて行う立木の伐木、②高圧室内に係るバルブ、コックの操作業務、③潜水作業者への送気調節、④再圧室の操作、⑤高圧室内作業業務、⑥酸素欠乏危険場所の業務、⑦エックス線装置やガンマ線装置による写真撮影、⑧特定粉じん作業、⑨廃棄物焼却炉施設、⑩石綿等の使用されている建築物等の解体作業で、これらの教育の記録を作成し3年間保存する必要がある。

8 健康の保持増進のための措置（安衛法第65条－第71条）

❶ 作業環境測定

　事業者は安全安心な職場のために、目に見えない有害な作業環境要因を把握するため、表9にある作業場の作業環境測定を実施する。指定作業場については作業環境測定士に測定させなければならない。

❷ 一般健康診断
　　（安衛法第66条第1項）

● 雇い入れ時の健康診断（労働安全衛生規則（以下「安衛則」）第43条）

　常時使用する労働者を雇用するときは医師による健康診断（喀痰検査を除く、表10の定期健康診断と同じ項目）の実施義務がある。雇い入れ時の健診には省略項目はない。3か月以内に受けた健診結果証明書の提出があればその健診項目に相当する雇い入れ時健診の項目の省略はできる。

● 定期健康診断
　　（安衛則第44条）

　事業者は常時使用する労働者に対し1年以内ごとに1回、定期に医師による健康診断の実施義務がある（表10）。

● 特定業務従事者の健康診断
　　（安衛則第45条）

　深夜業等の有害業務については健康への悪影響がないか配置換え時および6か月ごとに1回、医師による健康診断の実施義務がある。健診項目は定期健診と同じであるが胸部エックス線検査と喀痰検査は1年以内ごとに1回実施する。

● 海外派遣労働者の健康診断
　　（安衛則第45条の2）

　海外に6か月以上派遣しようとするときと、6か月以上派遣した労働者が帰国したときには健康診断を行わなければならない。

　健康診断項目は定期健康診断と同項目であるが、身長、喀痰検査については医師により省略可である。一方、派遣時の健康診断では、腹部画像検査、尿酸、B型肝炎ウイルス抗体検査、ABO式およびRh式血液検査のうち、医師が必要と認める検査項目、帰国時の健康診断では、腹部画像検査、尿酸、B型肝炎ウイルス抗体検査、糞便塗抹検査のうち医師が必要と認める項目についても検査を行うこととされている。また、この健康診断は、過去6か月以内に雇い入れ時、定期、特定業務従事者健診が実施されている場合は重複する項目について省略可である。

● 給食従業員の検便
　　（安衛則第47条）

　事業場の給食施設の従業員に対して、伝染病保菌者発見のための検便を、雇い入れ時および配置替え時に行う。

● 自発的健康診断
　　（安衛則第50条の2）

　過去6か月間、平均して1月に4回以上深夜業（22時～5時）に従事する労働者であって、自己の健康に不安を有する者が、自らの判断で受診した健康診断の結果を事業者に提出した場合に、事業者が深夜業務を減らしたり、昼勤務への配置転換等、事後措置等を講ずるこ

表9　作業環境測定を行うべき場所と測定の種類等

作業環境測定を行うべき作業場			測　　定		
作業場の種類（労働安全衛生法施行令第21条）		関連規則	測定の種類	測定回数	記録の保存年
※①	土石、岩石、鉱物、金属又は炭素の粉じんを著しく発散する屋内作業場	粉じん則26条	空気中の粉じんの濃度及び粉じん中の遊離けい酸含有率	6月以内ごとに1回	7
2	暑熱、寒冷又は多湿の屋内作業場	安衛則607条	気温、湿度及びふく射熱	半月以内ごとに1回	3
3	著しい騒音を発する屋内作業場	安衛則590・591条	等価騒音レベル	6月以内ごとに1回（注）	3
4	坑内の作業場　イ　炭酸ガスが停滞する作業場	安衛則592条	炭酸ガスの濃度	1月以内ごとに1回	3
	ロ　28℃を超える作業場	安衛則612条	気　温	半月以内ごとに1回	3
	ハ　通気設備のある作業場	安衛則603条	通　気　量	半月以内ごとに1回	3
5	中央管理方式の空気調和設備を設けている建築物の室で、事務所の用に供されるもの	事務所則7条	一酸化炭素及び二酸化炭素の含有率、室温及び外気温、相対湿度	2月以内ごとに1回	3
6	放射線業務を行う事業場　イ　放射線業務を行う管理区域	電離則54条	外部放射線による線量当量率又は線量当量	1月以内ごとに1回	5
	㋺放射性物質取扱作業室　㋩事故由来廃棄物等取扱施設　ニ　坑内の核原料物質の掘採業務を行う作業場	電離則55条	空気中の放射性物質の濃度	1月以内ごとに1回	5
※⑦	特定化学物質（第1類物質又は第2類物質）を製造し、又は取り扱う屋内作業場など	特化則36条	第1類物質又は第2類物質の空気中の濃度	6月以内ごとに1回	3　特定の物については30年間
	石綿を取り扱い、若しくは試験研究のために製造する屋内作業場	石綿則36条	石綿の空気中における濃度	6月以内ごとに1回	40
※⑧	一定の鉛業務を行う屋内作業場	鉛則52条	空気中の鉛の濃度	1年以内ごとに1回	3
9	酸素欠乏危険場所において作業を行う場合の当該作業場	酸欠則3条	第1種酸素欠乏危険作業に係る作業場にあっては、空気中の酸素の濃度	作業開始前ごと	3
			第2種酸素欠乏危険作業に係る作業場にあっては、空気中の酸素及び硫化水素の濃度	作業開始前ごと	3
※⑩	第1種有機溶剤又は第2種有機溶剤を製造し、又は取り扱う業務を行う屋内作業場	有機則28条	当該有機溶剤の濃度	6月以内ごとに1回	3

＊上表のうち、○印は指定作業場を、※印は作業環境評価基準の適用される作業場を示す。
（注）施設、設備、作業工程、作業方法を変更した場合は遅滞なく測定
公益社団法人日本作業環境測定協会ホームページを参考に作成

とを義務づけている。

● **労災保険制度による二次健康診断等給付（労働者災害補償保険法第26条）**

　安衛法に基づく健康診断のうち、直近のもの（一次健康診断）において脳血管疾患および心臓疾患に関連する一定の項目について異常の所見があると診断された場合に、労働者の請求により、二次健康診断および特定保健指導が行われる。労災保険で賄われるため自己負担はない。

表10　定期健康診断項目

① 既往歴および業務歴の調査
② 自覚症状および他覚症状の有無の検査
③ 身長、体重、腹囲、視力および聴力（1000Hzおよび4000Hz）の検査
④ 胸部エックス線検査および喀痰検査
⑤ 血圧の測定
⑥ 貧血検査（血色素、赤血球）
⑦ 肝機能検査（GOT、GPT、γ-GTP）
⑧ 血中脂質検査（LDLコレステロール、HDLコレステロール、血清トリグリセライドの検査）
⑨ 血糖またはHbA1c検査
⑩ 尿検査（糖、蛋白）
⑪ 心電図検査

※上記健診項目のうち、医師が必要でないと認めるときは、③の身長・腹囲、④⑥⑦⑧⑨⑪については省略できる。①②⑤⑩は実施しなければならない。

二次健康診断等給付は、労災病院および都道府県労働局長が指定する病院もしくは診療所（以下「健診給付病院等」）で受ける。

労災保険による二次健康診断等給付の対象は、一次健康診断の結果において、①血圧の測定、②血中脂質検査、③血糖検査、④腹囲の検査またはBMIの測定の4つの検査について異常の所見があるとされた人である。頸動脈エコーなどの精密検査や保健指導などが行われる。

● 有害業務における健康診断
（安衛法第66条第2項）

事業者は下記の有害な業務に常時従事する労働者に対し、医師による特別な項目の健康診断の実施義務がある（＜　＞は特徴のある検査項目）。

① 高圧室内作業または潜水作業（高気圧業務健康診断）＜四肢の運動機能、鼓膜・聴力、肺活量＞
② X線、その他の有害放射線にさらされる業務（電離放射線健康診断）＜白血球、赤血球、白内障、皮膚の検査＞
③ 特定化学物質業務（特定化学物質健康診断）
④ 鉛業務（鉛健康診断）＜尿中デルタアミノレブリン酸量＞
⑤ 四アルキル鉛等業務（四アルキル鉛健康診断）
⑥ 有機溶剤を製造し、または取り扱う業務（有機溶剤健康診断）＜キシレン：メチル馬尿酸、トルエン：馬尿酸＞
⑦ 石綿業務（石綿健康診断）
⑧ 除染等業務従事者健康診断

なお、酸素欠乏等防止規則のみ、特殊健診規定はない。

● 歯科医師による健康診断
（安衛法第66条第3項）

事業者は、塩酸、硝酸、硫酸、亜硫酸、弗化水素、黄りんその他歯またはその支持組織に有害な物のガス、蒸気または粉じんを発散する場所における業務に常時従事する労働者に対し、雇い入れ時、配置替え時、当該業務についた後6か月以内ごとに1回、定期に歯科医師による健康診断実施義務がある。

● じん肺法による健康診断
（じん肺法第3条）

じん肺健診結果は下記のように区分され管理される（表11）。

● 通達等による健康診断：行政指導

業務の種類によって通達で実施が示された

表11　じん肺管理区分

管理1	じん肺の所見がないと認められるもの
管理2	エックス線写真の像が第1型で、じん肺による著しい肺機能の障害がないと認められるもの
管理3イ	エックス線写真の像が第2型で、じん肺による著しい肺機能の低下がないと認められるもの
管理3ロ	エックス線写真の像が第3型または第4型（大陰影の大きさが一側の肺野の3分の1以下のものに限る）でじん肺による著しい肺機能の低下がないと認められるもの
管理4	❶ エックス線写真の像が第4型（大陰影の大きさが一側の肺野の3分の1を超えるものに限る）と認められるもの ❷ エックス線写真の像が第1型、第2型、第3型または第4型（大陰影の大きさが一側の肺野の3分の1以下のものに限る）でじん肺による著しい肺機能の障害があると認められるもの

健康診断が情報機器作業、騒音、振動工具取り扱い作業、介護・看護作業など30種類ある。6か月に1回、健康診断を行う。

❸ 健康診断実施後の措置（安衛法第66条の3）

● 結果の記録と保存

事業者は雇い入れ時の健康診断、定期健康診断、特定業務従事者の健康診断、海外派遣労働者の健康診断、歯科医師による健康診断等の結果に基づき健康診断個人表を作成してこれを5年間保存する義務がある。また、特殊健診等の健診記録は石綿健診40年間など、その有害物質の特性に応じた保存期間（表12）が定められている。

● 医師等からの意見聴取、結果通知、保健指導

事業者は、健康診断の結果、異常所見のある労働者について健康診断実施日から3か月以内に医師等の意見を聴き、その意見を健康診断個人票に記録する義務がある。必要がある場合は就業制限等措置を講ずる必要がある（表13）。

また、労働者に対し健康診断の結果を遅滞なく通知すること、必要があると認めたものに対して医師または保健師による保健指導を行うよう努めなければならない。

● 健康診断結果報告

常時50人以上の労働者を使用する事業者は定期健康診断、特定業務従事者の健康診断、歯科医師による健康診断（定期のものに限る）の定期健康診断結果報告書を遅滞なく所轄の労働基準監督署長に提出する義務がある。

また、特殊健診は従業員数が50人以下でも、すべての事業者が実施後滞りなく報告義務がある（表14）。

❹ 長時間労働者等に対する面接指導等

「働き方改革関連法」により、2019（平成31）年4月に施行された改正労働安全衛生法

表12　健診記録の保存期間

種類	保存期間
石綿健康診断	40年間
電離放射線健康診断	30年間
除染等電離放射線健康診断	30年間
特定化学物質健康診断（特別管理物質に限る）	30年間
じん肺健康診断	7年間
上記以外の健康診断	5年間

表13　就業区分およびその内容についての意見

区分	内容	就業上の措置の内容
通常勤務	通常の勤務でよいもの	
就業制限	勤務に制限を加える必要のあるもの	勤務による負荷を軽減するため労働時間短縮、出張の制限、時間外労働の制限、作業転換、就業場所の変更、深夜業の回数の減少、昼間勤務への転換等の措置を講じる。
要休業	勤務を休む必要があるもの	療養のため、休暇、休職等により、一定期間勤務させない措置を講じる。

表14　労働基準監督署長へ報告書提出義務のある健診

		事業所規模		提出期限
		規模を問わず	50人以上	
一般健診	雇入時の健康診断	―	―	―
	定期健康診断	―	○	遅滞なく
	特定業務従事者の健康診断	―	○	遅滞なく
	海外派遣労働者の健康診断	―	―	―
	給食従業員の検便	―	―	―
特殊健診	じん肺健康診断	○	―	※
	石綿健康診断	○	―	遅滞なく
	有機溶剤健康診断	○	―	遅滞なく
	鉛健康診断	○	―	遅滞なく
	電離放射線健康診断	○	―	遅滞なく
	特定化学物質健康診断	○	―	遅滞なく
	高気圧業務健康診断	○	―	遅滞なく
	四アルキル鉛健康診断	○	―	遅滞なく
	歯科健康診断	―	○	遅滞なく
指導勧奨による健康診断		○	―	遅滞なく

＊12月末までの実施状況を2月末までに報告

図6 過重労働者に対する面接指導の実施等の流れ、労働安全衛生法改正による変更点

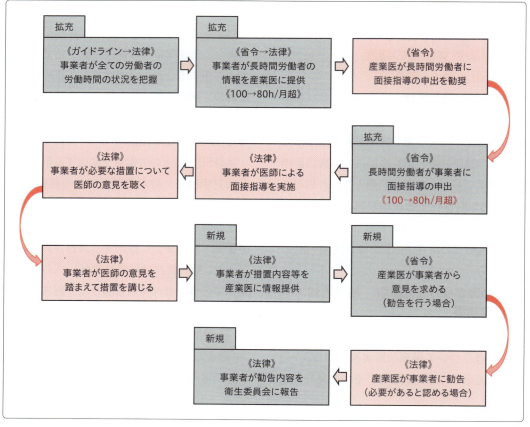

＊平成31年4月1日施行
中央労働災害防止協会編：令和2年度労働衛生のしおり，2020．

では、長時間労働（時間外労働時間100時間／月超を80時間／月超と変更）やメンタルヘルス不調などにより健康リスクが高い状況にある労働者を見逃さないような改善点が示された（図6）。

● **労働時間の状況の把握義務（安衛法第66条の8の3、安衛則第52条の7の3）**

長時間労働の把握のため、タイムカードによる記録、PC（パーソナル・コンピュータ）等の電子計算機の使用時間（ログインからログアウトまでの時間）の記録等の客観的な方法等により管理職を含む労働者の労働時間の状況を把握し、労働時間の記録の作成、3年間の保存の措置を講ずる義務がある。

● **労働者への労働時間に関する情報の通知（安衛則第52条の2第3項）**

時間外、休日労働時間の算定時、1月当たり80時間（改正前は100時間）を超えた者に通知しなければならない。

● **医師による面接指導の対象となる労働者の要件（安衛法第66条の8、安衛則第52条の2第1項）**

医師による面接指導の対象が、時間外・休日労働時間が1月当たり80時間を超え、かつ疲労の蓄積が認められる者に拡大された。申し出がある者に面接が行われる。面接指導の記録は5年間保存し、労働者に必要な措置についての医師の意見を聴く義務がある。

● **研究開発業務従事者に対する医師による面接指導**（安衛法第66条の8の2、安衛則第52条の7の2）

時間外・休日労働時間が1月当たり100時間を超える研究開発従事者に対して労働者の申し出がなくても医師による面接指導を行う義務がある。

● **高度プロフェッショナル制度対象労働者に対する医師の面接指導**（安衛法第66条の8の4、安衛則第52条の7の4）

1週間当たりの健康管理時間（事業場内において労働した時間と事業場外において労働した時間）が40時間を超え、1月当たり100時間を超える労働者に対して、申し出がなくても医師による面接指導を行う義務がある。

❺ **ストレスチェック制度**
（安衛法第66条の10）

50人以上の労働者を使用する事業者は常時使用する労働者に対して1年以内ごとに1回定期にストレスチェックの実施義務がある（図7）。事業者の実施は義務だが、労働者の受検は任意である。結果は遅滞なく労働者に対して直接通知する。ストレスチェック結果を事業者に提供するには労働者の同意が要る。労働者が事業者に対して面接指導の申し出を行った場合は同意がされたとみなしてもよい。結果は実施者（医師・保健師または厚生労働省令で定めるもの）から受け、5年間保存する義務がある。面接指導対象者は高ストレス者と判定された者または希望者である。面接指導の結果は記録し、5年間保存する義務がある。また、ストレスチェックの結果は、労働基準監督署へ報告書を出す義務がある。

❻ **健康管理手帳**
（安衛法第67条、安衛則第53条）

がんその他の重度の健康障害を発生させるおそれのある業務のうち一定の要件に該当する者に対して、離職の際、または離職後に申請することで、都道府県労働局長から健康管理手帳が交付される（表15）。

この手帳により健康診断が無料で受けられる。水銀や硝酸、鉛、メタノール業務などでは健康管理手帳は交付されない。

2 労働基準法

1 目的

労働基準法は、労働者を不当な労働条件から保護することが目的であり、労働条件の最低基準を決めている。

図7 ストレスチェック制度の概要

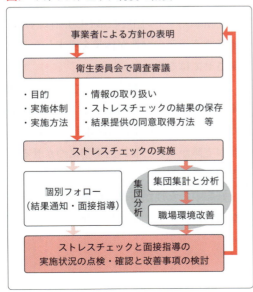

表15 健康管理手帳が交付される要件（一部のみ）

対象	健康管理手帳交付要件
β-ナフチルアミン	3か月以上従事した者
ジアニジン	3か月以上従事した者
ビスエーテル	3か月以上従事した者
塩化ビニル	4年以上従事した者
石綿等	1年以上従事で10年以上経過
粉じん	粉じん業務に従事でじん肺管理区分が管理2または管理3

2 労働時間等

労働時間が週に40時間、1日6時間を超える場合は45分、8時間を超える場合は1時間の休憩を、労働者に付与することとなっている。また、毎週1回の休日を与える。代休を与えても休日労働となる場合は割増賃金を払う義務がある。36協定による残業時間は原則45時間／月まで、1年間で上限360時間、特別条項で720時間であり、罰則規定がある。

また、今までは36協定を締結すると特別条項によって残業時間に対する上限規制がなかった業界があった。しかし、2024（令和6）年4月からは特別条項でも、残業時間に上限規制が設けられることになり、建設業は720時間、自動車運転業は960時間、医業（特定医師の特例水準）が1860時間となった。

3 労働時間の制限

時間外や休日労働が認められていても、健康上特に有害な次の業務は1日について2時間を超えてはならない。
① 多量の高温物体取り扱い、暑熱が著しい
② 多量の低温物体取り扱い、寒冷が著しい
③ ボイラー等強烈な騒音業務
④ 鉛、水銀、一酸化炭素等を扱う業務

4 変形労働時間制

変形労働時間制には図8のようなものがあり、育児や介護等を行う者には必要な時間が確保できるようにする義務がある。

図8 変形労働時間制

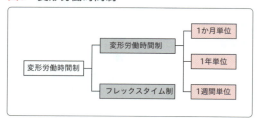

5 年次有給休暇制度

6か月以上継続勤務し8割以上出勤すると10日間の年次有給休暇が与えられる。働き方改革関連法により、2019（平成31）年4月からは「法定の有給休暇付与日数が10日以上の労働者」に対して、年に5日の有給休暇を取得させることが使用者に義務づけられた。

育児休業、介護休業、産前産後休業、有給休暇により休業した期間は出勤とみなす。

6 年少者の保護

未成年者とは満20歳未満、年少者は満18歳未満、児童は満15歳に達した日以降の3月31日が終了するまでの者のことである。年少者は22時から5時までの深夜労働は禁止されている。

7 年少者にかかわる有害業務の就業制限

年少者は、坑内労働の禁止、危険有害業務の就業制限が定められている。

8 女性の保護

女性の保護のため、次のような点が定められている。
① 6週間以内（多胎妊娠は14週間以内）に出産する予定の女性が休業を請求したら就業させてはならない。
② 使用者は産後8週間経過しない女性は休業の請求がなくても就業させてはならない。ただし、6週間を経過し請求した場合は医師が支障がないと認めた業務につかせることができる。
③ 妊娠中の女性が請求した場合、他の軽易な業務に転換させなければならない。

表16　女性における重量物取り扱い業務制限

年　　齢	断続作業kg	継続作業kg
満16歳未満	12	8
満16～18歳未満	25	15
満18歳以上	30	20

9 妊産婦の労働時間

妊娠中の女性と産後1年を経過しない女性を妊産婦という。妊産婦には変形労働時間制を採用していても妊産婦が請求したら法定時間を超えて労働はできない。時間外・休日労働も同様で、深夜労働請求しても同じようにはできない。

10 育児時間・生理休暇

生後満1年に達しない生児を育てる女性は1日2回、一般の休憩時間とは別に30分請求できる。

また、生理休暇として、生理日の就業が困難な女性に仕事をさせてはいけない。

11 女性にかかわる有害業務の制限

坑内業務に妊産婦をつかせてはいけない。妊産婦に重量物取り扱い業務、一定の有害物質を発散する場所での業務、その他妊産婦の妊娠、出産、哺育などに有害な業務は就業禁止である（表16）。

3 労働者災害補償保険法

労働者災害補償保険法は、1947（昭和22）年に制定された。業務上の事由や通勤による労働者の負傷、疾病、障害、死亡などに対して必要な保険給付などを行うことを目的としている。労働者を使用するすべての事業に適用される。

労働者災害補償保険は、業務上の事由または通勤による労働者の負傷等（業務災害／通勤災害）に対して、①保険給付および②社会復帰促進等事業を行う。

1 主な保険給付

主な保険給付として、次のものがある。
① 療養（補償）給付：必要な療養を給付
② 休業（補償）給付：休業1日につき給付基礎日額（原則として、給付事由発生日以前の直近3か月の平均賃金）の60％を支給
③ 障害（補償）給付：障害が残った場合に年金または一時金を支給
④ 遺族（補償）給付：遺族に対し年金または一時金を支給

2 社会復帰促進等事業の概要

社会復帰促進等事業として、次の事業を行っている。
① 社会復帰促進事業：特定疾病アフターケアの実施、義肢・車いす等の支給等
② 被災労働者等援護事業：被災労働者の遺児等への労災就学等援護費の支給等
③ 安全衛生確保等事業：アスベスト等による健康障害防止対策、過重労働・メンタルヘルス対策
④ 倒産した企業の労働者のための未払賃金の立替払事業等

4 労働契約法

労働契約法は、2008（平成20）年3月1日に施行された。就業形態が多様化するなかで、労働条件が個別に決定されるようになり、個別労働紛争が増加している。そこで、紛争の未然防止や労働者の保護を図るため、労働契約についての基本的なルールをわかりやすく明らかにしたものである。労働契約の締結や変更は、以下の原則に基づいて行うことが必要である。

① 労使の対等の立場によること

② 就業の実態に応じて、均衡を考慮すること
③ 仕事と生活の調和に配慮すること
④ 信義に従い誠実に行動しなければならず、権利を濫用してはならないこと

5 労働者派遣法

　長年にわたり企業は労働者を必ず直接雇って働かせてきた。雇わないで働かせる間接雇用は職業安定法（第44条）で禁止されていた。しかし、1985（昭和60）年に制定された労働者派遣法はこの職業安定法を修正し、特定の対象業務（当初は13業種のみ）に限って許可、届け出による方法で合法化した。その後、対象業務が拡大し、さまざまな問題が生じている。

　一般健康診断やその事後措置は派遣元が担うが、有害業務に係る健康診断や事後措置は派遣先が担うなど、派遣元と派遣先が連携して健康管理を行うことになっている。

　同法は2012（平成24）年10月1日に改正されたが、このときに、労働者派遣法の正式名が「労働者派遣事業の適正な運営の確保及び派遣労働者の就業条件の整備等に関する法律」から「労働者派遣事業の適正な運営の確保及び派遣労働者の保護等に関する法律」に改正され、法律の目的に、派遣労働者の保護のための法律であることが明記された。そして、労働者派遣とは「自己の雇用する労働者を、当該雇用関係の下に、かつ他人の指揮命令を受けて、当該他人のために労働に従事させることをいい、当該他人に対し当該労働者を当該他人に雇用させることを約してするものを含まないもの」とした（図9）。

6 育児休業、介護休業等育児又は家族介護を行う労働者の福祉に関する法律（育児・介護休業法）

　育児・介護休業法は、1991（平成3）年に労働者が仕事と出産や子育て、または仕事と介護などを両立できるように支援するための制度として制定され、翌1992（平成4）年4月から施行された。この法律は、育児や介護を行う人を支援して、仕事と家庭を両立することを目的にし、育児や介護のために退職せざるを得ないという状況を改善するために子どもの看護休暇・介護休暇に関する制度を規定している。

　男性の育児休業取得促進等を目的として、2021（令和3）年から法改正がされてきたが（一部を除き2022（令和4）年4月施行）、さらに2024（令和6）年5月に次世代育成支援対策推進法の一部も含めて改正され、子の年齢に応じた柔軟な働き方を実現するための措置の拡充、育児休業の取得状況の公表義務の拡大や次世代育成支援対策の推進・強化、介護離職防止のための仕事と介護の両立支援制度の強化等の措置が講じられることとなった（一部を除き、2025（令和7）年4月施行）。

図9　労働者派遣と直接雇用の違い

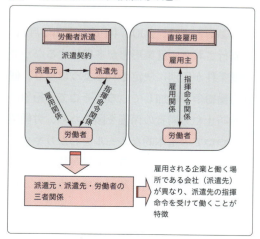

3　産業保健活動の実際

1　就業労働者の変化

1　産業別就業者の推移

　就業者シェアは、第一次産業については1970年代以前からすでに低下し、第二次産業については、1974年までは上昇していた。その後、多様な消費者ニーズを背景とした商品やサービスの高品質・高付加価値化を指向する第三次産業化が進み、「ポスト工業社会」の進展がみられた（図10、図11）。

　したがって、わが国では1977年以降、工場における生産ラインや、小売店の販売業務な

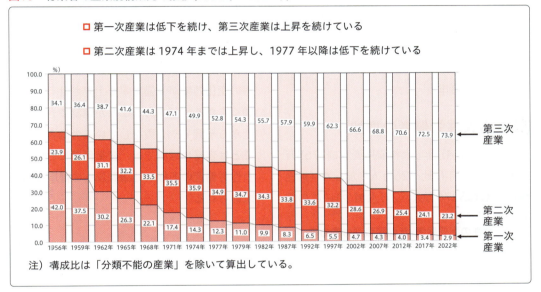

図10　有業者の産業別構成比の推移（1956年～2022年）

注）構成比は「分類不能の産業」を除いて算出している。

総務省統計局労働力人口統計室：令和4年就業構造基本調査の結果について, 6, 2023.

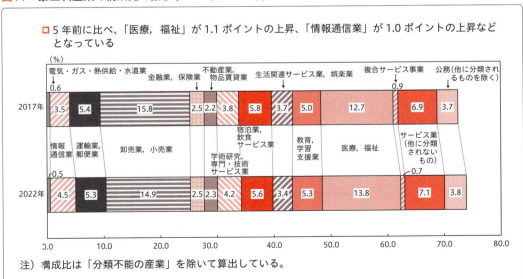

図11　第三次産業の構成比の推移（2017年、2022年）

注）構成比は「分類不能の産業」を除いて算出している。

総務省統計局労働力人口統計室：令和4年就業構造基本調査の結果について, 7, 2023.

ど、定型の業務を行う人材のニーズは減少した。一方、高度な専門知識や技術を用いて付加価値を生み出す人材や、非定型のサービスを提供する業務を行う人材のニーズが高まってきている。第三次産業では、医療、福祉や情報通信業が上昇している（図11）。第四次産業革命やそれに伴ういわゆるデジタルトランスフォーメーション（DX）が進展し、定型業務の人工知能やロボットによる置き換えが進めば、このような非定型業務の重要性が高まる流れがさらに加速していくことが予想され、このような労働力の需要の変化への迅速な対応が求められると考えられる（総務省統計局、2023年）。

2 雇用女性労働者の増加

2022（令和4）年の女性雇用者数は2765万人となり、前年に比べ26万人増加した（男性雇用者数は3276万人、2万人減少）。この結果、雇用者総数に占める女性の割合は45.8％（前年差0.3ポイント上昇）となった。また、共働き等世帯数の年次推移からは2012（平成24）年からの10年間の労働力率の変化を、配偶関係、年齢階級別労働力率で見てみると、有配偶者は、「45～49歳」（79.9％）が最も高く、また前年に比べ65歳以上を除くいずれの年齢階級においても労働力率は上昇している（図12）。10年前と比べると「20～24歳」（27.9ポイント上昇）、「25～29歳」（22.4ポイント上昇）、「30～34歳」（17.6ポイント上昇）、「35～39歳」（14.4ポイント上昇）で上昇幅が大きくなっており、有配偶者の労働力率の変化効果が労働力率を上昇させる方向に働く主たる要因であることが確認できる。以上から子育てや介護をしている労働者が多いことは容易に推測でき、産業保健においては女性労働者の多様な健康課題への健康支援が求められる。

図12　女性の配偶関係、年齢階級別労働力率

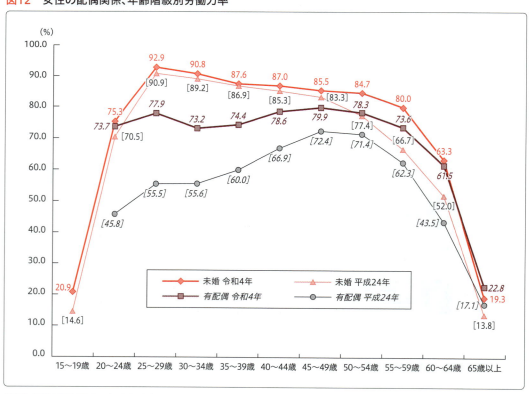

総務省：労働力調査（平成24年、令和4年）

図13　共働き世帯数と専業主婦世帯数の推移（妻が64歳以下の世帯）

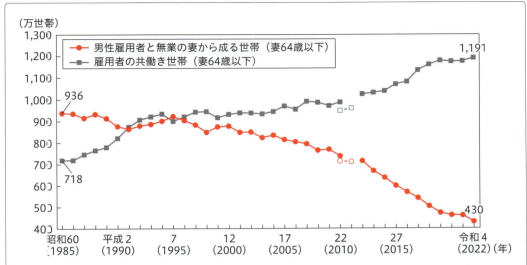

(備考) 1. 昭和60(1985)年から平成13(2001)年までは総務庁「労働力調査特別調査」(各年2月)、平成14(2002)年以降は総務省「労働力調査(詳細集計)」より作成。「労働力調査特別調査」と「労働力調査(詳細集計)」とでは、調査方法、調査月等が相違することから、時系列比較には注意を要する。
2. 「男性雇用者と無業の妻から成る世帯」とは、平成29(2017)年までは、夫が非農林業雇用者で、妻が非就業者(非労働力人口及び完全失業者)かつ妻から64歳以下の世帯。平成30(2018)年以降は、就業状態の分類区分の変更に伴い、夫が非農林業雇用者で、妻が非就業者(非労働力人口及び失業者)かつ妻が64歳以下の世帯。
3. 「雇用者の共働き世帯」とは、夫婦ともに非農林業雇用者(非正規の職員・従業員を含む)かつ妻が64歳以下の世帯。
4. 平成22(2010)年及び23(2011)年の値(白抜き表示)は、岩手県、宮城県及び福島県を除く全国の結果。
5. 労働力調査では令和4(2022)年1月分結果から算出の基礎となるベンチマーク人口を令和2(2020)年国勢調査結果を基準とする推計人口に切り替えた。当グラフでは、過去数値について新基準切り替え以前の既公表値を使用している。

内閣府資料

図14　正規雇用比率の推移（男女、年齢階級別）

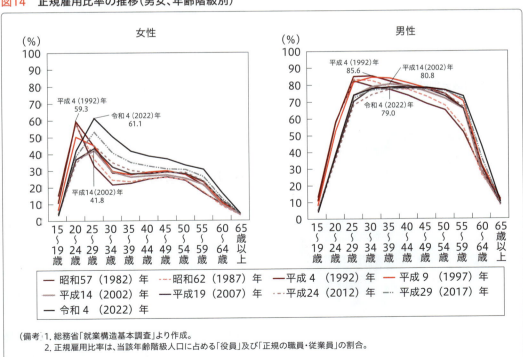

(備考) 1. 総務省「就業構造基本調査」より作成。
2. 正規雇用比率は、当該年齢階級人口に占める「役員」及び「正規の職員・従業員」の割合。

出典：令和5年度男女共同参画社会の形成の状況、特集編. 男女共同参画白書 令和6年版

このように、女性労働者の共働きが増えており、共働きとそうでない世帯は1997（平成9）年にその数が逆転し（図13）、差が拡大しつつある。しかし増加している共働き雇用女性労働者の雇用形態の多くは非正規雇用であり、フルタイムでの雇用者は少ない（図14）。

3 中高年労働者の増加

少子高齢化は生産年齢人口にも影響を及ぼしており、15～65歳以上の就業者の割合は図15のとおりであり、全就業者の31.5％が55歳以上で占められている。今後さらに少子高齢社会が続くことを予測して、国は2021（令和3）年4月から改正高年齢者雇用安定法を施行した。現在65歳までの雇用確保は事業主に対して義務であるが、今後70歳までの就業確保を努力義務として規定した。この法律では、定年を70歳までに引き上げること、定年制の廃止や70歳まで雇用を確保せず解雇する（本人の意思でない）場合は求職活動に対する経済的支援、再就職や教育訓練受講のあっせん等をする措置が決められている。

4 外国人労働者の増加

2023（令和5）年では日本で就労する外国人は約204.8万人であり、年々増加している。その内訳は5区分に分けられており、①大学教授など専門的・技術的就労目的の在留者が約59.6万人、②日系人・日本人の配偶者など身分に基づき在留する者が、最も多い約61.6万人、③技能移転を通じた開発途上国への国際協力が目的の技能実習が約41.3万人、④EPAに基づく外国人看護師、介護福祉士候補者、ワーキングホリデー、外国人建設就労者など特定活動が約7.1万人、⑤留学生のアルバイト等など資格外活動が、約35.3万人である。

外国人労働者を雇用する事業主は、外国人が日本の雇用慣行に関する知識および求職活動に必要な雇用に関する情報を十分に有していないこと等にかんがみ、その雇用する外国人がその有する能力を有効に発揮できるよう、職場に適応することを容易にするための措置の実施その他の雇用管理改善を図るとともに、解雇等で離職する場合の再就職援助に努めるべきものとされている（労働施策の総合的な推進並びに労働者の雇用の安定及び職業生活の充実等に関する法律（以下「労働施策総合推進法」）第7条）。

2 産業保健の現状

1 労働災害の状況

労働災害による死亡者数（以下「死亡者数」）は1974（昭和49）年は4330人だったが、2023（令和5）年1月～12月までは755人で過去最少となった（図16）。また、休業4日以上の死傷者数（以下「死傷者数」）は同様に、約35万人から、13万5371人となった。労働災害を減少させるために国や事業者、労働者等が重点的に取り組む事項を定めた中期計画である「第14次労働災害防止計画」（「14次

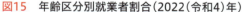

図15　年齢区分別就業者割合（2022（令和4）年）

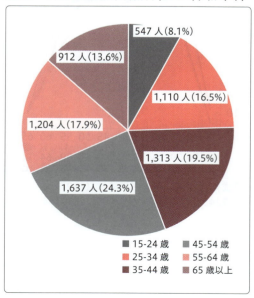

547人（8.1%）
912人（13.6%）
1,204人（17.9%）
1,637人（24.3%）
1,313人（19.5%）
1,110人（16.5%）

■ 15-24歳　■ 45-54歳
■ 25-34歳　■ 55-64歳
■ 35-44歳　■ 65歳以上

図16 労働災害による死亡者数、死傷者数の推移(2023(令和5)年)

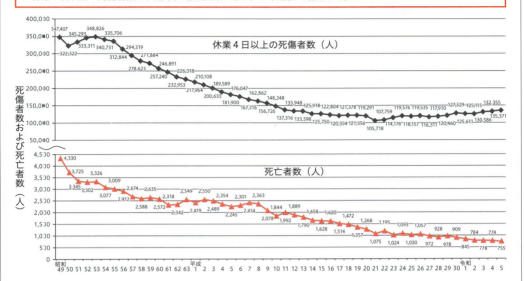

厚生労働省資料

図17 2023(令和5)年業種別労働災害発生状況(確定値)

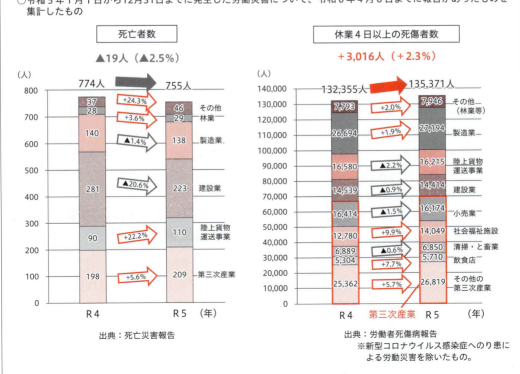

厚生労働省資料

図18　労働災害年齢別発生状況（2023年）

- 60歳以上の男女別の労働災害発生率（死傷年千人率（以下「千人率」という。））を30代と比較すると、男性は約2倍、女性は約4倍となっている。
- 60歳以上の死傷年千人率は、4.022となっている。
- 休業見込み期間は、年齢が上がるにしたがって長期間となっている。

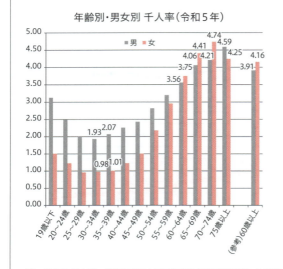

厚生労働省資料

防」：2023（令和5）年度〜2027（令和9）年度）では、死亡者数を2022（令和4）年と比較して、2027（令和9）年までに5％以上減少させること、死傷・災害は増加傾向に歯止めをかけ2027年までに減少させるとしている。

死亡者数は、同計画の目標達成に向け着実に減少しているが、死傷者数は、2022（令和4）年と比較するといまだ多くの業種で増加する結果となっている（図17）。

業種別労働災害発生状況では、近年、第三次産業の労働者増加に比例して労働災害も増加している。2023（令和5）年では2017（平成29）年と比較して死亡者数は減少しているが死傷者数は12.4％も増加した。死傷者数の中で第三次産業のうち社会福祉施設は前年比9.9％も増加している。新型コロナウイルス感染症の罹患による労働災害を除くと、年齢別発生状況（図18）では60歳以上の発生が増加しており、労働者の高齢化の影響があることがわかる。また、高齢者の休業見込みは年齢とともに長期間になる。事故の要因別（図19）に見てみると、転倒が最も多い26.6％を占めている。

2 新型コロナウイルス感染症による労働災害

2022（令和4）年1月から12月までの新型コロナウイルス感染症（COVID-19）への罹患による労働災害による死亡者数は4人（前年比13人減）、死傷者数は3万3637人（前年比12万2352人減）となった。新型コロナウイルス感染症に罹患した労働者による労災保

図19　事故の要因別労働災害発生状況（2023年）

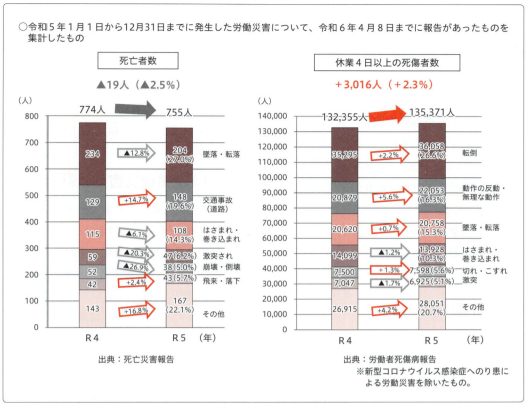

厚生労働省資料

険の請求件数は減少している。

3 業務上疾病

厚生労働省が公表した2023（令和5）年**業務上疾病**発生状況によると、休業4日以上の疾病は4万4113件であった。疾病分類別では、病原体による疾病が3万3916件で76.8％、そのうち新型コロナウイルス感染症が3万3637件で99.1％を占めていた。負傷に起因する疾病は7483件で全体の17.0％を占めている（図20）。そのうち6132件は「腰痛（災害性腰痛）」が占めていた。**負傷に起因する疾病に占める災害性腰痛の割合は81.9％**と多くを占めている。次に多いのが異常温度条件による疾病で熱中症などが増加している。熱中症は1106件発生しており、31人が亡くなっている。また、「過重な業務による脳血管疾患・心臓疾患等」で63件（死亡21人）、「強い心理負荷を

図20　業務上疾病の割合（2023年：144,133人）

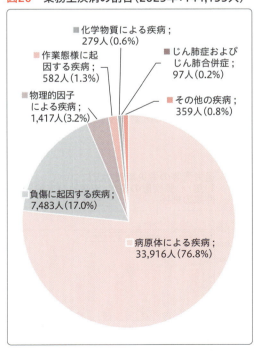

厚生労働省資料をもとに作成

伴う業務による精神障害」で143件（死亡1人）発生している。

4 脳血管疾患、精神障害などの労災補償

2002（平成14）年より厚生労働省は過労死や仕事による精神障がいの状況について、決定件数のうち、業務上と認定した支給決定件数を年に1回とりまとめている。

2023（令和5）年度の過重な業務による脳血管疾患・心臓疾患の支給決定件数は前年度より22件増加した（図21）。精神障害の支給決定件数は前年度より173件増加し（図22）過去最高となった。

5 定期健康診断結果

定期健康診断における有所見率は2023（令和5）年度は58.9％で、13年連続で50％を超えた。項目別に見ると、血中脂質検査は31.2％、血圧18.3％、肝機能検査は15.9％となった（図23）。全体の有所見率は58.9％と前年度と比較して増加した。項目別では、血中脂質のみ減少したが、他の項目は増加または横ばいであった。この健康診断結果から、労働者の平均年齢が上がることにより、今後も有所見率が上昇すると考えられる。血中脂質や血圧・血糖などの有所見は脳血管疾患・心臓疾患の発生に影響するため、保健指導による改善が求められている。

特殊健康診断有所見率は2023（令和5）年は5.4％（前年5.1％）、じん肺健診有所見率は0.3％と1983（昭和58）年から減少傾向にある。

3 産業保健における主な健康課題と対策

1 第14次労働災害防止計画

労働災害による死亡者数こそ減少しているものの、いまだその水準は低いとはいえず、第三次産業の労働者数の急速な増加や労働力の高齢化もあって、労働災害による休業4日以上の死傷者数にいたっては、かつてのような減少は望めず、これまでとは異なった切り口や視点での対策が求められている。また、過

図22 過労死等の労災補償状況について
2）精神障害の請求、決定及び支給決定件数の推移

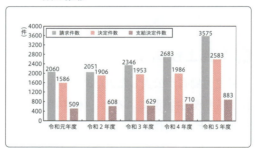

厚生労働省資料より

図21 過労死等の労災補償状況について
1）脳・心臓疾患の請求、決定及び支給決定件数の推移

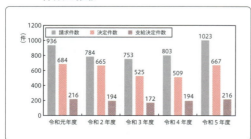

厚生労働省資料より

図23 定期健康診断における検査項目別有所見率（2023年）

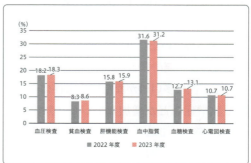

厚生労働省資料より作成

労死やメンタルヘルス不調が社会問題としてクローズアップされるなかで、働き方改革実行計画（平成29年3月28日働き方改革実現会議決定）を踏まえ、過労死研究の推進とその成果を活用しつつ、労働者の健康確保対策やメンタルヘルス対策等に取り組むことが必要になっているほか、治療と仕事の両立への取り組みを推進することも求められている。このほか、胆管がんや膀胱がんといった化学物質による重篤な健康障がいの防止や、今後増加が見込まれる石綿使用建築物の解体等工事への対策強化も必要であることから第14次労働災害防止計画を立て推進している（表17）。

2 職業性疾病対策

職業病は特定の職業に従事することにより罹る、もしくは罹る確率の非常に高くなる病気の総称である。医学用語では「職業性疾病」、労働基準法では「業務上疾病」と表現される。完治が困難であるため、予防が重要になる。

3 作業関連疾患

作業関連疾患は、作業環境や作業条件によって発症率が高まったり、症状が悪化したりする疾患をいい、高血圧・虚血性心疾患・喘息・糖尿病・うつ病・神経症・腰痛などがあり、やはり職場環境と個人の予防が必須となる（図24）。

4 生活習慣病対策

労働者は成人期から高年齢期のライフステージにあり、業務上、車での移動や接待による飽食などから、肥満や脂質異常になりやすく、生活習慣病が増えている。職場では、個別指導や社員食堂での工夫や昼休みのウォーキングなどの対策を行っている。また職場においては業種により、喫煙率が高い事業場がある。2018（平成30）年に健康増進法の改正がされ、事業場等では受動喫煙防止対策を講ずるよう努めなければならないとされ、2020（令和2）年4月から全面施行されている。対策の実施にあたって、「職場における受動喫煙防止のためのガイドライン」が示されているので、そのガイドラインに沿って、①受動喫煙防止対策補助金、②受動喫煙防止対

表17　第14次労働災害防止計画概要（2023〜2028年度）

2023（令和5）年4月1日〜2028（令和10）年3月31日までの5か年計画
〔計画の方向性〕
- 事業者の安全衛生対策の促進と社会的に評価される環境の整備を図っていく。そのために、厳しい経営環境等さまざまな事情があったとしても、安全衛生対策に取り組むことが事業者の経営や人材確保・育成の観点からもプラスであると周知する。
- 転倒等の個別の安全衛生の課題に取り組んでいく。
- 誠実に安全衛生に取り組まず、労働災害の発生を繰り返す事業者に対しては厳正に対処する。

〔8つの重点対策〕
① 自発的に安全衛生対策に取り組むための意識啓発　社会的に評価される環境整備、災害情報の分析強化、DXの推進
② 労働者（中高年齢の女性を中心に）の作業行動に起因する労働災害防止対策の推進
③ 高年齢労働者の労働災害防止対策の推進
④ 多様な働き方への対応や外国人労働者等の労働災害防止対策の推進
⑤ 個人事業者等に対する安全衛生対策の推進
⑥ 業種別の労働災害防止対策の推進　陸上貨物運送事業、建設業、製造業、林業
⑦ 労働者の健康確保対策の推進　メンタルヘルス、過重労働、産業保健活動
⑧ 化学物質等による健康障害防止対策の推進　化学物質、石綿、粉じん、熱中症、騒音、電離放射線

死亡災害：5％以上減少、死傷災害：増加傾向に歯止めをかけ2027年までに減少。

図24　作業関連疾患の位置

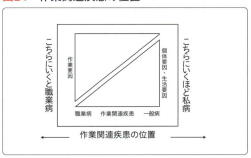

＊作業の種類や作業者の個人特性、疾患によりその位置は異なる

策の技術的相談支援（ⓐ喫煙室の設置など、ⓑ受動喫煙防止対策に関する実地指導、ⓒ研修や説明会の講師派遣）の支援事業の情報提供をして進めることも重要である。

5 過重労働対策

厚生労働省は、過重労働による健康障害防止のために、「**過重労働による健康障害のための総合対策**」（2006（平成18）年、2020（令和2）年改正）を策定し、以下のような「過重労働による健康障害を防止するための事業者が講ずべき措置」を決めている。

1) 時間外・休日労働時間を1月当たり45時間以下への削減、2) 年次有給休暇の5日間の取得促進、3) 労働時間等インターバル制度の導入など、4) 労働者の健康管理に係る措置の徹底（①健康管理体制の整備、健康診断の実施、②一般の長時間労働者への産業医の面接指導、③高度プロフェッショナル制度適用者への面接指導、④メンタルヘルス対策、⑤過重労働による業務上の疾病を発生させた場合の措置、⑥労働者の心身の状態に関する取り扱い）などによる対策がある。この過重労働対策は今までの過重労働対策では過労死・過労自殺を防ぐことができない産業保健の制度的な問題点を解決する法的仕組みとなっている。内容は、産業医職務が適切に遂行されるための権限や運用手順を明示しており、義務を必ず果たすように産業医、事業主に厳しく求めている。

6 心の健康対策

職業生活で強い不安やストレスを感じている労働者は約6割であり、精神障害による労災請求件数も増加している。また、**自殺者**は以前3万人以上いたが2010（平成22）年以降9年連続の減少となり、2023（令和5）年は2万1837人と前年より44人減少した。全国の自殺者の約3割は労働者（被雇用者、勤め人）である。2006（平成18）年に「労働者の心の健康の保持増進のための指針」を策定し、以下の対策を行っている。

❶ 職場におけるメンタルヘルス対策

職場におけるメンタルヘルス対策として、①事業者がメンタルヘルス対策を実施することを表明する、②衛生委員会で調査審議し、③心の健康づくり計画を策定する、④**4つのメンタルヘルスケア**を推進する（セルフケア、ライン（管理監督者）によるケア、事業場内産業保健スタッフによるケア、事業場外資源によるケア）、⑤メンタルヘルスケアの進め方、教育・研修、職場環境の改善、メンタルヘルス不調への気づきと対応、職場復帰における支援、⑥メンタルヘルスに関する個人情報保護への配慮をすること、が定められている（**図25**）。

また、**ストレスチェック制度**（2015（平成27）年施行）は労働者自身のストレスへの気づきを促すとともに、職場環境改善につなげ、働きやすい職場づくりを進めることによって、労働者がメンタルヘルス不調にならないよう未然に防止すること（一次予防）を目的にしたものである。1年に1回以上実施することにより労働者が自身のストレスに気づいて早期に対応したり、集団分析でリスクが高い職場とわかった場合は職場環境改善を検討することが望ましいが、実施している事業場はまだ多くはなく、これからの課題である。保健師は「実施者」の役割を担ったり、高ストレス者の法定外健康相談、職場環境改善について、企画や研修など今後主体的に取り組むことが求められている。

建設現場等においては、無記名ストレスチェックを職場環境改善に活用している。

さらに、厚生労働省は働く人のこころの健康づくりのためのポータルサイト「**こころの耳**」を開設しており、メンタルヘルスに関する法律、社会資源の情報、メールによる相談

図25 職場におけるメンタルヘルス対策の体系

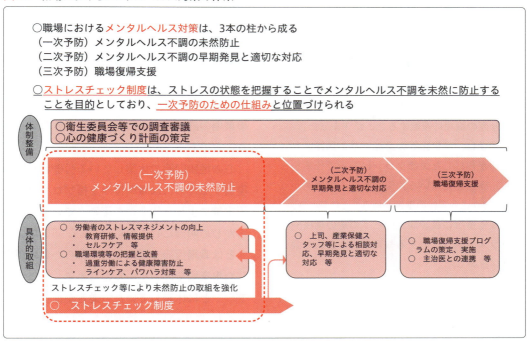

厚生労働省資料より

など幅広い内容が盛り込まれている。働く人本人から家族、上司・同僚、事業者、支援者まで誰でもが、メンタルヘルスケアについて気軽に活用可能である。「こころの耳」で検索ができる。

❷ 産業看護職によるメンタルヘルス支援の例

事例

Aさん（30歳、男性、大卒事務職、独身）は従業員700人の某製造会社勤務で、両親・祖母と同居をしている。7年前に入社以降勤務状況に特に問題はなかった。

Aさんは今年の4月に現在の部署に異動となった。職務は3つのグループを兼務する経理スタッフで、慣れない仕事で残業が続いた。5月末頃からは深夜までの勤務となっていた（時間外勤務実績：4月…89時間、5月…103時間。年休：5月に1日のみ）。

6月の定期健康診断受診時、問診票（※1）にて、1か月前から不眠、めまい、食欲不振、おっくう感等があるとの記載があり、面談した保健師に、症状はたまに頭が痛くなることがあり気になること、原因は、仕事をしている時間がとても長いことと、ストレスがたまっていることで、最近、少し深刻になってきたと話した。経理が初めてで戸惑いもあったが、求められる業務内容も厳しいものであった。3つのグループのうちの他グループの課長に毎日のように皆の前で叱責され、ストレスが強いと感じていた、とのこと。

保健師は産業医に相談し、Aさんに受診を勧めた（※2）。

Aさんは心療内科クリニックを受診し、「うつ状態」で1か月の療養が必要との診断で保健師が窓口として自宅療養になった。その3か月後、主治医から復職可能の診断書が出たとのこと、不快な症状は改善し、起床時間は6〜7時、就寝時間は22〜24時。睡眠もとれるようになり、食欲も出てきた。

415

日中は、プールや喫茶店に行ったり、週に3〜4回は図書館に1日中こもったりしているとのこと。本人の同意のもと、主治医から情報をもらい、保健師が調整して（※3）、産業医、上司、人事担当者、本人と面談し、会社の復職判定会議を経て、本人の要望により元の職場に復職することが決まった。

現在は、産業医等の意見を基に保健師と上司が作成した復職プランに沿って仕事をし、経過を見ている。保健師はこの事例から、ほかにも同様の事例があることに気づき、管理監督者に長時間労働とうつ病の関係やハラスメントに対する教育を行う企画を会社に提案した。

押さえておきたいポイント
※1：メンタルヘルスニーズ把握のために健康診断問診票などを活用することで、相談に来にくい労働者を把握し、支援に結びつけることができる。
※2：1か月前から不眠やおっくう感があることは、かなりのメンタルヘルス不調であるので迅速に精神科専門医（内科などかかりつけ医ではない）に受診を勧めるという判断が重要である。
※3：保健師による多職種の調整機能を発揮する必要がある。主治医からの情報や、復職時の面談日程、復職判定会議等本人の同意を得ながら進めることが大切である。さらに個別の事例と組織全体を連動させながらとらえ、組織全体に対して教育・研修等で周知していくことが重要である。

7 心の健康問題により休業した労働者の職場復帰支援

心の健康問題により休業した労働者の職場復帰支援の手引きが、2004（平成16）年に、その改訂版が2009（平成21）年と2012（平成24）年に出されている。下記の5つのステップからなる。①病気休業開始および休業中のケア、②主治医による職場復帰可能性の判断、③職場復帰の可否の判断および職場復帰プランの作成、④最終的な職場復帰の決定、⑤職場復帰後のフォローアップである。ここで注意するのは主治医の復帰可の診断書が出ても、事業場の許可が出なければ復帰できないということである。

心の健康問題で休業している労働者が職場復帰するためには職場復帰支援プログラムの策定等により、休業から復職までの流れをあらかじめ明確にしておく。職場復帰プログラムとは職場復帰支援についてあらかじめ規定した事業場全体のルールのことで、職場復帰プランとは休業していた労働者が復職するにあたり、職場復帰日、管理監督者による就業上の配慮、人事労務管理上の対応、産業医等による医学的見地からみた意見、フォローアップの方法など、個別に具体的な支援内容を決めたものである。よく似た言葉なので注意しよう。

8 ハラスメント対策

2019（令和元）年に改正された労働施策総合推進法により、職場のパワーハラスメント（以下「パワハラ」）防止のために雇用管理上の措置を講ずることが事業者の義務となった。職場におけるパワハラは以下の3つの要素をすべて満たすものである。①優越的な関係を背景としている、②業務上必要かつ相当な範囲を超えた言動による、③就業環境を害すること（身体的もしくは精神的な苦痛を与えること）。雇用管理上の措置の内容は、ⓐ事業主によるパワハラ防止の社内方針の明確化と周知・啓発、ⓑ苦情などに対する相談体制の整備、ⓒ被害を受けた労働者へのケアや再発防止などである。

また、セクシャルハラスメント（以下「セクハラ」）等防止強化として、①セクハラ等の防止に関する国、事業主、労働者の責務が明

確化され、②事業主にセクハラ等に関して相談した労働者に対する事業主の不利益な取り扱いの禁止等が決められた。

9 リスクアセスメント、リスクマネジメント

リスクアセスメントは、作業における危険・有害要因から発生する安全と健康に対するリスクを評価するプロセスである（図26）。

一方、リスクマネジメントとはリスクを組織的にマネジメントし、リスクが許容可能なレベル以下になるようにするプロセスである（図27）。

2022（令和4）年5月31日の労働安全衛生法関係法令の改正により、新たな化学物質管理の制度が導入され、事業者は職場における自律的な化学物質管理をすることになった。改正の理由として、厚生労働省は、化学物質による休業4日以上の労働災害（がん等の遅発性疾病を除く）の原因となった化学物質の多くは、化学物質関係の特別規則（特定化学物質障害予防規則、有機溶剤中毒予防規則、鉛中毒予防規則、四アルキル鉛中毒予防規則）の規制の対象外となっている。

本改正は、これら規制の対象外であった有害な化学物質を主な対象として、国によるばく露の上限となる基準の策定、危険性・有害性情報の伝達の整備拡充等を前提として、事業者が、リスクアセスメントの結果に基づき、ばく露防止のための措置を適切に実施する制度を導入するものである。

リスクアセスメント対象物は法令改正前の674物質から2026（令和8）年には2300種類程度まで増える予定である。2027（令和9）年以降もさらに追加され、危険性・有害性が確認された物質はすべて規制の対象になる。

4 さまざまな労働者への対策

1 高齢化する労働者への支援

少子高齢化の進展により、労働者の定年が延長され、今後75歳までに検討されている。

図26　リスクアセスメントの基本的な手順

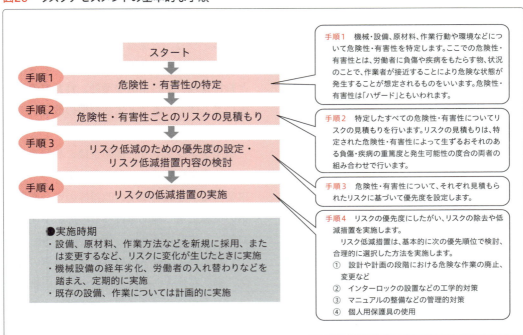

厚生労働省資料より

図27　リスク低減対策の検討及び実施

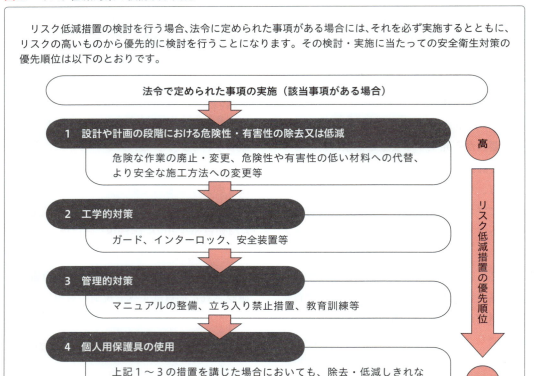

厚生労働省資料より

　人の体は老化によりさまざまな変化がみられ、特に身体的な筋肉の低下に伴う敏捷性や視力、聴力等の低下などにより、アクシデントや災害の発生が増加している。近年は小売業、卸売業、食堂などでの転倒や、介護福祉施設での腰痛等が問題になっている。滑らないような職場環境の整備や筋肉トレーニングや腰痛予防の体操や腰痛ベルトなどの支援が必要である。

　厚生労働省は2020（令和2）年、「高年齢労働者の安全と健康確保のためのガイドライン：エイジフレンドリーガイドライン」を公表した。高年齢労働者の安全と健康確保のために事業者と労働者にそれぞれ具体的な取り組みを求めている。

　事業者に対しては、①安全衛生管理体制の確立等、②職場環境の改善、③高年齢労働者の健康や体力の状況の把握、④高年齢労働者の健康や体力に応じた対応、⑤安全衛生教育である。一方、労働者に対しては、①健康診断等による健康や体力の状況の客観的な把握と維持管理、②日常的な運動、食習慣の改善等による体力の維持と生活習慣の改善、である。

　エイジフレンドリー補助金は、高齢者が安心して安全に働くことができるよう中小企業事業者による職場環境の改善等の安全衛生対策の実施に対し補助を行うもので、下記等を対象にしており、

① 身体機能の低下を補う設備・装置の導入
② 働く高齢者の健康や体力の状況の把握等
③ 安全衛生教育その他、働く高齢者のための職場環境の改善対策
④ 新型コロナウイルスの感染防止を図りつ

図28 両立支援の流れ

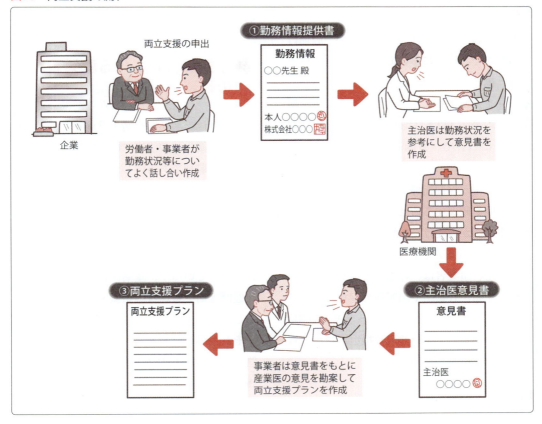

つ高齢者が安心して働くことができるよう、利用者や同僚との接触を減らす対策などを補助対象としている。

2 病気をもつ労働者の仕事と病気の治療の両立支援

がん、脳卒中、心疾患、糖尿病、肝炎などの治療が必要な病気を抱える労働者に対して、仕事と病気の治療を両立できるよう事業場における取り組みをまとめた「事業場における治療と職業生活の両立支援のためのガイドライン」が、2016（平成28）年に公表された。日本人のうち、生涯でがんと診断されるのは2人に1人であり、仕事をもちながらがんで通院している人は32.5万人にものぼる。これらの労働者が治療と仕事を両立できるようにきめ細かな支援が必要である。基本は労働者が事業場に両立支援の申し出をすることから始まる（図28）。勤務内容を主治医に提出し、主治医は就業継続の可否や就業上の措置、治療への配慮について意見書を作成、受け取った事業者は主治医、産業医の意見を勘案して具体的な両立支援プランを作成・実施する。患者が、産業医が選任されている事業場において就労している場合に、主治医が産業医の助言を得て治療計画の見直しを行うと、6月に1回に限り診療報酬1万円を算定できる。相談支援体制が整備されている医療機関ではさらに5000円上乗せできる。両立支援を促進するために、企業と医療機関それぞれの立場における支援の実施および関係者との連携・調整の役割を担う「両立支援コーディネーター」が制度化され養成されて活動している（このコーディネーターは支援対象者の事業場に対する代理ではないことに留意する）。

3 女性労働者の支援

女性の職場進出に伴い、少子化が一層進行するなかで、職場において女性が母性を尊重され、働きながら安心して子どもを産み育てる条件を整備することは重要である。男女雇用機会均等法（以下「均等法」）では、母性健康管理について、労働基準法では母性保護（p.401参照）について定めている。均等法では、妊産婦が保健指導や健康診査を受けるための時間を確保することができること、妊産婦が主治医から受けた指導が守れるよう勤務変更や勤務の軽減をすることを義務としている。また、事業者は、妊娠中の通勤の負担の緩和、休憩、妊娠中や出産後の症状に対して、必要に応じて対応が求められる。また妊娠、出産を理由とした不利益取り扱いが禁止されているので留意したい。

4 障がい者への支援

障害者の雇用の促進等に関する法律が2018（平成30）年に一部改正された。今までの身体・知的障がい者に追加されて精神障がい者も雇用義務の対象となった。法定雇用率は2024（令和6）年から引き上げられ、一般民間企業は2.5％以上、国・地方公共団体は2.8％以上、都道府県の教育委員会は2.7％以上の障がい者を雇用しなければならない。雇用率未達成の企業（常用労働者100人超の事業場）は、不足1人につき5万円／月の障害者雇用納付金を納める。また、障がい者に対する差別の禁止（障がい者であることを理由に昇給をさせないなど）や合理的配慮の提供義務（知的障がい者への業務指示を口頭だけでなく、よりわかりやすく図や文章を用いて説明するなど）がある。保健師は、障がい者や管理監督者からの相談、障がい者の出身校である特別支援学校などの担当教員との連携などに対応し、他の労働者とともに障がい者が働きやすい環境づくりの支援をすることが大切である。

5 産業保健における産業看護職の職務

保健師は、産業医や衛生管理者とは異なり労働安全衛生法の法文には雇用規定がなされていない職種である。しかし、保健師は国家資格取得とともに申請により衛生管理者1種の免許が与えられる。衛生管理者の業務と保健師等産業看護職（以下、保健師や看護師を含む看護職を「産業看護職」という）の業務は異なっているが、産業保健分野で活動する保健師は衛生管理者の知識・技術をもっていることが求められる。

それ以外に、看護専門職としての活動に5管理（総括管理、作業環境管理、作業管理、健康管理、労働衛生教育）の活動がある。活動するにあたって、保健師等には保健師助産師看護師法により守秘義務が課されている。また労働安全衛生法においても健康診断、健康相談、ストレスチェック等においても守秘義務がある。

活動の程度は参画（その業務に直接かかわること）、協力（求められてその業務にかかわること）、提言（その業務に対して、意見を述べること）に分けられる。

1 総括管理

作業環境管理、作業管理、労働衛生教育、健康管理を実施するにあたって、適切な活動ができるように調整することである。産業看護管理（産業保健師の看護管理である、事例管理、職場管理、事業管理、人事管理、人材育成、予算管理など）、職場巡視、衛生委員会への出席などがある。

2 作業環境管理

作業環境管理は、有害要因を作業環境から除去しようとする最も根本的な対策で、良好な作業環境を維持するための対策である。

作業環境測定の結果によって改善を行うので、健康障害を未然に防止する、いわゆる先取りの管理である。保健師職は5Sといわれる、整理・整頓・清掃・清潔・躾を基本に、職場の採光、換気、温湿度、照明、粉じん、騒音などの環境の改善について参画する。必要に応じて指定作業場以外の作業環境測定への参画や事後措置を行う。したがって、ガス検知器や照度計、簡易粉じん測定器、騒音計などの測定機器の扱い方を知って活用できるようにしておくとよい。

作業環境管理で重要なことは、相談されたり、疑問を感じた場合は、その情報について自身で現場を確認することである。

3 作業管理

作業管理は、作業に伴う有害要因の発生を防止・抑制するために作業手順や労働時間、作業方法、作業姿勢を改善したり、保護具を適切に使用させることである。保健師は長時間労働など過重労働等に伴う心身の健康障害が起きないように状態を把握し提言を行ったり、教育など対策を講ずることに参画する。また、作業方法や作業のあり方への提言や協力、作業内容から新たに保護メガネや耳栓、保護手袋など保護具の導入を検討したり、正しい保護具の使用方法の教育や保護具のメンテナンスに参画する。

4 労働衛生教育

職業性疾病の原因となる有害因子のなかには、たとえば酸素欠乏空気や電離放射線のように人間の五感では危険性を認識することができないものや、鉱物性粉じんのようにただちに疾病につながらないために有害性を軽視しがちなものなどが多い。このため、作業に当たる労働者自身が有害性、危険性についての知識と認識をもち、換気装置や保護具などを正しく使用するために労働衛生教育は不可欠であり、作業環境管理、作業管理、健康管理と一体的に実施する必要がある。保健師は、労働安全衛生法や行政指導による教育への参画だけでなく、事業場の健康課題を解決するための教育等にも参画する。

5 健康管理

健康管理は労働者個人に対するケア、職場診断と保健計画・評価、健康診断、健康教育、健康相談、健康づくりなどである。この健康管理は保健師が参画する重要な職務である。健康管理の詳細を解説する。

❶ 保健計画の立案、実施、評価

保健計画では保健師は職場・組織における各視点について産業保健スタッフとともに事業場のニーズを把握し、アセスメントして課題を確定する。解決するための計画を立て、実施、評価、改善するというPDCAサイクルを回して行う。計画は、長期計画（4～5年）、中期計画（2～3年）、短期計画（1年）の3つを立てる。また、目的、目標、サブ目標（寄与リスクファクター）に分けて立てることが大切である。労働衛生では【健康指標】として、休業率、長期休業率、健康診断有所見率、喫煙率、体力測定結果、メンタルヘルス不調者発生件数など、【安全指標】として、災害数、ヒヤリハット数、作業改善率、作業環境への訴え件数、環境測定結果などの情報があるので、保健計画の企画や評価に活用できる。

❷ 健康診断

事業場では前述したように法令や通達等を根拠に多くの健康診断を実施しており、保健師は主な担い手として活動する。一般的な【定期健康診断へのかかわり】は図29のよう

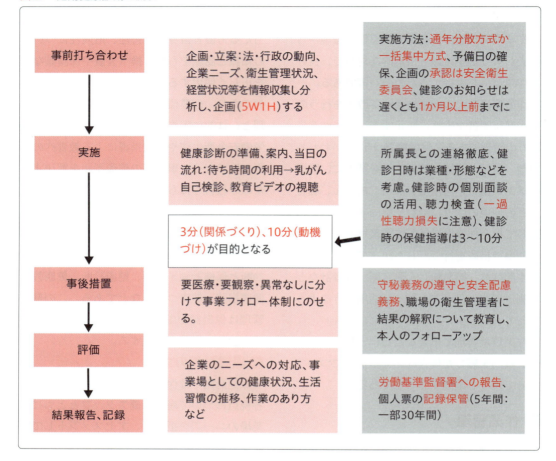

図29　定期健康診断の流れ

になる。

　保健師の活動として、労働者への健診結果の翻訳作業が必要であり、また健診結果を職場へ返すために、衛生管理者等との情報交換、ネットワークが重要である。また、健康障害が発見されたときは労働の継続と作業者の健康の維持という両者の調和の達成のための高い倫理性が要求される。

　労働者が自分自身の健康を意識し、その背景にある生活スタイルまで踏み込んで振り返ってみるように支援することが重要である。

　健康診断の結果通知は2〜3週間以内、健診結果は書類で送付する（手書きのコメントを入れるとモチベーションが上がる）。

❸ 保健指導

　保健指導までの期間は短いほど効果的であり、指導時間は15〜30分以内で、全労働者への面談指導が望ましい。健診後の保健指導においては、改善目標が曖昧な人には「具体的には…」、細かい目標を立てすぎる人には「できそうなものをまず3つから」とするなどがある。

　最近はノーベル経済学賞受賞者のリチャード・セイラーの経済行動学である**ナッジ理論**（強制するのではなく、肘で軽く突く）が行動変容に効果を上げている。事業場では社員食堂に野菜の小鉢の選択肢を多く入れたり、定食には野菜を必ず付けたりすることで、自然と野菜を摂るようになっていくことが期待される。

　また、保健指導の内容は、①疾病予防のための保健指導（一次予防：問診項目の活用）

として、信頼関係をつくり、行動変容理論等を活用した指導が大切である。また、②新規医療者への保健指導（適切な医療機関紹介）や、③継続医療者への保健指導（通院・治療状況確認）があり、どれも労働者への重要な支援である。

❹ 健康相談

健康相談は労働者側が主体的に保健師に対して相談にくるので、問題解決に向かって対応しやすい。したがって、ふだんから相談室の環境や保健師の雰囲気、個人情報の守秘義務の徹底など、気軽に相談しやすくなるような環境を整えておくことが重要である。相談内容は職場環境や職場の人間関係、家族のことまで幅広い分野である。保健師だけで解決が難しい場合は他の専門職や社外の専門機関等の資源に紹介することも大切である。

❺ 健康教育

産業保健では健康診断等の結果から、個別教育はもとより、集団分析をすることにより、集団教育の実施が効果的であることが多い。保健師は抽出された健康課題に対して健康教育の企画立案、実施、評価までを担当する。集団の準備状態が変化のステージモデル（プロチャスカとディクレメンテ）のどの段階か判断し、保健信念モデルを活用して教育指導案を作成する。実施後、評価としてプロセス評価、影響評価、結果評価を行い次回への参考にする。

最近は若年労働者に効果がみられるICTやアプリを活用した保健指導が活発に行われるようになった。

❻ 健康づくり

労働者の高齢化に伴い、心身ともに健康づくりが重要である。高年齢になってから健康づくりをするのでは遅すぎることから、1988（昭和63）年から事業場における労働者の健康保持増進のための指針が出され、**THP（トータルヘルスプロモーションプラン）**が実施されるようになった（図30）。2020（令和

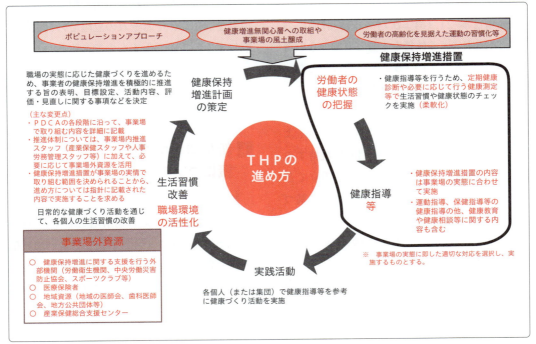

図30　事業場における労働者の健康保持増進のための指針〜健康保持増進対策の進め方〜

厚生労働省資料より

2）年からオリンピックやパラリンピックの開催に合わせて、今までの規定に沿った方法ではなく、事業場の特性にあった方法で、外部のスポーツクラブなど社会資源を活用できる多様な取り組み方になった。

今後、詳細な手引き等が出される予定である。保健師は事業場や労働者の特徴を把握していることが多い。一般に不景気になると、気が滅入り、出かけることが減ったり、飲酒量が増えたりして健康診断の結果が悪くなる事業場が多い。しかし、スポーツ好きな従業員の多い事業場では不景気になると労働時間が減り、自由な時間に運動やサイクリング等を行う従業員が増え、健康診断結果がよくなる事業場もある。そういう事業場の保健師は、健康診断の結果や長時間労働を常に留意して、労働者への健康支援の方法を考えて働きかけており、それはとても大切なことである。

また、近年、健康づくりのために活用できるガイドやガイドラインが公表されている。以下に、代表的なものを紹介する。

● 2024年2月「健康づくりのための睡眠ガイド2023」

「健康日本21（第二次）」の最終評価において、「睡眠による休養を十分とれていない者の割合」が悪化していることが明らかとなった。このことから、休養・睡眠分野の取り組みをさらに推進するため、健康づくりに寄与する睡眠の特徴を国民にわかりやすく伝え、より多くの国民が良い睡眠を習慣的に維持するために必要な生活習慣を身につける手立てとなることを目指し、最新の科学的知見に基づき「健康づくりのための睡眠指針2014」を見直し、「健康づくりのための睡眠ガイド2023」を策定した。

● 2024年2月「健康に配慮した飲酒に関するガイドライン」

日本国内初となる飲酒に関するガイドラインである。本ガイドラインは、アルコール健康障害の発生を防止するため、国民一人ひとりがアルコールに関連する問題への関心と理解を深め、自ら予防に必要な注意を払って不適切な飲酒を減らすために活用されることを目的としている。

● 2024年5月「個人事業者等の健康管理に関するガイドライン」

本ガイドラインは、労働者と同じ場所で就業する者や、労働者とは異なる場所で就業する場合であっても、労働者が行う作業と類似の作業を行う者については、労働者であるか否かにかかわらず、労働者と同じ安全衛生水準を享受すべきであるという基本的な考え方のもと、事業を行う者のうち労働者を使用しないもの及び中小企業の事業主または役員（以下「個人事業者等」という）が健康に就業するために、個人事業者等が自身で行うべき事項、個人事業者等に仕事を注文する注文者又は注文者ではないものの、個人事業者等が受注した仕事に関し、個人事業者等が契約内容を履行する上で指示、調整等を要するものについて必要な干渉を行う者（以下「注文者等」という）が行うべき事項や配慮すべき事項等を周知し、それぞれの立場での自主的な取り組みの実施を促すものである。

6 これからの産業保健・看護の課題

1 新型コロナウイルス等感染症対策について

新型コロナウイルスでの経験から、国は感染症の非常事態対応の司令塔として、2023（令和5）年9月に「内閣感染症危機管理統括庁」を設置した。また、日本産業衛生学会では、「職場における新型コロナウイルス感染症対策のための業種・業態別マニュアル」や、日本海外渡航医学会と共同で「職域のための新型コロナウイルス感染症対策ガイド（第6版）」

を提供している。これらマニュアルや対策ガイドに書かれている内容にみだりに従うということではなく、記載内容の背景を理解して、各自が職場の状況と社会の変化に合わせて応用することが求められている。

新型コロナウイルスのような緊急事態では、信頼性の高い情報を収集することが重要である。前述のような情報提供は、今後のパンデミックにおいても提供されると考える。また、さまざまな新型コロナウイルスの研究では、事業者が適切にリスクコミュニケーションを行い、対策を複数実施している事業者ほど労働者の不安は少なくなるという指摘があるので、事業者としてはこれらの情報収集を着実に行い、労働者との適切なリスクコミュニケーションに役立てることが重要である。

2 中小規模事業場・自営業者への健康支援

日本の事業場の9割強が中小規模事業場であり、労働者の約6割が中小規模事業場で働いている。中小規模事業場には産業医や保健師等の産業保健専門職が配置されておらず、健康支援が不十分な状況がある。

産業保健総合支援センター、地域産業保健センター等のさらなる活動の充実により健康支援が行われることが求められる。

3 地域・職域連携推進事業の活性化への参加

2019（令和元）年10月に「地域・職域連携推進ガイドライン」が改訂された。

人生100年時代のなかで、健康寿命の延伸を目指して、主に地域と職域が連携して生活習慣病予防や健康づくりを推進することが重要である。

地域・職域連携推進事業は都道府県協議会と二次医療圏協議会が設置される(図31)。二次医療圏協議会は事務局を保健所（行政）の企画総務課の保健師等が担当している。産業保健分野の保健師等と連携・協働することで、労働者やその被扶養者（家族）の特定健康診査・特定保健指導の受診率や指導率が向上したり、がん検診の受診率が上昇するというメリットが明確になっている。新しいガイドラインでは在勤者も在住者も同様に健診受診を可能にする契約など柔軟な活動方法が取り組まれている(表18)。

小規模事業場や自営業者等は労働安全衛生法の適用を受けず、保健専門職もいないため、健康管理が十分ではない。

地域・職域連携協議会の取り組みとして、

図31　地域・職域連携推進協議会

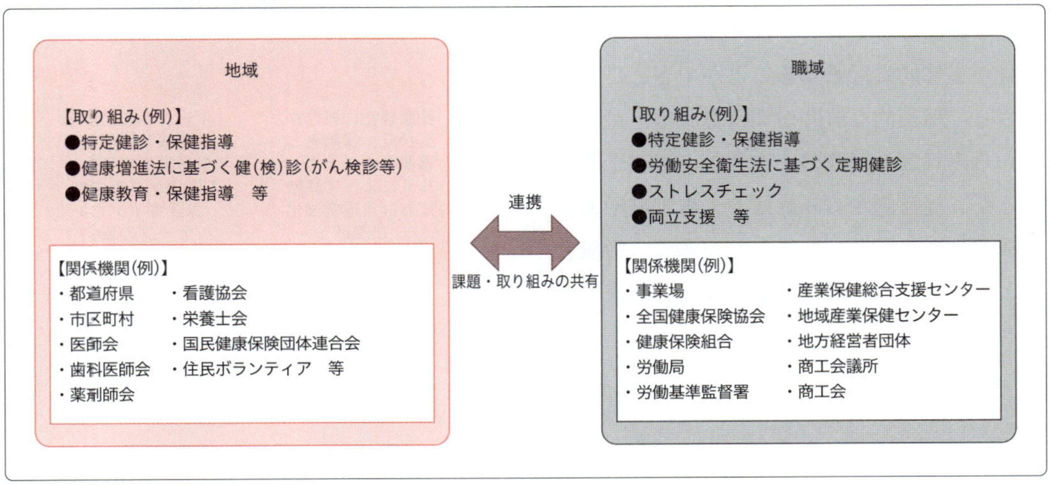

地域

【取り組み(例)】
- 特定健診・保健指導
- 健康増進法に基づく健(検)診(がん検診等)
- 健康教育・保健指導　等

【関係機関(例)】
- 都道府県　・看護協会
- 市区町村　・栄養士会
- 医師会　・国民健康保険団体連合会
- 歯科医師会　・住民ボランティア　等
- 薬剤師会

連携　課題・取り組みの共有

職域

【取り組み(例)】
- 特定健診・保健指導
- 労働安全衛生法に基づく定期健診
- ストレスチェック
- 両立支援　等

【関係機関(例)】
- 事業場　・産業保健総合支援センター
- 全国健康保険協会　・地域産業保健センター
- 健康保険組合　・地方経営者団体
- 労働局　・商工会議所
- 労働基準監督署　・商工会

表18　具体的な取り組みの例

取り組み例	取り組みの内容
生活習慣病予防対策	・地域・職域が連携した健康づくりのセミナーや健康教室の実施 ・食環境の整備（社員食堂を活用した生活習慣病予防、事業場周辺にある飲食店での栄養成分表示等） ・企業が保有する運動施設の住民への開放 ・アプリを活用した運動習慣定着への動機づけ
たばこ対策	・食品営業者講習会や各種研修会等での受動喫煙対策の説明や健康への影響の説明 ・企業訪問による喫煙が及ぼす健康影響に関する啓発 ・受動喫煙対策推進協力施設の登録とステッカー配布
がん検診受診率向上対策	・特定健診等と市区町村が行うがん検診の同時実施 ・地域保健・職域保健の一体的な受診勧奨 ・がん検診受診啓発のための住民向けイベントの実施
歯科保健対策	・歯科保健対策の実施案内の周知ルートの整備および啓発 ・歯科健診等の歯科保健対策についての事業場への説明会の実施
特定健診・保健指導実施率向上対策	・被扶養者に対する地域保健・職域保健の一体的な受診勧奨 ・健診結果説明会の実施
メンタルヘルス対策	・事業場担当者向け講演会 ・事業場が活用できる医療機関等の情報の周知
治療と仕事の両立支援	・自治体が実施する事業場向けセミナーにおいて社会保険労務士と看護師による個別相談会を実施 ・地域両立支援推進チームとの連携

中小規模事業場に対して「健康経営」を切り口にした支援を展開している。健康経営は、最近の「労働」に対する考え方の転換期（合理的で生産優先から自分の生活を大切にしながら働くへ）にある労働者に対して、健康支援として効果的な方法である。また、事業場の健康課題を把握するために健康保険組合（小規模事業場の場合は全国健康保険組合）と共同（コラボヘルス）して、事業場通知表と称し、特定健康診査と医療レセプトのデータを突合した成績表を作成できる。自社の健康課題を確認し、それを解決するために事業場自身が主体的に活動することができ、これからさらに積極的な展開が期待される。産業保健からみれば、健康の一次予防、二次予防であるが、経営側からみれば、人事戦略や人材育成としての価値をもつことが多く、労働者にとっては健康の維持増進となり、従来の労働衛生のあり方を超えた成果が期待できる。このように、今後も地域（行政）や産業、保険者がそれぞれの強み（図32）を活かして連携を推進していくことが重要である。

図32　今までの強みを活かした連携

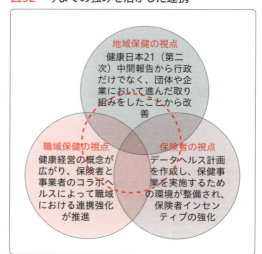

引用文献

1）Bernardino Ramazzini，東敏昭監訳：働く人の病，産業医学振興財団，2004.

参考文献

- 公益財団法人産業医学振興財団：産業保健ガイドライン第11版.
- 矢野栄二，井上まり子編著，巽あさみほか：非正規雇用と労働者の健康，財団法人労働科学研究所，2011.
- 日本産業衛生学会：産業保健専門職の倫理指針，2000. https://www.sanei.or.jp/?mode=ethics
- 柳川洋，尾島俊之，北村邦夫，中村好一，巽あさみほか：保健指導ノート2021，家族計画協会，2020.
- Richard H. Thaler，遠藤真美訳：実践行動経済学，日経BP社，2009.
- 堀江正和：産業医と労働安全衛生法の歴史，産業医科大学雑誌，35. 2013.
- 林迪廣：労働法 第3版，法律文化社，1988.
- 厚生労働省：職業病リスト. https://mhlw.go.jp/seisakunituite/bunya/koyou_roudou/roudoukijyun/rousai/
- 厚生労働省：令和4年業務上疾病発生状況（業種別・疾病別）. https://www.mhlw.go.jp/content/11300000/001147098.pdf
- 厚生労働省：省令改正に伴う変更後の特殊健診項目，2020. https://www.kenko-i.jp/wp-content/uploads/2020/06/8e03bd9d469c13ffa2c8a57752cd2832.pdf
- 中央労働災害防止協会：労働衛生のしおり，令和5年度.
- 平川亮一，宮崎鎮雄，石松亮二：現代労働法 改訂版，中央経済社，1995.
- 日本産業衛生学会70年史編集委員会編：日本の産業保健—あゆみと展望—，法研，2000.
- 第81回日本産業衛生学会企画運営委員会，岸玲子：人間らしい労働と生活の質の調和—働き方の新しい制度設計を考える—，労働科学研究所出版部，2009.
- 産業看護のあゆみ編集委員会編：新訂21世紀にはばたく産業看護—定義・役割と展望—，労働基準調査会，1992.
- 荒木田美香子，柴田英治，巽あさみほか：地域・職域連携推進事業ハンドブックVer1，厚生労働科学研究地域・職域連携の推進による生活習慣病予防等に関する研究，2020.
- 荒木田美香子，柴田英治，巽あさみほか：地域・職域連携推進事業ハンドブックVer2，厚生労働科学研究地域・職域連携の推進による生活習慣病予防等に関する研究，2020.
- 厚生労働省：化学物質を安全に取り扱うためのラベル・SDS・リスクアセスメント制度について. https://www.mhlw.go.jp/content/11201000/000556093.pdf
- 厚生労働省：50年間の労働災害による死亡者数の推移. https://www.mhlw.go.jp/file/04-Houdouhappyou-11302000-Roudoukijyunkyokuanzeneiseibu-Anzenka/H27rousaikakutei_sankou1.pdf
- 厚生労働省：令和4年労働災害発生状況の分析等. https://www.mhlw.go.jp/content/11302000/001257469.pdf
- 厚生労働省：産業構造・職業構造の推移. https://www.mhlw.go.jp/wp/hakusyo/roudou/13/dl/13-1-4_02.pdf
- 河野啓子：産業看護学，日本看護協会出版会，2023.
- 厚生労働省：高年齢者雇用安定法改正の概要. https://www.mhlw.go.jp/content/11600000/000694689.pdf
- 独立行政法人労働者健康安全機構：産業保健総合支援センター，地域産業保健センター事業案内. https://www.johas.go.jp/Portals/0/2020zigyouannaiweb.pdf
- Havighurst, R. J.：Developmental Tasks and Education, New York: Longman, 1953.（荘司雅子監訳『人間の発達課題と教育』玉川大学出版部，1955.）
- 鈴木和子，渡辺裕子：家族看護学—理論と実践—，日本看護協会，2012.
- 令和4年度 働く女性の実情 厚生労働省雇用環境均等局
- 岩崎明夫：コロナ禍からみた大規模な感染症とその対策，産業保健21，116，14-17，2024.

第2章 健康状態に焦点を当てた活動

A 感染症保健活動

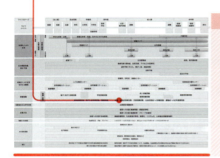

チェックポイント
- ☑ 感染症のこれまでの動向を学ぶ。
- ☑ 感染症法の主な対応を理解する。
- ☑ 新型コロナウイルス感染症（COVID-19）など主な感染症とその保健活動を学ぶ。

1 感染症の定義および感染症対策の目的と理念

病原体が生体内に侵入、定着、増殖し、生体内に何らかの病的変化を与えることを**感染**といい、感染によって引き起こされる疾患を**感染症**という。感染症の対応は、患者本人の治療だけでなく、集団や地域への対策も重要である。

感染症対策の目的は、感染症の発生予防と感染症のまん延防止を図り、公衆衛生の向上及び増進を図ることである。国内外の感染症の発生動向を踏まえ、感染症患者等が置かれている状況を深く認識し、人権を尊重しつつ、総合的かつ計画的に対策を推進することを基本理念とする。

2 感染症の動向とその対策

紀元前のエジプトのミイラから天然痘が発見されているほど、人類と感染症との闘いは古くから繰り返されている。「黒死病」といわれるペストは、6世紀、14世紀、19世紀末から20世紀初頭にかけて3回の大流行があり、1918年から始まったスペインインフルエンザ（スペイン風邪）は世界中で4000万人以上が死亡したといわれている。

わが国では1876（明治9）年に死亡統計が、1899（明治32）年に人口動態統計が開始されたことで、コレラ、赤痢、結核の問題が浮き彫りとなった。1897（明治30）年に**伝染病予防法**が制定され、医師の届出や就業制限、消毒方法、隔離等が規定された。同年、府県に衛生課の設置が義務づけられるなど、体系的に感染症対策が行われた。その後、**らい予防法**（1907（明治40）年）、**トラコーマ予防法**（1919（大正8）年）、**結核予防法**（1919（大正8）年）等の感染症に関する法律が次々と制定された。当時は治療方法が確立しておらず、隔離による集団の感染予防に重点が置かれた。そのため、人権に配慮した対策とは

言い難く、差別や偏見に苦しむ時代であった。しかし、第2次世界大戦後は、国民の健康・衛生意識の向上や抗生物質が広く普及したことで、感染症は激減し、医学・医療の進歩や国民の健康・衛生意識の向上、人権の尊重が強く求められるようになっていく。

また、国際的な交流が盛んになったことで、今まで知られていなかった感染症（**新興感染症**）が世界各地に起こるようになり、新たな課題となっている。たとえば、エボラ出血熱は、1976（昭和51）年にザイール（現・コンゴ民主共和国）の村とスーダン南部（現・南スーダン）で同時期に集団感染が確認され、数年ごとに流行を繰り返している。2018（平成30）年8月にはコンゴ民主共和国を中心にアフリカ中部でエボラ出血熱の流行があり、WHO（World Health Organization：世界保健機関）は国際的に懸念される公衆の保健上の緊急事態（PHEIC）を宣言した（**表1**）。2002（平成14）年11月には、中国広東省仏山市で最初の患者が発生した重症急性呼吸器症候群（Severe Acute Respiratory Syndrome：SARS）が、感染した人の移動によって、香港、北京などから世界中へ拡大して大きな問題となった。また、2012（平成24）年に初めて確認された中東呼吸器症候群（Middle East Respiratory Syndrome：MERS）や、2019（令和元）年12月に中国武漢市から発生した新型コロナウイルス感染症（COVID-19）など、爆発的な感染拡大が起こった。

一方で、結核は、明らかな臨床的症状はないが、治療を必要とする潜在性結核感染症（Latent Tuberculosis Infection：LTBI）も含めると、世界人口の約4分の1が感染しており、HIV感染の合併や多剤耐性結核菌の問題と相まって深刻な問題となっている。また、蚊が媒介するマラリアやデング熱などは地球温暖化の影響で蚊の生息域が変化し、流行が懸念される。これらのように、近い将来克服されると考えられてきた感染症（**再興感染症**）が再び流行しており脅威となっている。

感染症を取り巻く状況が変化し、人権尊重の必要性や新興感染症・再興感染症による新たな課題を背景に感染症対策の抜本的見直しが行われ、新たな法律として1999（平成11）年4月に**感染症の予防及び感染症の患者に対する医療に関する法律（以下「感染症法」）**が制定され、伝染病予防法や性病予防法および後天性免疫不全症候群の予防に関する法律（エイズ予防法）が廃止・統合された。また、結核に関しても2006（平成18）年に結核予防法が廃止され、感染症法に統合された。感染症法では、個々の国民の予防と適切な医療により社会全体の感染症の予防を推進し、感染症発生動向調査を法定化し、国による基本指針や都道府県による予防計画を策定する。また、後天性免疫不全症候群、インフルエンザ、性感染症、結核、麻しん、風しん、蚊媒介感染症に関して特定感染症予防指針を定め、原因の究明、発生の予防およびまん延の防止、

表1 WHOがこれまでに出した主な緊急事態宣言

発令時期	種類	場所	解除時期
2009年4月	新型インフルエンザ	メキシコ、アメリカから世界に拡大	2010年8月
2014年5月	ポリオ	アジア、アフリカ、中東で流行	継続中
2014年8月	エボラ出血熱	西アフリカで流行	2016年3月
2016年2月	ジカ熱	中南米で拡大	2016年11月
2019年7月	エボラ出血熱	アフリカ中部で流行	2020年6月
2020年1月	新型コロナウイルス	中国から世界に拡大	2023年5月
2022年7月	エムポックス	欧州、北米で流行	2023年5月
2024年8月	エムポックス	全世界	継続中

2024年10月現在

医療の提供、研究開発の推進、国際的な連携その他当該感染症に応じた予防の総合的な推進が図られている。

3 感染症法における主な対応

　感染症法は、感染力や罹患した場合の重篤性などに基づき、感染症を1類から5類に分類している。また、これらに分類されない感染症や新たな感染症等のまん延に迅速に対応できるよう、新感染症、新型インフルエンザ等感染症、指定感染症が設けられている（表2・表3）。

　以下に、感染症法に基づく主な対応について述べる。

❶届出

　1類感染症から4類感染症、新型インフルエンザ等感染症を診断した医師は、直ちにその者の氏名、年齢、性別等を最寄りの保健所長を経由して都道府県知事に届出を行わなくてはならない（全数把握）。5類感染症のうち、全数把握対象疾患については7日以内の届出が必要であり、5類感染症のその他の疾患については指定届出機関の管理者が週単位（一部は月単位）で届け出ることになっている（図1）。これらの届出は一元的に集約され、専門家による分析を加え、提供、公開するシステム（感染症発生動向調査事業：NESID）により、平常時から感染症の発生動向をモニタリングし、感染症週報（IDWR）として国民や医療機関等へ迅速に公開・情報提供が行われる（図2）。

　また、2003（平成15）年の法改正により、獣医師の感染症に関する責務が規定され、人に感染させるおそれが高い感染症にかかったサルなどの動物を診断した獣医師は、保健所長を経由して都道府県知事に届出を行うことが義務づけられている。

図1　感染症発生時の流れ

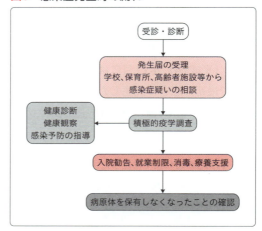

図2　感染症サーベイランスシステム（NESID）の概要

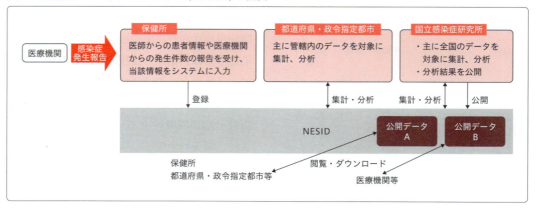

厚生労働省資料

表2 感染症法の対象となる感染症の種類

感染症類型	性格	感染症名等	実施できる措置	医療体制・公費負担医療
1類感染症	感染力、罹患した場合の重篤性等に基づく総合的な観点からみた危険性が極めて高い感染症	エボラ出血熱、クリミア・コンゴ出血熱、痘そう、南米出血熱、ペスト、マールブルグ病、ラッサ熱	・原則入院 ・消毒等の対物措置（例外的に建物への措置、通行制限等の措置も対象とする。）	医療保険を適用、自己負担分を公費、第1種感染症指定医療機関（都道府県知事が指定。各都道府県に1か所）
2類感染症	感染力、罹患した場合の重篤性等に基づく総合的な観点からみた危険性が高い感染症	急性灰白髄炎、結核、ジフテリア、重症急性呼吸器症候群（病原体がベータコロナウイルス属SARSコロナウイルスであるものに限る）、中東呼吸器症候群（病原体がベータコロナウイルス属MERSコロナウイルスであるものに限る）、鳥インフルエンザ（H5N1）、鳥インフルエンザ（H7N9）	・状況に応じて入院 ・消毒等の対物措置	医療保険を適用、自己負担分を公費、第2種感染症指定医療機関（都道府県知事が指定。2次医療圏に1か所）
3類感染症	感染力、罹患した場合の重篤性等に基づく総合的な観点からみた危険性は高くないが、特定の職業への就業によって感染症の集団発生を起こし得る感染症	コレラ、細菌性赤痢、腸管出血性大腸菌感染症、腸チフス、パラチフス	・状況に応じて入院 ・消毒等の対物措置	公費負担なし（医療保険を適用）、一般の医療機関
4類感染症	人から人への感染はほとんどないが、動物、飲食物等の物件を介して人に感染するため、動物や物件の消毒、廃棄などの措置が必要となる感染症	E型肝炎、ウエストナイル熱（ウエストナイル脳炎を含む）、A型肝炎、エキノコックス症、エムポックス、黄熱、オウム病、オムスク出血熱、回帰熱、キャサヌル森林病、Q熱、狂犬病、コクシジオイデス症、ジカウイルス感染症、重症熱性血小板減少症候群（病原体がフレボウイルス属SFTSウイルスであるものに限る）、腎症候性出血熱、西部ウマ脳炎、ダニ媒介脳炎、炭疽、チクングニア熱、つつが虫病、デング熱、東部ウマ脳炎、鳥インフルエンザ（H5N1及びH7N9を除く）、ニパウイルス感染症、日本紅斑熱、日本脳炎、ハンタウイルス肺症候群、Bウイルス病、鼻疽、ブルセラ症、ベネズエラウマ脳炎、ヘンドラウイルス感染症、発しんチフス、ボツリヌス症、マラリア、野兎病、ライム病、リッサウイルス感染症、リフトバレー熱、類鼻疽、レジオネラ症、レプトスピラ症、ロッキー山紅斑熱	・動物の措置を含む消毒等の対物措置 ・感染症発生状況等の収集、分析とその結果の公開、提供	公費負担あり（医療保険を適用）、一般の医療機関
5類感染症	国が感染症発生動向調査を行い、その結果等に基づいて必要な情報を一般国民や医療関係者に提供・公開していくことによって、発生・拡大を防止すべき感染症	アメーバ赤痢、RSウイルス感染症、咽頭結膜熱、インフルエンザ（鳥インフルエンザ及び新型インフルエンザ等感染症を除く）、A群溶血性レンサ球菌咽頭炎、カルバペネム耐性腸内細菌科細菌感染症、急性出血性結膜炎、急性脳炎（ウエストナイル脳炎、西部ウマ脳炎、ダニ媒介脳炎、東部ウマ脳炎、日本脳炎、ベネズエラウマ脳炎、リフトバレー熱を除く）、クラミジア肺炎（オウム病を除く）、クリプトスポリジウム症、クロイツフェルト・ヤコブ病、劇症型溶血性レンサ球菌感染症、細菌性髄膜炎（侵襲性インフルエンザ菌感染症、侵襲性髄膜炎菌感染症及び侵襲性肺炎球菌感染症を除く）、ジアルジア症、新型コロナウイルス感染症（病原体がベータコロナウイルス属のコロナウイルス（令和2年1月に中華人民共和国から世界保健機関に対して、人に伝染する能力を有することが新たに報告されたものに限る））、侵襲性インフルエンザ菌感染症、侵襲性髄膜炎菌感染症、侵襲性肺炎球菌感染症、水痘、性器クラミジア感染症、性器ヘルペスウイルス感染症、尖圭コンジローマ、先天性風しん症候群、手足口病、伝染性紅斑、突発性発しん、梅毒、播種性クリプトコックス症、破傷風、バンコマイシン耐性黄色ブドウ球菌感染症、バンコマイシン耐性腸球菌感染症、百日咳、風しん、ペニシリン耐性肺炎球菌感染症、ヘルパンギーナ、マイコプラズマ肺炎、麻しん、無菌性髄膜炎、薬剤耐性アシネトバクター感染症、薬剤耐性緑膿菌感染症、流行性角結膜炎、淋菌感染症	・感染症発生状況の収集、分析とその結果の公開・提供	特定感染症指定医療機関（国が指定、全国に数か所）（医療保険の適用無し）
新型インフルエンザ等感染症	[新型インフルエンザ] 新たに人から人に伝染する能力を有することとなったウイルスを病原体とするインフルエンザであって、全国的かつ急速なまん延により国民の生命及び健康に重大な影響を与えるおそれがあると認められるもの [再興型インフルエンザ] かつて世界的規模で流行したインフルエンザであってその後流行することなく長期間が経過しているものとして厚生労働大臣が定めるものが再興したものであって、全国的かつ急速なまん延により国民の生命及び健康に重大な影響を与えるおそれがあると認められるもの（告示で指定）	［当初］都道府県知事が厚生労働大臣の技術的指導・助言を得て個別に応急対応する（緊急の場合には厚生労働大臣が都道府県知事に指示する） ［政令指定後］政令で定める要件を指定したのちに1類感染症に準じた対応を行う。	特定感染症指定医療機関（国が指定、全国に数か所）、全額公費（医療保険の適用無し）
指定感染症	既知の感染症のなかで、上記1〜3類感染症に分類されない感染症において1〜3類感染症に準じた対応の必要が生じた感染症（政令で指定、通常1年（1年延長により最長2年まで））	該当なし	1〜3類感染症に準じた対人、対物措置（延長含め最長2年間に限定）	
新感染症	人から人に伝染すると認められる疾病であって、既知の感染症と症状等が明らかに異なり、その伝染力及び罹患した場合の重篤度から判断した危険性が極めて高い感染症	該当なし	［当初］都道府県知事が厚生労働大臣の技術的指導・助言を得て個別に対応する（緊急の場合には厚生労働大臣が都道府県知事に指示する） ［要件指定後］政令で定める要件を指定したのちに1類感染症と同様の扱いをする感染症	特定感染症指定医療機関（国が指定、全国に数か所）、全額公費（医療保険の適用無し）

※色文字は定点報告対象疾患

2023年9月現在

表3 感染症法の主な対応

条	項目	内容
第6条	定義等	1類感染症から5類感染症 新型インフルエンザ等感染症、指定感染症、新感染症
第11条	特定感染症予防指針	感染症のうち特に総合的に予防のための施策を推進する必要のある感染症の、原因の究明、発生の予防およびまん延の防止、医療の提供、研究開発の推進、国際的な連携、予防の総合的な推進を図るための指針を作成、公表する。
第12条	医師の届出	1類感染症から4類感染症、新型インフルエンザ等感染症は、直ちに最寄りの保健所長を経由して都道府県知事に届出を行う。 5類感染症の全数把握対象疾患は、7日以内（侵襲性髄膜炎菌感染症、風しん、麻しんは直ちに）に最寄りの保健所長を経由して都道府県知事に届出、5類感染症のその他の疾患については指定届出機関の管理者が週単位（一部は月単位）で届出を行う。
第13条	獣医師の届出	人に感染させるおそれが高い感染症にかかった動物を診断した場合、保健所長を経由して都道府県知事に届出を行う。
第14条	感染症の発生の状況および動向の把握	届出を一元的に集約し、専門家による分析を加え、感染症の発生動向を迅速に公開・情報提供する。
第15条	感染症の発生の状況、動向および原因の調査	感染症の発生状況や原因を明らかにするため、当該感染症の患者等に積極的疫学調査を行う。
第17条	健康診断	都道府県知事は、1類感染症から3類感染症、新型インフルエンザ等の患者に濃厚接触した者等に対し、健康診断の受診を勧告・措置が行える。
第18条	就業制限	感染症をまん延させるおそれがある業務（製造・販売・調製・取扱いの際に飲食物に直接接触する、接客業その他の多数の者に相対して接触する）への従事を制限できる。
第19条・第20条	入院	1類感染症、2類感染症、新型インフルエンザ等の感染症の患者に十分な説明と同意に基づいた入院勧告を行い、従わない患者に対してのみ入院措置を行う。
第27条	消毒	1類感染症から4類感染症、新型インフルエンザ等感染症の患者がいる場所や病原体に汚染された場所などの消毒を命ずることができる。
第33条	交通の制限または遮断	1類感染症のまん延を防止するため緊急の必要があると認める場合で消毒により難いときは、72時間以内の期間を定めて、汚染された疑いがある場所などの交通を制限・遮断できる。
第37条・第39条	医療	入院医療費は医療保険と公費で負担される。

❷ 積極的疫学調査

感染症の発生状況や原因を明らかにするため、当該感染症の患者等に積極的疫学調査を行う。調査により収集した情報は、分析を行い、発生状況や動向、原因などについて新聞、インターネット等を通じて積極的に公表することが規定されている。公表するにあたっては、個人情報の保護に留意し、人権に配慮した対応が求められる。

❸ 健康診断、就業制限

都道府県知事は、1類感染症から3類感染症、新型インフルエンザ等の感染症のまん延防止のため、これらの患者に濃厚接触した者等に対し、健康診断の勧告または措置を行う。また、感染症をまん延させるおそれがある業務（製造・販売・調製・取扱いの際に飲食物に直接接触する、接客業その他の多数の者に相対して接触する）への従事を制限できる。

❹ 入院勧告、入院措置

都道府県知事は、まん延を防止するため必要があると認められるときは、1類感染症、2類感染症、新型インフルエンザ等感染症の患者に十分な説明と同意に基づいた入院勧告を行い、この入院勧告に従わない患者に対してのみ強制的に入院させることができる入院措置を行う。入院勧告は72時間に限り（応急入院勧告）、その後、「感染症の診査に関する協議会」の意見を聴いたうえで、10日間を限度に入院期間を延長する。入院延長の場合には、患者またはその保護者に対して意見聴取の機

会があり、30日を超える長期入院患者からの行政不服審査請求に対しては、行政不服審査法の特例が設けられている。このように、感染症法は患者等の人権に配慮した入院手続きがとられ、手続きの保障のための規定が設けられている。

入院医療機関は、各感染症に応じた良質で適切な医療を早期に提供し重症化を防ぐために、感染症の類型に応じて特定感染症指定医療機関、第1種感染症指定医療機関、第2種感染症指定医療機関が定められている（表4）。感染症法による入院医療費は医療保険と公費で負担される。

❺ 消毒、物件への措置、交通制限

1類感染症から4類感染症、新型インフルエンザ等感染症の発生を予防し、まん延を防止するためには、感染症の病原体に汚染された場所の消毒が必要となる。また、1類感染症は、消毒ではまん延の防止が困難な場合に、交通を制限、遮断することもできる。ただし、これらの措置の発動に際しては必要最小限度のものでなければならない。

❻ 特定病原体等の管理体制

2007（平成19）年6月から、特定病原体等の管理体制が強化された。病原体やその産生する毒素等を用いて無差別に大量の人を殺傷しようとする行為（生物テロ）に使用される

表4 感染症指定医療機関

種別	対象	指定	医療機関数（*）
特定感染症指定医療機関	1類感染症の患者 2類感染症の患者 新感染症の所見がある者	厚生労働大臣	4医療機関 （10床）
第1種感染症指定医療機関	1類感染症の患者 2類感染症の患者	都道府県知事	56医療機関 （106床）
第2種感染症指定医療機関	2類感染症の患者	都道府県知事	630医療機関 （5,251床）

＊2023年4月1日現在の指定状況

図3 病原体のバイオセーフティレベル

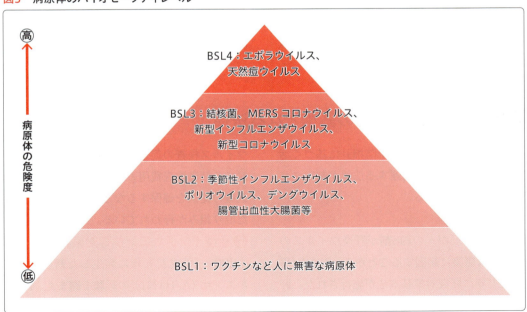

図4 病原体等の適正管理

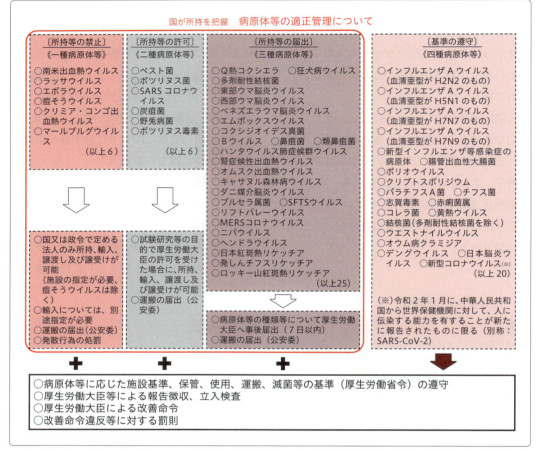

厚生労働省資料

おそれのある病原体等であって、国民の生命および健康に影響を与えるおそれがある感染症の病原体等を、1種病原体等から4種病原体等に分類し、取り扱いについて規定している。最も危険な1種病原体等は1種病原体等取扱施設（バイオセーフティレベル（BSL）4）でのみ取り扱いが可能である（図3、図4）。

4 感染症保健活動の基盤となる法律

感染症法や特定感染症予防指針に基づく活動に加え、感染症に関連する法律が制定され対策が行われている。

❶ 肝炎対策基本法

わが国の肝がんの約8割が肝炎ウイルスの持続的な感染に起因することから、2010（平成22）年に肝炎対策基本法が施行された。肝炎対策を国民的な課題として位置づけ、肝炎ウイルス検査の促進、陽性と判断された者に対する精密検査費用の助成、良質かつ適切な医療の提供を確保するなど、肝炎克服に向けた取り組みが行われている。

❷ 新型インフルエンザ等対策特別措置法

2009（平成21）年に発生した新型インフルエンザ（A/H1N1）の経験を踏まえ、2012（平成24）年に新型インフルエンザ等対策特

別措置法が成立し、翌年に行動計画やガイドラインが策定された。

❸ 学校保健安全法

感染症による出席停止や臨時休業、児童生徒や職員の健康診断、保健所との連絡について定められている。

❹ 労働安全衛生法

事業所（医療機関、学校、社会福祉施設などを除く）の労働者に対する健康診断で結核検診が定められ、感染症に罹患した者の就業禁止について規定されている。

❺ 地域保健法

保健所がエイズ、結核、性病などの予防に関する指導や必要な業務を行うことがあげられている。

5 感染症保健活動の実際

感染症は、発生すると患者の健康が脅かされるだけでなく、生活や社会に与える影響が大きい。多くの感染症の予防・治療が可能になってきた今日では事前対応型の体制をとっている。

1 平常時の保健活動

1 情報提供、普及啓発

国内外における感染症の流行について情報提供をする。また、手洗いやうがい、マスクの着用等の基本的な感染症予防のための方法について啓発し生活習慣として住民自らが予防行動をとれるよう指導・援助をすることが大切である。広報誌やホームページによる情報の発信だけでなく母子保健や学校保健、産業保健と協働して、さまざまな機会を活用し健康教育や啓発活動を定期的に行う。

2 予防接種

予防接種は、ワクチン（感染症の原因となるウイルスや細菌を精製・加工し、病原性を弱毒化したもの）により、あらかじめ疾病に対する免疫を人工的に獲得することで感染症のまん延を防ぐ方法である。1948（昭和23）年に予防接種法が制定され、わが国の予防接種制度が確立された。予防接種は、個人の感染予防・重症化の予防を目的とする個人防衛と、多くの人が予防接種により免疫を獲得することで感染症のまん延を防止し（集団免疫）、予防接種を受けられない人の感染も防ぐといった社会的な意義がある。1994（平成6）年の改正では、「受けなければならない（義務接種）」から「受けるよう努めなければならない（勧奨接種）」に、大きく変わった。

感染症流行予測調査事業により、予防接種法に基づく定期接種対象疾病について、集団免疫の現状把握（感受性調査）および病原体検索（感染源調査）などの調査を行い、各種の疫学資料と合わせて検討し、予防接種事業の効果的な運用が図られている。長期的視野に立ち総合的に疾病の流行を予測することを目的に行われ、ワクチンを接種することによって罹患を防ぐ、あるいは感染しても重症化を防ぐ等、感染症対策上、重要な役割を担って

図5　予防接種後健康被害救済制度の給付の流れ

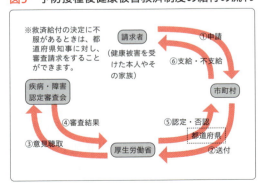

厚生労働省資料

435

表5 予防接種法改正における臨時接種類型の見直し

	定期接種	臨時接種		
根拠	予防接種法 第5条第1項	予防接種法 第6条第1項	予防接種法 第6条第2項	予防接種法 第6条第3項
趣旨等	平時のまん延予防 ・A類：集団予防 ・B類：個人予防	疾病のまん延予防上緊急の必要		A類疾病のうち全国的かつ急速なまん延により国民の生命・健康に重大な影響を与える疾病のまん延予防上緊急の必要 ※　新型インフルエンザ等感染症等を想定
主体	市町村長	市町村長又は 都道府県知事 （都道府県知事が市町村長に指示）	市町村長又は 都道府県知事 （厚労大臣が指示）	市町村長又は 都道府県知事 （厚労大臣が指示）
対象者の決定	政令	都道府県知事	厚労大臣	厚労大臣
費用負担	○市町村実施 A類： 地方交付税9割 B類： 地方交付税3割	○都道府県実施 国　　　　1/2 都道府県　1/2 ○市町村実施 国　　　　1/3 都道府県　1/3 市町村　　1/3	○都道府県実施 国　　　　1/2 都道府県　1/2 ○市町村実施 国　　　　1/2 都道府県　1/4 市町村　　1/4	国が全額
自己負担	実費徴収可	自己負担なし（※1）		自己負担なし
公的関与	A類： 勧奨○ 努力義務○ B類： 勧奨× 努力義務×	A類： 勧奨○（※2） 努力義務○（※2） B類： 勧奨○（※2） 努力義務○（※3）		勧奨○（※2） 努力義務○（※2）

（※1）　B類疾病のうち当該疾病にかかった場合の病状の程度を考慮して厚労大臣が定めるものについては実費徴収可
（※2）　政令で定めるものは除く
（※3）　B類疾病のうち当該疾病にかかった場合の病状の程度を考慮して厚労大臣が定めるものについては努力義務なし／左記以外のB類疾病については、政令で定めるものは除く
＊　新型コロナワクチン接種については、感染症法等の一部改正法（令和4年法律第96号）による改正前の予防接種法附則第7条は廃止されたが、改正法附則の経過措置規定により、これまでのコロナ特例により行われた接種を改正後の予防接種法第6条第3項の接種とみなして継続実施している。
厚生労働省資料より抜粋

いる（図5、表5、表6）。

　保健師は、予防接種業務の運営を行い、住民に予防接種の効果や副反応等をわかりやすく伝え、相談に応じる等の役割がある。予防接種の意義や効果を理解したうえで必要な予防接種を受けられるようにする。特に、乳幼児期は、感染症に罹患した場合に重症化しやすいため、効率よく予防接種を受けることで免疫をつけ感染症を防ぐことが大切である。しかし、短期間に複数の予防接種を受ける必要があり、計画的な接種ができなければ接種し損ねる。そのため保健師は月齢に応じた予防接種の案内や健診の機会に接種状況を確認する等の支援を行う。

3 感染症発生動向の把握

　感染症はあらゆる年齢層で起こりうるものであるため、日ごろから国内外の感染症の発生動向に留意し異変を早期に探知することが大切である。また、感染症を予防するために地域住民の生活環境や習慣、行動を把握することが重要である。

表6　定期接種対象ワクチン

	対象疾病	対象者（接種時期）※1	標準的接種期間※2
A類疾病	小児の肺炎球菌感染症	生後2月から生後60月に至るまで	初回接種：生後2月から7月に至るまでに開始（3回） 追加接種：初回接種終了後60日以上おいて生後12月～15月に至るまで（1回）
	B型肝炎〈政令〉	1歳に至るまで	生後2月に至った時から生後9月に至るまでの期間（3回）
	ジフテリア・百日せき・急性灰白髄炎（ポリオ）・破傷風・Hib感染症	【5種混合ワクチン】 ・第1期：生後2月から生後90月に至るまで ※4種混合ワクチンとHibワクチンを用いる場合（従前のとおり） 　・4種混合の第1期：生後2月から生後90月に至るまで 　・Hib：生後2月から生後60月に至るまで 【DTワクチン】 ・第2期：11歳以上13歳未満 ※第2期はジフテリア・破傷風のみ	【5種混合ワクチン】 第1期初回：生後2月から生後7月に至るまでに開始（3回） 第1期追加：第1期初回接種終了後6月から18月までの間隔をおく（1回） ※4種混合ワクチンとHibワクチンを用いる場合の規定※5は、従前のとおり。 【DTワクチン】 第2期：11歳に達した時から12歳に達するまでの期間（1回）
	結核（BCG）	1歳に至るまで	生後5月に達した時から生後8月に達するまでの期間（1回）
	麻しん・風しん※3	第1期：生後12月から生後24月に至るまで 第2期：5歳以上7歳未満のうち、就学前1年	第1期：生後12月から生後24月に至るまで（1回） 第2期：5歳以上7歳未満のうち、就学前1年（1回）
	水痘〈政令〉	生後12月から生後36月に至るまで	1回目：生後12月から生後15月に達するまで 2回目：1回目の注射終了後6月から12月の間隔をおく
	日本脳炎※4	第1期：生後6月から生後90月に至るまで 第2期：9歳以上13歳未満	第1期初回：3歳に達した時から4歳に達するまでの期間（2回） 第1期追加：4歳に達した時から5歳に達するまでの期間（1回） 第2期：9歳に達した時から10歳に達するまでの期間（1回）
	ヒトパピローマウイルス感染症※3	12歳となる日の属する年度の初日から16歳となる日の属する年度の末日まで	13歳となる日の属する年度の初日から当該年度の末日までの間（3回）
	ロタウイルス感染症〈政令〉	1価：生後6週から生後24週に至るまで 5価：生後6週から生後32週に至るまで	1価：2回（初回接種は生後2月から生後14週6日まで） 5価：3回（初回接種は生後2月から生後14週6日まで）
B類疾病	インフルエンザ	①65歳以上の者 ②60歳から65歳未満の慢性高度心・腎・呼吸器機能不全者等	
	新型コロナウイルス感染症〈政令〉		
	高齢者の肺炎球菌感染症〈政令〉	①65歳の者 ②60歳から65歳未満の慢性高度心・腎・呼吸器機能不全者等	

注　一部記載は簡略化して記載している。
※1　長期にわたり療養を必要とする疾病にかかったこと等によりやむを得ず接種機会を逃した者は、快復時から2年間（高齢者の肺炎球菌感染症のみ1年間。一部上限年齢あり）は定期接種の対象。
※2　接種回数は、標準的接種期間に接種を行った場合のもの。
※3　風しん及びヒトパピローマウイルス感染症は令和6年度までの間、対象者を拡大する経過措置を設けている。
※4　日本脳炎について、平成7年度〜平成18年度生まれの者（積極的勧奨の差し控えにより接種機会を逃した者）は、20歳になるまで定期接種の対象。
※5　4種混合ワクチンとHibワクチンを用いる場合の標準的接種期間
・4種混合　第1期初回：生後2月に達した時から生後12月に達するまでの期間(3回)
　　　　　　第1期追加：第1期初回接種終了後12月から18月までの間隔をおく(1回)
・Hib　初回接種：生後2月から生後7月に至るまでに開始(3回)
　　　　追加接種：初回接種終了後7月から13月までの間隔をおく(1回)

厚生労働省：令和6年度予防接種従事者研修会資料

4 ネットワークの構築

過去に発生した事例の状況や対応についてまとめ、事例からの教訓を次の事例にいかすことや、組織体制、人員配置、対応方法等についてのマニュアルを作成し、迅速に対応できるよう体制を整備することが重要である。机上訓練や防護服の着脱やパンデミックを想定した模擬訓練を実施するなど、感染症発生時に対応できる能力を身につけておく。また、地域における課題を検討し、医療機関、医師会等の関係団体との連絡調整会議を定期的にもち、感染症発生時の役割や体制について情報交換する等、感染症の流行に備えてネットワークを構築することも重要な活動である。

2 発生時の保健活動

感染症が発生すると、感染拡大を防止するために**保健所**を中心に類型に応じた対策が行われる。**保健師**は、各感染症の特徴を踏まえ感染症を発症した患者への対応と家族や接触者、地域へ感染が拡大することを予防する活動を行う。

1 患者への対応

感染者の早期発見と早期治療により重症化および二次感染を防ぐことが重要である。医師の届出や学校や保育所、高齢者施設等からの相談内容を確認したうえで、患者や家族、関係者の居所（自宅、医療機関、施設等）に出向き、積極的疫学調査を行う。患者の症状や発症時期、接触した者などについて把握し、感染症の類型に応じて、入院勧告や就業制限、消毒などの感染拡大防止の指導、助言を行う。

患者は感染症と診断されることで（感染症の疑いを含む）、さまざまな思いを抱く。たとえば、病状や治療がどのように進むのかわからず不安を抱いたり、家族や友人、職場の同僚を感染の危険に晒したことで申し訳なさを感じたり、周囲の者から感染させたことを責められるのではないかと恐怖を抱く。また、感染症法に基づき入院を指示する医療者の対応を一方的であると感じ不満や怒りを抱くこともある。そのため、面接や対面が難しい場合は電話での対応をなるべく早く行い、思いを十分に聞き、治療環境を整えることが大切である。また、患者が発症したことで家族や周囲の者の生活を維持できる支援や偏見や差別を受けないよう配慮した対応が不可欠である。いずれの場合も、患者との信頼関係の構築が重要であり、患者のプライバシーを守り、一人ひとりの生活を大切にしたかかわりが求められる。

2 接触者への対応

感染症患者が発生した際は、ほかに患者や感染者がいないか発生動向を把握し、2次感染拡大を防止する。感染の不安のある人々には、感染症の正しい情報や日常生活方法などを伝え不安を軽減するとともに、必要時、感染症法第17条に基づき検査や健康観察を行う。濃厚接触者に必要な検査を行い早期に患者・感染者を発見することと感染が拡がっている場所や状況を把握し感染源を同定し、感染の連鎖を防ぐことが集団発生の予防につながる。

3 地域への対応

感染症の発生時には保健、医療、福祉、食品衛生、環境衛生、畜産などさまざまな分野との連携が必要となる。関連する機関へ情報発信し、関係機関とともにさらなる感染拡大予防の対策を行う。また、患者やその家族が差別や偏見を受けることがないようプライバシーを保護し、マスコミを通じた情報提供や電話等による相談窓口を開設し、住民の疑問に丁寧に答えるなど不安を取り除く活動を行う。

6 主な感染症と保健活動

1 結核

結核（tuberculosis）とは、結核菌の感染によって主に肺に炎症が起こる（肺結核）感染症である。肺以外にもリンパ節、骨、腸、腎臓など全身のさまざまな臓器に病巣をつくる（肺外結核）。WHOによると、毎年約1000万人が結核に罹患し、約160万人が死亡していると推計される（2021（令和3）年）。東南アジア、西太平洋地域で世界の新規結核患者数の半数以上を占め、特にアフリカ地域にHIV感染の結核患者が集中し、多剤耐性結核菌の問題と相まって深刻な問題となっている。

1 日本の結核対策の動向

かつては、「国民病・亡国病」といわれるほど、結核による死亡者数が多かった。1919（大正8）年に結核予防法が成立し、さまざまな結核対策が行われたが、貧困や不衛生な生活環境などの社会的要因が大きく関連し、結核のまん延防止は公衆衛生上の最大の課題であった。1951（昭和26）年の結核予防法の大改正により、BCG接種、健康診断、保健所での患者登録など対策の強化が図られ、結核罹患状況が大きく改善した。しかし、「結核は昔の病気」という認識が国民だけでなく医療関係者ももつようになったためか、1977（昭和52）年以降、減少速度の鈍化がみられるようになった。事態を重く見た政府は1999（平成11）年7月に「結核緊急事態宣言」を出し、再興感染症としての結核問題を再認識し結核対策の推進を強化した。2004（平成16）年に約50年ぶりに結核予防法の改正が行われ、結核健康診断の重点的・選択的対応、乳幼児の直接BCG接種の徹底、DOTSの推進（p.440参照）に関しての法的基盤が制定された（2005（平成17）年4月施行）。

さらに、特定の感染症の病名を冠にした単独法は当該疾患の差別・偏見の温床になるおそれがあること、患者の人権上、手続きが十分ではないこと、多剤耐性結核菌は生物テロに使われる可能性があるため厳重に管理する必要があること等から、結核予防法は廃止され、感染症法に統合された（表7）。感染症法において、結核は2類感染症に位置づけられ、人権の尊重、積極的疫学調査、病原体管理等、新たな時代に必要な考え方が加わった。また、2011（平成23）年5月には、「結核に関する特定感染症予防指針」が改正され、原因究明のため病原体サーベイランスの構築に努めること、発生予防およびまん延防止のためインターフェロンγ遊離試験（Interferon Gamma Release Assay：IGRA）および分子疫学手法を積極的に取り入れることが重要であるとされた。2016（平成28）年の改正では、LTBI（Latent Tuberculosis Infection：潜在性結核感染症）を確実に治療し、分子疫

表7　結核対策の変遷

年	内容
1889（明治22）年	・わが国最初の結核療養所（須磨浦療病院）設立
1919（大正8）年	・結核予防法公布
1951（昭和26）年	・結核予防法改正
1999（平成11）年	・結核緊急事態宣言
2000（平成12）年	・日本版21世紀型DOTS戦略
2004（平成16）年	・結核予防法の一部改正（BCG直接接種、健診の見直し、DOTSの推進等）
2007（平成19）年	・感染症法の一部改正（結核予防法廃止、感染症法への統合） ・2類感染症。「結核に関する特定感染症指針」策定

学的手法による疫学サーベイランスを普及させること、患者数に合った結核医療提供体制の整備が示された。

近年、結核の罹患率が高い国の出生者が日本滞在中に結核を発病する例が見受けられるため、2020（令和2）年7月より日本における結核患者数が多い国の国籍を有し、中長期在留者として日本に入国・滞在しようとする者は、日本に入国する前に結核健診を受診し、「結核非発病証明書」を提出する入国前結核スクリーニングが2020（令和2）年7月から始まる予定だったがCOVID-19の流行により延期となった（図6）。

2 日本の結核の課題

時代の変化と罹患状況に合わせた結核対策を行ってきたことで、わが国の結核罹患率は欧米先進国に年々近づいている。2021（令和3）年の結核罹患率（1年間に発症した患者数／人口×100,000）は9.2（人口10万対）で初めて低まん延国の水準となった（図7、図8）。結核に関しては、以下のように課題が多岐にわたる。

❶ 特定層への偏在化

新規結核患者の約7割が60歳以上であり、急速な高齢化によって戦前に感染した者が発病する既感染発病者が増えるなど、結核患者の高齢化はさらに進行している。また、糖尿病、免疫抑制作用をもつ薬剤の投与を受けている者、HIV／エイズ合併等の医学的リスク要因をもつ者に偏在し、ハイリスク患者が増加している。若年層では、小児結核は毎年わずかながら発生があり、20歳代の新規結核患者の約7割は高まん延国生まれの患者で増加傾向にある。その他、住所不定者（ホームレス）や無職など社会経済的弱者に偏在し、刑

図6　入国前結核スクリーニングの流れ

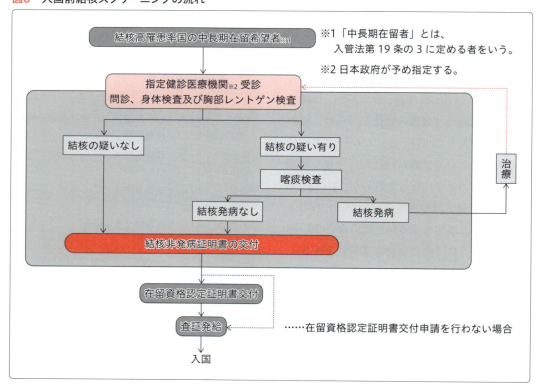

厚生労働省，https://www.mhlw.go.jp/stf/seisakunitsuite/bunya/kenkou_iryou/kenkou-kekkaku-kansenshou03/index_00006.html

図7　諸外国と日本の結核罹患率（2023年）

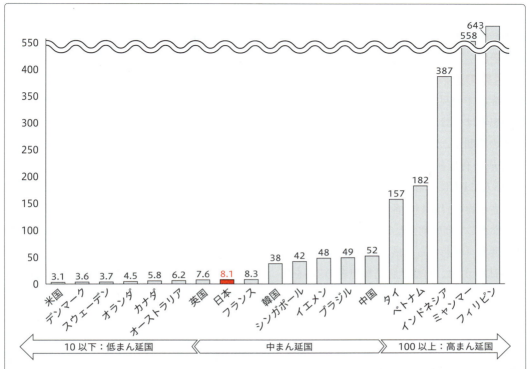

・諸外国のデータは、下記より引用。World Health Organization "TB country, regional and global profiles"　https://worldhealthorg.shinyapps.io/tb_profiles/
・2024年11月8日アクセス
・日本以外はWHOによる推定罹患率

図8　日本の結核罹患率と結核死亡者数

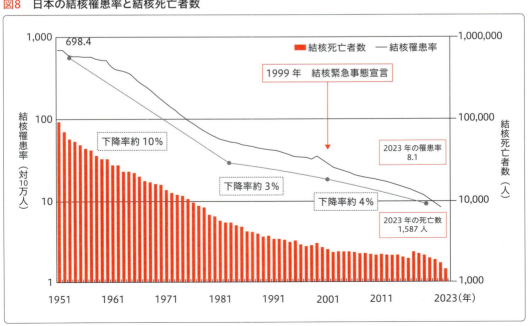

事施設被収容者の罹患率は一般人口より高くなっている。また、近畿、首都圏等、大都市部の結核罹患率が高く地域差が依然としてある（表8）。

❷ 発見の遅れによる感染拡大

有症状で発見された肺結核患者のうち約2割の患者は受診が遅れ（症状が出てから受診までの期間が2か月以上）ている。特に、30～59歳の有症状菌喀痰塗抹陽性肺結核患者の約3人に1人に受診の遅れがあり、生活保護受給者、臨時日雇いの者の受診の遅れの割合が依然として高い割合となっている。また、診断の遅れ（受診から結核の診断までの期間が1か月以上）は、有症状肺結核患者の2割を超えている（図9）。医療従事者や介護福祉施設職員などの結核発病が毎年あり、集団感染事例も起こっている。

❸ 日本における結核対策

多くの国民が結核に感染し発病した時代は、集団への一律の対応が功を奏した。しかし、特定層に偏在化するようになった現在は、結核発病や感染のリスクが高い者・集団への重点的対策が重要である。

結核は、感染しても発病する割合が感染者の1～2割といわれており、一生発病しない人もいる。結核の感染は、結核患者が咳やくしゃみによって結核菌を排菌し、飛沫に含まれる結核菌が空気中に飛び散り、それを接触者が吸い込むことによって感染する（空気感染）。結核菌を吸い込んでも、鼻やのど、気管支の鞭毛によって体外に出されるなど必ずしも感染はしない。感染を判定する方法としてツベルクリン反応検査があるが、BCG接種や主要な非結核性抗酸菌症にも反応することから、近年ではIGRAが広く用いられるようになっている。結核の発病は、結核菌が体内で増殖して体の組織を冒していくことで、進行に伴い、咳や痰のなかに結核菌が排菌されるようになる。感染が成立しても発病しない場合をLTBIという。

結核の診断は、症状（咳、痰、体重減少、易疲労感、寝汗など）と病歴、画像検査（胸部X線検査やCT検査など）、結核菌検査（抗酸菌塗抹検査、結核菌核酸増幅検査、培養検査など）を用いて行う（図10、図11）。

❹ 平常時の保健活動

結核のまん延防止のためには、感染者、発

表8　結核罹患率の都道府県別主な順位

（人口10万対）

	都道府県	罹患率
罹患率の高い 5都道府県	大阪	13.1
	大分	12.2
	奈良	10.8
	兵庫	10.2
	京都	9.9
罹患率の低い 5都道府県	岩手	3.6
	山梨	4.0
	山形	4.4
	宮城	5.2
	長野	5.2

厚生労働省：2023年結核登録者情報調査年報集計結果

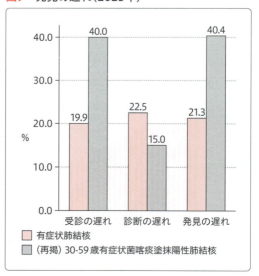

図9　発見の遅れ（2023年）

厚生労働省：2023年結核登録者情報調査年報集計結果

図10 抗酸菌検査の流れ

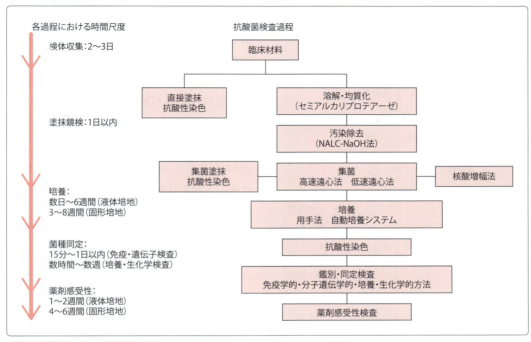

御手洗聡監：抗酸菌検査を使いこなすコツ, 結核予防会, 2, 2011.

図11 結核の感染と発病

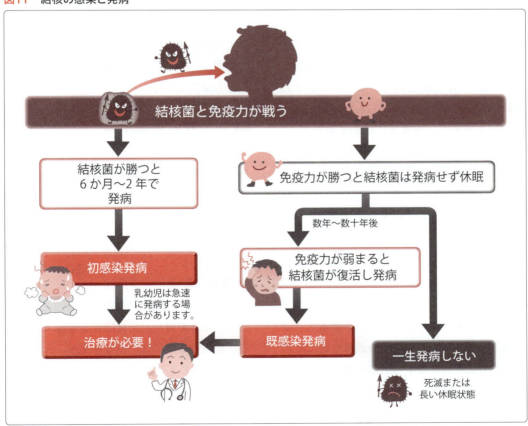

結核予防会：結核の常識2019

表9 感染症法で規定されている定期健診

実施義務者	対象者	時期・回数
事業者	・病院、診療所、助産所の従事者 ・学校（専修学校及び各種学校を含み、幼稚園を除く）の従事者 ・介護老人保健施設、社会福祉法で規定する施設の従事者	毎年度
学校長	大学、高等学校、高等専門学校、専修学校または各種学校（修業年限が1年未満を除く）の学生または生徒	入学年度
施設長	社会福祉施設に入所している者	65歳以上に毎年度
	刑事施設（拘置所・刑務所等）の収容者	20歳以上に毎年度
市町村長	65歳以上の住民	毎年度
	市町村が特に必要と認める年齢を限定しない結核発生率の高い住民層など	市町村が定める時期・回数

病者を早期に発見し適切な医療につなげることが重要である。

❶ 定期健診での早期発見

感染症法では、結核罹患率の高い者（ハイリスク者）と発病すると周囲に感染を及ぼすおそれのある職業の従事者・関係者（デインジャー職種）などを対象とした定期健康診断（定期健診）が規定されている（表9）。それぞれの実施義務者は、決められた時期・回数の健診を実施し、保健所に結果を報告する。また、高まん延国での居住歴のある者や住所不定者、定期健診を受けていないハイリスク事業所（建設関係、パチンコ店等）に従事している者等はいずれもハイリスク者、デインジャー職種として、地域性を考慮した適切な方法で健康診断を受ける機会を確保することが重要である。

❷ 医療機関での早期発見

糖尿病等の医学的リスク要因のある人々は結核を発病しやすい。診断の遅れを防ぐために、医療従事者に対する研修会や啓発の機会をもち、医療機関と連携した対策を日常から行う。

❸ BCG接種の実施

乳幼児の結核性髄膜炎や粟粒結核の結核発病予防のため、予防接種法に基づきBCG接種を行う。結核予防法が廃止されるまでは、ツベルクリン反応検査を行い陰性者にBCG接種を行ってきたが、2005（平成17）年以降は、ツベルクリン反応検査を行わず直接接種が導入され、結核予防効果を高めるため生後6か月までに接種となった。しかし、Hibワクチン、肺炎球菌ワクチンなど、乳幼児期に接種するワクチンの数が増えたことから、2013（平成25）年から生後1歳までの乳児に接種を行っている。結核に関する関心が低下していることから、市区町村の保健師は保護者に対する予防接種スケジュールの相談を行うなど、きめ細やかな対応を行い、接種率を維持できるよう工夫をする。

なお、BCG接種をした後、1日から2日後（遅くても7日以内）に、接種部位に強い反応（コッホ現象）が出た場合、結核に感染している可能性がある。コッホ現象について保護者に説明し、生じた場合の連絡先を伝えておくことも重要である。

5 発生時の保健活動

結核に関する知識不足のため、受診が遅れ重症で診断される場合が多いなどの問題がある。保健所は、地域における結核対策の中核的機関として、結核についての情報提供、相談等を行う（図12）。

❶ 患者への対応
● 登録・管理

保健所長は、感染症法第53条の12に基づき結核登録票を備え、結核患者を登録・管理する。結核登録票には、患者発生届、入退院届、医療費公費負担申請書類、家庭訪問・面接等などから得た診断までの経過や、病状、治療状況、保健所が行った措置、生活状況を記録し、支援に役立てる。また、NESIDのサブシ

図12　結核発生時の流れ

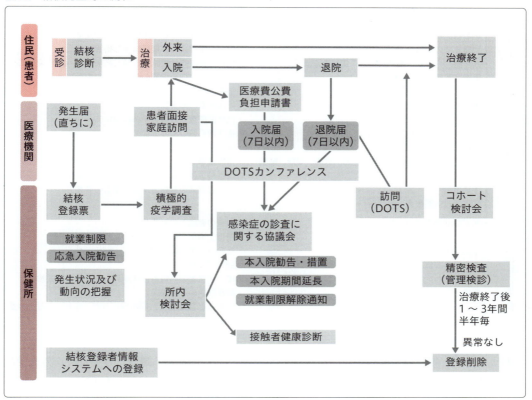

ステムである結核登録者情報システムに病状・医療内容により分類される活動性分類を用いて患者を登録し、流行の監視、患者服薬支援のモニタリング、治療の評価を行い、対策に役立てる（表10、図13）。

● 服薬への支援

結核の治療は、①感受性のある薬剤を、②複数使用し、③一定期間（6〜9か月）、④規則正しく服用することである。患者が治療完遂できるよう、医療機関や保健所はそれぞれの役割を果たし、治療支援や療養上必要な保健指導を行う。診断された直後は、患者・家族ともに結核という病気を受け止められず、治療のことや、接触した人への感染のことなど、さまざまな不安を抱くため、なるべく早い対応が重要である。特に、喀痰塗抹陽性患者は、速やかに初回面接・訪問をすることが重要である。初回面接の目的は、①信頼関係の構築、②不安の軽減、③結核に関する正しい知識の提供、④規則的な服薬の重要性と動機づけ、⑤接触者の範囲や感染源の把握のための情報収集である。初回面接ですべての情報収集を

表10　登録時の活動性分類

①	肺結核活動性・喀痰塗抹陽性・初回治療
②	肺結核活動性・喀痰塗抹陽性・再治療
③	肺結核活動性・その他結核菌陽性
④	肺結核活動性・菌陰性・不明
⑤	肺外結核活動性
⑥	潜在性結核

図13　結核の標準治療方法

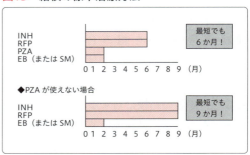

表11 情報収集項目と支援項目

	患者・家族からの情報収集項目	患者・家族への支援項目
初回面接・訪問時	・呼吸器症状の出現時期 ・診断までの受診状況 ・既往歴、合併症、胸部エックス線検査受診歴 ・職業（職歴）、勤務先（学校名） ・症状出現後の社会活動 ・思い当たる感染源の有無 ・乳幼児との接触の有無 ・福祉サービスの利用の有無 ・結核に対する思い、不安 ・生活歴、日常生活状況（食事内容、飲酒、喫煙、睡眠） ・家族状況 ・生活環境 ・経済状況（医療費、生活費）	・結核に対する思いや不安の表出の支援 ・思いを受け止め、信頼関係の構築 ・結核の基本的な知識（「感染と発病の違い」「感染様式」） ・治療、特に初期治療の徹底と治療中断防止 ・薬剤の副作用 ・喀痰検査の必要性 ・結核医療費公費負担申請について ・症状増悪時の受診の勧め ・睡眠時間、規則正しい食事、過労防止について ・禁煙指導 ・治療終了後、登録削除までの支援の説明 ・接触者健診の実施方法と対象者の考え方
継続面接・訪問時	・初回の支援事項の実践状況 ・病状 ・服薬状況 ・副作用の有無 ・受療状況 ・療養生活状況	・治療の徹底と中断防止 ・療養生活について ・社会復帰等への支援 （治療終了時） ・咳・痰などの呼吸器症状がある場合の早期受診 ・管理検診の必要性 ・家族など接触者に、呼吸器症状が2週間続く場合の受診と感染曝露歴の申告の勧め

行おうとせず、繰り返し面接や訪問を行って必要な情報を得ていく（表11）。

都市部を中心に始まった直接服薬確認療法（DOTS）はその有効性が確認され、LTBIを含むすべての結核患者を対象に行う。日本版21世紀型DOTS戦略（図14）は、保健所と結核専門医療機関、一般医療機関が連携する患者を中心とした包括的な服薬支援システムである。保健師は、治療開始から患者の実情に応じた服薬支援を行う。喀痰塗抹陽性肺結核患者など入院患者の場合、院内DOTSが行われ、結核専門医療機関と保健所が連携しながら退院後の生活を見据えた支援を行う。退院後・通院中は地域DOTSにより治療終了まで支援を行う。服薬中断リスクに応じた支援回数、方法により外来DOTS、訪問DOTS、連絡確認DOTSを組み合わせて行う。DOTSは単なる服薬確認ではなく、生活全般を含めた支援をすることが成功へつながる鍵となる。患者の結核に対する理解を確認することはもちろん、結核罹患前の生活様式や嗜好、職業など、その人となりを把握する。自宅への訪問による確認だけでなく、外来受診時に面接するなど、患者の生活スタイルに合わせた方法で行い、服薬確認用カレンダーや薬箱を用いて飲み間違いを防いだり、服薬手帳にチェックを入れるなどをして飲み忘れを防ぐことを生活のなかに組み入れるなど、支援方法の工夫をする。なお、喀痰塗抹陽性患者と直接面接する場合には、感染防護用具（N95マスク）を装着し面接することが重要である。

また、通院を途絶えさせない支援も重要である。主治医等から患者への説明内容や療養上の問題について確認することで、支援側の一貫した対応がとれ、患者との信頼関係構築につながる。合併症のある患者の場合は結核治療と並行して治療を行うため、結核と合併症の治療を行う医療機関が連携できるよう支援する。

患者への支援は、保健所だけでは十分にできない場合もあり、患者の生活にかかわる人々や機関の協力を得ながら進めていくことが大切である。特に経済的に困窮している患者な

図14 日本版21世紀型DOTS戦略推進体系図

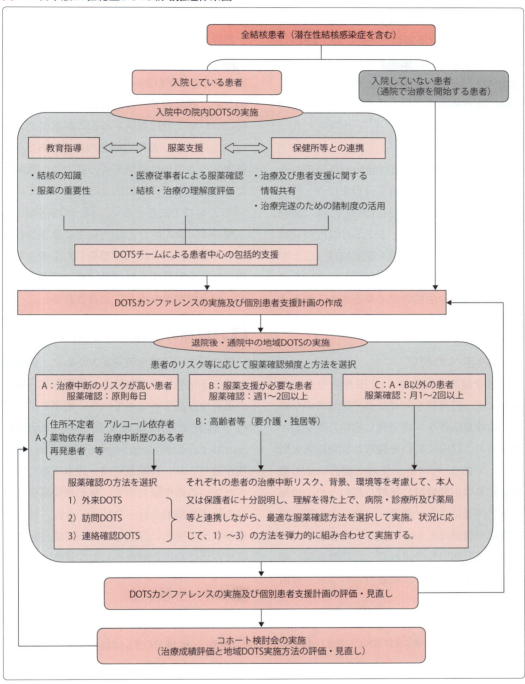

厚生労働省:「結核患者に対するDOTS（直接服薬確認療法）の推進について」の一部改正について（平成27年5月21日），を一部改変

どは生活保護担当職員、高齢者施設に入所している場合はその施設職員、そのほか、訪問看護師、ケアマネジャーや薬剤師などさまざまな職種と協働する。また、結核高まん延国出生結核患者の場合は、多剤耐性結核の比率が高く治療が難しい。治療に係る費用や長期入院のため会社を解雇されるなど生活拠点を失う場合もあり、治療の途中で母国に帰国し治療中断となりやすい。そのため、母語によるパンフレットや医療通訳者を活用して病状

や治療内容、生活方法について説明するなどの工夫が必要である。留学生や技能実習生として入国し発病する場合が多いため、学校（日本語学校など）や技能実習実施機関および監理団体などの機関と連携し、患者が安心して治療に取り組める環境をつくることも保健師の重要な役割である。

● **再発予防**

治療終了後2年間は結核発病の再発のおそれが高い期間として、精密検査を行う。特に、治療拒否や治療中断した者に対しては、再発する可能性が高いため、最近6月以内の病状に関する診断結果の把握を確実に行うことが重要である。また、結核を発病した経緯を踏まえ生活習慣や生活スタイルを改められるよう指導することも、再発予防のために重要な支援である。

❷ 接触者への対応

接触者健診の目的は、LTBI患者を発見し治療によって発病を防ぐことや接触者のなかから結核発病者を早期発見し治療に導くこと、感染源および感染経路を探求し感染拡大を防ぐことである（表12）。接触者健診による患者発見率は定期健診に比較し高いため、積極的疫学調査により、患者・家族、主治医、関係機関の職員などから収集した情報をもとに初発患者の感染性や接触者との接触時期、接触期間、接触環境、接触者の発病リスク要因

表12　わが国における結核院内感染増加の要因

- 高齢者を中心に入院後に塗抹陽性と診断される例が多くみられる。
- 若い医療従事者の大半が結核未感染である。
- 結核に対する関心の低下から、発見が遅れる場合がある。（患者の受診の遅れと医師の診断の遅れ）
- 施設の構造や設備は密閉された空間が多くなり、感染防止対策の観点から適していない場合がある。
- 気管支鏡検査、気管内挿管や気管切開、ネブライザー、痰の吸引、胃管の挿入など咳を誘発する処置が増加した。

加藤誠也他：厚生労働省インフルエンザ等新興再興感染症研究事業「結核の革新的な診断・治療及び対策の強化に関する研究」結核院内（施設内）感染対策の手引き，2014．

の有無などを保健所内で検討し、適切な時期に適切な方法で確実な接触者健診を行う。

初発患者の氏名等は原則、公には明示しないが、初発患者を特定させないことは難しく、誰であるのかがわかってしまうことがある。そのため、初発患者に接触者健診の目的と必要性について十分に説明することが重要である（表13、図15）。接触者健診の実施にあたって収集すべき情報は初発患者の感染性や職業等により異なるが、一般的な内容については表11のとおりである。なお、同一の感染源が2家族以上にまたがり、20人以上に感染させた場合（発病者1人は6人が感染したものとして感染者数を計算する）は集団感染事例に該当し、報道機関等を通じて公表される。

❻ 病原体の管理と分子疫学調査

感染症まん延防止策立案のために、病原体の遺伝子情報、薬剤耐性等の情報収集、解析の重要性が高まってきている。近年では分子疫学調査で縦列反復配列多型（variable numbers of tandem repeats：VNTR）解析法が確立され、各都道府県・政令市等に設置されている衛生研究所で、集団感染事例における原因株解析を行っている。今後、地域の感染状況の評価に役立てられる可能性があり、低まん延に向けた対策として注目される。

❼ コホート検討会

地域DOTSの実施、患者支援の評価・見直しを行い、地域DOTS体制の強化や地域の結核医療対策の課題について検討するため、DOTS対象者全員の治療成績の評価を行う。結核治療の成績を集団的（コホート）に評価し対策に役立てる。コホート検討会は、毎月の菌所見や使用薬剤・治療状況、個別患者支援計画に沿った評価、治療失敗・中断例に関する症例検討の実施、接触者健診の状況などを検討する。保健所の職員だけで行う場合も

表13　接触者の優先度等に応じた健診の実施時期、内容、及び事後対応（感染者追求のための健診）

接触者の年齢等	健診目的	健診の実施時期	第一同心円 最優先接触者	第一同心円 優先接触者	第二同心円 低優先接触者
2歳未満の乳幼児	LTBIの発見と進展防止	登録直後	・基本はIGRA and ツ反検査→陽性者に胸部X線検査 ・ツ反を優先実施した場合でも、接触歴等から感染リスクが高いと判断された者にはIGRAも併用 （ツ反を優先し、その結果が強陽性等で「感染あり」と診断された場合、IGRAの併用は不要） →「IGRA陽性者」及び「塗抹陽性患者との接触歴ありでBCG未接種のツ反陽性者」などについては発病の有無を入念に精査（医療機関へ紹介）	—	—
		2～3ヵ月後（※1）	同上		
		事後対応（※6）	・上記のIGRA（又はツ反）の結果、感染あり（疑い）と診断 →潜在性結核感染症（LTBI）としての治療を指示 ・直後のIGRA・ツ反が共に陰性であっても、BCG未接種児の場合などは、ウインドウ期を考慮 →LTBIとしての治療を検討 ・最終接触から2～3ヵ月後もIGRA・ツ反が共に陰性 →ここで健診は終了（※3）		
	患者の早期発見	6ヵ月後～2年後まで	・上記で感染あり（疑い）と診断したが、LTBIとしての治療を実施できなかった場合 →胸部X線検査（概ね6ヵ月間隔）		
2歳以上の幼児（未就学児）	LTBIの発見と進展防止	登録直後（※2）	・IGRA（必要に応じてツ反）→陽性者に胸部X線検査	同左（最終接触の2～3ヵ月後に1回）	同左（最終接触の2～3ヵ月後に1回）
		2～3ヵ月後（※1）	・IGRA（必要に応じてツ反）→陽性者に胸部X線検査		
		事後対応（※6）	・上記検査の結果、感染あり（疑い）と診断 →LTBIとしての治療を指示（※4） ・最終接触から2～3ヵ月後も、IGRA（ツ反）陰性 →ここで健診は終了（※3）	同左	同左
	患者の早期発見	6ヵ月後～2年後まで	・上記で感染あり（疑い）と診断したが、LTBIとしての治療を実施できなかった場合 →胸部X線検査（概ね6ヵ月間隔）	同左	同左
小学生以上（対象年齢の上限なし）	LTBIの発見と進展防止	登録直後（※2）	・IGRA検査→陽性者に胸部X線検査（※5）	同左（最終接触の2～3ヵ月後に1回）	同左（最終接触の2～3ヵ月後に1回）
		2～3ヵ月後（※1）	・IGRA検査→陽性者に胸部X線検査		
		事後対応（※6）	・上記検査の結果、感染あり（疑い）と診断 →LTBIとしての治療を指示（※4） ・2～3ヵ月後も、IGRA陰性（未感染と判断） →ここで健診は終了（※3）	同左	同左
	患者の早期発見	6ヵ月後～2年後まで	・上記で感染あり（疑い）と診断したが、LTBIとしての治療を実施できなかった場合 →胸部X線検査（概ね6ヵ月間隔）	同左	同左

注）　第一同心円の健診で新たな患者（又は複数の感染者）が発見された場合に、第二同心円へと段階的に対象を拡大する。
（※1）　「2～3ヵ月後」とは、初発患者との最終接触から2～3ヵ月経過後という意味。「登録直後」の健診を、初発患者との最終接触から2～3ヵ月以上経過後に実施していた場合は、1回の健診でよい。
（※2）　初発患者の登録時点で、既に2ヵ月以上の感染曝露期間があったと推定される「最優先接触者」については、登録直後の健診を重視する。一方、初発患者が「低感染性」の場合、又は患者登録までの感染曝露期間が短い場合は、登録直後の健診を省略し、患者との最終接触から2～3ヵ月後を初回健診として差し支えない。
（※3）　接触者の所属集団のIGRA陽性率が高い場合、又は既に多くの二次感染患者を認める場合などは、患者との最終接触から6ヵ月後にもIGRA再検査を実施するとともに、経過観察を続ける。終了する場合でも、その後の有症状時の医療機関受診を勧奨する。
（※4）　免疫不全（HIV感染等）に準じた因子を有する者には、IGRA（ツ反）陰性でも、慎重な対応を行う。
（※5）　不安が強い接触者等には、2ヵ月後のIGRAを待たずに、登録直後に胸部X線検査を実施する場合あり。
（※6）　本表における「事後対応」では、画像所見等により結核患者（確定例）と診断された場合を除く。
感染症法に基づく結核の接触者健康診断の手引き, 改訂第6版, p36, 2022.

図15 結核患者の感染性の評価に基づく接触者健診実施の必要性（基本）

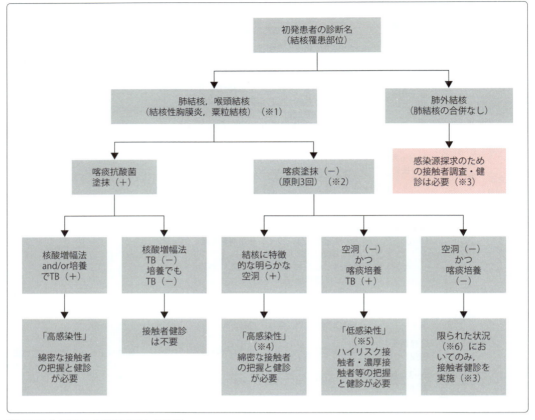

注）CDCのガイドラインを参考に作成（一部改変）
　　上記を基本とするが，感染リスクに関連する行為・環境等も考慮して感染性の高さを評価する。
（※1）肺実質病変を伴い，喀痰検査で結核菌が検出された場合（小児では稀）。
（※2）3回行われていない場合には，喀痰検査の追加依頼などを含めて，慎重に対応する。
（※3）当該患者からの感染拡大を想定した接触者健診は不要であるが，特に若年患者では，その感染源の探求を目的とした接触者調査と健診が必要。
（※4）連続検痰の結果がすべて塗抹陰性（核酸増幅法検査でも陰性）で，培養検査でもすべて陰性と判明した場合には，「高感染性」の評価を撤回してよい。核酸増幅法検査または培養検査で「非結核性抗酸菌」による病変と判明した場合は，「接触者健診は不要」と判断する。
（※5）喀痰塗抹陽性例（高感染性）に比べて相対的に感染性が低いという意味。
　　　喀痰塗抹（−）でも，その核酸増幅法検査でTB（+）の場合は，塗抹（−）培養（+）と同様に，「低感染性」とみなしてよい。
（※6）例えば，接触者の中に乳幼児（特にBCG接種歴なし）や免疫低下者等がいた場合。
石川信克研究代表：感染症法に基づく結核の接触者健康診断の手引き（改訂第5版），厚生労働科学研究：新型インフルエンザ等新興・再興感染症研究事業：地域における効果的な結核対策の強化に関する研究，22，2014．を一部改変

あるが，結核専門医療機関や結核診査協議会委員も参加し服薬支援体制の見直しを行う。コホート検討会で明らかとなった治療成績や実際に行った患者支援の評価を医療機関へ還元することで患者の治療成績に対する担当職員の説明責任の強化につながり，提供された医療サービスや患者支援事業の長所，短所を発見する機会になるなど，医療内容や患者支援の質の向上に役立てられている。

2 新型コロナウイルス感染症（COVID-19）

新型コロナウイルス感染症（COVID-19）とは、新種のコロナウイルスのSARS-CoV-2による呼吸器感染症で、高熱、咳嗽、倦怠感、呼吸困難を主な症状とする。2023年4月末時点で世界の累計感染者数は約7億6300万人、累計死亡者数は約700万人である。抗ウイルス薬、ワクチンの普及により重症化が抑えら

図16 新型コロナウイルス感染症　国内発生状況（2020年1月～2023年5月7日）

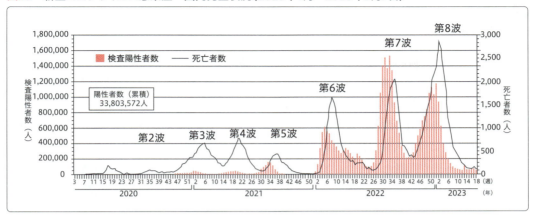

れ死亡者数は減少しているが、現在も感染は続いている（図16、図17）。

1 日本の新型コロナウイルス感染症対策の動向

　新型コロナウイルス感染症は未知の感染症であり、感染力も強く致死率が高く、社会全体に大きな影響を与えた。2020年1月30日にWHOが「国際的に懸念される公衆衛生上の緊急事態（PHEIC）」を宣言した。わが国においても新型コロナウイルス感染症対策本部を設置し、「国民の生命を守る」ことを最優先に、各種対策が行われた。

　2020（令和2）年1月に国内初の感染者が確認された以降、順次、感染者数、死亡者数は微増した。2020（令和2）年3月には新型インフルエンザ等対策特別措置法を改正し、新型コロナウイルス感染症を同法の対象とし、感染症法上2類相当に位置づけた。4月7日から7都府県に緊急事態宣言が発出され、16日に全都道府県に拡大された。5月25日に全面解除され、都道府県をまたぐ移動自粛要請や入国制限が緩和されたが、「3密の回避」、不要不急の外出自粛、テレワークの導入等、新しい生活様式例が提示された。流行が繰り返されるなか、変異株の出現もあったが、研究、データの蓄積などによりワクチン開発が想定

図17 性別・年代別死亡者数（累積）

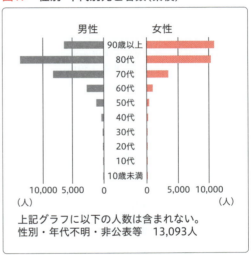

厚生労働省：新型コロナウイルス感染症の国内発生動向.
https://covid19.mhlw.go.jp/extensions/public/index.html
2023年05月07日時点

より早く進み、2020（令和2）年11月には予防接種法の改正により医療従事者からワクチン接種が始まり、驚異的なスピードでワクチン接種が行われた。3年以上にわたり、緊急事態宣言、水際対策の強化、隔離措置など、強力かつ強制力をもつ感染対策が行われたが、ワクチンや感染による免疫を獲得した人の増加と変異によるウイルスの病原性の低下が合わさり、感染症法上の分類の見直しが行われ、2023（令和5）年5月8日から5類感染症に移行した。

451

2 日本の新型コロナウイルス感染症の課題

❶ 医療、検査体制の不足

流行の当初は、PCR検査センターが少なく、検査を待っている間に感染を広げた状況があった。また、患者数の増加や重症患者（表14）の長期入院に伴い入院調整が困難となり、医療体制のひっ迫が問題となった。また、発熱外来等の医療体制が十分に確保できない地域があった。

❷ 医療費の問題

自宅療養者等への公費負担のしくみがなかったため、新型コロナウイルス感染症緊急包括支援交付金により自己負担の免除を行った。

❸ 既存システムや人員の脆弱さ

接触者や軽症者に対する健康状態のモニタリングや積極的疫学調査は電話を中心に行われたが、患者の増加に伴い接触者も増え膨大

表14 重症化のリスク因子

重症化に関連する基礎疾患など（米国CDCまとめ）			
エビデンスレベル	高		低
悪性腫瘍	悪性腫瘍（血液腫瘍）		
代謝疾患	1型および2型糖尿病 肥満（BMI ≧ 30）	肥満（25 ≦ BMI < 30）	
心血管疾患	脳血管疾患 心不全 虚血性心疾患 心筋症		高血圧症
呼吸器疾患	間質性肺疾患 肺塞栓症 肺高血圧 気管支喘息 気管支拡張症 慢性閉塞性肺疾患（COPD） 結核 嚢胞性線維症		気管支肺異形成
肝疾患	肝硬変 非アルコール性脂肪肝 アルコール性肝障害 自己免疫性肝炎		B型肝炎 C型肝炎
腎疾患	慢性腎臓病（透析患者）		
精神神経疾患	気分障害 統合失調症 認知症	薬物中毒	
運動不足	運動不足		
妊娠	妊娠・産褥		
喫煙	喫煙（現在および過去）		
小児		基礎疾患のある小児	
遺伝性疾患	ダウン症候群	鎌状赤血球症	α1-アンチトリプシン欠乏症 サラセミア
免疫不全	HIV感染症 臓器移植・幹細胞移植 ステロイド等の免疫抑制薬の投与 原発性免疫不全症候群		

☞Evidence used to update the list of underlying medical conditions associated with higher risk for severe COVID-19. 9 Feb 2023.（US CDC.Science Brief）
厚生労働省：新型コロナウイルス感染症COVID-19診療の手引き, 10.0版

な業務量となり保健所業務がひっ迫した。発生届のオンライン入力やクラスターの管理ができる新型コロナウイルス感染症等情報把握・管理支援システム（HER-SYS）や全国の医療機関の稼働状況や医療機器等の確保状況を一元的に把握できるG-MISなどにより効率化を図った。

❹ 偏見・差別

流行が始まった当初は情報が氾濫し、不確かな内容や事実とは異なった情報が含まれた。疾患に対する誤った理解により不安が増大し、過剰に反応することで、患者だけでなくその家族等への不当な差別や偏見、いじめ、インターネットやSNSでの誹謗中傷等がさまざまな場面で起こった。

3 日本の新型コロナウイルス感染症対策の方向性

2023（令和5）年5月8日以降、新たな体系による取り組みが始まった（図18）。

❶ 濃厚接触者、外出について

従前は「濃厚接触者」として法律に基づく外出自粛が求められた者についての行動制限および協力要請は、個人の判断に委ねられることになった。また、学校保健安全法施行規則においても新型コロナウイルスへの感染が確認された児童生徒等に対する出席停止の期間は、「発症した後5日を経過し、かつ、症状が軽快した後1日を経過するまで」を基準とすることとなった。

❷ 新型コロナウイルス感染症にかかるワクチン接種

2020（令和2）年11月の予防接種法改正により、国が市町村に接種実施を指示できることや費用は国が全額負担することなどの特例が設けられた。2022（令和4）年2月の改正では、国が接種費用を全額負担する新たな臨時接種類型や損失補償契約の締結を可能とする規定が創設され、個人番号カードで接種対象者を確認するしくみが導入された。2024（令和6）年度以降の新型コロナワクチンの接種については、個人の重症化予防により重症者を減らすことを目的とし、定期接種（B類）として実施することとなった。

❸ 危機管理としての感染症対策

2021（令和3）年の医療法の改正により、

図18　新型インフルエンザ等感染症（2類相当）と5類感染症の主な違い

	新型インフルエンザ等感染症	5類感染症
①発生動向	・法律に基づく届出等から、患者数や死亡者数の総数を毎日把握・公表 ・医療提供の状況は自治体報告で把握	・定点医療機関からの報告に基づき、毎週月曜日から日曜日までの患者数を公表 ・様々な手法を組み合わせた重層的なサーベイランス（抗体保有率調査、下水サーベイランス研究等）
②医療体制	・入院措置等、行政の強い関与 ・限られた医療機関による特別な対応	・幅広い医療機関による自律的な通常の対応 ・新たな医療機関に参画を促す
③患者対応	・法律に基づく行政による患者の入院措置・勧告や外出自粛（自宅待機）要請 ・入院・外来医療費の自己負担分を公費支援	・政府として一律に外出自粛要請はせず ・医療費の1割〜3割を自己負担　入院医療費や治療薬の費用を期限を区切り軽減
④感染対策	・法律に基づき行政が様々な要請・関与をしていく仕組み ・基本的対処方針や業種別ガイドラインによる感染対策	・国民の皆様の主体的な選択を尊重し、個人や事業者の判断に委ねる ・基本的対処方針等は廃止。行政は個人や事業者の判断に資する情報提供を実施
⑤ワクチン	・予防接種法に基づき、特例臨時接種として自己負担なく接種	・令和5年度においても、引き続き、自己負担なく接種 〇高齢者など重症化リスクが高い方等：年2回（5月〜、9月〜） 〇6か月以上のすべての方　　　　：年1回（9月〜）

令和5年4月27日公表（令和5年9月15日時点更新）
資料：厚生労働省．https://www.mhlw.go.jp/stf/corona5rui.html

2024（令和6）年度から第8次医療計画において「新興感染症対策」が6事業目に追加され、感染症発生時の対応について規定された。また、新型コロナウイルス感染症への対応での課題を踏まえ、今後の新興・再興感染症と災害が複合的に発生した場合にも対応できる健康危機管理体制の構築を行うことが感染症法に明記され、地域保健法が改正された。これにより、感染症法に規定する予防計画に新たに保健所体制についての項目を設けること、保健所設置市・区においても予防計画を策定すること、保健師の増員や保健所における健康危機管理体制確保のための総合的なマネジメントを担う保健師の配置、IHEATの法定化等の措置が講じられた。

また、新型コロナウイルス感染症に代表される新興・再興感染症に対して、感染症の重症化因子の解明や予防方法、診断や検査方法、治療薬・ワクチン等研究開発の基盤となるしくみとして、国立国際医療研究センターと国立感染症研究所が連携して新興・再興感染症データバンク事業、ナショナルリポジトリ（REBIND）が立ち上がった。

3 HIV/エイズ

エイズ（acquired immunodeficiency syndrome：AIDS；後天性免疫不全症候群）とは、HIV（human immunodeficiency virus）の感染により、免疫力が著しく低下し、日和見感染症等さまざまな合併症を発症した状態をいう。1981（昭和56）年に、原因不明の免疫不全症がアメリカで報告され流行が始まった。UNAIDS（国連合同エイズ計画）によると、2022年末現在、HIV感染者は世界で3900万人と推定されている（図20）。

1 日本のエイズ対策の動向

薬害問題からエイズ対策が始まっている。

1987（昭和62）年のエイズ問題総合対策大綱と1992（平成元）年に施行された後天性免疫不全症候群の予防に関する法律（エイズ予防法）により対策が行われてきた。1999（平成11）年にエイズ予防法は廃止され、感染症法に基づく対応となり、2003（平成15）年10月の改正で5類感染症に変更された。

2 日本のエイズの課題

エイズ動向委員会の報告によると、HIV感染者、エイズ患者ともに現在は横ばいまたは減少傾向にあるが、累計報告数は3万件を超える。性別では男性が9割以上で、その多くが同性間の性的接触による。年齢別では、HIV感染者は20代から30代が多く、エイズ患者は40歳代以上が6割を占める。東京都などの都市部に多く、女性は男性に比較し少ないが、広い年齢層で報告がある。保健所におけるHIV検査数は横ばいである。

エイズは、過去に男性同性間性的接触者（MSM (man who have sex with men)）や麻薬静注者に多く報告され、各地でエイズパニックが起こり、現在もエイズに対する偏見・差別がある。また、治療薬が開発され延命が可能になったことでHIV感染者、エイズ患者の高齢化が進み、合併症発症の危険性が増え、医療・介護の現場の対応が求められるが、受け入れ体制が整っていない状況がある。新規報告者のうちエイズ患者が約3割を占めることからHIV感染を早期に発見できるよう、HIV/エイズに関する教育、普及啓発、早期発見・早期治療、感染者への支援が重要である。

3 日本におけるエイズ対策

HIV感染症は、性行為を除く日常生活での感染はほとんどなく、予防を行うことで感染を防ぐことが可能である。

Column

IHEAT（Infectious disease Health Emergency Assistance Team）とは

　厚生労働省は、新型コロナウイルス感染症の感染拡大によりさらなる保健所の体制強化が求められたことを踏まえ、2020（令和2）年9月に都道府県単位で潜在保健師等を登録する人材バンクの運用が開始された。医師、保健師、看護師、歯科医師、薬剤師、助産師、管理栄養士などが、IHEAT要員として登録され、保健所設置自治体から支援の要請があった際には、自発的意思により支援を行う。なお、IHEAT要員は保健所の支援を速やかに実施できるよう研修を受講する（図19）。

図19　地域保健法の改正によるIHEATの強化

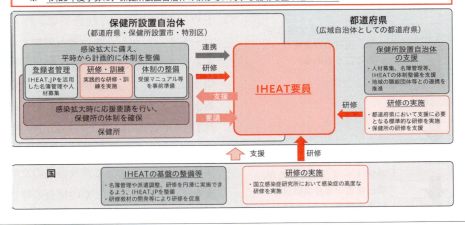

厚生労働省：IHEATについて, https://www.mhlw.go.jp/stf/seisakunitsuite/bunya/kenkou_iryou/kenkou/nettyuu/index_00015.html

❶ HIV感染の早期発見

　保健所では、HIV検査およびエイズの相談を行っている（図21）。プライバシーに配慮し、無料・匿名で受けることができる。梅毒やクラミジア、B型肝炎などを同時に受検することでその他の性感染症の早期発見につなげる。また、検査に来所した機会を活用し、正しい知識を提供し、予防行動がとれるよう支援する。また、パートナーの受検を支援することで、早期発見、感染拡大防止に努める。

❷ 療養支援

　検査の結果、陽性の場合は総合的なエイズ診療を行うエイズ治療拠点病院や中核拠点病院などでの医療につなげる。保健師は、感染不安に対する傾聴と受容を行い、HIV感染者の増加や療養の長期化、高齢化や合併症に伴い遠方の医療機関への通院が困難になることなどを想定し、医療機関、訪問看護ステーショ

455

図20　地域別HIV陽性者（成人と子供の合計）推計（2022年）

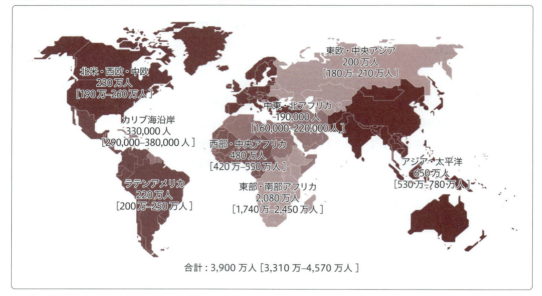

エイズ予防情報ネット：https://api-net.jfap.or.jp/status/world/sheet2023.html

図21　HIV検査の流れ

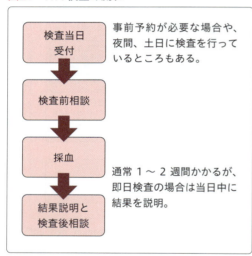

ン、介護施設等の関係機関が連携した地域支援体制の整備に努めることが求められる。また、治療費に関連する制度やNPOやNGOの相談機関の紹介などを行い、安心して療養できる体制を支援する。

❸ 正しい知識の普及啓発

エイズに関する正しい知識について、研修会や講演会を開催し、広く市民へ啓発する活動が重要である。性行動が早期化し、性的パートナーが多数化している。また、性的ネットワークが発達した社会では、特定の性的パートナーしかもたない者も感染する場合がある。そのため、一人ひとりが自らでHIV感染をはじめとする性感染症を防ぐ行動がとれるよう、正しい知識の普及が重要である。12月1日の"World AIDS Day"（世界エイズデー）では、国、都道府県、NGO等などの団体が協力し、全国で普及啓発のためさまざまなイベントや駅などでの検査の呼びかけを行っている。また、毎年6月1日から6月7日までの1週間を「HIV検査普及週間」と定め、検査場所の情報提供や夜間検査が行われている。

4 その他の感染症

❶ 性感染症（STD）

性感染症（sexually transmitted diseases：STD）である性器クラミジア感染症、性器ヘルペスウイルス感染症、尖圭コンジローマ、梅毒、淋菌感染症の5疾患は、感染症法の5類感染症に定められる。近年、梅毒報告数に占める20代女性の割合が急増して

いる。不妊や生殖器のがんの要因となることもあり、生殖年齢にある男女を中心とした大きな健康問題である。感染しても無症状で比較的軽い症状の場合もあるため治療を怠りやすく、妊婦が感染した場合には、流産や死産、胎児への影響がある。

性感染症のネガティブなイメージや羞恥心から受診につながらず、知らず知らずのうちに拡げていることがある。早期発見・早期治療につなげるため、性感染症の検査を行っている保健所や治療が可能な医療機関を周知する。また、予防行動についての啓発も重要である。性感染症について感染経路や症状、感染予防としてコンドームが必要であることなどを具体的にわかりやすく伝えていく。

❷麻しん

麻しんは「はしか」ともいわれ、高熱と全身の赤い発疹を特徴とする感染症である。2000年代初めには、麻しん輸出国といわれるほど全国規模で流行があった。2006（平成18）年から、予防接種を2回接種するようにしたこと等で減少し、2015（平成27）年にWHOから麻しん排除達成の認定を受けた。しかし、その後も散発的に海外からの輸入例による集団発生事例が起き、南北アメリカ、中東、ヨーロッパ諸国と比べ日本の発生数は多くなっている。麻しんは感染力が強く、発症すると、肺炎、中耳炎を合併することがあり、まれに死亡するため、より迅速な対応が求められる。麻しん患者に接触した場合には72時間以内に麻しんワクチンを接種することで発症を予防できるため、積極的疫学調査により接触者を確実に特定し、対応することが重要である。

❸風しん

かつては大きな流行はなかったが、都市部を中心に局地的な流行が続き先天性風しん症候群（CRS）の報告が増えている。感染経路がわかった事例のうち、職場関連の感染が約7割を占めることから、定期の予防接種を受ける機会がなかった男性を対象に無料で風しん抗体検査と予防接種が受けられるよう体制が整えられた（図22）。また、妊娠を希望する女性を対象に風しん抗体検査を無料で実施する抗体検査助成事業が行われている。

保健師等は、乳幼児健診や妊娠届出の機会などを活用し、小児や妊婦等への必要な情報提供や予防接種歴や風しん罹患歴を確認し、必要時には抗体検査を勧めるなど支援する役割がある。

❹感染性胃腸炎

感染性胃腸炎（Infectious gastroenteritis）は、細菌やウイルスなどが原因で発熱、下痢、悪心、嘔吐、腹痛が起こる胃腸炎の総称である。社会福祉施設等において、職員や利用者に疑われる症状が一定人数以上に起こった場合、保健所に一報が入り、必要に応じて積極的疫学調査を行う。食品を介しての感染の場合もあるため、保健所内の食品衛生部署とともに調査を行い、原因の究明を行う。

手洗いを励行し、便や吐物などの汚物処理の際には病原体が飛沫するため、マスクを着用し換気しながら汚染された場所の消毒を行うなど、2次感染防止を徹底する。特に冬から春にかけてはノロウイルスやロタウイルスによる発生が多いため、流行時期に備えてパンフレットやリーフレットによる啓発、高齢者施設等に出向いて消毒場所、消毒方法などを具体的に指導するなどの対策を行う。

図22　風しん予防接種制度の変遷

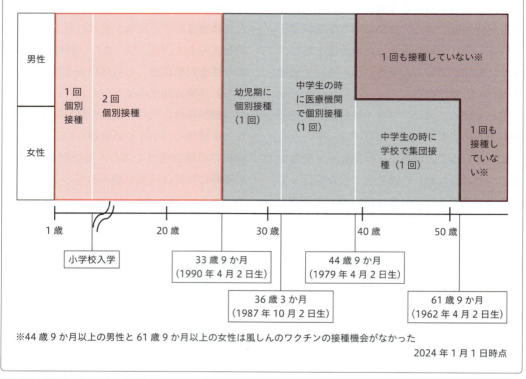

厚生労働省健康局：風しんの発生状況等について（2024年1月1日）

参考文献

- 感染症法令通知集　平成25年版，中央法規出版，2013．
- 厚生労働統計協会：国民衛生の動向　2020/2021, 22-25, 2020．
- 厚生労働統計協会：国民衛生の動向　2021/2022, 40-49, 135-165, 2021．
- 厚生労働統計協会：国民衛生の動向　2023/2024, 142, 144-150, 182-183, 2023．
- 岡部信彦：世界の感染症とその現況，Dokkyo Journal of Medical Sciences, 42(3), 163-169, 2015．
- 河津里沙，石川信克，内村和広：本邦における結核のリスク集団—人口寄与割合と優先政策に関する検討—，結核，90(3), 395-400, 2015．
- 石川信克：保健所にむけた刑事施設における結核対策の手引き～刑事施設と連携していくために～「地域における効果的な結核対策の強化に関する研究」2014．
- 日本結核病学会編：結核診療ガイドライン　第3版，2015．
- 和田崇之，長谷篤：結核菌の縦列反復配列多型(VNTR)解析に基づく分子疫学とその展望，結核，Vol.85, No.12, 845-852, 2010．
- 加藤誠也ほか：厚生労働省インフルエンザ等新興再興感染症研究事業「結核の革新的な診断・治療及び対策の強化に関する研究」，結核院内(施設内)感染対策の手引き，平成26年版，2014．
- 森亨：感染症法における結核対策，平成29年改訂版，結核予防会，2017．
- 公益財団法人結核予防会：結核の統計2023, 2023．
- 公益財団法人結核予防会：結核の常識2019, 2019．
- API-Netエイズ情報ネット，https://api-net.jfap.or.jp/index.html
- 木原雅子：青少年エイズ対策/教育ガイドライン—若者の性行動の現状とWYSHプロジェクトの経験—，https://api-net.jfap.or.jp/manual/data/pdf/h18_mkihara.pdf
- 新型コロナウイルス感染症COVID-19，診療の手引き，第10.0版，2023．

B 精神保健活動

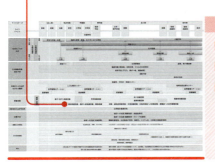

チェックポイント
- 地域における精神保健活動の取り組みを学ぶ。
- 精神障がい者を支援する施策を理解する。
- 事例を通して、地域における精神保健活動の実際を学ぶ。

1 地域精神保健活動の目的と理念

　地域における精神保健活動（**地域精神保健活動**）の目的は、地域で生活する人びとの精神的健康の水準を高めることであり、1次予防、2次予防、3次予防からなる活動である。1次予防とは、精神障がいの発生の予防、社会の人びとへの啓発活動、2次予防とは、精神障がいのある人びとを治療につなげる活動、3次予防とは、治療中断や再発予防を含めた医療機関からの退院後の支援である。

　2004（平成16）年9月の**精神保健医療福祉の改革ビジョン**では、「入院治療から地域生活中心へ」の具体的な方針が示され、3次予防が強調されている。このなかで国民の理解の深化、精神医療の改革、および地域生活支援の強化が謳われた（図1）。この「入院治療から地域生活中心へ」が、地域精神保健（福祉）活動の目的と基本理念として、地域精神保健医療福祉の推進が行われてきた。

　2008（平成20）年4月には精神保健医療福祉施策の抜本的見直しのための改革ビジョンの後期5か年の重点施策策定に向けて、「今後の精神保健医療福祉のあり方等に関する検討会」が設置された。この検討会では、地域生活支援の強化として、精神障がい者の地域生活を支える医療体制の一層の充実、相談支援・ケアマネジメント機能の充実強化、障害福祉サービス（住まいの場の確保、就労支援等）の拡充、精神障がい者同士、家族同士のピアサポートの普及等、精神障がい者・家族の視点に立った支援体制の構築とともに、長期入院患者の退院促進も改めて強調された。

　地域生活支援の具現化に向け、2004（平成16）年に改正された障害者基本法により障がいサービスの一本化と2013（平成25）年の障害者総合支援法における地域生活を整備する生活や就労などの複合的な側面からのサービスが提供された。さらに2017（平成29）年の在り方会議で提唱された「**精神障害者にも対応した地域包括ケアシステム**」および、2024（令和6）年の精神保健福祉法の改正施行（一部2023（令和5）年4月から施行）と障害者総合支援法の改正施行により、精神障がい者の地域生活の推進がいっそう強化されていくこととなった。

2 精神保健福祉に関する指標

　2020（令和2）年10月の統合失調症患者は88.0万（入院：14.3万、外来受診：73.7万）

図1　精神保健医療福祉の改革ビジョンの枠組み

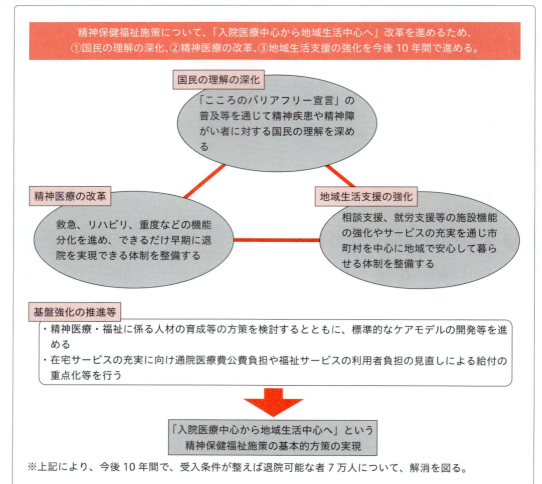

人、気分障害患者は172.1万（入院：2.8万、外来受診：169.3万）人であり、精神疾患を有する総患者数は約614.8万（入院：約28.8万、外来受診：約586.1万）人である[1]。2020（令和2）年10月時点で、精神障がい者の平均在院日数は294.2日で、精神保健福祉法制定の翌年1996（平成8）年9月の330.7日からは漸減しているが、全病床平均在院日数32.3日に比べても圧倒的に長い。特に、統合失調症患者の在院日数は、1996（平成8）年の606.1日から2020（令和2）年の557.3日と減ってはいるものの、他の疾患と比べても長い[2]（なお、2020（令和2）年から総患者数の推計方法を変更しており、外来患者数の推計に用いる平均診療間隔の算出において、前回診療日から調査日までの算定対象の上限を変更している（2017（平成29）年までは31日以上を除外していたが、2020（令和2）年からは99日以上を除外して算出））。

精神病床数は、2020（令和2）年には32.4万床であり、20年前の2002（平成14）年の35.6万床からあまり減ってはいない[3]。また、日本の精神病床数は国際的に見ても多く、2021（令和3）～2022（令和4）年のOECDの統計データによるとOECD加盟国のうち37か国の人口10万人に対する精神病床の平均が64.9床であるのに対し、日本は258床であり、第2位のベルギーの141床との差も大きく群を抜いている[4]。

一方で、近年の新規入院患者の入院期間は

短縮傾向にあり、約9割が1年以内に退院しているが、退院後1年未満の再入院の割合をみると、入院後90日までの退院患者は約15％であり、180日で約23％、約1年後の退院患者の再入院率は約31％である。特に90日を超える入院患者の理由には、「精神科治療に時間を要し」「退院先や転居先がみつからない」ことが理由になっている[5]。これらを考慮し、地域精神保健活動では、**長期入院患者の退院促進、退院患者の地域定着**を課題として、重点的にかかわる必要がある。入院患者の退院後の地域定着サービスは、2022（令和4）年の調査でも、過去10年の利用者数はほぼ横ばいで、他の障害者サービスのなかで最も低い利用の1つとして経過しており、このサービスの浸透が喫緊の課題といえる[6]。

3 精神保健活動の基盤となる法律

精神障がい者の支援に大きくかかわる法律に**精神保健福祉法**と**障害者総合支援法**がある。これらは、日本の精神保健医療福祉の基盤となる法律である。精神保健の法律の改正には、その当時の社会情勢が大きく影響している。昭和から平成の精神保健の法律の改正の背景には、国内事情よりもむしろ国際的な批判、特に精神障がい者の人権が守られていないという批判を意識した改正がされてきた。精神保健に関する法律と歴史的変遷と背景は、表1に示した。

1 精神保健及び精神障害者福祉に関する法律

精神保健及び精神障害者福祉に関する法律（精神保健福祉法）の目的は、精神障がい者の医療と保護、精神障がい者の社会復帰の促進と自立および精神障がいの予防と国民の精神保健の向上である。このなかで、精神障がい者の医療と保護については、精神科病院への入院手続きや入院形態、入院中の患者の処遇、適正医療のためのシステムなどさまざまな内容が定められている。精神障がい者の入院形態が、他と区別して定められているのには、精神障がい者の人権や保護に関して、当事者の意思に反した対応が必要になることがあるためである。精神保健福祉法で定められている入院形態には、本人の同意による任意入院、本人の同意がない医療保護入院、応急入院、措置入院、緊急措置入院がある（表2）。

加えてこの法律では、精神障がい者の社会復帰と自立に関連して、**精神障害者保健福祉手帳**と都道府県の地域精神保健福祉活動の中核となる**精神保健福祉センター**の設置を定めている。精神障害者保健福祉手帳の申請は市町村の窓口で行われ、交付は都道府県知事が行う。この手帳には1級から3級まであるが、住民税や所得税などの優遇措置が受けられ、一部公共交通機関や遊興施設等の割引が受けられることがある。障がい者雇用での就職活動では手帳が必要である。

2 障害者の日常生活及び社会生活を総合的に支援するための法律

2006（平成18）年に、身体障がい、知的障がい、精神障がいを一元化した障害者自立支援法が、2012（平成24）年に**障害者の日常生活及び社会生活を総合的に支援するための法律（障害者総合支援法）**へ改正された。障害者自立支援法で強調された障がい者の「自立」に代わり、「基本的人権を享有する個人としての尊厳」（第1条）が明記され、総合的に地域生活支援を行うことを目的としている。

この法律では、障害福祉サービスの対象に、

表1　精神保健に関する法律の歴史的変遷と法律のポイント

		関連する法律	法律の内容と特徴、制定の背景
私宅監置	1900年（明治33年）	精神病者監護法制定	・私宅監置、または精神病院への収容 ・本人および社会の保護を目的 　背景：相馬事件：相馬の旧藩主の精神変調に関する事件で10年以上続くお家騒動。
	1919年（大正8年）	精神病院法制定	・道府県に公立精神病院を設置 　特徴：しかし私宅監置は廃止されず、公立病院の予算が少なく私立病院が増加。 　背景：呉秀三らによる全国調査【3分の1の精神障がい者のみが治療を受けている】。
病院収容	1950年（昭和25年）	精神衛生法制定	・都道府県に精神病院の設置を義務づけ ・精神障がい者（精神薄弱者、精神病質者も対象として含む）の病院での治療の明確化 ・措置入院と同意入院（保護者の同意による入院）、仮入院、仮退院制度の創設 ・精神衛生鑑定医制度設置（措置入院の要否の判断） ・私宅監置の廃止など 　特徴：精神病者を社会から隔離・排除する傾向が強く、精神病院が増え続けた。本人の自由意思による入院制度はなかった。 　背景：米国の影響を受ける。
	1965年（昭和40年）	精神衛生法改正	・措置入院の強化（緊急措置入院制度設立） ・都道府県に精神衛生センターの設立 ・保健所の役割の強化（精神衛生相談や指導の強化） ・通院医療費公費負担制度導入など 　背景：1964（昭和39）年の統合失調症の19歳の少年によるライシャワー駐日大使刺傷事件。
人権擁護・社会復帰	1987年（昭和62年）	精神保健法改正	・任意入院・応急入院制度の新設 ・精神医療審査会制度の新設 ・精神保健指定医の制定 ・社会復帰施設の創設 ・入院時の書面による病者の諸権利などの告知義務 ・入院時の行動制限の諸規程など 　特徴：初めて、本人の同意による精神病院への入院制度が作られた。 　背景：1984（昭和59）年の精神病院での患者への暴行死亡事件、人権擁護の考え方の広まり。
	1993年（平成5年）	精神保健法改正	・5年ごとの見直し ・グループホームの法定化など
		障害者基本法制定	特徴：精神障がい者も対象になった。精神疾患を有する患者の退院が強調され、生活支援サービスの利用が可能となった。
	1995年（平成7年）	精神保健及び精神障害者福祉に関する法律（通称　精神保健福祉法）改正	・精神障害者保健福祉手帳の創設 ・市町村の役割の明確化 ・社会適応訓練事業の法制化 ・精神医療の公費負担医療の保険優先化など 　特徴：福祉の重視と、生活支援の充実と具体化。
自立・	1999年（平成11年）	精神保健福祉法改正	・5年ごとの見直し ・精神保健指定医の役割強化 ・医療保護入院の要件の明確化 ・緊急に入院が必要な精神障がい者の移送制度を創設 ・保護者の一部負担軽減 ・精神障がい者の保健福祉施策の充実 ・市町村の役割強化など

社会参加	2005年 （平成17年）	精神保健福祉法改正	・精神科病院に対する指導監督体制の見直し ・精神障がい者の適切な地域医療の確保など
		障害者自立支援法制定	身体障がい者、知的障がい者、精神障がい者の福祉サービスの事業が一本化された。
	2006年 （平成18年）	自殺対策基本法制定	自殺は個人的な問題としてのみとらえるのではなく社会全体で取り組むべきとした。 　　　背景：自殺者が年間3万人を超える年が1998（平成10）年から続いた。
		心神喪失等の状態で重大な他害行為を行った者の医療及び観察等に関する法律（医療観察法）制定	心神喪失または心身耗弱の状態で重大な他害行為を行った者の、厚生労働大臣が指定した医療機関での治療を義務づけた。対象者の社会復帰も目的としている。
	2012年 （平成24年）	障害者総合支援法改正←障害者自立支援法	身体障がい者、知的障がい者、精神障がい者（発達障がい者を含む）と難病を含む包括的な地域生活の支援がこの法律のもと整備されている。 ・自立支援給付と地域生活支援事業
	2013年 （平成25年）	精神保健福祉法改正	・精神障がい者の医療の提供を確保するための指針の策定 ・保護者制度の廃止 ・医療保護入院の手続きの見直し ・精神医療審査会に関する見直しなど
	2023年 （令和5年）	精神保健福祉法改正	・虐待を行った者は医療保護入院の同意を行う家族にはなれない。 ・入院患者への告知において、医療保護入院の同意を行った家族に対しても告知が必要など
	2024年 （令和6年）	精神保健福祉法改正	・医療保護入院の入院期間を最大6か月以内とする（更新は要件を満たせば可能） ・医療保護入院において家族等が不同意の場合は、市町村長の同意が可能 ・市町村の精神保健の相談支援の対象者を精神障がい者に加えて精神保健に課題を抱える者まで拡充 ・措置入院患者においても退院後生活環境相談員の選任が義務化 ・医療保護入院患者および措置入院患者への地域援助者の紹介の義務化 ・精神医療審査会での措置入院患者の入院の必要性の審査 ・医療機関における虐待防止措置の義務化など
	2024年 （令和6年）	障害者総合支援法改正	・共同住居（グループホーム）から単身生活を希望する者への相談支援

表2　精神保健福祉法における精神科病院への入院制度の概要

	本人の同意の有無	家族 （市町村長の同意）	緊急性の有無	精神保健指定医の有無	時間制限
任意入院 （第20、21条）	○	―	―	―	退院請求がある場合は72時間以内の判断
医療保護入院 （第33条）	×	○ （家族がいないまたは家族の同意がない場合は市町村長の同意）	―	1名	―
応急入院 （第33条の7）	×	家族と連絡がつかない等	○	1名	72時間
措置入院（第29条）	×	―	○	2名	―
緊急措置入院 （第29条の2）	×	―	○	1名	72時間

表3　障害者総合支援法に基づく自立支援給付サービスの一覧

系統	給付	サービス名	対象	内容
訪問系	介護給付	居宅介護（ホームヘルプ）	者児	自宅で、入浴、排せつ、食事の介護等を行う
		重度訪問介護	者	重度の肢体不自由者又は重度の知的障がいもしくは精神障がいにより行動上著しい困難を有する者であって常に介護を必要とする人に、自宅で、入浴、排せつ、食事の介護、外出時における移動支援、入院時の支援等を総合的に行う
		同行援護	者児	視覚障がいにより、移動に著しい困難を有する人が外出するとき、必要な情報提供や介護を行う
		行動援護	者児	自己判断能力が制限されている人が行動するときに、危険を回避するために必要な支援、外出支援を行う
		重度障害者等包括支援	者児	介護の必要性がとても高い人に、居宅介護等複数のサービスを包括的に行う
日中活動系		短期入所（ショートステイ）	者児	自宅で介護する人が病気の場合などに、短期間、夜間も含めた施設で、入浴、排せつ、食事の介護等を行う
		療養介護	者	医療と常時介護を必要とする人に、医療機関で機能訓練、療養上の管理、看護、介護及び日常生活の世話を行う
		生活介護	者	常に介護を必要とする人に、昼間、入浴、排せつ、食事の介護等を行うとともに、創作的活動又は生産活動の機会を提供する
施設系		施設入所支援	者	施設に入所する人に、夜間や休日、入浴、排せつ、食事の介護等を行う
居住支援系		自立生活援助	者	一人暮らしに必要な理解力・生活力等を補うため、定期的な居宅訪問や随時の対応により日常生活における課題を把握し、必要な支援を行う
		共同生活援助（グループホーム）	者	夜間や休日、共同生活を行う住居で、相談、入浴、排せつ、食事の介護、日常生活上の援助を行う
訓練系・就労系	訓練等給付	自立訓練（機能訓練）	者	自立した日常生活又は社会生活ができるよう、一定期間、身体機能の維持、向上のために必要な訓練を行う
		自立訓練（生活訓練）	者	自立した日常生活又は社会生活ができるよう、一定期間、生活能力の維持、向上のために必要な支援、訓練を行う
		就労移行支援	者	一般企業等への就労を希望する人に、一定期間、就労に必要な知識及び能力の向上のために必要な訓練を行う
		就労継続支援（A型）	者	一般企業等での就労が困難な人に、雇用して就労の機会を提供するとともに、能力等の向上のために必要な訓練を行う
		就労継続支援（B型）	者	一般企業等での就労が困難な人に、就労する機会を提供するとともに、能力等の向上のために必要な訓練を行う
		就労定着支援	者	一般就労に移行した人に、就労に伴う生活面の課題に対応するための支援を行う
相談支援系	相談支援に係る給付	計画相談支援	者児	【サービス利用支援】 ・サービス申請に係る支給決定前にサービス等利用計画案を作成 ・支給決定後、事業者等と連絡調整等を行い、サービス等利用計画を作成 【継続利用支援】 ・サービス等の利用状況等の検証（モニタリング） ・事業者等と連絡調整、必要に応じて新たな支給決定等に係る申請の勧奨
		障害児相談支援	児	【障害児利用援助】 ・障害児通所支援の申請に係る給付決定の前に利用計画案を作成 ・給付決定後、事業者等と連絡調整等を行うとともに利用計画を作成 【継続障害児支援利用援助】
		地域移行支援	者	住居の確保等、地域での生活に移行するための活動に関する相談、各障害福祉サービス事業所への同行支援等を行う
		地域定着支援	者	常時、連絡体制を確保し障害の特性に起因して生じた緊急事態等における相談、障害福祉サービス事業所等と連絡調整など、緊急時の各種支援を行う

（注）表中の「者」は「障害者」、「児」は「障害児」であり、利用できるサービスにマークを付している。

身体障がい、知的障がい、精神障がいに加えて**難病**も追加された。障害福祉サービスは、個々の障がいの状態に応じて必要とされる支援の度合をふまえて個別に支給が決定される介護給付や訓練等給付などを行う**自立支援給付（表3）**と、利用者の状況に応じて柔軟に実施できる相談業務をはじめとする**地域生活支援事業**に大別される。これらは市町村で提供されるサービスであり、より専門的かつ広域的な支援を都道府県が行う。

3 精神障がい者が利用するサービスとサービス利用の流れ

障害者総合支援法に基づく障害福祉サービスの利用は、市町村に申請し、障害支援区分の認定を受け支給の決定がなされる。支給決定後は相談支援事業所が中心となって、サービス事業者等と連絡調整を行い、利用計画を作成しサービス利用が開始する。

精神障がい者が地域で利用するサービスには、自宅外で利用するサービスと自宅等で利用するサービスがある。自宅等で利用するサービスでは、精神障がい者が症状の安定や地域での生活相談のために、訪問看護を利用したり、家事援助のための居宅介護（ホームヘルプ）を利用することが多い（図2）。退院後に日中すごす場としては、対人関係の練習や規則正しい生活を送ることを目的に精神科デイケアを利用することが多い（図3）。また、就労希望のある精神障がい者は、就労機会の提供が目的である就労継続支援を利用する。就労継続支援A型は、事業所と雇用契約を結び、最低賃金が保障されるが、B型は福祉型で、作業賃金の下限はなく、自分のペースに合わせた事業所の利用や就労の機会を提供する事業所である。B型事業所で作業に慣れた後にA型事業所を利用することが一般的である。さらに、一般企業で就労を希望する場合は、一定期間ジョブコーチや就職相談ができる就労移行支援を利用することができる（障害福祉サービスの体系については、「**C障がい者保健活動**」の図6（p.487）を参照）。

2022（令和4）年の障害者総合支援法に基づくサービスの精神障がい者の利用者数では図4のとおり、就労継続支援B型が最も多く、次いで計画相談支援、居宅介護（ホームヘルプ）と続いている。一方、退院支援サービスである地域移行支援や地域定着支援などは利用者数が少なく、10年間利用者数が伸びてこないことから利用方法や利用者の開拓に課題がある。ここからも長期入院患者の退院促進の課題がみてとれる。

4 精神障がいを予防するために―基盤となる国の施策等

精神科医カプラン（Caplan, G.）は、精神障がいの発生予防としての**1次予防**、精神障がいの早期発見、早期治療の**2次予防**、精神障がいの再発予防としての**3次予防**を提唱した。

1 精神障がいの1次予防：精神障がいの発生予防

一次予防の**精神障がいの発生予防**は、いかに地域住民全体のメンタルヘルスを向上するかであると考える。統合失調症や気分障害は脳におけるドーパミンやセロトニンの代謝異常が原因といわれているが、その機序はいまだ解明されておらず、原因不明の疾患とされ

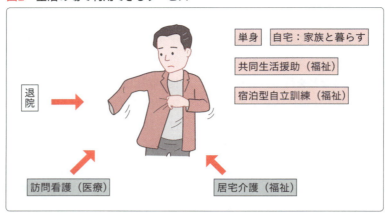

図2　生活の場で利用できるサービス

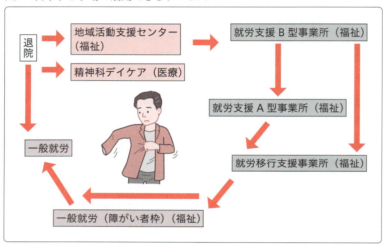

図3　日中すごす場で活用できるサービス

※退院後の矢印は一般的なもので、退院後にすぐに就労支援A・B型事業所や就労移行支援事業所を利用する場合もある。

ている。つまり、原因をなくす直接的介入ができないために、生活上のストレスマネジメントが精神障がいの予防には重要であり、そのための知識普及と健康リスクを減らすための行動変容などの教育的な活動を学校や職場、生活の場などのさまざまな場で実践することが1次予防の具体策である。

1 メンタルヘルス向上としての精神障がいの知識の習得

住民のメンタルヘルス向上には、精神障がいについての知識とメンタルヘルスに影響を及ぼすストレスマネジメントスキルの習得が重要である。精神障がいについての知識と理解が深まる方法としては、学校や職場、地域住民の集まる場での啓発活動がある。啓発活動の1つに、ピアサポーターによる自身の体験談を話す活動がある。ピアサポーターとは、精神科領域では精神障がいをもち、自身の体験を通して、別の精神障がいのある人に対して、相談などを行う活動をしている人である。このピアサポーターは各自治体で独自に養成している。ピアとはpeer（仲間）であり、ピアサポートとは、仲間同士で助け合う自助活動であるが、精神障がいのある人の自身の病気の体験談、病気とともに生活をしていく体

図4 精神障がい者の福祉サービス等別利用者の推移

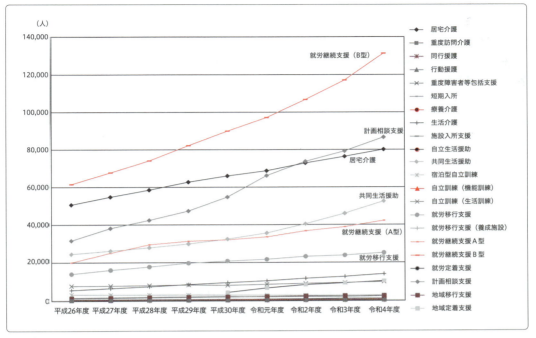

出典：国保連データ（令和5年3月サービス提供分の利用者数まで）

験を、地域住民が見聞することで、精神障がいの理解が深まることになり、また精神障がいの偏見を低減することにつながる。

　ストレスマネジメントスキルの習得としては、うつ病予防として、認知行動療法について広く一般住民向けの講演や研修を実施したり、ストレス状況下での具体的な実施方法を考えるWRAP（ラップ：元気回復行動プラン）の研修があげられる。WRAPとは、wellness（元気）、recovery（回復）、action（行動）、plan（プラン）の頭文字を取ったものであり、毎日を元気で豊かに生き、ストレスを増すような状況への気づきと、調子が悪いときに回復を促す行動プランを指す。

2 トラウマ体験を抱えた人への公衆衛生的アプローチ

　欧米では小児期逆境体験（adverse childhood experience：ACE）が、成人になってからの身体疾患、精神疾患やさまざまな生活上の問題に起因するという考え方があり、これが近年日本に紹介された。またこの小児期逆境体験を少しでも減らすためのトラウマ・インフォームド・ケア（trauma informed care：TIC）という、広く住民がケアを提供できる米国で始まった公衆衛生的アプローチが日本に普及しつつある。具体的には、問題行動を呈する人々に接する人々が、「その人の問題行動が、過去のトラウマの再演（フラッシュバック）によるものかもしれない」と思って対応したり、非難ではない言葉かけをすることによって、さらなるトラウマの予防やトラウマからの回復を支援するという働きかけである。広く住民へのTICの知識の普及が今後広まる可能性がある。

2 精神障がいの2次予防：早期発見、早期治療

　日本においては、保健所や市町村の精神保

467

健福祉相談が地域住民のこころの健康の窓口になっており、保健師はその担当となることが多いため、保健師が早期発見の重要な役割を果たす。しかし、統合失調症をはじめ精神障がいは早期介入すればするほど予後がよいといわれるが、幻覚や妄想は本人が病気と認識することが難しく、また、精神障がいが偏見と結びつく傾向があるため、早期発見と早期介入は難しい。早期発見、早期治療のために市町村や保健所は、精神科医療機関と日頃から連携をとり、誰がどう介入するかの事例を積み重ねて、システム化していくことが必要である。

　2011（平成23）年に厚生労働省が、未治療の精神障がい者を含めた訪問支援を行う「アウトリーチ支援事業」をモデル事業として導入した。しかし2年後には、訪問診療や看護の診療報酬化が長期入院患者や入退院を繰り返す人のみに限定され、早期介入や早期治療の対象者である未治療者の対応は、保健所や地域精神保健福祉センターなどに限定された。精神保健福祉法において、緊急に入院が必要な精神障がい者の移送制度が整備され、また、アウトリーチ事業の取り組みにより、2次予防の取り組みは行われているが、早期発見、早期治療モデルは日本では体系化されておらず、2次予防が難しい課題であることが示されている。しかし、市町村の保健師は、精神科医療未受診者への対応をはじめ、ひきこもりや虐待、自殺未遂等の精神課題をもつ住民の早期発見や早期対応ができる重要な専門職であり、多職種と連携して行う重層的支援の重要な役割を担う。重層的支援は、市町村全体の支援機関・地域の関係者がシームレスにかかわり、つながり続ける支援を意味し、「属性・世代を問わない相談支援」「参加支援」「地域づくりに向けた支援」の3つの支援を一体的に実施するものである。複雑なニーズをもつ対象への重層的支援のモデル化やシステム化が待たれる。

3 精神障がいの3次予防：精神障がいの再発防止としての地域精神保健活動

1 再発防止のための地域生活を支援するサービスの概要

　障害者の日常生活及び社会生活を総合的に支援するための法律（障害者総合支援法）は、2013（平成25）年4月に施行された。身体障がい者、知的障がい者、精神障がい者と難病患者を対象に、個々のニーズに対応できるサービスを組み合わせて利用できる「障害支援区分」の仕組みが作られた。また、2018（平成30）年に以下の3点が強調され改正された。①障がいのある人が望む地域生活支援（就労定着支援などが追加）、②障がいのある子どものニーズの多様化への対応（重度の障がいのある子どもの居宅支援として居宅訪問型児童発達支援が追加）、③サービスの質の確保・向上に向けた環境整備（補装具の貸与の新設、事業所の情報公表制度の創設）である。さらに、2024（令和6）年にこの法律は改正施行され、以下のポイントが新たに強調された。①グループホーム入居者の単身生活移行への相談支援等の明確化、②精神保健に関する課題（虐待、自殺未遂、生活困窮等）を抱える人々への相談支援体制の整備、③障がいによる短時間労働者（週に10時間以上20時間未満）の実雇用化、④市町村長同意による医療保護入院患者への「入院訪問支援事業」の創設等である。

　入院から地域への精神科医療改革ビジョンのもと精神科病院を退院し、地域で生活する精神障がいをもつ人の再発を予防し、地域生活を継続して行くためには、個々のニーズに見合ったサービスをさまざまな形で組み合わせて利用できる仕組みが重要であり、当事者にとっても支援者にとっても常にどのサービ

スが当事者に合っているのかをアセスメントすることが重要である。

2 リカバリーとストレングスモデル

精神障がいの再発予防と地域で精神障がい者が再発せずに生活をし続けていくためには、当事者の**リカバリー**が必要である。リカバリーとは単に精神障がいからの回復だけではなく、障害をもちながら暮らす人生への希望をもつことも含まれる。そこには当事者の視点が含まれている。リカバリーの促進には、当事者が自身の病気や症状を理解するという**当事者研究**（障害や疾患などによる困りごとを抱える当事者が、その解釈や対処法について、医者や支援者に任せきりにするのではなく、困りごとを研究対象としてとらえなおし、似た経験をもつ仲間と助け合い、困りごとの意味やメカニズム、対処法を探り当てる取り組み[7]）が効果をもたらすことがある。また、支援者がリカバリーを促進していくうえでは、問題解決思考よりも**ストレングスモデル**でかかわる必要がある。これは精神障がい者がもっている強みに着目しそれを伸ばしていくことで病気の部分をカバーするという考え方である。

精神障がい者がリカバリーしていくうえでは、**ピアサポート**も重要な役割を果たす。ピアサポートは、1次予防で述べたように、地域住民への精神障がいの理解の促進のための啓発活動として自身の病気の体験や地域での

図5　精神障害にも対応した地域包括ケアシステム

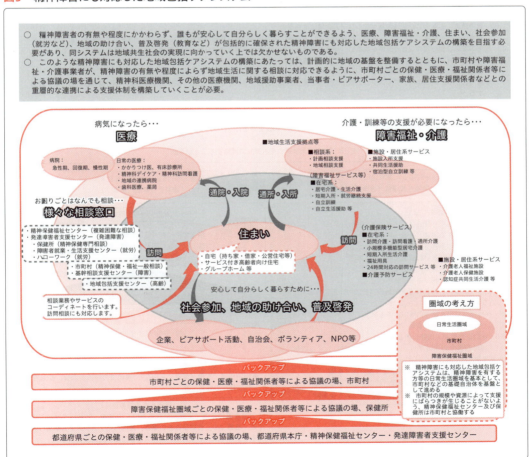

厚生労働省資料

生活を語るだけでなく、長期入院患者に地域生活での実際を伝え、退院不安に応え、支援することが主な活動である。退院した精神障がい者を訪問したり行動をともにするなどの地域定着の支援をすることも行っている。ピアサポートは同じ障がいをもつ人のリカバリーを促進するだけでなく、支援する自分自身のリカバリーを促進する意味もある。

3 精神障害にも対応した地域包括ケアシステム

2017（平成29）年2月の「これからの精神保健医療福祉のあり方に関する検討会」の報告書では、精神障がい者の一層の地域移行を進めるための地域づくりを推進する観点から、精神障がい者が、地域の一員として安心して自分らしい暮らしができるよう、医療、障害福祉・介護、社会参加、住まい、地域の助け合い、教育が包括的に確保された「**精神障害にも対応した地域包括ケアシステム**」の構築を目指すことを新たな理念として明確にした（**図5**）。

精神障害にも対応した地域包括ケアシステムでは、保健医療福祉関係者による協議の場の設置を必須事業として推し進めながら、この多職種連携を基軸として、普及啓発、家族支援、住まい確保、ピアサポートの活用、アウトリーチ支援、措置・緊急措置入院者の退院後の医療継続支援、地域移行の関連職種の研修、包括ケアシステム構築評価、その他の

図6 精神障害にも対応した地域包括ケアシステムの推進事業

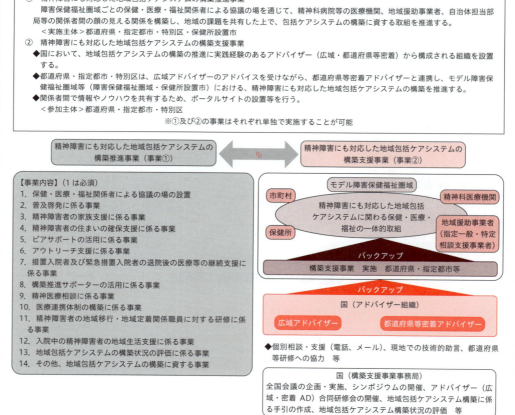

厚生労働省資料

システム構築に資する事業の推進が謳われている(図6)。特に、住まい確保は民間業者との連携が不可欠であり、民間を取り込んだ地域包括ケアシステムは、長期入院患者や対応困難ケースの地域生活の定着や継続には重要である。誰がサービスのコーディネートを行いシームレスな連携をしていくかは、当事者である精神障がい者の特徴や当事者との関係性によるところが大きいが、措置入院患者の退院後や多問題家族における精神障がい者のケアは、行政の保健師の担う役割が大きいといえる。

5 地域精神保健福祉活動の今日的課題

1 依存症(アディクション)

依存症(アディクション)とは、特定の何かに心を奪われ、「やめたくても、やめられない」状態になることであり、覚せい剤などの違法薬物やアルコールなどの物質依存、万引きやギャンブルなどのプロセス依存、ドメスティックバイオレンス(DV)、ストーカーなどの関係依存に大別される。

1 依存症に対する法律および制度

アルコール、違法薬物およびギャンブルについて、2013(平成25)年以降に法律や制度が個々に施行された。アルコール依存症に関しては、2013(平成25)年に「アルコール健康障害対策基本法」が制定された。この法律では、アルコールの健康問題の発生と進行、再発の各段階に応じた防止対策を適切に実施すること、当事者と家族が日常生活と社会生活を円滑に営めるように支援すること、自殺・虐待・暴力・飲酒運転等の問題に関する施策との有機的な連携を基本理念として、国と地方公共団体の責務を定めている。

違法薬物の依存症については、2016(平成28)年に「薬物使用等の罪を犯した者に対する刑の一部の執行猶予」の制度が導入された。これは条件があるものの、違法薬物使用者を刑務所に収監するよりも、彼らの治療、支援、相談を自治体、保護観察所、医療機関、民間支援団体が連携して行い、更生と社会復帰を目指す制度である。

2018(平成30)年には、ギャンブル等依存症対策基本法が成立・施行された。これにはギャンブル等依存症問題に関する啓発週間を設定して国民の知識の普及、相談支援、社会復帰サービスの整備と広く1次予防から3次予防までの対策の整備を謳っている。

2 依存症者の心理

依存対象ごとの法整備により具体的な対応を求められていることから、依存症の治療の多様さがうかがえる。依存症者は、自分は病気ではないという「否認の病」であり、治療によって依存対象を奪う医療者に強い抵抗を示す。「否認の病」の根底には、依存症者の慢性的な空虚感がある。依存症者は、他者に頼らずに、物質やプロセスへの依存でこの空虚感を軽減させようとする「自己治療説」が昨今注目されている[8]。このような依存症者の心理を、依存症者を支援する医療保健福祉職は、理解しておくことが必要である。

3 当事者のケア

依存症者の心理を十分に理解したうえで、生活の困りごとに関する対話や専門医療機関の外来や精神科デイケア等で実施されているストレス対処スキルの習得に焦点を当てた治療プログラムが有効である。加えて、依存症は自助グループが効果的である。自助グループへの継続的な参加は、それまで他者不信で

あった依存症者が、人とのかかわりのなかで回復することを意味する。それぞれの依存対象に特定の自助グループを利用することが有効である。

具体的には、アルコール依存症者は断酒会やAA（Alcoholics Anonymous）、薬物依存症者には、民間の団体のダルク（Drug Addiction Rehabilitation Center：DARC）やNA（Narcotics Anonymous）がある。ほかにも過食嘔吐が止められない人の自助グループであるOA（Overeaters Anonymous）、万引きが止められない人の自助グループもある。依存症者をケアする専門職は、これらの自助グループ参加を当事者が継続できるように支援することが重要である。

依存症の回復の難しさは、アルコールや薬物をやめ続けていても、たった1度の再使用が、連続使用につながるからであり、そのため一生やめ続けることが必要となるからである。「もう絶対しない」と言いながら、再使用による再入院を繰り返し、家族や支援者を落胆させてしまうが、そういう家族や支援者の失望や怒りが、当事者の他者不信を助長してしまうため、少なくとも支援者である医療保健福祉専門職が、あきらめずにかかわり続ける我慢強い支援が何よりも重要である。

4 依存症者家族のケア

依存症が「否認の病」であることから、医療機関にはつながりにくく、家族のみが保健所の精神保健福祉相談に来ることが少なくない。そのため、保健所は、依存症における相談を面談、電話などを通して幅広く行い、重要な役割を担っている。依存症者に困っている家族を受容した姿勢で支援し、家族が自助グループにつながることから支援を始めることが多い。依存症では、家族が、当事者の依存を助長している場合も少なくない。イネイブラー（世話を焼く人）として、甲斐甲斐しく世話を焼き結果的に依存から断ち切れない状態にしてしまう。この関係を**共依存**という。

保健所での相談では、このようなイネイブラーとしての役割に家族が気づき、自身のそれまでのイネイブラーに終始していた役割をやめることを支援していく。

2 ひきこもり

1 ひきこもりの定義と対策

ひきこもりは、「6か月以上社会参加していない、非精神病性の現象で、外出していても対人関係がない」と定義されている。しかし、統合失調症の可能性が低くないことに留意すべきであるとの注釈がついている。ひきこもりという言葉は、1990年代初めごろに不登校の子どもが多くなったころから使われ始め、いまでは若者のひきこもりから50代のひきこもりの子どもを80代の親が支える8050問題といわれる中高年のひきこもりまで、広く社会的な問題として認知されるようになった。

対策として、2009（平成21）年のひきこもり対策支援推進事業が始まり、ひきこもりに特化した相談窓口であるひきこもり地域支援センターが都道府県と政令都市に設置され、より住民が身近に利用できるように、2022（令和4）年からは、「ひきこもり地域支援センター」は市町村も設置できるようになった。さらに居場所、相談、ネットワークづくりが一体化可能な「ひきこもり支援ステーション事業」も開始された。

内閣府調査では、2022（令和4）年11月時点で、15～64歳までの年齢層の2％余りの164万人のひきこもり者が推定されている。2018（平成30）年の調査の115万4000人から増加した。背景に新型コロナウイルスの流行があるといわれ、女性のひきこもり者が増加した。

2 ひきこもり支援

ひきこもりからの回復には、「情けなさ、恥ずかしさ」「自尊心の傷つき」「病人扱いへの嫌悪」「他者不信」が絡み合う当事者の思いを理解し、安全・安心な環境と信頼・理解できる人の存在が不可欠であり、その対策の中心は、本人の支援と家族支援である[9)]。ひきこもりの支援は段階的であり、最初にひきこもり当事者に困っている家族支援から開始し、次に当事者支援に進んでいく。その後、当事者が同年代の集団で過ごす機会を提供し、就労を目的とした活動へのニーズが当事者から表出されれば、就労支援を行う（図7）。このプロセスにおいて、ひきこもり当事者やその家族の対応に行政の保健師は重要な役割を果たす。

❶ 家族支援

多くのケースで、保健所の精神保健福祉相談やひきこもり地域支援センターなどの公的機関への、当事者の家族からの来談による家族支援から始まる。最初は、ひきこもりの当事者の家族もまた孤立傾向にあるため、支援者がまず共感し受容することが必要である。家族のこの受容された体験は、ひきこもり当事者への家族の対応を好ましく温かいものに変える可能性がある。来談型の家族支援を経て、家庭訪問を中心としたアウトリーチ型支援を行う。訪問前には、訪問支援のタイミングを慎重に考慮し、訪問実施前に、①情報収集と関係づくり、②達成目標の明確化、③家族や当事者への事前連絡、④適切な訪問のセッティング、⑤関係機関との情報交換を検討する。

❷ 当事者支援

アウトリーチ型支援として、家庭での当事者との直接的な面談ができるようになれば、支持的で受容的な面談を実施する。拒否的な当事者でも支援者には関心をもっているため、支持的で受容的な姿勢で、短時間でも会うことを継続する。訪問支援の目的は、自宅以外の居場所の拡大や、ひきこもる人のなかには精神疾患が否定できないこともあるため、当事者の精神状態のアセスメントを行い適切な精神科医療につなげる。

3 自殺対策

1 自殺の現状

日本では1998（平成10）年に自殺者が急増し、観測史上初めて3万人を超えた。自殺者数は2003（平成15）年をピークに、2010（平成22）年以降は緩やかな減少傾向にあったが、2020（令和2）年は11年ぶりに増加に転じ、2022（令和4）年の自殺者数は2万1881人、自殺死亡率は17.5であった。年齢階級別では、ピーク時と比較して10歳代で唯一自殺者数が増え、15～39歳の死因順位第1位が自殺であることからも若い世代の自殺は深刻な状況にある。また、自殺者が再度増加し始めた2020（令和2）年以降においては、特に50歳代の自殺者が増加している。

2 自殺対策基本法の改正と自殺総合対策大綱

2006（平成18）年に制定された**自殺対策**

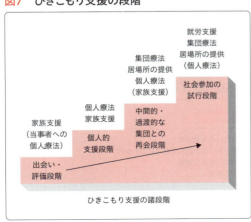

図7　ひきこもり支援の段階

基本法は、2016（平成28）年に改正があり、「誰も自殺に追い込まれることのない社会の実現」を目指すことが目的に明記された。自殺対策を「生きることの包括的な支援」と位置づけ、「自殺が多様かつ複合的な原因及び背景を有するものである」ことから、保健、医療、福祉、教育、労働、その他の関連施策との有機的な連携を図り、社会的な取り組みとして総合的に実施することを基本理念としている。また、都道府県および市町村に自殺対策の計画を定めるように義務づけ、地域の状況に応じた計画的な自殺対策を推進している。

自殺対策の指針である自殺総合対策大綱は、社会経済や自殺の諸情勢、大綱に基づく施策の推進状況から5年をめどに見直しを行い、2022（令和4）年に第4次自殺総合対策大綱が閣議決定された（図8）。

3 自殺予防

自殺予防には、自殺の危険性の高い人々に対する支援の**ハイリスクアプローチ**と社会全体に働きかける支援の**ポピュレーションアプローチ**がある。自殺は精神保健上の問題だけでなく、さまざまな社会的な要因も関連し、誰もが自殺に追い込まれる可能性があることから、社会全体への働きかけを組み合わせることが効果的である。また、自殺予防は自殺を未然に防ぐ取り組みだけでなく、自殺が起きたことによって遺された人々への支援も含まれる。

図8　第4次自殺総合対策大綱の概要

「自殺総合対策大綱」（令和4年10月閣議決定）（概要）

- 平成18年に自殺対策基本法が成立。
- 同法に基づく「自殺総合対策大綱」に基づき、自殺対策を推進。

現　行：令和4年10月14日閣議決定
第3次：平成29年7月25日閣議決定
第2次：平成24年8月28日閣議決定
第1次：平成19年6月8日閣議決定

第1　自殺総合対策の基本理念

- 誰も自殺に追い込まれることのない社会の実現を目指す
- ✓ 自殺対策は、社会における「生きることの阻害要因」を減らし、「生きることの促進要因」を増やすことを通じて、社会全体の自殺リスクを低下させる
  - 阻害要因：過労、生活困窮、育児や介護疲れ、いじめや孤立等
  - 促進要因：自己肯定感、信頼できる人間関係、危機回避能力等

第2　自殺の現状と自殺総合対策における基本認識

- ✓ 自殺は、その多くが追い込まれた末の死である
- ✓ 年間自殺者数は減少傾向にあるが、非常事態はいまだ続いている
- ✓ 新型コロナウイルス感染症拡大の影響を踏まえた対策の推進
- ✓ 地域レベルの実践的な取組をPDCAサイクルを通じて推進する

第3　自殺総合対策の基本方針

1. 生きることの包括的な支援として推進する
2. 関連施策との有機的な連携を強化して総合的に取り組む
3. 対応の段階に応じてレベルごとの対策を効果的に連動させる
4. 実践と啓発を両輪として推進する
5. 国、地方公共団体、関係団体、民間団体、企業及び国民の役割を明確化し、その連携・協働を推進する
6. 自殺者等の名誉及び生活の平穏に配慮する

第4　自殺総合対策における当面の重点施策

1. 地域レベルの実践的な取組への支援を強化する
2. 国民一人ひとりの気づきと見守りを促す
3. 自殺総合対策の推進に資する調査研究等を推進する
4. 自殺対策に関わる人材の確保、養成及び資質の向上を図る
5. 心の健康を支援する環境の整備と心の健康づくりを推進する
6. 適切な精神保健医療福祉サービスを受けられるようにする
7. 社会全体の自殺リスクを低下させる
8. 自殺未遂者の再度の自殺企図を防ぐ
9. 遺された人への支援を充実する
10. 民間団体との連携を強化する
11. 子ども・若者の自殺対策を更に推進する
12. 勤務問題による自殺対策を更に推進する
13. 女性の自殺対策を更に推進する

第5　自殺対策の数値目標

- ✓ 誰も自殺に追い込まれることのない社会の実現を目指すため、当面は先進諸国の現在の水準まで減少させることを目指し、令和8年までに、自殺死亡率（人口10万人当たりの自殺者数）を平成27年と比べて30％以上減少させることとする。
  （平成27年：18.5⇒令和8年：13.0以下）　※令和2年：16.4

第6　推進体制等

1. 国における推進体制
2. 地域における計画的な自殺対策の推進
3. 施策の評価及び管理
4. 大綱の見直し

厚生労働省資料

表4 自殺の危険因子と保護因子

危険因子

個人因子
- 過去の自殺企図　・精神疾患
- アルコールまたは薬物の乱用　・絶望感　・孤立感
- 社会的支援の欠如　・攻撃的傾向　・衝動性
- トラウマや虐待の経験　・急性の心的苦痛
- 大きな身体的または慢性的な疾患（慢性的な疼痛を含む）
- 家族の自殺歴　・神経生物学的要因

社会文化的因子
- 支援を求めることへのスティグマ
- ヘルスケアへのアクセスの障害（特に精神保健や物質乱用の治療）
- 特定の文化的・宗教的な信条（たとえば、自殺は個人的葛藤に対する崇高な解決手段だとする信念）
- 自殺行動（メディアを通じたものを含む）や自殺者への曝露

状況的因子
- 失業や経済的損失　・関係性または社会性の喪失
- 自殺手段への容易なアクセス
- 地域における波及的影響を及ぼすような自殺の群発
- ストレスの大きいライフイベント

保護因子
- 家族やコミュニティの支援に対する強い結びつき
- 問題解決、紛争解決、不和の平和的解決のスキル
- 自殺を妨げ自己保存を促すような個人的・社会的・文化的・宗教的な信条
- 自殺手段へのアクセス制限
- 精神的・身体的疾患の良質なケアに支援を求めること、アクセスしやすいこと

日本精神神経学会精神保健に関する委員会編著：日常臨床における自殺予防の手引き, 平成25年3月版, 7, 日本精神神経学会, 2013.

❶ ハイリスクアプローチ

ハイリスクアプローチでは自殺のリスク評価が肝要であり、自殺の危険因子を減少させ保護因子を強化する（表4）。また、自殺の危険性を高めている背景にはさまざまな問題が含まれるため、適切な精神保健医療福祉サービスを受けられるように支援が行われている。

❷ ポピュレーションアプローチ

あらゆる人々が心身の健康に関心をもち健康になれるように、自殺に関する正しい知識の普及や問題が生じた場合の適切な対処行動の獲得、自殺を企てる前に誰かに相談できるような相談体制の整備と相談窓口についての発信等が行われている。

❸ 遺された人々へのアプローチ

自殺が起きてしまった場合、遺された家族や友人、職場の人々に大きな影響を及ぼすため支援が必要となる。分かち合いの場となる自助グループ等の運営や遺児への支援、学校・職場等での事後対応、遺族等の対応にあたる職員の資質向上等が遺された人々への支援として取り組まれている。

6　事例から見た地域精神保健福祉活動の実際

以下では、事例を通して地域保健福祉活動の実際を見ていく。

事例

Aさん（22歳）　男性　不安障害（パニック発作あり）

53歳1年前に自殺　50　22

● 現在かかわっている職種
① 保健所精神保健担当の保健師
② 相談支援所の相談支援専門員
③ 地域活動支援センターのスタッフ
④ 通院先の精神科外来の主治医
⑤ 通院先の精神看護専門看護師
⑥ 市役所の障害福祉課保健師

● 受けているサービス
・地域活動支援センター（週3回/昼食利用）
・月2回精神科病院外来通院　服薬、外来看護面接
・父の死後、生活保護と障害年金2級を受給

月1回のサービス調整会議（Aさん宅）で受けるサービスを検討している
会議のメンバーは、上記の④⑤を除く
家族：父：1年前に自殺。53歳だった父は10年にわたり、アルコールの問題を抱えていたが、度重なる無断欠勤や勤務中の飲酒から仕事が続けられなくなり、退職後に自殺した。50歳の母親はスーパーでパート勤務をして家計を支えていたが、夫の自殺後うつ状態となり無職となる。長男Aさんは、中学生の時から不登校気味で、通信制高校を卒業後、半年程度、部品組み立て工場でアルバイトをしていたが、アルバイト先の人間関係がうまくいかないなどと訴えてアルバイトを辞めた。それ以後、不安が強くひきこもりがちとなり、昼夜逆転生活となる。

● 精神保健医療福祉関連の専門職のかかわりの経過

2年前に夫のアルコール依存と息子Aさんのひきこもりに悩んだ母が、保健所の精神保健福祉相談に来所し、精神保健担当のB保健師と面談した。それ以降、B保健師との面談は月に1回程度である。1年前の夫の自殺以降、母と長男Aさんが抑うつ的になったことから、B保健師が自宅を訪問し、Aさんとも面談をする。B保健師の勧めにより、母同伴でAさんは、精神科病院の外来を受診し、Aさんは不安障害と診断され、以後この外来に2週間に1回受診している。受診が滞るときには、B保健師が受診に付き添うこともあった。

Aさんは、無気力で、対人緊張が強く、大声で怒鳴る男性を見ると動悸が激しくなり、過呼吸になることがあり、時々自分の身体を強く殴ったり、壁を強くたたくなどの行動もみられた。Aさん自身から「家にいてもどうにもならない」との発言があったことから、8か月前にB保健師とともに相談支援事業所を訪れた。その際、「家を出たい気持ちがあるが、働く自信もない、どうしていいかわからない」といい、家からバスで10分程度のところにある相談支援事業所と同じ建物にある地域活動支援センター（以下、センター）を、昼食サービス利用を中心に週に2回程度を目標に利用することとした。最初の頃は、月に1、2回程度の利用であったが、利用が滞ると、B保健師からAさんに連絡してもらったり、センターに同行してもらうなどセンターとB保健師が連携して、利用を勧めていた。その間、月2回受診の精神科外来での病院の精神看護専門看護師の面接も受けていた。「面接では、不安の対処方法や、衝動コントロールの方法、将来のしたいことなどを話し合っている」とAさんは言っていた。また、「外来の（専門）看護師さんと話すと、不安とどう付き合っていいかわかるし、少しずつ自信をもてるようになってきた。クライシスプランっていうものを作って、スタッフさんとみんなで共有したほうがいいって言われました」といい、外来で作った素案をもとに、クライシスプランをセンターのスタッフとともに作成した（図9）。これを月1回のケア会議でも共有し、適宜変更を加えていくこととした。3か月も過ぎる頃には、週に4回程度センターを利用し、昼食サービスを利用したり、他の利用者と一緒に雑談やゲームをするなどの交流ができるようになった。

しかし、本人はその頃、治まりつつある動悸や過呼吸、自傷行為がまた悪くなるのではという不安があり、活動の場を広げることに躊躇していた。

● 今後のかかわり

Aさんは、就労への意思はあるが消極的

であり、かかわるスタッフは無理強いをしていない。不安障害の症状である時折の動悸や衝動行為については、薬物療法や外来での専門看護師との面談で主に対応されており、センタースタッフやB保健師は、その効果と本人の生活の場を広げることの意欲を確認しながら、ケア会議等を通して、就労に関するサービスをタイミングを図り勧めていく予定である。Aさんの母は月に1回程度のB保健師との面談で、自身の生活に目が向き、働くことや趣味にも関心がもてるようになっている。母が元気でいると、Aさんの衝動行為も少なくなってきているとケア会議でも確認されたことから、母とAさん両方へのかかわりを継続していく。

図9　Aさんの元気回復行動プラン（クライシスプラン）

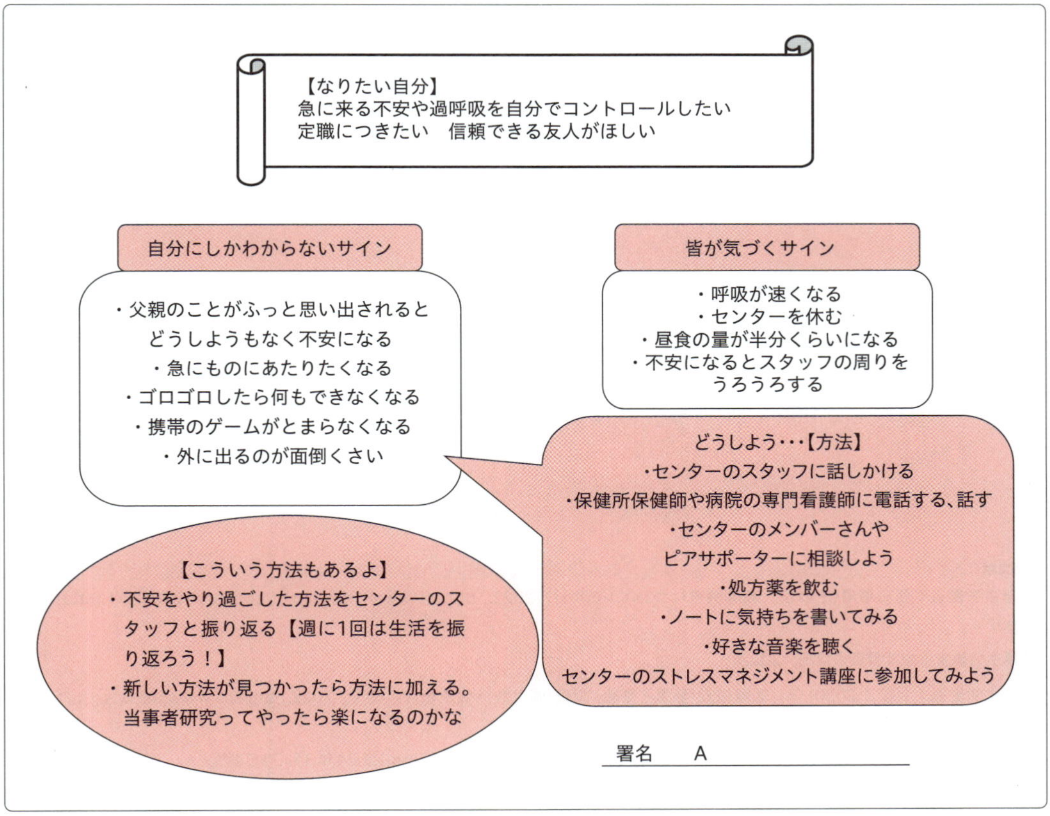

【なりたい自分】
急に来る不安や過呼吸を自分でコントロールしたい
定職につきたい　信頼できる友人がほしい

自分にしかわからないサイン
・父親のことがふっと思い出されるとどうしようもなく不安になる
・急にものにあたりたくなる
・ゴロゴロしたら何もできなくなる
・携帯のゲームがとまらなくなる
・外に出るのが面倒くさい

皆が気づくサイン
・呼吸が速くなる
・センターを休む
・昼食の量が半分くらいになる
・不安になるとスタッフの周りをうろうろする

どうしよう…【方法】
・センターのスタッフに話しかける
・保健所保健師や病院の専門看護師に電話する、話す
・センターのメンバーさんやピアサポーターに相談しよう
・処方薬を飲む
・ノートに気持ちを書いてみる
・好きな音楽を聴く
・センターのストレスマネジメント講座に参加してみよう

【こういう方法もあるよ】
・不安をやり過ごした方法をセンターのスタッフと振り返る【週に1回は生活を振り返ろう！】
・新しい方法が見つかったら方法に加える。当事者研究ってやったら楽になるのかな

署名　A

Column

クライシスプラン

　精神疾患を抱えた人が、病状の悪化の徴候がみられた際に、それ以上の病状悪化を防ぐことを目的に、自己対処と支援者の対応について、状態が安定しているときに当事者と支援者の合意に基づき作成する対応計画書のこと。

引用文献

1）厚生労働省：個別事項（その6），精神医療について（その1），2022. https://www.mhlw.go.jp/content/12404000/001169812.pdf
2）厚生労働省：患者調査の概況，2022.
3）厚生労働省：令和2（2020）年 医療施設（静態・動態）調査（確定数）・病院報告の概況，2022. https://www.mhlw.go.jp/toukei/saikin/hw/iryosd/20/dl/09gaikyo02.pdf
4）OECD：Psychiatric beds. https://data.oecd.org/healtheqt/hospital-beds.htm（2024年3月20日閲覧）
5）再掲1）
6）厚生労働省：障害福祉分野の最近の動向，2020.
7）熊谷晋一郎：当事者研究――等身大の〈わたし〉の発見と回復，岩波書店，2020.
8）小林桜児：人を信じられない病，信頼障害としてのアディクション，45-58，2016.
9）辻本哲士：ひきこもりに対する地域支援，こころの科学，212，22-28，2020.

参考文献

・厚生労働省：令和5年版自殺対策白書，2024.
・厚生労働省自殺対策推進室警察庁生活安全局生活安全企画課：令和元年中における自殺の状況，2020年3月17日発表．https://www.npa.go.jp/safetylife/seianki/jisatsu/R02/R01_jisatuno_joukyou.pdf
・厚生労働省：自殺総合対策大綱～誰も自殺に追い込まれることのない社会の実現を目指して～．https://www.mhlw.go.jp/stf/taikou_r041014.html

第3部 対象別公衆衛生看護活動の展開と支援

C 障がい者保健活動

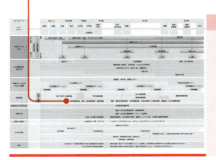

チェックポイント
- 障がい者保健活動において基盤となる考えを学ぶ。
- 障がい者をめぐる法律や国の施策の変化の背景を理解する。
- 事例を通じて、障がい者保健活動の実際を理解する。

1 障がい者保健活動の目的と理念

障がい者保健活動は**ノーマライゼーション**の理念に基づき、次の①〜④の目的達成に向けた活動が求められる。

❶ 自立と社会参加の支援

障がい（児）者（以下「障がい者」）の自立とは、障がいの程度にかかわらず、一人ひとりが責任ある個人として主体的に生きることを意味し、自立した生活を目指し、社会経済活動への積極的な参画を支援する。

❷ 地域における生活の継続

一人ひとりの利用者の生活を知り、抱えている課題や困難を理解し、利用者の生活を取り巻く家族や各種の社会資源、地域社会とのかかわりのなかで個別支援を行う。

❸ 主体性、自己決定の尊重・支援

一人ひとりの考え方、生活様式に関する好み等を尊重しながら、本人が自分の能力を最大限発揮できるように支援する。

❹ エンパワメントの視点による支援

利用者が自己の課題を解決するにあたり、自分が主体者であることを自覚し、自分自身に自信がもてるように、利用者の力を高めていくエンパワメントの視点で支援していく。

2 障がい者に関する指標

厚生労働省の調査によると、身体障がい者の総数は423万人、知的障がい者の総数は126.8万人である。

「令和4年生活のしづらさなどに関する調査」において、在宅の身体障がい者数（身体障害者手帳所持者数、以下同じ）をみると、総数415万9000人である。そのうち65歳未満は108万2000人、65歳以上では296万2000人、年齢不詳11万6000人となっている。また、在宅の知的障がい者数（療育手帳所持者数、以下同じ）は、総数114万人である。そのうち65歳未満は95万1000人、65歳以上では16万6000人、年齢不詳2万4000人となっている。

在宅の身体障がい者415万9000人の年齢階層別の内訳をみると、18歳未満9万6000人（2.3%）、18歳以上65歳未満98万5000人（23.7%）、65歳以上296万2000人（71.2%）、年齢不詳11万6000人（2.8%）となっている。また、在宅の知的障がい者114万人の年齢階層別の内訳をみると、18歳未満28万2000人（24.7%）、18歳以上65歳未満66万9000人（58.7%）、65歳以上16万6000

人（14.6％）、年齢不詳2万4000人（2.1％）となっている。身体障がい者と比べて18歳未満の割合が高い一方で、65歳以上の割合が低い点に特徴がある（図1、図2）。

図1　年齢階層別身体障がい児・者数（在宅）の推移

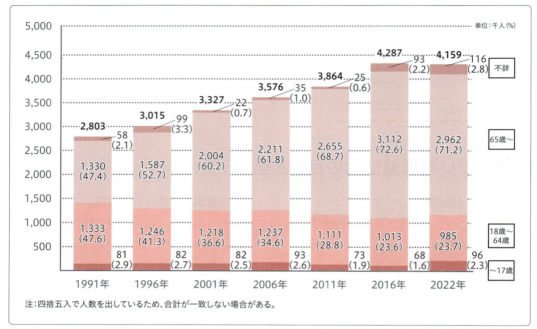

厚生労働省：身体障害児・者実態調査（〜2006年）、厚生労働省：生活のしづらさなどに関する調査（平成23年・平成28年・令和4年）

図2　年齢階層別知的障がい児・者数（在宅）の推移

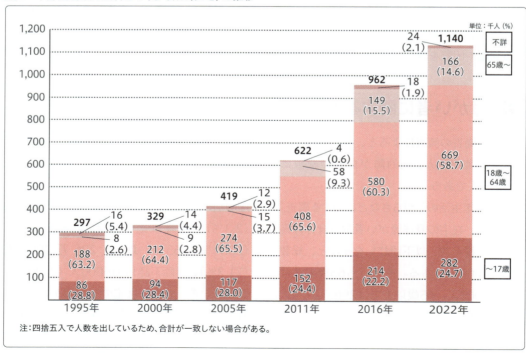

厚生労働省：知的障害児（者）基礎調査（〜2005年）、厚生労働省：生活のしづらさなどに関する調査（平成23年・平成28年・令和4年）

施設入所・入院の状況について、障がい別に状況をみると、身体障がい者における施設入所者の割合1.7％、知的障がい者における施設入所者の割合は12.1％となっている。

3 障がい者保健活動の歴史的変遷

1 障がいの概念の変化
—国際障害分類から国際生活機能分類へ

20世紀後半、先進国での寿命の延長、慢性疾患や障がいを伴う疾患の増加、戦争や災害による障がい者の増加と障がい者の人権尊重の機運とが重なり、障がいについて「疾患が生活・人生に及ぼす影響」をみる必要があるという意識が高まった。これらの背景のもと1980年に**国際障害分類**（International Classification of Impairments, Disabilities and Handicaps：**ICIDH**）が世界保健機関（World Health Organization：WHO）から発表された。しかしICIDHモデルは、疾患・変調が原因となって機能・形態障がいが起こり、それから能力障がいが生じ、それが社会的不利を起こすというとらえ方であることから、プラスの側面や環境の重要さが不足しているなどの批判が世界各国から上がった。

そこで2001年に、人間の生活機能と障がいの分類法として**国際生活機能分類**（International Classification of Functioning, Disability and Health：**ICF**）がWHO総会において採択された。ICFは生活機能というプラス面からみるように視点を転換し、さらに環境因子等の観点が加えられた相互作用的な生活機能と障がいの分類への多角的アプローチである。そして「健康の構成要素」としての分類として、すべての人の健康状態に関連した健康状況や健康関連状況を記述することが可能である。このように障がいの概念は、疾病・変調から生活機能の発想へ考え方がシフトされた（図3）。

2 障がい者保健活動の基盤となる概念

1 国際生活機能分類（ICF）

ICFの根底となる考え方は「生活機能モデル」である。そして、病気や障がいをこれまでの「医学モデル」と「社会モデル」に二分したとらえ方ではなく、すべての人が生活のなかでかかわる健康上のあらゆる問題について、「**統合モデル**」としてとらえるところに特徴がある。そして、生活機能モデルに沿って「人が生きる」ことの全体像をとらえることによって、関係者（各専門家と本人・家族など）間で、ものの見方・とらえ方の共通認識を図ることが可能となる。

生活機能には、**心身機能・身体構造、活動、参加**の3つのレベルがある（表1）。生活機能モデルの重要なポイントは、生活機能の3つのレベルを常に偏ることなく全体として見ること、3つのレベル間には互いに影響しあう関係がある一方で、各々のレベルの独自性もあること、健康状態、環境因子、個人因子との間においても相互作用があること、生活機能全体やそれを構成する個別のレベルにおいてもすべてをプラスの面からとらえることである。

2 ノーマライゼーション

ノーマライゼーションとは、障がいの有無や性別、年齢の違いなどによって区別をされることなく、主体的に、当たり前に、生活や権利の保障されたバリアフリーな環境を整えていく考え方を意味する。何らかの障がいや違いがあることを個性としてとらえ、すべて

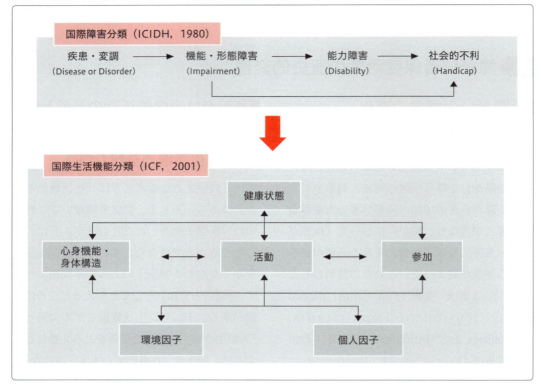

図3 国際障害分類（ICIDH, 1980）と国際生活機能分類（ICF, 2001）の障害構造モデル

の人が自分の意思で社会に参画する状況・意識を当然のものとして考えようというとらえ方である。わが国はこの理念のもと、障がいのある人が障がいのない人と同等に生活し、ともにいきいきと活動できる社会、障がい者の自立と社会参加の促進を目指している。具体的にはノーマライゼーション推進のために、サービス提供体制の充実に取り組み、障がい者の主体性が尊重されるよう、利用者自らが福祉サービスを選択できる新しいサービス利用の仕組みを導入した。

3 リハビリテーション

　リハビリテーションは、医学のなかで整形外科疾患、脳卒中などの後療法として用いられた。リハビリテーションの普及とともに、心臓疾患、呼吸疾患など内科系疾患にも適応されるようになった。そして、機能回復が自立した社会生活にとって大きな要素であると認識されるようになったことで、誰にでも機能低下が起こること等の認識とともに、早期からのリハビリテーションとして用いられるようになった。さらに地域包括ケアシステムの概念が普及するとともに生活のなかにリハビリテーションの範囲が拡大され、地域リハビリテーションとして用いられるようになった。

　地域におけるリハビリテーションの考え方は、「心身機能・身体構造」「活動」「参加」のそれぞれの要素にバランスよく働きかけることを重要視している。単に高齢者の運動機能や栄養状態といった心身機能の改善だけを目指すものではなく、日常生活の活動を高め、家庭や社会への参加を促し、それによって一人ひとりの生きがいや自己実現のための取り組みを支援して、QOLの向上を目指すものである。

表1 ICFを構成する要素の定義

構成要素	定　義
心身機能（body functions）	身体系の生理的機能（心理的機能を含む）
身体構造（body structures）	器官・肢体とその構成部分などの身体の解剖学的部分
活動（activity）	課題や行為の個人による遂行
参加（participation）	生活・人生場面へのかかわり
環境因子（environmental factors）	人々が生活し、人生を送っている物的な環境や社会的環境、人々の社会的な態度による環境を構成する因子
個人因子（personal factors）	個人の人生や生活の特別な背景であり、健康状態や健康状況以外のその人の特徴からなる。これには性別、人種、年齢、その他の健康状態、体力、ライフスタイル、習慣、生育歴、困難への対処方法、社会的背景、教育歴、職業、過去および現在の経験（過去や現在の人生の出来事）、全体的な行動様式、性格、個人の心理的資質、その他の特質などが含まれる。
機能障害（構造障害を含む）（impairments）	著しい変異や喪失などといった、心身機能または身体構造上の問題
活動制限（activity limitations）	個人が活動を行うときに生じる難しさ
参加制約（participation restrictions）	個人が何らかの生活・人生場面にかかわるときに経験する難しさ

4 障がい者保健活動の基盤となる法律

1 障がい者施策の変遷

わが国の障がい者施策に影響を与えたのは「完全参加と平等」をテーマとした**国際障害者年**（1981年）、**障害者に関する世界行動計画**（1982年）および**国連・障害者の十年**（1983～1992年）である。わが国は、1982（昭和57）年に**障害者対策に関する長期計画**を策定し、障がい者対策の総合的、効果的推進に努め、1993（平成5）年に心身障害者対策基本法が障害者基本法に改正され、施行された。

障害者基本法の目的は、障がい者の自立と社会、経済、文化その他あらゆる分野の活動への参加の促進を規定し、障がい者の「完全参加と平等」を目指すことである。そして対象となる障がいを身体障がい、知的障がい、精神障がいとした。さらに、国民の間に広く障がい者の福祉についての関心と理解を深めるために12月9日の「障害者の日」などを定めた。

また、1993（平成5）年には「障害者対策に関する新長期計画」が障がい者の主体性、自立性の確立、すべての人の参加によるすべての人のための平等な社会づくり、障がいの重度化・重複化および障がい者の高齢化への対応などを柱に推進された。

そして、2003（平成15）年に利用者の立場に立った制度を構築するため、サービス内容を市町村が決定する「措置制度」から、障がい者自らがサービスを選択し、事業者との対等な関係に基づいた契約によりサービスを利用する「支援費制度」に移行した。2003（平成15）年からは、障害者基本計画が社会のバリアフリー化の推進、利用者本位の支援、

障がいの特性を踏まえた施策の展開、総合的かつ効果的な施策の推進などの考え方で進められ、その後、発達障害者支援法（2004（平成16）年）、身体障がい・知的障がい・精神障がいの共通制度として障害者自立支援法（2005（平成17）年）が成立したほか、バリアフリー法（2006（平成18）年）、障害者雇用促進法（2008（平成20）年）、障害者虐待の防止、障害者の養護者に対する支援等に関する法律（2011（平成23）年）なども成立・施行された。

2013（平成25）年には、地域社会における共生の実現に向けた、障害福祉サービスの充実等障がい者の日常生活および社会生活を総合的に支援するため、障害者自立支援法が**障害者の日常生活及び社会生活を総合的に支援するための法律（障害者総合支援法）**に改正された。これにより、障がい者の定義に難病等が追加された。

続いて、国連の**障害者の権利に関する条約（障害者権利条約）**の締結に向けた国内法制度の整備の一環として、すべての国民が、障がいの有無によって分け隔てられることなく、相互に人格と個性を尊重し合いながら共生する社会の実現に向け、障がいを理由とする差別の解消を推進することを目的として、2013（平成25）年、**障害を理由とする差別の解消の推進に関する法律（障害者差別解消法）**が制定され、2016（平成28）年4月1日から施行された（図4）。

図4　障がい者施策の変遷

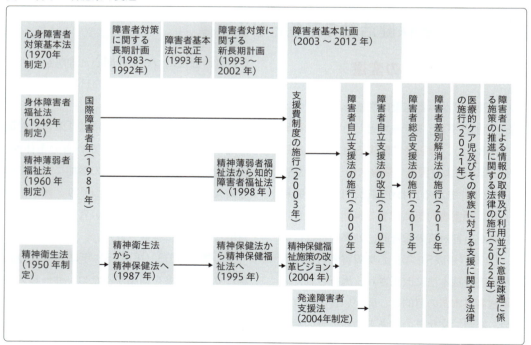

2 障害者基本法

　障害者基本法は、障がいのある人の自立および社会参加等に関する制度について基本的な考え方を示す法律である。本法律における「障害者」とは、「身体障害、知的障害、精神障害（発達障害を含む。）その他の心身の機能の障害がある者であって、障害及び社会的障壁により継続的に日常生活又は社会生活に相当な制限を受ける状態にあるものをいう」（第2条第1号）。

　1993（平成5）年に心身障害者対策基本法が改正されて障害者基本法となった。その後2004（平成16）年に一部改正されたが、主な改正点は、「差別禁止」の理念の明示、障害者週間の設置、障害者基本計画の策定、障がい者の福祉に関する基本的施策、難病等の調査研究の推進等である。また、2011（平成23）年の改正では、障がい者の定義がこれまでの「身体障害、知的障害又は精神障害があるため、継続的に日常生活又は社会生活に相当な制限を受ける者をいう」から「身体障害、知的障害、精神障害（発達障害を含む。）その他の心身の機能の障害がある者であって、障害及び社会的障壁により継続的に日常生活又は社会生活に相当な制限を受ける状態にあるものをいう」に変更され、包括的なものとなった。また、社会的障壁や地域社会における共生等が明示された。**社会的障壁**とは、「障害がある者にとって日常生活又は社会生活を営む上で障壁となるような社会における事物、制度、慣行、観念その他一切のものをいう」（第2条第2号）。これらの改正には、**障害者の権利に関する条約**が国連で採択された（2006年）ことが背景にある。

3 発達障害者支援法

　文部科学省が行った小・中学校の在籍児童生徒を対象にした調査結果（2020（令和2）年）において、学習障害、注意欠陥多動性障害、高機能自閉症により学習や行動の面で特別な教育的支援を必要とする児童生徒数について、その可能性のある児童生徒が約6％程度の割合で在籍していることが示された。しかしながら、これらの児童生徒は障がい者に関する制度の谷間に置かれており、従来の施策では十分な対応がなされていなかった。また発達障がいは、障がいとしての認識が必ずしも一般的ではなく、その発見や適切な対応が遅れがちであった。

　このような状況のなか**発達障害者支援法**が2004（平成16）年に制定、2005（平成17）年4月1日に施行された。目的は、発達障がいを早期に発見し、発達支援を行うことに関する国および地方公共団体の責務を明らかにするとともに、学校教育における発達障がい者への支援、発達障がい者の就労の支援、発達障害者支援センターの指定等について定めることにより、発達障がい者の自立および社会参加に資するようその生活全般にわたる支援を図り、もってその福祉の増進に寄与することである。発達障害者支援法において「発達障害」は、「自閉症、アスペルガー症候群その他の広汎性発達障害、学習障害、注意欠陥多動性障害その他これに類する脳機能の障害であってその症状が通常低年齢において発現するものとして政令で定めるものをいう」（第2条第1項）とされている。それぞれの障がいの特性について図5に示す。

　時代の変化に対応したよりきめ細かな支援が求められ、2016（平成28）年に同法の改正が行われた。改正によって新たに「社会的障壁の除去」「乳幼児期から高齢期までの切れ目のない支援」など、個人としての尊厳にふ

図5 発達障がいの種類とそれぞれの障がいの特性

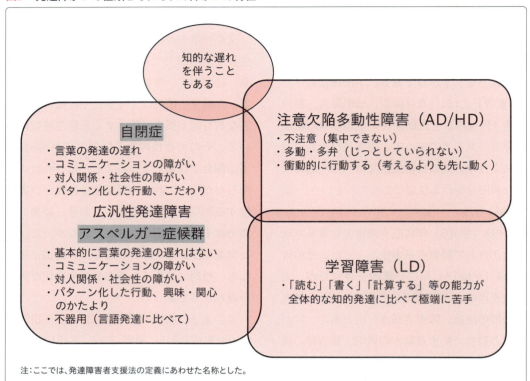

こども家庭庁資料を一部改変

さわしい日常生活・社会生活を営むことが加えられた。

4 障害者の日常生活及び社会生活を総合的に支援するための法律

　地域社会における共生の実現に向けて新たな障害保健福祉施策を講ずるための関係法律の整備に関する法律（2012（平成24）年）により、障害者自立支援法は**障害者の日常生活及び社会生活を総合的に支援するための法律（障害者総合支援法）**となった。これにより、共生社会を実現するため、社会参加の機会の確保および地域社会における共生、社会的障壁の除去に資するよう、総合的かつ計画的に行われることが法律の基本理念として示された。また対象者の範囲に一定の難病の患者が対象として加えられた。さらに、これまでの「障害程度区分」が、障がいの多様な特性その他の心身の状態に応じて必要とされる標準的な支援の度合を総合的に示す「障害支援区分」に改められた。サービス体系は自立支援給付と地域生活支援事業に大きく分かれ、自立支援給付はさらに介護給付費、訓練等給付費、地域相談支援給付費、計画相談支援給付費、自立支援医療費、補装具費などに分けられる。

　2018（平成30）年の同法改正では、障害者支援施設やグループホームなどを利用していた人でひとり暮らしを希望する人などの支援、就労移行支援等の利用を経て一般就労に移行した人で就労に伴う環境の変化で生活面の課題が生じている人への支援など、「生活」と「就労」に対する支援をより一層充実させることを目標とした新サービスの創設や、既存のサービスをより充実させるための法改正が行われた。さらに2022（令和4）年の同法

の改正では、「生活」と「就労」の支援の強化として、以下の内容が示された。すなわち、①障がい者等の地域生活の支援体制の充実、②障がい者の多様な就労ニーズに対する支援および障がい者雇用の質の向上の推進、③精神障がい者の希望やニーズに応じた支援体制の整備、④難病患者および小児慢性特定疾病児童等に対する適切な医療の充実および療養生活支援の強化、⑤障害福祉サービス等、指定難病および小児慢性特定疾病についてのデータベースに関する規定の整備等の措置を講ずること、である（図6、図7）。

図6 障害者総合支援法による障害福祉サービスの体系

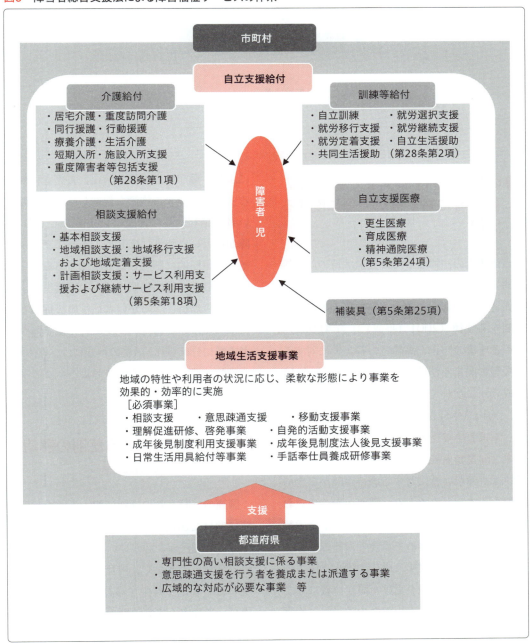

図7　障害者総合支援法による障害福祉サービス支給決定・サービス利用までの流れ（介護給付を希望する場合）

```
相談：市区町村の障害福祉担当窓口や相談支援事業者
申請：市区町村の障害福祉担当窓口
          ↓
障害支援区分の認定
・認定調査：調査員との面談による心身の状況を判定するための80項目と概況調査
・一次判定（調査結果をコンピューターに入力し一次判定処理）
・二次判定（医師の意見書と一次判定の結果をもとに、障害支援区分認定審査会によって判定）
・認定・結果通知（非該当、区分1〜6）
          ↓
サービス利用意向聴取
サービス等利用計画案の作成
          ↓
        支給決定
```

5 障害者虐待の防止、障害者の養護者に対する支援等に関する法律

　虐待防止の法律としては児童虐待の防止等に関する法律（2000（平成12）年5月成立）、配偶者からの暴力の防止及び被害者の保護等に関する法律（2001（平成13）年4月成立）、高齢者虐待の防止、高齢者の養護者に対する支援等に関する法律（2005（平成17）年11月成立）に次いで、4つめの虐待防止法として、2011（平成23）年6月、**障害者虐待の防止、障害者の養護者に対する支援等に関する法律（障害者虐待防止法）**が成立した。その目的は、障がい者に対する虐待が障がい者の尊厳を害するものであり、障がい者の自立および社会参加にとって障がい者に対する虐待を防止することが極めて重要であること等に鑑み、障がい者に対する虐待の禁止、国等の責務、障がい者虐待を受けた障がい者に対する保護および自立の支援のための措置、養護者に対する支援のための措置等を定めることにより、障がい者虐待の防止、養護者に対する支援等に関する施策を促進し、もって障がい者の権利利益の擁護に資することである。障がいという特性に応じて、いわばライフサイクル縦断的に制定された法律である。

　障がい者虐待の種類には、①養護者による障がい者虐待、②障がい者福祉施設従事者等による障がい者虐待、③使用者による障がい者虐待に分けられ、虐待の種類には、身体的・心理的・性的・経済的虐待およびネグレクトがある。

6 障害を理由とする差別の解消の推進に関する法律

　国連の「障害者の権利に関する条約」の締結に向けた国内法制度の整備の一環として、すべての国民が、障がいの有無によって分け隔てられることなく、相互に人格と個性を尊重し合いながら共生する社会の実現に向け、障がいを理由とする差別の解消を推進することを目的として、**障害を理由とする差別の解**

消の推進に関する法律（障害者差別解消法）が制定（2013（平成25）年）、2016（平成28）年4月1日から施行された。対象となる障がい者は、身体障がい、知的障がい、精神障がい（発達障がいを含む）その他の心身の機能の障がいがある者であって、障がいおよび社会的障壁により継続的に日常生活または社会生活に相当な制限を受ける状態にあるものである。障害者手帳の所持者に限られないとらえ方である。

同法は、共生社会の取り組みを推進するため、事業者による「合理的配慮」の提供が、これまでは努力義務であったのが、義務とするなどの改正が行われ、2024（令和6）年4月1日に施行された。

5 障がい者保健活動の基盤となる施策

1 市町村：障害者計画の策定

障害者基本法に基づき都道府県および市町村には、障害者計画の策定が義務化されている。特に市町村は、障がい者が地域のなかでともに暮らす社会を実現していくための体制づくりが求められる。ほかにも、障害者手帳申請相談と申請書受付、障害者総合支援法に基づく障害福祉サービス利用に係る障害支援区分と支給量の決定など、障がい者施策の中核機関である。

2 指定特定相談支援事業所、指定障害児相談支援事業所

障害者総合支援法に基づき、市町村から指定を受けた障がい者の相談支援事業所である。活動内容は、相談支援、サービス等利用計画案作成とモニタリング等を行う。

3 指定一般相談支援事業所

障害者総合支援法に基づき、都道府県、指定都市、中核市から指定を受けた障がい者の相談支援事業所である。活動内容は、相談支援、入所・入院している障がい者の地域生活移行支援、および居宅で単身生活している者等の常時の連絡体制の確保や緊急時の支援を行う。

4 障害児通所支援事業所

障がい児は児童福祉法に基づき、以下のサービスを利用することができる。利用には、保護者が市町村に申請を行い、支給決定を受けたあと利用する施設と契約を結ぶ。入所支援を利用する場合は、児童相談所に申請を行う。

1 児童発達支援

日常生活における基本的な動作および知識技能の習得、集団生活への適応のための支援を行う。また、これらに加え、児童発達支援センターにおいて肢体不自由のある児童に対する治療を行う。かつては「医療型児童発達支援」として行われていたものであるが、2024（令和6）年4月より、すべての障害児を対象とする児童発達支援に一元化された。

2 放課後等デイサービス

放課後や夏休み等に生活能力改善のための訓練を継続的に提供し、障がい児の自立を促進する。

3 居宅訪問型児童発達支援

重度の障がい等により外出が困難な障がい

児の居宅を訪問し、日常生活における基本的な動作の指導、知識技能の付与等の支援を行う。

4 保育所等訪問支援

専門家が障がい児のいる保育所等を訪問し、集団生活に溶け込めるようになるための支援を行う。

6 障がい者保健活動の特徴

1 障害福祉計画・障害児福祉計画への関与

障害福祉計画・障害児福祉計画は障害者総合支援法第88条に基づき、厚生労働大臣の定める「基本指針」に即し3年ごとに見直し、作成される。公衆衛生看護に携わる者は、ふだんの相談支援等の活動から得られた情報から地域全体の健康課題を判断して、障がい者の代弁者となって障害福祉計画・障害児福祉計画に必要な計画の提案を行う。そのためには、根拠となる相談データや活動の記録をまとめておくことが必要となる。

2 早期発見・早期治療のかかわり

新生児訪問事業、乳児家庭全戸訪問事業、先天性代謝異常検査、乳幼児健康診査等の機会を通じて疾病・障がいを早期に発見し、治療や療育につなげる。そして、関係機関との連携や継続的な親子へのかかわりを通じて、治療や療育状況を把握し、中断の有無や新たな課題の発見を行う。成人期においては、各健康診断事業や就労支援事業所等との連携を通じて、保健指導、未受診者、治療放置者を把握し、理由や生活環境を理解し課題の解決を図る。

3 ICFを用いた障がい者のアセスメント

病や生活機能障がいを抱えて生きる人々を支える医療であり、生活の質の向上を目指す「生活レベル」の考え方が重要である。ICFモデルの要素である、「心身機能・身体構造」「活動」「参加」「個人因子」「環境因子」に事例の情報を当てはめて整理することで、働きかけが必要となる課題が明らかにされる。かかわりの結果、対象者の活動や社会参加が向上し、健康状態の安定、向上につながったのかについて評価を行う。

4 障害福祉サービス利用に関する支援

1 相談から障害福祉サービスの支給決定まで

相談のあった対象（児）者のニーズ把握、アセスメント、実施、評価のプロセスに沿って行う。特に、対象のニーズ把握とアセスメントが重要となる。実施の具体は、障害者総合支援法あるいは児童福祉法に基づいたサービス利用が適する場合は市町村窓口へつなぎ、それ以外の場合は関係する機関や関係者などフォーマル／インフォーマルな資源につなげる。つなげる際、障がい者が自身の状態やニーズを適切に表出できない場合は、代弁者となって伝えることも大事な役割になる。必要な支援につなげることが困難な場合は、見

守りを継続し、タイミングを見計らってつなげられるときを待つことも求められる。

障がい者の状態やニーズに適した関係機関につなげるためには、ふだんから関係機関の情報収集を行い、関係機関とのつながりを保持しておくことが必要である。

2 障害福祉サービスの支給決定後

ケアマネジメントのプロセスに基づいて、インテーク（受付・初期面接相談）、アセスメント、サービス計画原案の作成、サービス担当者会議、居宅サービス計画の確定（説明・同意）、サービス計画の実行、モニタリング、評価、終結または見直しを行う。ケアマネジメントは以下の点を考慮しながら実施される。
・障がい者の地域生活の支援
・ケアマネジメントを希望する者の意向の尊重
・利用者の幅広いニーズの把握
・さまざまな地域の社会資源をニーズに適切に結びつける
・総合的かつ継続的なサービスの供給の確保
・社会資源の改善および創出の推進

5 グループ支援

相談支援活動を通して、同じような障がいのある子をもつ親同士、本人同士などの仲間づくりが必要と判断した場合、既存のグループを探して情報提供を行う。療育やリハビリテーション、生活における情報交換など生活の心理的、社会的サポートとなる。利用後も継続して見守り、当事者グループへの参加によっての変化や新たな課題の発見につなげる。また、グループ運営の後方支援や必要なグループの創出なども求められる。

6 権利擁護
1 虐待の防止等に向けた取り組み

住民やあらゆる関係者に対して、障害者虐待防止法の周知、障がい者の権利擁護についての啓発を行い、障がいや障がい者虐待に関する正しい理解の普及を図る。また、障がい者やその家族等が孤立することのないよう、地域における支援ネットワークの構築等によって、虐待を早期に発見し対応できる仕組みを整える。また、必要な福祉サービスの利用を促進する等、養護者の負担軽減を積極的に図る。

2 養護者（家族等）による障がい者虐待が発生した場合の市町村の対応

以下の流れに沿って対応を行う。

❶ 相談、通報および届出の受付

障がい者虐待に関する相談や通報・届出を地域住民や関係機関等から受けたら、虐待の状況や障がい者・養護者等の状況、通報者の情報等可能な限り必要となる情報を聴取する。知り得た情報や通報者に関する情報は、原則守秘義務が課される。

❷ コアメンバーによる対応方針の協議

虐待の疑いがあるかどうかおよび緊急対応が必要であるかどうかを判断する。その場合、担当部局管理職や事案の担当者、市町村障害者虐待防止センターの担当者が構成員となるコアメンバーによって組織的に判断を行う。

❸ 事実確認、訪問調査

把握・確認すべき事項は、虐待の状況、障がい者の状況、障がい者と家族の状況、障害福祉サービス等の利用状況等、原則家庭を訪問して行う。

❹ 個別ケース会議開催による援助方針の決定

コアメンバー、事案対応メンバー、専門家

チームのうちから、事案に応じて構成されたメンバーで援助方針や支援者の役割について決定する。

❺ 立入調査

当事者から情報が取れず、関係者へのアプローチ等においても必要な情報が入手できる手立てがない、それに加えて障がい者の安否が気遣われるようなときには、立入調査権の発動を検討する必要がある。また、障がい者の生命や身体に対する危険性が高く、放置しておくと重大な結果を招くおそれが予測される場合や、他の方法では虐待の軽減が期待できない場合等には、障がい者を保護するため、養護者等から分離する手段を検討する。

❻ 養護者（家族等）への支援

障がい者に重度の障がいがある、養護者に障がいに関する介護の知識がない等、介護疲れによって虐待が起きる場合や、家族間の人間関係の強弱、養護者自身が支援を要する障がいの状態にある等、障がい者虐待はさまざまな要因が絡み合って生じている。虐待を行っている養護者を含む家族全体に対して、適切な支援を行うことが重要である。

❼ モニタリング終結

緊急的または集中的な対応が一段落着いた場合であっても、その後に再度状況が悪化するおそれがあるため、定期的な訪問や関係機関からの聞き取り等によりモニタリングを行う。障がい者と養護者等の状況を確認・再評価しながら相談に応じ、必要に応じて新たな支援を検討する。

❽ 終結

虐待対応の終結とは、虐待行為が解消されたことにより障害者虐待防止法による対応を行わなくなることである。このときの判断基準としては、虐待行為そのものの解消だけでなく、虐待の発生要因が除去されることにより虐待行為が再発生しないと判断されることが必要である。虐待対応が終結したと思われた時点で状況を整理して会議に諮り、組織的に虐待対応の終結を決定する。その後の生活の支援については、通常業務として市町村や相談支援事業所に引き継ぐとともに、虐待の再発があったとき等に速やかに把握できるよう、必要な関係機関に情報を提供する。

3 成年後見制度の利用に向けた取り組み

知的障がいあるいは精神障がいによって財産管理や福祉サービス等の契約を結ぶことが困難な場合は、成年後見制度の利用につなげる。本人の住所地を管轄する家庭裁判所に申し立てる必要がある。申し立てができる人は、本人、配偶者、4親等内の親族、検察官、市町村長である。申し立てが行われると、本人の判断能力の程度に応じて、後見・保佐・補助が選ばれる。

7 障がい者保健活動の実際

1 1歳6か月児健診で要経過観察となった幼児の支援
――早期発見・早期治療のかかわり

事例

❶ 事例概要

A君1歳6か月。父親、母親との3人家族。妊娠期、出生時、乳児健診で異常はない。歩けるようになってからよく動き回り、他

児と一緒にいることはなかったが、母親は活発な子との印象をもっていた。人見知りはなかった。

❷ 支援の実際
● 対象者の把握
1歳6か月児健診で、発語数がなく、一方的に指差しはするが、保健師の問いかけには関心をもたない様子がみられたことから、心理発達の個別相談の案内となった。健診の事後カンファレンスで、母親が特に心配していないことなどから2歳ごろに担当保健師が家庭訪問をして発達状況の確認を行うこととなった。

● 情報収集
2歳0か月時点で保健師は家庭訪問した。発語数は2、3個で、オウム返しでの発語は十数個あった。気に入った車1つしか関心をもたないなど好きな遊びへの執着傾向や一定のパターンをくり返す様子がみられた。母親は、注意を払う様子がなく転倒したりぶつかったりすることもあることや言葉が広がらないことを心配していた。身長90cm、体重11kg、2足歩行の確立、階段の上り下りができる、走ることができる、しゃがんだり、飛び跳ねることができる。幼児食を食べていた。母親に遊びの教室の情報提供をしたところ、一度行ってみたいとの返事があった。

● アセスメント
成長と運動発達は正常範囲であった。言語発達や社会性に広がりがないところが気になった。母親は1歳6か月児健診では心配していなかった気持ちに変化が生じている。このタイミングで遊びの場の提供をしながら成長発達を促すかかわりがA君には必要であること、母親には同じ年齢の児の様子を見る機会や母親同士のつながりをつくることが必要であると考えられた。そこで、市主催の遊びの教室（以下、遊び教室）につなげることが、A君と母親にとって適切であると判断した。

● 計画立案
遊び教室に参加できるよう、連携を行う。

● 支援の実施・連携
遊び教室へのつなぎ
遊び教室の情報提供を母親にした際に反応に拒否感がなかったため、遊び教室の担当者に、児の現時点での発達状況、経過、母親の心配事等を伝え、今のタイミングが非常に大事であることを説明した。参加が決まり、母親に遊び教室の参加方法、時期等詳細を説明するため家庭訪問を行った。初回参加時は遊び教室の場に行き、A君と母親の様子を把握した。その後、遊び教室担当者と連携をしながら児の状況を見守りつつ、遊び教室の通所時に母親の気持ちを聞いたり、家庭訪問途中で見かけると声をかけたりして関係性を継続した。

成長・発達の経過観察
3歳6か月児健診では、好きな遊びへの執着や一定のパターンをくり返す行動がより一層みられ、他児とのトラブルも多くなった。母親は育児のしにくさを感じていた。健診の事後カンファレンスで、発達障害児支援センターの利用を勧めることとなった。健診後、母親と関係性のある保健師は家庭訪問にて発達障害者支援センターの情報提供を行った。見学と相談に保健師も同行した。発達障害児支援センターの担当者と顔合わせを行うことや母親の状況を把握することが目的であった。その後、A君は自閉スペクトラム症の診断を受け、発達障害児支援センターに通うこととなり、就学するまで利用した。保健師は、発達障害児支援センターの担当者と連絡をとり合い、必要時家庭訪問を行いながら見守り続けた。

❸ 評価
A君と母親は、遊び教室や発達障害児支援センターでの教室に、病気で欠席したとき以外は、休まず通っていた。A君は言葉が増え、母親に甘えるようになった。マイペースさやこだわりは継続しているが、母

親は扱いにくい子からかわいい子と思う感情がもてるようになっていた。

これまでの保健師のかかわりを振り返ると、支援の初めは、A君と母親の経過を把握し、母親の心配に沿ったタイミングで支援の輪を広げたことで、保健師や関係機関との信頼関係を築くことができた。そして、1歳6か月健診から継続してかかわり続けることで、母親にとってA君の成長発達によって支援する関係機関が変化することやトータルでかかわる保健師との関係性が理解されたと考える。これらの積み重ねがあったことで、専門機関へのつなぎや診断への流れとその後の支援体制の移行が、A君と母親にとってスムーズなものとなったと考えられる。

2 障がい者虐待事例への対応

> 事例

❶ 事例概要
B氏30歳代男性。知的障がい（A-1）。市内の作業所に通っている。70歳代前半の両親と3人暮らし。兄が他市に在住している。

❷ 支援の実際
● 対象者の把握

B氏が通っている作業所職員から、本人の顔にアザと切り傷がみられたと、市役所に通報があった。

● 情報収集①

緊急性の判断をするため、通報のあった作業所職員への聞き取りおよび市役所にある障害者総合支援法によるサービス利用に係るデータなどから、情報収集を行った。

● アセスメント①

情報をコアメンバー間で共有し、緊急性の判断をしたところ、ほぼ毎日、作業所や居宅介護支援事業所等の関係機関・支援者が本人とかかわっていることから、本人を観察できる状況にあり、緊急性はないことが判断できた。

● 情報収集②

事実確認のため本人宅へ家庭訪問した。両親は家庭訪問に驚いていたが、訪問を受け入れ、質問に答えた。B氏はストレスがたまってくると、頭を壁に叩きつける、自分の腕を噛む等の自傷行為を起こすことに困り果てていた。自傷行為は週末に多くみられた。行為を止めようと手が出てしまったり、どなったりする状況であった。B氏は平日は作業所へ通っていた。両親の健康状態は問題なく、仕事は退職して家にいることが多かった。B氏は自宅での生活を引き続き希望していた。

● アセスメント②

身体的虐待行為が日常的にみられる状況にあり、週末に発生しやすいことが判断できた。B氏の自傷行為があっての両親の行動であるが、あざや傷をつける行為が日常的にあることは回避する必要性が高く、コアメンバー会議を開いて、情報の共有を行い、虐待案件となるかどうかの判断が必要であった。それと同時に、今回の虐待発生の背景から虐待の再発を防止する方法の見通しをつけることができた。

● 計画立案
・今回発生した事案の虐待審議会をもつ
・虐待の再発防止策を検討する
・両親のつらさを理解しながら虐待行為への理解を促す

● 支援の実施・連携

作業所職員、居宅介護支援事業所、市役所職員（保健師、社会福祉士）らでケース会議をもち、虐待が起こった背景、内容、B氏の状況や意向、両親について報告、共有した。その結果、身体的虐待案件として正式に受理となった。

対応方針として、養護者と面接を行い、週末に定期的なショートステイの利用など

サービス内容を増やし、養護者の介護の負担軽減を図ることとなった。両親が高齢化することも見据えて、今後グループホームへの移行も視野に入れて支援することとなった。サービスの利用拡大に向け、障害者総合支援法に基づくサービス調整担当者に連絡し、サービス調整担当者とともに家庭訪問をして、B氏と両親に週末に定期的なショートステイの利用を勧めた。ショートステイはグループホーム利用につながる施設を選択することをサービス調整担当者に相談した。その後、定期的に関係機関と連絡をとり、虐待再発がないか状況を観察した。平日の作業所に加え、月に1～2回泊まりのサービスの利用が定期的にあった。両親からB氏の今後の生活や住まいに関する相談も増えた。虐待通報から1年後にグループホームでの生活となった。

❸ 評価

モニタリング中、虐待の再発に関する通報・相談はなかった。定期的なショートステイを利用することで、B氏と両親の関係性に変化がみられ、距離をとって付き合うことができるようになった。グループホームでの生活が安定した状況になったことからフォロー終了となった。これまでのかかわりを振り返ると、虐待が発生する背景の理解と養護者との関係性から相談が増えたことが、虐待の再発を防止できた要因ではないかと考えられる。

参考文献

- 上田敏：国際障害分類初版（ICIDH）から国際生活機能分類（ICF）へ．月刊ノーマライゼーション　障害者の福祉，22(6)，2002． https://www.dinf.ne.jp/doc/japanese/prdl/jsrd/norma/n251/n251_01-01.html
- 厚生労働省：国際生活機能分類－国際障害分類改訂版－（日本語版）．https://www.mhlw.go.jp/houdou/2002/08/h0805-1.html
- 橋本由紀子、和泉とみ代：地域で暮らす知的障害者のためのヘルスプロモーションと課題（その1）．吉備国際大学社会福祉学部研究紀要，19，23-31，2009．
- 厚生労働省：障害者の範囲．https://www.mhlw.go.jp/shingi/2008/10/dl/s1031-10e_0001.pdf
- 文部科学省：日本の障害者施策の経緯．https://www.mext.go.jp/b_menu/shingi/chukyo/chukyo3/siryo/attach/1295934.htm
- 内閣府：障害者に係る施策の経緯．https://www8.cao.go.jp/shougai/whitepaper/h25hakusho/zenbun/h2_01_01_01.html
- 厚生労働省：地域社会における共生の実現に向けて新たな障害保健福祉施策を講ずるための関係法律の整備に関する法律について．https://www.mhlw.go.jp/stf/seisakunitsuite/bunya/hukushi_kaigo/shougaishahukushi/sougoushien/index.html
- 内閣府：障害を理由とする差別の解消の推進．https://www8.cao.go.jp/shougai/suishin/sabekai.html
- 厚生労働省：発達障害者支援法の概要及び発達障害支援の体制整備について．月刊ノーマライゼーション　障害者の福祉．25(292号)，2005．https://www.dinf.ne.jp/doc/japanese/prdl/jsrd/norma/n292/n292002.html
- 内閣府：障害を理由とする差別の解消の推進に関する基本方針．https://www8.cao.go.jp/shougai/suishin/sabekai/kihonhoushin/honbun.html
- 大阪府：相談支援体制．http://www.pref.osaka.lg.jp/chiikiseikatsu/shogaichiki/soudanshien.html
- 内閣府：障害者白書令和元年版．https://www8.cao.go.jp/shougai/whitepaper/r01hakusho/zenbun/pdf/s3_1-1.pdf
- 厚生労働省：障害者ケアマネジメントガイドライン．https://www.mhlw.go.jp/topics/2002/03/tp0331-1.html#:~:text
- 関永信子：ICFモデルを用いた在宅看護過程の展開，フクロウ出版，2017．
- 上田敏：ICFの理解と活用，きょうさんれん，2006．
- 月刊ノーマライゼーション　障害者の福祉，2012年5月号，第32巻　通巻370号．https://www.dinf.ne.jp/doc/japanese/prdl/jsrd/norma/n370/n370003.html
- 厚生労働省：市町村・都道府県における障害者虐待防止と対応の手引き，2018．https://www.pref.wakayama.lg.jp/prefg/040400/gyakutaibousi/gyakutaibousi_d/fil/sichousonnmanual.pdf
- 厚生労働省：障害福祉計画・障害児福祉計画の概要．https://www.mhlw.go.jp/stf/seisakunitsuite/bunya/0000163638.html
- 内閣府：障害白書令和6年版．https://www8.cao.go.jp/shougai/whitepaper/r06hakusho/zenbun/index-pdf.html
- 厚生労働省：包括型地域生活支援プログラム．https://www.mhlw.go.jp/bunya/shougaihoken/cyousajigyou/jiritsushien_project/seika/research_09/dl/result/07-02b.pdf
- 土肥信之：リハビリテーションの変遷と今後の課題．広島県立保健福祉大学誌，5(1)，1-6，2005．
- 政府広報オンライン：発達障害って、なんだろう？．https://www.gov-online.go.jp/featured/201104/
- 内閣府：改正障害者差別解消法が施行されました．https://cao.go.jp/press/new_wave/20240520.html

D 難病保健活動

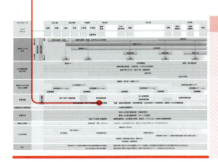

チェックポイント
- ☑ 難病対策の成り立ちと現状を理解する。
- ☑ 障害者総合支援法や難病法など、難病者をめぐる施策等を学ぶ。
- ☑ 難病保健活動の進め方を学ぶ。

1 難病保健活動の目的と理念

　難病保健活動とは、難病の患者に対する医療等に関する法律（難病法）に記載されている内容を踏まえ、難病（発病の機構が明らかでなく、かつ、治療方法が確立していない希少な疾病であって、当該疾病にかかることにより長期にわたり療養を必要とするものをいう）のある人々に対する医療その他難病に関する施策を地域のなかで展開できるように活動することである。それにより、難病のある人々に対する良質かつ適切な医療の確保および難病の患者の療養生活の質の向上を図ることを目的としている。難病や障がいのある人々が社会参加の機会を得て、地域社会において尊厳を保持しつつ、地域社会のなかで孤立せず、難病の特性に応じた生活を送れることを目指す。さらに個々の難病を抱える人々への支援から地域の難病の課題を考え、地域づくりにつなげていく。

2 難病保健活動の歴史的変遷

1 難病対策事業の成り立ち

　"不治の病"の社会通念として、難病という言葉が用いられてきた。そのため、明確な定義があるわけではなく、時代背景や医療水準によって規定されてきた。1972（昭和47）年10月の難病対策要綱では、「原因不明、治療方法未確立であり、かつ、後遺症を残す恐れが少なくない疾病」かつ「経過が慢性にわたり、単に経済的な問題のみならず介護等に著しく人手を要するために家族の負担が重く、また精神的にも負担の大きい疾病」と定義されていた。難病対策の5本柱として、以下のことがあげられていた。

① 調査研究の推進
② 医療施設等の整備
③ 医療費の自己負担の軽減
④ 地域における保健医療福祉の充実・連携
⑤ QOLの向上を目指した福祉施策の推進

2 地域保健における難病対策の位置づけ

　1989（平成元）年に「難病患者地域保健医療推進事業の実施について」が出され、保健所を中心とした難病対策が位置づけられた。その後、1994（平成6）年の地域保健法の制定に伴い、第6条の保健所の事業として「治

療方法が確立していない疾病その他の特殊の疾病により長期に療養を必要とする者の保健に関する事項」(第11号)が記載され、難病対策は保健所の事業として法的に位置づけられた。

3 難病対策の見直し

難病対策は、1972(昭和47)年の難病対策要綱に基づき長年各種事業が推進されてきた。しかし、治療法が確立されていない疾病においても医療費助成の対象にならない疾病があることや、難病のある人々が福祉制度を十分に活用できていない実態が明らかになり、これまでの難病対策の見直しが必要となってきた。難病対策の基本理念として「難病の治療研究を進め、疾患の克服を目指すとともに、難病患者の社会参加を支援し、難病にかかっても地域で尊厳をもって生きられる共生社会の実現をめざす」ことがあげられ、2013(平成25)年「難病対策の改革に向けた取組について」がまとめられ、次の3つの改革の柱が示された。

① 効果的な治療方法の開発と医療の質の向上
② 公平・安定的な医療費助成の仕組みの構築
③ 国民の理解の促進と社会参加のための施策の充実

これに基づき2014(平成26)年5月、難病の患者に対する医療等に関する法律(難病法)が成立し、2015(平成27)年1月1日から施行となり、110疾患を対象に医療費助成が開始された。その後、指定難病は、図1のように拡大してきている。

また、2022(令和4)年12月には、難病患者に対する適切な医療の充実および療養生活支援の強化を図ることを目的に、難病法の一部が改正された。難病相談支援センターの連携すべき主体として、福祉関係者や就労支援

図1 指定難病の拡充

○ 医療費助成の対象疾病(指定難病)については、難病法施行以後、厚生科学審議会疾病対策部会指定難病検討委員会において検討を行い、その検討結果を踏まえ、順次、対象疾病の追加を行っている。

日付	内容	疾病数	新規追加
		56 疾病	
平成27年1月1日	第1次疾病追加分の医療費助成を開始	110 疾病	54 新規疾病追加
平成27年7月1日	第2次疾病追加分の医療費助成を開始	306 疾病	196 新規疾病追加
平成29年4月1日	第3次疾病追加分の医療費助成を開始	330 疾病	24 新規疾病追加
平成30年4月1日	第4次疾病追加分の医療費助成を開始	331 疾病	1 新規疾病追加
令和元年7月1日	第5次疾病追加分の医療費助成を開始	333 疾病	2 新規疾病追加
令和3年11月1日	第6次疾病追加分の医療費助成を開始	338 疾病	5 新規疾病追加
令和6年4月1日	第7次疾病追加分の医療費助成を開始	341 疾病	3 新規疾病追加

厚生労働省:制度見直しの議論を踏まえた指定難病に関する検討, 2020. を一部改変

関係者が法律に明記され（2023（令和5）年10月施行）、2024（令和6）年4月には、福祉、就労等の各種支援を円滑に利用できるようにするため、都道府県等が患者の申請に基づき指定難病に罹患していること等を確認し、「登録者証」を発行する事業が創設された。

3 難病の実態

難病法が施行されるまで実施され、2014（平成26）年末をもって終了した特定疾患治療研究事業における疾患別受給者数の推移は図2のようになっている。

4 難病保健活動の基盤となる国の施策

1 障害者の日常生活及び社会生活を総合的に支援するための法律

福祉においては、2013（平成25）年4月1日施行の障害者の日常生活及び社会生活を総合的に支援するための法律（障害者総合支援法）で、障がい者の定義に新たに難病等が追加された。当初は、障害福祉サービス等の対象となる疾病は130疾病とされていたが、障害者総合支援法対象疾病検討会において対象疾病の検討が行われ、2024（令和6）年4月1日には、369疾病となっている。これまで難病患者のなかには、症状の日内変動や進行があるために障害者手帳の取得が難しく、サービスが利用できない者がいたが、対象疾病に含まれたことで介護給付、訓練等給付、相談支援、補装具等の自立支援給付および地域生活支援事業を受けることが可能となった。

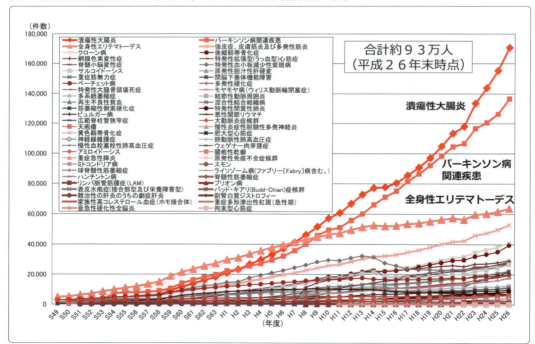

図2　特定疾患治療研究事業（旧事業）における疾患別受給者数の推移

厚生労働省：第61回厚生科学審議会疾病対策部会難病対策委員会・第37回社会保障審議会児童部会小児慢性特定疾患児への支援の在り方に関する専門委員会【合同開催】，資料1-1, 2019.

❷ 難病の患者に対する医療等に関する法律（難病法）

❶ 医療費助成制度

　難病法では「難病」を、「①発病の機構が明らかでなく、②治療方法が確立していない、③希少疾病で、④長期の療養を必要とするもの」と定めており、それに加えて「⑤患者数が人口の0.1％程度以下」「⑥客観的な診断基準が確立している」疾病を厚生労働大臣が医療費助成の対象と指定している（指定難病）。指定難病は従来の56疾病から341疾病（2024（令和6）年4月現在）に拡大された。

　そのほか、18歳未満の小児（18歳未満で認定を受けた者は、引き続き治療が必要であると認められる場合、20歳未満まで延長される）では、小児慢性特定疾患治療研究事業として、医療費の一部が公費負担されてきた。難病法の改正に合わせて、「児童福祉法の一部を改正する法律」が2015（平成27）年1月1日に施行され、対象疾病は、児童福祉法に基づく医療費助成制度に移行し、対象疾病は514疾病から704疾病に拡大された。その後も制度の見直しが継続的に行われ788疾病（2021（令和3）年11月現在）に拡大された。

　医療の進歩により小児慢性疾患患者全体の死亡率は減少し、多くの患者の命が救われるようになった。また、治療や合併症への対応が長期化し、思春期、成人期を迎える患者が増えてきた。しかし、小児期から成人への移行期においては、一般診療科での受け入れが進まず成人以降も小児科受診を継続している患者がいる等、必ずしも適切な医療を受けられていない現状がある。このような課題を解決するため、2018（平成30）年度から移行期医療支援体制整備事業が始まり、各都道府県での移行期医療支援センター指定等が進められている。

　また、身体障がい（児）者に対する外科的治療の医療費について18歳以上の更生医療、18歳未満の育成医療といった障害者総合支援法に基づく自立支援医療の公費負担制度がある。

❷ 難病の診療体制

　これまで難病の診断は、医師であれば誰でも行うことができた。しかし、難病法制定後は難病指定医のみが指定難病の新規診断を行うことになった。難病指定医の役割は、①難病の医療費助成の支給認定申請に必要な診断書（臨床調査個人票）を作成すること、②患者データ（診断書の内容）を登録管理システムに登録することの2点で、これによって、難病に関して正確な診断が可能となり、指定難病の正しい疫学データベースが構築されることになった。指定難病の341疾病については、それぞれの疾患の診断基準と重症度分類がすでに決められており、難病指定医は診断書（臨床調査個人票）に診断基準と重症度分類に関する判定結果を記入し、最終的な判定は都道府県・指定都市で行われる。

❸ 難病に関する情報提供・啓発活動

　難病に関する情報提供・啓発活動を行っている組織として、難病情報センターと難病相談・支援センターがある。

　難病情報センターは、厚生労働省の支援・指導のもとに公益財団法人難病医学研究財団が運営している。難病患者とその家族および医療関係者に対して、療養生活あるいは診療等に必要な情報（疾患解説、診断・治療方針等）を、インターネットのホームページを通じて提供している（https://www.nanbyou.or.jp/）。

　難病相談・支援センターは都道府県および指定都市に設置されており、地域で生活する難病患者・家族等の日常生活上における悩みや不安などの解消を図り、療養生活の支援を行っている。

表1　難病特別対策推進事業の概要

事業名	概要	実施主体
難病医療提供体制整備事業	個々の医療機能を満たす機関と難病の患者の療養生活を支援する機関が相互に連携し、必要な難病医療および各種支援が円滑に提供されるよう、難病の患者への支援策等の実施、評価および改善を通じて、必要な医療提供体制の構築に努める。	都道府県
在宅難病患者一時入院事業	在宅の難病の患者が、家族等の介護者の病気治療や休息（レスパイト）等の理由により、一時的に在宅で介護等を受けることが困難になった場合に一時入院することが可能な病床を確保することにより、当該患者の安定した療養生活の確保と介護者の福祉の向上を図る。	都道府県
難病患者地域支援対策推進事業 (1) 在宅療養支援計画策定・評価事業	要支援難病患者に対し、対象患者別の在宅療養支援計画を作成し、サービスの適切な提供を実施する。また、支援計画については、適宜、評価を行い、その改善を図る。	都道府県、保健所政令市・特別区
(2) 訪問相談員育成事業	要支援難病患者やその家族に対する、療養生活を支援するための相談、指導、助言等を行う訪問相談員の確保と資質の向上を図るため、保健師、看護師等の育成を行う。	
(3) 医療相談事業	専門の医師、保健師、看護師、社会福祉士等による医療相談班を編成し、地域の状況を勘案のうえ、患者等の利用のしやすさやプライバシーの保護に配慮した会場を設置し、相談事業を実施する。	
(4) 訪問相談・指導事業	要支援難病患者やその家族が抱える日常生活上および療養上の悩みに対し、専門の医師、対象患者の主治医、保健師、看護師、理学療法士等による、訪問相談・指導（診療も含む）を行う。	
(5) 難病対策地域協議会の設置	難病法第32条に規定する難病対策地域協議会を設置し、地域における難病の患者への支援体制に関する課題について情報を共有し、地域の実情に応じた体制の整備について協議を行う。	
(6) 多機関の協働による包括的支援体制構築事業との連携	難病の患者等地域の中で複合的な課題を抱える要援護者に対する包括的な支援システムを構築することとしている都道府県等は、上記(1)から(5)までを実施するに当たり、支援システムとの連携を図る。	
神経難病患者在宅医療支援事業	担当医が診療に際して、疑問を抱いた場合等に緊急に厚生労働省が指定する神経難病の専門医と連絡を取れる体制を整備するとともに、担当医の要請に応じて、都道府県、国立大学法人、国立高度専門医療研究センターおよび独立行政法人国立病院機構が専門医を中心とした在宅医療支援チームを派遣することができる体制を整備する。	都道府県、国立大学法人、国立高度専門医療研究センターおよび独立行政法人国立病院機構
難病指定医等研修事業	臨床調査個人票の作成のために必要な指定難病の診断および治療に関する一般的知識等を習得するための研修事業を実施する。	
指定難病審査会事業	指定難病の患者からの申請について審査を行うため設置する指定難病審査会を運営する。また、都道府県および指定都市において申請に関する情報を一元的に管理することで、各々の難病の患者の実態を明らかにし、それぞれの症状に合わせた難病対策の向上に役立てる。	都道府県および指定都市
指定難病患者情報提供事業	国が運用する指定難病患者データベースシステムに難病患者データを登録するため、支給認定申請書類に添付された臨床調査個人票の写し等を、国が運営を委託する疾病登録センターに送付する。	

厚生労働省：難病特別対策推進事業実施要綱（2018）、都道府県における地域の実情に応じた難病の医療提供体制の構築について（2017）をもとに作成

4 難病患者の療養生活の環境整備

　難病患者に対する良質かつ適切な医療の確保を図るとともに、患者・家族が地域で安心して暮らすことができるよう環境を整えることを目的として、**難病特別対策推進事業（表1）**が実施されている。保健師の保健活動はこれらをもとに展開されており、都道府県・保健所政令市・特別区が担う事業である。

5 難病保健活動の進め方

1 医療費申請窓口での面接

　難病患者の医療費助成は都道府県が実施主体であり、保健所等で申請を受け付けている。医療費助成の対象疾患（指定難病）と診断された後、多くの患者が保健所で申請手続をするように医療機関から勧められる。このとき、患者・家族は思いがけない病気に罹患した驚きと完治しない病気である不安や恐怖を抱えている。申請を事務的に受け付けるだけでなく、面接やアンケート等で療養状況の把握に努め、支援ニーズとその方向性をアセスメントすること、面接で可能な支援を実施することが重要である。患者の心理状態や困りごとに合わせ適切な情報を提供し、保健所が療養相談に応じる機関であることを患者・家族に伝える最初の場となる。

2 家庭訪問

　介護保険制度（2000（平成12）年4月に開始）が始まるまでは、保健師が中心となり在宅サービスの調整を行ってきた。介護保険制度開始後、難病患者についても介護保険制度が利用できるケースについては介護支援専門員（ケアマネジャー）がサービスの給付管理を行うようになり、保健師の役割も変化してきた。保健師が家庭訪問で行う支援を下記に述べるが、すべてにおいて共通することは、患者・家族を中心に、個別性に合わせたかかわりが重要となる点である。同じ疾患であっても病気の受け止め方や病状、家族関係等は一人として同じ者はいない。また、保健師に寄せられる相談は、既存の制度を利用しただけでは解決しないことが多い。そのため、利用できる制度の紹介にとどまらず、患者・家族が抱える苦悩に対し解決の糸口を探る姿勢が重要である。

1 患者・家族への情報提供

　患者が利用できるサービスは、年齢や病名、病状によってさまざまである。進行性の疾患であるため制度申請を行っている間に身体状況が大きく変化する場合も少なくない。これまでの経過から進行を予測しつつ、介護保険や身体障害者手帳の取得などについて時機を逃さず情報提供していくことが重要である。病状が改善することへの希望があったり、疾患を患ったことに対する抵抗感などから制度の利用を拒む患者・家族があるが、そのような心理にも十分配慮しながら、利用することによるメリットを説明し、制度利用を患者が主体的に決められるよう支援していく。また、同病の患者へ訪問している保健師の強みを活かし、他の家庭で行われている家庭看護や制度の利用状況、介護の工夫を伝えることは患者・家族にとっても有用な情報となることがある。

　難病患者は、病気と付き合いながら日常生活を送っている。難病患者が治療と仕事を両立できることにより、患者は経済的な安定、生きがいづくり・社会参加の機会などを得ることができる。保健師は、患者のニーズに合わせて、疾患の特性も考慮しながら、難病患者就職サポーター、ハローワーク、難病相談支援センター、医療機関などと連携し、患者が治療を続けながら働くことができるよう、就労支援を行う。外出困難となっている場合にはオンラインを利用した在宅ワークができないか、病気により体力が低下し一定時間働くことが難しい場合には就労継続支援事業で雇用契約を結ばず、無理のない範囲で働くことができないか等、患者の希望と体調に合った就労先を関係機関と模索していく。すでに職

に就いている患者に対しても、必要に応じて産業保健職等とも連携しながら、定着支援を続けることも重要である。

2 医療機関の確保

まずは、受診できる距離での専門医療機関の確保が必要である。患者の多くは、大学病院等の大規模な専門病院を紹介され、診断がつく場合が多い。筋萎縮性側索硬化症（ALS）や多系統萎縮症等の神経難病においては、病状の進行に伴い遠方への受診が困難となる場合がある。途切れることなく専門病院で診察が受けられるよう患者・家族と相談のうえ、受診先を確保できるよう調整することが必要である。また、専門病院は患者が定期的な外来通院が困難になった後も役割は大きい。患者・家族への病状説明や入院が必要となった際の受け入れ、訪問診療では難しい検査、外科的医療処置や公費負担制度利用の診断書作成などについて、在宅医等と連携し、かかわってもらえるような体制が望ましい。

次に、専門病院への受診が困難となった場合、在宅医の確保が必要となる。この場合の在宅医は必ずしも疾患に関する専門医である必要はないが、専門病院との連携のもと、在宅人工呼吸療法や経管栄養など患者に必要な医療的ケアの管理、薬の処方、生活習慣病などへの対応など、かかりつけ医としての役割を担う。患者は病状の進行に伴いさまざまな医療処置の選択を迫られる。そのようなとき、患者・家族や支援者のさまざまな相談に耳を傾け、一緒に考えてくれる在宅医がいることは、患者・家族の主体的選択を可能にする重要な要素となる。

3 ケアサービスの調整

患者・家族は医療保険サービス、介護保険サービス、障害福祉サービス等、さまざまな制度を併用しながら、在宅療養を維持・継続していく。介護保険サービスはケアマネジャーが給付管理を行うが、医療依存度の高い難病患者の場合、訪問看護サービスは疾患名や病状により医療保険での利用となる。このような場合、保健師は介護保険サービスと医療保険サービスの連携が十分にとれるよう、患者・家族・ケアマネジャーと相談して、ケアカンファレンスの実施を呼びかけるなど、ケアサービス全体を調整していく。訪問介護については、介護保険サービスが優先するが、介護度が高く介護保険サービスだけでは補いきれない場合には障害福祉サービスを上乗せすることができる。保健師は患者・家族に制度の利用ができることを説明し、市町村の障がい福祉サービス窓口へ相談に行くことを促したり、ときには患者・家族に同行してサービス給付の交渉を行うなど、患者・家族が制度を理解したうえで、必要な給付が受けられるよう援助していく。

難病患者の看護や介護は、非常に個別性が高く、患者・家族の心理状態や日々進行する病状に合わせたケアサービスの提供が必要になってくることから、それらを提供する看護師や介護職等のケアスタッフの精神的身体的な負担は大きい。ときには患者・家族やケアスタッフとの間で摩擦が起こることもある。保健師は中立的な立場で、患者・家族に制度上の決まりを伝えたり、ケアスタッフに患者・家族の心情や疾患特性を伝えたりしながら、双方が歩み寄れるよう理解を求めていく。また、それぞれの頑張りを認め、サービスの利用により改善した点を言葉にして周囲に伝えていくなど、患者・家族を含むケアチーム全体がモチベーションを保ちながら看護や介護にあたれるよう意図的に働きかけることも重要である。

このように、保健師が行うケアサービスの調整とは、実質的な給付調整にとどまらず、患者・家族を取り囲む、ケアサービス全体を円

4 コミュニケーション支援

病状が進行するにつれ、言語的コミュニケーションだけでなく、身体が自分の意思では動かなくなることで非言語的コミュニケーションさえ遮断されてしまう場合がある。日々動かなくなる身体に恐怖を抱えながら生きる患者の苦しみは計り知れない。保健師は、あらゆる方法を駆使して、患者が周囲とのコミュニケーションを維持できるよう支援していく必要がある。

言葉で意思が伝わりにくくなった場合、患者に合わせて文字盤やカード、意思伝達装置などのコミュニケーションツールを適切に選択して導入していく必要がある。訪問リハビリテーションを提供する訪問看護ステーション、患者会や難病相談・支援センターなど、支援技術をもつ機関と連携しながら進めることが有効である。また、患者の詳細な意思を読み取る方法に合わせて、快適な体位の要求や、痰の吸引や排泄介助の要求など、介護者が容易に読み取れる方法も併せて検討する必要がある。言葉でのコミュニケーションが難しくなった患者であっても、その残存機能を把握しながら患者から発せられる小さなサインを汲み取り、療養環境の改善を図る努力を保健師は続けなければならない。

5 レスパイトケア

患者を介護する家族の負担は大きく、特に吸引や胃ろう造設、人工呼吸療法等の医療処置が必要となった場合、家族は不眠、慢性疲労、介護で目が離せない緊張とストレスなどの健康問題を抱えることが多い。これらの身体的・精神的な負担は、在宅療養の継続を困難にする要因にもなるため、レスパイトケアが不可欠となる。また家族が疲弊した環境のなかでは、患者は「家族に迷惑をかけるので早く死にたい」「生きていてもしかたない」という思いを抱き、家族のなかで孤立していくことにもつながるため、患者にとってもレスパイトケアは重要である。

レスパイトケアとは、在宅で患者を介護する家族の休息の確保を意味し、病院や施設への入院・入所のみならず、訪問看護師や介護職、またはボランティアが家族に代わり、一時でも家族を介護から解放する在宅でのケアも含む。保健師は家庭訪問を繰り返すなかで、家族内の人間関係や価値観をとらえ、介護者の休息の重要性を患者・家族に伝えながら、方法を一緒に検討していくことが必要である。

6 災害時対策

近年、各地で自然災害が発生している。平常時より、災害に備えた準備をしておくことは重要である。特に電源を必要とする医療機器を使用している場合、停電は命に直結した問題となる。2011（平成23）年3月に発生した東日本大震災では、被災地以外でも電力会社による計画停電が問題となった。災害対策基本法の一部改正により、2013（平成25）年、市町村は"避難行動要支援者名簿"作成を義務づけられた。また、2021（令和3）年には、この避難行動要支援者に対する"市町村の個別避難計画"作成が努力義務化された。避難行動要支援者とは、災害時要配慮者（高齢者、障がい者、乳幼児、その他特に配慮を要する者）のうち、災害が発生し、または災害が発生するおそれがある場合に自ら避難することが困難であり、その円滑かつ迅速な避難の確保を図るため特に支援を要する人を指す。難病患者はしばしば、疾患に伴う症状や障がい、必要な医療的ケアなどにより、避難行動要支援者となり得る。

保健師は、患者が避難行動要支援者となる場合は、市町村と連携し、避難行動要支援者名簿への登載や、個別避難計画作成が円滑に

進むよう、患者・家族にその意義を説明するとともに、日頃からの備えができるよう、働きかけていく必要がある。バッテリーが使用できる時間の確認だけでなく、実際に予備バッテリーを稼働させたり、代替器を使用してみたりといった、電気が通っていない状況を想定しての実地訓練は、必要な備えに気づく手立てとなる。平時から市町村、訪問看護ステーションや医療機関と個別避難計画の内容を検討するなどにより、いざというときの避難先の想定や避難経路とその手順、支援者の確保、安否確認の方法など、発災時の体制を検討しておくことが重要である。

3 患者会支援

　難病として規定される疾患は患者数が限られており、日常生活を送るうえで同病者と会う機会は少ない。同病者との交流や情報交換は、患者が主体的に自身の病気と向き合い療養生活を考える機会になる。保健師は、地域のなかで患者同士がつながりをもてる場として、**患者会**の育成を行う。新たな患者会の立ち上げだけでなく、既存の患者会に対しても活動が維持できるよう支援する。また、中心となり活動していた患者の病状が悪化したため、活動が中断することも少なくない。安定して患者会をサポートしてくれるボランティア等の確保も重要となる。もし、患者会をサポートしてくれる既存のボランティアグループがない場合には、その養成等も視野に入れて検討していく必要がある。

4 地域ケアシステムの構築

　先に述べたとおり、医療費の公費負担の申請窓口での面接や電話相談、家庭訪問、患者会支援を通し、保健師は患者・家族とじっくり向き合い、家庭が抱える問題を知ることになる。個々の支援を重ねると、複数の患者の家庭で同様の問題が起きていることに気がつき、個の問題ではなく地域全体の課題としてとらえられるようになる。次に保健師は統計資料など客観的なデータを照らし合わせ、課題の重要性や解決に向けての優先順位を検討する。

　地域全体の問題であり、解決が急がれると判断した課題について、システム化への働きかけをはじめる。まず、保健所としてどのように取り組むか、保健所内で検討できるよう保健師はデータを資料化し、検討する機会を設ける。保健所長をはじめ、保健所内で、システム化に向けたコンセンサスを得ることが重要である。保健所としてのシステム化の目的や目標を具体的にしておく必要がある。その後、保健所として地域の関係機関へ協力を依頼する。担当者同士のつながりではなく、組織としてのつながりがシステム化には必要である。保健師は関係機関の組織を理解し、誰に対し、どのように働きかけることが有効かを考え行動する。

　関係機関の協力が得られ、システムが構築された後は、維持継続に向けての働きかけをはじめる。たとえば、「レスパイト入院の受け入れ先がない」といった課題について取り組んだ結果、入院の受け入れがシステム化した場合、次に保健師はそのシステムがうまく機能し維持されるよう、評価と見直しを繰り返す。たとえば、「レスパイト入院利用後の患者・家族や、受け入れ病院のスタッフの感想をまとめ、利用時に問題となった事項について改善を図るための検討を行う」などである。

　システム構築は保健師に期待されている大きな役割であるが、これらは個別の患者支援からはじまっていることを忘れてはならない（図3）。

図3 地域ケアシステム構築までの流れ

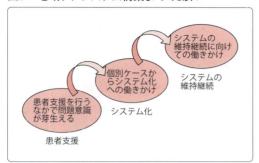

5 市町村との連携

難病のある人々の療養生活を支援する福祉サービスには、以下のものがある。

① 介護保険（第1号被保険者：65歳以上、第2号被保険者：40歳以上）
② 身体障害者手帳取得による障害福祉サービス
③ 障害者総合支援法による難病患者への障害福祉サービス

これらは市町村が実施するサービスであるため、難病のある人や家族への支援においては、市町村との連携・協力が必要である。また、個別支援における市町村と保健所との情報共有や連携した支援が不可欠となる。難病のある人々が居住する市町村の社会資源を、十分活用できるようにしていくことが重要となる（図4）。

6 難病患者支援の具体例

事例

❶ 発病から診断の時期

Aさん（55歳・男性）は、妻との2人暮らし。夫婦ともに仕事をしていた。長男は大学生で、遠方に下宿している。大学病院でALSと診断され、保健所の申請窓口に夫婦で来所した。保健師は面接を行った。Aさん夫婦はインターネット等で病気について詳しく調べていたが、今後どのように生活に変化が起こるのかのイメージがつかめないことや、仕事を辞めなければならなくなった場合の経済的不安が大きかった。

● 保健師が行った支援

今後の生活について家族だけで悩む必要はなく、保健師が相談に乗れることを伝え、福祉や医療制度について説明を行った。また、本人・妻に、他のALS患者・家族に会ってみることを提案した。本人・妻も希望され、保健師は同僚保健師と協力し、ALS患者・家族交流会を実施した。患者・家族とも、お互いに気兼ねして本音を出せない参加者がいる可能性も考慮し、交流会の後半は患者と家族とで場所を分け、交流を深めた。Aさんは「人工呼吸器を付けな

図4 市町村との連携

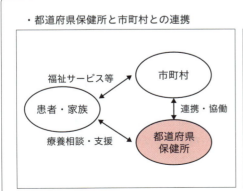
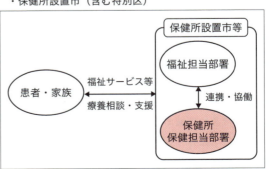

がら家で過ごしている先輩患者にも会えて勇気づけられた」と話し、この先輩患者と連絡先を交換し、継続してメールで交流を深めている。妻は「介護が必要になるとどういう生活になるのかが少しわかった。どんな準備をしておくとよいのかも聞けてよかった」と話した。

❷ 生活に困難さが出てきた時期

しばらくするとAさんは嚥下障害が進行し、唾液も飲み込めなくなってきた。歩行や日常生活動作には支障がないが、呂律が回らなくなり、会話ができなくなってきた。コミュニケーションはスマートフォンに文字を打ち込み、相手に見せることで対応している。主治医からは、早急に胃ろう造設をと勧められている。呼吸機能も低下してきており、気管切開や人工呼吸器装着についても家族で考えるようにと説明を受けた。Aさんは保健師に「今のまま身体が動くなら、人工呼吸器を付けて生きたい。長男が仕事に就き自立する姿を見たい。でも、妻に迷惑をかけるのも辛い」と話した。妻は、保健師と2人きりになると「夫は人工呼吸器を付けて生きたいみたい。でも私は不安。経済的に私は働き続けなくてはいけない。働きながら人工呼吸器患者の介護を続けることなんてできるのか」「『今のまま身体が動くなら人工呼吸器を装着したい』と夫は話すが、夫はALSという病気の特徴をきちんと理解できているのか不安」と話した。

● 保健師が行った支援

① Aさんと妻が、今後の病状の進行について共通理解ができるよう、病院主治医とソーシャルワーカーに状況を伝え、病状の説明の機会を設けることを提案した。主治医は保健師の提案に賛成され、外来受診時に病状説明することになった。ソーシャルワーカーと保健師も同席し、社会資源や地域での支援についてニーズに応じた説明ができるよう準備した。

② 主治医からの病状説明を受け、Aさんと妻が今後の治療方針を決定できるよう、Aさんと妻双方の思いを個別に聴いていった。長男を含め家族で話し合うことを勧めた。

❸ 介護が必要となる時期

「長男も帰省してきてくれて、3人で話し合った。人工呼吸器を付けることに決めた。不安は尽きないけれど…」とAさんから保健師へメールが届いた。ほどなく呼吸状態が悪化し、緊急入院、胃ろう造設・気管切開・人工呼吸器装着となった。回復期リハビリテーション病院への転院を経て、自宅へ退院となった。入院を機に仕事は休職している。入院中に下肢の筋力が低下し、スマートフォンへの入力によるコミュニケーション、痰の吸引、胃ろう注入や食事動作は自立しているものの、その他日常生活動作には介助が必要である。妻はAさんの退院を機に在宅ワークで就労継続できることになった。退院に合わせて、病院がAさん・妻に介護保険サービスの利用を提案し、介護保険利用申請、サービス導入を済ませて退院となった。退院前には、病院では退院前カンファレンスが開催され、保健師も出席した。

● 保健師が行った支援

① 退院前カンファレンスにて課題を共有し、退院後の生活や関係機関の役割分担について、Aさん・妻・関係機関と検討した（特に在宅療養中の患者の場合、ケア会議は、保健師またはケアマネジャーが関係機関を招集して行うこともある）。保健師はケアマネジャーとも情報共有しながら、入院中からAさん・妻、病院ソーシャルワーカーに地域の社会資源、なかでも医療資源である訪問診療医や訪問看護に関する情報を提供した（訪問看護は、ALSの場合、医療保険となる。病名や病状により利用する制度を考える必要がある）。できるだけAさんが主体的に療養生活を送れるよう、Aさんや妻の思

いを引き出しながら、具体的に情報提供していくことが重要である。
② 病気の進行により、言語・非言語ともにコミュニケーションがとりづらくなることが予測される。保健師は、患者会や難病相談支援センター、訪問看護ステーションの作業療法士等と連携し、Aさんが自分の意思を伝え続けられるよう病状に合わせ、コミュニケーションツールの導入を行うとともに、随時ケアマネジャーとの情報共有を図った。
③ 要介護状態、人工呼吸器装着となったため、災害時の備えが重要である。保健師はAさん・妻に、外部バッテリー、代替の吸引器等、停電時に備えて準備しておく必要がある物品について情報提供した。水、食糧に加え、衛生材料も備蓄が必要であることも伝えた。また、市町村、ケアマネジャー、訪問看護師、主治医とも連携し、発災時の避難場所や経路、具体的な移動手段を検討するために、市役所の個別避難計画作成を提案し、特に医療に関する情報を共有した。
④ 妻の介護負担が増えたため、レスパイトケアが必要である。保健師はAさん・妻の意向を確認し、主治医とともにレスパイト入院できる病院を探したが、受け入れ先が見つからなかった。保健所で支援している他の人工呼吸器装着患者・家族も同じ悩みを抱えていた。保健師同士で話し合い、保健所長、行政職を含め所内で検討を重ねたうえで、管内の病院すべてを訪問し、人工呼吸器装着患者のレスパイト入院の受け入れ意向やその条件、受け入れが困難な場合はその理由を聞き取る調査を行った。人工呼吸器装着患者の実態を伝え、レスパイトケアの重要性についても各病院へ伝えていった。その結果、複数の病院が「病棟に空床があれば、受け入れ可能」「過去に受診歴のある患者であれば、受け入れ可能」と回答した。今後、Aさんを含めた支援事例に、患者のニーズに合わせて、主治医と連携し、受け入れ可能と回答した医療機関へのレスパイト入院について調整していく方向である。
⑤ 安定した在宅生活を送るためには、経済基盤も重要である。外出困難となると社会とのつながりも薄れがちになるが、これまでの役割を尊重したり、生きがいをもちながら生活できるようかかわる必要がある。保健師はAさんに、就労が継続できるよう、会社と調整することを提案した。Aさんも乗り気で、「在宅ワークで復職できないか、職場に相談している」と話している。障害年金受給ができないかについても情報を集め、Aさん・妻に情報提供し、手続きを進めている。

　Aさんは、発症直後に保健所の交流会で出会った先輩ALS患者とのメールでのコミュニケーションを続けている。「今後、新たにALSを発症した人には、自分も力になることで、恩返ししていきたい」と保健師に話している。

　以上は、進行性の難病であるALS患者支援の一例である。難病保健活動では、保健師は希少難病である疾患の特徴を踏まえ、また患者や家族の苦悩を十分に理解しながら、関係機関と連携する必要がある。患者家族の精神的・身体的な負担を軽減するためには、疾患や制度に精通していることが求められる。

参考文献
・厚生労働省健康局疾病対策課：平成22年3月版難病対策提要，2010．
・新しい難病対策 医療費助成のしくみ，平成27年7月版，社会保険研究所，2015．

第3部 対象別公衆衛生看護活動の展開と支援

第3章 危機(管理)に焦点を当てた活動

A 災害保健活動

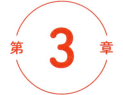

チェックポイント
- ☑ 災害の分類・特徴を理解する。
- ☑ 災害保健活動の基本を学ぶ。
- ☑ 各フェーズに応じた災害時の保健活動の実際を学ぶ。

1 災害保健活動の目的と理念

災害保健活動とは、災害発生前から、発災時、発災後に起こってくるさまざまな健康問題、さらにそれにかかわる生活課題も視野に入れた中長期的な活動である。発災後から変化する健康問題を予測し、発災前から予防対策を含めた保健活動を展開すること、また、その時期・ニーズに合わせた支援ができるよう、多くの人々や関係機関と連携・協働しながら保健活動に取り組むことである。

2 災害の分類と特徴

災害とは「暴風、竜巻、豪雨、豪雪、洪水、崖崩れ、土石流、高潮、地震、津波、噴火、地滑りその他の異常な自然現象又は大規模な火事若しくは爆発その他その及ぼす被害の程度においてこれらに類する政令で定める原因により生ずる被害をいう」(災害対策基本法第2条第1号)と定義されている。そのうえで、災害は3種類に分類される。つまり、自然現象によってもたらされる自然災害、大規模火災などによってもたらされる人為災害、そして特殊災害の3つに分類される(表1)。

表1 災害の種類

	種類
自然災害	地震、津波、火山噴火、火砕流、台風、洪水、土石流、鉄砲水、地滑り、高潮、竜巻、豪雪、雪崩、干ばつ、森林火災、熱波、寒波など
人為災害	火災、爆発、交通事故(航空機、鉄道、船舶、車の多重追突)、危険物、産業廃棄物、工場の爆発、化学物質や放射性物質の漏洩など
特殊災害	放射性物質の漏洩、有害化学物質の飛散、NBC災害(核・生物・化学物質)、伝染病の世界的流行

1 自然災害

自然災害は、地震や台風など自然現象によって生じる災害のことであるが、これらが

508

無人島で発生しても災害にならない。つまり、地震や津波、大雨、洪水、土砂崩落といった危険な事象は、災害を引き起こす誘因であり、これらの誘因に社会の側の脆弱な部分がさらされることにより災害が発生することになる。社会の脆弱性といえば、高齢者は、災害時の避難等に支援を要することも多く、都市、地方に限らず増大する高齢者の災害対策については早急に対応が望まれる。自然災害のなかでも特に水害に関しては、予報で事前に危険区域等が予測できるため、対策を行っていれば被害を最小限に抑えることも可能である。

また、自然災害は、発生場所によって都市型災害と地方型災害に分けられる。都市に発生した場合、地方に比べて人的・経済的被害が増大し、被害の様相も多様化・複雑化するし、二次災害が発生したり復旧に時間がかかる。また、地方に発生した場合、人口密度が低く、住宅が分散していて、被災地の孤立が起こりやすい。災害弱者とされる高齢者の人口比率の高い地域が多いのが特徴である。

2 人為災害

人為災害は、航空機や鉄道、船舶などの大型交通災害、工場の爆発事故など、人為的な要因がかかわる災害のことである。

3 特殊災害

特殊災害は、自然災害と人為災害の複合型災害で、放射性物質の漏洩や、有害化学物質の飛散、NBC災害（核・生物・化学物質）、伝染病の世界的流行などの災害をいう。

3 災害保健活動の基本

公衆衛生看護の定義として津村は、「地域で生活しているあらゆる発達段階、あらゆる健康レベルの人々が主体的に健康を守り、QOLの向上を目指すように寄与することである。そのために、看護職はチームの一員として、個人・家族、近隣グループ、コミュニティとかかわり組織的な健康活動と必要な環境調整を行うこと」と述べている[1]。つまり、保健師には、自治体行政職員としての責務と公衆衛生看護専門職として、地域住民の生命と健康を守る双方の機能が求められる。

全国保健師会は、災害時における保健活動の推進のため、1996（平成8）年に「**災害時における保健師活動マニュアル**」を作成した。その後も東日本大震災での津波被害、原子力発電所の事故、豪雨等による水害や噴火等の自然災害が頻繁に発生し、保健師をはじめとした保健医療活動を担う行政職員は、災害発生直後から中長期的に、医療・保健・福祉・生活支援等のさまざまな支援チームと連携・協働しながら、その時期およびニーズに合わせた支援を行うことが求められるとして、2019（令和元）年にマニュアルが改訂された。

図1は、災害時保健医療ニーズと活動の経時変化である[2]。発災直後の情報が少ないなかで救命処置が開始されるが、被災者の健康課題は、災害発生直後からフェーズにより中長期的かつ多岐にわたり表面化する。災害直後は、特に人命の救助、救護等の医療ニーズが多いが、その後は、避難所の集団生活による感染症の発生、エコノミークラス症候群、慢性疾患の悪化、生活不活発病、メンタルヘルスの悪化等、保健や生活環境に係る健康課題が増大することが、これまでの大災害の経験から明らかになっている。都道府県や保健所は、発災時に地域住民の直接的サービスを最前線で展開し、被災市町村の保健活動の支援や協働の役割を担わなければならない。その

509

図1 災害時保健医療ニーズと活動の経時変化

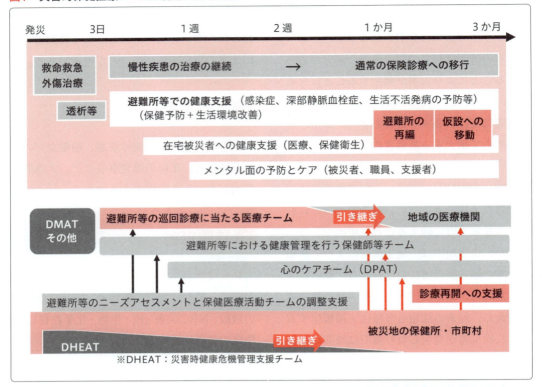

日本公衆衛生協会／全国保健師長会：災害時の保健活動推進マニュアル, 令和元年度地域保健総合推進事業「災害時の保健活動推進マニュアルの周知」報告書, 3, 日本公衆衛生協会, 2020. より

図2 災害時の公衆衛生の目的

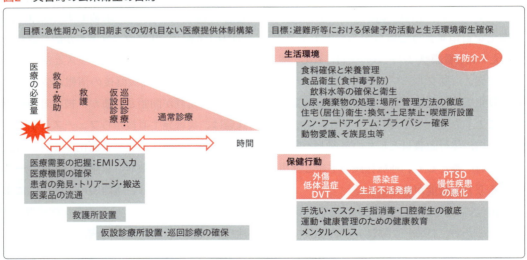

日本公衆衛生協会／全国保健師長会：災害時の保健活動推進マニュアル, 令和元年度地域保健総合推進事業「災害時の保健活動推進マニュアルの周知」報告書, 3, 日本公衆衛生協会, 2020. より

ためには、平時からフェーズに応じた保健師の体制整備が重要である。

一方で、各自治体で準備体制を十分に整えていても、その想定を超えるのが災害であるとして、2019（令和元）年の改訂では、災害時の保健活動の目的を、「防ぎ得る死と二次健康被害の最小化」であるとしている。図2にあるように、「急性期から復旧期までの切れ目ない医療提供体制構築」と「避難所等における保健予防活動と生活環境衛生確保」が必要であるとしている。また、保健師の役割についても、東日本大震災前は避難所への常駐や巡回など、被災地における住民への直接支援が保健師の主たる業務と認識されていたが、今回の改訂では、保健医療活動チームとの協働や「受援マネジメント」などの調整役割の重要性が増大しているとしている。

具体的なチームとしては、表2にあるように、**DMAT（災害派遣医療チーム）、DPAT（災害派遣精神医療チーム）、JMAT（日本医師会災害医療チーム）**がある[3)〜5)]。看護師は、これらのチームの一員として、それぞれのなかで活動している。

災害保健活動の基本は、災害が住民の健康へもたらす影響を考慮し、予測される健康被害を防ぎ、PDCAサイクルに基づく保健活動を推進することである。

表3は、具体的な「被災時の保健活動」である。大きく①直接的支援、②情報収集・分析、ニーズ集約、計画策定・評価、③関係機関連携・調整の3つに分類される[6)]。

❶ 直接的支援

救命・救護活動、情報収集（各種調査実施）、個別健康相談、保健指導、集団健康教育、衛生管理、生活環境整備、生活や活動用品確保、各種手続き支援従事者の健康管理などである。

❷ 情報収集・分析、ニーズ集約、計画策定・評価

災害時には、情報収集から対策立案、対策の実施、評価に至る一連の過程（PDCAサイクル）を回し続ける。健康調査情報収集（各種調査など企画）、各種データ集約、分析、記録（整理、保管）、情報モニタリング、発信などである。

❸ 関係機関連携・調整

保健・医療・福祉対策本部の設置と運営、活動方針（対策）検討、推進、活動体制整備、

表2　主な災害対応チーム

災害対応チーム	活動内容
DMAT（災害派遣医療チーム）[3)]	医師、看護師、業務調整員（医師・看護師以外の医療職および事務職員）で構成され、大規模災害や多傷病者が発生した事故などの現場に、急性期（おおむね48時間以内）から活動できる機動性をもった、専門的な訓練を受けた医療チームである。
DPAT（災害派遣精神医療チーム）[4)]	自然災害や航空機・列車事故、犯罪事件などの集団災害の後、被災地域に入り、精神科医療および精神保健活動の支援を行う専門的なチームである。精神科医師、看護師、業務調整員で構成されている（先頭隊を構成する医師は、精神科医でなければならない）。
JMAT（日本医師会災害医療チーム）[5)]	医療のプロフェッショナルチームとして、被災地における医療・健康管理の支援、感染症対策をはじめとする公衆衛生対策、派遣先エリアにおける医療ニーズの把握、医療支援が不足しているエリアの把握・巡回診療医療関係者間の連絡会の設置支援を行う。
日赤災害医療コーディネートチーム	災害医療コーディネーターとは、災害時に、都道府県または保健所が保健医療活動の総合調整を適切かつ円滑に行えるよう支援する者であり、被災地の医療ニーズの把握、保健医療活動チームの派遣調整等を行うことを目的として、都道府県により任命された者である。
DRAT（大規模災害リハビリテーション支援関連団体協議会）	平時から参加団体が相互に連携し、各地域において住民とともに災害に立ち向かえるように「災害リハビリテーション支援チーム」を発足させる。大規模災害の発生時には、災害弱者、新たな障がい者、被災高齢者などが自立生活を再建できるようリハビリテーション支援を行うことを目的とする。

表3　被災時の保健活動

直接的支援	避難所	環境面	・避難生活環境全般の把握と必要な調整 ・感染症、食中毒等の予防のための衛生、防疫資材の供給調整 ・感染症など予防（うがい・手洗い励行、消毒の指導）
		運営面	・避難所責任者、代表者などとの連携による支援体制整備 ・被災状況や避難状況に関する情報収集・報告 ・医薬品、防疫薬品、衛生材料などの管理 ・飲料水・食料品等の保管や消費に関する衛生管理 ・保健・福祉・介護保険等各担当部署などとの連携・調整 ・災害時要援護者の管理台帳等記録ファイルの作成（系統的管理） ・必要な職種やマンパワー量の見極めと投入
		住民支援	・救護所や福祉避難所等との調整 ・巡回健康相談、健康調査などによる健康状況把握 ・療養指導や他職種連携などを要する避難者への支援 ・二次的健康障害予防対策（健康相談、健康教育、健康診査等）
		情報管理 プライバシー	・保健・医療・福祉関連情報の提供、周知 ・マスコミ取材等への対応体制整備（プライバシー確保）
	在宅（車中泊含む）	災害時要援護者把握	・災害時要援護者の所在および安否確認 ・災害時要援護者への個別支援（医療・服薬管理、サービス調整等） ・車中泊、テント泊などの把握（エコノミークラス症候群予防など） ・訪問調査などによる健康状況把握
		住民代表連携・調整	・自治会などの地域代表住民との連携・調整
	仮設住宅	災害時要援護者把握	・入居者の健康調査、災害時要援護者等の継続的支援
		コミュニティ支援	・自治コミュニティ代表住民との連携・調整 ・住民間の交流への支援（健康教育、つどいの場の提供等）
	他	保健事業再開	・各種保健事業の再開
		職員健康管理	・職員の健康管理（休息・休暇確保、健康相談など）
情報収集・分析、ニーズ集約、計画策定・評価		情報収集・分析 ニーズ集約	・被災に関連する情報収集・分析・整理、資料化 ・被災者支援に関する活動記録等の管理 ・被害が予測される人・集団・地域のリストアップ
		計画策定・評価	・フェーズ各期の活動計画策定と実施、モニタリング、評価 ・健康調査、健康診査等の実施の検討および準備 ・医療チームや応援・派遣者など支援活動収束化への調整
		事業計画調整	・通常業務再開へ向けた検討・調整 ・必要な人的資源および量の算出と調整
関係機関連携・調整		所内対策本部	・被災地および活動状況等の所内対策本部への報告 ・支援対策方針決定および必要な体制整備 ・情報提供体制の確立と周知
		関係機関	・医師会、医療班の調整（巡回・配置医療計画など） ・保健・福祉・介護保険等各担当部署との対策検討
		報告 引き継ぎ	・関係者ミーティング（連絡会議などの実施） ・活動記録等の引き継ぎ、管理

奥田博子：自然災害時における保健師の役割. 保健医療科学57(3), 216, 2008. を一部改変

人員・人材確保、連携の体制づくりなどである。

4 災害支援の法・制度とシステム

わが国では近年になり、地震とともに、水害や土砂崩れなどによる災害が多くなっている。被災者の生活再建への具体的な取り組みを支援するためには、災害救援を行ううえで基本となる主な法・制度についての理解が必要となる。

1 災害救援の基盤となる法律

1 災害対策基本法

災害対策基本法は、1961（昭和36）年に、総合的かつ計画的な防災行政の整備および推進を図ることなどを目的に制定された。そのなかでは、国に置かれる中央防災会議において、防災基本計画を作成することが義務づけられている。その基本計画をもとに、すべての都道府県および市町村では、それぞれの地域の実情に応じた地域防災計画を策定することになっている。

2013（平成25）年の改正において、「減災」の考え方等、災害対策の基本理念（第2条の2）を明確化するとともに、高齢者、障がい者等の災害時の避難に特に配慮を要する者についての名簿（避難行動要支援者名簿）の作成の義務化（第49条の10）や、本人の同意を得たうえで消防、民生委員、社会福祉協議会等の関係者にあらかじめ情報提供するものとした（第49条の11第2項）。

さらに2018（平成30）年には、被災都道府県からの応援の求めを受けた都道府県が、その区域内の市町村に対して被災市町村への応援を求めることができることを明確化した（第74条の2）。被災都道府県から応援の求めを受けた都道府県が、その区域内市町村に対して被災市町村への応援を求めることについての、応援職員の派遣根拠や費用負担、指導監督権のあり方を規定し、地方公共団体の広域応援体制の強化に向けた改正が行われた。

表4　災害救助法による救助の種類

救助の種類	・避難所の設置および応急仮設住宅の供与　・被災者の救助　・住宅の応急修理　・炊き出しその他による食品の給与および飲料水の供給　・被服、寝具その他生活必需品の給与・貸与　・医療・助産　・死体の捜索・処理　・埋葬　・学用品の給与　・障害物の除去

内閣府政策統括官（防災担当）：災害救助法の概要, 3, 2020. を一部改変

2 災害救助法

災害救助法は、1947（昭和22）年に、災害に対して、地方公共団体、日本赤十字社その他の団体および国民の協力の下に、国が応急的に必要な救助を行い、被災者の保護を図ることを目的に制定された。

表4は、災害救助法による救助の種類である[7]。この法律による救助は、都道府県知事が行い、市町村長がこれを補助する。こうした活動に要する費用は、都道府県が支弁することになるが、当該費用が年度において100万円以上になる場合には、当該都道府県の財政力に応じて、国がその費用の50～90％を負担する。

2 生活再建を支援するための法・制度

表5は、被災後の暮らしの状況に合わせて受給できる支援制度である[8]。

1 被災者生活再建支援法

災害により居住する住宅が全壊するなど、生活基盤に著しい被害を受けた世帯に対して支援金が支給される。被災者への支援額は、①住宅の被災程度に応じて支給される支援金（基礎支援金）と、②住宅の再建方法に応じて

表5　経済・生活面の支援

被災後の経済・生活状況	活用できる制度
当面の生活資金や生活再建の資金が必要な場合	●被災者生活再建支援制度（給付） ●災害援護資金（貸付）融資 ●生活福祉資金制度による貸付（緊急小口資金・福祉費（災害援護費）） ●母子父子寡婦福祉資金貸付金
生活に困窮している場合	●生活保護 ●生活困窮者自立支援制度
離職後の生活を支援してほしい場合	●未払賃金立替払制度
法的トラブルの解決方法を知りたい場合	●法的トラブル等に関する情報提供 ●弁護士費用の立替等に係る民事法律扶助制度

支給される支援金（加算支援金）に区分され、合計で最高300万円支給される。対象は、①災害救助法施行令第1条第1項第1号または第2号に該当する被害が発生した市町村、②10世帯以上の住宅全壊被害が発生した市町村、③100世帯以上の住宅全壊被害が発生した都道府県などと規定されている。窓口は、都道府県、市町村である。

2 災害弔慰金の支給等に関する法律

　災害弔慰金の支給等に関する法律は、①災害により死亡した者の遺族に対して支給する「災害弔慰金」、②災害により精神または身体に著しい障がいを受けた者に対して支給する「災害障害見舞金」、③災害により被害を受けた世帯の世帯主に対して貸し付ける「災害援護資金」について規定した法律である。

　「災害弔慰金」の対象災害は自然災害であり次の要件が求められる。
・1市町村において住居が5世帯以上滅失した災害
・都道府県内において住居が5世帯以上滅失した市町村が3以上ある場合の災害
・都道府県内において災害救助法が適用された市町村が1以上ある場合の災害
・災害救助法が適用された市町村をその区域内に含む都道府県が2以上ある場合の災害

　受給遺族は、①配偶者、子、父母、孫、祖父母、②死亡した者の死亡当時における兄弟姉妹（死亡した者の死亡当時その者と同居し、または生計を同じくしていた者に限る）

　「災害障害見舞金」の対象災害と実施主体は「災害弔慰金」と同様である。受給対象者は、重度の障がい（両眼失明、要常時介護、両上肢、ひじ関節以上切断等）を受けた者である。

3 生活福祉資金貸付制度（緊急小口資金・福祉費（災害援護費））

　生活福祉資金は、金融機関等からの借入が困難な世帯に対して経済的な自立と生活の安定を図るために必要な経費を貸し付けるものである。

　対象は、低所得世帯、障がい者世帯または高齢者世帯である。生活福祉資金の緊急小口資金や福祉費（災害援護費）については、災害弔慰金の支給等に関する法律の災害援護資金の対象となる世帯は適用除外である。

　窓口は、市町村社会福祉協議会である。

4 母子父子寡婦福祉資金貸付金制度

　母子家庭や父子家庭、寡婦を対象に、経済的な自立と生活の安定を図るために必要な経費を貸し付けるもので、緊急小口資金や福祉費（災害援護費）がある。

　窓口は、都道府県・市（福祉事務所設置町村含む）の福祉事務所である。

5 その他

　以上の制度以外にも被災後の暮らしの状況により経済面・生活面の支援として利用できる制度がある。生活が困窮している人の場合は「生活保護」や「生活困窮者自立支援制度」、離職後の生活を支援してほしい場合は「未払

賃金立替払制度」などがある。また、子どもの養育・就学を支援してほしい場合は「教科書等の無償給与」や「小・中学生の就学援助措置」等がある。

3 相談窓口

相談窓口として、「こころの健康相談」「法的トラブル解決のための総合案内所（法テラス）」「人権相談」「被災者見守り・相談支援事業」「よりそいホットライン」などがある（表6）。

表6 主な相談窓口

相談窓口名	相談内容等
こころの健康相談	不安、悩みなどのこころの健康
法的トラブル解決のための総合案内書（法テラス）	解決に役立つ法制度や窓口の案内
被災者見守り・相談支援事業	孤立防止のための見守りや生活上の相談、専門機関へのつなぎ等の支援
よりそいホットライン	生きにくさ、暮らしにくさを抱える人のための無料電話相談

5 災害時のフェーズに応じた保健活動の実際

1 災害発生前からのマニュアルづくりとその周知

災害保健活動は、発災時だけでなく長期にわたり予防の視点をもって住民の健康状態をアセスメントし、必要な支援を行っていく。そのために災害発生前から自然災害それぞれの特性やその地域や地勢で起こりやすい災害の特徴を踏まえて、災害保健活動ガイドラインやマニュアルを作成し、組織内への周知を行うこと、さらに都道府県・市町村が連携してそれぞれの役割に合わせた活動体制を整えておくことが重要である。

2 フェーズとそこでの保健活動

災害時の状況は、発生した災害の種類、規模、地区特性など、さまざまな要因により被災者の置かれている状況は大きく変化する。災害が発生した場合、保健師は発災直後から医療救護補助や医療班の調整を行い、要援護者を含む医療・保健・福祉に関する課題に対し、多種多様な外部支援者との協働による継続的な取り組みの主軸を担う。災害支援者として派遣される場合、フェーズを意識した展開は、チームとして活動を継続的に行うために重要である。そのため、「今がどのような時期、状況」か「段階（区分）」かについて意識して行動する必要がある。

以下は、フェーズごとの発災直後から復興までの保健活動である。

1 フェーズ0：初動体制の確立（概ね発災後24時間以内）

初動体制の確立の時期は、到着した外部支援者等と、被災状況についての情報が不十分ななか、災害派遣医療チーム（DMAT）等と連携して負傷者の救助等に対して優先的に取り組む。また、健康状態と共同生活による支障についてのアセスメントを行い、必要な支援を行う。フェーズ0での「自宅待機者」については、災害時要援護者、避難行動要支援者等についての安否確認を優先して行う。

2 フェーズ1：緊急対策（生命・安全の確保、概ね発災後72時間以内）

フェーズ1では、「緊急対策」として、生命・安全の確保を優先して取り組みながら、被災状況の把握に努め、避難所・地域の要援護者に対する災害発生直後の救出・避難の支援や

515

安否確認を行う。要援護者をはじめとした災害弱者の救出や救護・安否確認を住民の協力を得ながら展開したり、施設入所利用者の避難誘導など、まずは生命の保持を最大の目標とした援助を行う必要がある。なお被災後の混乱状況のなかで、この段階の動きがスムーズに稼働するためには、災害前から役割分担や協力体制構築や繰り返してのシミュレーション・訓練が不可欠である。

3 フェーズ2：応急対策（生活の安定、概ね発災後2週間まで）

フェーズ2は、概ね発災後2週間まで、「応急対策」として避難所移行時であれば、共同生活に支障を来す要因はないかアセスメントを行い支援をする必要がある。たとえば、

① 未就学児（夜泣き等への配慮が必要）、授乳期の母子、妊産婦等の場合
② 高齢者のため、広い体育館などでは歩行に介助が必要な場合
③ 環境の変化による認知症の悪化が考えられる場合
④ 身体、知的、精神に障がいがあり、介護が必要な場合
⑤ 高血圧、腎臓病、糖尿病など、継続して治療が必要な病気がある場合

等が考えられる。

このうち、①の場合には別の部屋を確保するか、間仕切り等でプライバシーを保てる空間を確保する。また、母親はストレス等で母乳が出なくなり母乳から人工ミルクに切り替える人も多いが、避難所では哺乳瓶の煮沸消毒や熱湯の確保が困難な場合も多く、母乳育児を継続できる環境づくりや支援も必要である。また、災害時には、避難所運営者や、保健師、看護師、医師等に対し、自らが妊産婦であることや、既往歴や現在の体調、避難生活上の困難や不安などについて、積極的に申し出ることが早期の支援につながるため、平常時に周知をしておくことが必要である。②③④の場合には早期に福祉避難所や施設への移動が必要になる。すぐに移動ができない場合には、別の部屋を確保し、24時間支援できる体制づくりを行う。この場合には、家族が同じ避難所にいれば、家族にも協力を得る。それと同時にボランティア等の支援を確保する必要がある。⑤については、治療が継続できているか、食事・水分摂取状況は適切に行われているかチェックし、必要であれば医療が受けられるよう支援する[9]。

避難所の集団生活では、風邪やインフルエンザ、ノロウイルス等の感染性胃腸炎、その他の感染症が起こりやすいことを保健師等が避難者や避難所の管理者に注意喚起し、うがい・手洗い・手指消毒・マスクの着用・咳エチケット等、予防行動の励行をパンフレットなどで促す。

表7　災害時に起こりやすい健康課題と保健指導のポイント

健康課題	保健指導のポイント
エコノミークラス症候群	・体位変換が適切に行われない場合は4時間程度で発症することもある ・同じ姿勢をとり続けない、圧迫を避ける ・水分を十分に摂取する ・足首を回す等の運動を定期的に行う
感染症	・マスク、手洗い、うがいの励行 ・流水が得られない場合の消毒方法の周知 ・トイレの使用方法（感染性胃腸炎の予防） ・くつ、手袋等の着用によるケガ防止
ストレス関連障害	・災害時の心的反応のプロセスに関する啓発 ・有症状者の早期発見のために巡回し、健康観察を行う
便秘	・適切な水分摂取 ・適度な運動
アルコール依存症	・アルコール問題保有者等への教育的介入 ・一般市民への啓発 ・避難所管理者等への説明
廃用症候群（生活不活発病）	・いすやベッドを利用した活動的な空間づくり ・負荷運動の指導 ・生活リズムや環境を整えるための体操や換気、掃除等の導入

日本公衆衛生協会，全国保健師長会：大規模災害における保健師の活動マニュアル，42・43, 2013. を一部改変

「在宅避難」の場合、避難所と違って情報が入りにくく孤立化する危険性があるため、特に情報提供とこころのケア対策が求められるようになる。

在宅避難をされている人々に医療の継続ができていないことや、物資が届きにくいことなどがこれまでにも課題としてあげられている。保健師等は、平時から内部障がい者や精神障がい者の人々の状況について、専門機関との情報共有等を図っておく必要がある。

4 フェーズ3：応急対策（生活の安定、避難所から概ね仮設住宅入居まで）

フェーズ3は、避難所から概ね仮設住宅入居までである。発災後、徐々に避難所のなかで落ち着きを取り戻し、新たな生活パターンができかけたころには、平時にやっていたことでやれなくなっていたことがより鮮明になってくる。想定されるニーズは、居住、お金、労働、教育、参加、心身の健康に関するニーズである。保健師は、福祉職やボランティア等と連携しながら、そうしたニーズについてのアセスメントを行い、二次災害の予防に努めることが求められる。また、非常時においても、自立支援を念頭に置きながら、短時間で今後の支援活動に必要な情報の把握を行わなければならない。表7は災害時に起こりやすい健康課題と保健指導のポイントである[10]。

5 フェーズ4：復旧・復興対策期（人生・地域の再建、仮設住宅生活期）

フェーズ4は、復旧・復興対策の時期であり、仮設住宅で生活しながら、新たな生活を再建していくことになる。仮設住宅では震災前のコミュニティが崩壊する場合が多い。そうしたなかでは、廃用症候群、無気力、孤独感、外出交流の減少などが起こりやすく、その延長線上で自殺や孤独死なども増加しやすくなる。こうした課題に対して、保健師や心のケアチームによる戸別訪問等に合わせて、新たな地域組織づくりと住民同士の支え合い活動の創出、また、外部ボランティアによる声かけ、見守り、傾聴、各種アクティビティなど支援体制づくりを進めていく。

また、仮設住宅段階の中期から後期にかけて、将来に向けた生活再建が心配事として持ち上がってくる。職場への復帰、学校への復学、家屋の再建など、次のステップに向けた生活問題が一気に増加する。それらへの相談活動、さまざまな制度の情報提供、制度利用への橋渡しなどが大きな支援の柱となる。継続した健康支援と安否確認、心のケアを通して、職場復帰、学校復帰、自宅復帰した人びとに対しても当面の間、巡回相談などの継続的支援を行う必要がある。

3 各フェーズにおける保健医療活動の概要（地震編）

表8は、2019（令和元）年度に日本公衆衛生協会／全国保健師長会が作成した「災害時の保健活動推進マニュアル」に掲載されているフェーズ各期における保健活動の概要である[11]。フェーズごとの地域のニーズを医療、保健、福祉に分類し、起こりうることを「課題となる事項」として整理し、被災市町村、保健所、都道府県および政令市の役割を「マネジメント」と「対策」に分けて明記している。

先に述べたフェーズごとの具体的な活動と併せて確認し、実際の場で効果的、効率的な支援活動が行えるよう、平時から準備しておくことが重要である。

表8 各期における保健活動の概要（地震編）

		フェーズ0 初動体制の確立 （概ね災害発生後24時間以内） 災害モードへの切り替え	フェーズ1 緊急対策 －生命・安全の確保－ （概ね災害発生後72時間以内）	フェーズ2 応急対策 －生活の安定－ （避難所対策が中心の時期）
地域の概況		人的被害・建物倒壊・水道や交通等インフラの不全	余震・被害の全容把握・避難者の増加・生活用品の不足	避難所の利用者・退出者の増減・ニーズの顕在化
ニーズ	医療	◎傷病者の急増　◎医療機能の低下（治療・病床数・従事者・医薬品） ◎救命救急　◎救護所の設置・運営 ◎広域搬送	◎DMATの交代・他の医療チームの派遣　◎医療機能の低下 ◎救護所の設置・運営	◎救護所の運営　◎医療機能の回復 ◎巡回診療
ニーズ	保健	◎生活環境の悪化　◎サービスの低下（水・従事者・各種解決手段） ◎深部静脈血栓症（DVT） ◎避難所の設置・運営	◎感染症の流行　◎サービスの低下 ◎熱中症　◎保健医療活動チームの受援 ◎歯科・口腔衛生 ◎メンタルヘルス	◎食生活・栄養の偏り　◎保健医療活動チームの配置・調整・会議開催 ◎生活不活発病 ◎慢性疾患の治療継続
ニーズ	福祉	◎避難行動要支援者の避難　◎サービスの低下（施設・従事者）	◎福祉避難所の設置　◎サービスの低下	◎福祉避難所の運営　◎サービス調整
保健医療活動チーム等の例		・DMAT　・日本赤十字社	・DHEAT　・JMAT ・DPAT　・その他医療チーム	・保健師等チーム　・こころのケアチーム ・JDA-DAT　・JRAT　・JDAT
課題となる事項		・外傷、火傷、クラッシュ症候群等の傷病者が多い。 ・本震、余震で何度も地震が起こることがある。 ・夜間の場合は被害状況の把握が難しい。 ・避難所に行かず、自宅の玄関前、車庫等の外に一時避難する者がいる。 ・ライフラインの不通、道路寸断等により職員の登庁が限られる。	・内服等薬剤を持参しなかった慢性疾患患者が多い。 ・トイレ、避難所内の不衛生による感染症（インフルエンザ、風邪、胃腸炎等）にり患しやすい。 ・要配慮、要配慮者、アレルギー患者等が多く処遇調整が必要。 ・自宅避難者の状況が不明、情報が行き届かない。 ・車中泊、テント泊の避難者も多い。	・昼間は仕事や家の片付け等で避難所は人が少ないためニーズの把握が難しい。 ・家の片付け等による疲労蓄積が増大。 ・避難所生活の長期化による脱水、感染症、ADL低下、便秘、深部静脈血栓症（DVT）、不眠等が出現。 ・プライバシーが守られにくく、メンタル不調者の増大。 ・仮設住宅入居の可否や手続き等が始まり、ストレスを抱える人が多くなる。
被災市町村	マネジメント	◎市町村災害対策本部の立ち上げ・ミーティングの開始 ○統括保健師の配置 ・保健活動体制（保健師等人員確保、調整） ・管轄保健所と情報共有及び連携 ・災害保健活動の総括 1. 施設設備の安全確保と執務体制の起動 2. 情報収集、分析・企画立案 　①被災状況の把握（医療機関、救護所、避難所等） 　②被災市町村の活動状況の把握 　③医療救護体制の把握 　④災害保健活動の方針の検討と初動活動体制の確立 3. 保健活動体制の庁内調整、体制づくり	◎市町村災害対策本部の設置・運営 ○統括保健師の配置 ・保健活動体制（保健師等人員確保、調整） ・管轄保健所と情報共有及び連携 ・災害保健活動の総括 1. 情報収集、分析・企画立案と災害保健活動の方針の決定 　①被災状況等の情報収集 　②保健医療活動チームの派遣要請 2. 保健医療活動チームの受援準備、保健所との調整（保健所と連携） 3. 職員の健康管理体制の確立 （早期から休養確保できる体制づくり）	◎市町村災害対策本部の運営 ○統括保健師の配置 ・保健活動体制（保健師等人員確保、調整） ・管轄保健所と情報共有及び連携 ・災害保健活動の総括 1. 情報収集、分析・企画立案、実施、計画の見直し 2. 保健医療活動チームとの連携、終了時期の検討 3. 職員の健康相談、応援者等の健康管理
被災市町村	対策	4. 保健医療対策の実施（医療対策、保健予防対策、避難行動要支援者対策） 　①避難所の巡回 　②避難行動要支援者の安否確認 5. 保健医療活動チームの要請検討、判断 6. 保健医療活動チームの受援準備 7. 通常業務の調整、実施判断 8. 非常時優先業務の調整、実施判断	4. 保健医療対策の実施（医療対策、保健予防対策、避難行動要支援者対策） 　③救護所の設置 5. 非常時優先業務の調整	4. 保健医療対策の実施（医療対策、保健予防対策、要配慮者対策） 5. 通常業務再開に向けての調整
当該保健所	マネジメント	◎地域災害医療対策会議の設置、開催 ○統括的な役割の保健師の配置 ・保健活動体制（保健師等人員確保、調整） ・管轄市町村と情報共有及び連携 ・災害保健活動の総括 1. 施設設備の安全確保と執務体制の起動 2. 情報収集、分析・企画立案 　①管内の被災状況の把握（医療機関・救護所・避難所等） 　②医療機関情報の入力（EMIS） 　③被災市町村の活動状況の把握 　④市町村へのリエゾン派遣 3. 保健所支援の人的確保 4. 保健医療活動チームの受援体制の準備 5. 地域災害医療コーディネーターとの連携	◎地域災害医療対策会議の開催 ○統括的な役割の保健師の配置 ・管轄市町村と情報共有及び連携、支援 ・保健活動体制（保健師等人員確保） ・災害保健活動の総括 1. 情報収集、分析・企画立案と支援方針の決定 　①情報収集、課題分析 　②市町村に派遣したリエゾンによる統括保健師支援 2. 県内職員による保健師支援体制の構築 3. 保健医療活動チームの受援、調整、オリエンテーション 4. 地域災害医療コーディネーターとの連携	◎地域災害対策会議の開催 ○統括的な役割の保健師の配置 ・管轄市町村と情報共有及び連携、支援 ・災害保健活動の総括 1. 情報収集、分析・企画立案、実施（市町村災害保健活動計画に基づき支援） 2. 市町村へのリエゾン派遣、終了検討 3. 県内職員による保健師支援体制の実施 4. 保健医療活動チームの受援、連絡調整、終了時期の検討 5. 地域災害医療コーディネート機能の見極め 6. 職員の健康相談、応援者等の健康管理
当該保健所	対策	6. 保健医療対策の実施（医療対策、保健予防対策、生活環境衛生対策） 7. 医療機器装着難病患者等の要配慮者の安否確認 8. 通常業務の調整、実施判断 9. 非常時優先業務の調整、実施判断	6. 保健医療対策の実施（医療対策、保健予防対策、生活環境衛生対策） 　・救護センターの設置、医療救護班の派遣要請	7. 保健医療対策の実施（医療対策、保健予防対策、生活環境衛生対策） 8. 保健所業務の再開に向けた検討
県／政令市主管課		◎保健医療調整本部の立ち上げ、地域防災会議の設置 ○統括保健師の配置 1. 施設設備の安全確保と執務体制の起動 2. 情報収集、分析・企画立案 3. 本庁各課・保健所との連絡、情報共有 4. 被災地域における県内職員の受援体制の構築、調整 5. 保健活動支援チームの受援体制の準備 6. 災害医療コーディネーターとの連携 7. 国等への連絡調整 8. 職員健康管理体制の確立 9. 非常時優先業務の調整、実施判断	◎保健医療調整本部の設置、地域防災会議の実施 ○統括保健師の配置 1. 施設設備の安全確保と執務体制の起動 2. 情報収集、分析・企画立案 3. 本庁各課・保健所との連絡、情報共有 4. 被災地域における県内職員の受援体制の構築、調整 5. 県内職員による本庁支援体制の構築 6. 保健医療活動チームの受援、調整 7. 災害医療コーディネーターとの連携 8. 国等への連絡調整 9. 職員健康管理体制の確立 10. 非常時優先業務の調整、実施判断	◎保健医療調整本部の設置、地域防災会議の実施 ○統括保健師の配置 1. 情報収集、分析・企画立案 2. 本庁各課・保健所との情報共有 3. 被災地域における県内職員の受援体制の調整、終了時期の検討 4. 保健医療活動チームの受援、調整、見直し、終了時期の検討 5. 国等への連絡調整 6. 職員の健康相談の実施 7. 全県的な災害関係の会議の開催 8. 既決予算の流用等、予算措置

●各フェーズで対応ができなかった事項については引き続き次フェーズで実施する

フェーズ3 応急対策 −生活の安定− （避難所から概ね仮設住宅入居までの期間）	フェーズ4 復旧・復興対策期 −人生の再建・地域の再建− （仮設住宅対策や新しいコミュニティ づくりが中心の時期）	フェーズ5−1 復興支援期・前期 −復興住宅に移行するまで− （コミュニティの再構築と地域との融合）	フェーズ5−2 復興支援期・後期 −新たなまちづくり−
避難者の移動・コミュニティの崩壊・格差の顕在化	復興・復旧対策の実施		
◎地域医療への移行			
◎メンタルヘルス ◎孤立	◎コミュニティ再生 ◎ソーシャルキャピタルの醸成		
◎要介護者等新規対象者の増加			
・保健師等チーム ・こころのケアチーム		・保健師等の中長期派遣 ・保健師等の新たな雇用	
・避難所閉鎖に伴い、避難所が集約され移動を余儀なくされる。 ・生活基盤が確保できる人、できない人の格差が表出。 ・概ね保健師等チームの終了時期となる。	・仮設住宅での生活の不便さ（風呂、トイレ等）により生活範囲が狭まる。 ・馴染みのない地域での生活により閉じこもりになりやすい。 ・生活環境の変化により、適応障害、アルコール依存症の出現、孤立や不安、特に高齢者の認知症の出現・悪化がみられる。 ・避難生活の長期化による高血圧等生活習慣病の悪化がみられてくる。 ・新たなコミュニティの構築に向けた取り組みが必要。		
◎市町村災害対策本部の運営 ◎統括保健師の配置 　・保健活動体制（保健師等人員確保、調整） 　・管轄保健所と情報共有及び連携 　・災害保健活動の総括 1．情報収集、分析・企画立案、計画の見直し 2．保健医療活動チームの終了、業務移行 3．職員の健康相談、応援者等の健康管理 4．保健医療対策の実施（医療対策、保健予防対策、要配慮者対策） 5．通常業務再開に向けての調整、再開	◎復興支援本部の設置 ◎統括保健師の配置 　・災害保健活動の総括 　・管轄保健所と情報共有及び連携 1．情報収集、分析・企画立案、計画の見直し 　①自立生活支援に向けた中長期保健活動計画 2．職員の健康管理、健康相談 3．被災地職員の雇用 4．地元自治体の支援体制の再構築 5．通常業務の再開	②長期化する被災者の生活再建、復興住宅の建設を促進 ③住居移動に伴う新たな健康問題への支援 ④地域の自治組織、ボランティア、関係機関と連携した地域づくり支援 ⑤二次的健康被害の悪化予防 ⑥定期的な健康調査の実施（特にこころのケアを中心としたアプローチ 6．ソーシャルキャピタルの醸成	
◎地域災害医療対策会議の開催 ◎統括的な役割の保健師の配置 　・管轄市町村と情報共有及び連携、支援 　・災害保健活動の総括 1．情報収集、分析・企画立案、実施 （市町村災害保健活動計画に基づき支援） 2．市町村へのリエゾン派遣終了 3．県内職員による保健所支援体制の実施、終了検討 4．保健医療活動チームの終了、業務移行 5．職員の健康相談、応援者・市町村職員の健康管理 6．保健医療対策の実施（医療対策、保健予防対策、生活環境衛生対策） 7．保健所業務の再開	◎統括的な役割の保健師の配置 　・管轄市町村と情報共有及び連携、支援 　・災害保健活動の総括 1．情報収集、分析・企画立案、実施 ＊市町村災害保健活動計画に基づき支援 2．保健活動のまとめと評価 3．職員（保健所、市町村職員）の健康管理 4．通常業務の再開 5．災害に関連した研修会等の開催		
	◎復興支援本部の設置 ◎統括保健師の配置 1．情報収集、分析・企画立案 2．本庁各課・保健所との情報共有 3．被災地域における県内職員の受援体制の終了 4．保健医療活動チームの終了 5．職員の健康管理、健康相談 6．生活再建に必要な新たな活動のため、施策化・予算措置 7．調査・研究等への積極的な支援 8．被災地における保健医療福祉活動のまとめと検証 9．災害に関連した会議、研修会の開催 10．被災地職員の雇用促進、国への要望	11．復興部署を担う関係機関との連携	

日本公衆衛生協会／全国保健師長会：災害時の保健活動推進マニュアル, 令和元年度地域保健総合推進事業「災害時の保健師活動推進マニュアルの周知」報告書, 16・17, 日本公衆衛生協会, 2020. より

6 被災地での他機関・他職種チームとの連携時の留意点

　被災地への支援では、①行政や社協のように同組織のネットワークによる派遣、②職能団体による派遣、③協議会組織による派遣、④災害支援に特化した組織による派遣、などがある。また、協定等により、一定のルールが事前に定められている場合と、災害発生後、状況に応じスタッフの派遣を行う場合がある。いずれにせよ、それぞれの機関・団体がそれぞれ使命や役割を明確にもち被災地に入ってくるが、被災地の置かれている現状や、他機関の支援活動の状況を把握せずに支援活動を展開した場合、逆に被災者に迷惑がかかってしまうこともある。

　被災地でよくある例としては、避難所に避難している人に対し、心のケアと称した声かけや話し相手、また、在宅での被災者に対し、安否確認・見守り訪問をそれぞれの機関や団体が相互の連携もなしに行った結果、被災者には朝から晩まで同じことを聞いてくる人が連続して訪れ、その対応で被災者はますます疲弊してしまう場面が多々ある（次の事例参照）。

　また、被災地に支援に入る機関・団体には、個別支援を主目的とするものもあれば、被災地の将来像を見据え、地域支援を主目的にする機関・団体もある。両者は突き詰めていけば、どちらも被災地の復旧、復興につながるのだが、災害発生から間もなく、いまだ混乱しており、個別支援もままならない状態の時期に、外から入ってきた機関・団体から被災者や被災地域の専門職に対し、復興のために今から地域づくりが大切だと言われても、どうしてよいかわからなくなってしまう。

　このような声は、時として被災者から苦情という形であげられ、その受け止め先は結果的に地元の役所職員、保健師、地域包括支援センターの職員等になってしまう。

　本来ならば、こうした地元の保健師か社協職員、地域包括支援センターの職員等が主導して行うことが理想である。しかし、被災地の市町村はもとより各種専門機関も被災していることには変わりはなく、その機能が不全している場合には、その代わりを担う活動も必要になってくることを理解しておく必要がある。

> **事例　連携不足が招いた、転居によるケアの分断**[12]
>
> 　Sさん（男性、85歳）は、避難所に入る前から介助なしでは歩けない状態であった。そのため、避難所でも車椅子を調達しトイレ移動に使っていた。そのうち避難所を巡回していたリハビリチームのスタッフが、毎日交代で歩行訓練をし、健康管理は日赤の看護師が担い、それに合わせて支援に入り介護福祉士が歩行介助を続けたことにより、杖を使ってトイレにも行けるようになった。ところが避難所から仮設住宅に移って2週間もたたないうちに、風邪が引き金となって再び寝たきりの生活になってしまった。
>
> 　避難所のなかで、リハビリ、介護、看護スタッフの連携によりいったん杖歩行できるまでに改善したが、住まいが変わることで支援が途絶え、状態悪化につながってしまった。

　これはほんの一例であるが、先にも述べたように災害によって終の棲家を失っている人々であるということ、そしてその終の棲家がまだ決まっていない人々であるということ、こうした人々に対して支援していくうえで大切にしなければならないことは、連携と協働による次のステップにつながる支援であることを忘れてはならない。

引用文献

1）津村智惠子編著：三訂　地域看護学，2，中央法規出版，2008．
2）日本公衆衛生協会/全国保健師長会：災害時の保健活動推進マニュアル，3，2019．
3）厚生労働省DMAT事務局．http://www.dmat.jp/dmat/dmat.html
4）厚生労働省委託事業DPAT事務局．https://www.dpat.jp/dpat.php
5）JMAT（日本医師会災害医療チーム）．https://bcp-manual.com/bcp/jmat/
6）日本公衆衛生協会/全国保健師長会：大規模災害における保健師の活動マニュアル，44，2013．
7）内閣府政策統括官(防災担当)：災害救助法の概要，3，2020．
8）内閣府：被災者支援に関する各種制度の概要，1-5，2024．
9）公益財団法人三菱財団　平成25年度社会福祉事業・研究助成事業「災害ソーシャルワークの理論化と教材開発・教育方法の体系化に関する研究」報告書，35，2013．
10）前掲6），42-43
11）前掲2），16-17
12）上野谷加代子：共生社会創造におけるソーシャルワークの役割，214，ミネルヴァ書房，2020．

参考文献

・災害ソーシャルワーク入門，中央法規出版，2013．
・大島隆代：地域生活支援の理論と方法を探る，中央法規出版，2017．

第3部　対象別公衆衛生看護活動の展開と支援

B 社会的弱者に焦点を当てた活動

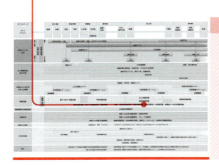

チェックポイント
- ☑ 社会的弱者とはどのような人たちなのかを理解する。
- ☑ 社会的弱者を支える法制度を学ぶ。
- ☑ 社会的弱者への保健活動の実際を理解する。

1 社会的弱者とは

　WHO（世界保健機関）は、2008年に「健康の社会的決定要因」委員会による最終報告書をまとめ、貧困などの社会経済的要因による健康の不平等を改善するための行動を世界的に行う必要性を提唱している[1]。

　第1部第3章2-1）で述べたように、社会経済格差は**健康格差**に影響を与えている。わが国においても健康の社会格差に関するさまざまな研究の蓄積により、所得や学歴、職業階層の低い者に疾患や死亡が多いことが明らかになっており[2]、日本学術会議は2011（平成23）年に「わが国の健康の社会格差の現状理解とその改善に向けて」の提言[1]のなかで、「低所得者層において健康問題が集積するとともに、こうした層が最低限の基本的な保健医療福祉サービスを受けられなくなっているのではとの懸念」を示している。

　社会的弱者を、広辞苑では、障がい者・高齢者・子どもなど、社会のなかで弱い立場にある人、としており、その他にもさまざまな定義がみられるが、ここでは、社会的弱者を健康に関して不利な状況にある低所得者層の者とし、保健活動について考える。

2 社会的弱者の健康および受診状況の実態

　図1は、高齢者への大規模調査結果であり、高所得者に比べて低所得者あるいは中所得者が何倍その疾患を有しているかを示したものである。ここから、精神疾患や主観的健康観といった心理的な状況や、生活習慣病や視力障害といった身体的な疾病などにおいて、低所得者の有病率が有意に高いことがわかる。

　また、図2、図3からは、所得とうつの状態および残存歯数に関連があることがわかる[3]。

　必要にもかかわらず何らかの原因で受診を控えることを受診抑制といい、低所得者は高所得者に比べて受診抑制が多いことがわかっている（図4）。また、医師への調査によると、約9割の医師が経済的理由による受診抑制を経験しており、その内容として状態が悪化してからの受診や治療の中断があげられている[4]（図5）。このように、受診の控えや、受診につながったとしても必要な治療を継続的に受けていない実情があることがわかる。

図1　愛知県の高齢者15,302人の調査における所得と各疾患の有病率との関係

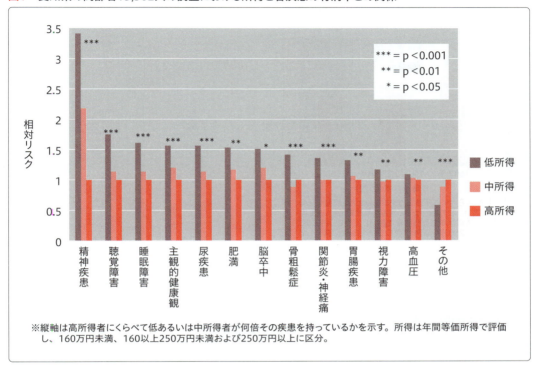

※縦軸は高所得者にくらべて低あるいは中所得者が何倍その疾患を持っているかを示す。所得は年間等価所得で評価し、160万円未満、160以上250万円未満および250万円以上に区分。

近藤克則編著：健康の社会的決定要因 疾患・状態別「健康格差」レビュー, 141, 日本公衆衛生協会, 2013.

図2　経済的不安の程度とうつ状態との関連（男性、等価所得階級別）

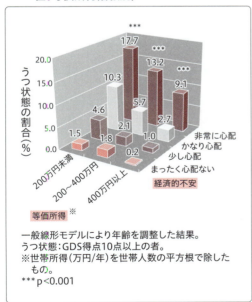

一般線形モデルにより年齢を調整した結果。
うつ状態：GDS得点10点以上の者。
※世帯所得（万円/年）を世帯人数の平方根で除したもの。
***p＜0.001

近藤克則編：検証「健康格差社会」, 102, 医学書院, 2007.

図3　年齢階層別所得と残存歯数との関連

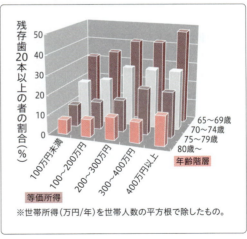

※世帯所得（万円/年）を世帯人数の平方根で除したもの。

近藤克則編：検証「健康格差社会」, 32, 医学書院, 2007.

図4 愛知県の高齢者15,302人の調査における過去1年間に受診を控えたと回答した者の割合

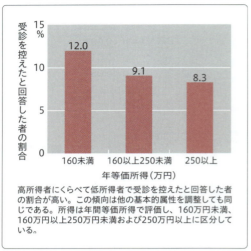

高所得者にくらべて低所得者で受診を控えたと回答した者の割合が高い。この傾向は他の基本的属性を調整しても同じである。所得は年間等価所得で評価し、160万円未満、160万円以上250万円未満および250万円以上に区分している。

近藤克則編著：健康の社会的決定要因 疾患・状態別「健康格差」レビュー, 142, 日本公衆衛生協会, 2013.

図5 経済的理由による受診抑制の経験の割合

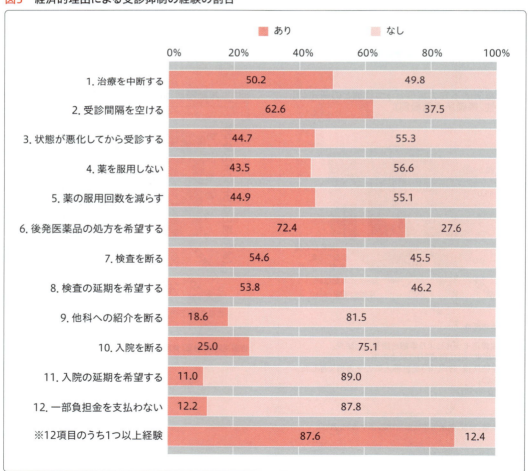

可知悠子他：経済的理由による受診抑制に関する医師の認識と診療上の対応, 日本プライマリ・ケア連合学会誌, 39(4), 214-218, 2016.
https://www.jstage.jst.go.jp/article/generalist/39/4/39_214/_pdf/-char/ja

3 社会的弱者への支援における基盤となる法律と施策

1 低所得者層の者への支援における基盤となる法律：生活保護法

　生活保護法は、国が生活に困窮するすべての国民に対し、その困窮の程度に応じ、必要な保護を行い、その最低限度の生活を保障するとともに、その自立を助長することを目的としている。この法律により保障される最低限度の生活は、健康で文化的な生活水準を維持することができるものでなければならないとされている。

　生活保護基準の内容は、表1のとおりである[5]。医療サービスの費用は医療扶助として自己負担なく受けられる仕組みとなっている。生活保護受給者が医療機関を受診するにあたっては、福祉事務所に医療扶助申請を行い、認められた後に発行された生活保護法医療券をもって受診する流れとなる。

　生活保護受給者数は近年では減少傾向にあったが[6]（図6、図7）、新型コロナウイルス感染症の影響により増加した。要保護者からの生活保護に関する面接相談および保護の決定の件数の増加に対応するため、保護決定等体制強化事業として、必要な人へ必要な生活保護が滞りなく決定されるように、福祉事務所における保護決定等の体制の強化が図られた[7]。

　生活保護受給者の健診受診率は、特定健診受診率と比較して低く、内臓脂肪症候群の該当者および予備群の割合は、公的医療保険加入者よりも高い[8]（図8）。また、糖尿病の有病割合が高く[9]（図9）、糖尿病は重症化した場合、人工透析治療など、自立生活への支障、医療費等への影響が大きいことより、生活保護受給者の健康管理支援（生活習慣病の重症化予防等）[8]が保健師等の家庭訪問等により行われている（図10）。

表1　生活保護基準の内容

　生活保護基準は、要保護者の年齢別、性別、世帯構成別、所在地域別その他保護の種類に応じて必要な事情を考慮した最低限度の生活の需要を満たすに十分なものであつて、且つ、これをこえないものでなければならない。（生活保護法第8条第2項）

生活を営む上で生じる費用	対応する扶助の種類	支給内容
日常生活に必要な費用（食費・被服費・光熱水費等）	生活扶助	基準額は、①食費等の個人的費用（年齢別に算定）②光熱水費等の世帯共通的費用（世帯人員別に算定）を合算して算出。特定の世帯には加算がある。（障害者加算等）
アパート等の家賃	住宅扶助	定められた範囲内で実費を支給
義務教育を受けるために必要な学用品費	教育扶助	定められた基準額を支給
医療サービスの費用	医療扶助	費用は直接医療機関へ支払（本人負担なし）
介護サービスの費用	介護扶助	費用は直接介護事業者へ支払（本人負担なし）
出産費用	出産扶助	定められた範囲内で実費を支給
就労に必要な技能の修得等にかかる費用（高等学校等に就学するための費用を含む。）	生業扶助	〃
葬祭費用	葬祭扶助	〃

※勤労控除：就労収入のうち一定額を控除する仕組みであり、就労収入額に比例して控除額が増加。
⇒　就労収入15,000円までは全額控除、全額控除以降の控除率は10％

厚生労働省：生活保護制度の概要. https://www.mhlw.go.jp/content/12002000/000771098.pdf

2 低所得者層の者への支援における基盤となる制度：生活困窮者自立支援制度

　生活保護受給者や生活困窮に至るリスクの高い層の増加を踏まえ、生活保護に至る前の

自立支援策の強化を図るとともに、生活保護から脱却した人が再び生活保護に頼ることのないようにすることを目指し、2015（平成27）年より、生活困窮者自立支援制度が始まった。本制度の対象者は、現在、生活保護を受給していないが、生活保護に至る可能性のある者で、自立が見込まれる者であり、内容は、①利用者の状況に応じて最適な支援策を早期・包括的に提供する相談支援事業の創設、②離職により住まいを失った人等に対し

図6　被保護人員・保護率・被保護世帯数の年次推移

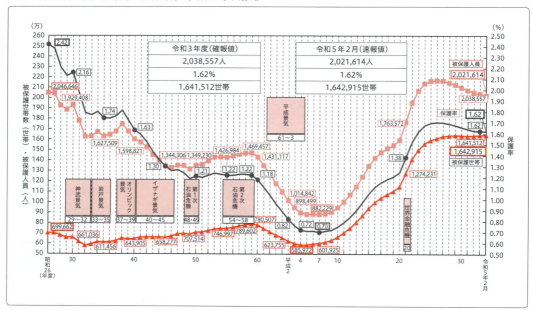

資料：被保護者調査（月次調査）（厚生労働省）（平成23年度以前の数値は福祉行政報告例）
厚生労働省：令和5年版厚生労働白書, 2023．

図7　世帯類型別被保護世帯数の対前年同月伸び率の推移

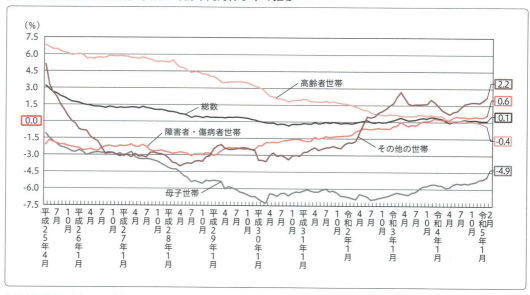

資料：被保護者調査（月次調査）（厚生労働省）（平成24年3月以前は福祉行政報告例）（令和4年4月以降は速報値）
※総数には保護停止中を含む。
厚生労働省：令和5年版厚生労働白書, 2023．

図8　被保護者の健診受診状況および健診結果（令和3年度）

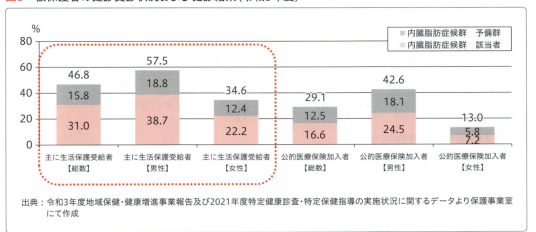

出典：令和3年度地域保健・健康増進事業報告及び2021年度特定健康診査・特定保健指導の実施状況に関するデータより保護事業室にて作成

厚生労働省：令和5年度「被保護者健康管理支援事業に関する担当者会議」(資料1)令和6年2月16日

図9　生活保護受給者と一般集団（国民生活基礎調査）の比較：糖尿病有病割合

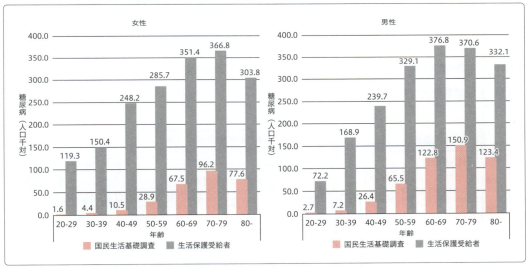

厚生労働省：「付き添い」のちから：生活困窮者の医療サービス利用の実態および受診同行支援の効果に関する調査研究報告書

て家賃相当を有期で支給、③生活訓練や社会訓練等を含む就労支援策の創設、④生活困窮家庭の子どもへの学習支援等の実施である[6]（図11）。

図10　生活保護受給者の健康管理支援の推進～被保護者健康管理支援事業の実施～

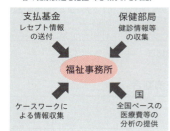

厚生労働省：令和5年度「被保護者健康管理支援事業に関する担当者会議」(資料1)令和6年2月16日

図11　生活困窮者自立支援制度の概要

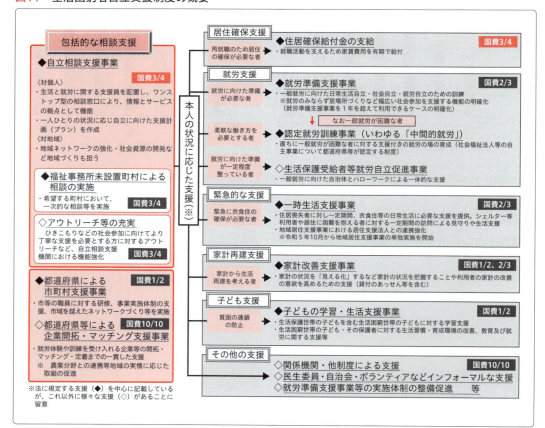

厚生労働省：令和5年版厚生労働白書, 2023.

4 社会的弱者への保健活動の実際

　保健活動は、地域の顕在的な健康課題のみならず、潜在的な健康課題を踏まえて展開する。自ら声を上げ、支援を求めることの少ない社会的弱者をどう見出し、支援すればよいのだろうか。

　地域で潜在化している社会的弱者の健康課題の明確化にあたっても、第2部第8章1・2の地域における活動、地域診断で述べているように、情報収集し対象理解を深め、アセスメントを行うことから始める。

表2　事業所規模別の平均給与

区分			平均給料・手当 (a)	平均賞与 (b)	平均給与	賞与割合 (b)/(a)	5,000人以上の事業所を100とした場合の指数		参考	
							平均給料・手当	平均賞与	平均年齢	平均勤続年数
	（事業所規模）		千円	千円	千円	%			歳	年
10人未満	1～4人	男	4,150	164	4,314	4.0	76	11	54.3	17.7
		女	2,301	166	2,467	7.2	87	33	56.6	17.6
		計	3,236	165	3,401	5.1	75	15	55.4	17.6
	5～9人	男	4,672	350	5,022	7.5	86	24	52.1	15.7
		女	2,516	242	2,758	9.6	95	48	52.3	13.6
		計	3,688	301	3,988	8.2	85	28	52.2	14.7
	計	男	4,435	265	4,700	6.0	81	18	53.1	16.6
		女	2,410	205	2,615	8.5	91	40	54.4	15.6
		計	3,475	237	3,711	6.8	80	22	53.7	16.1
30人以上	10～29人	男	4,613	524	5,136	11.4	84	36	49.6	13.4
		女	2,709	344	3,053	12.7	102	68	48.5	10.5
		計	3,800	447	4,248	11.8	88	42	49.1	12.1
	30～99人	男	4,380	701	5,080	16.0	80	48	47.9	12.7
		女	2,653	417	3,070	15.7	100	82	46.6	9.1
		計	3,653	581	4,234	15.9	85	55	47.4	11.2
	100～499人	男	4,391	922	5,313	21.0	80	64	46.1	13.1
		女	2,766	508	3,274	18.4	104	100	45.7	9.6
		計	3,709	749	4,457	20.2	86	70	45.9	11.6
	500～999人	男	4,678	1,102	5,779	23.6	86	76	45.4	14.2
		女	2,871	562	3,433	19.6	108	111	44.9	9.7
		計	3,926	877	4,803	22.3	91	82	45.2	12.3
	1,000～4,999人	男	5,105	1,341	6,446	26.3	93	92	45.0	14.8
		女	2,848	558	3,407	19.6	107	110	44.2	9.6
		計	4,186	1,022	5,208	24.4	97	96	44.7	12.7
	5,000人以上	男	5,460	1,451	6,911	26.6	100	100	44.2	16.5
		女	2,656	508	3,164	19.1	100	100	44.3	9.5
		計	4,318	1,066	5,384	24.7	100	100	44.2	13.6
	計	男	4,776	1,083	5,858	22.7	87	75	45.8	14.1
		女	2,747	503	3,250	18.3	103	99	45.2	9.5
		計	3,934	843	4,777	21.4	91	79	45.6	12.2
合計		男	4,716	917	5,633	19.4	86	63	47.1	14.3
		女	2,696	441	3,137	16.4	102	87	46.9	10.4
		計	3,860	716	4,576	18.5	89	67	47.0	12.7

国税庁長官官房企画課：令和4年分 民間給与実態統計調査―調査結果報告―令和5年9月

図12　賃金カーブ（時給ベース）

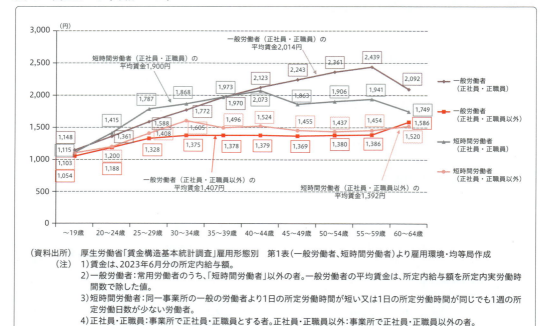

（資料出所）厚生労働省「賃金構造基本統計調査」雇用形態別　第1表（一般労働者、短時間労働者）より雇用環境・均等局作成
（注）
1）賃金は、2023年6月分の所定内給与額。
2）一般労働者：常用労働者のうち、「短時間労働者」以外の者。一般労働者の平均賃金は、所定内給与額を所定内実労働時間数で除した値。
3）短時間労働者：同一事業所の一般の労働者より1日の所定労働時間が短い又は1日の所定労働時間が同じでも1週の所定労働日数が少ない労働者。
4）正社員・正職員：事業所で正社員・正職員とする者。正社員・正職員以外：事業所で正社員・正職員以外の者。
5）一部の労働者（特に短時間労働者）の賃金については、所定内実労働時間数の長短により影響を大きく受ける場合があることに留意が必要。

厚生労働省：非正規雇用の現状と課題

1　社会的弱者を見出す活動

　ここでは、成人を例にあげ低所得者を見出すという視点で考える。1年を通じて勤務した給与所得者の1人当たりの平均給与を事業所規模別にみると、従事員が10人未満の事業所では371万円（男性470万円、女性261万円）であるが、5000人以上の事業所では538万円（男性691万円、女性316万円）である。5000人以上の事業所を100とした場合の指数をみても、平均給与・手当および平均賞与ともに、事業所規模が小さくなるにつれて平均年齢は高いにもかかわらず低くなっている[10]（表2）。

　また、正規雇用労働者・非正規雇用労働者の賃金カーブをみると、非正規雇用労働者は正規雇用労働者に比べ低く、年齢を重ねても賃金アップはみられない状況である[11]（図12）。

　健康保険の各保険者を比較すると、自営業者や無職者が加入する市町村国保と中小企業等の従業員とその家族が加入する協会けんぽ（全国健康保険協会）では、加入者1人当たり平均所得が低くなっている[12]（表3）。

　また、生活保護受給開始前の医療保険の加入状況をみると、市町村国保が半数を占めている[13]。

　これらの状況からは、低所得者層は、市町村国保や協会けんぽ（全国健康保険協会）加入者である無職者や小さい事業所規模の労働者、非正規雇用の労働者に多いといえる。

　続いて、健診受診率をみると、非正規雇用労働者は正規雇用労働者に比べ低く、保険者別では市町村国保や協会けんぽ（全国健康保険協会）が低い[14,15]（図13、表4）。

　このようにみると、健診未受診に生活習慣病や要介護リスクがあることが報告されており、低所得で健診未受診割合も多い市町村国保や協会けんぽ（全国健康保険協会）加入者、非正規雇用の労働者を社会的弱者として見出すことができる。

表3 各保険者の比較

	市町村国保	協会けんぽ	組合健保	共済組合	後期高齢者医療制度
保険者数 （令和2年3月末）	1,716	1	1,388	85	47
加入者数 （令和2年3月末）	2,660万人 （1,733万世帯）	4,044万人 [被保険者2,479万人 被扶養者1,565万人]	2,884万人 [被保険者1,635万人 被扶養者1,249万人]	854万人 [被保険者456万人 被扶養者398万人]	1,803万人
加入者平均年齢 （令和元年度）	53.6歳	38.1歳	35.2歳	32.9歳	82.5歳
65～74歳の割合 （令和元年度）	43.6%	7.7%	3.4%	1.4%	1.7%（※1）
加入者一人当たり 医療費（令和元年度）	37.9万円	18.6万円	16.4万円	16.3万円	95.4万円
加入者一人当たり 平均所得（※2） （令和元年度）	86万円 [一世帯当たり 133万円]	159万円 [一世帯当たり（※3） 260万円]	227万円 [一世帯当たり（※3） 400万円]	248万円 [一世帯当たり（※3） 462万円]	86万円
加入者一人当たり 平均保険料 （令和元年度）（※4） 〈事業主負担込〉	8.9万円 [一世帯当たり 13.8万円]	11.9万円〈23.8万円〉 [被保険者一人当たり 19.5万円〈38.9万円〉]	13.2万円〈28.9万円〉 [被保険者一人当たり 23.2万円〈50.8万円〉]	14.4万円〈28.8万円〉 [被保険者一人当たり 26.8万円〈53.6万円〉]	7.2万円
保険料負担率	10.3%	7.5%	5.8%	5.8%	8.4%
公費負担	給付費等の50% ＋保険料軽減等	給付費等の 16.4%	後期高齢者支援金 等の負担が重い保 険者等への補助	なし	給付費等の約50% ＋保険料軽減等
公費負担額（※5） （令和4年度予算ベース）	4兆3,034億円 （国3兆1,115億円）	1兆2,360億円 （全額国費）	725億円 （全額国費）		8兆5,885億円 （国5兆4,653億円）

（※1）一定の障害の状態にある旨の広域連合の認定を受けた者の割合。
（※2）市町村国保及び後期高齢者医療制度については、「総所得金額（収入総額から必要経費、給与所得控除、公的年金等控除を差し引いたもの）及び山林所得金額」に「雑損失の繰越控除額」と「分離譲渡所得金額」を加えたものを加入者数で除したもの。（市町村国保は「国民健康保険実態調査」、後期高齢者医療制度は「後期高齢者医療制度被保険者実態調査」のそれぞれの前年所得を使用している。）
協会けんぽ、組合健保、共済組合については、「標準報酬総額」から「給与所得控除に相当する額」を除いたものを、年度平均加入者数で除した参考値である。
（※3）被保険者一人当たりの金額を指す。
（※4）加入者一人当たり保険料額は、市町村国保・後期高齢者医療制度は現年分保険料調定額、被用者保険は決算における保険料額を基に推計。保険料額に介護分は含まない。
（※5）介護納付金、特定健診・特定保健指導等に対する負担金・補助金は含まれていない。

厚生労働省：第158回社会保障審議会医療保険部会 資料

2 社会的弱者への支援

　社会的弱者として見出された、低所得で健診未受診割合も多い市町村国保や協会けんぽ（全国健康保険協会）加入者、非正規雇用の労働者への支援をいかに行うのか。「1 社会的弱者を見出す活動」（p.530）で述べたように、これらの者は、心身の健康状態が良好ではないことが推測されるにもかかわらず、健診未受診で受診抑制により医療にもかかっていない者が少なくないと考える。

　自ら健診や医療機関に出向くことから始まるわが国のヘルスケアシステムにつながっておらず、支援の糸口が見出せない社会的弱者へのアプローチの1つとして、保健師の公衆衛生看護技術である**アウトリーチ活動**、すなわち**家庭訪問**が有効となる。

　5年間特定健診受診がなく、1年間医療機関での受療がない者で、政令に基づく保険料の軽減を受けている市町村国保加入者への家庭訪問での支援により、特定健診受診や受療につながった介入研究の報告により、生活習慣

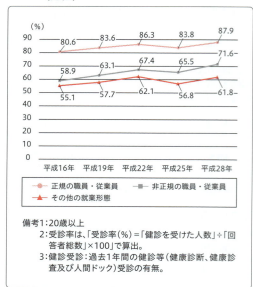

図13 就業状況別に見た健診受診率の推移（男性）

備考1：20歳以上
2：受診率は、「受診率(％)＝「健診を受けた人数」÷「回答者総数」×100」で算出。
3：健診受診：過去1年間の健診等（健康診断、健康診査及び人間ドック）受診の有無。

内閣府：男女の健康意識に関する調査報告書

病の早期発見・早期治療のみならず重症化予防、介護予防、早世の予防につながることが示唆されている[16]（表5）。家庭訪問をするからこそ実態がわかり対象理解につながる。

生活保護受給者のみならず、生活保護を受給せずにぎりぎりの所得で生活している層への健康を切り口とした生活全般への支援は、保健活動に欠かせない公平なアプローチである。公平性は、持たざる者により多くを与え、多く持つ者には少なく与えるアプローチを意味しており、均等なシェアではなく、公正なシェアである[17]。平等と公正の関係については、第1部第3章1-2）（p.62）を参照してほしい。

社会的弱者への支援にあたり、公平性とともに、社会的包摂（social inclusion、ソーシャルインクルージョン）の概念が重要となる。社会的包摂は、人々が当該社会において差別され、人間としての基本的な生活を営むための人権が侵害・剥奪されている状態である社会的排除と対になる概念であり、社会的包摂は、社会的排除がなく、すべての人々の人権、健康、生存が衛られることである[18]。生活にゆとりのない人々が増えると、経済的社会的な排除を増加させ、健康への影響による医療費の増大、社会的孤立の増大、社会不安の拡大などにつながる[19]。

社会的孤立の防止も社会的弱者への支援として不可欠であり、個別支援と併せて、社会的孤立を防ぐ地域づくりも重要となる。

社会的包摂の考え方を踏まえた地域共生社会に向けた新たな事業の枠組みが示されたが[20]（図14）、自ら声を上げ、支援を求めることの少ない社会的弱者が、まずは、相談支援につながるように見出し、関係性を構築する保健活動が求められる。

社会的弱者の置かれている状況は世代間連鎖する[19]（図15）。丁寧な支援が、次世代への支援にもつながる。

表4 特定健康診査の実施率（保険者の種類・性・年齢階級別）

保険者の種類	全体	性別	40～74歳	40～44歳	45～49歳	50～54歳	55～59歳	60～64歳	65～69歳	70～74歳
市町村国保（全体）	36.4%	男性	33.1%	18.3%	19.2%	20.8%	24.1%	29.8%	38.7%	41.6%
		女性	39.3%	23.5%	23.9%	26.2%	30.8%	37.8%	43.8%	45.2%
市町村国保（大）	28.2%	男性	25.6%	13.9%	14.2%	15.4%	18.3%	23.3%	31.1%	33.7%
		女性	30.5%	18.8%	18.3%	20.3%	23.9%	29.6%	34.7%	35.6%
市町村国保（中）	37.6%	男性	34.0%	18.6%	19.7%	21.5%	24.8%	30.5%	39.5%	42.9%
		女性	40.9%	24.1%	24.8%	27.4%	32.0%	39.1%	45.2%	47.1%
市町村国保（小）	42.5%	男性	39.5%	25.8%	26.7%	27.7%	30.8%	35.9%	44.0%	46.0%
		女性	45.4%	30.2%	30.4%	32.6%	37.1%	44.0%	49.4%	49.8%
国保組合	49.0%	男性	53.7%	52.7%	54.9%	57.2%	56.5%	54.7%	51.4%	46.4%
		女性	43.0%	42.3%	43.8%	45.3%	45.1%	43.5%	40.9%	37.3%
全国健康保険協会	55.9%	男性	61.9%	65.0%	65.6%	64.4%	63.7%	62.0%	55.0%	43.1%
		女性	49.9%	51.3%	52.7%	53.2%	53.0%	50.1%	41.9%	32.4%
船員保険	52.0%	全体	52.0%	58.3%	57.6%	54.6%	54.2%	51.0%	44.1%	
健康保険組合（全体）	80.5%	男性	90.7%	92.7%	93.2%	93.2%	92.7%	89.5%	76.4%	61.3%
		女性	68.9%	70.2%	71.2%	71.1%	70.7%	67.2%	56.1%	44.2%
健保組合（総合）	76.9%	男性	87.1%	89.2%	89.4%	88.9%	88.0%	85.6%	76.7%	63.0%
		女性	65.3%	67.6%	68.5%	67.7%	66.4%	62.0%	51.8%	38.2%
健保組合（単一）	82.5%	男性	92.9%	95.1%	95.7%	95.6%	95.0%	91.6%	76.2%	60.3%
		女性	71.0%	71.8%	72.8%	72.9%	72.8%	70.0%	58.7%	48.1%
共済組合	80.8%	男性	91.0%	92.3%	93.5%	92.9%	92.7%	85.9%	70.7%	54.9%
		女性	70.6%	70.0%	72.0%	72.6%	73.3%	68.4%	54.0%	42.7%

厚生労働省：2021年度　特定健康診査・特定保健指導の実施状況

表5 家庭訪問をしてわかったこと（5年間特定健診未受診、1年間未受療者で、政令に基づく保険料の軽減を受けている者への家庭訪問より）

- 生活に精一杯で自身の健康を気にかけることは難しいこと
- 健診受診のためには、まず生活基盤の調整が必要であること
- 困りごとへの支援が健康づくりの支援につながること
- 今までの長い人生を理解することが必要であること、健康行動はその一部であること
- 孤立を解消し地域とつながることが健康行動につながること
- 家庭訪問をすることでわかること、できることが多いこと

和泉京子：国民健康保険加入者への家庭訪問から見えたもの, 公衆衛生, 83(5), 397-400, 2019.

図14 地域共生社会に向けた新たな事業の枠組み

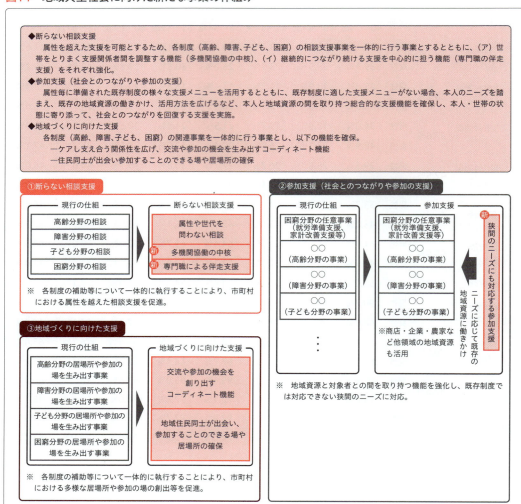

厚生労働省：「地域共生社会に向けた包括的支援と多様な参加・協働の推進に関する検討会」（地域共生社会推進検討会）最終取りまとめ案（概要）

図15 「格差の連鎖」と次世代への継承

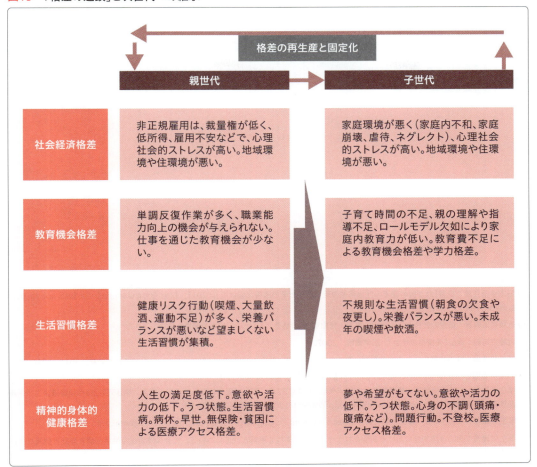

関根道和:格差社会と子どもの生活習慣・教育機会・健康―社会の絆で格差の連鎖から子どもを守る―. 学術の動向, 15(4), 82-87, 2010.

引用文献

1) 日本学術会議：提言「わが国の健康の社会格差の現状理解とその改善に向けて」，2011. http://www.scj.go.jp/ja/info/kohyo/pdf/kohyo-21-t133-7.pdf
2) 近藤克則編著：健康の社会的決定要因　疾患・状態別「健康格差」レビュー，日本公衆衛生協会，2017.
3) 近藤克則編：検証「健康格差社会」，医学書院，2007.
4) 可知悠子他：経済的理由による受診抑制に関する医師の認識と診療上の対応，日本プライマリ・ケア連合学会誌，39(4)，214-218，2016. https://www.jstage.jst.go.jp/article/generalist/39/4/39_214/_pdf/-char/ja
5) 厚生労働省：生活保護制度の概要等について．令和3年4月27日　厚生労働省社会・援護局保護課　第38回社会保障審議会生活保護基準部会　参考資料．https://www.mhlw.go.jp/content/12002000/000771098.pdf
6) 厚生労働省：令和5年版　厚生労働白書．https://www.mhlw.go.jp/wp/hakusyo/kousei/22/dl/zentai.pdf
7) 厚生労働省：生活保護制度における新型コロナウイルス感染症の影響と対応について，社会保障審議会生活困窮者自立支援及び生活保護部会（第13回）令和2年12月17日　資料3．https://www.mhlw.go.jp/content/12002000/000705797.pdf
8) 厚生労働省：令和5年度「被保護者健康管理支援事業に関する担当者会議」（資料1）令和6年2月16日　被保護者健康管理支援事業の現状と今後の方向性．https://www.mhlw.go.jp/content/12000000/001209989.pdf
9) 厚生労働省：「付き添い」のちから：生活困窮者の医療サービス利用の実態および受診同行支援の効果に関する調査研究報告書．https://www.jages.net/project/konkyu/?action=common_download_main&upload_id=5271
10) 国税庁長官官房企画課：令和4年分民間給与実態統計調査　－調査結果報告－令和5年9月．https://www.nta.go.jp/publication/statistics/kokuzeicho/minkan2022/pdf/002.pdf
11) 厚生労働省：非正規雇用の現状と課題　2024年3月28日．https://www.mhlw.go.jp/content/001234734.pdf
12) 厚生労働省：第158回社会保障審議会医療保険部会　資料　高齢者の保険料賦課限度額や高齢者医療制度への支援金の在り方　令和4年11月17日．https://www.mhlw.go.jp/content/12401000/001013687.pdf
13) 厚生労働省：我が国の医療保険について．https://www.mhlw.go.jp/stf/seisakunitsuite/bunya/kenkou_iryou/iryouhoken/iryouhoken01/index.html
14) 内閣府：男女の健康意識に関する調査報告書．https://www.gender.go.jp/research/kenkyu/pdf/ishiki_gaiyo.pdf
15) 厚生労働省：2021年度　特定健康診査・特定保健指導の実施状況．https://www.mhlw.go.jp/content/12400000/001093812.pdf
16) 和泉京子：国民健康保険加入者への家庭訪問から見えたもの，公衆衛生，83(5)，397-400，2019.
17) 日本看護協会：国際看護師協会（ICN）格差の解消　アクセスと公平性の拡大，2011. https://www.nurse.or.jp/nursing/international/icn/katsudo/pdf/2011.pdf
18) 日本学術会議：日本学術会議　社会学委員会・経済学委員会合同包摂的社会政策に関する多角的検討分科会：提言　いまこそ「包摂する社会」の基盤づくりを，平成26年．http://www.scj.go.jp/ja/info/kohyo/pdf/kohyo-22-t197-4.pdf
19) 関根道和：格差社会と子どもの生活習慣・教育機会・健康―社会の絆で格差の連鎖から子どもを守る―，学術の動向．https://www.jstage.jst.go.jp/article/tits/15/4/15_4_4_82/_pdf
20) 厚生労働省：「地域共生社会に向けた包括的支援と多様な参加・協働の推進に関する検討会」（地域共生社会推進検討会）最終取りまとめ案（概要）．https://www.mhlw.go.jp/content/12201000/000576511.pdf

第3部　対象別公衆衛生看護活動の展開と支援

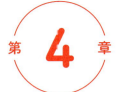

第4章 療養生活に焦点を当てた活動

A 在宅看護活動

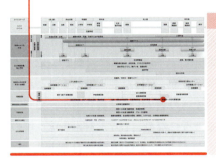

チェックポイント
- ☑ 在宅看護、訪問看護の特徴を理解する。
- ☑ 在宅看護、訪問看護をめぐる法制度を理解する。
- ☑ 在宅看護活動の実際を学ぶ。

1 在宅看護の定義と看護活動の特徴

1 在宅看護の定義

「在宅」とは、"主"である場、自分なりのペースで生活する場、生活観や価値観に応じた個別ケアを受けられる場、社会とのかかわりがある場、人々とのかかわりのなかで自己の役割を果たし自己の存在を確認できる場であり、その個人にとってくつろげ、安心でき、自分らしくいられる場といえる[1]。また、日本在宅ケア学会は、「在宅」を「自宅、または長期入居施設が生活の場になっていることをさす。なお、生活の場を基盤とした通院・通所、および一時的な入院もその範囲に含む」[2]とし、在宅におけるケアである「**在宅ケア**」を、「疾病や生活機能障害を持つ人と家族の"暮らしの場"、すなわち地域において保健・医療・福祉・介護・予防・就労・教育・住まい等に関連する専門職や非専門職の連携による複合的なケア、及びケアサービスを提供することにより、質の高い自立した生活を維持することや改善を図ることをさす」と定義している[3]。

在宅看護は、この在宅ケアの一端を担うものであり、自宅のみならず生活の場、暮らしの場を基盤とした施設、通所、通院、一時的な入院において展開する看護である。また、在宅看護は、地域で生活者として療養する人が望むよりよい生活の質を維持し、自立することを目的に、暮らしの場において看護を提供することである。また、在宅看護は、さまざまな組織、機関、職種が一体となって提供していくことが求められる。

2 在宅看護活動の特徴

在宅看護活動の特徴としては、以下があげられる。

① 在宅で活動する看護職は、療養者・家族から学ぶ姿勢をもつ。
② 療養、家族、地域住民が自律的な問題解決ができるようセルフケア支援を行う。
③ 家族を含めた療養者を1つの単位として

537

看護を提供する。
④ 過去、現在、未来と継続的な視点をもって看護を提供する。
⑤ 自立性をもって、看護専門職者として常に判断を行い、在宅ケアチームメンバーに伝え、パートナーシップをもって協働する。
⑥ 在宅ケアチームメンバーへの情報提供、教育的支援を含めコーディネーターとしての役割をもつ。
⑦ 地域ケアシステムの改善、発展など社会を変革していく役割をもつ。

2 在宅看護の歴史

1 在宅看護推進の背景

　在宅看護が推進される背景には、わが国の急速な少子高齢化の進展、疾病構造等の変化に伴う社会保障費の高騰など、社会情勢の変化が大きく影響している。2008（平成20）年からは医療提供の適正化、2011（平成23）年以降は地域包括ケアシステム構築の推進が図られ、病気の発症や障がい受療後の療養の場は、病院等の医療施設から在宅、施設、高齢者向け住宅など多様化している。慢性疾患の増加、高齢者と看取りの増加、早期退院の促進や在院日数の短縮によって在宅療養者の重症化、抱える課題の重複、複雑化も問題となっている。

2 在宅看護の変遷

1 派出看護のはじまり

　明治以降の近代看護の発展のなかで、1891（明治24）年、日本初の派出看護婦会である慈善看護婦会の創設が訪問看護の源流と考えられる。その後、巡回看護活動は公的な保健活動に移行し、戦後はGHQの指導で保健所が公衆衛生活動の拠点となっている。

2 1960年代：民間・行政主導の訪問看護

　1958（昭和33）年に国民健康保険法、1961（昭和36）年に国民皆保険、1963（昭和38）年に老人福祉法が制定された。高齢者の増加は社会問題化し、高齢者実態調査では32万人（高齢者の5.6％）が寝たきりであることが判明し、「寝たきり老人」の家族介護が社会問題化されるようになり、1973（昭和48）年の医療費の無料化により医療費は増大した。1960～1970年代は堀川病院（京都）など民間病院や行政主導の形で訪問看護が開始され、急速に拡大した。

3 1980年代：訪問看護制度化のはじまり

　1980年代では、1982（昭和57）年に老人保健法が制定され、保健師による訪問指導が市町村で開始された。同時に、病院訪問看護に老人を対象とした退院患者継続看護・指導料の診療報酬が新設され、続いて1986（昭和61）年に精神科訪問看護・指導料、1988（昭和63）年には在宅患者訪問看護・指導料が新設され、老人以外の在宅患者に対象者が拡大した。

4 1990年代：老人訪問看護制度による訪問看護の開始

　1991（平成3）年、老人保健法の改正によって老人訪問看護制度が創設、1992（平成4）年より老人訪問看護ステーションからの指定老人訪問看護が開始された。1994（平成6）年には健康保険法の改正により、高齢者以外の難病の患者や障がい者も含む在宅療養者が

対象となっている。

5 2000年代：介護保険制度による訪問看護の開始

その後、1997（平成9）年に**介護保険法**が制定され、2000（平成12）年より介護保険制度が施行された。介護保険制度の居宅介護サービスとして、要介護者を対象とした**訪問看護**が開始された。2006（平成18）年には要支援者を対象とした介護予防訪問看護としてサービス提供が可能になり、要支援・要介護状態の高齢者等のサービスに位置づけられ、医療保険制度と介護保険制度で訪問看護が提供されることとなった。

2006（平成18）年には、介護保険において、通所の形態で医療ニーズをもつ要介護者に看護と介護が一体的に提供される「療養通所介護」が制度化された。また、自宅以外のグループホームなど居住系施設の委託契約による入所者を対象とした健康管理などの看護活動が開始された。医療保険で在宅支援診療所と連携した24時間体制の訪問看護による看取りの対応が求められるようになった。2008（平成20）年には、老人保健法は、「高齢者の医療の確保に関する法律」に改正され、75歳以上の後期高齢者については、後期高齢者医療制度による訪問看護が実施された。

6 2010年代以降：地域包括ケアシステムの構築

2011（平成23）年には、「介護サービスの基盤強化のための介護保険法等の一部を改正する法律」（以下「改正法」）が制定され、高齢者が住み慣れた地域で安心して暮らし続けるために、医療、介護、予防、住まい、生活支援サービスを切れ目なく提供する**地域包括ケアシステム**の構築がうたわれている。2012（平成24）年より「定期巡回・随時対応型訪問介護看護」と「複合型サービス（2015（平成27）年に看護小規模多機能型居宅介護に名称変更）」が創設され、難病、脳血管疾患後遺症、がん終末期など医療ニーズが高い重度者や要介護者への看護・介護の一体的提供が推進された。また、同年に精神科訪問看護基本療養費が新設され、精神障がいを有する者に訪問看護が可能となった。2014（平成26）年には精神科訪問看護は介護保険の給付対象外となり、要介護認定を受けていても精神科訪問看護指示書によって訪問看護を実施する場合は医療保険の対象となった。

2011（平成23）年には、前述の改正法のなかで社会福祉士及び介護福祉士法の一部が改正され、2012（平成24）年より介護福祉士および一定の研修を受けた介護職員等は、一定の条件下で喀痰吸引・経管栄養の医行為が実施できることとなった。喀痰吸引等の研修が開始となり、医業のタスクシフトとともに看護・介護の連携強化が必要となった。2014（平成26）年には、「地域における医療及び介護の総合的な確保を推進するための関係法律の整備等に関する法律」が成立、この法律により保健師助産師看護師法が改正され、2015（平成27）年には特定行為に係る看護師の研修制度が開始され、医師の具体的指示に基づいて特定行為の実施が可能となった。特定行為は、診療の補助であっても看護師が手順書により行う場合は、実践的な理解力、思考力および判断力ならびに高度かつ専門的な知識および技能が必要であり、具体的には脱水時の輸液による補正、カニューレ交換、褥瘡・創傷管理など21区分38行為がある。

2017（平成29）年には、厚生労働省より、情報通信技術（ICT）を利用した死亡診断等ガイドラインが出され、訪問看護師の研修が開始され、主治医が遠方で死亡診断を行うことが困難な場合、ICTを活用した死亡診断等の実施が可能となった。

2018（平成30）年には、厚生労働省より

「人生の最終段階における医療・ケアの決定プロセスに関するガイドライン」が出され、訪問看護ターミナルケア療養費等の要件となり、ガイドラインの活用が推進された。また、同年には介護医療院や共生型サービスが新設された。

このように、2020（令和2）年以降も**地域共生社会**をビジョンに据え、**地域包括ケアシステム**を構築するために、社会のニーズに応える訪問看護サービスに発展するための制度改革は継続されると思われる。

3 在宅看護の対象

在宅看護の対象は、乳幼児から高齢者まであらゆる年齢層である。また、病気の重症化・介護予防など、予防的かかわりから終末期ケアまでを含めたすべての健康レベルにある個人や集団を対象とし、療養する人を支える家族も含まれる。在宅看護は、サービスを提供する対象者の自宅や居住系施設など、その人の住まい、つまり暮らしの場で看護が提供される。そのため、地域で暮らす対象者は、家族、学校、職場、サービス提供者、地域、社会との相互作用に影響を受ける人びとであり、かつその地域で自らの生活や人生を営む人びとであることを理解する必要がある。

1 在宅療養者の状態像

わが国の生活習慣病に由来する慢性疾患の増加、少子高齢化、医療提供体制の適正化を背景に、在宅療養者の状態には以下のような特徴があげられる。

1 入院時・退院時の移行支援が必要な状態

病気の発症・再発などにより、治療・検査のために医療機関に入院をすると、療養者は生活の場を離れて治療に専念し、家族も24時間介護するという状態から離れることになる。治療やリハビリテーションを終えて退院するときには、生活機能が低下していたり、退院しても内服や点滴などを継続する場合もあり、その際は生活の様式や方法を変えたり、生活に合うように医療を整えたり、療養者と家族の生活のしかたにうまく医療やケアを組み込んでいくことが必要になる。また、在宅療養中に急性増悪などで入退院を繰り返す場合もある。

医療機関には入退院における連携部門があり、入退院支援に対する診療評価（情報提供や共同指導など）も手厚くなっている。自宅などで療養する人と家族が、自分たちなりの療養方法を継続し、希望する生活や人生を目指していけるよう入退院前後の移行期にケアが継続され、どうありたいか、どう暮らしたいかといった希望が叶うよう支援する必要がある。

2 慢性疾患をベースに複数の疾患を抱え、複雑な課題を抱える状態

少子高齢化は、高齢者数の増加、なかでも後期高齢者の増加、一人暮らし高齢者の増加、要介護者や認知症の増加、死亡数の増加といった課題につながっている。家族の構造や機能の変化からは介護を家族が担う難しさがあり、8050問題（80代の親が、ひきこもりなどの50代の中高年の子を支える世帯）や多様な課題（虐待、経済的困窮、ごみ屋敷等）など生活のしづらさを抱える生活困窮者も増えている。加齢に伴い、生活習慣病由来の疾患を複数もち、医療と介護の問題だけでなく、個人の価値観、生活のありよう、家族関係な

ど多重で複雑な課題を抱える場合も多い。そのため、訪問看護は多職種・他機関と連携し、地域の制度や人間関係を活かし問題解決を図ることが必要となっている。

3 エンド・オブ・ライフケアが必要な状態

わが国の年間死亡者数（2021（令和3）年）は約145万人、高齢者の死亡者数は90％を占める。2040（令和22）年には年間死亡者数は約168万人に増加すると予測されている。死亡原因（2018（平成30）年）の第1位は悪性新生物、第2位は心疾患、第3位は老衰が占める[4]。悪性新生物は高齢者だけでなく小児から壮年期まで幅広い年齢層を対象にしたケアが必要であり、心疾患や老衰は増悪を繰り返しながら最期の時期を迎える特徴を踏まえたケアが必要である。

死亡場所は、1960（昭和35）年には約8割の人は自宅で最期を迎えていたが、1976（昭和51）年に医療機関で死亡する人の割合が自宅を上回った。しかし、2021（令和3）年には医療機関65.9％、自宅17.2％、介護保険施設3.5％、老人ホーム10.0％[4]と、徐々にではあるが施設や自宅で最期を迎える割合が増えている。国民の終末期に関する意識調査では、約半数が自宅での最期を希望しており、今後、医療機関の病床機能の再編が進むなかで、自宅だけでなく有料老人ホームやケア付き高齢者住宅など、人生の最終段階を迎える場所は拡大していくと考えられる。訪問看護は、**エンド・オブ・ライフケア、終末期ケア**の実践とともに、どこでどのように人生最期の医療やケアを選択していくのか、**ACP（Advance care planning：アドバンス・ケア・プランニング）** 支援も重要な役割となる。

2 在宅看護の対象となる家族の特徴

1 家族の変化

現代の家族の特徴は、世帯人員数の減少、同居率の低下から家族の小規模化が進み、高齢者の一人暮らしや夫婦のみの世帯が増加している点である。また、女性の就業、個人の価値観の尊重、家族機能の外部化など、家族観も変化し多様化している。そのため、家族に介護が必要な場合もケアを担う家族のマンパワーが不足し、役割葛藤が起こりやすく、在宅介護や看取りに関する文化の伝承の難しさ、地域からの孤立など、家族内外においてさまざまな葛藤や対立が起こりやすくなっている。介護が必要な高齢者は増加し続けており、要介護者を抱える家族は女性が多く高齢化も課題となっている。

2 介護を担う家族への影響

介護を担う家族には、身体的負担だけでなく、精神的負担、経済的な影響、社会的な影響、家族関係や生活への影響がある。身体的・精神的負担により、なぜ自分だけがといった被害感や怒り、将来が見えない不安や悲しみ、孤独感、苦しみなどの否定的な感情を抱きやすい。時間や生きがい、人との関係性を失う負担感や孤独感にもつながる。半面、介護の役割を担うことやその経験が、家族一人ひとりの健康への意識の向上、介護を通して承認されることで自己肯定感が高まり、自己の成長だけでなく、家族として絆が深まり、家族としてやっていけるという自信の獲得につながる面もある。

在院日数の短縮、医療技術の進歩により介護内容は日常生活援助だけでなく、医療が生活の一部となる場合も多い。胃ろう、吸引、点滴、在宅酸素、気管切開や人工呼吸器管理、腹膜透析など、医療的ケアや精密機械の管理

第4章 療養生活に焦点を当てた活動

が必要な場合や、新型コロナウイルスなど感染症対策やいつ起こるかわからない災害対策など、介護を担う家族の役割や対処は多岐にわたり複雑化している。

4 主な在宅看護の実践機関

1 行政

市町村においては、**保健師**が母子保健施策に基づく新生児や未熟児訪問、児童虐待予防、障がい、難病、精神疾患、高齢者や生活困窮者など多岐にわたる家庭への訪問活動による相談・支援を実施している。近年、在宅療養者のなかには、身体的のみならず、精神的、経済的に複雑で多様な問題をもつ高齢者の事例も多くなっており、介護支援専門員、訪問看護師、介護職等の介護保険にかかわるメンバーのみでは支援できないことも生じている。また、地域によっては看護介護サービスが行き届かないエリアも存在する。このような場合、行政の保健師とともに、在宅療養者の命と暮らしを支援する在宅看護活動をチームで展開することが求められる。また、行政保健師は、介護保険制度等の所管課に配属され、重度な要介護状態になっても住み慣れた地域で自分らしい暮らしを継続できる「地域包括ケアシステム」構築に取り組んでおり、その地域の在宅療養のケアの質の保障や支援システムづくり等、在宅療養者への看護活動における保健師の役割はますます多様になっている。

2 地域包括支援センター

地域包括支援センターは2005（平成17）年の介護保険制度の見直しに伴い、設置された。地域包括支援センターは介護保険法第115条の46で、「地域住民の心身の健康の保持及び生活の安定のために必要な援助を行うことにより、その保健医療の向上及び福祉の増進を包括的に支援することを目的とする施設」とされている。地域住民の保健・福祉・医療の向上、虐待防止、介護予防などを総合的に行う地域包括ケアの体制を支える地域の中核機関である。

地域包括支援センターの設置主体は市町村であるが、市町村は社会福祉法人、医療法人等に委託することが可能である。地域包括支援センターは市町村ごとに担当のエリアが設定され、原則として保健師（または地域ケアの経験がある看護師）、主任介護支援専門員、社会福祉士の3専門職がそれぞれの専門性を活かし、チームとして活動するものである。設置の目安は人口2万人から3万人に1か所とされている。主な活動としては、①介護予防ケアマネジメント（介護予防が必要な高齢者へのケアマネジメント等）、②総合相談支援事業（高齢者のさまざまな相談を総合的に受け付け、必要なサービスにつなぐ）、③権利擁護（成年後見制度の活用促進、虐待防止・対応など権利を擁護する）、④包括的・継続的ケアマネジメント支援（支援困難事例等介護支援専門員への指導・助言、ネットワークづくり）で、さらに2015（平成27）年からは、より地域包括ケアを推進するため、⑤地域ケア会議の推進（多職種協働によるケアマネジメントの充実と地域課題解決）、⑥在宅医療・介護連携の推進（医療と介護の一体的な提供体制の構築）、⑦認知症総合支援（認知症初期集中支援や地域支援推進員の体制づくりなど認知症の早期診断・早期対応、ケア向上等の認知症施策の推進）、⑧生活支援体制整備（コーディネーターによるニーズとボランティアのマッチング等、多様な主体による生活支援の

充実）の活動が加わり、在宅療養者の生活を支援するため、重要な役割を果たしている。

3 訪問看護ステーション

1 訪問看護制度における対象者

❶ 介護保険・医療保険種別利用者の状況

訪問看護は、指定訪問看護事業所（訪問看護を実施する事業所を訪問看護ステーションという）、病院・診療所から自宅や施設など療養者の住まいに「訪問」という方法で提供される看護サービスである。

訪問看護ステーションは全国に1万3756か所あり（2022（令和4）年1月審査分、介護給付費等実態統計）、利用者の約104.9万人（2021（令和3）年6月審査分、訪問看護療養費実態調査・介護給付費等実態統計）にサービスを提供している。訪問看護に係る介護給付費と医療費は年々増加しており、特に医療保険の伸び率が介護給付費より高くなっている。訪問看護の利用者は、介護保険で要支援・要介護者と認定された訪問看護利用者が68％、介護保険の認定者以外で居宅において療養をうける状態の高齢者や難病、重度障がい者、末期の悪性腫瘍、精神疾患を有する者の割合（医療保険での対応）が32％である[5]。

また、訪問看護と介護が一体的に密に連携し定期巡回型訪問を実施する「指定定期巡回・随時対応型訪問介護看護」は1135か所で利用者は約2.8万人となり、通い・泊り・訪問（看護・介護）のサービスを組み合わせた「指定看護小規模多機能型居宅介護」は850か所で約1.8万人までサービス利用が増加している[6]。

❷ 年齢・疾患

訪問看護ステーションの利用者の年齢構成は、65歳以上が利用者全体の8割以上を占めている。特に80歳以上の高齢者は介護保険利用者の6割以上を占めており、75歳以上の要介護者の増加、死亡者数の増加など疾病構造の変化とともに高齢者の一人暮らしや高齢者世帯の増加などの影響も大きい[6]。

訪問看護ステーションの全利用者の傷病別割合では、循環器疾患の脳血管疾患が最も多く、筋骨格系、認知症、悪性新生物、心疾患で約5割を占めている。健康保険では、精神および行動障がい、神経系疾患、悪性新生物が多く、特に精神訪問看護の訪問看護実施回数は2015（平成27）年から2017（平成29）年で1.4倍に増加し、医療的ケアを必要とする小児訪問看護も2015（平成27）年から2017（平成29）年で1.4倍に増加している[7]。

❸ 要介護度

介護保険による訪問看護利用者の要介護度の内訳は、要介護3以上が約6割を占めており、重度の利用者が多い[6]。また、訪問看護利用者における認知症のある人の割合は約8割を占め、認知症高齢者の日常生活自立度における日常生活に支障をきたす症状・行動や意思疎通の困難さがみられ、介護を必要とするランクⅢ以上の人は年齢とともに増加している[7]。

2 訪問看護ステーションと訪問看護

訪問看護ステーションの設置主体は法人格を有する団体で、介護保険では都道府県知事（または指定都市、中核市の市長）の指定を受け、医療保険では地方厚生（支）局長の指定を受け、介護保険法や健康保険法等の関連法規に基づいて、訪問看護を提供する事業所である。指定を受けたものを「指定訪問看護事業者」、訪問看護を行う事業所を「訪問看護ステーション」という。ほかにも介護保険の要介護者に対する定期巡回・随時対応型サービスや看護小規模多機能型居宅介護（医療的ケア、看取りケアが必要な療養者に、通い、訪問（看護、介護）、泊まりのケアを提供）においても訪問看護サービスが行われている。

訪問看護ステーションの管理者は原則とし

表1　厚生労働大臣が定める疾病等

①末期の悪性腫瘍　②多発性硬化症　③重症筋無力症　④スモン　⑤筋萎縮性側索硬化症　⑥脊髄小脳変性症　⑦ハンチントン病　⑧進行性筋ジストロフィー症　⑨パーキンソン病関連疾患（進行性核上性麻痺、大脳皮質基底核変性症、パーキンソン病（ホーエン・ヤールの重症度分類がステージ3以上であって生活機能障害度がⅡ度又はⅢ度のものに限る））⑩多系統萎縮症（線条体黒質変性症、オリーブ橋小脳萎縮症及びシャイ・ドレーガー症候群）　⑪プリオン病　⑫亜急性硬化性全脳炎　⑬ライソゾーム病　⑭副腎白質ジストロフィー　⑮脊髄性筋萎縮症　⑯球脊髄性筋萎縮症　⑰慢性炎症性脱髄性多発神経炎　⑱後天性免疫不全症候群　⑲頸髄損傷　⑳人工呼吸器を使用している状態

表2　医療保険の特別管理加算の対象者

- 在宅麻薬等注射指導管理
- 在宅腫瘍化学療法注射指導管理
- 在宅強心剤持続投与指導管理
- 在宅気管切開患者指導管理を受けている状態にある者
- 気管カニューレ若しくは留置カテーテルを使用している状態にある者
- 在宅自己腹膜灌流指導管理、在宅血液透析指導管理
- 在宅酸素療法指導管理、在宅中心静脈栄養法指導管理
- 在宅成分栄養経管栄養法指導管理、在宅自己導尿指導管理
- 在宅人工呼吸指導管理、在宅持続陽圧呼吸療法指導管理
- 在宅自己疼痛管理指導管理又は在宅肺高血圧症患者指導管理を受けている状態にある者
- 人工肛門又は人工膀胱を設置している状態にある者
- 真皮を越える褥瘡の状態にある者
- 在宅患者訪問点滴注射管理指導料を算定している者

表3　特別指示書の対象者

- 急性増悪、終末期、退院直後等の事由による頻回訪問
- 1回14日を限度（介護保険の利用者は特別訪問看護指示書により医療保険の訪問看護となる）
- 重度の褥瘡と気管カニューレは2回（28日間）の算定が可能
- 医療保険の利用者別表第8（特別管理加算の対象者）は週3日を超えて頻回な訪問が可能であり、特別指示書を必要としない
- 週4日以上で1日2回または3回以上の訪問看護を提供できる

て保健師または看護師で、従事する職種はほかに助産師、准看護師、理学療法士、作業療法士、言語聴覚士、介護補助員や事務職員を置くことができる。原則として、常勤換算2.5人以上の看護職員を配置し、そのうち1人は常勤である必要がある。医師の指示に基づく訪問看護（介護保険・医療保険）や居住系施設との契約による健康管理を行う地域密着型の独立した訪問看護事業所である。

　訪問看護の内容は、主治医（かかりつけ医師）の指示書に基づき、食事・排泄・清潔・終末期ケアなどの療養上の世話、褥瘡の処置、医療機器やカテーテル管理などの診療の補助、リハビリテーション、家族への療養上の指導や相談、健康管理など家族支援に関する看護サービスを提供する。訪問看護のサービス提供時間や頻度は、介護保険で利用する場合は、1回のサービス時間は20分未満、30分未満、30分〜1時間未満、1時間〜1時間30分未満で、理学療法士などの訪問看護は1回20分以上で週6回まで可能である。医療保険で利用する場合は、30分〜1時間30分程度（精神科訪問看護の場合は30分未満または30分以上）で、週3回が原則で、厚生労働大臣が定める疾病等（表1）、特別管理加算対象者（表2）、特別指示書の対象者（表3）は週4日以上、1日3回まで利用可能である。

4 医療機関からの訪問看護

　病院や診療所など医療機関からの訪問看護は、全国で約1200か所、従事者は看護職のみで、医師の指示に基づく訪問看護・指導を行う。主に当該病院の外来、地域連携室、訪問看護部門から、退院患者、外来通院や訪問診療の患者などを対象に訪問看護・指導が実施されることが多い。介護保険法の訪問看護事業者としての指定はみなし指定で、介護報酬の算定も可能である。医療機関と地域の連携の推進のため退院時共同指導、退院後訪問指導、情報提供が強化されている。

5 医療機関における入退院支援

　医療政策のもと、早期退院、病院の機能分

化が進められるなか、地域と連携した医療機関での入退院支援やそのシステムづくりがますます重要となっている。このようななか、医療機関では、退院調整部門に看護職が配置されるようになった。しかし、退院調整は退院支援の一部分であり、病院内の多職種チームによる、入院、外来時からの**入退院支援**が重要となる。

入退院支援とは「患者が自分の病気や障がいを理解し、退院後も継続が必要な医療や看護を受けながら、どこで療養するのか、どのような生活を送るのかを自己決定するための支援」である[7]。

よって、退院後も継続するであろうと予測される問題について、入院時から介護支援専門員や訪問看護師、保健師など在宅ケアにかかわる職種、また外来も含めた病院スタッフがともにアセスメント・マネジメントすることが求められている[8]。このように、医療機関における入退院支援は、在宅生活への移行に向けた在宅看護活動である。

入退院支援には次の3段階がある[9]（図1）。

第1段階は、スクリーニングとアセスメントで、入退院支援が必要な患者のスクリーニングを行う。第2段階は、受容と自立支援で、患者・家族の疾患の理解と受容を支援し、患者・家族の自己決定および退院後の生活を患者家族とともに構築する。ここでは、医療処置や介護方法について患者・家族のセルフケア能力も踏まえ、ケアのシンプル化に向け訪問看護師と連携して取り組むと効果的・効率的である。第3段階はサービス調整の段階であり、在宅ケアスタッフ等と連携、退院前、退院時カンファレンス等を開催しながら、社会資源等のサービスを調整し、必要な退院後の医療体制、介護体制を構築する。いずれの段階においても、医療機関と在宅ケアスタッフが連携・協働していく。

6 居宅介護支援事業所

居宅介護支援事業所は2000（平成12）年

図1　入退院支援のプロセス

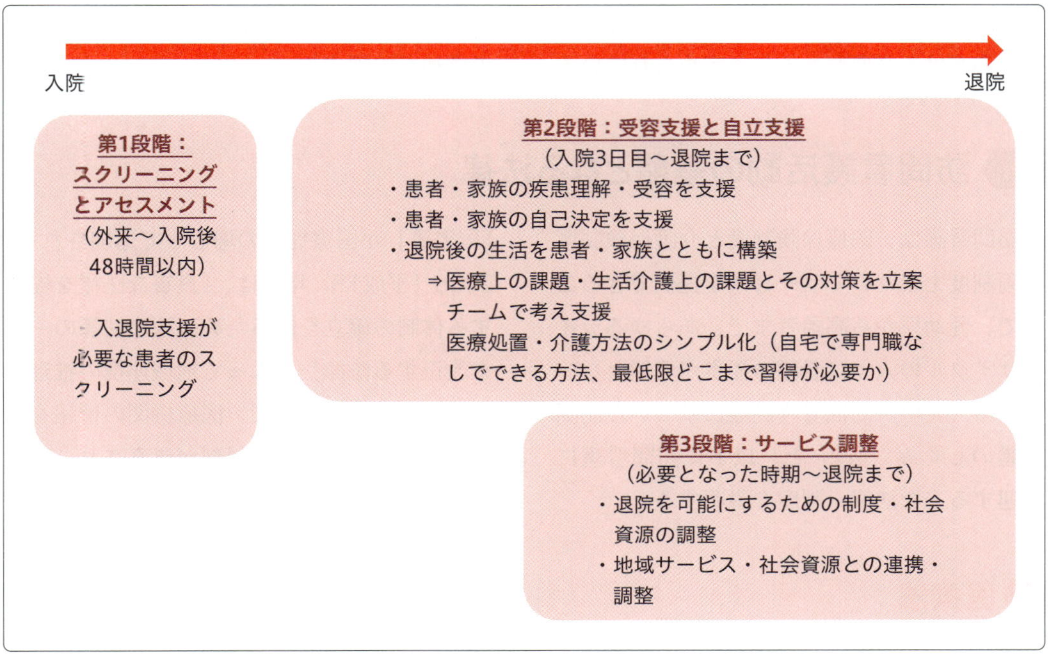

入院 → 退院

第1段階：スクリーニングとアセスメント
（外来〜入院後48時間以内）
・入退院支援が必要な患者のスクリーニング

第2段階：受容支援と自立支援
（入院3日目〜退院まで）
・患者・家族の疾患理解・受容を支援
・患者・家族の自己決定を支援
・退院後の生活を患者・家族とともに構築
⇒医療上の課題・生活介護上の課題とその対策を立案　チームで考え支援
医療処置・介護方法のシンプル化（自宅で専門職なしでできる方法、最低限どこまで習得が必要か）

第3段階：サービス調整
（必要となった時期〜退院まで）
・退院を可能にするための制度・社会資源の調整
・地域サービス・社会資源との連携・調整

宇都宮宏子, 三輪恭子編：これからの退院支援・退院調整, 10-40, 日本看護協会出版会, 2011. を参考に作成

に施行された介護保険法において、ケアマネジメント実施機関として誕生した。居宅介護支援事業所は在宅で療養している介護保険法の被保険者を対象に、ケアマネジメントを展開する**介護支援専門員（ケアマネジャー）**を1名以上配置しなければならない。介護保険では居宅でのケアマネジメントを（介護予防）居宅介護支援と位置づけ、要支援者、要介護者を対象に、介護保険法第8条第24項で①（介護予防）居宅サービス、地域密着型サービス等の適切な利用等をすることができるよう、居宅サービス計画を作成、②サービス提供が確保されるよう、サービス事業所等の連絡調整その他の便宜を提供、③介護保険施設の入所を要する場合の紹介その他の便宜の提供を行う、としている[10]。

また、「指定居宅介護支援等の事業の人員及び運営に関する基準について」（平成11年7月29日老企第22号）では、介護支援サービスを提供するにあたり、「指定居宅介護支援事業者は、指定居宅介護支援事業所に介護支援専門員を配置しなければならないが、利用者の自立の支援及び生活の質の向上を図るための居宅介護支援の能力を十分に有する者を充てるよう心がける必要がある」と定められている。

以上のように、居宅介護支援事業所で勤務する介護支援専門員として、介護保険の理念である、自立支援、QOLの向上に寄与する能力が求められている。また、介護支援専門員は公平中立性の確保のもと、以下の5つの機能が求められている[10]。

①プランニング機能

利用者の望み、価値観に基づきかつ自立支援につながるよう包括的なアセスメントのもと、計画を立案する。

②マネジメント機能

保険給付される介護サービスの実施状況の管理および介護サービスが総合的かつ効率的、効果的に提供されるようマネジメントする。

③調整機能

保健医療福祉分野などの専門職やサービス提供者、その他の社会資源と連携し、その相互間の調整を行い、チームケアのまとめ役（コーディネーター）となる。

④相談機能

利用者・家族からの相談を受け、利用者家族が自らの力で解決できるよう支援する。

⑤権利擁護機能

ケアマネジメント全過程において、利用者の権利を擁護する。

5 訪問看護活動の基盤となる法律

訪問看護は、医療保険制度と介護保険制度の両制度をまたいでサービスを提供できることで、乳幼児から高齢者まで、あらゆるライフサイクルの人々に看護の提供が可能となっている（表4）。訪問看護制度に基づいた訪問看護のしくみ（図2）と、以下に訪問看護に関連する主な法律・制度を説明する。

1 医療法

1992（平成4）年の医療法の改正によって「居宅等」が医療提供の場として追加された。2006（平成18）年には、「良質な医療を提供する体制の確立を図るための医療法等の一部を改正する法律」によって地域連携の推進が盛り込まれた。同時に、医療機関の情報を広く住民に公表する広告規制が見直され、専門看護師や認定看護師に関する広告が可能となり、訪問看護ステーションのホームページ等で広告することができるようになった[11]。

表4 医療保険と介護保険による訪問看護制度(2024(令和6)年3月現在)

	医療保険制度					介護保険制度	
根拠法・制度	健康保険法等(協会けんぽ・組合健保・共済組合・船員保険)		高齢者の医療の確保に関する法律		公費負担医療等	介護保険法	
訪問看護対象者	被用者保険	国民健康保険	後期高齢者医療広域連合の被保険者		自立支援医療(更生医療・育成医療・精神通院医療)	公費負担医療等	要介護・要支援認定者
	被保険者と被扶養者(家族)	被保険者	75歳以上の後期高齢者	65歳以上75歳未満である一定の障がいが認められたもの	身体障がい者障がい児 精神障がい者	生活保護(医療扶助)者・原爆被爆者・戦傷病者・特定疾患治療研究事業等	65歳以上の第1号被保険者	40歳以上65歳未満の第2号被保険者で16特定疾病該当者
	医師が訪問看護を必要と認め、訪問看護指示書が交付された者						
訪問内容	看護師等が居宅を訪問して行う看護(療養上の世話または必要な診療の補助)						
訪問回数	1回30分~90分 ■原則週3日の制限 精神訪問看護では、30分未満または、30分以上 退院後3か月は週5日の制限 ■週4日以上、1日複数回の訪問可能な場合 ・厚生労働大臣が定める疾病等(表1) ・医療保険の特別管理加算の対象者(表2) ・特別指示書の対象者(表3)					(予防)介護居宅サービス計画の回数	
実施者	■訪問看護ステーションの訪問看護(訪問看護療養費等) ■保険医療機関(病院・診療所)の訪問看護(在宅患者訪問看護・指導料等)					■訪問看護ステーション並びに保険医療機関(病院・診療所)の訪問看護(訪問看護費等)	
給付と自己負担	7割給付と自己負担3割(義務教育就学前、70~74歳は8割給付と自己負担2割)		9割給付と自己負担1割(現役並み所得者は7割給付と自己負担3割)		9割給付と自己負担上限額を控除した額(各種保険優先)	全額公費または他法による医療給付を受けた後の自己負担分を給付	9割給付と自己負担1割(世帯の合算所得額により2割または3割負担)	
支払者	各種医療保険者		後期高齢者医療広域連合		公費負担医療実施機関		市町村長	

第4章 療養生活に焦点を当てた活動

図2 訪問看護のしくみ

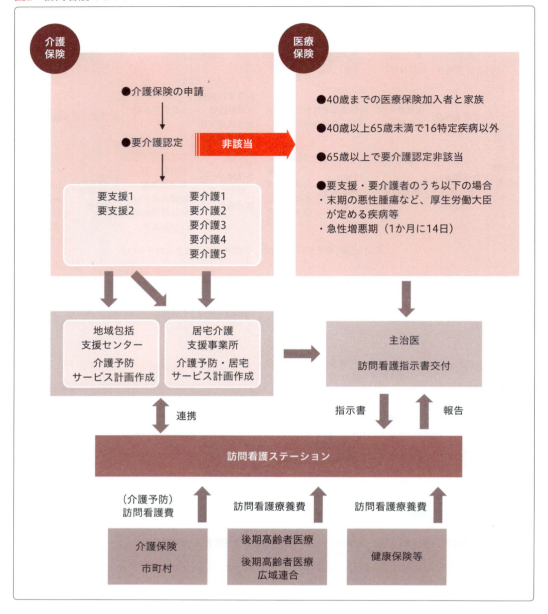

2 介護保険法

　訪問看護ステーションは介護保険法に基づく指定を受け、指定居宅サービス事業者（訪問看護）と指定介護予防サービス事業者（介護予防訪問看護）として訪問看護サービスを提供できる。利用者は要介護者・要支援者であって通院が困難で、主治医が訪問看護の必要性を認めて訪問看護指示書が公付された者である。介護保険で、要介護者、要支援者と認定された者に対して行われる訪問看護は、原則として介護保険から給付される。ただし、末期の悪性腫瘍その他別に厚生労働大臣が定める疾病等の患者や急性増悪により一時的に頻回に訪問看護が必要である旨の特別指示書が公付された場合は、医療保険から給付される[11]。

3 医療保険各法

　訪問看護ステーションは介護保険法の指定を受けた場合、特段の申し出をしない限り、健康保険法の指定訪問看護事業者としてみなされる。健康保険法の指定のみを受ける場合は地方厚生（支）局長に申請を行い、訪問看護事業者として指定を受ける必要がある。医療保険の訪問看護対象者は、①40歳未満の者、②40歳以上65歳未満の16特定疾病患者以外、③40歳以上の16特定疾病患者または65歳以上であって要介護・要支援者でない者で、かつ主治医から訪問看護が必要であると認められた者である。

　ただし、要介護者等であっても精神疾患を有する者は精神通院医療の対象となる[11]。

4 高齢者の医療の確保に関する法律（高齢者医療確保法）

　後期高齢者医療の対象者は、①75歳以上の高齢者、②65歳以上で寝たきり等の状態にあるとして後期高齢者医療連合会から認定を受けている者（介護保険の給付対象の訪問看護を受ける者は除く）で、病気やけが等によって、居宅において療養する状態でかつ医師が訪問看護を必要であると認めた者にサービスが提供できる[11]。

5 障害者の日常生活及び社会生活を総合的に支援するための法律

　都道府県知事より指定自立支援医療機関の指定を受けて、障がい児（育成医療）、身体障がい者（更生医療）、精神障がい者（精神通院医療）の自立支援医療において訪問看護を実施する[11]。

6 難病の患者に対する医療等に関する法律（難病法）

　2014（平成26）年に難病法が成立し、指定難病は法成立以前の56疾病から338疾病（2021（令和3）年11月）に大幅に拡大し、2024（令和6）年4月には、341疾病となった。また、難病法と同時に行われた児童福祉法の改正によって医療費助成疾病は516から788疾病（2021（令和3）年）へ拡大している。難病にはさまざまな種類の疾病があり、症状も多様でその特性から日常生活や社会生活への支障も多い。訪問看護ステーションは2014（平成26）年12月から都道府県知事による指定医療機関の指定の対象となり、指定難病の患者に対する特定医療として訪問看護を実施する[11]。

7 公費負担医療制度

　利用者が訪問看護を受けた場合に、指定訪問看護を受けた費用を公費で負担する制度があり、訪問看護に関連する主な公費負担医療制度は**表5**のとおりである。

　これらの制度以外に、都道府県や市町村によって、中山間地域への訪問看護、保育所への訪問看護サービスに補助金制度を設けるなど独自の医療助成を行っている場合もある[11]。

8 その他の給付制度

　医療保険制度以外の医療給付として、労災保険や公害医療がある。1994（平成6）年10月より、これらの制度に訪問看護制度が創設され、訪問看護ステーションからの訪問看護療養費および利用料が給付対象となっている。ほかに、自動車事故等によって障がいを受け、加害者の自動車損害賠償責任保険等によって、訪問看護療養費が支払われる場合もある[11]。

表5 訪問看護に関連する主な公費負担医療制度

根拠となる法律	医療給付名	給付率
戦傷病者特別援護法		
（第10条）	療養の給付	10割
（第20条）	更生医療の給付	10割
原子爆弾被爆者に対する援護に関する法律		
（第10条）	認定疾病医療の給付	10割
（第18条）	一般疾病医療費の支給	保険の残り分
障害者の日常生活及び社会生活を総合的に支援するための法律（障害者総合支援法）		
（第5条）	育成医療	9割＋負担上限額を控除した額（保険優先）
（第5条）	更生医療	同上
（第5条）	精神通院医療	同上
児童福祉法		
（第19条の2）	小児慢性特定疾病医療費の支給	8割＋負担上限額を控除した額（保険優先）
生活保護法		
（第15条）	医療扶助	保険の残り分
難病の患者に対する医療等に関する法律（難病法）		
（第5条）	特定医療	8割＋負担上限額を控除した額（保険優先）
特定疾患治療研究費事業実施要綱	医療費	保険の残り分
先天性血液凝固因子障害等治療研究事業実施要綱	医療費	保険の残り分

9 自己負担の軽減

利用者の自己負担額は、医療保険、介護保険など支払い分を合算すると高額になる場合もある。医療保険の利用者は、自己負担額が定められた限度額を超える場合は高額療養費によって払い戻しが行われる。ただし、70歳以上の利用者で「限度額認定証」の提示によって利用者の負担額自体を限度額にとどめるしくみもある。また、医療保険制度の世帯に介護保険受給者が存在し、年間の自己負担合計額が著しく高額になった場合はその負担を軽減する合算制度（高額医療合算介護サービス費の支給）も導入されている[11]。

6 在宅看護活動の実際

1 ケアマネジメント

1 ケアマネジメントが必要とされる背景

わが国においては、少子高齢化、核家族の増加、共働きの増加などの社会状況の変化、さらに健康問題を抱えたときの家族介護力の低下、さらに人々のニーズも多様化し、QOLの高い生活を求めるようになった。また医療費の高騰という背景もあり、地域に散在するさまざまな社会資源を効果的につなぎ合わせて利用することで、住み慣れた地域、在宅での生活の継続のニーズが高まってきた。これらの背景を受けて、日本において**ケアマネジメント**の必要性がいわれるようになった。

2 ケアマネジメントの定義

　ケアマネジメントの類似用語としてケースマネジメント、ケアコーディネーションがある。ケースマネジメントは、アメリカで誕生し、デイビッド・P.マクスリー[12]は、「多様なニーズをもった人々が、自分の機能を最大限に発揮して健康に過ごすことを目的として、フォーマルおよびインフォーマルな支援と活動のネットワークを組織し、調整し、維持することを計画する人（もしくはチーム）の活動」と定義している。竹内[13]は、「ケース」は個別性や価値観の重視を意味すると述べており、ケースマネジメントは個別性、自立支援を基盤にして利用者のニーズ解決に向けケアネットワークをつくり、維持するため、連携・調整することといえる。しかし、介護保険制度にケースマネジメントを位置づけるにあたり、マネジメント業務の対象はケース（当事者）ではなく、サービスが提供される「ケア」であることから、日本においては「ケースマネジメント」ではなく「ケアマネジメント」を用いることとなった。

　一方、高崎らはケアマネジメントを「ケア利用者のニーズに応じて各々に適した資源を調整し、必要とされる他職種・他機関と連携しながら全体を統合させ、問題解決を目指すこと。さらに個別のニーズに応じて、不足する社会資源をアセスメントし、地域ケアシステムを形成発展させること」と定義している。つまり、ケアマネジメントは、個別ケアのみならず、地域ケアシステムづくりの両方の目的を実現させていくものであり、利用者・家族を中心としたケアマネジメントに加えて、広く地域ケアシステムの形成発展を図ることをも含むものとしている。よって、地域保健法における地域ケア全体を調整する「ケアコーディネーション」の機能の一部も含まれていることとなる[14]。

　これは、「地域ケア会議」において「個別課題の解決」「地域包括支援ネットワークの構築」「地域課題の発見」「地域づくり・資源開発機能」「政策の形成」の5つの機能があるとしているように、地域ケア会議では個別事例のケアマネジメントや支援内容を検討し、個別課題解決を図ることのみならず、個別事例の課題分析の積み重ねから地域課題を明らかにし、地域で必要な資源の開発につなげることや、必要な政策を立案・提言につなげていくことが求められている。たとえば、介護保険制度や障害者総合支援法において、利用者のケアマネジメントを展開するケアマネジャーが、個別ニーズを解決できないことに対し、その要因を明らかにし、保険の運営主体である市町村に問題提起し、社会資源について検討し、開発にも取り組んでいく。このように、ケアマネジメントの目的の実現は利用者を受け持つケアマネジャーのみならず、ケア提供者、地域の資源、市町村などとチームで取り組んでいくことが求められる。

3 ケアマネジメントの構造

❶ ケアマネジメントの構成要素

　ケアマネジメントの構成要素は、ケアマネジメントを必要とする援助対象者つまり「利用者」と、利用者のニーズを「社会資源」と調整する「ケアマネジャー」である[15]（図3）。ケアマネジメントの「利用者」は、複数の多様なニーズをもっている人であり、あらゆるライフサイクルにある人々を対象とする。ケアマネジャーは介護保険法においては「介護支援専門員」、障害者総合支援法においては「相談支援専門員」が位置づけられている。

図3　ケアマネジメントの構成要素

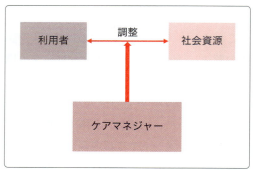

白澤政和：ケースマネージメントの理論と実際, 13, 中央法規出版, 1993. を一部改変

❷社会資源とは

　社会資源とは、社会において一定の目標を達成するために動員される道具的、手段的価値物であり、健康や生活全般におけるケア目標を実現しニーズを解決するために必要な、人、もの、金、制度、場である。また、社会資源の構造を示した図4[16), 17)]のように、資源はニーズ別、供給主体別、質別の軸で分類できる。図のように利用者の8領域のニーズに対し、質別にみると「物的」「人的」に分けられ、供給主体別にみると制度化されている公的サービスである「フォーマルサービス」と

図4　社会資源の構造

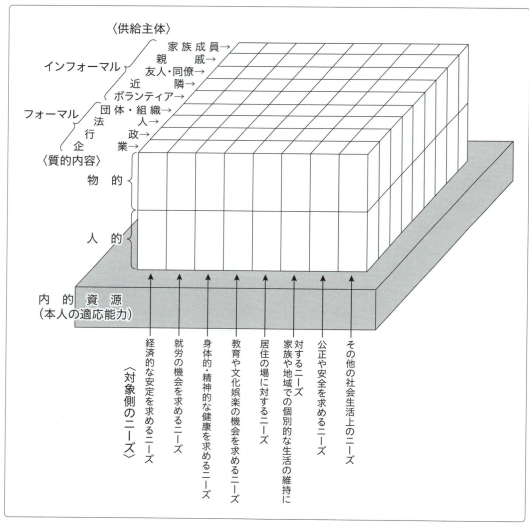

白澤政和：ケースマネージメントの理論と実際, 119, 中央法規出版, 1992. を一部改変

制度化されていない家族、友人、ボランティアといった「インフォーマルサービス」の2つに分けられる。

4 ケアマネジメントのプロセス

ケアマネジメントには次のようなプロセスがある（図5）。

❶ 利用者の把握、インテーク、スクリーニング

利用者の把握は、自らアクセスした者を把握するのみでなく、個人・家族のみで健康課題を抱え込み生活している場合もあるため、ケアマネジメントが必要な対象者を地域のなかで発見する機能も求められる。把握したうえで、スクリーニングし、ケアマネジメントが必要か判断し、ケアマネジメントの契約を行うかどうかインテーク（受理面接）を行う。

❷ アセスメント

アセスメントは、次の4領域について行う。
① 利用者の充たされていないニーズ
② 利用者の潜在、残存能力や強み
③ 利用者がもつ社会的ネットワーク・社会的支援（生活を送るうえで誰と関係性をもっているのか、どの程度の関係性なのか、どのような関係性（支援）があるのか）
④ 地域に存在する社会資源

これら4領域をアセスメントすることで、今ある社会的ネットワークを維持、強化しつつ、援助対象者に合った、かつニーズ解決に向けた社会資源につなげ、効果的な組み合わせは何か、どのようにチームでアプローチしていくのかを明らかにしていく。

❸ ケアプラン作成・ケア会議

アセスメントの結果、作成されたケアプラン案は、ケア会議を開催し利用者、家族、サービス提供者とともに計画案が適切なものかどうか検討し、共有合意を図る。このケア会議は、顔と顔を合わせてディスカッションすることで、チーム全体の技術向上につなげたり、ネットワークづくりの場にしていく。

❹ 実施

決定したケアプランをもとにサービス提供者は責任をもってケアを実施していく。

❺ モニタリング

モニタリングは、定期的に、また家族や訪問看護師等のサービス提供者からの連絡、情報提供を受け、ケア計画の実施状況、短期目標の達成度、新たなニーズの発見、ニーズの変更把握を行っていくことである。直接利用者にケアを提供しているのは、家族やサービス提供者であり、利用者の変化を早期に把握できる。よって、家族やサービス提供者からの変化に関する情報から悪化のリスクを早期に把握して悪化を予防することは、利用者の自立とQOLを支援しサービスの質を保証するために重要なプロセスとなる。

❻ ケアの終結・評価

利用者の状態が安定した場合、回復し自立した場合、あるいは入院や入所、死亡などによって在宅ケアが終結した場合、援助内容や方法、ケアチーム体制の評価を行い、終了となる。利用者に及ぼした効果を測ることのみならず、地域のケアシステムの発展、つまり社会資源の質や量の変化、経済評価、地域内の連携状況なども評価項目としてあげることができる。

図5　ケアマネジメントのプロセス

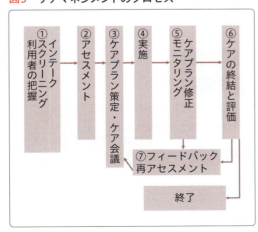

❼ フィードバック、再アセスメント

モニタリングや評価のプロセス等でケアの修正や1つの問題が解決した場合も含めて、常にサービス提供のプロセスを振り返って、次のケアプランに活かしていく。

2 在宅看護過程の特徴

看護過程は、看護の知識体系と経験に基づいて、人々の健康上の問題を見極め、最適かつ個別的な看護を提供するための組織的・系統的な看護実践方法の1つであり、看護理論や看護モデルを看護実践へつなぐ方法である[18]。看護過程は、①情報収集・アセスメント、②問題の明確化（看護診断）、③目標の設定、④看護計画立案、⑤実施、⑥評価の6つのプロセスに分けられ、そのプロセスは相互に関連して動的に循環しながら進み、「評価」に基づいて、再び次の「アセスメント」へとつながっていく（図6）。この通常のサイクルは在宅看護過程においても同様であるが、在宅では看護職が自宅等の生活の場に訪問して実践される。そのため、1回の訪問、毎週、毎月など療養者と家族の状況に応じて情報収集・アセスメント、問題の明確化、目標設定・計画立案、実施、評価が展開され、評価に基づいて看護介入の修正や継続が行われている。

また、看護過程は看護の対象となる人々と看護実践者との対人的関係のなかで成立し、展開するものである。つまり、訪問看護における信頼や尊重を基盤とした援助関係の形成が重要となる。訪問看護師は、対人関係スキルを用いて療養者や家族との相互作用を生みだし、情報収集を行い、アセスメントに基づいた看護ケアを行う際には目的や効用を伝え、同意を得て実施し、評価を確認していく必要がある。

在宅看護の目指す看護実践の重要な視点は、

図6　在宅看護過程とその特徴

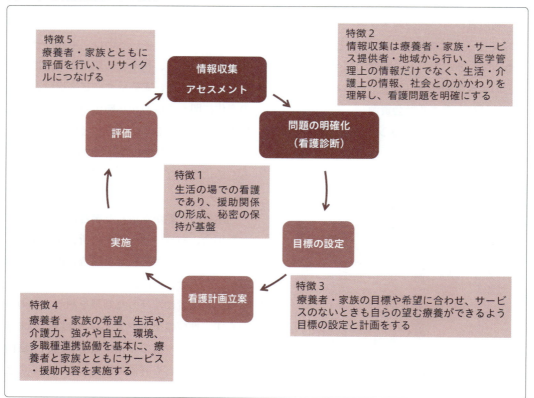

①療養者と家族の生活を中心とした看護の視点、②健康や疾病や障害のレベルに合わせた看護の視点、③保健・医療・福祉を統合したチームケアの視点、④セルフケアと自立支援の視点、⑤自己決定とインフォームドコンセント、⑥在宅療養者と家族のQOL（Quality of Life：生活の質・人生の質）／QOD（Quality of death：死のあり方や死の過程における全般の質）の確保、⑦人権擁護の視点であり、これらの視点に基づいて看護展開を行う必要がある。

3 在宅看護過程の展開

1 情報収集・アセスメント

　情報収集・アセスメントは、対象となる療養者の健康に関する情報を系統的に収集し、看護上の問題やその問題の原因を見極めることである。在宅看護ではどのような情報が必要か、また情報源はどこか、誰からどのような方法で収集するかは、医療機関の入院時情報とは異なる点がある。情報収集項目は表6に一例を示す。主な情報源は療養者と家族であるが、ケア提供者や近隣住民、取り巻く環境や制度なども重要な情報となる。情報の収集方法は観察、面談、診察や測定、看護行為を行いながら得る。記録物や検査データ、多職種とのカンファレンスなどで得ることも多い。それらは生活の営みのなかで常に情報収集を継続し、訪問時以外の療養を想像し、予測していくことが必要となる。そのためには、情報に関する守秘義務や信頼関係に基づいたコミュニケーションが重要となる。在宅看護においてアセスメントに活用可能な理論やモデルでは、WHO（世界保健機関）が2001年に採択したICF（International Classification of Functioning Disability and Health：国際生活機能分類）、セルフケア理論、ストレングスモデルなどがある。ICFの考え方は、「心身機能・身体構造」「活動」「参加」を生活機能とし、病気や障がいによって心身・身体機能が低下すると生活活動の制限や社会参加や家庭内の役割の喪失などを引き起こすというように、健康、生活、人生を統合してとらえ

表6　在宅看護過程における基本的な情報収集内容

1　療養者の基本情報	
年齢、性別、職業、生活歴、家族構成、家族内の役割、価値観、理解力、宗教、趣味、嗜好、社会参加、生きがいなど	
2　療養者の健康問題	
疾患や障がいの有無と程度、病歴、治療方針、予後、既往歴、疾病の理解や受けとめ、全身状態、呼吸、循環、栄養、排泄、感覚機能、認知、精神状態、皮膚、ADL・IADL、医療処置内容、使用薬剤、1日・1週間のすごし方など	
3　家族の情報	
健康問題、家族の関係性や強み、家族の支援体制、キーパーソン・介護者・協力者について（年齢、性別、役割、職業、生活歴、価値観、介護への思い、疾患や障害の有無、既往歴、介護力など）、家族の就学・就職状況、独居の場合の代理人など	
4　療養上の希望（本人・家族）	
病気の受けとめ、療養生活の思いや希望	
5　住宅や地域の環境	
賃貸か持家か、家屋状況や間取り（居室・トイレ・洗面所・浴室・玄関・廊下・階段・庭など）、近隣の環境（道路・買い物など）、地域性（近所づきあい・文化など）	
6　経済状況	
収入、貯蓄、保障や手当の有無、経済状況、管理の状況	
7　利用する制度やサービス状況	
介護保険制度（要介護度・サービス内容）、医療費助成、身体障害者手帳の取得など	

るモデルである[19]。ストレングスモデルは、すべての人は熱望（目標）・能力・自信をもっており、その人を取り巻く環境には資源・人材・機会があり、この個人と環境の強さが生活を決定し生活の質に寄与するという考え方である。これらのモデルは在宅療養者の病気や加齢によって生じる機能低下や生活の破綻といった脆弱性だけをとらえるのではなく、強みや可能性、個性と選択に着目しており、在宅療養者と家族を生活者としてとらえ、よりよく生きていく支援につながるものである[20]。

得られた情報の意味を考え、原因や次に何が起こるか可能性があるかを予測し、援助が必要か否か、情報を統合しながら関係性を判断し、複数の問題から優先順位を決めていく。

2 問題の明確化（看護診断）

問題の明確化は、対象者の健康維持・増進、あるいは病気からの回復過程を妨げる因子や状況（看護が必要な事項＝看護上の問題）は何かを、アセスメントに基づいて明らかにする。健康問題による日常生活への影響はないか、精神的不安や、社会的な苦痛はないか、療養生活を送るうえで促進する必要のある事柄はないかなどを検討し、訪問看護師の介入の必要性を明らかにしていく。問題の明確化では、療養者と家族のQOLの観点から本人・家族が意識していないニーズもアセスメントしつつ、ニーズを充足することが療養者・家族の希望や価値観と乖離しないように注意が必要である。

3 目標の設定・看護計画立案

目標の設定・看護計画立案は、看護援助を必要としている療養者に対して、アセスメントの結果に基づいて決めた看護上の問題に対する長期目標を設定し、看護実施方法の計画を立案する。援助内容は観察計画（問題の経過や変化、ケアにおける効果を判断したり評価するための観察項目）、ケア計画（問題を解決するために訪問看護師が行う身体的、心理的ケア、処置などの実施方法）、教育計画（療養者・家族のセルフケア能力向上を目的とした教育的働きかけ）の3つに分け、実際の看護介入を行う。

どの問題から支援を行うかの優先順位の判断は、生命の危機にかかわる課題か、在宅療養の継続にかかわる課題か、回復や予防を阻止する課題か、療養者や家族が解決を望んでいる課題かを検討し、療養者と家族、訪問看護師や支援者との間にズレはないかの確認が必要である。

4 実施

実施は看護計画に基づく行動である。訪問看護実施上のポイントは、①療養者や家族の意思や希望を尊重した支援、②療養者や家族の生活に適した支援、③家族の介護力に適した支援、④療養者自身ができること、自立に着目した支援、⑤家庭など環境を活かした支援、⑥多職種との連携・協働であるかを検討し、療養者と家族とともにサービス・援助内容を決定し実施すること、支援チームと共有することが重要である。

5 評価

評価は、看護者が主体的・意図的に実践した看護過程の成果が、療養者の経過にどのようにあらわれたのかを評価することである。在宅看護過程における評価は、療養者・家族の評価、同僚や多職種による他者評価、褥瘡評価表など評価指標を用いて実施する。評価の視点は、設定した目標に到達できたか、ケアは効果的にできたか、療養者や家族の行動に変化がみられたか、看護計画は妥当であったか、訪問看護の内容や方法は適切であったか、療養者や家族は満足しているかなどがある。評価時期は訪問ごとや定期的、変化に応

7 在宅看護の今後の方向性

わが国は、団塊の世代が75歳を迎える2025（令和7）年から、1971（昭和46）～1974（昭和49）年に生まれた団塊ジュニア世代が65歳を迎える2040年に向けて、さらに少子高齢化は進展する。推計では、2040年の65歳以上の高齢者数は約3900万人、高齢化率は34.8％、特に75歳以上人口が半数を超え、死亡数は1年間に168万となり、社会保障費、特に介護・医療費のさらなる増加が予測されている。また、2040年の世帯規模は2.08人、世帯類型では単独世帯が全体の39.3％と推計され、夫婦のみ世帯と合わせると約6割に達する。家族のあり方、暮らし向き、地域とのつながりにも変化が予測される[21]。

訪問看護においては、2014（平成26）年に日本看護協会・日本訪問看護財団・全国訪問看護事業協会の3団体による**「2025年にむけた訪問看護アクションプラン」**が示された。内容は、「日本全国どこでも24時間365日、いつでも必要な質の高い訪問看護サービスを届ける仕組みを作る。そのために訪問看護事業所の目指す方向の1つは多機能化・大規模化である」と提言されている。全国では、小規模な訪問看護ステーションが全体の6割を占めることから、地域の基幹となる訪問看護ステーションとして、看護職員5人以上の中規模の、機能強化型訪問看護ステーションの推進が重要となっている。また、在宅緩和ケア、小児看護、精神科看護、リハビリテーションなど、対象者に特化した専門特化型訪問看護ステーションの活躍も期待される。

また、介護保険制度においては、介護医療院など医療依存度の高い療養者の看取りまでを可能とする施設も2018（平成30）年に誕生した。看護小規模多機能型居宅介護、介護老人福祉施設も含めこれらの施設は高齢者にとっては、終の棲家といえる。

今後も多様な"暮らしの場"が誕生する可能性がある。多様な暮らしの場で多様なニーズに対応していく在宅看護の発展、拡充が求められている。

引用文献

1）鈴木志津枝，藤田佐和編集，森下安子：成人看護学，慢性期看護論，第3版，138，ヌーヴェルヒロカワ，2014．
2）一般社団法人日本在宅ケア学会：在宅ケア実践の質の向上と推進に関するステートメント，2017．https://www.jahhc.com/statement/definition.htm
3）一般社団法人日本在宅ケア学会：https://www.jahhc.com/html/about.html
4）厚生統計要覧（令和4年度）第1編，人口・世帯，第2章，人口動態．
5）厚生労働統計協会：令和元年度介護サービス・事業所調査，2021．
6）厚生労働統計協会：国民衛生の動向 2022/2023，Vol.69，№9181，2022．
7）宇都宮宏子監修，坂井志麻編集：退院支援ハンドブック，12，学研メディカル秀潤社，2015．
8）川上理子，森下安子，小原弘子：A市における地域病院協働型退院支援システムの構築，高知女子大学看護学会誌，第45巻第1号，56-64，2019．
9）宇都宮宏子，三輪恭子編：これからの退院支援・退院調整，10-40，日本看護協会出版会，2011．
10）介護支援専門員実務研修テキスト作成委員会：介護支援専門員実務研修テキスト上巻，69-78，一般社団法人長寿社会開発センター，2018．
11）社会保険研究所：介護保険・医療保険　訪問看護業務の手引き令和4年4月版，8-14，168-178，184-186，187，2022．
12）デイビット・P.マクスリー，野中猛，加瀬裕子監訳：ケースマネジメント入門，12，中央法規出版，1995．
13）竹内孝仁：ケアマネジメント，17，医歯薬出版株式会社，1997．
14）高崎絹子，島内節，内田恵美子，佐藤美穂子：看護職が行う在宅ケアマネジメント，7，日本看護協会出版会，1996．
15）白澤政和：ケースマネジメントの理論と実際，13，中央法規出版，1993．
16）白澤政和ほか監修，奥西栄介：ケアマネジメント講座，第1巻，ケアマネジメント概論，136，中央法規出版，2000．
17）白澤政和：ケースマネジメントの理論と実際，119，中央法規出版，1993．
18）日本看護科学学会専門用語委員会，2013．
19）障害者福祉研究会：ICF国際生活機能分類，16-18，中央法規出版，2003．
20）チャールズ・A.ラップ，リチャード・ゴスチャ，田中英樹監訳：ストレングスモデル，第3版，リカバリー志向の精神保健福祉サービス，第2章，金剛出版，2014．
21）厚生労働省：令和5年版厚生労働白書，3-5，71-79，84-95，2023．

参考文献

・内閣府：令和5年版高齢社会白書，2023．
・看護史研究会：派出看護婦の歴史，勁草書房，1983．
・中平健吉：看護専門職その法的基盤と職業倫理，日本看護協会出版会，1990．
・公益財団法人日本訪問看護財団：訪問看護のあゆみ，日本訪問看護財団20周年記念，中央法規出版，2015．
・一般社団法人全国訪問看護事業協会：20周年記念史　訪問看護の未来に向けて，2015．

第5章 グローバルな視野での活動

A ダイバーシティに基づく保健活動

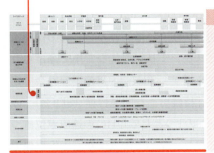

チェックポイント
- ☑ ダイバーシティに基づく保健活動について理解する。
- ☑ 国際的な保健活動を行うための基礎知識をおさえる。
- ☑ 日本における外国人への保健活動を学ぶ。

1 公衆衛生看護における国際保健活動

ダイバーシティとは、英語で**多様性**を意味する。ダイバーシティに基づく保健活動とは、日本だけでなく世界のあらゆる国において国籍、性別、年齢などの枠組みにとらわれず、相対的に少数である人々の立場・信条・思いを尊重し、その人の状況に合った保健活動を展開することである。どのような立場の人にも伝わりやすい、**ユニバーサル**な支援を基盤に置いた保健活動は、すべての人に対してわかりやすく、利用しやすいものであろう。

ダイバーシティに基づく**国際保健活動**として、本項では海外における保健活動と日本における外国人に対する保健活動の2つを取り上げる。前者については、保健師教育課程におけるダイバーシティに基づく保健活動として、主に開発途上国における援助の一環として保健活動を行うために必要な知識を学ぶ。後者では、日本における登録外国人数が人口の2.66%（2024（令和6）年1月時点）を占め[1]、登録外国人の国籍も多様化しており、日本国内で保健活動を行ううえでも国際的な視野をもつことが必要とされている現状から、国際化が進む日本における外国人に対する保健活動と、渡航者への健康管理の2つの視点を学ぶ。

2 国際的な保健活動を行うための基礎知識

1 ミレニアム開発目標（MDGs）

2000年9月、国連ミレニアム・サミットに参加した147の国家元首を含む189の国連加盟国代表は、21世紀の国際社会の目標として、より安全で豊かな世界づくりへの協力を約束する「国連ミレニアム宣言」を採択した。この宣言と、1990年代に開催された主要な国際会議やサミットでの開発目標をまとめたものを「ミレニアム開発目標（Millennium

Development Goals：MDGs）」と呼ぶ。MDGsは2015年までに達成すべき8つの目標と21のターゲットを掲げ、日本もMDGsの達成のためにさまざまな取り組みを実施した[2]。

2 持続可能な開発目標（SDGs）

MDGsに対する取り組みは、極度の貧困の半減やHIV/AIDS・マラリア対策などの目標は達成したが、乳幼児・妊産婦の死亡率削減を達成できないなど、課題が残った。また、この15年間で環境問題や気候変動問題への対応、国内の格差および国と国との格差の拡大、開発協力にかかわる主体の多様化など、国際環境も著しく変化しており、これらの複雑な問題についても考慮した「ポストMDGs」の策定への取り組みが進められてきた[2]。

MDGsの後継として議論されてきたのが「持続可能な開発のための2030アジェンダ（2030アジェンダ）」である。このなかには、保健や教育などMDGsの残された課題や、環境問題や格差拡大など新たに顕在化した課題に対応すべく、「持続可能な開発目標（Sustainable Development Goals：SDGs）」が掲げられた[2]。SDGsは2015年9月に国連で採択された2030年までの国際開発目標である。17の目標と169のターゲット達成により、「誰一人取り残さない」社会の実現に向け、途上国および先進国で取り組むものである（第1部第3章、図5（p.74）を参照）。

日本の取り組みとしては、2016（平成28）年12月に取り組みの指針となる「SDGs実施指針」が策定された。そこで日本では「SDGsのモデル」の確立に向けた取り組みの柱として「健康長寿の達成」など8分野の優先課題をあげ、日本として特に注力すべきものとして示している[3]。

3 ユニバーサル・ヘルス・カバレッジ（UHC）

日本は国民皆保険制度により質の高い保健医療サービスを受けることができるが、世界中の多くの国々、特に途上国の保健医療システムは不完全で、大きな格差が存在する。ユニバーサル・ヘルス・カバレッジ（Universal Health Coverage：UHC）とは、「すべての人が適切な予防、治療、リハビリ等の保健医療サービスを、支払い可能な費用で受けられる状態」を指す。2015年9月の国連総会で定められた「持続可能な開発目標（SDGs）」のターゲットの1つとしてUHCの達成が位置づけられており、すべての人々が基礎的な保健医療サービスが受けられ、医療費の支払いにより貧困に陥るリスクを未然に防ぐことが重要であることが確認されている[4]。

4 国際協力機関と開発援助

1 国際協力機関

❶ 世界保健機関（WHO）

世界保健機関（World Health Organization：WHO）は、「すべての人々が可能な最高の健康水準に到達すること」を目的として設立された国連の専門機関である。1948年の設立以来、全世界の人々の健康を守るため、広範な活動を行っている。現在の加盟国は194か国であり、日本は1951年5月に加盟した。本部はスイス・ジュネーブ、事務局長はエチオピアのテドロス・アダノム氏である。加盟国は、世界6つの地域（アフリカ、米州、南東アジア、欧州、東地中海、西太平洋地域）のいずれかに属し、各地域に地域事務局がある。

❷ 国際協力機構（JICA）

国際協力機構（Japan International Cooperation Agency：JICA）（日本政府の

開発途上国支援の実施機関)は、日本の政府開発援助(Official Development Assistance:ODA)の中核を担う独立行政法人であり、世界有数の包括的な開発援助機関として、世界のさまざまな地域で開発途上国に対する協力を行っている。JICAは、開発途上国の人々を中心に据えた協力を行う「人間の安全保障」の促進と、包摂的・持続可能で強靭性を備えた「質の高い成長」をミッションとして掲げ、2021年度には20の事業戦略「JICAグローバル・アジェンダ」を設定し、開発途上国のSDGs達成に貢献している[5]。

2 政府開発援助(ODA)

ODAにおける2国間援助には以下の形態がある(図1)。

❶ 無償資金協力

無償資金協力は、開発途上国に返済義務を課さずに資金を提供する援助形態で、一般プロジェクト無償、水産無償、食糧援助などに分類され、保健医療協力は一般プロジェクト無償のなかに含まれている。開発途上国は、この資金によって病院、看護学校、水道などの施設建設や医療機材の整備を行うことができる[6]。

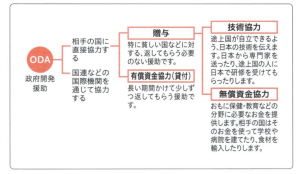

図1　ODAのカタチ

政府広報オンライン, 暮らしに役立つ情報, 世界と日本の未来を育てるODA, 2014.

❷ 有償資金協力

有償資金協力は、JICAによる病院や水道などの施設建設などに対する資金の貸し付けを指す[6]。

❸ 技術協力

政府ベースによる技術協力は主としてJICAにより実施されており、開発途上国からの研修員の受け入れ、専門家派遣、機材供与などの形態の協力が行われている。これらは単独で行われる場合もあるが、1つのプロジェクトとして統合し、事業計画の立案から実施、評価までを一貫して計画的かつ総合的に運営・実施する協力形態であるプロジェクト方式技術協力としても実施されている[6]。

3 国際社会における社会的健康格差

社会的健康格差は、地球規模で対応する必要のある深刻な課題である。新型コロナウイルス感染者数が最も多かったアメリカでは、性・年齢調整死亡率において、黒人やヒスパニック系、ネイティブアメリカンの人口1万人対超過死亡が、白人と比較して2倍近くとなっている。新型コロナウイルス流行前は、黒人と白人との死亡率の格差は縮小しており、ヒスパニック系の死亡率は白人よりも低かったが、パンデミックにより、黒人とヒスパニック系は同等の超過死亡となり、ヒスパニック系の死亡率は白人と同等となり、白人と黒人の死亡率の差が拡大した。この背景として、健康の社会的・経済的決定要因が、パンデミック以前から人種的・民族的マイノリティの死亡率を過剰に増加させていたこと、そしてパンデミック初年度に人種的・民族的マイノリティの過剰死亡率を不均衡に増加させたことが指摘されている[7](図2)。

図2 アメリカにおける2020年4月〜2021年3月までの性・年齢調整死亡率（人口1万人対1か月ごと）

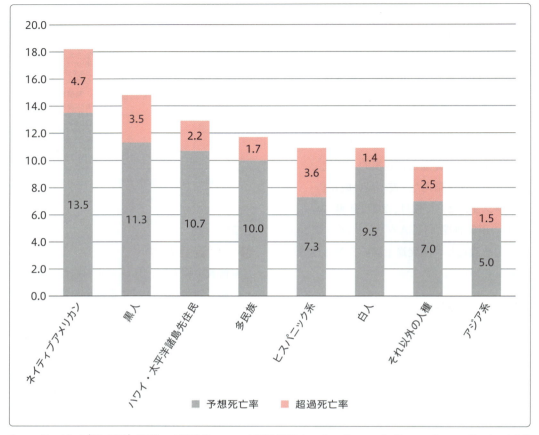

Census Numident (Q3, 2021); 2000 and 2010 Census-and 2001-2019 American Community Surveys, 1-year estimates. から筆者作成.
Restricted to individuals ages 15 to 99 at the start of any given month with a non-missing self-reported or household proxy rece/ethnicity response.

4 日本における外国人に対する保健活動

1 近年の外国人登録者数と在留資格の動向

　日本における外国人登録者数は男性約161万人、女性約162万人、合計約322万人（2023（令和5）年6月末時点）であり、前年に比べ約15万人（4.8%）増加した（図3）。日本の人口の2.6%を占めている。都道府県別で在留外国人数が最も多いのは東京都の62万7183人（人口比4.4%）であり、外国人登録者の19.5%を占める。以下、愛知県29万7248人（人口比4.0%）、大阪府28万5272人（人口比3.3%）、神奈川県25万6738人（人口比2.8%）、埼玉県22万1835人（人口比3.0%）と続く。最も少ないのは秋田県で5280人（人口比0.2%）である。

　また、登録外国人の国籍で最も多いのは中国籍（24.5%）、次いでベトナム国籍（16.1%）、韓国籍（12.8%）、フィリピン国籍（9.6%）、ブラジル国籍（6.5%）、ネパール国籍（4.8%）、インドネシア国籍（3.8%）と続く（図4）。ベトナム国籍をもつ人は2013（平成25）年には7万2256人と登録外国人の3.5%であったが、近年急激に増加し、2023（令和5）年6月末の登録者数は52万154人と10年間で約7倍増加し、国籍別でも第2位と

図3　在留外国人数の推移（総数）

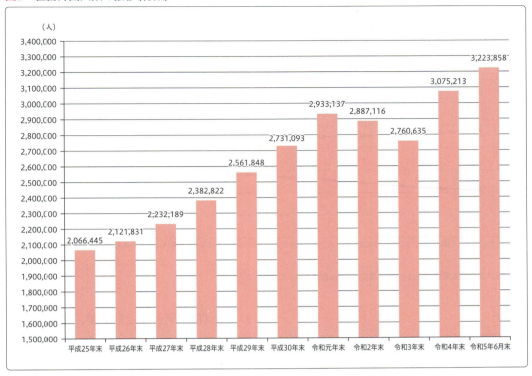

法務省出入国在留管理庁：令和5年6月末現在における在留外国人数について

Column

JICAインターン活動
「ベトナム国ゲアン省　リプロダクティブヘルスプロジェクト」

　2002（平成14）年8〜9月にリプロダクティブヘルスプロジェクトの保健師インターンとしてベトナム国ゲアン省に滞在した。そこで保健師専門家の指導を受け、地区特有の健康問題について、愛育班（地区特有の健康問題に対処する住民組織の名称、日本の愛育班にちなんで命名されている）メンバーを対象に健康教育を行った。テーマは、健康診断において所見が多かった膣炎予防とした。情報収集のためにCHC（コミュニティヘルスセンター）を訪問し、担当助産師や女性連合代表に地域での医療状況や生活環境をインタビューした。その結果、膣炎予防のために清潔保持したくとも、トイレが遠かったり、きれいな水が手に入りにくかったり、池で仕事をしていたりなど、清潔を保ちにくい環境に置かれていることがわかった。また、現地で生活する人々は、その場で一番合理的であったり、安価な方法を常に開発していることに気づいた。それらの方法を尊重し、生活環境に目を向け、文化を否定することなく、疾患を予防するのに必要な知識を伝えるにはどうすればよいかなど、生活習慣や文化の違いを考慮して活動することの重要性を学んだ。

図4　国籍・地域別在留外国人数の推移（上位5か国・地域）

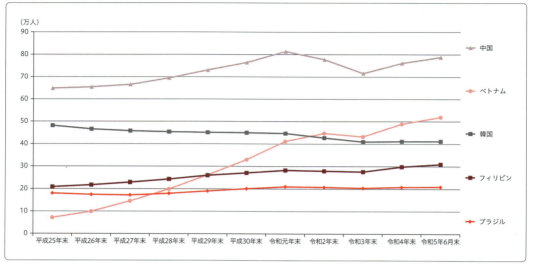

法務省出入国在留管理庁：令和5年6月末現在における在留外国人数について

なった。

　在留資格別では、永住者が80万178人と最も多く、次いで技能実習35万8159人、技術・人文知識・国際業務34万6116人となっている[8)、9)]。近年増加しているベトナム人就労者の在留資格は、技能実習が最も多く、18万5563人にのぼり、技能実習生全体の過半数を占めている。2019（令和元）年4月から入国管理法の改正にともない、特定技能による在留資格が認められるようになった。特定技能は1号と2号に分かれており、特定技能1号は介護、ビルクリーニング、建設、航空、宿泊、農業などの14分野、2号は建設、造船・舶用工業の2つの分野がある。特定技能による在留資格は、技能実習後も日本に在留可能であったり、特定技能2号では家族滞在資格で母国にいる家族を日本に呼ぶことができるようになった。この制度による滞在者は2023（令和5）年6月末時点で17万3121人である。

2 在日外国人の健康課題

1 外国人労働者と結核

　2022（令和4）年新登録結核患者1万235人のうち外国出生者は1214人で、前年の1313人から99人の減少となった。しかし、新登録結核患者総数1万235人のうちの外国出生患者の割合は11.9％と前年の11.4％から増加した。各年齢階級別に外国出生患者が占める割合をみると、20〜29歳が最も高く、77.5％が外国出生患者であった。外国出生患者の出生国のうち最も患者数が多かったのはフィリピン（252人）で、次いでベトナム（188人）、インドネシア（177人）、ネパール（138人）、中国（134人）、ミャンマー（99人）となった。この上位6か国の新登録結核患者数は合計988人で、外国出生結核患者の81.4％を占めている。

　小中学校以上の生徒・学生は266人（8.7％）で、このうち204人（小中学校以上の生徒・学生の患者の76.7％）は外国出生患者であった。また、発見方法を日本出生と外国出生患者でみると、日本出生患者では医療機関受診発見が7556人（87.1％）と大多数を占め、健康診断発見は997人（11.5％）であった。また、外国出生患者では、健康診断による発見が414人（34.1％）と日本出生者の発見割合を大きく超え、医療機関に受診して発見する

者の割合が少ない。このため、外国人労働者のなかでも結核に罹患する可能性が高いと考えられる人々に対し、職域保健や学校保健の場面において、早期発見を促すための啓発方法を検討していくことが必要である。

在日外国人登録者数が全国で3番目に多い大阪府では、「早くわかれば早く治ります！結核」と題したリーフレットを英語、タイ語などで作成し、ポイントを絞った結核予防、感染時の対応、保健所の役割について啓発等を行っている。

2 在日外国人の母子保健

母子保健法は国籍や在留資格に関係なく、日本で妊娠しているすべての女性に適用されるため、妊婦に在留資格がなく非正規滞在者であったとしても母子健康手帳の取得や入院助産、定期の予防接種を受けることができる[10]。妊婦の母国語に合わせた外国語版の母子健康手帳を発行し、情報提供を行っている自治体もある。出生後も、乳幼児健診や予防接種など日本独自の母子保健サービスの情報が届かなかったり、言葉の問題による母子保健サービスの未利用を避けるために、日本で受けられる母子保健サービスの情報提供を、可能であれば妊娠中から行っていくことが必要である。

かながわ国際交流財団では、子育てをする外国人住民を対象に、外国人住民のための子育てチャートを作成している（図5）。この図では、妊娠から小学校入学までに受けられる母子保健サービスや子育て支援機関を紹介している。各自治体の国際交流協会等で、こうした外国人向けのパンフレットや支援等を行っている場合が多いため、保健師もそれらのサービス提供機関の情報を入手し、必要時に連携しながら外国人母子への支援を進めていくことが必要である。

Column

愛知県一宮市保健所の外国人技能実習生に向けた結核啓発パンフレットの作成

愛知県一宮市保健所では、外国人結核患者について調査・分析を行い「職場の健康診断（胸部レントゲン検査）で異常があったが、受診できていなかった」「もう少し早く病院に受診できていれば、軽い症状で済み、仕事を続けながら、通院治療ができた」等の事例があったことから、「結核の発病を予防すること」と「発病したときに早く見つけること」を目的に、技能実習生向けに6か国語（中国語、ベトナム語、クメール語、ネパール語、タガログ語、インドネシア語）の結核啓発リーフレットを作成している。

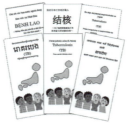

（山田朋美, 古橋完美：〔結核対策〕製造業で働く技能実習生に対する支援 愛知県一宮保健所の取り組み, 特集外国人への健康支援の最前線. 保健師ジャーナル, 75(1), 26-31, 2019. より作成）

図5　外国人のための子育てチャート（英語版）

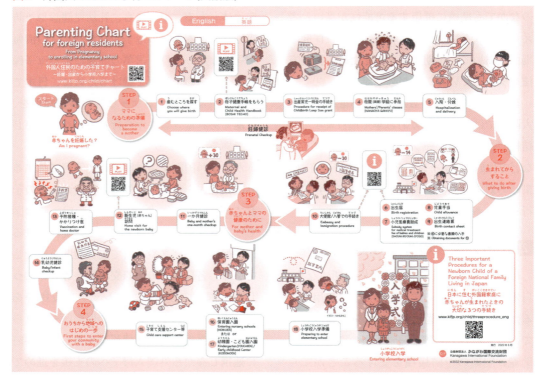

出典：かながわ国際交流財団 https://www.kifjp.org/child/chart

3 在日外国人との接し方

1 宗教や文化を尊重する

　世界の国々から来日する人々は、さまざまな文化や宗教などの背景をもっている。生活習慣においても、宗教上の禁忌など配慮が必要なこと（薬剤や食品等）について、対象者に必ず確認することが必要である。対象者のもつ文化や宗教を尊重することが、信頼関係の構築につながり、信頼関係の構築を通してさらに多くの情報を対象者から得ることができるようになる。

2 最も得意とする言語を把握し、本人の理解度を常に確認する

　対象者とかかわる際には、どの言語を最も得意としているのかを確認することが必要である。日本に長期滞在し、日本語をとても流ちょうに話す外国人もいる。日本語がわかる場合も、一般的なスピードで話すテレビのニュースが聞き取れ内容を理解し、意見交換を行うことができるのか、もしくは身の回りの限られた表現をゆっくり話すと理解できるのかなど、「わかる」の範囲は非常に個別性が高い。このため、対象者の日本語の理解度について適宜確認することが必要である。「今の内容はよくわかりましたか？」等の質問を投げかけたり、次回までにすることを本人の言葉で伝えてもらうなどの方法を用いることも有効である。

3 「やさしい日本語」を用いる

　在日外国人の負担を少しでも緩和するために、法務省は「在留支援のためのやさしい日本語ガイドライン」（図6）を策定した。このガイドラインは、有識者会議においてやさしい日本語を活用している地方公共団体や外国人の意見を聞いて作成されたものである。市

図6　在留支援のためのやさしい日本語ガイドラインの概要

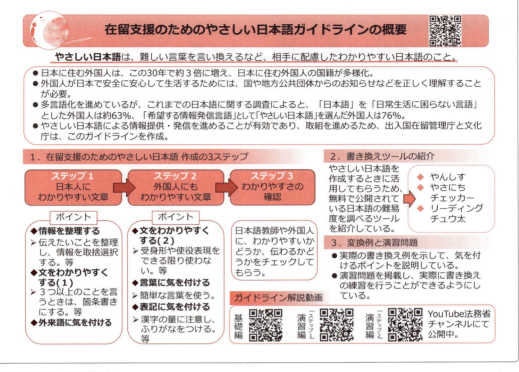

出典：法務省出入国在留管理庁

町村等においても、外国人に情報を伝えたいときに、多言語で翻訳・通訳することと併せて「やさしい日本語」の活用も今後すすめていくことが期待されている。

5 渡航における感染対策と健康支援の実際

1 国境を越える感染症とそのリスク

2023（令和5）年の日本人出国者の総計は962万人となり、訪日外国人数は2507万人であった[11]、[12]。多くの人が海外との往来を行うことは、日本にない感染症が海外から持ち込まれる可能性があることを示唆している。海外の感染症が日本で感染拡大することを防ぐためには、検疫所等における水際対策が非常に重要である。

2 渡航における健康支援

海外渡航者の健康管理は、渡航前、渡航中、渡航後に分類される。予防医学の観点では、渡航前は一次予防、渡航中は一次予防と二次予防である（表1）。

表1　渡航前・中・後の予防

	一次予防	二次予防	三次予防
渡航前	ヘルスプロモーション、健康教育、健康診断、予防接種		
渡航中		検診による罹患の早期発見と治療	
渡航後			発症した疾病、合併症を最小限に防ぐ

中井隆陽：渡航における健康支援．大橋一友・岩澤和子編：国際化と看護．メディカ出版，166，2018．

渡航前は、渡航後に起こりうる疾患や感染症の啓発、慢性疾患などへの対応、現地の医療事情の紹介、必要な予防接種の情報提供を行う。渡航中は、希望があれば現地の医療機関の紹介や、海外旅行傷害保険などの保険適応のための手続きなどの対応があげられる。また渡航後は環境の大きな変化がメンタルヘルスに影響を及ぼすことがあるため、渡航後の本人の表情や生活の様子などをオンライン会議システム等を通じて情報収集することも必要である。

　帰国後に体調不良を訴える人も多い。多くは緊急性を必要としない病気であるが、熱帯地方（特に西アフリカ地域など）から帰国して数か月以内に突然高熱（38℃以上）が出現した場合には、命にかかわる熱帯感染症（特に熱帯熱マラリアなど）の可能性もあるため、直ちに専門医療機関を受診して熱帯感染症に関する評価を受けることが必要である[13]。海外旅行後の体調不良には、思わぬ感染症が潜んでいる可能性があるため、早めに医療機関を受診するよう伝える。医療機関の受診にあたっては、症状に加えて次の情報を整理しておくよう伝えることも必要である。旅行先、旅行期間、旅行の目的、旅行中の行動、宿泊先の状況（虫除け対策）、旅行前の予防接種などである[14]。

引用文献

1) 総務省:住民基本台帳に基づく人口,人口動態及び世帯数
2) 外務省:わかる! 国際情勢,vol.134,"誰一人取り残さない"世界の実現-「持続可能な開発のための2030アジェンダ」の採択,2015.
3) 経済産業省:政策について,SDGs,2020. https://www.meti.go.jp/policy/trade_policy/sdgs/index.html
4) 厚生労働省:ユニバーサル・ヘルス・カバレッジ(Universal Health Coverage:UHC)とは?,2018. https://www.mhlw.go.jp/stf/seisakunitsuite/bunya/0000202658.html
5) JICA PROFILE, 2023. https://www.jica.go.jp/information/publication/brochures/__icsFiles/afieldfile/2023/12/22/202311_Profile2023_JP_re.pdf
6) 厚生労働協会:ODAによる2国間援助,国民衛生の動向2023/2024,第1編第2章1]1),2),2020.
7) United States Census Bureau: Black-White Mortality Gaps Widened During Pandemic, Hispanic Mortality Advantage Disappeared, 2024. https://www.census.gov/library/stories/2024/03/excess-mortality-during-covid-19.html
8) 法務省:在留外国人統計. http://www.moj.go.jp/housei/toukei/toukei_ichiran_touroku.html
9) 法務省:出入国管理統計. http://www.moj.go.jp/housei/toukei/toukei_ichiran_nyukan.html
10) 日本弁護士連合会:非正規滞在外国人に対する行政サービス,2016.
11) 日本政府観光局:月別・年別統計データ(訪日外国人・出国日本人). http://www.kifjp.org/child/chart
12) 訪日外客数・出国日本人数データ.
13) 国立国際医療センター病院:トラベルクリニック,17帰国後の体調不良. http://travelclinic.ncgm.go.jp/017/index.html
14) 厚生労働省検疫所:FORTHホームページ 何か変?-旅行後の健康チェック. https://www.forth.go.jp/copyright/index.html

参考文献

- 外務省:キッズ外務省,みんなの質問 日本は世界の国(開発途上国)にどんな協力をしているの? https://www.mofa.go.jp/mofaj/kids/q_a/enjyo.html
- 厚生労働省:入国前結核スクリーニングの実施に関するガイドライン. https://www.mhlw.go.jp/stf/seisakunitsuite/bunya/kenkou_ryou/kenkou/kekkakukansenshou03/index_00006.html
- 大阪市保健所感染症対策課:大阪市外国人結核対策ガイド(第1版),2020. https://www.city.osaka.lg.jp/kenko/page/0000005122.html
- 保健所のグローバル化対応能力強化ワーキンググループ:保健行政窓口のための外国人対応の手引き,第1版,2019.
- 一般財団法人自治体国際化協会:多文化共生ポータルサイト,子どもの誕生. http://www.clair.or.jp/tabunka/portal/born/born_parent.html
- 今枝眞理子:保健師が取り組む「やさしい日本語」池袋保健所の実践から,特集外国人の健康支援とコミュニケーション,保健師ジャーナル,76(3),197-204,2020.
- 山田朋美 古橋完美:[結核対策]製造業で働く技能実習生に対する支援,愛知県一宮保健所の取り組み,特集外国人への健康支援の最前線. 保健師ジャーナル,75(1),26-31,2019.
- 近藤麻理:知って考えて実践する国際看護,第2版,医学書院,2018.
- 山﨑明美,當山紀子,狭山理絵編:やさしく学べる国際保健・看護の基礎と実践,桐書房,2015.
- 暮らしに役立つ情報,国際協力60周年,世界と日本の未来を育てるODA,政府広報オンライン,2014. https://www.gov-online.go.jp/useful/article/201409/4.html
- 法務省,出入国在留管理庁:令和5年6月末における在留外国人数について. https://www.moj.go.jp/isa/publications/press/13_00036.html
- 内村和広:結核の統計2023を読む「結核の統計2023ダイジェスト」. https://jata.or.jp/rit/rj/412-03.pdf
- 公益財団法人結核予防会結核研究所疫学情報センター資料. https://www.jata.or.jp/rit/ekigaku/
- かながわ国際交流財団:外国人住民のための子育てチャート(英語版).
- 観光庁:訪日外国人旅行者数・出国日本人数の推移. https://www.mlit.go.jp/kankocho/tokei_hakusyo/shutsunyukokushasu.html

第3部 対象別公衆衛生看護活動の展開と支援

B 諸外国の保健活動

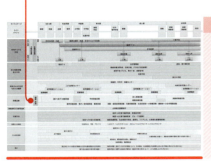

チェックポイント
- ☑ アメリカとイギリスにおける保健活動を学ぶ。
- ☑ 各国の医療保険制度を理解する。
- ☑ 各国の特徴的な健康課題を学ぶ。

　本項ではアメリカ、イギリスの2か国の保健活動を取り上げる。日本を含めた3か国の年齢別人口割合は以下のとおりである。2022年の65歳以上の人口の割合が最も高いのは日本で29.0%[1]、次いでイギリスの18.8%[2]、最も低いのはアメリカの17.4%（2022年）[3]である（図1）。2050年予測値では、各国ともに高齢化のさらなる進展が予測されているが、最も高齢化率が高いのは日本で、37.1%となっている[4]（図2）。

　日本とアメリカ、イギリスの平均寿命と健康寿命の比較（2019年）では、日本男性の平均寿命が81歳、健康寿命が73歳、日本女性の平均寿命が87歳、健康寿命が75歳であるのに対し、アメリカ男性の平均寿命は76歳、健康寿命が65歳、アメリカ女性の平均寿命が81歳、健康寿命が67歳、イギリス男性は平均寿命が81歳、健康寿命が70歳、イギリス女性の平均寿命が83歳、健康寿命が71歳であり、平均寿命と健康寿命の差が最も短いのは日本男性の8年、次いでイギリス・アメリカ男性の11年であった。女性のほうが相対的に平均寿命と健康寿命の差が大きく、最も大きいのはアメリカで14年となっている[1]（図3）。

　成人の主観的健康感について、アメリカは「よい・まあよい」と答えた者が86.4%と高く、イギリスは72.9%であった。一方、日本は36.6%と他の2か国と比較して極めて低く、健康に関する自己認識は国によって大きな差がみられている[5]（図4）。

図1　日本、アメリカ、イギリスの年齢3区分別人口（2022年）

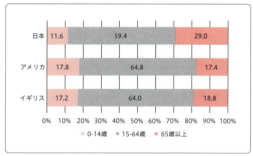

総務省統計局：人口推計（2022年（令和4年）10月1日現在）
全国：年齢（各歳）、男女別人口・都道府県：年齢（5歳階級）、男女別人口, United States Census Bureau: 2023 National Population Projections Tables: Main Series, Offices for National Statistics: Population estimates for the UK, England, Wales, Scotland, and Northern Ireland: mid-2022.

図2　日本、アメリカ、イギリスの年齢3区分別人口 2050年予測値

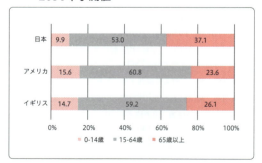

総務省統計局：世界の統計, 2024.

図3 日本、アメリカ、イギリスの健康寿命と平均寿命の差（単位：歳）（2019年）

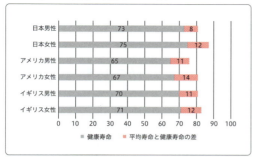

総務省統計局：世界の統計，2024．

図4 主観的健康感割合

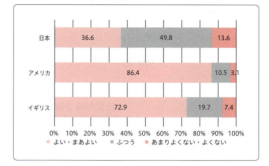

OECD Library: Health at a Glance 2023,

1 アメリカ合衆国

1 アメリカの概要

アメリカ合衆国の人口は、3億2710万人（2020年）である。面積は983.4万km²であり、日本の約25倍である。平均寿命は男性76歳、女性81歳（2019年）、出生率は11.0（人口千対、2021年）、死亡率は10.2（同）、乳児死亡率は5.6‰（2019年）[4]である。死因別死亡率（人口10万対、2016年）は、高いものから順に循環器系の疾患（133.5）、悪性新生物（113.8）、呼吸器系の疾患（39.7）、不慮の事故（25.7）、消化器系疾患（22.8）である[6]。

2 アメリカの医療保険制度

アメリカの公的医療保険制度としては、高齢者および障がい者に対する**メディケア**および一定の条件を満たす低所得者に対する公的扶助である**メディケイド**がある。現役世代の医療保障は民間医療保険を中心に行われており、企業の福利厚生の一環として事業主の負担を得て団体加入する場合も多い。医療保険を加入人数別にみると、民間医療保険が65.6％と最大の割合を占め、次に、メディケアが18.7％、メディケイドが18.8％、無保険者が7.9％となっている（2022年）[7]。

メディケアは、1965年に創設された連邦保健・福祉省が運営する公的医療保険制度である。65歳以上で勤務期間中に社会保障税の拠出を四半世紀以上行ってきた者、障害年金受給者、慢性腎臓病患者等を対象とし、対象人口の約9割以上である約6023万人（2021年）が加入している。メディケイドは、子どもがいる、補足的所得補償（SSI）を受けている高齢者や障がい者であるなど一定の条件を満たす低所得者に公的医療扶助を行う制度である。約6194万人（2021年）が加入している。メディケイドは通常の医療サービスをカバーする以外に、メディケアがカバーしない長期ケア（介護）をもカバーする。実施主体は州単位であるため、受給内容、給付要件は州により異なる（図5）[8]。

アメリカは先進国で唯一構造的に**無保険者**を抱えている国であり、無保険者となることによる破産の危機が、すべての国民に起こり得る問題となっている。2022年の19～64歳の無保険者率は10.8％であるが、人種によって偏りがあり、人種別ではヒスパニック系（23.4％）、黒人（11.4％）、アジア系（7.4％）、非ヒスパニック系白人（6.8％）、となっている[8]。無保険者は、医療保険加入者およびメ

図5 アメリカの医療制度の加入状況の概要（2021年）

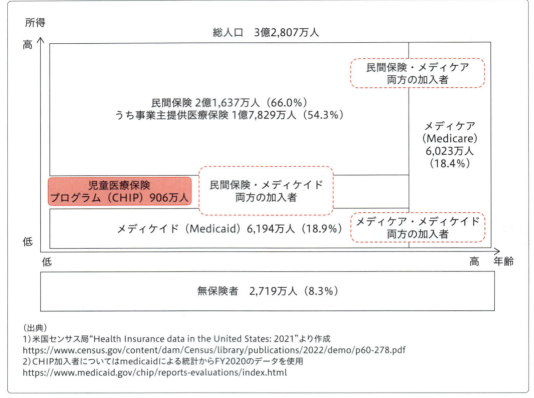

United States Census Bureau: Health Insurance Coverage in the United States: 2022, Current Population Reports.

ディケイド受給者と比較して「日常的に利用する医療機関を持たない者の割合」や「過去12か月に受診しなかった者の割合」が極めて高く、「マンモグラフィー」や「子宮頸部がん検診」といった健康診断の受診率も低い[9]。また、保険加入者に比べてがんや心臓病などの健康診断の受診割合が低いことが指摘されている[10]。

3 アメリカの保健活動

アメリカ政府は"Healthy People 1990"から引き続き、"Healthy People 2000"、"Healthy People 2010"、"Healthy People 2020"と題した国民運動を展開している。これは、国民に対し健康に関する目標値を示し、今後10年の間国民が健康的で質の高い生活を持続し、健康を害する行為を減少させることを目的とし、官民が協力して、健康的な生活習慣の普及、健康で安全な地域社会の構築、一人ひとりの健康および公衆衛生に関する制度の改善、疾病や障がいの予防と治療の推進を目指すものである。"Healthy People 2000"ではがん・HIV・喫煙等が取り上げられ、"Healthy People 2010"では慢性的な腎臓疾患・呼吸器疾患・医療器具の安全性なども取り上げられた。2010年に改定した"Healthy People 2020"では、42分野の1200項目以上の目標が定められており、健康に関する生活の質と幸福、国際保健、医療関連感染、睡眠などが盛り込まれた。

これまでの成果として、心臓病やがんなどの主要な死因の削減、乳児と妊産婦の死亡率の減少、喫煙・高血圧・コレステロール上昇

などの危険因子の減少、小児期の予防接種の増加があげられている。こうした進歩はあるが、健康に費やすGDP割合が最も高いにもかかわらず、平均余命、乳児死亡率、肥満の割合など、健康と福祉に関する主要な指標は、他のOECD加盟国と比較して後れを取っている[7]。

こうした状況を受け、2018年6月に策定された第5版となる"Healthy People 2030"では、包括的な目標として、「予防可能な病気、障がい、ケガ、早世のない、健康で繁栄した生活と幸福を実現すること」「健康格差を解消し、健康の公平性を達成し、ヘルスリテラシーを達成する」が掲げられた[11]。「個人および組織におけるヘルスリテラシーの向上」は、"Healthy People 2030"において初めて導入されたものであり、組織のヘルスリテラシーを「組織が、自分自身や他の人の健康に関連した決定や行動に役立つ情報やサービスを、個人が公平に見つけ、理解し、利用できるようにする度合いのことである」とし、ヘルスリテラシーを促進する組織のあり方を定義づけた[12]。各目標は5領域62分野にわたって設定されており、81のデータソースによって隔年で検証することとされている[11]。

"Healthy People"で設定されている目標のうち、直接的に法律根拠をもつ目標のほとんどは、喫煙防止・たばこ管理施策に関するものである。アメリカでは1990年代以降、カリフォルニア州やニューヨーク州などで一般の職場はもちろんレストランやバーも全面禁煙とする動きが始まった。2009年6月に、連邦保健・福祉省（HHS）の食品医薬品庁内に、新たにたばこ製品センターを設立してたばこに係る規制権限を付与するなど、対策を強化した家族喫煙防止及びたばこ規制法（Family Smoking Prevention and Tobacco Control Act）が成立した。2016年には、電子たばこの18歳未満への販売禁止等を定めた規則が制定され、さらに2019年12月には電子たばこを含むたばこ製品の21歳未満への販売禁止を定めた連邦食品医薬品化粧品法（Federal Food, Drug, and Cosmetic Act）の改正法が成立した[7]。

アメリカでは保健師が独立した資格ではなく、看護師が行政に配属されると保健師業務に従事することになる。保健師活動は州政府の方針・予算により、人数・配置などが大きく変動する。児童虐待等に関しては保健師のみならずソーシャルワーカーが積極的に関与している。また多くのNGOやトラストなどが母子・高齢者保健の一翼として活動しており、行政もそれらの活動と積極的に連携して地域の保健活動を推進している。なお、感染症対応は連邦政府の管轄となる。

またアメリカでは**ナースプラクティショナー（NP）**が簡易な診断、処方を行うことができる。ミズーリ州の病院では、小児ナースプラクティショナーが4名おり、毎日交替で診察を担当していた。外来患者や退院後の受診も受け持つが、診察のほとんどが乳幼児健診であった。アメリカでは日本よりも乳幼児健診の回数が多く、生後1週間、2～4週間、<u>2か月、4か月、6か月</u>、9か月、<u>12か月</u>、【<u>15か月、18か月（予防接種のみ）</u>】、2歳、3歳、4歳時に健康診断を行う（下線の日程では予防接種を実施）。ただし、どの病院に行くかは個人の自由であり、健診の受診歴を管理するのは州である。予防接種はすべて無償である。受診者は1時間に4名程度の枠であり、診察時間がゆっくりとられていた。ナースプラクティショナーが行う業務はほぼ小児科医と同様で、健診項目すべての内容を聞き取り、診察を行う。地域からの信頼も厚い存在である。

4 特徴的な健康課題

　子ども虐待と**ネグレクト**は、アメリカ国内において最も深刻な課題の1つである。日本の児童相談所に相当するChild Protective Serviceへの通報件数は、2022年は約427万件となり、これは児童人口1000人対29.0人を占める。同年に全米で約56万人の児が虐待とネグレクトの被害にあい、うち1,990人が死亡した[13]。アメリカの児童人口は日本の約3倍であるが、日本の同年の虐待死亡（心中含む）74人[14]と比較すると極めて多い。生後1年未満の乳児が最も被害にあいやすく、乳児人口比1000人対22.2人となっている。死亡事例も1歳未満の乳児が最も多く、死亡事例の44.7%を占める。男児の死亡率は女児よりも高く、人種では白人やヒスパニックと比較して黒人もしくはアフリカ系アメリカ人に多い。不適切な養育を行う保護者のリスク要因として、ドメスティックバイオレンス（26.5%）、薬物乱用（23.8%）が指摘されている。死亡事例における死因に関連した可能性の高い虐待の種類ではネグレクト（医療的ネグレクトを除く）が76.4%であり、身体的虐待42.1%、性的虐待0.6%、心理的虐待2.4%と比較して突出して多い（図6）。通報を受けたすべての児および家族は段階に応じて、緊急一時保護や里親委託など社会福祉機関の関与を受けている。

　他方、アメリカは肥満者（BMI>30）の割合が37%と高い（日本は4%）。こうした現状を踏まえ、アメリカ保健福祉省・農務省は「アメリカ人のための食生活指針2015-2020」に基づいて、健康的な食事パターン実践のための一般向けツールとして、「Choose MyPlate」を作成した[15]（図7）。赤が果物、緑が野菜、紫がタンパク質、茶色が穀物、青が乳製品と色分けして、望ましいバランス皿の面積で表している。ポイントとして、必要カロリーを把握して調整すること、時間をかけて食事量を少なめにすること、小さめのお皿を使うことなどがあげられている。

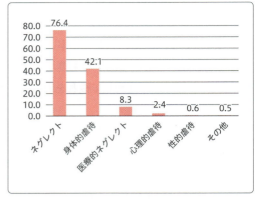

図6　アメリカの児童虐待・ネグレクトの死亡事例種類別内訳（単位：%）

United States Census Bureau: 2023 National Population Projections Tables: Main Series. https://www.census.gov/data/tables/2023/demo/popproj/2023-summary-tables.html

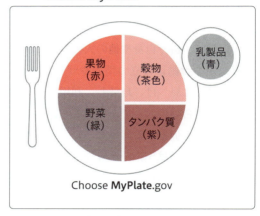

図7　アメリカの健康的な食事パターン "Choose My Plate"

U.S. Department of Agriculture：ChooseMyPlate.

2 イギリス

1 イギリスの概要

　イギリスは、グレートブリテン（イングランド、ウェールズ、スコットランド）と北アイルランドで構成されている。人口は6925万人（2021年）である。平均寿命は男性81歳、女性83歳（2019年）、出生率は10.3（人口千対、2019年）。乳児死亡率は4.0（人口千対、2019年）である。主な死因別死亡率（人口10万対、2016年）は、高いものから順に悪性新生物（121.5）、循環器系の疾患（91.0）、呼吸器系の疾患（30.6）、消化器系疾患（21.6）、不慮の事故（11.2）である[6]。

2 イギリスの医療保険制度

　イギリスでは、1948年に創設された**国民保健サービス**（National Health Service：**NHS**、北アイルランドにおいてはHealth and Social Care：**HSC**）によって、すべての住民に疾病予防やリハビリテーションを含めた包括的医療サービスを、主として税財源により原則無料で提供している（一部地域では処方箋や歯科診察に一定料金がかかる）。国民は緊急医療の場合を除き、①あらかじめ登録した**一般家庭医**（General Practitioner：**GP**）の診察を受けたうえで、②さらに検査が必要な場合や妊娠の場合、NHS総合病院や各種専門医、産院など適切な医療機関を紹介される[16]。③薬の処方があった場合、処方箋を薬局に持参することとなる（図8）。

　NHSには看護師・助産師約36万人が雇用されている。NHS医療機関は常に混雑状態にあり、必要なときにすぐ医師の診察を受けることが困難であることも指摘されている。民間保険や自費によるプライベート医療も行われており、国民医療費の1割強を占めている。

NHS医療機関と比較すると、一般的に診療費が高額となる。

　医師として診療に従事するためには、全国医事協議会（General Medical Council）に登録する必要があり、また、看護師または助産師としての業務に従事するためには、看護師・助産師協議会（Nursing and Midwifery Council）に登録する必要がある。医師の登録数は35万9393人（2023年3月）、看護師・助産師の登録数は77万1445人（2022年9月時点）となっている[16]。

　地域保健サービスは、病院サービス、一般家庭医（GP）サービスと並ぶNHSの柱の1つである。従来は、各地域に設置されていたプライマリ・ケア・トラスト（PCT）が地域保健サービスを提供していたが、2012年のNHS改革法（Health and Social Care Act 2012）により、多くの地域保健サービスの提供は、2013年4月から地方自治体の責務とされ、それまでPCTに雇用されていた保健師等の多くは地方自治体に移籍した[16]。

3 イギリスの保健活動

　イギリスでは、国民保健サービス（NHS）が地域保健サービス、病院サービス、一般家庭医（GP）サービスの3つの柱により行われている。地域保健サービスは、地方自治体が雇用する保健師、地域看護師、助産師により提供されることが多い[16]。

　保健師（Health Visitor）は、疾病予防や保健指導にあたり、特に5歳以下の子どもをもつ家庭と高齢者に中心的にかかわっている。生後1歳未満のすべての乳児に対する訪問を行い、子どもの成長発達や産後うつや、家庭内暴力についての支援やアドバイスも行う。さらに地域において親支援グループや、母乳

図8 NHSの体制

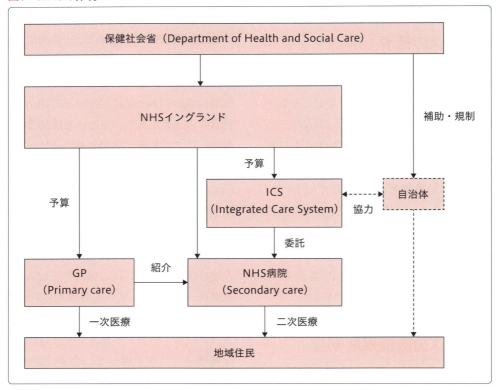

厚生労働省：2022 海外情勢報告, 第2章第4節 英国(United Kingdom of Great Britain and Northern Ireland), 社会保障施策, 1-16.

育児推進グループなど、さまざまなグループの運営にもかかわっている。保健師にはヘルスセンターに常駐するGPに訪問あるいは電話によりコンタクトをとることができる[17]。

地域看護師（District Nurse） は、患者の自宅を訪問して包帯の交換、注射、投薬の管理をするなど日本の訪問看護師の役割を担っている。また、一般家庭医サービスにおいても、一般家庭医が予防活動等に積極的にかかわることが促進されており、地域保健サービスに従事する保健師等と一般家庭医は診療施設を共有したり、連絡したりしながらサービス提供にあたる場合も多い[16]。

こうした地域保健サービス、一般家庭医サービスとして、健康診断、事後指導等による母子保健サービス、学校保健サービスや訪問看護師による訪問、保健指導、看護サービスの提供等による老人保健サービス、障がい者保健サービス、精神保健サービスのほか、予防接種、家族計画の指導等が実施されている。また、全国レベルではこれらの事業は、2012年の制度改革以降はPublic Health England（イングランド公衆衛生庁）によって担われていたが、2021年10月、同庁はUK Health Security Agency（英国保健安全保障庁）および Department of Health and Social Care（DHSC、保健社会省）の Office for Health Improvement and Disparities（OHID、健康改善・格差対策室）に移管された[18]。

OHIDは、公衆衛生と健康増進は1つの機関や部門、専門職によって提供されるものではなく、すべての人々に役割があると定義している。公衆衛生や介護予防、ウェルビーイングについては、ケア法2014（Care Act 2014）やNHS長期計画（NHS Long Term

Plan)に明記されている[19]。NHS長期計画において「普遍的な個別ケア」(Universal Personalized Care)は重要な要素とされている。「普遍的な個別ケア」においては、人々が意思決定プロセスにより深く関与し、行動方針を専門職と話し合い、自身の健康やウェルビーイングを自分の望む範囲で管理することができるとされている。

「普遍的な個別ケアモデル」では、あらゆる年齢層、全人口を対象とした個別化したケアへのアプローチ方法を、3つの層に分けて説明している(図9)。1つ目は地域住民全数を対象としたもので、コミュニティの回復力を構築し、健康状態が変化したときに人々が十分な情報に基づいた選択ができるようにし、住民全員が可能な限り健康でいられるようにサポートすることである。方法として、意思決定の共有や患者による意思決定、社会的処方(Social Prescribing)や地域をベースにした支援の提供があげられる。

2つ目は慢性的な身体的・精神的疾患をもつ人々で、人口の約30％にあたる。個別化されたケアのアプローチとしては、普遍的な介入に加えて、これらの人々が知識・スキル・自信を磨き、健康とウェルビーイングを適切に管理できるようにサポートする。具体的な方法としては、個別ケアと支援計画の作成、自己管理の支援(保健指導、セルフマネジメント)、ピアサポートへのアクセスなど、患者としての社会活動を促進することである。

3つ目は複雑なニーズをもつ人々で、複数の長期にわたる症状を抱えており、人口の5％を占める。「普遍化された個別ケア」では、計画外の支援を減らすために、人々をエンパワメントし、ケアとサポートを統合するために集中的な専門家の介入を提供する。これらの介入により、人々は自分の健康とケアに利用できる資源を直接管理することができるとされている[20]。

4 特徴的な健康課題
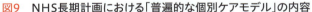

イギリスには、貧困地域(Deprived area)あるいは条件不利地域(Disadvantaged

図9　NHS長期計画における「普遍的な個別ケアモデル」の内容

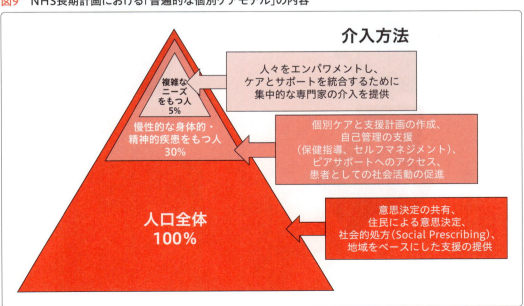

NHS England: Comprehensive Model of Personalized Care(short version). を基に作成

area）と呼ばれる地域が多数ある。このような地域では、低水準の経済活動、高い失業率、劣悪な住宅・居住環境、低い教育水準、短い寿命、高い犯罪発生率、貧弱な公共サービスといった特徴がみられる。政府は毎年こうした地域がどの程度恵まれていないのかを示す指標を作成している。イギリス保健省は、"Health Trends in England"と題した指標を毎年更新し、出生時の平均寿命や健康寿命において恵まれている人と恵まれない人の差を公表し、不平等の傾き指数の減少に努めている。イングランドの平均寿命の傾き係数は、男性、女性の順で2001〜2003年は9.3、6.3年であったのに対し、2018〜2020年では9.7、7.9年となっており、男女ともに平均寿命の不平等が拡大している状況にある[21]。

イギリスにおいて「社会的処方」は先述の「普遍的な個別ケア」の重要な要素であるが、その取り組みは1980年代から始まっていた。2006年の保健省報告「私たちの健康、私たちのケア」で推奨されたことから全国に広がり、2017年にはイギリス国内で100以上の地域で進められるに至り[22]、2019年にNHS長期計画に位置づけられた。その具体的な方法は、高齢者から相談を受けたGPが薬の処方等医療的な処置を行うだけではなく高齢者が生活を取り戻していくための手助けとして、GP、メンタルヘルス専門家、保健師等から地域でのボランティア活動や運動サークルの紹介等地域活動への参加を勧めるものである。社会的処方の標準モデル[23]を図10に示す。社会的処方は、健康・ウェルビーイング、さらに広

図10　社会的処方の標準モデル

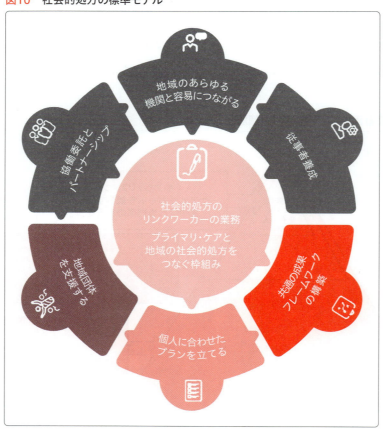

NHS England: Social prescribing

範な健康決定要因に影響する人々の実務的・社会的・情緒的なニーズに対応して、彼らをコミュニティの活動・グループ・サービスと連携させるアプローチである。連携の対象は、芸術・文化・自然活動、運動、助言・支援サービス、仕事やボランティア活動が含まれる[24]。社会的処方は、全年齢、全住民を対象としたアプローチであるが、特に以下の人々にとって効果的である[23]とされている。

- 1つ以上の長期的疾患を抱えている人
- 軽微なメンタルヘルスの課題で支援が必要な人
- 孤独もしくは孤立している人
- ウェルビーイングに影響を及ぼす複雑な社会的ニーズがある人

これらの人々を活動・グループ・サービスにつなぐ職種がリンクワーカーである。リンクワーカーに必要な資格はないが、NHS、地方自治体、教育機関、ボランティア組織、医療機関など、さまざまな環境で働いた経験が求められる[25]。日本では同様の職種はなく、全国で試行的な取り組みが進んでいる[26]。従来から保健師は地域のサービスを熟知し、対象者の個人特性を踏まえた支援を提供してきたことから、リンクワーカーとしての役割、もしくはリンクワーカーの育成にも貢献し得ることが期待される。

【引用文献】

1) 総務省統計局：人口推計（2022年（令和4年）10月1日現在），全国：年齢（各歳）、男女別人口・都道府県：年齢（5歳階級）、男女別人口. https://www.stat.go.jp/data/jinsui/2022np/index.html

2) Offices for National Statistics: Population estimates for the UK, England, Wales, Scotland, and Northern Ireland: mid-2022. https://www.ons.gov.uk/peoplepopulationandcommunity/populationandmigration/populationestimates/bulletins/annualmidyearpopulationestimates/mid2022

3) United States Census Bureau: 2023 National Population Projections Tables: Main Series. https://www.census.gov/data/tables/2023/demo/popproj/2023-summary-tables.html

4) 総務省統計局：世界の統計，2024．

5) OECD Library: Health at a Glance 2023. https://www.oecd-ilibrary.org/social-issues-migration-health/health-at-a-glance-2023_7a7afb35-en

6) 国立社会保障・人口問題研究所：人口統計資料集（2022）．https://www.ipss.go.jp/syoushika/tohkei/Popular/P_Detail2022.asp?fname=T05-27.htm

7) 厚生労働省：2022年海外情勢報告，第1章 第2節　北米地域にみる厚生労働施策の概要と最近の動向，アメリカ合衆国，社会保障施策，1-19．

8) United States Census Bureau: Health Insurance Coverage in the United States: 2022, Current Population Reports. https://www.census.gov/content/dam/Census/library/publications/2023/demo/p60-281.pdf

9) CDC(Centers for Disease Control and Prevention)：The power of health disparities, 2007.

10) Institute of Medicine: Care without coverage, Too little, Too late. National academy press, 2002.

11) U.S. Department of Health and Human Services: Healthy people 2030. https://health.gov/healthypeople

12) U.S. Department of Health and Human Services: History of Health Literacy Definitions. https://health.gov/healthypeople/priority-areas/health-literacy-healthy-people-2030/history-health-literacy-definitions

13) U.S. Department of Health and Human Services: Child Maltreatment, 2022. https://www.acf.hhs.gov/cb/report/child-maltreatment-2022

14) こども家庭庁：こども虐待による死亡事例等の検証結果等について（第19次報告）（令和5年9月）．https://www.cfa.go.jp/councils/shingikai/gyakutai_boushi/hogojirei/19-houkoku

15) U.S. Department of Agriculture: Choose MyPlate. https://www.healthypeople.gov/2020/About-Healthy-People/Development-Healthy-People-2030

16) 厚生労働省：2022年海外情勢報告，第2章 第4節 英国（United Kingdom of Great Britain and Northern Ireland），社会保障施策，1-16．

17) NHS: Public health careers, Health Visitor. https://www.healthcareers.nhs.uk/explore-roles/public-health/roles-public-health/health-visitor

18) Public Health England. https://www.gov.uk/government/organisations/public-health-england

19) Office for Health Improvement & Disparities, All our health: About the programme. https://www.gov.uk/government/publications/all-our-health-about-the-framework/all-our-health-about-the-framework

20) NHS England: Comprehensive Model of Personalized Care(short version)．https://www.youtube.com/watch?v=RXOd-7rn6so

21) Department of Health and Social Care: Health Trends in England. https://fingertips.phe.org.uk/static-reports/health-trends-in-england/England/life_expectancy.html

22) 内閣府：令和元年度版高齢社会白書（全体版），トピックス4 イギリスの「社会的処方」～GP（一般医・家庭医）による社会参加と地域づくりの推進，83-86，2020．

23) NHS England: Social prescribing. https://www.england.nhs.uk/personalisedcare/social-prescribing/

24) 関家宏彦：イングランドにおける社会的処方（Social Prescribing）とリンクワーカー（Link Worker）のガイダンスについて，都市化研究公室，海外短信，52，2023．

25) NHS England：Social prescribing —frequently asked questions, social prescribing— frequently asked questions. https://www.england.nhs.uk/personalisedcare/social-prescribing/faqs/#what-qualifications-are-required-to-become-a-link-worker

26) 養父市健康福祉部社会的処方推進課：リンクワーカーについて．https://www.city.yabu.hyogo.jp/soshiki/kenkofukushi/shakai_shoho/11022.html

参考文献

・中村正和，厚生労働省：e-ヘルスネット，進んでいる世界の受動喫煙対策．https://www.e-healthnet.mhlw.go.jp/information/tobacco/t-05-002.html

・DHHS, CDC, NCH：Health Insurance Coverage, Early Release of Estimates, From the National health interview survey, January-June, 2015.

・CDC (Centers for Disease Control and Prevention)：Health, United States, 2010.

・高山一夫：アメリカ合衆国における医療格差，松田亮三編著：健康と医療の格差に挑む，勁草書房，2009．

・伊藤善典：ブレア政権の医療福祉改革，ミネルヴァ福祉ライブラリー，2006．

・Marjorie Talbot, Francia Kilgarriff, Sue James，波多野あき子，水野佳子，多田羅浩三：学び合う地域保健活動，イギリスと日本，公衆衛生，71(3)，227-234．

第 4 部

公衆衛生看護管理

第4部　公衆衛生看護管理

第1章 公衆衛生看護管理

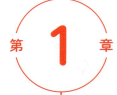
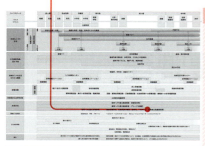

チェックポイント
- ☑ 公衆衛生看護における管理の目的と基礎となる考え方を学ぶ。
- ☑ 公衆衛生看護管理の構造と機能を学ぶ。
- ☑ 保健師の専門的自律と人材育成について学ぶ。

1 公衆衛生看護管理の目的と特徴

1 社会の変化と管理

　デジタル時代が到来し、人工知能（artificial intelligence：AI）やモノのインターネット（internet of things：IoT）が日常生活や職場に取り入れられ、人々の生活様式や行動様式に大きな変化がみられる。高度な情報社会を迎え、少ない投資で大きな成果を生む効果性や無駄を省く効率性がより求められるようになった。

　一方で、人間はこれらのテクノロジーとどのように付き合っていくのかが問われている。グローバル化の進展や気候変動の問題など、変化する社会環境や社会システム、人々の意識や行動を分析しつつ、働く人々の健康と生きがいを護りながら組織を運営し発展させていくのが管理である。コンピュータ機能やインターネットが発達した社会において、マネジメントは不可欠で管理機能の重要性は増している（図1）。

2 公衆衛生看護管理の目的

　社会の変化に呼応して、公衆衛生看護の活動範囲は拡大している。限りある予算・マンパワー・資源の下で、どの健康課題に対して

図1　社会の変化と管理

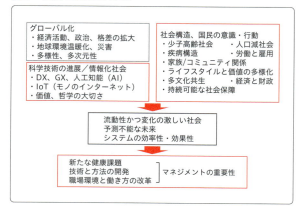

いかに効率的効果的な公衆衛生看護活動ができるかが問われ、マネジメント機能を発揮した公衆衛生看護における管理の重要性は大きくなっている。

また、公衆衛生看護は地域ケアシステム、地域の保健医療福祉システムの一専門分野として機能しており、全体を見据える視野、つまり管理的な視点をもって、自分たちの役割機能を遂行していかなければならない。さらにケアシステムのみではなく、所属する組織のなかでも組織を理解し、組織管理力を修得していくことで円滑なチーム活動ができる。

公衆衛生看護管理は、組織や業務遂行管理のみならず、人材育成や研究を含んだ看護管理である。専門性の探求や次世代の育成は公衆衛生看護の発展のために不可欠である。

3 管理についての基礎的理解

最初に管理とは何か、管理の考え方を整理しておこう。日本語の管理を英訳すると、経営、統制、処理、支配、規制、保全、保護など、多様な意味をもつことがわかる（表1）。

1 管理とは

本項では、組織を管理し物事を円滑に進めるための管理について述べる。**管理**とは「一定の目的を効果的に実現するために、人的・物的諸要素を適切に結合し、その作用・運営を操作・指導する機能もしくは方法」[1]である。管理の中核となる機能は調整である。管理のプロセスは、目的達成のために計画を作成して予定を立て、資源や人を組織化することで実際の活動を展開し、一定の方針をもった統制により評価を行い次へのフィードバックを行う、という3つの機能で構成され、これらは循環している。管理は物事を論理的な道筋を立てて効果的に実施し、次の段階へと生かしていくための考え方であり、具体的な方法である。

2 マネジメント

マネジメントの考え方は多様であるが、ドラッカーは「組織をして高度の成果を上げさせることが、自由と尊厳を守る唯一の方策」としてマネジメントを意味づけている[2]。マネジメントの目的は「設定した目標に沿って組織を運営することであり」、ヒト・モノ・カネ・情報を効率的に使いこなし、組織の発展を図ることである。

マネジメントが果たす役割は、①本業を通じて社会に貢献する、②組織の人材を生産的にして自己実現を図る、③社会を害さないで社会的責任を果たす、が主要なポイントである[3]。ドラッカーは、企業組織を前提としてマネジメントについて述べているが、これらは地域組織、NPO法人、公的組織にも該当する内容である。しかし、公的機関と企業は組織の使命や会計の仕組み、目的や機能が異なるため、経済的な成果の評価が最重要視されるわけではない[4]。

マネジメントには立場によって、組織の経営者や意思決定者が行うトップ・マネジメント、管理職が行うミドル・マネジメント、業務監督者の立場で行うロワー・マネジメント

表1　管理とは

management	経営、管理手腕、処理能力、病気健康などの管理
administration	（政府・公共団体の）管理、統制・支配、行政、政治、法の執行、統治
control	支配、管理監督、規制、統制
supervision	監督、指揮、指図
regulation	規制、統制、調整、条例
superintendence	監督、管理
maintenance	維持管理　保全、修理
preservation	維持、保存、保管、保護
repairs	修理

新和英大辞典、第5版、研究社、1980. 新英和大辞典、第6版、研究社、2002.

がある。

また、マネジメントの対象になるのは、理念や方針のもとに実施する事業のマネジメント、人と資源の配分を行う管理者が行うマネジメント（組織運営）、働く人を最大限生かすための人と仕事のマネジメント（人材管理）がある。

3 リーダーシップ

組織を運営していくためには、マネジメントだけでなく、リーダーシップも重要である。リーダーシップの機能とは、組織の将来を見通して方向性や指針をビジョンとして示し、メンバーを統合して、動機づけを行うことである[5]。

リーダーシップの定義は多様であるが、最近の研究成果から「目標達成に向けた活動においてフォロワーとの相互作用の中で起こる影響力」とされている[6]。リーダーシップを決定する要因には、リーダー本人の資質や能力だけでなく、組織や職場の方針や規模、構造や風土などの要因、フォロワーの特性、リーダーとフォロワーの人間関係、リーダーの行動のとり方など多くの関連する要素がある。

主なリーダーシップ論には、PM理論、SL理論（Situational Leadership）、サーバントリーダーシップなどがある。状況と目的に応じたリーダーシップ機能の発揮が、業務の成果や個人の職務満足につながるといえる。

4 公衆衛生看護管理の場による目的と機能

公衆衛生看護における管理を3つの視点から考える（図2）。第1は、公衆衛生看護サービスの提供者、地域活動の実践者としての立場である。第2は、組織で働く組織人としての立場である。第3は、人生100年時代を生きる職業人としての育成の観点である。

1 実践活動における管理の目的と機能

公衆衛生看護活動は、行政、産業、学校が主な実践の場であり、日本国憲法第25条の生存権の保障に基づき、人々が健康で最低限度の生活を営めるように、社会福祉、社会保障、公衆衛生を通して働きかけをしている。

行政、産業、学校のそれぞれが、それぞれ

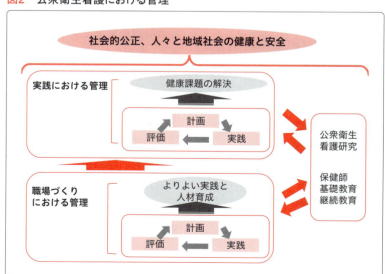

図2　公衆衛生看護における管理

の法に基づき対象とするすべての人々の健康管理に責任をもっている。特に、行政においては、住民への直接サービスを適切性、公平性、公正性をもって提供しなければならない。また、個別のケース支援、組織支援、地区活動においては、地域の資源を有効に活用しマネジメントすることが保健師の役割である。

さらに、資源の再配分を意図した施策化や事業化の策定過程、地域のケアシステムづくりでは、多職種や多機関との連携と調整、マネジメントが必要である。

これらの活動は、職位や年齢、経験年数によらず、すべての保健師が実践する活動であり、公衆衛生看護活動自体がマネジメント機能を内包しているのである。

2 職場組織における公衆衛生看護管理の目的と機能

❶ 組織体系と統括保健師

多くの保健師は、行政機関や企業、医療機関など何らかの組織や団体に所属し、雇用されている。それぞれの組織はその目的を達成するために、組織体系を構成している。行政組織は一般的にラインアンドスタッフ組織である。ライン組織は指示命令系統が明確で、上司の指示によって部下は行動し、情報はタテのラインで一元化される。上位の職位にあるほど、権限も責任も大きくなる。

保健師の業務が拡大し、行政組織のなかでは保健部門内で複数の課や係に配属され、さらに福祉部門や総務部門にも**分散配置**されるようになった。そのため、組織横断的に保健師の活動を総合的に調整し推進する役割として、統括保健師の配置が推進された[7]。

統括保健師の役割は、自治体全体の保健活動の推進（全体の活動方針の明確化、組織横断的な課題の共有や合意形成、協力体制のマネジメントなど）、代表としての調整役割の遂行（組織内部や組織外部への発言や交渉、財源や人材の確保など）、部下の保健師の能力開発、健康危機管理に関する活動調整[8]、[9]などがある。

❷ 組織で働く―社会人

組織における管理は管理的立場の職員だけでなく、すべての職員に求められる組織管理もある（図3）。

組織の使命を理解し、組織の構成とその役割を理解して、組織内で円滑なコミュニケーションが取れるように努力することは、組織人としての基本である。また、保健師活動上の出来事を報告し、必要な指示を受けること、会議に参加することなどは、スタッフ保健師の行う組織管理である。

組織で働いていることを意識し、組織の活

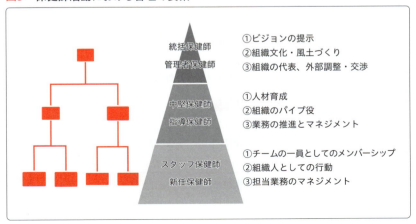

図3　保健師活動における管理の要素

動を円滑に進めるための行動が、質の高い実践活動にも結びつくのである。

3 職業人としての育成

人材育成は保健師個人にとって、また保健師職能集団全体として、さらには、国民の健康を守り福祉を増進させる役割を担う実践者の能力育成の観点からも重要である。

社会の変化に対応し、組織の変化に対応した人材育成をどのように行うのかは、重要な管理の課題の1つである。

保健師の人材育成は、学校教育による基礎教育と卒業後の継続教育に大別される。

2 公衆衛生看護管理の構造と機能

公衆衛生看護管理の概要をもう少し詳細にし、管理機能を構造化したのが図4である。多くの保健師は行政機関や企業、健康管理団体などの組織に所属しており、その組織を統括し円滑に運営するのが組織管理である。公衆衛生看護の実践を支える位置づけといえる。また、公衆衛生看護実践での個別支援や地区活動においても、保健師はマネジメントの役割を担うことが多い。さらに、施策化では自治体の全住民、企業および学校の職員や学生の健康管理のシステムづくりを担い、管理的な機能を発揮して活動を行っている。

これらの活動のすべての面で、リスクを最小化し、問題が発生しないようにするのがリスク管理である。

1 組織管理

1 組織目標と組織体制

いかなる組織にも、その組織が設置された目的とその組織が果たす使命がある。行政機関を例にとると、地方自治体は地方自治法に

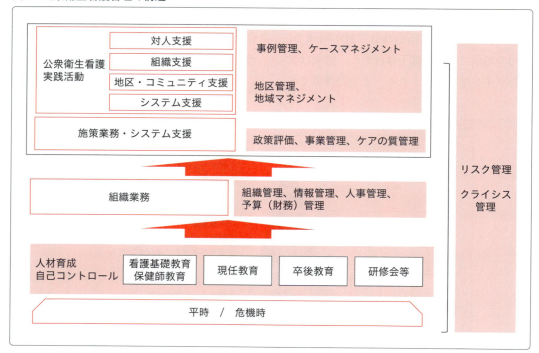

図4　公衆衛生看護管理の構造

より、「住民の福祉の増進を図ることを基本として、地域における行政を自主的かつ総合的に実施する役割を広く担うもの」（第1条の2第1項）と定められている。この役割を全うするために、組織は体制を整えている。

自治体の保健福祉部門の業務は拡大する一方で、専門に応じて組織を細分化して効率を高めているが、住民の立場からするとワンストップで対応してくれる組織のほうがサービスを活用しやすい。職員が働きやすく、かつ効果的な成果が出せる職場組織が望まれる。

❶ 分業・職務分掌

組織における役割の分担、役割（職務）を決めることである。事務担当者は庶務事務や会計などの役割を担い、保健師、管理栄養士、医師などは、それぞれの専門に対応した業務を担っている。保健師は、保健医療福祉分野を担っているが、行政組織は教育分野、土木分野、産業振興分野など多くの部署によって構成され、全体として自治体の使命を果たすように機能している。保健師が担当する分野に限っていえば、母子保健、成人保健、地域づくり、高齢者福祉など、分散配置されているのは、専門性を高めた分業制といえる。

組織内では、それぞれの職位や職務が果たすべき役割や責任を明文化しており、それが職務分掌である。

❷ 権限と指揮命令系統

役割の間の指揮命令系統についてである。行政組織の組織編成は、大規模な自治体では、局―部―課（室）―係の組織体制をとり、小規模な自治体では、部―課―係、または課―係の体制が多い。タテの系列が明確であり、指揮命令系統が明確な仕組みになっている。

組織の意思決定で最も権限をもっているのは、行政では知事、市町村長などの首長であり、重要な政策決定権がある。しかし、すべての事柄で首長の了承が必要なわけではない。部局長、課長には管理職として職位に応じた決定権があり、意思決定ができる。

一方、迅速な意思決定や多くの他部署と協働で行う業務形態が増加し、組織をフラット化した、チーム制、グループ制、班などの組織体制もみられる。

❸ 伝達と協議、職場内コミュニケーション

役割間の情報伝達と協議のあり方、職員間の意思疎通は、職場の意思決定に大きく影響する。偏りのない意思決定をするためには、情報が正しく迅速に意思決定者に集約される仕組みが重要である。

保健師が分散配置されている現状を踏まえると、組織内での保健師間での情報共有と意思伝達があってこそ、協働と調整を円滑に行うことができる。その方法として、部署を超えた連絡会議を定期的に開催し、短時間で自分の部署の業務について効率的な報告と説明を行うことで、業務内容の情報交換と人のネットワーク構築ができる。これは、保健師間だけでなく、組織内の他の部署とも日常的なつながりをもつことで、まちづくりなどの活動を共同して行う下地づくりとなる。

さらに、職場内コミュニケーションは良好な人間関係構築にも影響する。楽しく働くことができる職場は、コミュニケーションが活発で、オフィシャルな場面だけでなく職場以外でも話ができ、仕事に関する公式なことだけでなく雑談を含めた多様な内容について話すことができ、わからないことをすぐに聞いて相談ができる職場であろう。

2 組織文化

組織にはそれぞれの歴史があり、異なる価値観や組織行動様式がある。民間企業と行政組織の違い、株式会社とNPO法人の組織の違いの要因の1つが**組織文化**である。

組織文化は、組織のメンバーに意識的もしくは無意識に共有されている価値観、行動規範、理念である[10),11)]。この組織内で共有され

た価値観に基づいて職員は行動をしており、個々の行動や組織の行動様式の背景にあるのが組織文化である。組織文化は人為的につくり出し、定着させていくことができる。

組織の雰囲気は組織文化によって醸成され、組織文化は職務満足や職場満足に影響を与える。

3 チーム管理

組織を構成するメンバーは、職場の人事異動により流動的であり、職場によって年齢構成や経験も多様である。経験の少ない若い保健師が多い職場、産休、育休、育児時間取得者が複数いる職場、経験豊富なベテランがほとんどという職場など、人材構成によりチームとしての稼働力は異なる。しかも、業務は、例年のルーチンな業務だけでなく、新たな業務が追加され、時には災害や集団感染など危機管理業務が加わる。

管理者はその時々の稼働力に合わせた事業への取り組みを考え、組織全体として円滑に業務が遂行でき、良好な人間関係が形成されることを考えなければならない。業務の総量が多ければ優先性を考えた調整を行い、個人の能力やライフイベントを考慮した担当業務の割当の調整や業務担当の再配置を行う。さらには、他部署への協力要請をして、分担、協力体制の調整を図ることも必要である。

一人ひとりの職員の健康と負担を考慮した役割分担ができると、ゆとりがあることでよい人間関係がうまれる。

業務量の調整だけでなく、その業務をいつまでに完成させるのか、どのような方法で行うのかなど、スケジュールとプロセスの管理も併せて行うことで、チームのマネジメントができる。

2 情報管理

1 高度情報社会と保健師が扱う情報

インターネットは地理的空間を超えることを可能にし、遠隔による教育や診療、役所への手続きなど、民間部門、公的部門でデジタル化が進んでいる。デジタル化により集積された個人のデータはだれのものかということが議論されている。EU一般データ保護規則では、個人データの権利は本人にあるとされている[12]。

保健師は、日常の活動を通して多くのデジタル情報を扱う。健康診査の問診や結果などの集団を対象とする多量のデータは、個人の経年変化を明らかにして保健指導に役立てるだけでなく、地域の健康状態を分析し施策化の根拠資料となる。また、個別支援の事例では、個人の健康問題や家族に関することなどプライバシーにかかわる記録を保管し管理することもある。

情報管理の観点からは、情報の収集と保管、デジタル情報の活用を考える必要がある。

2 情報のセキュリティ

業務上の情報はコンピュータに入力され、コンピュータやネットワークや電磁的記録媒体に保管される。これらは情報セキュリティ、コンピュータセキュリティ、ネットワークセキュリティの3つのセキュリティにより守られている。情報のセキュリティは、機密性、完全性、可用性を維持することで確保される（表2)[13]。

たとえば、A市の母子保健システム(電子カルテ)を例に考えると、「機密性」はアクセス権をもつ人を入力、照合、分析などそれぞれの過程で限定している。「完全性」については、母子管理カードと住民基本台帳データとの連結を可能にし、健診の案内や訪問時の居所の

表2　情報セキュリティ

機密性	情報にアクセスすることを認められた者だけが、情報にアクセスできる状態を確保すること
完全性	情報が破壊、改ざんまたは消去されていない状態を確保すること
可用性	情報にアクセスすることを認められた者が、必要なときに中断されることなく、情報にアクセスできる状態を確保すること

国民のためのサイバーセキュリティサイト，用語集より

確認が行えるようにしている。「可用性」については、必要時には十分な管理のもとに主管課以外からの利用も認めている。

しかしながら、これらの情報は、不正アクセスやウイルス攻撃による侵入、無断の持ち出し、落雷などの災害などによって、漏洩、改ざん、破壊などの事故が起きることは珍しくない。セキュリティ対策は、組織全体で情報管理部門の下で組織的に行われているが、個人の段階でも不要なプログラムにアクセスしない、パスワードの管理、磁気媒体の管理など、セキュリティ対策の知識をもって、情報を扱わねばならない。

機密性の高い書類の保管は、施錠できる書類庫に保管し、鍵の管理も行う。書類の持ち出し時の紛失予防、郵送時には、誤送付が起きないよう確認を行う[14]。

3 個人情報の保護と開示

❶ 個人情報と個人情報保護制度

個人情報の保護については、**個人情報の保護に関する法律（個人情報保護法）**で基本方針が示されている。

個人情報とは、生存する個人に関する情報であって、氏名、生年月日などにより、その情報の本人が誰であるかを特定できる情報のことである。健康状態や財産の状況など、それだけでは誰の情報かわからないものでも、個人の氏名などと一体となっていれば、個人情報にあたる。

個人情報保護制度は、個人情報の有用性に配慮しながら、個人の権利利益を保護していくために、民間の会社や行政機関などにおける個人情報の適正な取扱いのルールを定めた制度である（図5）[15]。

❷ 個人情報の取り扱いのルール

行政機関と独立行政法人における個人情報の取り扱いは、特に慎重にならなければならない。個人情報を保有すること自体の是非から始まる。個人情報は目的をもって取得され、安全に保管して利用された後、目的が達成されれば廃棄される。個人情報の取り扱いについてはルールがあり（図6）、情報の正確性や保管の安全確保、利用の制限にも留意しなければならない。

❸ 情報公開

情報公開制度によって、国民は行政機関や独立行政法人が保有する文書を開示請求することができる。これは、政府や自治体、独立行政法人等が自らの活動を国民に説明する責務を果たし、開かれた行政を実現するためのものである。

Column

公文書と行政文書

公文書：国や地方公共団体の機関、または公務員が職務上作成した文書。⇔私文書。（精選版日本国語大辞典）

行政文書：行政機関の職員が職務上作成、または取得した文書で、当該行政機関の職員が組織的に用い、保有しているもの。

図5 個人情報保護法制における法体系の全体イメージ（令和3年改正法施行後）

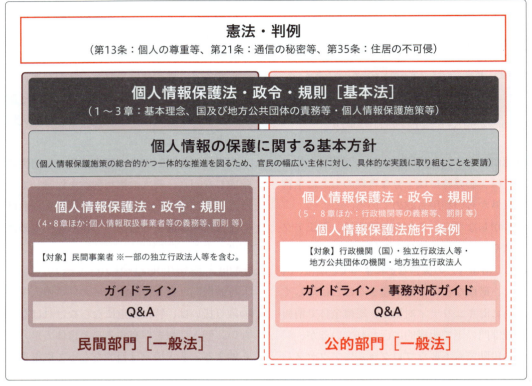

個人情報保護委員会：行政機関・独立行政法人等・地方公共団体の機関・地方独立行政法人向け　令和3年改正　個人情報保護法パンフレット, 5, 2023. https://www.ppc.go.jp/files/pdf/APPI_handbook_gvlpo_for_staff_2023.pdf

　また、個人の情報については、個人情報の保護に関する法律に基づき、行政機関の保有する本人の個人情報の開示を請求することができる。対象となる文書は、行政機関の職員・独立行政法人等の役職員が職務上作成・取得したもの、文書、図画および電磁的記録など、行政機関・独立行政法人等が保有しているものである。行政機関の長は、開示請求者に対し、請求された個人情報を開示する義務があるが、開示請求者の生命、健康、生活または財産を害するおそれがある情報、個人を識別することで他者の権利利益を害するおそれがあるもの、国の安全が害されるおそれがあるものなどの場合は不開示情報となる。

❹ 保健師活動と情報開示

　保健師の活動において、情報開示と提供に関して2つの点から考えたい。

　第1は、ケアシステムにおける情報交換とチーム内での情報の共有である。医療職は職種として守秘義務が課されている。専門家による処遇検討の場合、保健師助産師看護師法や社会福祉士及び介護福祉士法などの法律や倫理規程で守秘義務を遵守することが明文化されているので、情報交換を行い、支援の方向性や役割分担を共有することができる。その場合も、事前の本人への了解の有無、事例の生命の危機や生活破綻の危機の程度を考慮する必要がある。しかし、ケアチーム内に専門職でない関係者や住民が参加する場合もあり、情報提供の範囲と仕方については慎重に検討する必要がある。

　第2に、虐待や家庭内暴力など複雑な状況があり、支援が困難な事例に関してである。ときには、傷害事件や死亡事故に至ることが

図6　行政機関等における個人情報取扱いのルール

個人情報
生存する個人に関する情報で、特定の個人を識別することができるもの

① 保有・取得に関するルール
- 法令（条例を含む）の定めに従い適法に行う事務又は業務を遂行するため必要な場合に限り、保有する。
- 利用目的について、具体的かつ個別的に特定する。
- 利用目的の達成に必要な範囲を超えて保有できない。
- 直接書面に記録された個人情報を取得するときは、本人に利用目的をあらかじめ明示する。
- 偽りその他不正の手段により個人情報を取得しない。
- 違法又は不当な行為を助長し、又は誘発するおそれがある方法により利用しない。
- 苦情等に適切・迅速に対応する。

保有個人情報
役職員が職務上作成・取得し、役職員が組織的に利用するものとして保有する、行政文書、法人文書又は地方公共団体等行政文書に記録されるもの
→体系的に構成（分類・整理等）され、容易に検索できる個人情報のみならず、いわゆる散在情報も含む

② 保管・管理に関するルール
- 過去又は現在の事実と合致するよう努める。
- 漏えい等が生じないよう、安全に管理する。
- 従業者・委託先にも安全管理を徹底する。
- 委員会規則で定める漏えい等が生じたときには、委員会に対して報告を行うとともに、本人への通知を行う。

③ 利用・提供に関するルール
- 利用目的以外のために自ら利用又は提供してはならない。
- 外国にある第三者に提供する場合は、当該提供について、参考情報を提供した上で、あらかじめ本人から同意を得る。

④ 開示請求等への対応に関するルール
- 本人から開示等の請求があった場合はこれに対応する。

個人情報ファイル
容易に検索できるよう体系的に構成したもの
（電算機又はマニュアル処理）

⑤ 通知・公表等に関するルール
- 個人情報ファイルを保有する場合に委員会へ通知する。
- 個人情報ファイル簿を作成・公表する。

行政機関・独立行政法人等・地方公共団体の機関・地方独立行政法人向け 令和3年改正個人情報保護法パンフレット, 13, 2023. https://www.ppc.go.jp/files/pdf/APPI_handbook_gvlpo_for_staff_2023.pdf

---

あり、訴訟や事件の証拠として記録の提供を求められることがある。開示にあたっては、提供の必要性の判断を行うこと、そして開示された場合に客観的に事実が記載された記録であることが問われる。

4　データの活用

❶ 日常活動のデータ蓄積と分析

　実践の現場は、データの宝の山といわれるくらいに、健康や地域の人々の生活に関する

多様なデータが活動によって得られる。しかし、それらを地区アセスメントや政策のための根拠資料とするためには、データ管理の体制を整備する必要がある。

● **系統的な情報整理**

地域の実態を把握するための、最低限必要な基本データを、経年データとして収集保管するか、もしくは、データベースの所在を把握する。データを内容によって分類し、自分の組織で活用しやすいように体系化し、そのなかで重要度の判断をしておく。

● **事業からのデータの分析**

健診などのデータは、事業評価や地域のアセスメントをする際には貴重なデータである。個人情報の保護をしたうえで、単純集計、要因の分析などができるように、データベース化しておく。さらに、国や他の自治体との比較ができるとよい（表3）。

データは、数量データや統計解析できるデータだけでなく、個別事例の支援や地区組織活動、ケア会議など、質的なデータも現場にはたくさんある。これらのデータを活動の報告で終わらせるのではなく、さらに分析を加えて地域の課題を明らかにすることで、対策を検討するために活用できる。

3 財務、予算管理

1 地方財政の仕組みと公衆衛生看護活動

管理において、「カネ」は仕事をするうえでなくてはならない要素の1つである。民間企業と行政では財政システムが大きく異なる。特に、自治体は税金を使って、富の再配分を予算という形で行っている。公衆衛生看護活動では、保健福祉事業で住民に行政サービスの提供を行い、また、地域ケアシステムの構築を行っている。これらは、費用区分では、経常経費の衛生費や民生費の事業として計上される。

自治体の予算は、一般会計と特別会計、特別企業会計があり、公衆衛生看護活動の多くは一般会計で賄われるが、国民健康保険や介護保険に関する事業は特別会計である。また、自治体の収入である歳入は、使い道が指定されず自由に使える一般財源と、使い道が決められた特定財源がある。国が推奨する事業には、全額あるいはある一定割合で国庫支出金による補助が行われる事業もある。その自治体で必要な事業であれば補助金を有効に活用することができる。

2 予算編成と獲得

多くの組織では、1年を単位とする年度会計を基本にしている。そのため、公衆衛生看護活動を実施するためには、毎年、事業の予算要求を行い、予算を獲得する必要がある。また、福祉部門に保健師を配置したり、虐待対応を強化するなど、新規の事業を立ち上げるためには、人材を確保するための予算を獲得しなければならない。

予算の編成は、秋に首長により次年度の行財政運営方針や予算編成方針が示され、その方針に則って、事業の予算要求を行う（表4）。予算が確定するまでには、提出した予算要求資料を基に、財政担当部局のヒアリングと査定、首長の査定を受ける。保健医療福祉の専門家ではない財務部局や首長に予算の必要性を理解し納得してもらうためには、事業の必要性と法的根拠、要求する予算の妥当性、事業の実施可能性、その事業を実施することで

表3 国の統計情報

E-Stat 政府統計の総合窓口	https://www.e-stat.go.jp/
総務省統計局	https://www.stat.go.jp/index.html
厚生労働省 統計情報・白書	https://www.mhlw.go.jp/toukei_hakusho/
国保データベース（KDB）システム	https://www.kokuho.or.jp/hoken/kdb.html

表4 予算編成過程

9月～10月	予算編成方針の発表（首長）
10月下旬	予算要求書の作成・提出
11月中旬～12月中旬	予算要求額のヒアリング（予算要求課から財政課への説明）
12月中旬～1月	第1次予算査定（財政担当課査定） 第2次予算査定（財政部局長査定） 第3次予算査定（市長査定）
1月下旬	当初予算原案の決定
2月下旬	予算案議会提出
2月（3月）定例議会	補正予算 （翌年度の）当初予算成立
6月定例議会	補正予算
9月定例議会	補正予算 （前年度の）決算
12月定例議会	補正予算

予測される効果などについて、データを示して説明する、わかりやすいプレゼンテーションが求められる。また、単に説明するだけではなく、結果を出すための交渉力も重要である。

3 予算の執行管理

予算の執行管理は、PDCAに基づいて行われる。予算が獲得でき、事業を実施できることが確定すると、予算額に合わせて事業規模や目標を再検討し、事業の実施計画と予算の執行計画を検討する。

事業の進行に合わせて予算を執行する。事業の進行と予算の執行が計画どおり順調に進んでいるかどうか、計画の修正や再調整が必要かどうか、執行状況のモニタリングを行う。予定外の事態が生じた場合には、目標達成のために必要な補正予算を組んで対応する。年度の中間には次年度の予算要求に向けての評価を行う。年度末、また事業全体の終了時に、事業の目標達成と予算の執行について評価を行う。

行政では、原価や利益という概念は用いないが、予算は税金によるものであり、適正で効率的効果的な予算執行であることが重要な評価ポイントである。

4 人事・労務管理

組織において人は「人財」ともいわれる。組織にとって必要で有用な人材を獲得することと、その職員が生きがいをもって能力を発揮して仕事ができることは、組織と個人の双方に発展をもたらす。**人事管理**には、採用や異動、教育などを行う人事と労働環境を整備し、職員が気持ちよく働けるようにする労務の仕事がある。

1 人事管理

❶ 求人・採用

公務員の削減が進行するなかで、市町村保健師数は増加している。その背景には、新たな法律の制定や改正により、基礎自治体である市町村の保健福祉サービス業務が増加したことが関連している。

どのような人材を採用するのかは、その時点での組織の人員構成や業務で必要な能力を考慮し、新卒者、経験者、複数資格所有者など多様である。また、現時点だけではなく、将来を見据えた保健師活動のあり方やチーム編成を見通して、採用を考えることも必要である。求人と採用に当たっては、人事担当部署との調整が重要である。特に業務の拡大に伴う増員の場合には、その根拠となる法律や地域の実態と住民のニーズを明確に提示して、理解を得ることが必要である。

❷ 異動・配置

職員の異動や配置は、組織を機能的に運営するという組織管理の側面と、職員一人ひとりの成長を意図した教育的な側面の2つの要素がある。

組織運営を効果的に行うためには、個々の保健師の経験や能力、本人の希望をアセスメントして、優れた能力をいかせるように人材

を適材適所に配置する。特に、新人保健師をどの部署に配置するかは重要な課題であり、担当する業務の難易度や指導者となれる人材の存在などで決定される。

人事異動は、職場の配置転換であり、組織にとっては新陳代謝を促し、保健師個人にとっては、新しい業務を担当することで、キャリア発達に応じた挑戦をする機会となる。人事異動は組織内での異動が一般的であるが、他の組織に出向する場合もある。市町村保健師が都道府県に派遣される場合、その反対の場合、国への出向や、民間企業への出向もある。このような専門の保健医療福祉以外の異分野での経験は、視野の拡大や人脈の拡大にもつながり、職業人としての成長が図れる。

❸ 処遇・評価

組織は職員の能力や働きぶりを評価して、個人の能力開発を行い、人材育成に活用する。一方では、評価の結果を報酬に反映させ、配置の検討、異動や昇任・昇格の選抜にも用いる。

特に、人材育成の評価では、できていること、できていないことを客観的に観察し、成長過程にあることを意識して、未来に向けて教育的な視点での評価を心がけたい。

❹ 教育

就業時、昇任や昇格で新たな職位についたとき、異動などにより職務が変更されたときなど、新たな職務を遂行するために、職場内での教育（on the job training：OJT）が行われる。また、そのために必要な知識技術の獲得のために、職場外での教育（off the job training：Off-JT）で外部の研修に参加することがある。

経験に応じて、新任者研修、中堅者研修、管理者研修などの階層別の研修体制が組まれ、経験に応じた役割変化に対応する能力育成が図られている。

組織のリーダー層の育成では、長期研修への派遣やプロジェクトチームへの参加など、専門的能力だけでなく管理能力の強化を意図した取り組みもある。

2 労務管理

職員が健康で生きがいをもって働くことができる環境を整えるのが**労務管理**である。新型コロナウイルス対策として在宅勤務が推進され、働き方自体も多様化している。

労務管理は総務や庶務担当が担っているが、保健師の活動の特性や女性が多い集団であることを考慮した労務管理が必要である。

❶ 稼働量の管理

健康診査業務が集中する時期、感染症や災害が発生したときなど、業務量が急増したときには、臨時職員の雇用や仕事の仕方の変更などを行い、過重労働にならないように全体の稼働量の調整が必要である。

❷ 多様化する雇用形態と勤務管理

近年、行政組織では、非正規職員の雇用が増加している。保健師の雇用も正規雇用だけでなく、有期雇用、臨時雇用、一時的なアルバイトなど多様な雇用契約で働いている。雇用形態の違いによる役割や責任・権限の範囲を明確にして、勤務体制が異なる保健師間でのコミュニケーションと連携がとれるように、勤務のマネジメントが行われる。

❸ ワーク・ライフ・バランスの保障

保健師の職場は女性が多く、家事や育児の負担を抱える人たちがいる。産前産後休業、育児休業、育児時間、介護休業などの取得は権利として認められているので、それらの権利を保障することができるように、職場の運営を行う。

❹ 健康管理

人間関係の問題、過重労働など、職場が原因となる健康問題が起きないように、職場全体のストレス・マネジメントを行う。

5 業務管理

保健師活動をうまく進めていくためのマネジメントが**業務管理**である。業務管理は日常活動の一部であり、第2部や第3部で具体的に述べられているので、ここでは簡単に記す。

1 事例管理

個別支援事例の支援過程とケースマネジメントである。支援対象の事例は、他機関からの紹介や健診事後フォローなどから支援が始まる。支援関係の構築、アセスメントと計画の作成、支援の実施とケアのマネジメント、そして課題が解決されて支援が終結し、個別支援対象の除外になるまでの一連の過程が**事例管理**である。

2 地区管理

地区担当制による受け持ち地区、または業務担当制で分担された地区（場合によっては自治体全体）の健康状態を向上させる活動のマネジメントである。担当地区内での個別事例の優先性の判断と訪問などによる支援も含まれる。地区の健康課題を明確化し、その解決のために地区の住民や組織との協働活動では、連携や調整などのマネジメントを行い、活動の結果についての評価までを行う。この一連の過程が**地区管理**である。

3 事業管理

業務担当では、保健師は担当する事業について企画の段階から実施、評価までが円滑に進行するようにマネジメントする。この一連の過程を通して、自分が所属する部署や他部署と交渉や調整を行い、予算管理や協働での事業運営、計画との整合性を図りながら進行管理を行う。

4 業務委託の管理

地方行政の改革において、公共サービスの民間委託が推進され、定型的・機械的業務の委託が実施されるようになった。ただし、法令で自治体が行うとされているもの、裁量的・判断的な要素を多く含む業務、住民の権利義務に深くかかわる業務などは適さないとされる[16]。保健福祉分野では、乳幼児健康診査、特定健康診査と保健指導、地域包括支援センターの運営などが委託された例である。

業務委託にあたっては、請負や準委任契約、労働者の派遣契約などの締結を行う。どのような事業者や団体、機関に委託をするのかという委託相手の評価を行い、どのような内容を委託するのかについて綿密に検討をしたうえで契約を結ぶ。

委託を行った業務については、契約した内容が適切に、契約どおりに実施されているかについてモニタリングを行う。モニタリングの結果を評価し、再契約の可否の判断材料とする。

6 政策と地域のケアの質の管理

公衆衛生看護の目的の1つが、公正な社会の構築、安全で安寧な地域社会の構築への貢献がある。保健師は、保健医療福祉の面から、地域社会での人々の暮らしを健康と生活の維持・向上に向けて、環境を整備し制度と資源を創設する役割を担っている。

具体的な活動としては、地域の健康課題解決のために必要な事業を施策化し、地域における包括的な全世代型のケアシステムを構築し、マネジメントにかかわることである。行政は、住民に対しても、ケアシステムにかかわる公的または民間の医療や福祉の機関に対しても、中立で公平かつ客観的立場を保つことができる。したがって、全世代型地域包括

ケアシステムが円滑に機能して効果が出せているかについて、マネジメントと評価の役割を担う責任がある。

地域包括ケアシステムが目指す機能は、個人の健康ニーズに対して、それにかかわるすべての機関や職種がバラバラにならずにシームレスに対応できることである。その人の生活する地域を基盤に、だれもが排除されない**地域共生社会**の実現を目指している。医療経済の面からも、国民健康保険と介護保険を運営する自治体のマネジメント役割は大きいといえる。

7 リスク管理

保健師の活動において、健康危機管理は年々重要な分野になっている。本項では、日常の活動における組織と業務の**リスク管理**について述べる。

1 リスクとは

リスクとは一般的には「危険性」であり、自然災害や感染症をはじめ、犯罪やテロ、情報のリスク、法務やコンプライアンスのリスク、活動や業務上のトラブルなどがある。リスク管理（risk management：リスクマネジメント）とは、リスクを特定、評価し、リスク自体とリスクが組織に及ぼす影響を最小限にコントロールするプロセスである。発生した危機に対応する危機管理（crisis management：クライシスマネジメント）とは区別される。

2 リスク管理のプロセスと対応

リスク管理のプロセスは、目的達成のためにリスクとなる要因の発見とリスクの特定を行い、リスクの大きさや発生率およびそのリスクがどれほどの影響を及ぼすのかについてリスク分析を行い、リスクの優先度の評価をして、そのリスクに対応する。

リスク対応でのリスクコントロールには、回避、低減、制限、分散などの方法がある[17]。リスクが小さければ受容することもある（**表5**）。

リスクに備え、事業を継続して実施できるように対応するのが**事業継続マネジメント（business continuity management：BCM）**であり、そのための計画が**事業継続計画**である。

3 保健師活動でのリスクと対応

保健師の活動は予防を意図しており、健康診査や相談事業などを通して、保健の専門家として住民に保健指導を行う。しかし、相手が必要性を感じていない場合や、相手にとってそのアドバイスが受け入れがたいものであったとき、クレームになることがある。相手の立場に立った保健指導が求められる。

一方、家庭訪問や電話相談などの対応で、住民から暴言や暴力を受けることもある。保健師が住民に十分認知されていないため、必ずしも訪問を歓迎しない事例などでは、かか

表5　リスク管理のプロセスと対策の方法

リスクアセスメント	リスクの発見と特定 ↓ リスク分析 ↓ リスク評価 ↓		想定されるリスク要因を洗い出し、特定する
			リスクの発生率と及ぼす影響を分析する
			対応するうえでの優先度を検討する
リスク対応	リスクコントロール	回避	リスクを伴う活動自体を中止する
		低減	リスクの発生頻度を減らす
		制限	損失の規模を抑える
		分散	リスクがかかる範囲を広げる

わりへの強い拒否が暴言や暴力となることがある。問題が起きるかもしれないと予測される事例や状況では、リスクアセスメントをしたうえで、回避の対応をするか、大きなダメージを負わないような対応が必要である。リスク対応は個人では限界があるので、組織として対応に取り組まなければならない。

3 専門的自律と人材育成

　保健師の活動の対象となる人々やその人たちが抱える健康課題の幅は広い。しかも、地域や社会を対象として働きかける仕事であり、1つの領域を極めるという専門性ではなく、人としての奥深さと土台の広い知識技術が求められる職業である。そのため、自分は何者か、何をしているのか、何をなすべきなのかと迷うこともある。

　さらに、社会の進歩と変化が激しい時代になり、あふれる情報のなかで、本質を見定める能力が大切である。保健師の活動は、取り組む課題自体も困難なことが増加している。たとえば、虐待を疑われる事例への訪問には、子どもを思う気持ちと親に向き合う気力、関係機関との方針の調整など目に見えない多くのマネジメントをしている。公衆衛生看護が大切にする人権擁護の価値観を具備しているかどうかによって、自身の行動の動機づけと実際の支援活動が変わってしまう。形の見えにくい職業であるからこそ、社会的使命を意識した**職業的アイデンティティ**と**プロフェッショナリズム**が重要といえる。

1 プロフェッショナリズム

　古典的な専門職は、医師、牧師、法律家の3職種とされてきた。しかし、今日では、職業の分化と専門性の確立により、多くの専門職業（プロフェッション）が存在する。野村[18]は、Cruessの「プロフェッションと社会との契約」について、プロフェッションは社会に自らの能力を提供し、利他的な奉仕、道徳心、誠実さで貢献することで、独占権と自律権、名声と経済的報酬を得ていることを紹介している。

　スターン（Stern, D. T.）による医のプロフェッショナリズムの定義[19]では、土台を構成する要素として、実践力（医学の知識）、コミュニケーション技術、倫理的および法的解釈が重要であり、そのうえに、卓越性、人間性、説明責任、利他主義の4要素がプロフェッショナリズムを支えていると表わされている（**表6**）[20]。

　変化する社会に対応し、多職種連携時代における公衆衛生看護のプロフェッショナリズムについて、野村[21]は、社会的使命、職業倫理、省察的実践、生涯学習の4つの分野と、その中心に患者中心・地域中心・ともに生きる社会を置いている。地域包括ケアを推進し、複雑で個別性の高い課題をもつ人たちへの支援を行うためには、専門が異なる多職種や地域の人たちと協働的な関係を築き、地域のも

表6　Sternによるプロフェッショナリズムの定義

卓越性：	・知識・技術に秀でる。スタンダードを超えることを追求する。
	→生涯学習：自己主導的活動、情報検索能力
人間性：	・尊厳・共感・同情・敬意・誠実性を備える。
説明責任：	・自分の活動を正当化し、責任をとる。住民・社会のニーズに応える。
利他主義：	・自己の利益ではなく、住民の利益を優先する。

Louis Arnold, David Thomas Stern：2 What is Medical Professionalism?, David Thomas Stern ed.：Measuring Medical Professionalism.p19, Oxford University Press, Inc, NY, 2006

つパワーを掘り起こし、マネジメントすることで地域のエンパワメントを促すことができる。活動の実施過程におけるその都度の振り返りが、保健師専門職としての能力向上と社会への責任を果たすことにつながる。

保健師は、公衆衛生看護の理念である 社会的公正 を中核に置いたプロフェッショナリズムを探求していきたい。

2 キャリア開発

1 キャリアとは

人はある職業に就き、その職業を通して人生の多くを体験する。シャイン[22] は、キャリアは家庭、仕事、個人的な発達の三者の相互作用で形成されるものであり、生涯を通しての生き方であると述べている。そして、キャリア開発の視点の本質は「時の経過にともなう個人と組織の相互作用に焦点」があり、「個人と組織の調和過程」であると説明している。

組織管理の立場からは、保健師集団および保健師個々人の職業能力を組織の人材資源として使命が果たせるように開発すること、個人が職務満足と生きがいをもって働くことができる職場環境を整備することに焦点が当たる。

一方、保健師個人としては、ワーク・ライフ・バランス を考慮して、職業人としての成長・家族の発達・自己の成長を調整し、総合的成長を図ることがキャリア発達である。

2 育成したい能力とキャリア・ラダー

保健師として活動するために必要な能力は幅が広い（図7）。自治体に勤務する保健師は、保健医療の専門職としての能力と行政職員としての能力が必要である。産業保健師では、専門性と併せて民間企業人としての意識も必要である。保健師が専門職としての職務を果たすためには、対人支援が根幹にあり、多職種連携においては看護職であり、医療職としてのものの見方や判断をする役割がある。専門職である前に、一人の職業人としての意識をもって行動できることが必要である。多様な組織や機関、専門職、多様な健康課題をもつ人たちへ支援を行い、協働活動をしていくためには、基盤となる能力が重要である。

その土台の上に、専門職としての実践能力を活かすことができる。自治体保健師の標準的な キャリア・ラダー（図8）[23] をもとに、実践者として獲得したい能力とその発達について述べる。

職業人としての人生は、新任期から始まり、中堅期を経て、エキスパートとして専門性を発揮する場合と、組織の管理的業務を担う立場に就く場合がある。このキャリア・ラダーでは、Aは専門的能力、Bは管理職保健師に向けた能力にかかるラダーを示している。新任期は職場適応の時期であり、地域の概要を把握して、保健師として担当する業務自体を理解して地域特性と関連づけて実施できること、個別事例を責任をもって受けもてることが発達上の課題となる。中堅期には、複雑な事例に自立して対応できること、地域と協働で活動できること、組織のパイプ役となれることなどが課題となる。

管理期にはチームのリーダーとしての役割を果たすこと、施策に応じた事業化ができることなど、組織管理的な業務や政策業務での能力発揮がキャリア上の課題となる。さらに、統括保健師は、保健師としての政策ビジョンを提案できることなど、組織横断的な連携と調整能力が求められる。部長級では、保健師の立場だけではなく、その部が管轄する広い業務に対しての提言と調整が役割となる。

3 基礎教育

専門職としての教育は、保健師の免許取得

図7 保健師に必要な能力

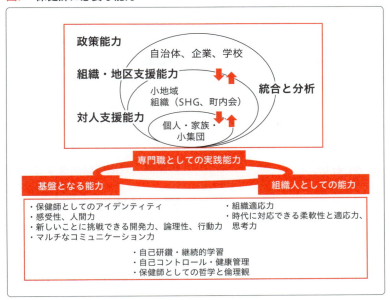

図8 自治体保健師のキャリア・ラダー

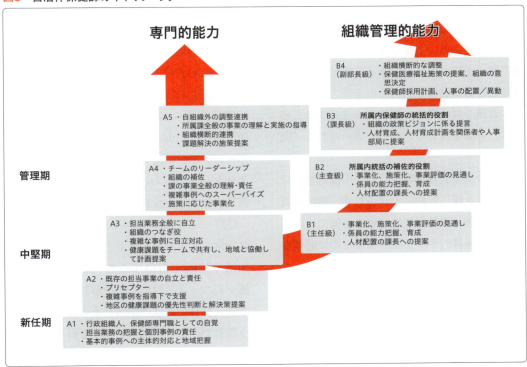

保健師に係る研修のあり方等に関する検討会：保健師に係る研修のあり方等に関する検討会最終とりまとめ〜自治体保健師の人材育成体制構築の推進に向けて〜, 2016. を参考に作成

までが基礎教育である。保健師教育課程は、養成所、短期大学専攻科、大学学士課程、大学専攻科課程、大学院修士課程がある。2009（平成21）年に保健師助産師看護師法が改正されて、修業年限が1年以上になって以降、大学学士課程の看護教育課程の保健師選択コー

スの設置、大学院、学部専攻科が増加の傾向にある。

保健師教育課程は、保健師助産師看護師学校養成所指定規則（2020（令和2）年改正）で、2022（令和4）年以降の入学生のカリキュラムは31単位以上（うち実習5単位以上）と規定されている。

4 継続教育の方法

人生100年時代といわれるようになり、定年を迎えて職業人生が終わるのではなく、生涯現役として活躍する社会に変わろうとしている。

雇用形態の変化、結婚や離死別、出産や育児などライフイベントの節目によって、個人の生活の場所や時間の使い方に変化が起こることもある。転職や退職、開業など、職業人生も多様である。人生を重ねるにつれて、興味や関心が広がることもある。職位の昇任や経験とともに職務上求められる能力も変化する。看護の専門職として職務を遂行するためには、生涯を通しての学習が求められる（図9）。

保健師基礎教育を卒業した後の**継続教育**は、卒後教育と現任教育に大別される。継続教育とは、看護基礎教育での学習を基盤に、専門職として最善のケアを提供するために必要な能力の向上を支援する活動である[24]。

1 卒後教育

卒後教育は、狭義には看護基礎教育課程修了後の高等教育における学位取得のための教育で、一般的には大学院教育を指している[25]。大学院修士課程での学び直しや新たに公衆衛生看護学以外の分野に進学し、視野を広げることもできる。

大学院修士課程では、講義演習と修士論文研究が修了要件になっていることが多く、自分の実践上の課題を深く探求し、論理的に物事を考える機会となる。研究を通して、地域の課題分析力や保健福祉事業の評価能力を養うことができる。高度な実践能力を修得することを目指した実践重視の大学院課程もある。大学院博士課程では、より深く管理能力、研究能力を養う。社会人が学び易いように、通信制の大学院や大学院設置基準による夜間等の開講、長期履修制度などの特例措置がある。

2 現任教育

現任教育は、雇用者が責任をもって行う職員への教育である。看護師等の人材確保の促進に関する法律では、病院等の開設者は、看護師等が研修を受ける機会を確保することができるよう、努力する責務を明記している。看護職員が自ら能力の開発に努めることも記載されている。また、自治体の人材育成については、地域保健法で、市町村、都道府県はそれぞれの人材の確保と資質向上に努めることが明記されている。

現任教育の主な方法は、職場内教育（on the job training：OJT）、職場外教育（off the job training：Off-JT）、ジョブ・ローテーション（job rotation：人事異動）、自己啓発（self-development）である。

OJTとOff-JTの特性を**表7**に示した。OJTは日常の業務を通してその業務に直接必要な知識や技術を習得する場合に適しており、個々のニーズに対応して行われる。現任教育は成人教育であり、実践とその振り返りを行うことで、自ら学ぶ力をつけていくことも重要である。Off-JTは、職場を離れての研修会参加などであり、体系的な知識習得や専門的な知識技能の習得ができ、視野の拡大にもなる。Off-JTでの学びを意図的にOJTに組み入れることで、効果的な人材育成が可能になる。

最近では、人材育成を組織変革と合わせて

図9 人生100年時代を生きる人材の教育

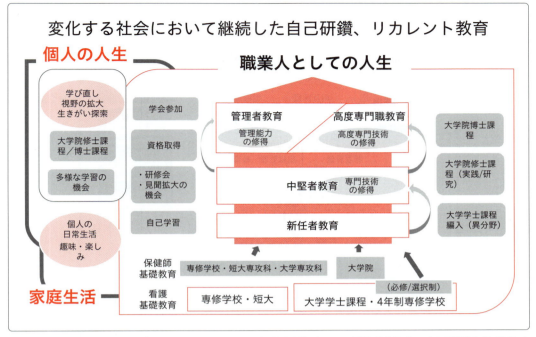

佐伯和子:保健師は学び続けなければならない 保健師活動を取り巻く社会環境とキャリアの開発.保健師ジャーナル,74(1),8-13,2018.を一部改変

行う「学習する組織」の考え方が取り入れられている[26]。学習する組織では、システム思考、自己実現、チーム学習など組織全体の要素と動きに着目して、人材育成を図っている。

現任教育の体制として、新任者教育では先輩や上司がプリセプター、チューター、メンターなどの指導的役割を担う。1対1の教育関係だけでなく、職場全体で新任保健師を見守り、指導者を支える体制がつくられることで、新人を育てながら組織自体も育つ。

現任教育は職場内だけでなく、都道府県は市町村に対する必要な技術的援助に努めるこ

表7 OJTとOff-JTの特性

	OJT	Off-JT
ニーズ	・個人のニーズに対応	・ニーズが同一で目標の設定が容易
適用内容	・個別的/特殊的内容を教育 ・業務に密着した知識や技術の習得	・原則的/体系的知識や技能の習得 ・高度な専門的知識や技能の習得 ・全員を一定水準までレベルアップ ・視野の拡大や、幅広い価値観の学習
実践方法など	・日常的で、時間/場所制約なし ・反復実施が可能 ・上司の率先垂範の下に実施 ・フォローアップ容易	・仕事を離れて、研修に専念 ・効果的なカリキュラム
効果	・直接業務遂行能力の向上 ・態度の変革や行動改善	・相互啓発が可能、視野の拡大や自分の欠点の確認
付属効果	・上司と部下との相互理解 ・教育的職場風土の醸成	・他部門の者との人間関係の緊密化 ・連帯感/一体感の醸成

グロービス・マネジメント・インスティテュート:MBA人材マネジメント,ダイヤモンド社,146,2002.を一部改変

図10　組織的な重層的教育体制

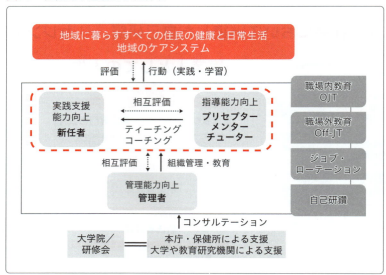

とになっており、保健所や都道府県単位での研修を行うことも効果的である。さらに、地域の大学や教育機関の協力を得ることや、国の研修会への参加や研修教育機関への派遣など、多様な資源を活用した教育体制が構築できる（図10）。

引用文献

1) 日本大百科全書(ニッポニカ), 小学館.
2) ドラッカー, P.F., 上田惇生編訳：エッセンシャル版マネジメント基本と原則, vii, ダイヤモンド社. 2001.
3) 前掲2), 8-11.
4) 前掲2), 41-52.
5) グロービス経営大学院編：グロービスMBAマネジメント・ブック改訂3版, 188-189, ダイヤモンド社, 2008.
6) 服部泰宏：組織行動論の考え方・使い方, 87-116, 有斐閣, 2020.
7) 厚生労働省健康局長通知「地域における保健師の保健活動について」(平成25年4月19日健発0419第1号), 2013.
8) 鳩野洋子ほか：市町村統括保健師の役割遂行尺度の開発. 日本公衆衛生雑誌, 60, 275-284, 2013.
9) 公益社団法人日本看護協会：平成27年度厚生労働省先駆的保健活動交流推進事業報告書, 統括保健師人材育成プログラムの開発〜2年間の試行を踏まえて〜, 2016. https://www.nurse.or.jp/home/publication/pdf/senkuteki/2016/jinzaiikusei_program.pdf
10) 髙尾義明：初めての経営組織論, 119-126, 有斐閣, 2019.
11) 前掲5), 204-205.
12) 長谷川俊明編著：個人情報保護・管理の基本と書式, 7-18, 中央経済社, 2019.
13) 総務省：サイバーセキュリティって何？｜国民のためのサイバーセキュリティサイト. https://www.soumu.go.jp/main_sosiki/cybersecurity/kokumin/business/business_executive_02.html
14) 総務省：地方公共団体における情報セキュリティポリシーに関するガイドライン(令和5年3月版). 2023. https://www.soumu.go.jp/main_content/000873096.pdf
15) 個人情報保護委員会：個人情報保護法パンフレット. https://www.ppc.go.jp/files/pdf/APPI_handbook_gvlpo_for_staff_2023.pdf
16) 地方公共団体における民間委託の推進等に関する研究会：地方公共団体における民間委託の推進等に関する研究会報告書, 2007.
17) 中小企業庁：中小企業白書2016年版―未来を拓く稼ぐ力, 210-270, 2016.
18) 野村英樹：プロフェッションによる教育と自律のあり方. 日本内科学会雑誌, 99(5), 1116-1121, 2010.
19) Louis Arnold, David Thomas Stern：What is Medical Professionalism?, David Thomas Stern ed.：Measuring Medical Professionalism, 19, Oxford University Press, 2006.
20) 宮田靖志：プロフェッショナリズムと省察的実践. 日本プライマリ・ケア連合学会誌, 35(1), 70-75, 2012.
21) 野村美千江：公衆衛生看護のプロフェッショナリズム. 日本公衆衛生看護学会誌, l.9, 45-54, 2020.
22) エドガー・H. シャイン, 二村敏子, 三善勝代訳：キャリア・ダイナミックス, 白桃書房, 1991.
23) 保健師に係る研修のあり方等に関する検討会：保健師に係る研修のあり方等に関する検討会最終とりまとめ〜自治体保健師の人材育成体制構築の推進に向けて〜, 2016.
24) 公益財団法人日本看護協会：継続教育の基準ver.2, 2012.
25) 森田敏子ほか：看護基礎教育と看護継続教育の歴史的変遷からみた専門職としての看護キャリア形成. 徳島文理大学研究紀要 95, 95-114, 2018.
26) ピーター・センゲほか, 柴田昌治ほか訳：フィールドブック学習する組織「5つの能力」, 日本経済新聞社, 2003.

参考文献

・吉岡京子：保健師のための行政学入門3. 保健師ジャーナル, 71, 250-254, 2015.
・梅澤正：組織開発の課題. 組織の行動科学(三隅二不二ほか編), 274-293, 福村出版, 1988.
・田尾雅夫：組織文化. 組織の心理学新版, 84-199, 有斐閣, 2001.
・井部俊子, 勝原裕美子編：看護組織論, 日本看護協会出版会, 22-33, 2017.
・佐藤浩紀, 藤村博之, 八代充史：第6版新しい人事労務管理, 有斐閣, 2019.
・筒井孝子：地域包括ケアシステムの深化―integrated care理論を用いたチェンジマネジメント, 中央法規出版, 2019.
・平成19年度厚生労働科学研究報告書「保健師指導者の人材育成プログラムの開発」(代表佐伯和子)
・久保真人, 米本倉基ほか編：よくわかる看護組織論, ミネルヴァ書房, 2017.
・村上弘, 佐藤満編：よくわかる行政学, ミネルヴァ書房, 2009.
・高橋義郎：リスクマネジメント指針の国際標準に関する動向について―ISO31000：2018を中心に, 桜美林経営研究院, 10, 106-121, 2019.
・平野かよ子：住民からの暴力防止に組織として取り組むことの重要性「暴力防止マニュアル　第2版」の作成を通して. 保健師ジャーナル, 70(2), 1034-1037, 2014.
・野村武司：地域保健師が背負うリスクと暴力―法的観点から見た保健師の仕事の特徴. 保健師ジャーナル, 70(2), 1043-1047, 2014.
・個人情報保護委員会：個人情報保護に関する法律についてのガイドライン(通則編)(平成29年3月一部改正), 2017.

第 5 部

公衆衛生看護研究

第5部 公衆衛生看護研究

第1章 公衆衛生看護研究

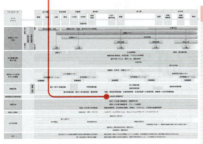

チェックポイント
- ☑ 公衆衛生看護研究の必要性を理解する。
- ☑ 事例を通して、研究方法を理解する。
- ☑ 公衆衛生看護研究に特徴的な研究アプローチを学ぶ。

1 公衆衛生看護研究とは

1 公衆衛生看護研究の定義と必要性

公衆衛生看護研究とは、公衆衛生看護の実践に寄与する知を創生する科学的なプロセスである。公衆衛生看護学とは、公衆衛生看護の実践に貢献する知の体系である。つまり、公衆衛生看護という実践を扱う分野では、その実践、実践を支える学問、実践に寄与する研究は、相互に関連しており、互いに高め合う関係にある（図1）。それゆえ、公衆衛生看護の実践の質を高めるために、公衆衛生看護研究は必要不可欠である。

2 実践家に求められる研究能力

公衆衛生看護研究は、研究者だけが行うものではない。質の高い公衆衛生看護の実践を提供することは、専門職としての責務である。そのためには、実践を評価することや、新しい実践を開発することが求められる。その際、科学的なプロセスを用いるためには、研究的思考や研究的手法を用いる能力、つまり研究能力が必要になる。公衆衛生看護という実践を扱う分野において、実践と研究は切り離すことができない関係にあり、現場の公衆衛生看護職であっても専門職としての責務を果たすために研究能力が必要になる。

近年、科学的根拠に基づく実践が重視されている。医療分野での科学的根拠に基づく医療（evidence-based medicine：EBM）は進んでいるが、医療以外でも、科学的根拠に基づいた社会的介入プログラム（evidence-based practice：EBP）が世界的に重要視されている。特に、公費を投入する実践活動については、実施者に説明責任がある。実践をいかに評価し、改善するかといった日常の**PDCAサイクル**（plan-do-check-act cycle）

図1 公衆衛生看護研究と実践および学問との関係

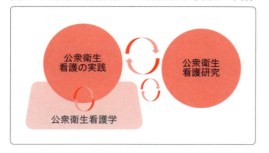

606

を回すときも研究能力が必要になる。

3 公衆衛生看護研究の範囲

　公衆衛生看護の実践に寄与する研究のすべてが、公衆衛生看護研究である。日本公衆衛生看護学会による公衆衛生看護の定義では、公衆衛生看護の対象は「あらゆるライフステージにある、すべての健康レベルの個人と家族、及びその人々が生活し活動する集団、組織、地域などのコミュニティ」とされている[1]。

　これらの公衆衛生看護の対象を理解するための研究は、公衆衛生看護の研究である。公衆衛生看護は、目的を達成するために、先の対象に看護を提供する。この実践に関する研究は、公衆衛生看護研究の主要な領域である。さらに、実践の対象に間接的に影響を与えるもの、つまり、実践をする保健師などのサービス提供者に関する研究や、サービス提供の体制、システム、教育に関する研究も公衆衛生看護研究に含まれる（図2）。

図2　公衆衛生看護研究の範囲

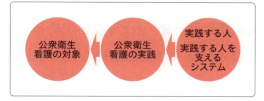

4 地域看護研究

　公衆衛生看護は、個人をとらえる際も、地域全体の一人という、集合体としてとらえる視点が強い。

　一方、地域看護は、個人を中心にとらえ、その背景要因として地域をとらえ、地域で暮らす個人や家族というとらえ方をする傾向がある。

　この見方は、研究デザインにも影響する。研究テーマとしては、退院支援などケアの移行や、個人を支援する際の関係機関連携に焦点を当てた研究は、地域看護の研究に包含される。

2　公衆衛生看護研究の方法

　公衆衛生看護研究とは、公衆衛生看護の実践に寄与する知を創生する科学的なプロセスである。最終的な目的は実践に寄与することであるが、より近位な目的、あるいは、主たる目的の違いによって大きく2種類に分けられる。それは、学問に寄与することを主たる目的とした**学術研究**と、特定の実践をよりよくすることを主たる目的とした**アクションリサーチ**である（図3）。それぞれの進め方について、事例を用いながら概要を説明する。詳細は専門書を参照してほしい。

　ここでは、学術研究では"psychological distress and violence towards parents of patients with schizophrenia"（精神的健康と統合失調症患者の親に向かう暴力）[2]の研究を**事例①**として用い、アクションリサーチでは「精神疾患を患う人の家族ピア教育プログラムにおける支援技術」[3]を**事例②**として用いる。

図3　公衆衛生看護研究の主たる目的による種類

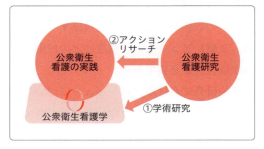

1 学術研究の進め方

1 研究テーマ・トピックを決める

　自分の関心や問題意識と研究をつなぎ、**研究テーマ**や**トピック**を決める。研究テーマを決める段階はかなり重要である。すでに実践をしている人であれば、実践するなかで湧いてきた疑問を大切にして、研究テーマへと発展させることもよいだろう。また、学生であれば、できるだけ多く実際の現場に足を運んだり、住民の声を聞くことが重要である。そのようにして、関心のあるテーマらしきものを見出した後は、それを研究として扱うことが適切なのかどうかを判断する必要もある。そのためには、前提となる知識も必要であるし、文献レビューを行って、どのくらいの研究の蓄積があるのかを理解しておく必要がある。

> **事例①-1　トピック**
>
> 　保健師として親から相談を受けるなかで、精神障がい者から家族が暴力を振るわれる事実を知ると同時に、解決方法が示されていないことを問題に思った。「精神障がい者から家族が受ける暴力」というトピックを研究で扱えないかと思った。

2 文献レビュー

　文献レビューとは、関心のあるテーマ・トピックにおける既存の研究を批判的に要約することであり、研究を計画する前に行う。ただし、質的研究では、他の文献で得た情報がデータの収集や分析に影響を及ぼす。そのため、文献レビューをどの程度、どの段階で行うかは検討が必要である。

　量的研究における文献レビューについて述べる。これまでどのような研究が行われていて、何が明らかになっているのか、どのような証拠が不十分なのかなどを整理する必要がある。そのうえで、自分が研究をすることで知識の体系に新しい知を積み上げることができるのかを検討する。そのためには、研究テーマがどの知識体系に位置づくのか、つまりどの研究領域に該当するのかを理解しておく必要がある。

　新規性や独創性に富む学術的価値のある研究を行うためには、文献レビューは欠かせないプロセスである。現在の知識の要約、知識の発展の方向性、使用されている理論・枠組み・変数などの視点で調べ、整理、要約する。文献を検索して読んだら、整理が必要である。文献管理ソフトを活用すると論文執筆時も役立ち、効率的である。

> **事例①-2　文献レビュー**
>
> 　「精神障がい者から家族が受ける暴力」というトピックで文献レビューを行った。他人への暴力に関しては、メタアナリシスやシステマティックレビューがされるほど多くの研究蓄積があった一方で、家族が受ける暴力に関する研究は非常に限られていた。発生率や暴力に関連する要因を扱った研究が主流だった。特に、入院患者や犯罪記録を情報源とした研究が多く、地域で暮らしている患者を情報源とした研究は少なかった。概念枠組みを提示した論文があり、扱う変数が整理されていた。日本の研究は1本のみで、サンプルの偏り、サンプルサイズの不足、疾患名が不明などの限界があった。家庭内暴力のうち配偶者間や児童虐待では、暴力を受けた経験と精神状態との関連について多くの研究があったが、精神障がい者から家族への暴力に関しての研究はほとんどなかった。

3 リサーチクエスチョンを絞り込む

　リサーチクエスチョン（research question：**RQ**）とは、研究目的の疑問形で

ある。RQを構造化する際に役立つのが、介入研究で使われるPICOや観察研究で使われるPECOという枠組みである。誰に（P: patients）、何をして（I：intervention／E: exposure）、何と比較して（C: comparison）、どうなるのか（O: outcome）である。この枠組みを使うことでRQを明確にすることが容易になることもある。当初作成したRQは、研究フィールド、デザイン、研究費などの制約によって修正されていくこともある。

漠然としたテーマ・トピックからRQに絞り込む際、文献レビューだけに依存することは危険である。対象となる人や実践家に話を聞いたり、現場に足を運ぶことが非常に重要である。過去の研究のなかには、対象に不利益を与えた研究も存在する。実践に寄与する公衆衛生看護研究は、直接・間接的に、対象の健康やQOLを向上させることに寄与するものでなければならない。自分は、誰のために、何のためにこの研究をするのかを見失わないためにも、対象者の声を聞くことが重要である。

事例①-3　リサーチクエスチョン

精神障がい者の家族会の方と意見交換をした。家族が暴力を受けていることが多く、精神的にも追い詰められていること、そして多くの場合、支援者から家族が支援されていないことを確認した。文献レビューに基づき、対象疾患を統合失調症に絞り、精神的健康との関連を扱うことにした。「親は統合失調症患者から暴力を受けることで精神的健康を害するのか」というRQを立てた。PECOに当てはめると、統合失調症患者の親は（P）、暴力を受けることによって（E）、受けていない人と比べて（C）、精神的健康が阻害されているのか（O）となる。

---

4 研究計画を立てる

研究は、研究者が世界をどのように認識し、その意味をとらえるか、といった哲学的仮定のうえに計画される。研究アプローチのタイプとして、ここでは量的研究、質的研究、混合研究法をとりあげる。そのほか、公衆衛生看護に特徴的なアプローチ（community-based participatory research：CBPR）については後述する。

研究アプローチが決まったら、研究デザイン、対象、フィールド、データ収集方法、分析方法、倫理審査、研究費などを計画する。研究デザインとは、研究アプローチをやや具体的にした方法論のタイプである。倫理審査は、一部の研究を除いて必要になる。倫理審査会で承認されるまでの時間的猶予をもって研究計画を立てる。

❶ 量的研究

公衆衛生看護研究でよく使われる研究デザインを、因果関係を推論する強さの順番で並べると、通常は、介入研究、コホート研究（前向き観察研究）、ケース・コントロール研究（後ろ向き観察研究）、横断研究となる。それぞれの研究デザインに応じた研究計画を立てる必要がある。

介入研究は、新しい実践方法を開発するために欠かせない研究デザインである。しかし、プログラムを開発しても実践現場で使われるものはわずかであり、さらにEBPになるまでには15年以上を要するともいわれている。アメリカを中心にEBPはデータベースに登録され、社会に共有されている時代になっている。

EBPを目指す際に介入研究は必要不可欠である。しかし、エビデンスレベルの最も高い研究デザインとされるRCT（randomized controlled trial；ランダム化比較試験）は、十分な準備のうえで行うべき研究デザインである。さらに、実践現場のニーズに合った実

現可能なプログラムを開発するためには、介入研究を一連のプログラム評価に位置づけて行うことが重要である（プログラム評価については後述する）。RCTで行った研究論文では、報告すべき項目のチェックリストがあり、CONSORT（consolidated standards of reporting trials；臨床試験報告に関する統合基準）声明が世界的に有名である。また、介入研究の実施前に研究概要を公開データベースに登録することが求められている。研究計画の段階からCONSORT声明や公開データベースへの登録を念頭に置く。

コホート研究、ケース・コントロール研究、横断研究は、いずれも観察研究である。観察研究の報告の質を改善するために出されたものに STROBE（strengthening the reporting of observational studies in epidemiology；観察的疫学研究報告の質改善）声明などがある。こちらも研究計画の段階から把握しておくとよい。

概念枠組みを作成して整理することも、研究計画の段階で有効である。既存の理論や概念枠組みがあり、自分の価値観と相違ない場合、それらを活用することが知の体系に新しい知を積み上げるという点においても望ましい。活用できる既存のものがない場合でも、自分が何を明らかにしたいのか、明らかにするためにはほかに把握すべきことは何かを明確にするために、概念枠組みを作成するとよい（図4）。

分析計画とサンプルサイズの見積もりも、研究計画の段階で行うことが望ましい。やみくもに多くのサンプルに調査をしても、対象者と研究者の負担になる。一方、サンプルサイズが不足すれば、分析方法が限定されてしまう。サンプル数が計算できるソフトウェアもあるので活用するとよい。

また、分析計画も立てる。分析方法を計画せずに研究を実施してしまうと、分析の段階で自分が明らかにしたかったことが、測定した調査項目では明らかにならないことに気づき、後悔することがある。

> **事例①-4　量的研究**
>
> 「親は統合失調症患者から暴力を受けることで精神的健康を害するのか」というRQで研究計画を立案した。実現可能性と研究蓄積の不足という点から、研究デザインは横断研究で十分だと判断した。横断研究では因果関係を立証できないため、RQを「親が統合失調症患者から暴力を受けることと精神的健康は関連するのか」に修正した。Pearlinのストレスプロセスモデルに基づき概念枠組みと測定用具・項目を決めた。サンプルの偏りをなくすため、ある県の精神障がい者家族会連合会に所属する全世帯、約800世帯を対象とした。回収率60％、暴力経験者40％とすると、イベント発生者は192人になる。ロジスティック回帰分析で19変数を投入できるとサンプルサイズを見積もった。調査方法は自記式質問紙調査とし、家族会会長を経由して質問紙を配布してもらい、研究者に直接返信することにした。倫理的配慮についても家族会と相談し、暴力の相談ができるよう電話相談の連絡先を質問紙に掲載することにした。

❷ 質的研究

公衆衛生看護研究では、エスノグラフィー、グラウンデッド・セオリー、質的記述的研究が比較的よく使われる。質的研究の場合は特に物の見方、つまり、どの哲学的立場をとる

図4　Pearlinストレスプロセスモデルに基づいた概念枠組みの例

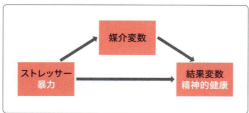

かが、研究全体に影響する。また、研究協力者や調査方法も研究デザインに応じて異なるため、各種の専門書を参照していただきたい。エスノグラフィーは後述する。COREQ（consolidated criteria for reporting qualitative research）のようなガイドラインで、報告すべきことを研究計画の段階で確認するとよい。

❸ 混合研究法

量的・質的アプローチの両者を用いることで、研究課題をより理解できるときに使われる。クレスウェル（Creswell, J. W.）らによれば、データを混合する方法は3つあるとされる。統合型：2つのデータセットをすべて統合してあるいは収れんして結果を得る、結合型：1つのデータセットの上にもう1つのデータセットを積み上げて結果を導く、埋め込み型：1つのデータセットの中にもう1つのデータセットを埋め込むことで、埋め込まれたデータセットはもう一方のデータセットの支援的役割をすることになる[4]。

5 準備、予備的に実施する

本研究を実施する前の準備を入念に行う。介入研究の場合は、プログラムのプロトコルを作成し、試行的に実施し、改良する段階がある。観察研究でも、測定用具や項目で測定したいものを適切に把握できるのかなど、試験的に実施して改良を加える。質的研究においても、インタビューガイドを作成して、試行的に実施して改良を加えるなどの準備がある。

6 本研究を実施する

前向きに実施する介入研究やコホート研究の場合は、実施中もモニタリングやプロセス評価を行い、脱落を最小限に食い止めたり、脱落する理由などを把握する。可能な場合は、評価時点以降の研究方法の改善につなげる。質的研究の場合も、データ収集とデータ分析を繰り返しながら、RQの焦点化やサンプリングに反映する場合がある。

7 分析する

量的研究の場合は、分析計画に基づき分析を行う。分析した結果は、毎回記録・保存しておく。量的研究の場合、統計ソフトを使うことが多い。質的研究の場合、エクセルシートなどを使う方法以外に、QDA（qualitative data analysis）やCAQDAS（カクダス；computer assisted qualitative data analysis software）と呼ばれている質的データ解析ソフトウェアを利用することもできる。

8 論文を執筆し、公表し、実践に還元する

考察では、RQに対して結果がどのように解釈できるか、得られた結果が知の体系にどのように貢献できたのか、結果は実践にどう活用できるか、限界と今後の研究などを考察する。学会報告および雑誌（和文・英文）掲載は、研究した者の最低限の責務と考える。そして、論文を書いただけでは十分ではない。考察に「実践への活用」を書けば、実践に還元したと思っている人がいるが、筆者はそう思わない。研究論文、特に英語論文はリテラシーの高い人しか読めない。本当に実践に活用してもらいたいと思うならば、リテラシーの高くない人にもわかりやすい言葉で、論文以外の媒体を使って研究結果を届けることに力を使う必要があるだろう。公衆衛生看護職、さらには、実践の対象である住民にも、研究を還元する努力をしてほしい。

2 アクションリサーチの進め方

学問に寄与することを主たる目的とした「学術研究」とは異なり、「アクションリサー

チ」とは特定の実践をよりよくすることを主たる目的とした研究である。ここでは、研究を導く実践家や研究者のことを便宜的に「研究促進者」と呼び、課題を抱えている個人やグループでともに研究を行う人を「共同研究者」と呼ぶ。「研究促進者」は、「共同研究者」と距離をとって研究を実施することがある。たとえば、行政が行う調査を大学に業務委託する場合は、「研究促進者」である研究者は、「共同研究者」である行政と距離をとって調査を実施することが多いだろう。

　一方、「研究促進者」と「共同研究者」の距離が近い場合もある。課題の共有から、調査の計画・実施・結果の解釈・実践への応用まで、一連の研究を、「研究促進者」だけでなく、「共同研究者」も主体的に参加し、両者が協働して進める。これを**アクションリサーチ**という。「研究促進者」の役割は、研究者だけでなく、実践家も担うことができる。

　ここでは、アクションリサーチにおける「研究促進者」としての進め方を説明する。また、学術研究で説明したこととの重複は避け、アクションリサーチに特徴的なことに焦点を当てる。

1 研究として扱う課題を決め、かかわる人の立ち位置を決める

　アクションリサーチでは、学術研究のように普遍的で一般化できる知見を構築することを直接的な目的としない。支援する住民やコミュニティ、あるいは、現場の実践家が抱えている特定の課題を解決することを主たる目的とする。

　まず、「共同研究者」が問題意識をもっている課題を「研究促進者」と共有することから始める。次に、かかわる人との関係性や役割を話し合って決める。アクションリサーチが公衆衛生看護に適している理由の1つに、研究プロセスを通して「共同研究者」のエンパワメントを促進できることがある。「共同研究者」に潜在的な力があることを信じ、その力を伸ばし、社会を変革へとつなげる支援は、公衆衛生看護の実践そのものである。その手段として研究を使うことができる。

　同様に、研究者が実践家と協働してアクションリサーチをすることは、実践家が自らの力を伸ばす機会となると同時に、公衆衛生看護の実践の質を高めることが期待できる。

> **事例②-1　立ち位置を決める**
>
> 　精神障がい者の家族が中心となって家族ピア教育プログラム「家族による家族学習会」を開発した。家族は全国に普及すべく各地でプログラムの説明をしていた。そのなかで、専門家による家族教室等の既存プログラムとの違いがわからないといわれることが多く、家族らも明確に理解できていないことに気づき、問題意識をもった。その問題意識を「研究促進者」と共有し、研究手法を用いて課題に取り組むことにした。「研究促進者」は研究者2名、「共同研究者」は開発に携わった家族3名だった。「研究促進者」は、「共同研究者」がプログラムの独自性を説明できるようになるという課題解決とともに、研究プロセスを通して「共同研究者」の家族のエンパワメントが促されることを期待していた。

2 文献レビュー

　課題解決に役立つ知見を把握すること、研究方法を検討する際の参考にすることなどを目的として文献レビューを行う。

3 リサーチクエスチョンを絞り込む

　RQも「共同研究者」と一緒に検討する。課題を解決することに焦点が当てられる。

> **事例②-2　リサーチクエスチョン**
>
> 　課題を解決するためのRQは「家族主導の家族学習会プログラムではどのような支援技術が使われているのか」となった。

4 研究計画を作成する

　「共同研究者」とともに研究計画を立てる。この際、研究に関する経験と知識は「研究促進者」が多くもっているため、RQに即した研究デザインや方法を「共同研究者」に複数提示することになるだろう。「研究促進者」のほうが研究に関する知識や経験は多いので、力関係が崩れないように気をつける必要がある。「共同研究者」には、住民や実践家ならではの経験と知識があることを意識的に言葉に出して共有し、対等な関係を築く努力をする。RQに応じた研究デザイン、対象、フィールド、データ収集方法、分析方法を決定する際、学術研究のように普遍的な知見を得ることを目的としない。アクションリサーチでは、課題が存在する特定の対象やフィールドを扱うことになり、また、実践の諸事情によって課題解決までの時間的猶予は変わる。

　アクションリサーチは1つの研究で終了するものではなく、螺旋的に発展するプロセスをたどる。全体像を描きながら、どの部分について研究計画を立てるかを位置づけることが必要である。アクションリサーチは「研究促進者」と「共同研究者」の話し合いや現場の事情によって柔軟に進むため、計画変更が生じやすい。倫理審査についても随時修正を行う必要がある。

> **事例②-3　研究計画作成**
>
> 　「共同研究者」と話し合って研究計画を立てた。新たにデータを収集する時間的猶予がないため、プログラムの初回コースの逐語録に近い記録を用いることにした。それは録音をせず、「研究促進者」ら数名がタイプし、「共同研究者」が修正して協働で作った記録である。「共同研究者」はその記録を大切に保管しており、特別な物として認識されていた。研究デザインは質的記述的研究とした。「研究促進者」が分析し、RQ「家族主導の家族学習会プログラムではどのような支援技術が使われているのか」という視点でコード化、カテゴリー化を行うことにした。結果の解釈は、「共同研究者」とともに行うことが全員で確認された。

5 準備、予備的に実施する

　学術研究と同様であるが、できるだけ「共同研究者」と協働して実施する。

6 本研究を実施する

　学術研究と同様であるが、できるだけ「共同研究者」と協働して実施する。

7 分析する

　学術研究と同様であるが、分析を「研究促進者」が行っても、結果は「共同研究者」とともに解釈をする。

> **事例②-4　分析**
>
> 　分析結果を「共同研究者」に示し、一緒に解釈をした。議論の末、【感情を含む体験的知識を伝えて学習の理解を深める技術】【家族として生きる体験のなかで培った考えを伝える技術】【リカバリーのプロセスを体験談から伝える技術】など、家族ならではの支援技術が見出された。結果から「共同

研究者」は自らが使っていた支援技術を知り、専門家が行う家族教室ではできないプログラムであることを理解し、自信をもつことができた。家族らは講演や雑誌の原稿に研究結果を盛り込んだ。家族らのプログラムの普及活動は続き、さまざまな新しい課題が出てくる。開発からいくつもの研究を「共同研究者」と議論しながら行い、アクションへと変える長いプロセスが始まった。

8 結果をアクションにつなげる、次の計画を立てる

アクションリサーチの主な目的は、現場の課題を解決することにあるので、研究結果から明確になったことを踏まえて、現場をどのように変えられるかを「共同研究者」と「研究促進者」が話し合い、アクションへと移す。今回の研究だけで解決できなかった課題や、新たに見えた課題も出てくるだろう。次は、それらに対する計画を考える。

このように、アクションリサーチは螺旋的なプロセスを通して現場を改善し、社会変革へと向かう。

9 論文を執筆し、公表する

アクションリサーチは1つの研究で解決するものではなく、長く続くプロセスである。どの段階でどこまでを論文にするのかについても検討する必要がある。学術研究とは異なり、「共同研究者」とどのような関係を築いて、どのような役割で研究を進めたのか、そして結果によって実際にどのようなアクションにつながったのかなどが記載される必要がある。オーサーシップは「共同研究者」にもあるので、共著者となる意思があるかを確認する必要がある。日本の学術雑誌では学会員しか著者になれないことが多いが、なるべく「共同研究者」も著者となることが望ましい。

事例②-5　論文執筆

論文は「共同研究者」と議論しながら執筆した。学会に入会して著者になることを「共同研究者」は希望しなかったため、謝辞にフルネームを記載するにとどめた。学会員になることを求められない学会発表や商業誌では、共著者として名前をあげている。

3　公衆衛生看護の特徴を反映した研究デザインや手法

公衆衛生看護研究は、公衆衛生看護が提供される場、対象、支援技術の特徴を反映する内容になる。ここでは、公衆衛生看護研究に特徴的な研究アプローチとしてCBPR、研究デザインとしてエスノグラフィおよびクラスター無作為化比較試験、研究領域や種類としてグループ研究、D&I研究、ビッグデータ解析、地理空間分析、シミュレーション教育研究を紹介する。

1 CBPR

CBPRの哲学的仮定は、先に述べた研究アプローチの量的研究、質的研究、混合研究法とは異なり、「トランスフォーマティブ（変容重視）」であり[5]、社会変革という目的に沿って適切な研究手法が用いられる。CBPRとは、「社会変革を含むアクションを通して健康やウェルビーイングを改善するための研究の全プロセスにおいて、影響を受けるコミュニティ、組織の代表、研究者が参加することが組織的に保証された、協働的研究のアプロー

チ」である[6]。前述のアクションリサーチにおいて「共同研究者」の参加が組織的に保証されていればCBPRと呼べるであろう。

　CBPRには2つの系譜がある。1つが集団力学の創始者、レヴィン（Lewin, K.）に代表される「北の系譜」であり、「知識の実践への活用が強調される」実用志向のアクションリサーチである。もう1つがフレイレ（Freire, P.）に代表される「南の系譜」であり、「問題を抱える人たちの参加が強調される」解放志向の参加型アクションリサーチである[7]。人びとのエンパワメントから社会変革を目指す南の系譜のほうが、公衆衛生看護実践の本質に近いと考える。

　CBPRでは、コミュニティメンバーとパートナーシップの関係を築くことを大切にする。関係性を築くプロセスを通して、コミュニティメンバーのエンパワメントが促進され、社会変革へのアクションにつながり、コミュニティの変革が起きるとともに、コミュニティ全体のエンパワメントが促進されることを期待する。これまでの研究では、CBPRの「研究促進者」が研究者であることが一般的であり、外部の研究者がコミュニティに入ることが多かった。しかし、日常的にコミュニティを支援する保健師などの実践家は、すでにコミュニティに入り込んでおり、CBPRを実施する素地をもっている。公衆衛生看護においてCBPRは、日常の実践の延長にある、身近なアプローチである。

　CBPRを始めるとき、コミュニティメンバーとともにコミュニティアセスメントを行うことが多い。住民と一緒に地域を歩いて、地域の「よいところ」「資源」「可能性」「土着の知識、知恵、技術」「改善点」などを分析し、その情報をもとにマップづくりを行う。フォトボイスは、コミュニティメンバーが「写真という手法を用いてコミュニティを認識し、表現し、向上していくプロセス」となる[7]。参加型の手法やツールを活用するとよい。どんな地域になったらよいか、そのビジョンに向かって因果関係図を作成することもある。これらは参加型のコミュニティアセスメントであり、そこからコミュニティメンバーとともに共通のビジョンに向けて取り組んでいく。プロセスは、アクションリサーチとして前述したことと共通点が多いので、参照してほしい。

2 エスノグラフィ

　エスノグラフィとは、民族誌とも訳され、「未開民族や特定の地域社会などの文化や社会経済組織をはじめとする生活の諸様式について、フィールド調査を通して組織的に描き出す方法およびその成果として書かれるモノグラフや報告」を指す[8]。文化の大半は、顕在的知識ではなく、潜在的知識で成り立っている。文化的行動、文化的産物、話し言葉やメッセージなどの情報を、インタビュー、参与観察、書物などから収集し、どのような意味体系で文化を構成しているのかを推論していく[9]。

　公衆衛生看護の実践では、個を属する集団に位置づけてとらえる。そのため、集団の文化を記述するエスノグラフィは、公衆衛生看護の実践に近い研究デザインである。日常の公衆衛生看護の実践においても、無意識のうちにエスノグラフィの視点でコミュニティアセスメントが行われているだろう。

事例③　エスノグラフィ

　精神障がい者が中心となりピアサポート活動を行っている特定のコミュニティを対象に、エスノグラフィ研究を行った。まず、調査準備期間として約1年間、定期的に活動に参加し関係性を構築するとともに、先

行研究や他事例を参考に暫定的なRQを考え、研究計画を作成した。その後、集中的な調査期間として約2週間、コミュニティの拠点である地域に滞在し、イベントや会議などの活動、関係する事業所の活動、飲み会などに参加し、観察した出来事や自分の感じたことを詳細に記録した。また、関係者にフォーマルインタビューを行い、必要に応じ逐語録を作成した。観察やインタビューの対象は、コミュニティの様相を立体的にとらえられるよう、外部の人物も含めて、コミュニティへのかかわり方の違うさまざまな背景・立場・考え方の人物を含むように注意した（図5）。そのほか、活動資料、ホームページ、出版物、新聞記事などもデータとして収集した。分析は、段階的研究手法[9]を参考とした。まず各種データを繰り返し精読し、文化的意味の領域を発見し、意味関係ごとに整理するドメイン分析と、各領域ごとにデータを分類する分類分析を行った。その際、繰り返し出現する原則（文化的テーマ）を意識し、抽象度を上げて構造的に似ているものをまとめ、系統的に整理した。分析は調査と並行して行うことで、RQを洗練させ、観察の視点に反映させた。エスノグラフィにおいては、調査対象と相互に影響しあう自分自身の行動や心の動きを内省することも、分析の大きな手掛かりになる。そうすることで、自分自身が当たり前と思っていた文化を相対的にとらえ直し、より柔軟により多くのことを調査対象から学ぶことができる。

3 クラスター無作為化比較試験

クラスター無作為化比較試験とは、介入研究の一種であり、割り付け単位が個人ではなく、地域や施設などの集団である。クラスター無作為化比較試験が適応される場合とは、個人の割り付けは難しいが地域や施設単位だと割り付けしやすい場合、個人を割り付けても介入群と対照群の接触によって対照群が介入の影響を受ける可能性が高い場合、介入内容自体が集団を対象としている場合などがある。割り付け単位となる所属集団は、他の集団よりも成員同士の類似性が高いと考えるのが一

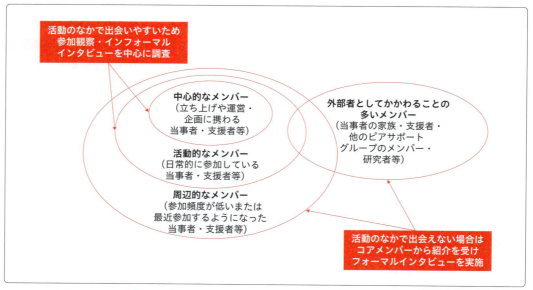

図5　コミュニティの様相を立体的にとらえるデータ収集

野海直子：令和元年度大阪大学大学院医学系研究科保健学専攻修士論文「精神障がい当事者とつくる地域共生社会〜横浜ピアスタッフ協会のエスノグラフィ〜」

図6 入れ子構造

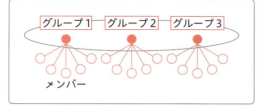

般的である。そのため、介入への反応も似通うことが想定される。データが入れ子構造（図6）になっているため、分析単位を個人にして分析するためには、マルチレベル分析といった統計解析を用いる必要がある。そのため、サンプルサイズが通常よりも多く必要になる。

> **事例④　クラスター無作為化比較試験**
>
> 　小学校の教員を対象とし、精神疾患のある親をもつ子どもに関する研修動画を視聴してもらう介入研究を実施した。同じ学校では生徒の家庭環境や指導の仕方が似通うことが想定された。そのため、小学校をクラスター単位として介入群と対照群に無作為に割り付けるクラスター無作為化比較試験を行った。介入群は24校から95人、対照群は23校から91人が対象となった。評価は教員個人レベル（支援困難感など）とし、学校というクラスターをランダム効果としたマルチレベル分析を行った[10]。

4 グループ研究

　公衆衛生看護の対象には、個人以外にグループがある。グループ支援とは、コミュニティメンバーの自己変容やコミュニティの社会変革を目的として、グループのメンバー間における相互作用を活用する支援である。グループ支援評価の枠組みを図7に示す。グループの目的によって自己変容のみ、社会変革のみ、あるいは両者がアウトカム変数として評価される。また、それだけでなく、ストラクチャーやプロセスも評価される必要がある。同じグループに参加しても人によっては効果の程度に違いがある。また、グループならどこでも同じような効果があるわけではなく、グループがどの程度機能しているかによって効果は異なる。個人を対象とした支援よりも評価は複雑になるが、プロセスを把握することで具体的な評価が可能になる。

> **事例⑤　グループ研究**
>
> 　グループの自己変容機能のプロセスを測定する尺度、Therapeutic Factors Inventory-19の日本語版を作成した。妥当性検証のための分析では、グループにより多く参加している人は、自己変容につながるグループ機能を高く認識していた。グループへの関与の程度に応じて自己変容の程度が異なることが示唆された[11]。

5 D&I研究

　エビデンスに基づく実践を志向する潮流は国内外で定着しており、公衆衛生看護においても**プログラム評価**に関する研究を蓄積する必要がある。RCTなどの介入研究を行って効果的なプログラムを開発する研究は従来より多くみられた。しかし、効果的なプログラムでも実践で使われるプログラムはわずかであることや、実施しやすいように勝手に変えてしまうなどの問題があった。そのため、米国や英国では、プログラムは効果評価だけでなく、実施や普及に関する評価が必要だという認識に至っている。**Dissemination and Implementation（D&I）research（普及と実装研究）**というプログラム評価の新たな研究領域が2000年以降急速に発展している。

　D&I研究の観点での介入の評価枠組みとしては、RE-AIMモデルがある[12]。到達度

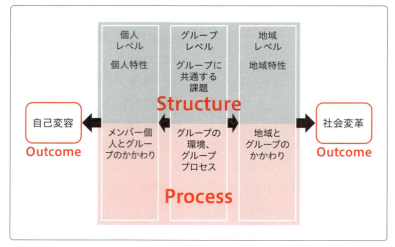

図7 グループ支援評価の枠組み

Marton, et al.(1989)とMarton(1993)を参考に作成

(Reach)、有効性(Efficacy/Effectiveness)、採用度(Adoption)、実施精度(Implementation)、維持度(Maintenance)の5つの観点で評価を行う。また、エビデンスに基づく介入を他の地域などに広げる際に活用できる枠組みとしてCFIR (Consolidated Framework for Implementation Research) もある[13]。

> **事例⑥ D&I研究**
>
> 精神障がい者の家族ピア教育プログラムを普及する際に関連する要因を明らかにするため、プログラムを採用していない家族会に質問紙調査を行った。質問項目はイノベーション普及の理論枠組みを用いて作成した。分析の結果、プログラムの存在を把握している家族会は、周囲にプログラムを積極的に勧める人がいて、県連合会から情報提供がある家族会だった。そこで普及戦略としては、オピニオンリーダーなど影響力のある人を普及戦略に巻き込むこと、県連合会を通して情報発信をすることが有効だと考えられた[14]。

また、プログラムを遷延させることなく普及できるようにするためには、プロセスを丁寧に把握する必要がある。特に、プログラムごとに「プログラム理論」「効果的援助要素」「フィデリティ尺度」をつくることが重要である。プログラム理論とは、プログラムの設計図である。プロセス理論とインパクト理論に分かれる。効果的援助要素とは、介入プログラムもしくはプログラムの実施において最も重要で不可欠な要素を指す。フィデリティとは、ある介入プログラムがオリジナルのプロトコルのとおり、あるいは、プログラム開発者が意図したとおりに実施された程度を指す。フィデリティを測定するフィデリティ尺度は、各プログラムに必要となる。これらを開発することで、効果的援助要素とアウトカムとの関連からアウトカムにより効果的な要素を見出すことが可能になり、プログラムの改良につなげることができる。

> **事例⑦ プログラム評価**
>
> 「家族による家族学習会」プログラムのフィデリティ尺度を開発した。基本的構造（8項目）とプロセス（4サブドメイン）の2つのドメインで構成するフィデリティ尺度の妥当性を検証した。表1の「安心できる

環境が用意されている」を例にとると、①他人に顔や声の知られることがない場所である、②落ち着いて話ができる静かな場所である、③口外しない等のルールを第1回目に伝えている、④口外しない等のルールを毎回伝えている、の4項目で該当すれば各1点、合計0-4点で点数化する。プログラムの質を担保するために研修を受けた家族がプログラム実施先を訪問し、フィデリティ尺度を用いて評価している。

6 ビッグデータ解析

ビッグデータとは、「典型的なデータベースソフトウェアが把握し、蓄積し、運用し、分析できる能力を超えたサイズのデータ」を指す[15]。ICT（情報通信技術）の進展により、ソーシャルメディアなど多種多様のビッグデータを公衆衛生看護でも活用できる時代になった。

たとえば、市町村などの健保組合は、データヘルス計画を策定し、レセプトや健診などのデータ分析に基づいた保健事業を展開することが求められている。これらを分析するためには、レセプトデータや健診データのデータセットの保存形式などの特性を知ることが重要である。質問紙調査で扱うデータセットは、1人1レコードで保存されていることが通常である。一方、医療保険等のレセプトデータの場合は1人1回の受診で1レコードであることが多い。扱いやすい1人1レコードの形式にするためには、経時データを連結し、異なるデータセット間で同一個人を連結するといった処理が必要になる。

すでに存在する大量のデータを現場の課題解決に役立てるためには、扱うデータセットの構成をイメージできることも必要になる。

事例⑧ ビッグデータ

要介護高齢者の新規発生に関連する疾患を把握するために、要介護認定を受ける前にどの疾患に罹患したかを調べた。使用したデータは、介護給付費データと後期高齢者医療制度レセプトデータであり、2つを個人IDで連結させた。過去1年間に新規で要介護認定を受けた人が認定前に受診した疾患名は、脳梗塞・脳出血が多かったが、性別および居住地域で差がみられた。地域・対象ごとの疾患予防が介護予防につながると考えられた[16]。

7 地理空間分析

GIS（地理情報システム）のソフトウェアにもよるが、距離や一定の範囲内の人や施設の数などを算出して資源配置を検討したり、疾患発生の空間的規則性や関係性を解析することで疾病予防や対策に活かす[17]など、公衆衛生看護で活用することが期待される領域である。

事例⑨ 地理空間分析

訪問看護の利用率に地域差が大きいことから、訪問看護ステーション（ST）の地理的分布の適切性「訪問看護アクセシビリティ」と実際の利用との関連を検討した。STから自動車で10分以内に到達しうる圏

表1 基本的構造のフィデリティ項目

- 家族だけのクローズド形式
- 1回3時間程度、5回1コース
- 担当者が3～6人、全体で10～15人の小グループ
- 参加者には家族会員以外の家族がいる
- 担当者は担当者研修会に参加している
- 標準テキストを輪読する
- テキストを区切りで輪読し、関連した体験を共有
- 安心できる環境が用意されている

蔭山正子, 大島巌, 中村由嘉子, 横山恵子, 小林清香：精神障がい者家族ピア教育プログラムの実施プロトコル遵守に関する尺度開発：フィデリティ尺度. 日本公衆衛生雑誌, 62(4)：198-208, 2015.

域を特定した（図8）。10分圏内アクセシビリティの値を独立変数、訪問看護利用の有無を従属変数とした回帰分析を行った。その結果、両者に正の相関がみられた。アクセシビリティを高めることで訪問看護の利用促進につながると考えられた。

8 シミュレーション教育研究

健康課題の多様化・複雑化に伴い、能動的な学習方略の1つである。医療や看護の分野で発展しているが、地域の看護実践に関するシミュレーション教育はほとんど開発されていないため、今後発展させる必要がある。シミュレーション教育では、ある現実に近い現象を模擬的につくり出し、学習者が疑似体験をし、振り返りを行う。効果的な教育を意図したシナリオを作成する。

事例⑩　シミュレーション教育研究

「地域の強みを高める公衆衛生看護技術を学ぶシナリオベースのシミュレーションプログラム」を開発し、効果検証を行った。仮想地域に出て、地域のキーパーソンから情報収集を行い、地域診断を行うなどのシナリオに基づき疑似体験を行った（図9）。介入研究を行い、受講直後の保健師の専門性発展力などに効果が確認された。

図8　訪問看護ステーションのアクセシビリティ

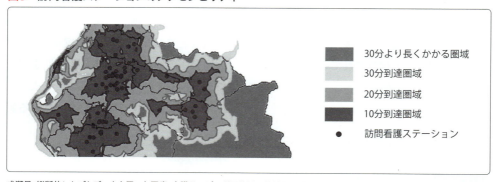

成瀬昂：縦断的レセプトデータを用いた医療・介護サービス利用状況の地域間比較. 厚生労働科学研究, 政策科学総合研究事業, 平成26年度総括研究報告書, 2018.

図9 シミュレーション教育

演習1（探索）の概要（90分）

ミッション1　仮想地域に出て、衛る「生」を探れ！
- フロア全体を仮想のC地区とし、4ブースを設け、自治会長・健康推進員・ヘルパー・健康福祉課課長役を配置
- 参加者はC地区担当保健師として、3人グループで地区を巡り情報収集し、強み支援の課題と方向性をアセスメント　➡発表　➡デブリーフィング
- 学習スタイル：学習転移モデル＋経験学習モデル

ミッション1　仮想地域に出て、衛る「生」を探れ！

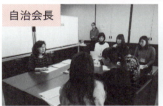
自治会長

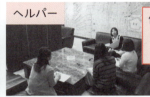
ヘルパー

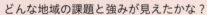
仮想地域に出て4人の関係者にインタビュー

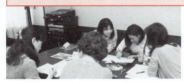
どんな地域の課題と強みが見えたかな？

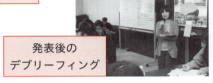
発表後のデブリーフィング

Reiko Okamoto, Kayoko Gouda, Keiko Koide, Mai Tokimasa, Masako Kageyama, Saori Iwamoto, Misa Shiomi, Emiko Kusano, Miho Tanaka, Misaki Kiya, Aoki Tada, Hanayo Koetaka. Effectiveness of Simulation Learning Program for Mastering Public Health Nursing Skills to Enhance Strength of Community: A quasi-experimental design. Nurse Education Today, 90, 104432, 2020.

4　公衆衛生看護研究の発展に向けて

　社会は、人口構造の変化や情報通信技術の発展など急速に変化している。新興感染症や災害など予測できない事態も起きている。公衆衛生看護の研究もまた、時代に応じた健康課題の変化に対応していく必要がある。

　看護学は実践の科学であり、実践の場で感じた臨床疑問を大切にし、研究疑問として学術的にも意義のある研究に発展させていくことが重要である。実践現場での課題を解決するために、実践者が研究手法を使えるようになることは、学術の向上だけでなく、実践知の発展につながる。研究は、研究者だけがするものではない。実践者も是非挑戦してもらいたい。

引用文献

1) 日本公衆衛生看護学会：日本公衆衛生看護学会による公衆衛生看護・公衆衛生看護学・保健師の用語の定義，2014．http://plaza.umin.ac.jp/~JAPHN/wp-content/uploads/2015/05/def_phn_ja_en.pdf

2) Kageyama,M., Solomon, P., & Yokoyama, K.: Psychological distress and violence towards parents of patients with schizophrenia. Archives of Psychiatric Nursing, Epub ahead of print, DOI: http://dx.doi.org/10.1016/j.apnu.2016.02.003

3) 蔭山正子，横山恵子：精神疾患を患う人の家族ピア教育プログラムにおける支援技術．精神障害とリハビリテーション,16(1), 62-69, 2012.

4) クレスウェルJW，プラノクラーク，大谷順子訳：人間科学のための混合研究法―質的・量的アプローチをつなぐ研究デザイン，7-9，北大路書房，2010．

5) 武田丈：人権研究のための研究方法論：トランスフォーマティブな研究パラダイムに基づくCBPR．関西学院大学人権研究,19：1-19, 2015.

6) Viswanathan M, Ammerman A, Eng E, Gartlehner G, Lohr KN, Griffith D, Rhodes S, Samuel-Hodge C, Maty S, Lux, L, Webb L, Sutton SF, Swinson T, Jackman A, Whitener L: Community-Based Participatory Research: Assessing the Evidence. Evidence Report/Technology Assessment No. 99 (Prepared by RTI–University of North Carolina, Evidence-based Practice Center under Contract No. 290-02-0016). AHRQ Publication 04-E022-2. Rockville, MD: Agency for Healthcare Research and Quality. July 2004.

7) 武田丈：参加型アクションリサーチ（CBPR）の理論と実践―社会変革のための研究方法論，世界思想社，2015．

8) 佐藤郁哉：暴走族のエスノグラフィー――モードの叛乱と文化の呪縛，新曜社，1984．

9) スプラッドリー JP，田中美恵子・麻原きよみ監訳：参与観察法入門，医学書院，2010．

10) Masako Kageyama, Atsunori Matsushita, Ayuna Kobayashi, Taku Sakamoto, Yasuhiro Endo, Setsuko Sakae, Keiko Koide, Ryotaro Saita, Hiyuka Kosaka, Satoko Iga, Keiko Yokoyama：Video-based e-learning program for schoolteachers to support children of parents with mental illness: a cluster randomized trial, BMC Public Health, 23: 523, 2023.

11) Kageyama,M., Nakamura, Y., Kobayashi, S., &Yokoyama, K.: Validity and reliability of the Japanese version of the Therapeutic Factors Inventory-19 (TFI-19J)・A study of family peer education self-help groups. Japan Journal of Nursing Science, 13, 135-146, 2016.

12) 重松良祐，鎌田真光：実験室と実社会を繋ぐ「橋渡し研究」の方法：RE-AIMモデルを中心として．体育学研究，58：373-378，2013．

13) 内富庸介監，今村晴彦，島津太一監訳：『実装研究のための統合フレームワーク―CFIR―』，保健医療福祉における普及と実装科学研究会，2021．

14) 蔭山正子，横山恵子，中村由嘉子，小林清香，仁科雄介，大島巌：精神障がい者家族ピア教育プログラムの採用に関連する要因：「家族による家族学習会」の普及研究．日本公衆衛生雑誌，61(10), 625-636, 2014.

15) 総務省：平成24年情報通信白書．

16) Takashi Naruse, Mahiro Sakai, Hiroshige Matsumoto, Satoko Nagata. Diseases that precede disability among latter-stage elderly individuals in Japan. Bio Science Trends 9(4): 270-274, 2015.

17) 中谷友樹，谷村晋，二瓶直子，堀越洋一：保健医療のためのGIS，古今書院，2004．

INDEX 索引

欧文

ACP	541
ALS	502・505
BCG接種	444
CBA	114
CBPR	609・614
CEA	114
CKD	302
CMA	114
COVID-19	429・450
CUA	114
District Nurse	576
DMAT	510・511
DOTS戦略	446
DPAT	510・511
DV	276
EBM	606
EBP	606
GDP	023
GIS	619
GP	575
HBM	188
HIV	454
HSC	575
IBM	189
ICF	004・081・481・490・555
ICIDH	081・481
ICT	171
IHEAT	455
ILO	131
JEED	391
JICA	560
JMAT	510・511
KAPモデル	188
KDB	298・316・352
MCI	335
MDGs	559
MERS	429
MIDORIモデル	223
NDB	182
NHS	575
NP	573
ODA	561
Off-JT	600
OJT	600
OSHMS	389
PDCAサイクル	016・112・115・241・316・606
PECO	609
PICO	609
PM理論	205
QOL指標	289
RCT	609
RQ	608・612
SARS	429
SDGs	069・072・131・560
SDH	082
STD	456
THP	389・423
TIC	467
TPB	189
TRA	189
TTM	191
UHC	069・560
WHO	067・560
WRAP	467

あ

アウトカム評価	116・235
アウトプット評価	116・235
アウトリーチ	161・531
アクションリサーチ	607・611・612
朝日新聞社事業団公衆衛生訪問婦協会	042
アスタナ宣言	069
アセスメント	161・553
アディクション	471

あ

- アドバンス・ケア・プランニング　541
- アメリカ合衆国　571
- アルコール　326
- アルコール依存症　471
- アルマ・アタ宣言　067・131
- アンケート調査　229
- 安全配慮義務　386

い

- イギリス　575
- 育児　092
- 育児・介護休業法　404
- 移行　014
- 依存症　471
- 一次予防　012・367・465
- 1.57ショック　261
- 一般家庭医　575
- イネイブラー　472
- 医療的ケア　368
- 医療的ケア児　138
- 医療的ケア児及びその家族に対する支援に関する法律　369
- 医療法　546
- 医療保険　539
- インタビュー調査　230
- インテーク　553

う

- ウィンスロー（Winslow, C.E.A.）　002

え

- エイズ　454
- 栄養教諭制度　360
- エコマップ　107
- エスノグラフィ　228・615
- エボラ出血熱　429
- エンゼルプラン　261
- エンド・オブ・ライフケア　541
- エンパワメント　215・479

お

- 大阪乳幼児保護協会　041
- 大阪府立社会衛生院　044
- オタワ憲章　004・071・080・131
- オレンジプラン　344

か

- 介護給付　346
- 外国人登録者　562
- 外国人労働者　408
- 介護支援専門員　346・546
- 介護保険法　342・343・346・539・548
- 介護予防　343
- 介護予防・日常生活支援総合事業　347
- 開拓保健婦　045
- 開発途上国　559
- 科学的根拠に基づいた社会的介入プログラム　606
- 科学的根拠に基づく医療　606
- 格差　066
- 学術研究　607・608
- 学童期　363
- 過重労働　414
- 過重労働による健康障害のための総合対策　414
- 家族看護　160
- 家族機能　106
- 家族システム理論　107
- 家族発達理論　107
- 課題グループ　204
- 学校看護婦　043
- 学校給食法　383
- 学校教育法　383
- 学校保健　136
- 学校保健安全法　061・137・360・383・435
- 学校保健活動　359
- 家庭訪問　107・156・269・531
- カプラン（Caplan, G.）　465
- カリキュラム　056
- がん　291・303
- 肝炎　303

肝炎対策基本法	294・434
関係者会議	036
看護過程	005
看護職の倫理綱領	007
患者会	504
感染症	088・258・368・428・567
感染症の予防及び感染症の患者に対する医療に関する法律	061・429
感染症法	061・429
感染症保健活動	428
感染症予防	380
感染性胃腸炎	457
がん対策基本法	294・303・368

き

喫煙	325
気分障害	460
キャリア開発	598
キャリア・ラダー	598
ギャンブル等依存症対策基本法	471
教育基本法	383
共依存	472
共助	032
共生社会の実現を推進するための認知症基本法	345
共同研究者	612
業務管理	595
業務上疾病	411
虚弱	343
居宅介護支援事業所	545
居宅サービス計画	346
記録	166
筋萎縮性側索硬化症	502

く

空気感染	442
クライシスプラン	477
クラスター無作為化比較試験	616
グループ研究	617
グループ支援	203・491
グループダイナミクス	109・187・203・207・314
グループワーク	208

け

ケアプラン	553
ケアマネジメント	550
ケアマネジャー	346・546・551
計画的行動理論	189
継続教育	600
傾聴	147
軽度認知障害	335
結核	048・439・564
結核予防法	428
元気回復行動プラン	467
研究	606
研究計画	609・613
研究促進者	612
健康意識	340
健康格差	028・053・066・083・086・522
健康課題	144・160・290
健康管理	392
健康管理手帳	401
健康危機	249・283・331
健康教育	186・194
健康寿命	053・288・333
健康診査	107・175・265
健康診断	377・387
健康信念モデル	188・321
健康増進事業	299
健康増進法	061・292・293
健康相談	107・170・377
健康日本21	061・078・288・292・295
健康日本21(第二次)	086
健康日本21(第三次)	013・053・079・086・292・295
健康の社会的決定要因	062・082・522
健康の定義	080
検診	107
健診	286
現任教育	600

憲法 002・005・061
権利擁護 491

こ

広域特別支援連携協議会 372
高額療養費 550
効果的援助要素 618
後期高齢者医療制度 350・539
合計特殊出生率 017・249
高血圧症 324
公衆衛生看護 002・010
公衆衛生看護学 056
公衆衛生看護活動 053
公衆衛生看護管理 582
公衆衛生看護研究 606
公衆衛生看護婦 044
公衆衛生訪問婦協会 042
公助 032
工場看護婦 044
公正 062・066
後天性免疫不全症候群 454
行動変容 186
行動変容ステージモデル 321
公費負担医療制度 549
合理的行動理論 189
合理的配慮 489
高齢化率 331
高齢者医療確保法 061・292・343・350・549
高齢者虐待 096・351・355
高齢者虐待の防止、高齢者の養護者に対する支援等に関する法律 355
高齢者虐待防止法 351・356
高齢者の医療の確保に関する法律 061・292・343・350・539・549
高齢者保健 051
高齢者保健活動 331
高齢者保健福祉推進十か年戦略 342
高齢・障害・求職者雇用支援機構 391
コーディネーション 034
ゴールドプラン 342

国際協力機構 560
国際障害者年 483
国際障害分類 081・481
国際生活機能分類 004・081・481・555
国際保健活動 559
国際労働機関 131
国内総生産 023
国保データベース 298・316・352
国保保健婦 044・046・051
国民医療費 286
国民皆保険 023
国民保健サービス 575
国連・障害者の十年 483
国連ミレニアム宣言 559
互助 032
個人情報保護 589
子育て世代包括支援センター 264・265
コッホ現象 444
こども家庭センター 264・265・276
こども家庭庁 263
こども基本法 263・266
子ども虐待 086・093・264・275・276・574
子ども・子育て応援プラン 263
子ども・子育てビジョン 263
コノプカ(Konopka, G.) 208
個別指導 144
コホート検討会 448
コミュニティ・アズ・パートナーモデル 009・223・236
コミュニティアセスメント 615
コミュニティグループ 204
孤立 016・096
婚姻率 020
混合研究法 611
今後の子育て支援のための施策の基本的方向について 261
コンサルテーション 218

さ

災害 090・503・507・508

災害救助法	512・513	施策化	241
災害対策基本法	512・513	自殺総合対策大綱	474
災害弔慰金の支給等に関する法律	513・514	自殺対策基本法	364・473
災害派遣医療チーム	510・511	自助	032
災害派遣精神医療チーム	510・511	自助グループ	204・471
災害保健活動	507・508	次世代育成支援対策推進法	262
再興感染症	368・429	自然災害	507・508
済生会巡回看護事業	041	持続可能な開発目標	069・072・560
在宅看護活動	537	市町村保健センター	123
在宅看護過程	554	質的研究	610
在宅看護論	057	質的データ	174
在宅患者訪問看護・指導料	538	質的評価	115
在宅ケア	537	指定難病	089・497・498・549
在日外国人	564	児童虐待の防止等に関する法律	061・264・276
再発防止	468	児童虐待防止法	061・264・276
財務	592	児童相談所	264・275・574
作業環境管理	392	児童の権利に関する条約	275
作業管理	392	児童福祉法	061・261・264
作業関連疾患	413	死亡率	284
サポートグループ	204	シミュレーション教育研究	620
サルコペニア	351	社会看護婦	044
産業看護職	420	社会資源	032・239・552
産業構造	023	社会的決定要因	053・064・082
産業保健	131	社会的健康格差	561
産業保健活動	385	社会的公正	062
産業保健総合支援センター	133・390	社会的孤立	532
産後うつ	092	社会的弱者	522
産後ケア	268	社会的障壁	486
三次予防	012・468	社会的処方	577
産婦健康診査	268	社会的認知理論	192
		社会的包摂	532

し

死因	284	社会保障	023
ジェノグラム	107	上海宣言	072
支援地域における特別支援連携協議会の設置	372	重症急性呼吸器症候群	429
事業化	241	集団規範	205
自己効力感	192・323	集団凝集性	206
自己放任	357	集団指導	144
自己保健義務	386	集団発達モデル	211
		集団力学	187
		終末期ケア	541

項目	ページ
主観的健康感	570
出生	249
守秘義務	007
受理面接	553
巡回看護	041
障害指標	288
障害者基本法	459・483・485
障がい者虐待	491
障がい者虐待事例	494
障害者虐待の防止、障害者の養護者に対する支援等に関する法律	488
障害者虐待防止法	488・491
障害者権利条約	484
障害者差別解消法	489
障害者自立支援法	461
障害者総合支援法	061・461・486・498・549
障害者対策に関する長期計画	483
障害者に関する世界行動計画	483
障害者の権利に関する条約	484
障害者の日常生活及び社会生活を総合的に支援するための法律	061・461・486・498・549
障がい者保健活動	479
障害福祉計画	490
障害福祉サービス	490
障害を理由とする差別の解消の推進に関する法律	488
少子化社会対策基本法	262
少子化社会対策大綱に基づく重点施策の具体的実施計画について	263
小児慢性特定疾患	089
小児慢性特定疾患治療研究事業	499
情報管理	588
情報収集	161
職域保健	385
食育基本法	294
職業病	413
職場における受動喫煙防止のためのガイドライン	413
自立支援給付	465

項目	ページ
人為災害	509
新エンゼルプラン	262
新オレンジプラン	344
新型インフルエンザ等対策特別措置法	434
新型コロナウイルス感染症	028・380・410・424・429・450
神経難病	502
人口	017
新興感染症	368・429
新・高齢者保健福祉推進十か年戦略	342
新ゴールドプラン	342
人材育成	597
人事管理	593
新生児訪問指導	167
じん肺法	389

す

項目	ページ
スーパービジョン	217
スクールカウンセラー	382
スクールソーシャルワーカー	382
スクリーニング	176
健やか親子21	177・262・263
ストラクチャー評価	116・235
ストレス	283
ストレスチェック制度	390・401・414
ストレスマネジメント	466
ストレングス	215
ストレングスモデル	469・555
スペイン風邪	428

せ

項目	ページ
成育医療等基本方針	263・266・268
成育基本法	263・266
生活機能モデル	481
生活困窮者自立支援制度	525
生活習慣病	012・093・291・292・299・314・316・354・413
生活福祉資金貸付制度	513・514
生活保護法	525
性感染症	456

正義	062
精神科訪問看護・指導料	538
精神障害者にも対応した地域包括ケアシステム	459
精神障害者保健福祉手帳	461
精神障害にも対応した地域包括ケアシステム	470
成人病	291
精神保健	051
成人保健	049
精神保健医療福祉の改革ビジョン	459
精神保健及び精神障害者福祉に関する法律	461
精神保健活動	459
成人保健活動	281
精神保健福祉センター	461
精神保健福祉相談	472・473
精神保健福祉法	461
青年期	363
成年後見制度	492
政府開発援助	561
聖路加国際病院訪問看護部	042
世界保健機関	067・560
セキュリティ	588
セクシャルハラスメント	416
世帯構成	017
積極的疫学調査	432
セルフ・エフィカシー	323
セルフケア理論	555
セルフ・ネグレクト	357
セルフヘルプグループ	204
全国社会保健婦大会	044
先天異常・慢性疾患	261
専門的自律	597

そ

早期発見	311
相互交流パターン	207
相互作用	107
早世指標	288

ソーシャルインクルージョン	532
ソーシャルキャピタル	033・221・329
ソーシャルサポート	003
ソーシャルマーケティング	309・614
組織化	217
組織管理	586
組織文化	587
卒後教育	600

た

退院患者継続看護・指導料	538
対人援助技術	144
ダイバーシティ	559
多系統萎縮症	502
多様性	559

ち

地域看護	010
地域看護学	056
地域看護研究	607
地域看護師	576
地域共生社会	244・532・540
地域ケア会議	551
地域・在宅看護論	057
地域産業保健センター	133・390
地域支援事業	347
地域・職域連携推進ガイドライン	425
地域自立支援協議会	373
地域診断	112・168・220・222・236・316
地域生活支援事業	465
地域精神保健活動	459
地域組織	033
地域組織活動	214
地域づくり	016・244
地域包括ケアシステム	343・470・538・539
地域包括支援センター	343・350・542
地域保健対策の推進に関する基本的な指針	061
地域保健法	061・123・435
チームアプローチ	150
チーム管理	588

地区活動	174・221
地区看護婦	040
地区視診	227・231
駐在保健婦	046
中東呼吸器症候群	429
地理空間分析	619
地理情報システム	619

て

ディーセント・ワーク	131
低所得者	522
データヘルス計画	296・316
伝染病予防法	428
電話相談	171

と

統括保健師	585
動機づけ	187・321
統合失調症	459
統合的行動モデル	189
当事者研究	469
糖尿病	301
東北更新会	042
トータルヘルスプロモーションプラン	423
特殊災害	509
特定健康診査	017・078・086・180・292・296・300・350
特定行為	539
特定保健指導	078・086・150・180・292・296・300・321・343・350
特別支援学校	137・369
特別支援教育	369
渡航	567
トピック	608
トラウマ・インフォームドケア	467
トラコーマ予防法	428
トランスセオリティカルモデル	191
鳥の目	104・225

な

ナースプラクティショナー	573
内臓脂肪型肥満	292
ナッジ理論	311
難病	089
難病の患者に対する医療等に関する法律	061・089・496・549
難病法	061・089・496・549
難病保健活動	496

に

二次予防	012・467
日常生活動作	351
日本医師会災害医療チーム	510・511
日本公衆衛生看護学会	003
日本国憲法	002・005・061
日本赤十字社	044
日本版21世紀型DOTS戦略	447
乳児家庭全戸訪問事業	264・269
乳児死亡率	048・255
ニューマン(Neuman, B.)	003
乳幼児健康診査	180・261・268・269
乳幼児健診	013
乳幼児健診情報システム	177
人間ドック	286
妊娠届	269
認知症	096・335・350・354
認知症基本法	345・350
認知症サポーター	344
認知症施策推進5カ年計画	344
認知症施策推進総合戦略	344
妊婦健康診査	180

ね

ネグレクト	275・574
ネットワーク	206

の

ノーマライゼーション	479・481

は

パートナーシップ	005・144
ハイリスクアプローチ	076・312・343・353・475
派出看護	538
働き方改革	390
発達課題	248・283・331・363
発達障がい	272・363・369
発達障害児支援センター	485・493
発達障害者支援法	485
場の理論	187
パワーハラスメント	416
バンコク憲章	072・082
伴走型相談支援	268
パンデミック	438
バンデューラ(Bandura, A.)	192

ひ

ピアサポーター	466
ひきこもり	472
被災者生活再建支援法	512・513
非正規雇用労働者	530
ビッグデータ	115・619
肥満	324
評価	111
費用効果分析	114
費用効用分析	114
費用最小化分析	114
費用対効果	111・114
平等	066
費用便益分析	114

ふ

フィードバック	177
フィデリティ	618
風しん	457
フェーズ	514・515
フォーカスグループインタビュー	231
不妊治療	257
普遍的な個別ケア	577
プライマリヘルスケア	067・131

プリシード・プロシードモデル	223
ブレイクスルー思考	233
フレイル	093・343・352
フレイルサイクル	352
プログラム評価	617
プログラム理論	618
プロセス評価	116・235
プロフェッショナリズム	597
文献レビュー	608・612
分子疫学調査	448

へ

平均寿命	333
ペスト	428
ヘルスビリーフモデル	188・321
ヘルスプロモーション	067・074・080・131・223・239・306
ヘルスリテラシー	088・192
ヘンリー・ストリート・セツルメント	040

ほ

包括的支援事業	349
報告	166
法的基盤	061
訪問看護	538・539
訪問看護ステーション	156・543
訪問看護婦	040・041
訪問記録	166
訪問指導	265・538
保健医療福祉行政	123
保健看護婦	389
保健管理	377
保健教育	376
保健師	003
保健事業評価	111
保健師助産師看護師法	005
保健指導	144・156・324・326
保健主事	382
保健所	123
保健所法	045

保健センター ……………………………… 123
保健婦 ……………………………………… 005
保健婦規則 ……………………… 005・044・056
保健婦助産婦看護婦法 …………………… 045
母子健康手帳 …………………………265・269
母子健康包括支援センター …………264・265
母子父子寡婦福祉資金貸付金制度 …513・514
母子保健 ………………………………048・565
母子保健活動 …………………………012・248
母子保健法 ………………061・248・261・262・265
ポピュレーションアプローチ
　……………………013・076・306・343・353・475
保良せき …………………………………… 041

ま
マーケティング理論 ……………………… 307
マクロの視点 ……………………………… 104
麻しん ……………………………………… 457
マネジメント ……………………………… 583
慢性腎臓病 ………………………………… 302

み
ミクロの視点 ……………………………… 104
未婚割合 …………………………………… 020
看取り ……………………………………… 020
みどり理論 ………………………………… 223
ミレニアム開発目標 ……………………… 559

む
虫の目 …………………………………104・225

め
名称独占 …………………………………… 006
メタボリックシンドローム ……078・292・343
メディケア ………………………………… 571
メディケイド ……………………………… 571
面接相談 …………………………………… 171
メンタルヘルス ………………………089・414

も
モニタリング …………………………113・553

ゆ
有害物質 …………………………………… 394
有病率 …………………………………017・522
ユニバーサル・ヘルス・カバレッジ …069・560

よ
養育支援訪問事業 ………………………… 264
要介護 …………………………019・096・346
要介護高齢者 ……………………………… 341
養護教諭 ………………137・360・374・377・382
要支援 …………………………………019・346
幼児期 ……………………………………… 363
養成規則 …………………………………… 056
要保護児童対策地域協議会 …………264・276
予算管理 …………………………………… 592
欲求階層理論 ……………………………… 233
予防 ………………………………………… 011
予防給付 …………………………………… 346
予防接種 …………………………………… 435
4か月児健康診査 ………………………… 184

ら
らい予防法 ………………………………… 428
ランダム化比較試験 ……………………… 609

り
リーダーシップ ………………………205・584
リカバリー ………………………………… 469
リサーチクエスチョン ………………608・612
リスクアセスメント ……………………… 417
リスク管理 ………………………………… 596
リスクマネジメント ……………………… 417
リハビリテーション ……………………… 482
量的研究 …………………………………… 609
量的データ ………………………………… 174
倫理綱領 …………………………………… 064

れ

- レヴィン（Lewin, K.） ……………… 187・215
- 歴史 ……………………………………… 040
- レスパイトケア ………………………… 503
- レセプト情報・特定健診等情報データベース … 182
- 連携 ……………………………………… 028

ろ

- 労災 ……………………………………… 412
- 老人訪問看護制度 ……………………… 538
- 老人保健法 ………………………… 291・341
- 労働安全衛生法 … 061・132・295・386・392・435
- 労働安全衛生マネジメントシステム ………… 389
- 労働基準法 ………………………… 133・401
- 労働契約法 ……………………………… 403
- 労働災害 ………………………………… 408
- 労働災害防止計画 ……………………… 412
- 労働者 ……………………………… 385・405
- 労働者災害補償保険法 ………………… 403
- 労働者派遣法 …………………………… 404
- 労働力人口 ……………………………… 131
- 労務管理 ………………………………… 593
- 論文 ………………………………… 611・614

編者紹介

武庫川女子大学看護学部教授
和泉京子（いずみ・きょうこ）

大阪大学医療技術短期大学部看護学科，大阪市立厚生女学院卒業後，大阪大学医学部附属病院に看護師として勤務。大阪市の保健師を経て1996年から大阪府立看護大学（現大阪公立大学）にて助手，講師を勤める。この間，大阪教育大学大学院健康科学専攻にて修士号を，大阪大学大学院医学系研究科保健学専攻博士後期課程にて博士号を取得。大阪府立大学（現大阪公立大学）准教授を経て2015年より武庫川女子大学看護学部教授。

四天王寺大学看護学部教授
上野昌江（うえの・まさえ）

高知女子大学家政学部衛生看護学科卒業後，国立小児病院に看護師として勤務。日本女子大学大学院家政学研究科児童学専攻修士課程を修了後，大阪府立母子保健総合医療センター看護師，大阪府和泉保健所保健師を経て，1994年から大阪府立看護大学（現大阪公立大学）看護学部講師。同大学助教授，教授を経て，2019年より関西医科大学看護学部教授，2023年より四天王寺大学看護学部教授。保健学博士。

執筆者一覧（執筆順）

上野昌江（四天王寺大学看護学部教授）
　　　　　……………………………第1部第1章1〜5・6-1・6-2，第1部第2章，第1部第5章1
和泉京子（武庫川女子大学看護学部教授）
　　　　　………第1部第1章6-3，第1部第3章2-1-2，第3部第1章B7-3・7-4，第3部第3章B
吉岡京子（東京大学大学院医学系研究科地域看護学・公衆衛生看護学分野准教授）
　　　　　………………………………………………………………………………第1部第1章6-4
松井菜摘（武庫川女子大学看護学部講師）……………………………第1部第3章1-1・1-4
田口敦子（慶応義塾大学看護医療学部教授）……………………………………第1部第3章1-2
斉藤恵美子（東京都立大学健康福祉学部看護学科教授）…………………………第1部第3章1-3
森田理江（関西医科大学看護学部講師）…第1部第3章2-1，第1部第5章2，第2部第1章
枝澤真紀（武庫川女子大学看護学部助教）………………………………………第1部第3章2-2
三橋美和（同志社女子大学看護学部教授）………………………………………第1部第4章1・2
吉田裕人（東北文化学園大学大学院健康社会システム研究科教授）　………第1部第4章3
中原洋子（大阪医科薬科大学看護学部講師）
　　　　　………………………第1部第5章3，第2部第2章，第3部第1章A-1〜5・6-1

足立安正（摂南大学看護学部講師）	第2部第3章・第4章
平野美千代（札幌医科大学保健医療学部看護学科教授）	第2部第5章〜第7章
都筑千景（大阪公立大学大学院看護学研究科教授）	第2部第8章・第9章
新家静（高槻市子ども未来部）	第3部第1章A6-2・7
小路浩子（神戸女子大学看護学部准教授）	第3部第1章B1〜6・7-1・7-2・8・9
金谷志子（武庫川女子大学看護学部教授）	第3部第1章C
吉田純子（特定非営利活動法人ぐらんぱ）	第3部第1章D
巽あさみ（藤田医科大学医学部客員教授）	第3部第1章E
安本理抄（大阪公立大学大学院看護学研究科講師）	第3部第2章A
郷良淳子（京都府立医科大学医学部看護学科教授）	第3部第2章B1〜4・5-1・5-2・6
武笠佑紀（鈴鹿医療科学大学看護学部助教）	第3部第2章B5-3
岡野明美（大阪公立大学大学院看護学研究科准教授）	第3部第2章C
松島美穂（大阪府健康医療部健康推進室健康づくり課）	第3部第2章D
川井太加子（桃山学院大学社会学部ソーシャルデザイン学科教授）	第3部第3章A
森下安子（高知県立大学看護学部特任教授）	第3部第4章
大川聡子（関西医科大学看護学部教授）	第3部第5章
佐伯和子（富山県立大学看護学部教授）	第4部
蔭山正子（大阪大学高等共創研究院教授）	第5部

公衆衛生看護学　第4版

2012年　3月20日　初 版 発 行
2016年12月20日　第 2 版発行
2021年12月20日　第 3 版発行
2025年　1月20日　第 4 版発行

編　　集　　和泉京子・上野昌江
発 行 者　　荘村明彦
発 行 所　　中央法規出版株式会社
　　　　　　〒110-0016　東京都台東区台東 3-29-1 中央法規ビル
　　　　　　TEL 03-6387-3196
　　　　　　https://www.chuohoki.co.jp/

装幀・本文デザイン　大下賢一郎
本文イラスト　　　　イオジン（小牧良次）
装画　　　　　　　　押金美和
印刷・製本　　　　　株式会社アルキャスト

ISBN　978-4-8243-0175-8
定価はカバーに表示してあります
落丁本・乱丁本はお取り替えいたします

本書のコピー，スキャン，デジタル化等の無断複製は，著作権法上での例外を除き禁じられています。また，本書を代行業者等の第三者に依頼してコピー，スキャン，デジタル化することは，たとえ個人や家庭内での利用であっても著作権法違反です。

本書の内容に関するご質問については，下記URLから「お問い合わせフォーム」にご入力いただきますようお願いいたします。
https://www.chuohoki.co.jp/contact/

A175